普通高等教育“十一五”国家级规划教材
北京市高等教育精品教材立项项目

北京大学医学教材

生物化学

（第三版）

主　编　贾弘禔

副主编　（以姓氏笔画为序）
李平风　尚永丰　周春燕

编写者　（以姓氏笔画为序）
马康涛　王子梅　王春梅　王海英
王新娟　毛泽斌　江　洪　朱卫国
刘新文　李　刚　李平风　李载权
李淑艳　张迺蘅　张家萍　尚永丰
周春燕　周爱儒　胡章志（特邀）
段新华　贾弘禔　倪菊华　梁　康
童坦君　冀朝辉

北京大学医学出版社

SHENG WU HUA XUE

图书在版编目 (CIP) 数据

生物化学 / 贾弘禔主编. —3 版. —北京：北京大学医学出版社，2005（2015.3重印）

北京大学医学教材

ISBN 978-7-81071-611-6

Ⅰ. 生…　Ⅱ. 贾…　Ⅲ. 生物化学–医学院校–教材　Ⅳ. Q5

中国版本图书馆 CIP 数据核字（2004）第 134141 号

生物化学（第三版）

主　　编：贾弘禔

出版发行：北京大学医学出版社（电话：010-82802230）

地　　址：(100191) 北京市海淀区学院路 38 号 北京大学医学部院内

网　　址：http://www.pumpress.com.cn

E-mail：booksale@bjmu.edu.cn

印　　刷：北京圣彩虹制版印刷技术有限公司

经　　销：新华书店

责任编辑：暴海燕　赵　曼　**责任校对**：杜　悦　**责任印制**：郭桂兰

开　　本：787mm × 1092mm　1/16　**印张**：43　**插页**：1　**字数**：1075 千字

版　　次：2005年 2 月第3 版　2015 年 3 月第4 次印刷

书　　号：ISBN 978-7-81071-611-6

定　　价：66.00元

序

随着生命科学的日新月异，在我国高等教育体制改革的带动下，医学教育教学改革不断深入，逐渐由职业化教育转向具有职业特点的综合素质教育，着眼于21世纪，医学教育将更注重人才的综合培养，不仅要使学生具有学科专业知识和能力，而且要具有知识面宽、能力强、素质高的特点，注重创新精神、创新意识、创新能力的培养。

1995年以来，通过教育部、卫生部及北京市等各级教育教学改革项目的研究与实践，我校着力于人才培养模式和课程体系的研究，实现融知识、能力、素质于一体的综合培养，拓宽专业口径，特别强调理论与实践的结合，培养学生自学和创新的精神和能力，树立终身学习的观念；进行了课程内容、教学方法和考核方法的研究和实践；改革教与学的方法，以学生为主体，以教师为主导，引导学生主动学习，注意因材施教，注重加强人文素质的培养，强调在教学过程中的教书育人。

在改革实践中我们深刻认识到教材建设在教学过程中起着重要的作用。但长期以来医学教育一套教材一统天下的局面，未能充分体现各医学院校的办学特点，未能及时反映教学改革及教学内容的更新。为此我们邀请了北医及部分兄弟院校各学科的专家教授编写了这套长学制教材。

这套教材的编写工作力求符合人才培养目标和教学大纲，体现长学制教学的水平，探索和尝试突破原有教材的编写框架；体现北医教育观念的转变、教学内容和教学方法改革的成果和总体水平，确立以学生为主体的人才培养模式，有利于指导学生学习和思考，有利于训练学生临床思维的能力，培养学生的创新意识；体现教学过程中的“双语”教学要求，将学生必须掌握的词汇编入教材之中，其中部分教材配有英语专业词汇只读光盘。

本套教材汇集了北医及部分兄弟院校的专家教授们多年来积累的知识和教学经验，在编写中也进行了大胆的尝试。衷心希望该套教材的出版能为我国的医学教育贡献一份力量，使医学教育的教材建设能够百花齐放。但是由于学科专业发展的不平衡，教材中难免存在不足之处，欢迎有关专家学者批评指正。

韩启德

2002年7月

前　　言（第三版）

在《生物化学》第二版（1999 年）发行后两年，恰逢北京大学医学部八年制医学生入学，为他们准备一部适用的《生物化学》教材成为我们的首要工作。2003 年，我系为医药学生开设的《生物化学》被遴选为北京市精品课程和教育部国家级精品课程，结合精品课程建设抓好《生物化学》教材建设是我们的另一艰巨任务。面临这种形势和任务，编写长学制《生物化学》教材成为我们不可推脱的责任。

20 世纪后半叶，生命科学领域所取得的每个理论进步和技术发明，无一不与生物化学相关。例如，DNA 双螺旋、重组 DNA 技术（DNA 克隆）、聚合酶链式反应（PCR）、DNA 芯片、RNA 干扰技术，以及人类基因组计划、基因组学、蛋白质组学等，仅从这些现代科学与技术的新名词就不难理解生物化学与分子生物学的发展何等迅速。生物化学与分子生物学成为推动现代生命科学和医学发展的领头学科和主要推动力。21 世纪的大学教育在强调素质教育时，必须高度重视专业知识教育。为适应学科发展趋势和素质教育需要，我们进行第三版教材编写时，在内容和形式上都做了新的调整。第三版《生物化学》全书共 25 章：新增第一章“绪论”；将原第一章至第十六章改写后依次编为新书的第二章至第十六章（其中，将原第二十一章“无机盐代谢”与第四章“维生素”并为第五章“维生素与微量元素”；原第十章“物质代谢间的联系”与第十一章“代谢调节”合并为第十一章“物质代谢联系与调节”）；新增第十七章“基因组学与医学”；原第十七章“细胞信号传递”改为第十八章“细胞信息转导原理”；原第十八章“癌基因与生长因子”改为第十九章“细胞生长调控与肿瘤发生的分子基础”；原第十九章“血液的生物化学”改为第二十章“血液化学”；原第二十章“肝的生物化学”改为第二十一章“肝的化学”；第二十二章和第二十三章为新编的“结缔组织、骨、牙的化学”和“感觉系统的分子基础”；原第二十二章“神经组织的化学”改为第二十四章，新增（附录）第二十五章“生物信息学导论”。

为遵循教材建设的先进性、科学性和实用性原则，我们在编写本书时参考了国外最新版本生物化学相关教材，引入了较新的认识和概念。例如，我们在第六章“糖代谢”中，将“糖酵解”解释为“一分子葡萄糖裂解为两分子丙酮酸”的过程；参考 Nelson 和 Cox 编著的（Lehninger）*Principles of Biochemistry*（2005）关于氧化磷酸化反应过程 ATP 的计算原则，改写了葡萄糖和脂肪酸氧化分解为 H_2O 和 CO_2 时的 ATP 计数。尽管我们努力学习现代知识，但仍有一些前沿领域知识的归属问题暂时尚未明确。例如，由于学科交叉、融合，或许从不同的角度或学科立场出发认识或理解不同，所以不同领域的科学工作者对基因组学的范畴有不同的解释。本书第十七章“基因组学与医学”根据 Russell 编著的 *iGenetics*（2002）一书，将蛋白质组学归于基因组学的功能基因组学范畴；而在第二十五章“生物信息学导论”则将蛋白质组分析与功能基因组学并列叙述。考虑当前学科发展和八年制未来临床和科研实际工作的需要，将生物信息学有关基础知识及应用提供给学习者确实必要，为此将第二十五章“生物信息学导论”以“附录”形式编入本书，不作为教学计划内容，仅供学生进一步阅读或从事相关工作的参考。

除了内容，本书为促进医学生的英语和专业英语学习，在各章、节及节下一级的中文标题旁同时注有英文标题。因为正文内有详尽中文叙述和专业中、英文词汇相继出现，因此相关图题和图解采用了英文注释，学习者可借此机会“看图识（英文）字”。每章正文内容前有英文叙述的“基本点”，涉及本章一些重要概念和原理；每章结尾以英文叙述全章内容摘要。希望这种编排方式不会因英文障碍而影响学习者对专业学习的兴趣，更希望这种形式能为学习者学习专业英语提供一定的帮助，这是我们的初衷，也是为逐步向双语教学过渡的一种尝试。

在教材建设方面，我们的导师刘思职教授、张昌颖教授一直是我们的楷模和榜样，他们的学术思想、科学作风和治学态度永远值得我们学习。尽管编写者们努力去学、去做了，可是直到完稿，仍有不尽如人意的感觉，这是我们今后需要继续学习、改进的。

谨以此书献给我们敬爱的导师！献给敬爱的读者！

编者

2004 年 11 月 2 日于北京

目　　录

第一章 绪 论

CHAPTER 1 INTRODUCTION TO BIOCHEMISTRY

生物化学（Biochemistry）即“生命的化学”。生物化学早期主要是用化学的，也用生物学的、物理学的以及数学的原理研究各种形式的生命现象；至20世纪下半叶，生物化学进入其发展的机能阶段（见发展史），研究手段又有遗传学、生物工程学、生物信息学等介入。因此，生物化学是一门边缘学科，也是生命科学领域重要的领头学科之一。

第一节 生命与生物化学

Section 1 LIFE AND BIOCHEMISTRY

一、生命的特征 The Characteristics of Life

什么是“生命”？一个卵细胞与精子融合（受精）后即开始分裂，经历胚胎、胎儿发育阶段，继而娩出、长大、成熟，这就是一个生命过程的延续；死亡后一个生命过程就终止了。所以说，“活”的生物体就是“生命”，这样通俗地理解“活的”并不错。但是，植物的花开花落，枝枯叶萎，人和动物的生老病死都只是“活”与“死”的表面现象或表现形式。生命科学工作者是如何划分生物体与非生物体，有生命与无生命之间的界限的呢?

（一）新陈代谢

组成生物体的化学物质不是一成不变的，而是在不断地变化。生物体能将环境中的物质（营养素）及能量（如光能）加以吸收、转变和利用。例如，植物可以利用光能，进行光合作用；动物可经过体内的“代谢”过程将储存在食物营养物质中的能量（化学能）转变为动物可直接利用的化学能和热能。所有生物均可将从环境摄取的营养素在体内通过合成反应转变为各种结构分子和功能分子，维持个体生长、发育、更新和修复。同时，生物体还可进行分解反应，使营养物质分解，放出能量，供生命活动需要；同时产生废物，排出体外，交给环境。这就是生物体与环境的物质交换，称为物质代谢，因为通过上述过程，生物体老的成分被更新了（吐故纳新），所以又称新陈代谢。新陈代谢是生命的基本特征之一。新陈代谢一旦停止，生命也将终止。

（二）反应和适应

生物体所处的外环境在不断地变化。“活的”生物体必须对环境变化做出适当反应，发生应答，使个体适应环境变化。如果生物体不能对环境变化发生适当的反应，或反应与环境变化不协调，生物体就不能适应环境。短暂的不适应还可以调整，长时期不适应生物体就会“生病”、甚至死亡。反应和适应是生物体普遍具有的能力。生物体对环境变化的反应方式多种多样，有简单的或复杂的，有低级的或高级的。不管何种形式的有生命物体对环境做出的适应性调整均与细胞或生物体的物质代谢及其调节有关。动物体的这种调节与神经系统和体液的调节功能有关。

（三）繁殖和遗传

生物体的另一突出特征是具有繁殖能力。生物体能产生与自己类似的个体，这就是繁殖。一个单个的细胞可以分裂为两个子代细胞。高等动物和人的繁殖过程要比单个细胞和植物复杂得多，这就是生殖。在繁殖过程中，“种瓜得瓜，种豆得豆”，新生的子代总是与亲代相同或相似，这就是生物遗传。任何生物个体都不能长生不老，总是要死的，如果没有繁殖和遗传，这种生物就将绝种。有了繁殖和遗传，物种得以延续。繁殖和遗传与基因有关。从孟德尔发现“遗传单位”，经历基因概念的确立，到今天基因组 DNA 的解密，科学家已经对繁殖和遗传现象的本质有了深刻的认识。

二、生命的共同“语言”The Universal Language of Life

组成生物体的物质成分与非生物体不同。除水和无机盐，所有生物体都含有蛋白质、脂类、糖类、核酸（DNA 和 RNA）和其他有机化合物（如维生素）等。这些化合物就是所谓的“生物分子”。不同种类的生物体这些生物分子的种类和含量不完全相同，这就是物种多样性的道理。尽管组成不同生物体的蛋白质、脂类、糖类、核酸不同，但这些有机化合物又都是由碳（C）、氢（H）、氧（O）、氮（N）、磷（P）和其他一些化学元素组成的，它们在各种生物体内进行的化学反应途径基本上都是一样的，即生命活动（新陈代谢、繁殖遗传）规律基本相同，体现了生命现象的一致性。著名的诺贝尔奖获得者亚瑟·肯伯格（Arthur Kornberg）在哈佛大学医学院建校 100 周年时说：“所有的有生命体都有一个共同的语言，这个语言就是化学”道理就在于此。

20世纪末，随着人类基因组DNA全序列分析工作的深入，动物、植物和微生物的基因组DNA全序列分析普遍开展。自然界生物的多样性和一致性通过基因组DNA实现了统一，生命活动的最根本物质—— DNA 是生命体的“共同语言”也得到了最充分的体现。

生物化学就是研究和揭示生物体的“化学语言”规律，因此在生命科学领域具有极其重要的地位。

第二节 生物化学发展历史

Section 2 THE HISTORY OF BIOCHEMISTRY

生物化学发展历史与18世纪后期的有机化学、19世纪的生物学发展密切相关。回顾生物化学发展历史不仅可加深对生物化学概念、研究内容及任务的理解，同时有助于认识生物化学在生命科学研究中的地位，以及与其他学科的关系。

生物化学发展历史经历了叙述生物化学、动态生物化学和机能生物化学三个发展阶段。

一、叙述生物化学阶段 The Phase of Descriptive Biochemistry

（一）尿素——“活力论”遭遇第一次打击

18 世纪后半叶，一个令人深思的问题是：究竟是什么赋予生物体生命的特征？倡导“活力论”（vital force theory）者一直相信“生命界所服从的是与无生命界完全不同的自然力法则”，“是一种神力赋予了生命现象”。他们用超自然的“活力论”来解释只有在活的动物、植物、微生物中才有的各种现象。有机化合物只存在于生物体，在非生物体是不存在的。伴随着化学的发展，化学家提出有机化合物与无机化合物的区别是什么？

尿素是一种只存在于有生命机体的有机化合物。1828 年，在哥廷根大学任教的化学家弗里德利克·魏勒（Friedrick Wöhler）在实验室里将氰氢铵加热产生了尿素。

$$\underset{\text{氰氢铵}}{NCONH_4} \xrightarrow{\text{加热}} \underset{\text{尿素}}{H_2NCONH_2}$$

魏勒在体外生成尿素这一事实不仅对当时的“活力论”是一种严峻地挑战，同时也是有机化学与无机化学的分水岭。从此，生命的化学研究发展迅速，很多科学先驱开始应用化学“语言”解释生命特性。

魏勒的成功使他兴奋不已。他在写给当时的大化学家琼斯·贝采里乌斯（Jöns Berzelius）的一封信（1828 年）中是这样描述的：

I can no longer, as it were, hold back my chemical urine; and I have to let out that I can make urea without needing a kidney, whether of man or dog; the ammonium salt of cyanic acid is urea.

（二）“燃烧”——“活力论”再次遭遇重创

与植物不同，动物能产热，维持体温。“活力论”者认为这也是一种超自然力主宰的结果。早在 1785 年，拉瓦锡（A. L. Lavoisier）就发现动物会吸收氧气，呼出二氧化碳。有一个与魏勒同时代的年轻科学家尤斯图斯·冯·李比希（Justus Von Liebig）进行了大量与动物、植物生理学相关的化学研究，终于在 19 世纪 20 年间提出了著名的“燃烧”学说——动物通过呼吸获取空气中的氧，氧化分解摄取的食物，产生水和二氧化碳，并且释放热量，保持体温，维持活力。动物需要从外界吸收营养素，植物同样也需要从外界吸收营养素。这样，李比希解释了农业施肥的道理。通过物质化学分析，李比希将食物分为糖、脂和蛋白质三大类主要成分，并提出物质在生物体内可进行合成和分解两种化学过程。通过合成反应，生物体将消化、吸收的小分子（葡萄糖、脂肪酸和氨基酸等）物质变为自身的、大分子（糖类、脂类、蛋白质类和核酸类）物质，构建了自己；通过分解反应，生物体将自身的、大分子物质变为小分子物质，这些小分子物质与吸收过剩的小分子物质经氧化变为水和二氧化碳，同时放出能量，维持生命活动。物质代谢（metabolism）的概念就这样产生了。李比希将他的发现总结、归纳，于 1840 年出版了《有机化学在农业和生理学中的应用》（*Organic Chemistry in Its Application to Agriculture and Physiology*）一书。这本著作可以看作是最早的一部生物化学著作。

（三）细胞——生命体的基本单位

既然生命活动是以化学反应为基础的，化学反应又是在何处进行的？1665 年，马尔塞罗·马琵季（Marcello Malpighi）发现红血球（细胞）。同年，罗伯特·胡克（Robert Hooke）发现植物的树皮细胞。1838 年（有说 1839 年），马采斯·史雷登（Matthais Schleiden）和泽奥多尔·史旺（Theodor Schwann）证明，细胞是植物的结构单位，但尚不知细胞是如何产生的。

后来，史旺的学生鲁道夫·魏尔啸（Rudolf Virchow）提出了细胞学说——“细胞由细胞产生”，“细胞是一切有生命体的基本结构单位”。细胞就是进行化学反应的场所，这一概念的提出使生命的有机化学与生物学（主要是生理学）结合，为生物化学的产生、发展奠定了基础。

（四）血红蛋白——赋予血液红色

此后，很多化学家致力于分离、鉴定与生命相关的物质分子。当时，有一个杰出的化学家恩斯特·霍普–席勒（Ernst Hoppe-Seyler）一直在探索脓、软骨、血液的各种物质成分。霍普–席勒就是从血液中分离出血红蛋白的第一个人，也是他首次证明“血液的红色是由血红蛋白的颜色引起的”，并在1864年将血红蛋白制成结晶。1877年，霍普–席勒创立了德文《生理化学杂志》（*Zeitschrift für Physiologische Chemie*）。这时，化学工作者不仅开辟了生命科学新的研究领域，而且有了自己的科学园地，生物化学从生理学分出作为一门新的独立学科诞生。

（五）酶——化学反应的主宰

从1830年间至19世纪末，科学家对细胞内的化学反应——糖“发酵”成醇、产生二氧化碳的研究获得重大成就。路易斯·巴斯德（Louis Pasteur）首先证明，只有活的酵母细胞才能进行发酵。1833年，在巴黎一个糖厂工作的安塞尔莫·佩因（Anselme Payen）和简–富兰考斯·泼骚兹（Jean-Francois Persoz）从麦芽中分离出一种可使淀粉转变为糖的可溶性物质。他们当时称这种可溶性物质为“diastase”，就是后来化学家称之为淀粉酶（amylase）的物质。稍后几年，细胞的发现人之一史旺又成功地从胃液中分离出类似于如今胃蛋白酶的物质，并证明这种酶是由胃细胞产生的。

1837年，著名的化学家贝采里乌斯预言——所有动物和植物中都存在这种具有催化活性的物质。他曾经这样写道：

There are well-justified reasons to suppose that in living animals and plants, thousands of catalytic processes take place between the organic fluids and tissues, whence, we get the formation of countless heterogenous chemical compounds ... it is likely that some time in the future we shall find out that the cause of it all is the catalytic power of the tissues forming the organs of the living body.

在这些工作基础上，莫里兹·特劳伯（Moritz Traube）等（1861）提出，是一种“可溶性催化剂”催化糖的“发酵”。1878年，威尔海姆·库奈（Wilhelm Kühne）首先引入“酶”（enzyme）的概念，用以描述能催化生物化学反应的“可溶性催化剂”。1897年，爱德尔德·布克奈（Eduard Buchner）（诺贝尔奖，1907）和汉斯·布克奈（Hans Buchner）两兄弟实验证明，无细胞的酵母提取液仍可催化生醇发酵反应，使巴斯德关于“只有活的酵母细胞能进行有机发酵”的认识前进了一步。在20世纪初，生物化学之父埃米尔·费舍尔（Emil Fischer）（诺贝尔奖，1902）首次证明蛋白质是由不同数量、种类的氨基酸组成的，并采用化学方法合成了几种由18个氨基酸残基组成的多肽，以这些化合物为底物，分析酶的催化活性，发现酶对底物有一定的选择性（特异性），验证了他早在1894年提出的酶催化作用的“锁–匙”学说。费舍尔测定底物化学结构的方法对20世纪生物化学研究一直产生极大影响。

（六）酶的化学本质——蛋白质

20世纪头30年，很多生理学和化学研究的重点都移向生物化学研究领域。很多内分泌激素，如肾上腺素、甲状腺素和胰岛素在这一时期被分离；同时还发现了人类必需的脂肪酸、水溶性维生素及氨基酸，开创了以营养学为主的生物化学研究领域。

在营养学蓬勃发展的同时，科学家们开始揭示酶的化学本质。当时，欧洲有个非常有权威性的大化学家理查德·威尔斯忒德（Richard Wilstütter）（诺贝尔奖，1915），曾经在1920年代发表过一篇论文，说在酵母纯化的酶制备中没有蛋白质。他认为真正在酶制备中具有催化功能的是一种与激素类似的小分子化学成分。实际上是，当时采用的蛋白质测定方法不够灵敏。在20世纪初的二三十年中，“酶的非蛋白质性质”一直束缚着人们的科学思维，是詹姆斯·萨姆奈（James B Sumner）（诺贝尔奖，1946；Fig. 1-1）解除了这一科学禁锢。1926年，萨姆奈第一个成功地制备了尿素酶结晶，并首次证明酶是蛋白质。继萨姆奈之后，约翰·诺尔瑟普（John H. Northrop）（诺贝尔奖，1946）在1930年制备了胃蛋白酶、胰蛋白酶结晶。纯酶的获得为体外酶学研究提供了重要手段，结合X射线衍射分析及多肽成分分析，终于使科学家彻底揭开了“酶的化学本质是蛋白质”的事实。

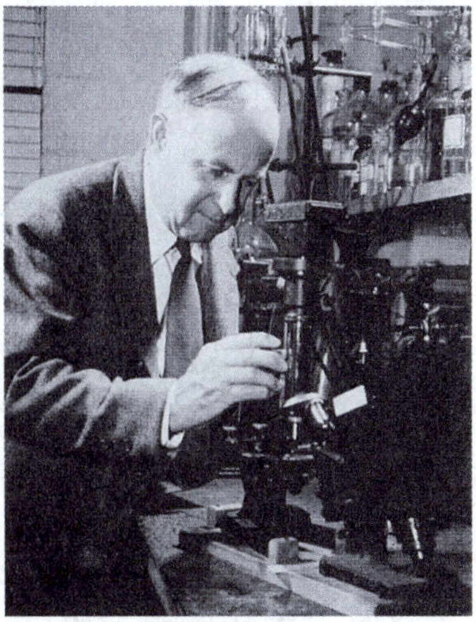

Fig. 1-1 Sumner working on urease crystals

二、动态生物化学阶段 The Phase of Dynamic Biochemistry

（一）恩伯登－麦耶霍夫途径

随着有生命体化学组成和分子结构知识的积累，科学家们开始研究细胞内的化学反应是如何进行的。生物体内进行的化学反应是由一连串的酶促有机化学反应组成的。认识了酶的化学本质及酶促反应机理，使科学家有可能演绎物质分解代谢途径，解释细胞是如何通过分解反应获得能量的。早在19世纪和20世纪早期，就有很多科学家在探索酵母细胞中的乙醇发酵和动物肌肉中葡萄糖在缺氧时的分解过程。由于同位素示踪技术的应用，在很多早期工作基础上，终于在20世纪30年代末，科学家们详细描述了无氧时葡萄糖的分解途径——糖酵解的酶促反应顺序。古斯塔夫·恩伯登（Gustav Embden）和奥托·麦耶霍夫（Otto Meyerhof）（诺贝尔奖，1922）对葡萄糖酵解的分子演绎过程贡献最大，因此糖酵解途径又称恩伯登－麦耶霍夫途径（Embden-Meyerhof pathway）。在葡萄糖氧化代谢研究中还有欧托·瓦伯（Otto Warburg）的贡献。他是麦耶霍夫和克雷勃斯的老师，在光化学、酶学和呼吸方面都是科学先驱（诺贝尔奖，1931）。

（二）三羧酸循环机制

20世纪30年代是各种物质分子代谢途径研究多产的时期。1932年，汉斯·克雷勃斯（Hans A. Krebs）和库尔特·汉瑟雷特（Kurt Henseleit）发现了尿素循环反应途径。1937年，克雷勃斯又揭示了三羧酸循环机制（诺贝尔奖，1953）（Fig. 1-2）。这些生物化学知识详尽描绘了物质氧化分解的过程，揭示了生命特征——新陈代谢的化学本质，为认识细

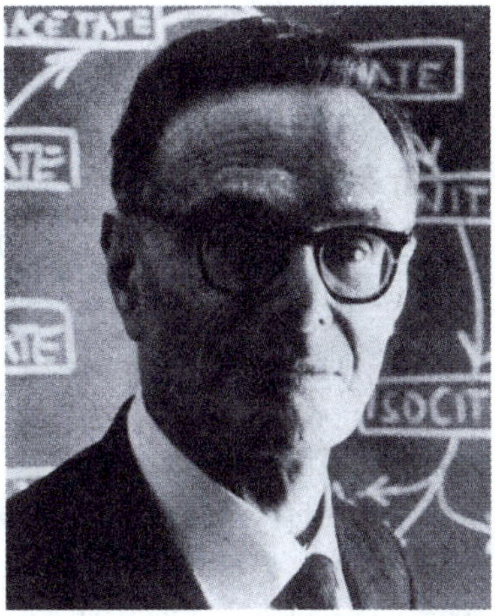

Fig. 1-2 Krebs discovered the citric acid cycle

胞的功能提供了极有价值的线索，极大地推动了生命科学领域的进步。

（三）生物能原理

对代谢途径的认识也为揭示生命过程中的各种功能提供了启示，使生物化学产生一套独特的理论，对很多研究领域产生重大影响。生物能学就是这些理论之一。1929年，美国的塞鲁斯·费斯克（Cyrus H. Fiske）、耶拉普拉伽达·苏巴罗夫（Yellapragada Subbarow）和德国的卡尔·罗门（Karl Lohman）分别发现了腺苷三磷酸（ATP）。1941年，师从麦耶霍夫的福里兹·李普曼（Fritz Lipmann）（诺贝尔奖，1953）提出生物能过程中的ATP循环学说。1948年，尤金·肯尼迪（Eugene Kennedy）和阿伯特·莱宁格（Albert Lehninger）证明，催化三羧酸循环反应的酶都分布在线粒体，线粒体内膜分布有电子传递体，可进行氧化磷酸化偶联反应。20世纪50年代，由一些生物化学家综合物质代谢、氧化磷酸化偶联机制，阐明了细胞内营养有机物是如何转化为ATP的，奠定了现代生物能学原理。生物化学家在代谢途径、生物能学及酶反应等方面所取得的长足进步使生物化学成为成熟学科。

（四）"中间代谢"网络

1950年后，物质代谢途径研究持续发展，进入合成途径的演绎。50年代末期，由于很多代谢途径被揭示，确立了由合成代谢和分解代谢网络组成的"中间代谢"概念。1955年，马隆·郝兰德（Mahlon Hoagland）证明氨基酸参与蛋白质合成前需要被活化，这过程需消耗ATP。1957年，郝兰德和保尔·扎美尼克（Paul Zamecnik）、马利·斯泰芬森（Mary Stephenson）进一步发现氨基酸活化还需要tRNA。1955～1965年间，终于揭示了氨基酸是如何以信使RNA（mRNA）为模板参入蛋白质的。蛋白质合成研究的成就除得益于30～40年代同位素示踪技术的发展，应用细菌探索这一化学过程也起到至关重要的作用。

三、机能生物化学阶段 The Phase of Functional Biochemistry

（一）蛋白质分子结构——α螺旋

20世纪50年代是蛋白质结构研究多产的时期。1951年，李纳斯·鲍林（Linus Pauling）（诺贝尔奖，1954）和罗勃特·考利（Robert B. Corey）采用X射线衍射技术研究蛋白质结晶，发现了蛋白质分子的二级结构形式α螺旋（Fig. 1-3）。两年后，弗利德里克·桑格（Frederick Sanger）采用化学方法完成了胰岛素序列分析（诺贝尔奖，1958）。X射线衍射技术和多肽链氨基酸序列分析技术是50年代后分子生物学研究的两大技术支柱。对蛋白质结构的认识是建立在蛋白质分离和氨基酸分析基础上的，在这方面还有两个人的工作不容忽视，这就是斯坦福·穆尔（Stanford Moore）和威廉·斯忒因（William Stein），他们在1951年首创了蛋白质色层分离技术（诺贝尔奖，1972）。后来这种经典的分离技术与自动分析系统结合，为氨基酸自动分析仪发明奠定了基础，使科学家能大规模测定更长的多肽链。

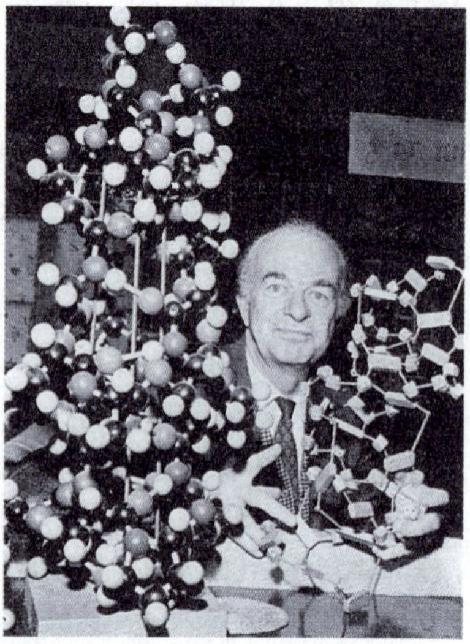

Fig. 1-3 Pauling found α helix

（二）遗传的物质基础——DNA

1868年，瑞士青年学者、霍普－席勒的学生弗里德利克·米歇尔（Friedrick Miescher）首次从伤口敷料的脓血球中发现“核素”（“核酸”的早期命名）。在20世纪20～30年代，科学家们证明核酸与蛋白质一样，也是一种多聚物。此外还发现有两种类型核酸——核糖核酸（RNA）和脱氧核糖核酸（DNA）存在。

早在1865年，遗传学的奠基人——约翰·格里戈尔·孟德尔（Johann Gregor Mendel）就提出了“遗传因子”的概念。三年后，米歇尔发现了DNA。似乎从发现遗传定律和DNA的时间就注定了两者之间的联系。但是，科学实践说明在当时是根本不可能的，将二者“联姻”是75年后的事情。20世纪40年代，遗传学领域有两大杰出成就。1941年，乔治·彼得（George Beadle）和爱德华·泰坦（Edward Tatum）提出了“一个基因一个酶”的假说（诺贝尔奖，1958）。1944年，奥斯瓦德·艾弗里（Oswald T. Avery）及其同事考林·麦克里奥德（Colin M. Macleod）、麦克琳·麦卡梯（Maclyn McCarty）通过细菌转化实验，直接证明DNA是遗传的物质基础，揭示了基因的本质。因为当时对DNA分子结构认识限制，所以他们的伟大发现尚未被普遍接受，而与诺贝尔奖无缘。等到诺贝尔奖颁发委员会意识到艾弗里工作的意义时，他已谢世（1955年）。艾弗里的发现揭示了遗传学与生物化学的特殊关系，生物化学遗传学（Biochemical Genetics）（即分子遗传学）在那时就提出来了。

（三）DNA双螺旋——揭示遗传信息传递的“敲门砖”

20世纪50年代前后，有一批物理学家和化学家正在采用X射线衍射技术研究分子结构。美国加州理工学院的鲍林就是其中之一；此外，还有英国皇家学院的莫里斯·威尔金斯（Maurice HF. Wilkins）（诺贝尔奖，1962）和罗莎琳·弗兰克林（Rosalind Franklin），他们一直在用此技术研究DNA结构。当时还有两个青年人——詹姆斯·沃森（James D. Watson）和弗朗西斯·克里克（Francis H. Crick）也被吸引到这一研究领域。沃森在大学时期就对鸟类学感兴趣，大学毕业后在美国印第安那大学从事X射线对噬菌体的致死效应研究，1950年获得博士学位；1951年赴丹麦留学，后来转到英国剑桥大学研究基因。在那里沃森遇到了年轻的物理学家克里克，当时克里克正在进行蛋白质的X射线衍射分析。共同的研究兴趣将两人结合到一起，开始研究DNA的结构。受鲍林的蛋白质α螺旋结构的启示，在威尔金斯和弗兰克林工作的基础上，沃森和克里克在1953年提出了DNA双螺旋结构模型（诺贝尔奖，1962）（Fig. 1-4）。他们的原创著作在世界著名杂志《自然》（*Nature*）上发表，具有划时代的意义：DNA双螺旋结构是揭示遗传信息传递规律的“敲门砖”和联系生物化学与遗传学的“桥梁”。从此，生物化学发展进入了以生物大分子结构与功能研究为主体的分子生物学时期。

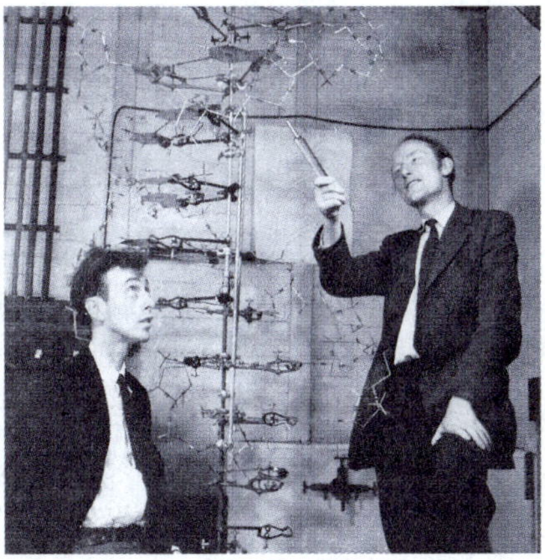

Fig. 1-4　The discovery of the double helix of DNA by Watson (left) and Crick

（四）遗传信息传递规律——中心法则

20世纪下半叶，分子生物学的进步以认知或解释生命的新知识、新概念和新技术层出不穷为特点。这一特点从认知论的两大杰出成就得以体现。一是生物大分子三维结构与功能关系的认识，例如，DNA双螺旋结构中碱基配对法则促进了对DNA复制过程的认识。另一是对生命同一性的认识，即生命的基本功能表现为基本相同的生化过程。例如，除某些病毒外，DNA是生命体普遍的物质基础，各种类型的细胞以同样的化学机制进行DNA复制；无论何种高等生命形式，蛋白质合成均需20种氨基酸，且生物化学过程相同。生命现象的“同一性”使科学家可以利用细菌和病毒研究演绎高等生命过程。1955年，亚瑟·肯伯格（Arthur Kornberg）（诺贝尔奖，1959）以*E. coli*为研究对象，发现了DNA聚合酶，揭开了DNA复制的秘密；1959年又有人发现RNA聚合酶。克里克等历经十多年研究，在60年代揭示了遗传密码。在上述成果及基因调控理论基础上，终于由克里克在1968年提出了遗传信息传递的中心法则（central dogma）。

（五）生物调节

遗传信息的传递或表达是受一定机制调控的。1961年，弗朗西斯·亚考伯（Francis Jacob）和雅克·芒诺德（Jacques Monod）（诺贝尔奖，1965）揭示了原核基因表达的开启和关闭是如何控制的。1963年，亚考伯、芒诺德和金－皮埃里·善胥（Jean-Pierre Changeaux）首先用酶活性的“别构调节”理论解释基因和机体代谢功能是如何被调节的，从此引入了生物调节的概念。

（六）DNA“克隆”

1973年，保尔·伯格（Paul Berg）、赫伯·鲍耶（Herbert Boyer）和斯坦利·科汉（Stanley Cohen）首次在体外将重组的DNA分子形成无性繁殖系——DNA“克隆”（诺贝尔奖，1980）。1985年，卡尔·穆利斯（Kary Mullis）发明了一种体外扩增DNA的专门技术——聚合酶链式反应（PCR）（诺贝尔奖，1993）。从此，以重组DNA操作为核心的重组DNA工艺学（Recombinant DNA Technology）迅速发展，科学家们分离及操作基因的能力几乎达到无所不能的地步。科学家可以从细菌的数千个基因、哺乳类动物数万个基因中分离某一个目的基因，还能使外源基因在一定的表达体系表达出有用的蛋白质。也正是有了重组DNA工艺学才能使人类基因组计划得以实施，并对基因组学诞生、工农业产业革命产生巨大影响。

（七）人类基因组计划

一种生物所有遗传信息，也就是DNA的总和，称为基因组。人类基因组计划（human genome project, HGP）就是将人23对染色体全部DNA的核苷酸序列测出来。1986年3月，美国能源部开始组织、讨论人类基因组序列测定的计划；1987年4月，小规模基因组项目开始启动。1988年，美国国会技术评估办公室正式批准HGP；美国国家卫生研究院（NIH）成立了由沃森领导的人类基因组研究办公室，后又成立人类基因组研究国家中心（NCHGR）。1990年，耗资30亿美元的15年制图和测序计划正式启动。1992年，很多发达国家的科学家、政府甚至公司参加HGP。1999年底，由英国桑格（Sanger）中心的丹汉姆（Dunham）领导的国际基因组公布了22号染色体全序列。2000年3月，德国、日本等国研究者公布了21号染色体全序列；6月，NCHGR和塞莱拉（Celera）公司联合宣布人类基因组序列工作草图——HGP提前完成。从此，生物学领域新的亚学科——基因组学诞生。

四、我国科学家对生物化学发展的贡献 The Biochemistry in China

科学知识源于生产和生活。我国古代劳动人民在饮食、营养、医药等方面就有很多发明和创造。这里，仅列举我国近代和现代科学家在生物化学发展中做出的贡献。

20世纪20～30年代，正当西方研究酶结构的同一时期，我国生物化学家吴宪等在血液分析方面，创立了血滤液的制备及血糖测定方法。在蛋白质化学研究方面，吴宪还提出了国际公认的蛋白质变性学说（1931 年）。30 ~ 50 年代，我国生物化学家刘思职等在免疫化学研究领域首先采用定量分析方法研究抗原抗体反应机制。从 30 年代开始至新中国建设时期，我国老一代生物化学家开辟了营养生物化学研究领域。早在50 ~ 60年代，我国生物化学家就开始了蛋白质化学研究，系统地提出了蛋白质折叠与酶活性调节的理论。1965 年，中国科学院生物化学研究所、有机化学研究所和北京大学化学系的科学家首先采用人工方法合成了具有生物活性的牛胰岛素；在 1981 年，又合成了酵母丙氨酸 tRNA。20 世纪末和 21 世纪初，我国又涌现出一批年轻的科学家活跃在生物化学、人类基因组和蛋白质组学研究领域，推动我国生物化学向国际一流水平发展。

第三节 生物化学的任务、内容及意义

Section 3 THE ROLES OF BIOCHEMISTRY IN LIFE SCIENCES

一、生物化学研究的任务 The Task of Biochemistry

如前所述，包括人体在内的所有生命机体都是由化学物质组成的，所有生命活动都是以化学过程为基础的。因此，生命的化学，即生物化学，就是以生物（包括人）为研究对象或研究材料，主要以化学科学特有的理论、技术和方法，还要综合生物学、物理学、数学、计算机科学等的理论和方法，研究生命个体的物质化学组成、化学变化及其调节，以及这些物质组成、变化、调节与功能的关系，揭示或阐明生物体（从受精卵开始）的发育、生长、衰老、死亡全生命过程以及生殖、遗传的本质和规律。

二、生物化学的主要内容 The Category of Biochemistry

（一）生物体的化学物质组成

1. 化学组成及分子组成　尽管组成有生命物体的化学元素与地球地壳部分的化学元素是一样的，但是组成有生命物体和非生命物体的化学元素比例是不同的。比如，地球地壳富含氧（O）、矽（Si）、铝（Al）、铁（Fe）以及 4 种最丰富的元素钙（Ca）、钠（Na）、钾（K）和镁（Mg）。然而，99% 以上的有生命物体大多数细胞质量是由碳（C）、氢（H）、氧（O）、氮（N）提供的，硫（S）、磷（P）元素也比较丰富；此外，还含有 10 多种稀有元素。所有这些元素在有生命体内以两大类形式存在：一类是无机物，另一类是有机物。无机物主要是水和无机盐，有机物主要是糖类、脂类、蛋白质、核酸及小分子化合物类。

所有有生命物体，包括人体所含的化学物质都有严格的比例或含量。根据测定，人体的物质组成含水 55% ~ 67%，无机盐 3% ~ 4%，糖类 1% ~ 2%，脂类 10% ~ 15%，蛋白质 15% ~ 18%，此外还有核酸及多种具有生物活性的小分子化合物，如维生素、激素等。在这些化学物质中，有的直接来自体外（如水、无机盐和维生素），大多是利用食物消化、吸收的物质在体内重新合成。通常，生物化学家称水、无机盐、糖类、脂类、蛋白质、维生素以及空气（主要是其中的氧）为维持生命的七大营养要素，即必须从外界或食物获得。这里需要强调，尽管核酸是生命活动的最重要物质基础，但它可通过其他营养物质消化、吸收后在体内合成，所以核酸不是有生命机体必须从外界直接获得的营养要素。

2．生物大分子　原则上讲，组成有生命机体的分子都是生物分子。不过，科学家们谈生物分子时，专指由氢、氧、碳、氮等组成的有机化合物。这些化合物分子质量有大有小，结构有简有繁。通常，科学家将分子质量较大、结构复杂的聚（多）糖类、聚（多）脂类、蛋白质、核酸等称为生物大分子。如果说“生命的语言是化学”，那么各种大、小生物分子就是这种语言的文字和符号；其中，生物大分子具有极其特殊的意义。在现代生命科学领域，科学家常将聚（多）糖类、蛋白质和核酸称为生物信息大分子。

生物信息大分子有几个特点。首先，典型的生物信息大分子质量一般在 $10^4 \sim 10^6$ 之间。其次，生物信息大分子都是由特殊的亚单位（subunit）按一定的顺序、首尾连接形成的多聚物（polymer）。比如，氨基酸与氨基酸相连形成（蛋白质的）多肽链，核苷酸与核苷酸相连形成（核酸的）多核苷酸链，单糖与单糖相连形成聚（多）糖链。第三，在这些多聚物中，亚单位与亚单位之间的排列是有一定顺序的。亚单位在多聚物中的排列顺序称为序列（sequence）。序列决定着生物大分子的空间（立体）结构形式和功能，决定着生物大分子的信息内容。在生物信息大分子中，生命信息的传递有赖于蛋白质和核酸。所以，蛋白质和核酸是生命活动的最重要物质基础。

（二）物质代谢及其调节

1. 物质代谢途径网络　生物体内进行的化学反应由一连串的酶促有机化学反应组成，这些化学反应系列组成了“代谢途径”。从反应方向上来说，这些代谢途径可分为分解代谢和合成代谢两大类。按物质分类，这些分解和合成代谢又可分为糖、脂类、蛋白质或核酸等的分解与合成。机体内的化学反应是极其复杂的，除上述反应途径类型外，还有一些反应途径不能简单地用分解与合成途径来描述，例如肝的生物转化反应等。某种物质分子不是仅参加一种反应途径，如此众多的分子构成了多种反应途径。各种反应途径交织在一起，共同组成复杂的代谢途径网络，发生物质转换。在交织的网络中，各种物质代谢途径相互联系、相互制约，在动态中达到平衡。一旦平衡失调，出现代谢紊乱，就会发生疾病。

2. 能量的储存与释放　物质代谢途径说到底是能量的转换。合成反应储能，分解反应放能；能量的储存、转移与释放总是与一定的物质代谢途径相关联。在线粒体进行的生物氧化反应是物质分解代谢生成机体可利用能量形式的主要生物化学过程，但并不是唯一的过程。物质代谢停止时，生物能学反应也就停止，生命过程停止。

3. 物质代谢及能量代谢调节　如前述，在细胞内各种物质分子的合成代谢和分解代谢途径组成复杂的网络。在一个正常的机体中，每条代谢途径必须有条不紊，互不干扰；各条代谢途径之间必须衔接有序，消长一致，这样才能维持细胞的正常功能，以维持细胞内、外稳态。这就需要细胞或个体具有高度的自动调节控制能力。细胞内这种精细的自我调控能力是建立在多级水平上的。首先，在分子水平，代谢途径的调节依赖酶和具有调节功能的蛋白质固有的结构、水平及其变化，依赖这些调节分子与分子之间的相互作用。在多细胞生物，细胞内代谢的稳定进行又需要细胞与细胞之间的协调，这就需要神经、激素的调节。在神经−体液统一控制下，通过复杂的细胞信息转导网络，最终通过改变基因表达水平，或改变蛋白质（包括酶）的分子结构，进而影响其分子功能，控制代谢途径。这里涉及很多调控理论，如别构调节、化学修饰、级联反应、反馈学说、物质分子在细胞内的空间隔离分布等。

（三）结构与功能

生物化学研究的最终目的是在分子水平揭示生命活动的本质，以及致病机制和治疗原理。蛋白质分离、X射线衍射及蛋白质（多肽链）氨基酸序列分析、DNA序列分析技术的发展为生物大分子结构研究奠定了基础。20世纪50年代，蛋白质α螺旋结构、DNA双螺旋结构的发现开创了分子结构与功能研究的先河。70年代分子克隆结合PCR技术使科学家能通过定点突变改变基因产物，研究分子功能；通过基因转移结合同源重组可实现特异基因的敲除（knock-out）和敲入（knock-in），而后通过细胞或个体的形态、功能表型改变分析目标分子的功能和生物学意义；20世纪末出现的RNA干扰（RNA interference）技术更给目标分子的功能研究增添了活力。90年代基因组学和生物信息学的崛起和发展，可使科学家利用信息库序列资料结合计算机分子模拟，演绎分子结构与功能的关系，使机能生物化学阶段的研究发生了前所未有的突破。尤其结合临床实践，如分子病或分子构象病的研究，更能说明这一研究领域具有重大的实际意义。

（四）繁殖与遗传

DNA双螺旋结构的提出，重组DNA技术发明及人类基因组计划（HGP）的实施，这三项发明极大地推动了科学家对遗传物质DNA结构的全面认识，使科学家能够更深入地探究自然界生物的遗传信息传递规律，揭示包括繁殖和遗传在内的生命的奥秘。从DNA和蛋白质入手，采用生物化学、分子生物学及遗传学手段研究繁殖、遗传和疾病，可发现疾病相关基因，为疾病的诊断和治疗开辟了新途径，从而导致分子医学（Molecular Medicine）和遗传医学（Genetic Medicine）的兴起。通过基因操作，科学家不仅可获得基因，还可以改造基因，即通过基因（遗传）工程学改良动物、植物新品种。

三、生物化学与其他学科的联系
The Roles of Biochemistry in Life Sciences Including Medicine

（一）生物化学与生物学

生物学是一个很大的科学领域。地球上的生命形式多得让人眼花缭乱。大约在20世纪20～30年代，以百万多种生物为研究对象的生物学就分为很多学科，如形态学、分类学、生理学、生物化学、遗传学、生态学等。40～50年代以后，近代生物学又发展、出现了细胞生物学、分子生物学、分子遗传学、发育生物学、神经生物学等。

不论何种学科，都是从不同的领域或角度研究生命现象的一个侧面。生物学科分的越细，在某一专门领域分析研究的也就越深入。所有生物学科都不是孤立的，而是相互联系、相互补充、相互渗透，其基础就是"生命的化学语言"。换而言之，生物化学是联系生物学科之间的桥梁，也是生物学科产生新的学科领域的生长点。例如，没有生物化学的"中间代谢"研究就没有生理学完整"新陈代谢"的认识；没有在分子水平阐明化学递质及其受体的结构和功能，就没有完善的神经-体液调节理论。同样，如果没有核酸的生物化学理论，也就没有微生物（包括病毒）学、遗传学的发展。随着基因组学的诞生和发展，自然界的生物多样性和一致性通过基因组DNA得到合理的解释。不论是分子遗传学、分子细胞生物学，还是基因组学、生物信息学都与生物化学密不可分。当前，生命科学研究趋势从"分析"走向"综合"，生物化学联系各学科相互渗透、相互融合的"桥梁"和"粘合剂"。可见生物化学在生物学领域的重要性。

（二）生物化学与医学

医学是一门古老的科学。但直到19世纪，化学、物理学和生物学等科学的形成和发展才为古老、质朴的医学向现代医学发展奠定了基础。19世纪中叶，细胞的发现和生理学、生物化学和病理学的形成是现代医学发展的里程碑。20世纪中叶，DNA双螺旋结构的发现，70年代诞生的重组DNA技术和90年代发展的人类基因组计划使医学进入分子医学和遗传医学时代。这个时期的医学将融合大生物学的现代理论和技术，使疾病的诊断、治疗和预防发生根本性变革。

医学科学包括基础医学、临床医学和预防医学。基础医学是临床医学、预防医学的基础。基础医学中的人体解剖学、组织胚胎学、病原生物学、生理学与病理生理学、免疫学和药理学等分别从器官、细胞和分子水平揭示人体的正常结构和功能、异常结构和功能，以及致病机制和治疗原理；而生物化学在基础医学领域中的意义则举足轻重。只有通过生物化学研究才能从分子水平阐明组织、器官水平的生理学功能；生物化学代谢途径为探索药物的药理学作用机制奠定了基础；没有分子结构和功能的研究也不会有免疫学的分子调节理论，也不会有分子病理学、分子解剖学、分子病毒学的发展。

生化遗传学和分子医学研究越来越多的证据显示：严重状态与温和发病一样都是由基因决定的。遗传性基因病如此，一些复杂疾病如高血压、肿瘤也是如此。尽管这类疾病本身不会直接传给下一代，但是发病倾向是可以通过基因遗传的。重组DNA技术使分子医学家能将疾病相关基因进行“克隆”，揭示疾病的发病机制，为疾病的诊断和治疗提供新的策略。当前迅速发展的DNA诊断和基因治疗就是医学与生物化学、分子生物学、分子遗传学相结合的成果。

（三）生物化学与其他科学

重组DNA技术不仅为科学家认识基因及其产物的功能提供了有效手段，同时基因工程与基因组学、生物信息学相结合，为许多重要的生物分子设计和创造奠定了基础，这些分子应用到制药、农业、食品、化工、轻工、环境和能源等领域，产生惊人的经济效益，形成一个以基因组学为基础的生命科学工业。利用重组DNA技术生产有药用价值的蛋白质、多肽等产品已成为当今世界的一项重大产业。

主要参考书和文献

1. 张昌颖主编. 生物化学. 第2版. 北京: 人民卫生出版社, 1979

2. Frank B. Armstrong. Biochemistry. 2nd ed. New York: Oxford University Press Inc., 1983

3. David L. Nelson, Michael M. Cox. Lehninger Principles of Biochemistry. 4th ed. New York: W. H. Freeman and Company, 2005

（贾弘禔　张迺蘅）

第二章　蛋白质的化学

CHAPTER 2　CHEMISTRY OF PROTEINS

PRINCIPAL POINTS

Protein is a macromolecule composed of one or more polypeptide chains. The covalent structure of the protein, specified by its amino acid sequence and the positions of the disulfide bonds, is called its primary structure. A secondary structure is a regular, repetitive folding pattern including α helix, β sheet, β-turn, and random coil that are maintained by hydrogen bonds. The term tertiary structure refers to the overall folding pattern of the polypeptide. The major cohesive forces in tertiary structures are hydrophobic interactions between amino acid side chains. A quaternary structure is formed by interactions between polypeptides (subunits).

The primary structure determines the hight-order structure of proteins. The biological functions of proteins depend on their hight-order structure. The hight-order structure of proteins can be destroyed by physicochemical elements such as irradiation, heating, detergents, and organic solvents, which is called protein denaturation. The physicochemical properties are changed drastically by denaturation. Proteins lose their activities when their hight-order structure is destroyed.

Proteins can be purified and isolated by many methods that are designed based on protein properties.

如果说核酸是生物遗传信息的储存者和传递者，那么蛋白质就是生命信息的体现者。两类生物信息大分子都是生命存在形式和生命活动的重要物质基础。

第一节　蛋白质在生命活动中的重要性

Section 1　IMPORTANT PROPERTIES OF PROTEINS FOR LIFE

一、生命的物质基础 Material Base of Life

生物体可以看作是一个由物质组成的非均一体系。此体系的特征是其构成部分布置合理，变化协调，并可以自我更新。体系的另一个特征是它含有大量的蛋白质（protein）和核酸（nucleic acid）。尽管病毒（virus）只是一种由蛋白质与核酸组成的核蛋白（nucleoprotein），甚至连最简单的细胞形态或结构都没有，可是感染宿主后却能在宿主细胞内繁殖、遗传、致病。例如，烟草斑纹（花叶）病毒可使烟草致病，人们将其纯化结晶、储存数年后，再接种到烟叶（宿主）上，它照样能够生存、繁殖（病毒颗粒复制）并使烟叶感染斑纹（花叶）病。这说明核蛋白是最简单的生命形式。近年，S. B. Prusiner 发现一类只有蛋白质而没有核酸的病原体——朊病毒（prion），若其结构发生改变则可引起动物或人的朊病毒病。朊病毒的发现打破了“病毒必须有核酸”的传统观念。Prusiner 因发现朊病毒而荣获 1997 年度诺贝尔生理医学奖。

生物体所携带的全部遗传信息存在于基因组（genome）中，而生物学功能的主要体现者是蛋白质。蛋白质组（proteome）指的是基因组编码的全部蛋白质（详见第十七、二十五章）。今后在蛋白质组水平上揭示生命现象的本质及活动规律将成为生命科学的重点。

蛋白质是生物体中含量最丰富的高分子物质，约占人体固体成分的45%，分布广泛，几乎存在于所有的器官组织。生物体结构越复杂，其蛋白质种类和功能越繁多，即使在单细胞生物中所发现的蛋白质也有数千种。有些蛋白质的功能相当特异，例如南极水域中的有些鱼类，血液中含有抗冻蛋白（antifreeze protein），可保护血液不被冻凝，使生物体在低温下得以生存，生命得以繁衍。可见，蛋白质是生命的物质基础。

二、蛋白质的生物学功能 Multifunction of Proteins

蛋白质作为生命形式和生命活动的物质基础，在生物体内执行多种生理功能。例如，蛋白质是组成机体组织和细胞的基本组成成分，维持机体或组织的生长、更新和修复；与糖类、脂肪一样，蛋白质分解后的氨基酸也可供给机体能量，虽然这不是蛋白质的主要功能。有关蛋白质的营养作用将在第九章讨论，这里主要介绍蛋白质的特殊功能。

（一）酶

某些蛋白质是酶，催化生物体内的物质代谢反应。如己糖激酶催化三磷酸腺苷（ATP）的磷酸根转移至葡萄糖，使葡萄糖磷酸化而活化；乳酸脱氢酶可催化乳酸脱氢转变成丙酮酸；DNA聚合酶参与DNA的复制和修复。除直接参与代谢调节的酶，体内还有很多功能调节酶，如各种激酶，可催化调节分子化学修饰反应，间接调节物质代谢和细胞功能。

（二）调节蛋白

某些蛋白质是激素，具有一定的调节功能。例如，调节糖代谢的胰岛素（insulin），与生长和生殖有关的促甲状腺素（thyrotropin）、促生长素（somatotropin）、黄体生成素（luteinizing hormone, LH）和卵泡刺激素（follicle stimulating hormone, FSH）等。另外，参与细胞信息转导途径的多种成分，如受体、G蛋白（GTP-binding protein, G protein）以及各种信号转导分子绝大多数是蛋白质。其他具有调节功能的蛋白质还有参与复制、转录和翻译的调节蛋白或因子，参与细胞增殖、分化、迁移的各种调节蛋白和细胞因子等。

（三）转运蛋白

某些蛋白质具有运载功能，它们携带小分子从一处到另一处，通过细胞膜，在血液循环中，在不同组织间载运代谢物。如血红蛋白是转运氧气和二氧化碳气的工具；血清清蛋白可运输自由脂肪酸、胆红素等。

（四）收缩或运动蛋白

某些蛋白质赋予细胞和器官收缩的能力，可使其改变形状或运动。如骨骼肌收缩靠肌动蛋白（actin）和肌球蛋白（myosin），这两种蛋白在非肌肉细胞中也存在。微管蛋白用于构建微管，微管的作用是与鞭毛及纤毛中的动力蛋白（dynein）协同推动细胞运动。

（五）防御蛋白

有些蛋白质具有保护或防御功能。凝血酶与纤维蛋白原参与血液凝固，从而防止血管系统失血。最重要的起保护作用的蛋白质是抗体或免疫球蛋白，它们可以中和外来的有害物质。

（六）营养和储存蛋白

例如，卵清蛋白和牛奶中的酪蛋白是提供氨基酸的储存蛋白。在某些植物、细菌及动物组织中发现的铁蛋白可以储存铁。

（七）结构蛋白

许多蛋白质起支持“细丝”、“薄片”或“缆绳”作用，赋予生物结构以强度、弹性及韧性。肌腱和软骨的主要成分是胶原蛋白（collagen），它具有很高的抗张强度。韧带含有弹性蛋白(elastin)，形成蛋白质“缆绳”，具有双向抗拉强度。头发、指甲和皮肤主要由坚韧的不溶性角蛋白（keratin)组成。蚕丝和蜘蛛网的主要成分是纤维蛋白（fibrin)。某些昆虫的翅膀具有近乎完美无缺的回弹特性，它是由节肢弹性蛋白（resilin)构成。

（八）其他蛋白

有些蛋白质的功能相当特异，像莫涅林（monellin)是非洲的一种植物蛋白，味很甜，可作为一种非脂肪性、非毒性的甜味剂。还有蛋白质毒素，如蓖麻蛋白、白喉毒素、厌氧性肉毒杆菌毒素、蛇毒和绵子毒，很少量就可引起高等动物产生强烈的毒性反应。另外，病毒和噬菌体是核蛋白。病毒可以致病，噬菌体则是可以寄生在细菌体内的病毒。

第二节　蛋白质的分子组成

Section 2　MOLECULAR COMPOSITION OF PROTEINS

一、蛋白质的元素组成 Chemical Elements

从各种动、植物组织提取的蛋白质，经元素分析表明，含碳（C)50%～55%、氢（H)6%～8%、氧（O)19%～24%、氮（N)13%～19%和硫（S)0～4%；有些蛋白质还含有少量磷或金属元素铁、铜、锌、锰、钴、钼等，个别蛋白质还含有碘。

各种蛋白质的含氮量很接近，平均为16%。动植物组织中含氮物又以蛋白质为主，因此只要测定生物样品中的含氮量，就可以按下式推算出样品中的蛋白质大致含量。

每克样品中含氮克数 × 6.25 × 100 = 100克样品中蛋白质含量

二、蛋白质的基本结构单位——氨基酸 Amino Acids

蛋白质是高分子化合物，可以受酸、碱或蛋白酶作用而水解成为其基本组成单位——氨基酸（amino acid)。

（一）氨基酸的一般结构式

蛋白质水解生成的天然氨基酸有 20 余种之多，但其化学结构式具有一个共同的特点，即在连接羧基的 α 碳原子上还有一个氨基，故称 α-氨基酸。 α-氨基酸的一般结构式可用下式表示：

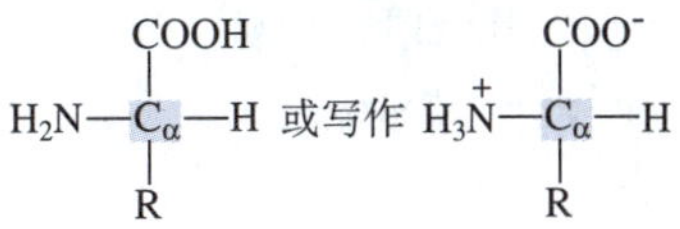

由上式可以看出，除甘氨酸外，其余氨基酸的 α 碳原子是一个不对称碳原子，具有旋光异构

(optical isomerism)现象，有 *D* 系和 *L* 系两种构型（configuration）。组成天然蛋白质的 20 种氨基酸多属于 *L*-α-氨基酸。生物界中已发现的 *D* 系氨基酸大都存在于某些细菌产生的抗生素及个别植物的生物碱中。

（二）氨基酸的分类

组成蛋白质的氨基酸有 20 余种，但绝大多数蛋白质只由 20 种氨基酸组成（表2-1）。根据它们的侧链 R 的结构和性质分为以下四类：

1. 非极性 R 基氨基酸　这类氨基酸的特征是在水中溶解度小于极性 R 基氨基酸。包括4种带有脂肪烃侧链的氨基酸（丙氨酸、缬氨酸、亮氨酸和异亮氨酸）；两种含芳香环氨基酸（苯丙氨酸和色氨酸）；一种含硫氨基酸（蛋氨酸）和一种亚氨基酸（脯氨酸）。

2. 不带电荷的极性 R 基氨基酸　这类氨基酸的特征是比非极性 R 基氨基酸易溶于水。包括三种具有羟基的氨基酸（丝氨酸、苏氨酸和酪氨酸）；两种具有酰胺基的氨基酸（谷氨酰胺和天冬酰胺）；一种含有巯基氨基酸（半胱氨酸）和 R 基团只有一个氢但仍能表现一定极性的甘氨酸。

表 2-1　蛋白质中存在的 *L*-α- 氨基酸

中英文名称	中英文缩写	结构式	等电点 pI	pK_1 α-COOH	pK_2 α-NH_2	pK_R R- 基团
非极性 R 基氨基酸						
丙氨酸 alanine	丙 Ala(A)	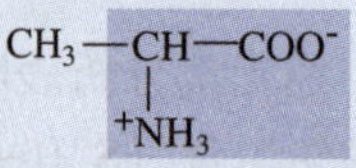	6.02	2.34	9.69	
缬氨酸 valine	缬 Val(V)	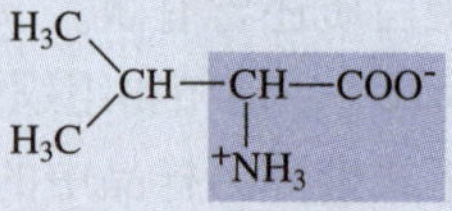	5.97	2.32	9.62	
亮氨酸 leucine	亮 Leu(L)	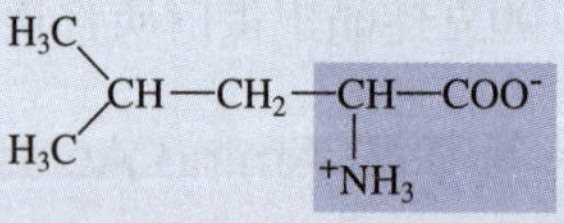	5.98	2.36	9.60	
异亮氨酸 isoleucine	异亮 Ile(I)	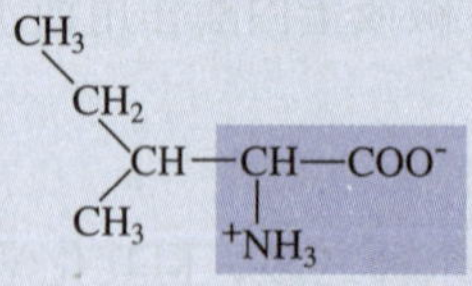	6.02	2.36	9.68	
苯丙氨酸 phenylalanine	苯丙 Phe(F)	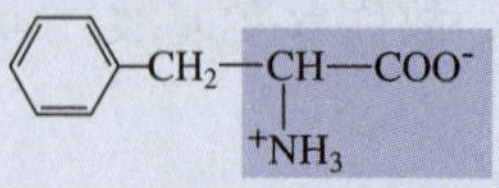	5.48	1.83	9.13	
色氨酸 tryptophan	色 Trp(W)	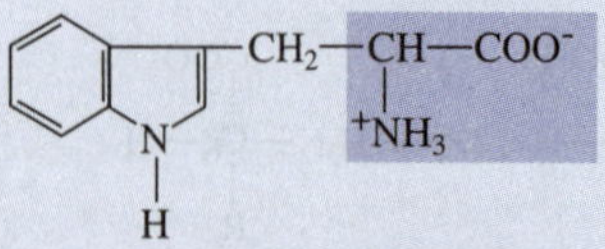	5.89	2.38	9.39	
蛋氨酸 methionine	蛋 Met(M)	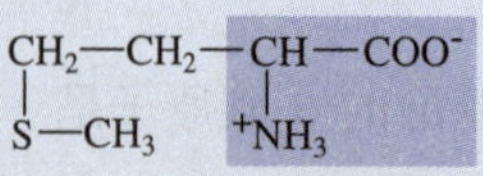	5.75	2.28	9.21	

续表

中英文名称	中英文缩写	结构式	等电点 pI	pK_1 α-COOH	pK_2 α-NH_2	pK_R R-基团
脯氨酸 proline	脯 Pro(P)	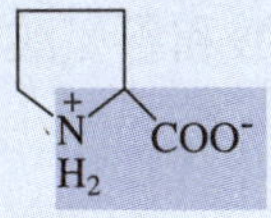	6.48	1.99	10.96	
不带电荷的极性R基氨基酸						
丝氨酸 serine	丝 Ser(S)	$CH_2(OH)-CH(^+NH_3)-COO^-$	5.68	2.21	9.15	13.60
苏氨酸 threonine	苏 Thr(T)	$CH_3-CH(OH)-CH(^+NH_3)-COO^-$	5.60	2.11	9.62	13.60
酪氨酸 tyrosine	酪 Tyr(Y)	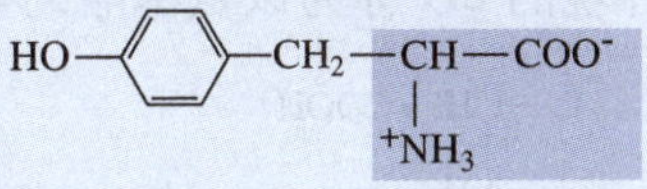	5.66	2.20	9.11	10.07 苯酚羟基
谷氨酰胺 glutamine	谷胺 Gln(Q)	$H_2N-C(=O)-CH_2-CH_2-CH(^+NH_3)-COO^-$	5.65	2.17	9.13	
天冬酰胺 asparagine	天胺 Asn(N)	$H_2N-C(=O)-CH_2-CH(^+NH_3)-COO^-$	5.41	2.02	8.80	
半胱氨酸 cysteine	半胱 Cys(C)	$CH_2(SH)-CH(^+NH_3)-COO^-$	5.07	1.96	10.28	8.18 巯基
甘氨酸 glycine	甘 Gly(G)	$H-CH(^+NH_3)-COO^-$	5.97	2.34	9.60	
带正电荷的R基氨基酸（碱性氨基酸）						
精氨酸 arginine	精 Arg(R)	$H-N(C(=\overset{+}{N}H_2)NH_2)-CH_2-CH_2-CH_2-CH(^+NH_3)-COO^-$	10.76	2.17	9.04	12.48 胍基
赖氨酸 lysine	赖 Lys(K)	$CH_2(^+NH_3)-CH_2-CH_2-CH_2-CH(^+NH_3)-COO^-$	9.74	2.18	8.95	10.53 ε-氨基
组氨酸 histidine	组 His(H)	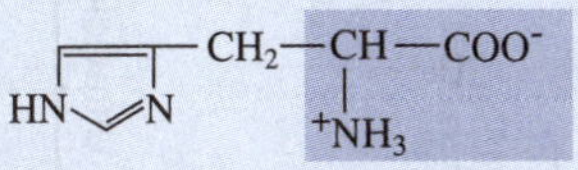	7.59	1.82	9.17	6.00 咪唑基
带负电荷的R基氨基酸（酸性氨基酸）						
天冬氨酸 aspartic acid	天冬 Asp(D)	$^-OOC-CH_2-CH(^+NH_3)-COO^-$	2.98	2.09	9.60	3.86 β-羧基
谷氨酸 glutamic acid	谷 Glu(E)	$^-OOC-CH_2-CH_2-CH(^+NH_3)-COO^-$	3.22	2.19	9.67	4.25 γ-羧基

3. 带正电荷的 R 基氨基酸　这类氨基酸的特征是在生理条件下带正电荷，是一类碱性氨基酸。包括在侧链含有ε-氨基的赖氨酸；R 基团含有一个带正电荷胍基的精氨酸和含有弱碱性咪唑基的组氨酸。

4. 带负电荷的 R 基氨基酸　天冬氨酸和谷氨酸都含有两个羧基，在生理条件下分子带负电荷，是一类酸性氨基酸。

（三） 氨基酸的理化性质

1. 两性游离及等电点　所有氨基酸都含有碱性的氨基(或亚氨基)，又含有酸性的羧基；能在酸性溶液中与质子(H^+) 结合而呈阳离子($-NH_3^+$)；也能在碱性溶液中与 OH^- 结合，失去质子而变成阴离子($-COO^-$)；所以它是一种两性电解质，具有两性解离的特性。氨基酸的解离方式决定于其所处环境的酸碱度。在某种 pH 环境中，氨基酸可能不解离，或解离成阳性离子及阴性离子的程度及趋势相等，成为兼性离子(zwitterion)，在电场中它既不移向阴极，也不移向阳极。此时，氨基酸所处环境的 pH 称为该氨基酸的等电点(isoelectric point, pI)。

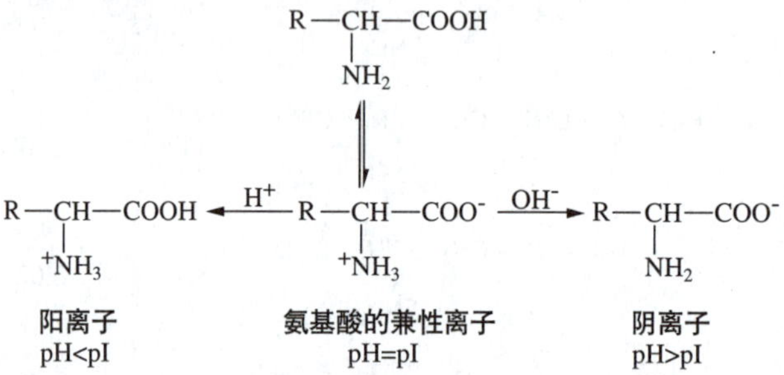

大多数氨基酸的 R 基团为非极性或虽为极性但并非解离基团，氨基酸的等电点是由α-羧基和 α-氨基解离常数的负对数——pK_1和 pK_2决定。pI 计算方法为：$pI=1/2\ (pK_1+pK_2)$。如甘氨酸 $pK_{-COOH}=2.34$，$pK_{-NH_2}=9.60$，故$pI=1/2\ (2.34+9.60)=5.97$。对含可解离R基团的氨基酸而言，其等电点由α-氨基、α-羧基及 R 基团的解离状态共同决定。写出它们的解离方程式后，取兼性离子两边的 pK 值的平均值，即为该氨基酸的pI值。根据这一原则，酸性或碱性氨基酸的 pI 值就是两个羧基或氨基 pK值的均值。例如，天冬氨酸的 $pI=1/2\ (pK_1+pK_R)=1/2\ (2.09+3.86)=2.98$；赖氨酸 $pI=1/2\ (pK_2+pK_R)=1/2\ (8.95+10.53)=9.74$。

2. 芳香族氨基酸的紫外吸收性质　200～400nm 的电磁波为紫外光波长范围。色氨酸、酪氨酸和苯丙氨酸可吸收紫外光，最大的光吸收峰在 280nm （Fig. 2-1）。由于大多数蛋白质含有酪氨酸、色氨酸残基，所以在分光光度计中测定它对 280nm 波段的光吸收，是定量测定溶液中蛋白质含量的一种最迅速简

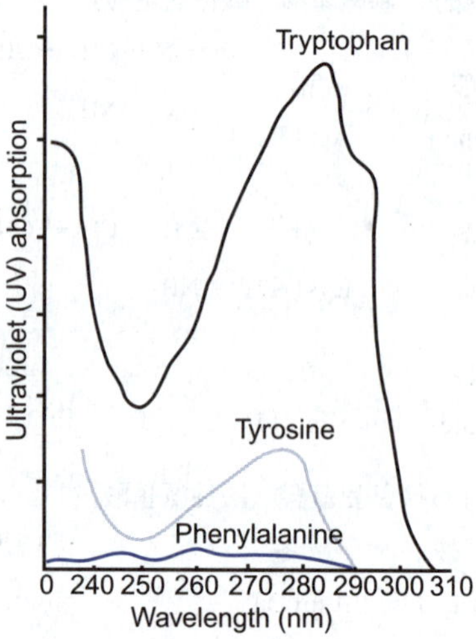

Fig. 2-1　Ultraviolet (UV) absorption of aromatic amino acids

便的方法。

3. 茚三酮反应　氨基酸与茚三酮（ninhydrin）的水合物共同加热，氨基酸被氧化分解，生成醛、氨及二氧化碳；茚三酮水合物则被还原。在弱酸性溶液中，茚三酮的还原产物与氨及另一分子茚三酮缩合成为蓝紫色化合物。蓝紫色化合物颜色的深浅与来自氨基酸的氨成正比，其最大吸收峰在波长570nm处（$\lambda_{max}=570nm$）。据此可进行氨基酸定量分析。脯氨酸、羟脯氨酸与茚三酮试剂反应呈黄色（$\lambda_{max}=440nm$），天冬酰胺与茚三酮反应产物呈棕色。

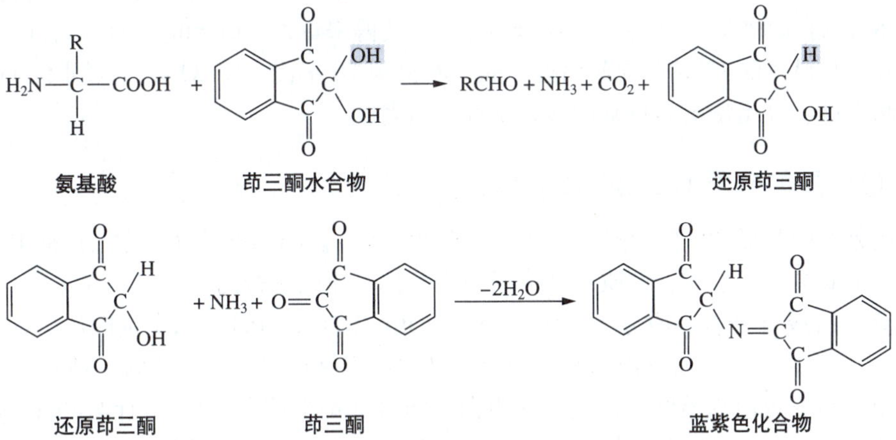

三、肽键和多肽链 Peptide Bond and Polypeptide Chain

（一）氨基酸的成肽反应

两分子氨基酸可借一分子的氨基与另一分子的羧基脱去1分子水、缩合成为最简单的肽，即二肽（dipeptide）（Fig. 2-2），在这两个氨基酸之间新产生的酰胺键（−CO−NH−）称为肽键（peptide bond）。二肽同样能借肽键与另一分子氨基酸缩合成三肽。如此进行下去，依次生成四肽、五肽……，多个氨基酸可连成多肽（polypeptide）（Fig. 2-3）。肽链分子中的氨基酸相互衔接，形成长链，称为多肽链（polypeptide chain）。肽链中的氨基酸分子因脱水缩合而有残缺，

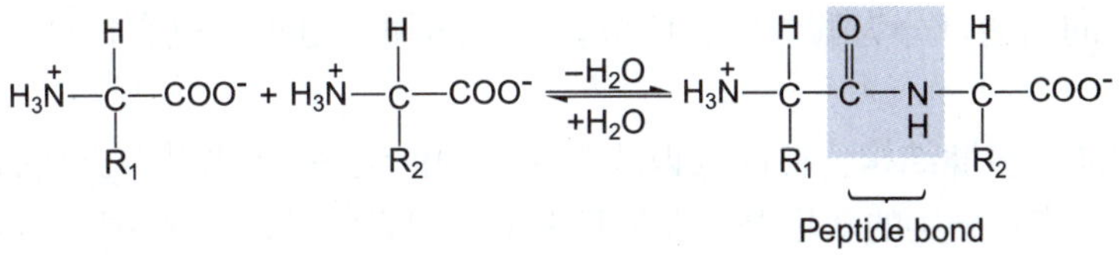

Fig. 2-2　Formation of a dipeptide from two amino acids

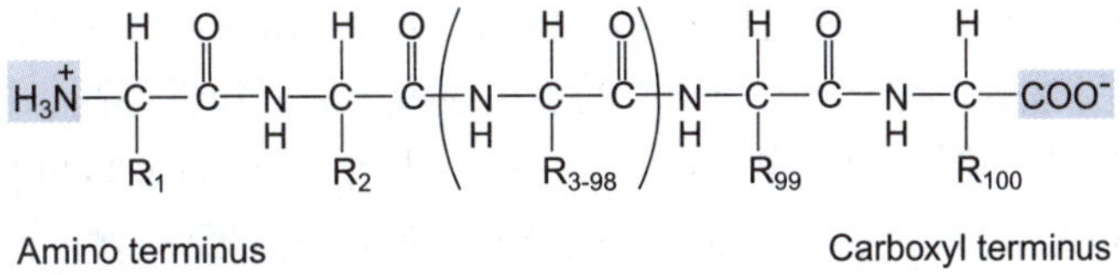

Fig. 2-3　Basic structure of a polypeptide containing 100 amino acid residues

故称为氨基酸残基（residue）。蛋白质就是由许多氨基酸残基组成的多肽链。多肽链中有自由氨基的一端称为氨基末端（amino-terminal）或N末端；有自由羧基的一端称羧基末端（carboxyl-terminal）或C末端。命名短肽从N末端开始指向C末端，如由谷氨酸、半胱氨酸和甘氨酸顺序连接组成的三肽，称为谷氨酰-半胱氨酰-甘氨酸，简称谷胱甘肽。

（二）生物活性肽

自然界的动物、植物和微生物中存在很多小肽或寡肽，分别具有各种重要的生物学活性。肽类激素如催产素、加压素等；与神经传导等有关的神经肽如P物质、脑啡肽等；抗生素肽如短杆菌素S、短杆菌肽A、缬氨霉素（valinomycin）及博来霉素（bleomycin）；还有广泛存在于细胞中的谷胱甘肽（GSH）。除天然活性多肽，20世纪70年代中期以后，通过重组DNA技术获得的药物多肽、肽类疫苗等越来越多，统称重组多肽。

四、蛋白质的分类 Classification of Proteins

蛋白质分子种类繁多，功能多样，分类方法也不统一。归纳各种分类方法，基本上都是根据蛋白质或多肽的分子组成、性质、结构或功能等基本原则进行的。

根据分子组成可将蛋白质分为单纯蛋白质（simple protein）和结合蛋白质（conjugated protein）两大类。单纯蛋白质只由氨基酸组成，其水解最终产物只有氨基酸。结合蛋白质则是由单纯蛋白质与非蛋白物质结合而成，非蛋白物质称为结合蛋白的辅基（prosthetic group）。常见的辅基种类很多，如色素化合物、糖类、脂类、磷酸、硫酸、金属离子以及核酸等。绝大多数辅基通过共价键与多肽链连接。常见的结合蛋白质有色素蛋白、糖蛋白、脂蛋白、磷蛋白和金属蛋白等。

大多数蛋白质是水溶性的，但也有个别蛋白质或多肽水溶性较差，而溶于脂溶剂。除按溶解性质，还有根据酸碱性、耐热性或热稳定性等区分蛋白质的。但是，单纯根据蛋白质性质分类较少采用，仅仅是在描述个别蛋白质时应用。

按照分子形状或空间构象的不同，可将蛋白质分为纤维状蛋白质和球状蛋白质两大类。纤维状蛋白质分子不对称性强，分子长轴与短轴之比>10。肌肉的结构蛋白和血纤维蛋白原可溶于水，而角蛋白、丝心蛋白等纤维蛋白不溶于水。球状蛋白的溶解性较好，其分子形状接近球形；空间结构比纤维状蛋白更复杂，生物体内的蛋白质多属于这一类。

若按蛋白质的功能可分为酶蛋白、调节蛋白、运输蛋白等。也有按分布分类的，如膜蛋白、核蛋白等。

随着对蛋白质和多肽结构、功能认识的深入，20世纪80年代以后出现的“家族”分类是当前对蛋白质、多肽进行分类的新趋势。人类基因组计划完成后，以这种方式对蛋白质进行归类愈加增多。蛋白质的特定结构域（domain）或氨基酸模体（motif）常与某种生物学功能相联系，根据结构与功能的关系，分子生物学家常将具有相同或类似结构域或模体的蛋白质（同源蛋白质）归为一大类、一类或一组，分别称为超家族（super family）、家族（family）或亚家族（subfamily）；分类范围越小，居于同一类别中的蛋白质或多肽同源性越高，即相似的结构成分越多，功能越接近。例如，螺旋-环-螺旋超家族（helix-loop-helix superfamily）、锌指结构蛋白、PDZ结构域蛋白、POU结构域蛋白等，都是根据结构域或氨基酸模体特性分类的。这种分类既包含了蛋白质结构特性，又提示了功能特性，在当前各种数据库中极其常见（详见第二十五章）。

第三节　蛋白质的分子结构

Section 3　MOLECULAR STRUCTURE OF PROTEINS

认识蛋白质的结构对理解、揭示蛋白质的功能具有重要指导意义。蛋白质的结构分为4个层次。蛋白质的一级结构又称为初级结构或基本结构;蛋白质的二、三、四级结构统称空间结构、高级结构或空间构象。但并非所有蛋白质都有四级结构，由一条肽链形成的蛋白质只有一、二和三级结构;由两条以上肽链形成的蛋白质才可能有四级结构。

一、蛋白质分子的一级结构 Primary Structure of Proteins

氨基酸在多肽链中的排列顺序及其共价连接称为蛋白质的一级结构（primary structure），肽键是其基本结构键，有些尚含有二硫键，由两个半胱氨酸巯基（–SH)脱氢氧化而生成。

胰岛素的一级结构是由Frederick Sanger于1953年首先揭示出来的。胰岛素分子质量为5733,由51个氨基酸残基组成A和B两条肽链，A链有21个残基;B链有30个残基。A和B链通过两个链间二硫键相连，第三个二硫键在A链内第6位和第11位半胱氨酸间形成，使A链部分环合（Fig. 2-4)。

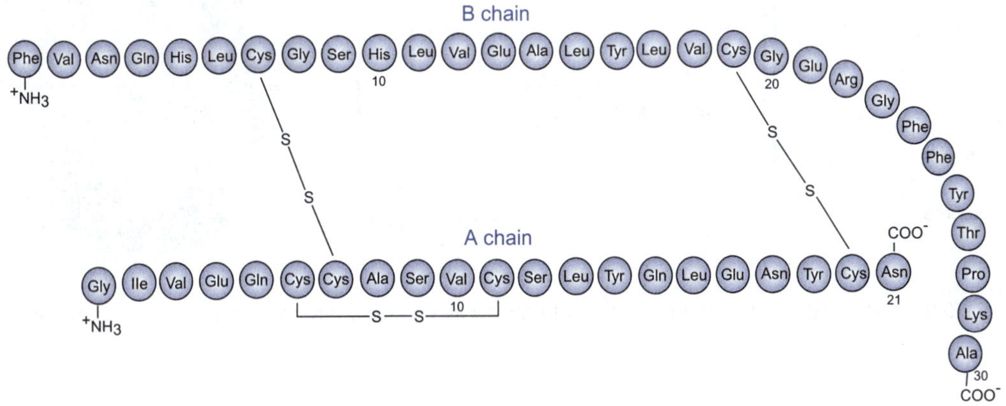

Fig. 2-4　Amino acid sequences of bovine insulin

蛋白质分子的一级结构是其生物学活性及特异空间结构的基础。尽管各种蛋白质都有相同的多肽链骨架，而各种蛋白质之间的差别是由其氨基酸组成、数目以及氨基酸在蛋白质多肽链中的排列顺序决定的。氨基酸排列顺序的差别意味着从多肽链骨架伸出的侧链R基团的性质和顺序对于每一种蛋白质是特异的——因为R基团有不同的大小，带不同的电荷，对水的亲和力也不相同。即蛋白质分子中氨基酸的排列顺序决定其空间构象。

二、蛋白质分子的空间结构 Three-dimentional Structure of Proteins

蛋白质分子的多肽链并非呈简单的线形伸展，而是在三维空间折叠和盘曲，构成特有的空间构象（conformation)。蛋白质特定的空间构象是发挥各种功能的结构基础。如:血红蛋白肽链的特有折叠方式决定其运送氧的功能；核糖核酸酶具有的特定构象决定了它能与核糖核酸结合，并使之降解。

构象与构型（configuration）的概念不同。构型的改变需要共价键的断裂与生成；而构象的改变无须共价键破坏，只需要单键的旋转和非共价键的改变就可造成新的构象的产生。

（一）空间结构的研究方法

X射线晶体衍射图谱法（X-ray diffraction）是一种测量蛋白质分子中原子和基团三维排列的方法。X射线是波长范围0.01～10nm的电磁波，用于结构分析的单色X射线的波长仅为0.1～1nm，相当于分子中原子之间的距离，故足以分辨并确定蛋白质分子内每个原子的位置。事实上，X射线衍射法不能直接测定单个分子结构，只能测定晶体中原子重复出现的周期性结构。该分析系统主要由三部分组成：X射线源、蛋白质晶体和检测器（Fig. 2-5）。一细束X射线打到蛋白质晶体上，有的直接穿过晶体，其余的在不同的方向衍射。X光片可以接受衍射光束，感光乳剂的发黑程度与衍射光束的密度成比例。绘图电脑可帮助绘制三维电子密度图；结合衍射图斑点的位置、强度进行计算，即可演绎结晶分子，如蛋白质、DNA的空间结构。

近年建立的多维核磁共振技术，也已用于测定蛋白质三维结构。此法可直接测定蛋白质在溶液中的构象，不必结晶。但对样品的需要量大，纯度要求高，而且被测蛋白质的分子质量一般不能超过20 000，因此也受到很大限制。

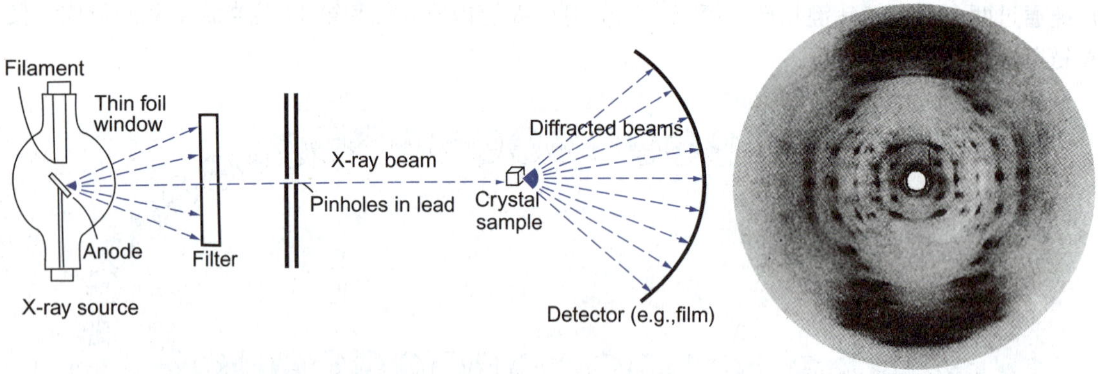

Fig. 2-5 Schematic of the diffraction of an X-ray beam by its passage through a crystal (left), and an X-ray diffraction pattern of DNA (right)

（二）二级结构

蛋白质分子的二级结构（secondary structure）是指多肽链骨架中原子的局部空间排列，并不涉及侧链的构象。在所有已测定的蛋白质中均有二级结构的存在，主要形式包括螺旋结构、β折叠和β转角等。

1. 肽单元　20世纪30年代末，Linus Pauling和Robert Corey开始应用X射线衍射法研究氨基酸和二肽、三肽的精细结构，其目的是获得蛋白质构件单元的标准键长和键角，从而推导蛋白质的构象。他们的重要发现之一是：①肽键（－CO－NH－）中的4个原子和与之相邻的两个α碳原子（C_α）位于同一刚性平面内（rigid plane），构成一个肽单元（peptide unit）（Fig. 2-6A）。②肽键上－NH－的H与C＝O上的O的方向几乎总是相反。③肽单元中的N−C键不能自由旋转，因为它们有部分双键性（Fig. 2-6B），键长为0.132nm，这个长度在C—N单键长（0.149nm）和C＝N双键长（0.127nm）之间。相反，C_α与羰基碳原子及C_α与氮原子之间的连接均为纯粹单键，因而这些键在刚性肽单元的两边有很大的自由旋转度。$C_\alpha-C$单键旋转的角度用 ψ 表示；$C_\alpha-N$ 单键旋转的角度用 φ 表示；不论 ψ 还是 φ 从 N末端看去，顺时针旋转用“+”号表示，逆时针旋转用“−”号表示。它们的旋转角度决定肽平面之间的相对位置，若肽链完全伸展，则 ψ 和 φ 为 180°（Fig.2-6C）。

绝大多数肽单元连续的 C_α 原子在连接它们的肽键的相反方向，称反式肽单元（*trans*-peptide unit）（Fig. 2-6A）。由于空间干扰的原因，少部分可形成顺式肽单元（*cis*-peptide unit）（Fig. 2-6D），蛋白质中遇到脯氨酸有时形成顺式肽单元。由于顺式肽单元肽键能量高，故不如反式肽单元稳定。

2. 螺旋结构　1951年，Pauling 和 Corey 根据多肽链骨架中刚性平面及其他可以旋转的原

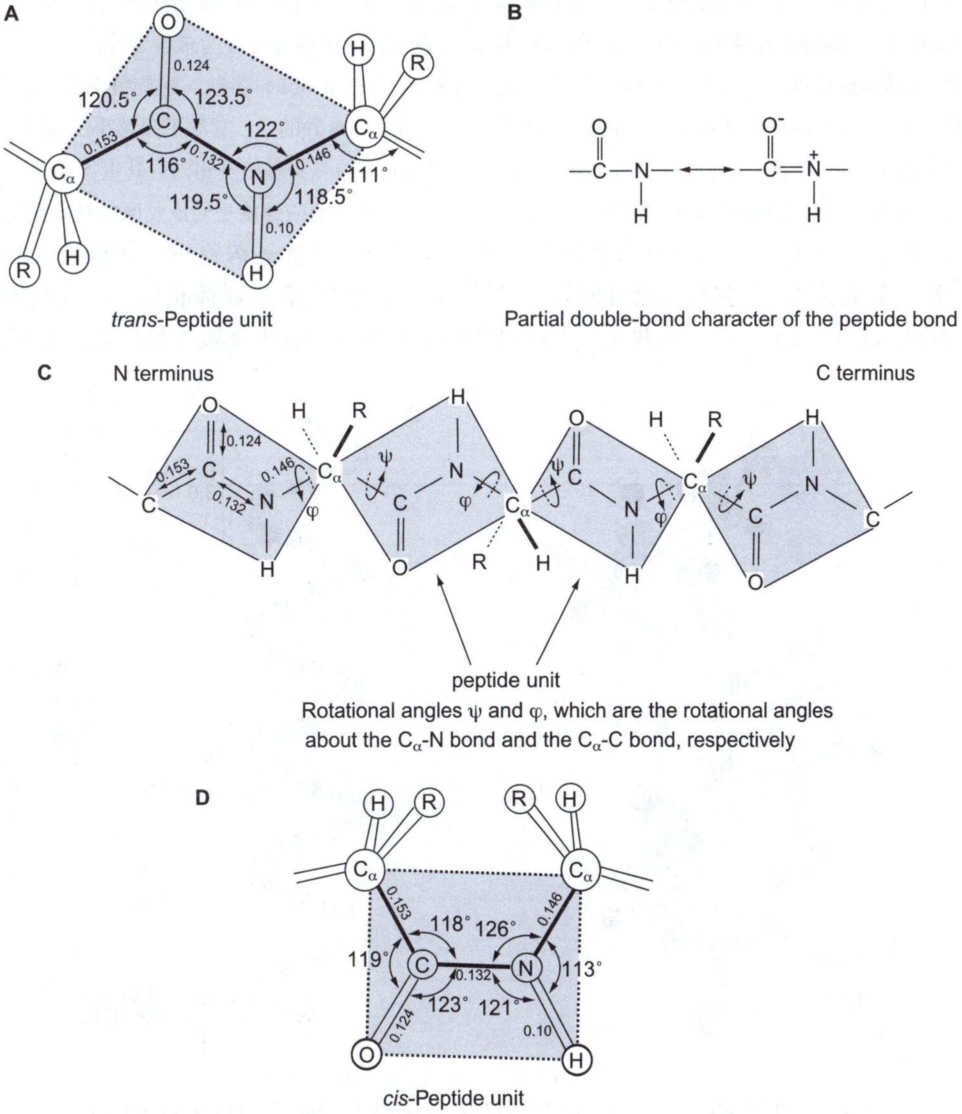

Fig. 2-6　Peptide unit

子提出多肽构象是螺旋结构，他们称之为α螺旋（α helix）（Fig. 2-7），其特点如下。

（1）多肽链主链围绕中心轴有规律的螺旋式上升，每隔3.6个氨基酸残基螺旋上升一圈，每个氨基酸残基向上平移0.15nm，故螺距为0.54nm。

（2）第一个肽平面羰基上的氧与第四个肽平面亚氨基上的氢形成氢键（hydrogen bonding），氢键的方向与螺旋长轴基本平行。氢键是一种很弱的次级键，但由于主链上所有肽键都参与氢键的形成，所以α螺旋很稳定。

（3）组成人体蛋白质的氨基酸都是*L*-α-氨基酸，故形成右手螺旋，φ = −57°，ψ = −47°。侧链R基团伸向螺旋外侧。根据多肽链主链旋转方向不同，α螺旋也有左手螺旋，其φ = +57°，ψ = +47°，如噬热菌蛋白酶中就有左手α螺旋。

在蛋白质结构研究中发现，右手α螺旋是最典型而又最广泛存在的螺旋。还有不典型的3_{10}螺旋、π螺旋等，常用N_m来表示。N为螺旋每上升一圈的氨基酸残基数，m表示氢键封闭环的原子数。因此，α螺旋又称3.6_{13}螺旋；π螺旋又称4.4_{16}螺旋。3_{10}和4.4_{16}螺旋只是偶尔在α螺旋片段的末端发现。

另外，脯氨酸能以全反式左手α螺旋方式形成聚脯氨酸（polyproline）多肽，螺旋每圈3.0个氨基酸残基，螺距0.94nm。这种相当伸展的构象使得脯氨酸侧链相互避开。奇妙的是，甘氨酸是最小的氨基酸，多聚甘氨酸（polyglycine）所形成的螺旋，除右手螺旋外，其他参数基本与多聚脯氨酸相同。其生物学意义在于：胶原是含脯氨酸和甘氨酸比例特别高的结构蛋白，多聚脯氨酸和多聚甘氨酸螺旋是构成胶原的基本结构。

3. β折叠　1951年，Pauling又提出另一种多肽主链规律性的构象——β折叠（β sheets）（Fig. 2-8）。其特点有：①多肽链充分伸展，各肽键平面之间折叠成锯齿状结构，侧链R基团交错位于锯齿状结构的上下方。②两条以上肽链或一条肽链内的若干肽段平行排列，它们之间靠

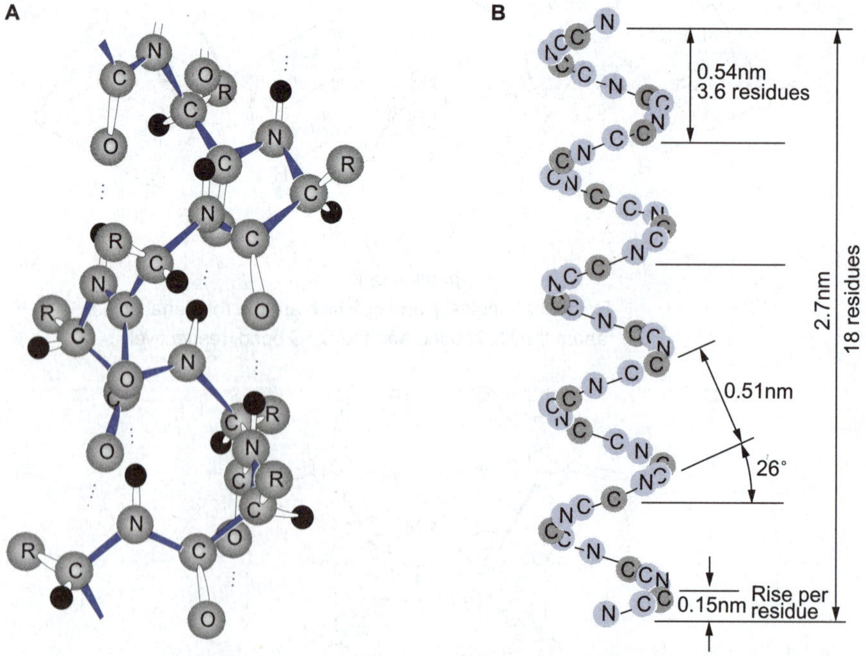

Fig. 2-7　Drawing of a right-handed α helix

In B: C and N (with the blue shade) represent the C and N atoms in the peptide bonds, C (with the gray shade) represents an α-carbon with a side chain attached

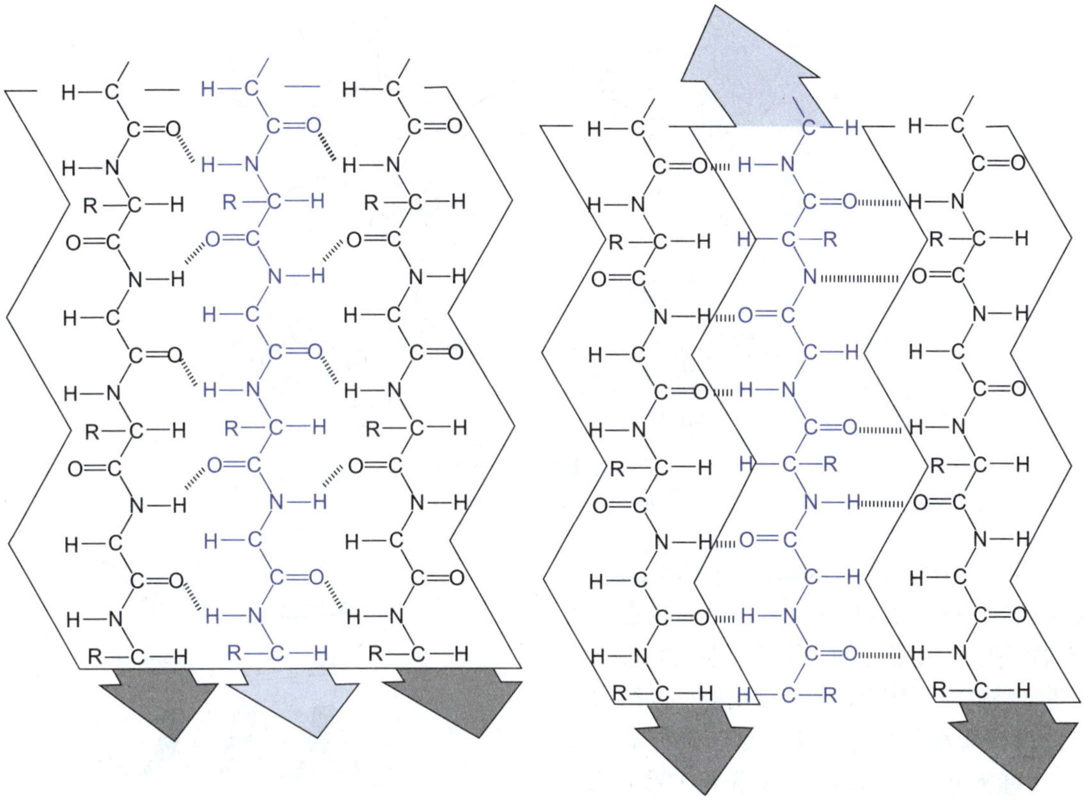

Fig. 2-8 Parallel (left) and antiparallel (right) β sheet structures

链间肽键羰基（>C═O）氧和亚氨基（>N—H）氢形成氢键维系，使构象稳定。氢键的方向与折叠的长轴垂直。③若两条肽链走向相同，均从 N 端指向 C 端称顺平行折叠，其两残基间距为 0.65nm。反之，两条肽链走向相反；一条从 N 端指向 C 端，另一条从 C 端指向 N 端，称反平行折叠，两残基间距为 0.70nm。由一条肽链折返形成的 β 折叠为反平行形式，且具多数。反平行较顺平行折叠更加稳定。

β 折叠一般与结构蛋白的空间构象有关，但在有些球状蛋白的空间构象中也存在。如天然丝蛋白中就同时具有 β 折叠和 α 螺旋；溶菌酶、羧肽酶等球状蛋白中也都存在 β 折叠构象。

4. β 转角和无规卷曲　在球状蛋白质分子中，肽链主链常常会出现 180° 回折，回折部分成为 β 转角（β bend 或 β turn）。有两种类型的 β 转角，它们都是由 4 个连续的氨基酸残基组成，第一个残基羰基氧与第四个残基亚氨基氢形成氢键。β 转角 4 个连续的氨基酸残基构成 3个连续的肽单元。若中间肽单元的氧原子与侧链 R_2、R_3 呈反式位置称 Ⅰ 型；若氧原子与 R_2、R_3 呈顺式称 Ⅱ 型（Fig. 2-9）。只有当 $R_3 = H$，即第三个为甘氨酸残基时，Ⅱ 型才存在。不论是 Ⅰ 型还是 Ⅱ 型，第二个氨基酸残基常常是脯氨酸。除甘氨酸、脯氨酸外，天冬氨酸、天冬酰胺和色氨酸也在 β 转角中常见。β 转角常发生在蛋白质分子的表面，这与蛋白质的生物学功能有关。

α 螺旋和 β 折叠平均约占球状蛋白的一半，其余若干肽段的空间排列有一定规则，但规律性不强，不易描述，那些没有确定规律性的部分肽链构象称为无规卷曲（random coil）。

（三）超二级结构和域结构

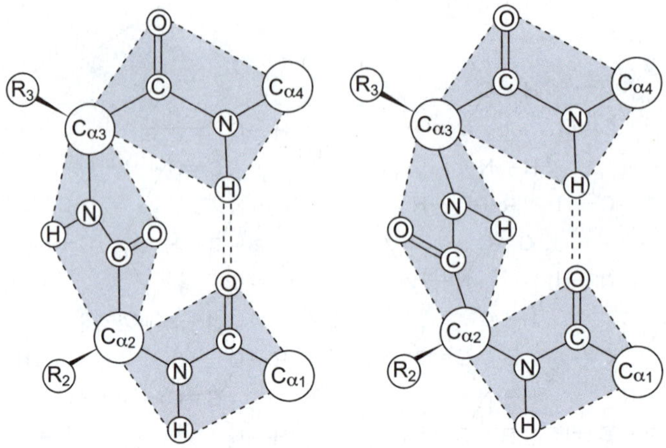

Fig. 2-9 β turn structures

left: type Ⅰ, right: type Ⅱ

超二级结构（supersecondary structure），又称模体（motif）或折叠（fold），是指在多肽链内顺序上相互邻近的二级结构在空间折叠中靠近，彼此相互作用，形成规则的二级结构聚集体。目前发现的超二级结构有 3 种基本形式：α 螺旋组合（αα）；β 折叠组合（βββ）和α螺旋β折叠组合（βαβ），其中以βαβ组合最为常见（Fig. 2-10）。它们可直接作为三级结构的"建筑块"或结构域的组成单位，是蛋白质构象中二级结构与三级结构之间的一个层次，故称超二级结构。

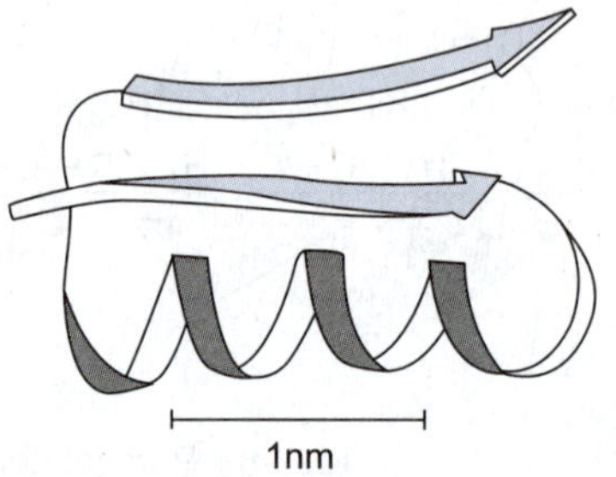

Fig. 2-10 Schematic drawing of the backbone of βαβ unit

β strands are shown in blue, and the α helix between them is shown in gray

在分子质量较大的蛋白质多肽链中，常由数百（100～400）个氨基酸残基折叠成 2 个或以上的稳定球形结构单位，称为域结构或结构域（domain）。这些多肽链结构单位具有独立的功能，甚至在肽链断裂（蛋白酶部分水解）后仍能维持独立的折叠。有时，对分子质量较小的分子而言，一个域结构就是一个蛋白质。域结构与分子整体以共价键相连，一般难以分离，这是它与蛋白质亚基结构的区别。Fig. 2-11显示的是免疫球蛋白的轻链结构，它由两个域结构组

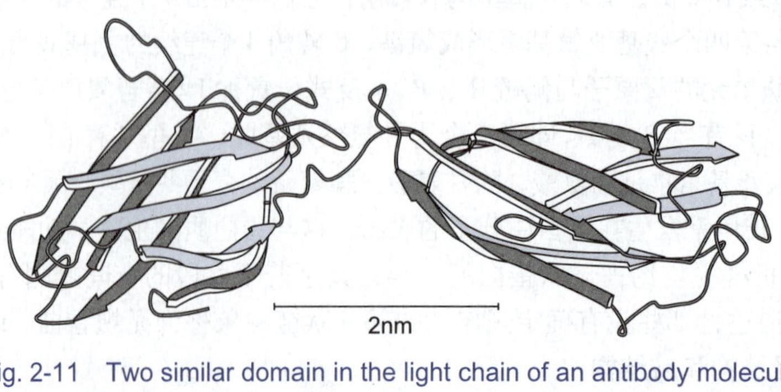

Fig. 2-11 Two similar domain in the light chain of an antibody molecule

成，每个域结构都是由几个β折叠组合成的夹心（三明治）样结构。一个免疫球蛋白G（IgG）分子由12个域结构组成，其中两个轻链上各有2个，两个重链上各有4个；补体结合部位与抗原结合部位处于不同的结构域（详见《免疫学》）。一个蛋白质分子中的几个结构域有的相同，有的不同；而不同蛋白质分子之间肽链中的各结构域也可以相同。如乳酸脱氢酶、3-磷酸甘油醛脱氢酶、苹果酸脱氢酶等均属以 NAD^+ 为辅酶的脱氢酶类，它们各自由2个不同的结构域组成，但它们与 NAD^+ 结合的结构域构象则基本相同。

（四）蛋白质的三级结构

具有二级结构的一条多肽链，由于其序列上相隔较远的氨基酸残基侧链的相互作用，而进行范围广泛的盘曲与折叠，形成包括主、侧链在内的空间排列，这种在一条多肽链中所有原子在三维空间的整体排布称为三级结构（tertiary structure）。例如，存在于红色肌肉组织中的肌红蛋白（myoglobin, Mb），是由153个氨基酸残基构成的单链蛋白质，含有一个血红素辅基，能够进行可逆的氧合与脱氧。X射线衍射法测定了它的空间构象，多肽链中α螺旋占75%，形成A至H 8个螺旋区，两个螺旋区之间有一段无规卷曲，脯氨酸位于拐角处（Fig. 2-12）。由于侧链R基团的相互作用，多肽链盘绕、折叠成紧密的球状结构。亲水R基团大部分分布在球状分子的表面；疏水R基团位于分子内部，形成一个疏水"口袋"。血红素位于"口袋"中，它的Fe离子配位与 F_8 组氨酸相连。Mb的空间构象与血红蛋白（hemoglobin, Hb）的一条β链的空间构象基本相同。但Hb是由2条α肽链和2条β肽链（$\alpha_2\beta_2$）组成，α链的141个氨基酸残基构成7个螺旋区（没有D区）；β链的146个氨基酸残基构成8个螺旋区。4条肽链分别在三维空间盘曲折叠成紧密的球状结构。

三级结构中多肽链的盘曲方式由氨基酸残基的排列顺序决定。三级结构的形成和稳定主要靠疏水键、盐键、二硫键、氢键和van der Waals力（Fig. 2-13）。蛋白质分子中含有许多疏水基团，如Leu、Ile、Phe、Val等氨基酸残基的R基团。这些基团具有一种避开水、相互集合而藏于蛋白质分子内部的自然趋势，这种结合力称疏水键，它是维持蛋白质三级结构的最主要

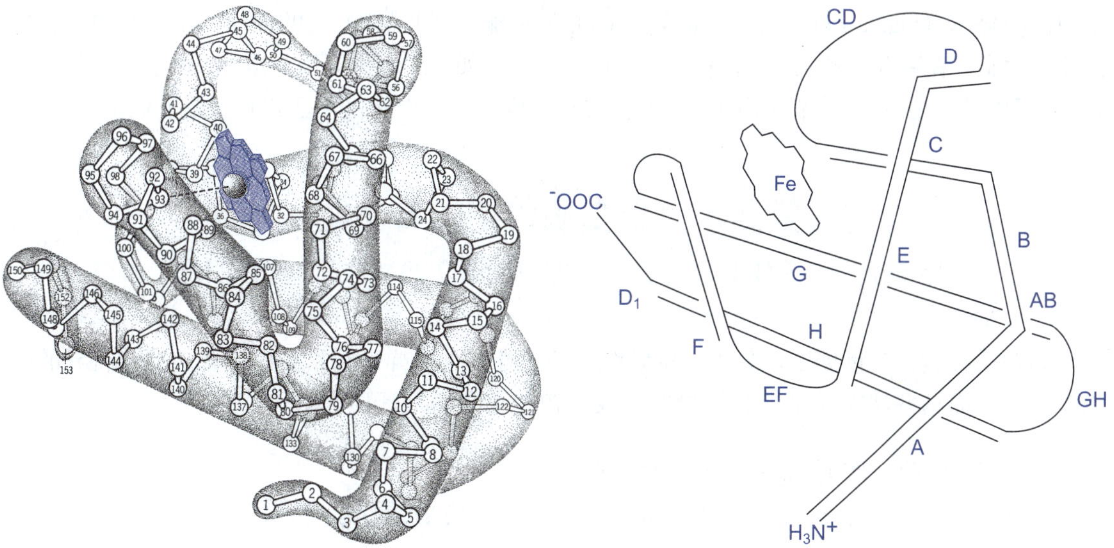

Fig. 2-12 Three-dimensional structure of myoglobin

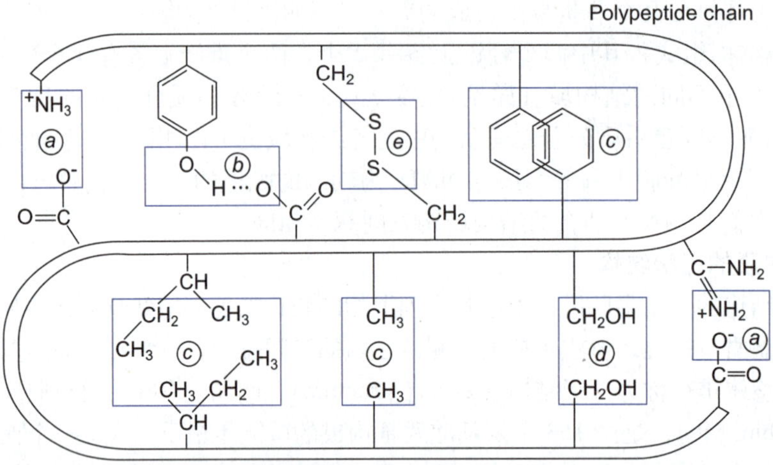

Fig. 2-13 Various types of bonds and interactions in proteins

ⓐ salt bridges (electrostatic interaction); ⓑ hydrogen bonding; ⓒ hydrophobic interaction; ⓓ van der Waals force; ⓔ disulfide linkage

稳定力量。酸性和碱性氨基酸的 R 基团可以带电荷，正负电荷互相吸引形成盐键；邻近的两个半胱氨酸则以二硫键结合。其他基团可通过氢键及 van der Waals 力结合，尽管结合力很弱，但数量颇多，可以保持三级结构的稳定。

（五）蛋白质的四级结构

许多有生物活性的蛋白质由两条或多条肽链构成，肽链与肽链之间并不是通过共价键相连，而是由非共价键维系。每条肽链都有自己的一、二和三级结构。这种蛋白质的每条肽链被称为一个亚基（subunit）。由亚基构成的蛋白质称为寡聚蛋白。寡聚蛋白中亚基的立体排布、亚基之间的相互关系称为蛋白质的四级结构（quaternary structure）。对多亚基蛋白质而言，单独的亚基没有生物学活性，只有完整的四级结构寡聚体才有生物学活性。如 Hb 是由 4 个两种不同的亚基组成四聚体（Fig. 2-14），具有运输氧和 CO_2 的功能。实验证明：它的任何一个亚基单独存在都无此功能。寡聚蛋白的亚基可以相同也可以不同。例如，过氧化氢酶是由4个相同的亚基组成；而天冬氨酸氨甲酰基转移酶是由 12 个亚基组成，其中有 6 个催化亚基和 6 个调节亚基。

第四节 蛋白质的结构与功能

Section 4 STRUCTURE AND FUNCTION OF PROTEINS

蛋白质种类、数量繁多，分子结构纷纭，功能亦多种多样。每种蛋白质都执行着特异的生物学功能，而这些功能又都与其特异的一级结构和空间构象密切联系。

一、蛋白质一级结构与功能的关系

Primary Structure and Potential Function of Proteins

（一）一级结构是空间构象的基础

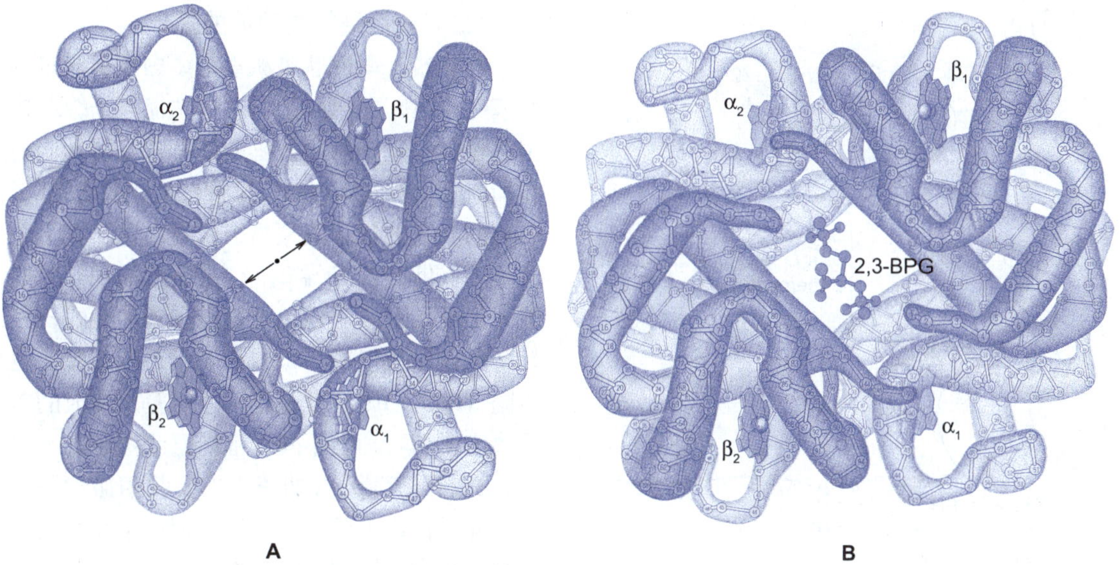

Fig. 2-14 Top view of oxyhemoglobin (A) and deoxyhemoglobin (B)

20世纪60年代，C. Anfinsen以牛胰核糖核酸酶A（RNase A）为对象，研究了二硫键的还原、重新氧化，以及这些化学变化与酶活性的关系。RNase是由124个氨基酸残基组成的一条多肽链，分子中8个半胱氨酸的巯基形成4对二硫键，进一步折叠、形成具有一定空间构象的蛋白质。

在天然RNase溶液中加入适量变性剂尿素和还原剂β-巯基乙醇，分别破坏次级键和二硫键，使蛋白质空间结构破坏，酶即变性失去活性。再将尿素和β-巯基乙醇经透析除去，酶活性及其他一系列性质均可恢复到与天然酶一样。若不除去尿素，只是将还原状态RNase的8个巯基全部重新氧化成二硫键，产物的酶活性仅有1%。这是因为重新氧化生成的二硫键位置与天然酶不同，产物是随机产生的"杂乱"RNase。再向无变性剂的"杂乱"产物水溶液中加入β-巯基乙醇，"杂乱"产物又逐渐恢复了天然酶的活性（Fig. 2-15）。8个巯基随机排列成二硫键可有105种方式，有活性的RNase只有一种。β-巯基乙醇仅可加速随机结合的二硫键打开、重排，重排后的二硫键位置选择天然酶的方式则是由肽链中氨基酸排列顺序决定的。牛胰RNase的变性、复性及其酶活性变化充分说明，蛋白质一级结构决定空间构象，即一级结构是高级结构形成的基础；同时也证明，只有具有高级结构的蛋白质才能表现生物学功能。

牛胰RNase的变性、复性是蛋白质折叠自组装学说的典型例子，实际上很多蛋白质的复性并非总是像RNase那样充分或有效，说明一级结构并不是决定蛋白质空间构象的唯一因素。除一级结构、溶液环境外，大多数蛋白质的正确折叠还需要其他分子的帮助。这些参与新生肽折叠的分子，一类是分子伴侣，另一类是折叠酶。

分子伴侣（molecular chaperones）是蛋白质合成过程中形成空间结构的控制因子，广泛存在于从细菌到人的细胞中。分子伴侣在新生肽链的折叠和穿膜进入细胞器的转位过程中起关键作用。它们有些结合在多肽链上，防止肽链降解或侧链非特异聚集；有些则可引导某些肽链正确折叠并集合多条肽链成为较大的结构。分子伴侣结合、稳定靶蛋白的能力具有特异性，并依赖ATP。热休克蛋白（heat shock protein）就是分子伴侣的一个家族，因加热时可在许多细胞中被诱导表达而得名。目前认为，热休克蛋白源于细胞内源性保护蛋白。另外，分子伴侣还可以是一些核酸、磷脂、核糖体及一些小分子物质。

（二）一级结构是功能的基础

在比较、研究肽类激素和蛋白质类激素的调节作用时，发现激素的调节功能与一级结构密切相关。垂体后叶分泌的催产素（oxytocin）和加压素（vasopressin）（又称抗利尿激素）都是由相同数量的氨基酸残基组成的九肽。在 9 个残基中，催产素 N 端 2、7 位是亮氨酸和异亮氨酸，加压素对应位置是精氨酸和苯丙氨酸，其余 7 个氨基酸组成、位置相同，二硫键位置也相同（Fig. 2-16）。就是这两个氨基酸组成的差异决定了两者功能不同，催产素收缩子宫平滑肌，具有催产功能；加压素主要收缩血管平滑肌，同时作用于肾远曲小管，促进钠和水的重吸收，具有升压和抗利尿作用。但是，因为两者氨基酸组成又有很多相似之处，所以有部分相同或类似的功能。例如，加压素也具有一定收缩子宫平滑肌的功能，尽管这种作用很弱。这种比较研究说明，相似的一级结构具有相似的功能，不同的结构具有不同的功能，即一级结构决定生物学功能。

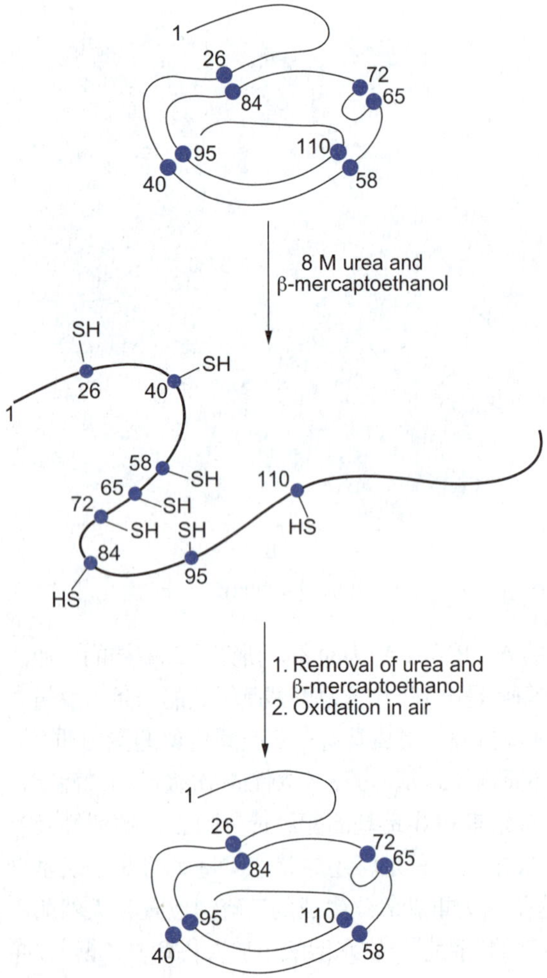

Fig. 2-15 Denaturation and renaturation of ribonuclease A

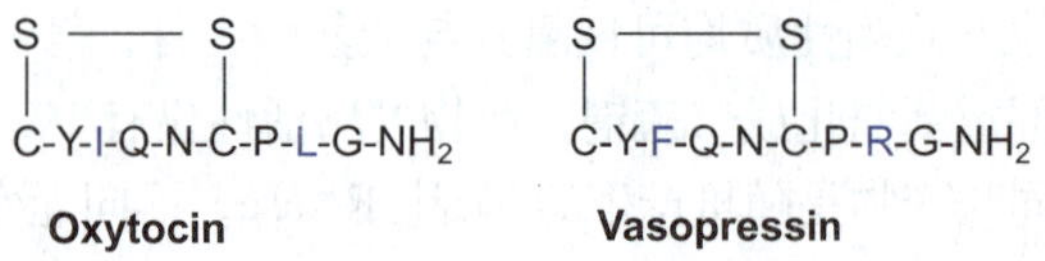

Fig. 2-16 Structural comparison of oxytocin and vasopressin

这里再比较不同来源的胰岛素的一级结构，以说明一级结构与功能的关系。各种动物的胰岛素都是由 A 链、B 链组成（Fig. 2-4），两链长短几乎相同，二硫键在两链间的分布也相同。A链的 N 端和 C 端以及半数以上的氨基酸序列相同；B 链的 N 端和 C 端虽有变异，但 C 端附近的一系列氨基酸是疏水的，而且全链顺序也有一半是不变的（表 2-2）。各种来源的胰岛素氨基酸序列的高度同源性或类似性决定了它们的血糖调节功能。早期研究证明，如果将这些不变位置的任一氨基酸残基置换，就会显著降低或丧失胰岛素的生物学活性，即使位于可变位置的氨基酸也不是可随意变动的。比较各种动物来源的胰岛素可变氨基酸残基的性质，仍有特定规律性——对应位置氨基酸的电荷性质、极性或疏水性等相同，只有极少数氨基酸是真正可变的。晶体的 X 射线衍射也证实，一级结构序列的类似性也反映了保持生物学活性所必需的空间结构的一致性。

表 2-2 某些脊椎动物胰岛素一级结构部分氨基酸残基差异

	A 链										B 链															
	3	4	8	9	10	12	13	14	15	18	1	2	3	4	9	10	13	14	16	20	21	22	27	28	29	30
人	V	E	T	S	I	S	L	Y	Q	N	F	V	N	Q	S	H	E	A	Y	G	E	R	T	P	K	T
马	–	–	–	G	–	–	–	–	–	–	–	–	–	–	–	–	–	–	–	–	–	–	–	–	–	A
猪	–	–	–	–	–	–	–	–	–	–	–	–	–	–	–	–	–	–	–	–	–	–	–	–	–	A
牛	–	–	A	–	V	–	–	–	–	–	–	–	–	–	–	–	–	–	–	–	–	–	–	–	–	T
羊	–	–	A	G	V	–	–	–	–	–	–	–	–	–	–	–	–	–	–	–	–	–	–	–	–	A
天竺鼠	–	D	A	G	T	*	R	H	–	S	–	–	S	R	–	N	–	T	S	Q	D	D	I	–	–	D
鲸	–	–	–	–	–	–	–	–	–	–	–	–	–	–	–	–	–	–	–	–	–	–	–	–	–	A
鸡	–	–	H	N	T	–	–	–	–	–	A	A	–	–	–	–	–	–	–	–	–	–	S	–	–	A

“–”为与人相同；* 为芳香族氨基酸；未列出的为相同序列

（三）蛋白质一级结构的种属差异与分子进化

对于不同种属来源的同种蛋白质进行一级结构测定和比较，发现存在种属差异。由于物种变化起因于进化，因此同种蛋白质的种属差异可能是分子进化的结果。

前已述及，来源于不同哺乳类动物的胰岛素都具有 A、B 两条链，且连接方式相似；也都具有调节糖代谢的功能；X 射线衍射证明，空间结构也很相似。这提示不同动物的胰岛素是由同一分子进化而来的。但仔细比较、分析不同种属来源的胰岛素一级结构后，发现它们在氨基酸组成上有些差异。在 51 个氨基酸残基上，A 链的 10 个（1、2、5～7、11、16、19～21）残基及 B 链的 14 个（5～8、11、12、15、17～19、23～26）残基为不同来源的胰岛素所共有（Fig. 2-4，表 2-2），属进化保守序列。而 A 链第 8～10，B 链第 30 位残基为易变序列。在分析了胰岛素的空间结构之后，发现这 24 个进化保守残基对于维持胰岛素的空间构象非常重要。例如，3 个二硫键的连接方式未变；其他保守残基大多属于非极性侧链氨基酸，也处于稳定空间构象的重要位置。其他易变或可变残基（B 链 1～3、27～30），一般处于胰岛素的“活性部位”之外，对维持活性并不重要，有可能与免疫活性有关。

细胞色素 c 是研究蛋白质一级结构的种属差异与分子进化的一个有意义的例子。人的细胞色素 c 是由 104 个氨基酸残基组成的单链蛋白质，以共价键与血红素辅基相连。不同来源的细胞色素 c 功能相同，都参与线粒体呼吸链的组成，在细胞色素还原酶和细胞色素氧化酶之间传递电子。现已测定了 60 多种不同种属来源的细胞色素 c 的一级结构，其中有的氨基酸残基易变；有的属于保守替换（如 Arg→Lys）；还有 27 个氨基酸残基不变。此 27 个残基是保持细胞色素 c 生物活性所必要的。如第 14 位和 17 位的两个半胱氨酸、18 位的组氨酸、80 位的蛋氨酸直接与血红素相连；3 个脯氨酸（30、71、76）和 5 个甘氨酸（29、34、45、77、84位）处在肽链的拐弯处；还有酪氨酸（67、74 位）、色氨酸（59 位）围绕血红素形成疏水区；而带电荷的赖氨酸、精氨酸多分布于分子表面，它们都处于不变位置。总之，27 个不变氨基酸残基是保证结合血红素、识别与结合细胞色素氧化酶和细胞色素还原酶、维持分子构象和传递电子所必要的。

另外，不同种属来源的细胞色素 c，其分子中氨基酸残基数目不同。分析了 30 种不同原核生物细胞色素 c 的一级结构，氨基酸残基数目为 82～143 不等；而真核生物残基数差别较小，为 103 ～112。比较了不同来源细胞色素 c 的氨基酸残基，发现亲缘关系越远，差别越大。如马与酵母有 48 个残基不同；鸭和鸡仅有 2

个不同；鸡和火鸡序列完全相同；马、猪、牛、羊的细胞色素 c 序列也完全相同。

总之，蛋白质一定的结构执行一定的功能，功能不同的蛋白质总是有不同的序列；比较种属来源不同而功能相同的蛋白质的一级结构，可能有某些差异，但与功能相关的结构却总是相同；若一级结构变化，蛋白质的功能可能发生很大的变化。

（四）蛋白质的一级结构与分子病

人类有很多种分子病已被查明是某种蛋白质缺乏或异常（表 2-3）。这些缺损的蛋白质可能仅仅有一个氨基酸异常。如镰状红细胞贫血症（sicklecell anemia），就是患者血红蛋白（HbS）与正常血红蛋白（HbA）在 β 链第 6 位有一个氨基酸之差：

	N→							
HbA	Val−	His−	Leu−	Thr−	Pro−	Glu−	Glu−	Lys......
HbS	Val−	His−	Leu−	Thr−	Pro−	Val−	Glu−	Lys......
	1	2	3	4	5	6	7	8

HbA β 链第 6 位为谷氨酸，而患者 HbS β 链第 6 位换成了缬氨酸。HbS 的带氧能力降低，分子间容易“粘合”形成线状巨大分子而沉淀。红细胞从正常的双凹盘状被扭曲成镰刀状，容易产生溶血性贫血症。这是在 1949 年由 L. Pauling 首先发现它是由遗传突变引起，称之为“分子病”。现知几乎所有遗传病都与正常蛋白质分子结构改变有关，即都是分子病。

表 2-3 分子病举例

病 症	受影响的蛋白质
Leach-Nyhan 综合征	次黄嘌呤鸟嘌呤磷酸核糖移酶
免疫缺陷病	嘌呤核苷磷酸化酶
ADA 缺陷病	腺苷酸脱氨酶
Gaucher 病	葡萄糖脑苷脂酶
痛风症	磷酸核糖焦磷酸合成酶
维生素 D 依赖性佝偻病	25-(OH)D_3-1-羟化酶
家族性高胆固醇血症	低密度脂蛋白受体
幼年型黑白痴病（Tay-Sachs 病）	氨基己糖苷酶 A
镰状红细胞贫血症	血红蛋白
同型半胱氨酸尿症	胱硫醚合成酶
白化病	酪氨酸酶
蚕豆病	6-磷酸葡萄糖脱氢酶
肝豆状核受性	血浆蛋白
苯酮酸尿症	苯丙氨酸羟化酶

二、蛋白质的空间构象与功能的关系 Conformation and Function of Proteins

（一）高级结构是表现功能的形式

尽管说“一级结构决定蛋白质的生物学功能”，但不妨理解这是一级结构的“潜能”。如果没有适当的空间结构形式，蛋白质也不会发挥生物学功能。前面介绍的牛胰 RNase 的变性、复性及其酶活性变化不仅说明，蛋白质一级结构决定空间构象，同时也证明，只有具有高级结构的蛋白质才能表现生物学功能。

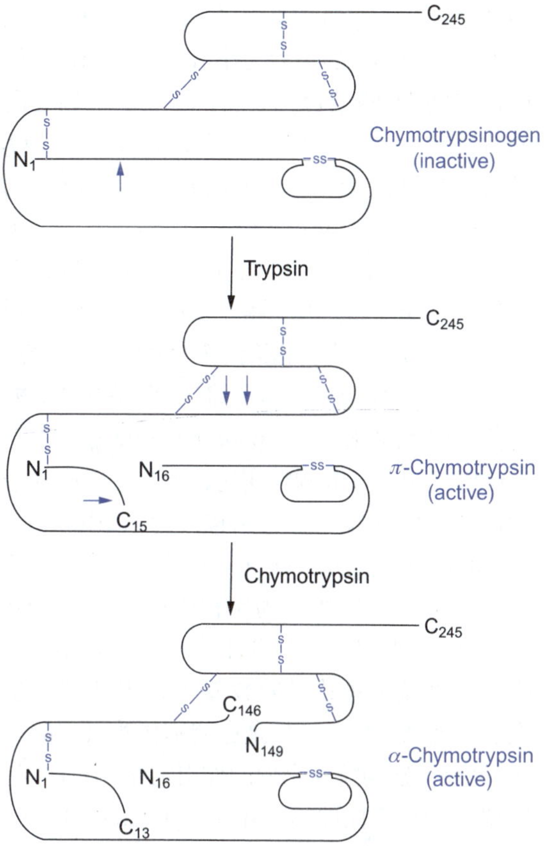

Fig. 2-17 Activation of chymotrypsinogen to chymotrypsin

酶原的激活或各种蛋白前体的加工、激活是证明“只有适当的空间结构形式才能执行功能”的最好例子之一。许多新合成的酶以无活性的前体形式存在，前体经特异的蛋白水解酶作用切去一段肽，才能表现其活性。糜蛋白酶原（chymotrypsinogen)是一个 245 肽，分子内 N 端 Cys1与 Cys122、Cys42 与 Cys58、Cys136 与 Cys201、Cys168 与 Cys182、Cys191 与 Cys220 之间分别形成 5 对二硫键，酶原折叠成的空间构象为无活性形式。糜蛋白酶原在胰蛋白酶作用下，在 Arg15、Ile16 之间断开，形成由两个肽段组成的有活性、但不稳定的 π-糜蛋白酶；π-糜蛋白酶在激活的糜蛋白酶作用下，进一步切除苏氨酰天冬酰胺（147、148)，形成 3 个肽段组成的有活性的 α-糜蛋白酶（Fig. 2-17)。在 α-糜蛋白酶中，Ser195 侧链与 His57的咪唑基形成氢键，His57 眯唑基的−NH 与Asp102 的羧基形成氢键。这样，3 个氨基酸彼此靠近,形成活性中心。因此，酶原的激活就是活性中心形成的过程。

许多激素，如胰岛素、甲状旁腺素等均存在激素前体。甚至结构蛋白质胶原蛋白也有前胶原蛋白作为其前体。这些前体蛋白均无生物学活性。当无活性的前体转变成具有生物学功能的相应蛋白质时，要有相应的结构改变。例如胰岛素，首先合成一条 108 个氨基酸残基的前胰岛素原（preproinsulin)，然后经剪切，去掉N端 24 个氨基酸残基的信号序列（signal sequence)，形成 84 个氨基酸残基的胰岛素原（proinsulin)，这时 3 个二硫键已在相应的正确位置形成。当激素在高尔基体包装并分泌时，A、B链间 33 个残基的 C 链才被切掉，形成具有两条肽链的活性胰岛素。信号肽部分是生物合成后向外分泌、输送所需要的。蛋白质前体的激活说明，一定的蛋白质功能与特定的空间构象相联系，即蛋白质的高级结构表现功能。

（二）血红蛋白的空间构象变化与结合氧

血红蛋白（Hb)是由 $\alpha_2\beta_2$ 组成的四聚体（Fig. 2-14)。每个亚基的三级结构与肌红蛋白（Mb)相似，中间有一个疏水“口袋”，亚铁血红素位于“口袋”中间，血红素上的 Fe^{2+} 能够与氧进行可逆结合。Hb 亚基间有许多氢键及 8 对盐键，使 4 个亚基紧密结合在一起，形成亲水的球状蛋白，球状 Hb 中间形成一个“中心空穴”。未结合 O_2 时，Hb 的 α_1/β_1 和 α_2/β_2 呈对角排列，处于一种紧凑状态，称为紧张态（tense state, T 态），T 态的 Hb 与 O_2 的亲和力小（Fig. 2-14B）。然而，伴随 O_2 的结合，4 个亚基羧基末端之间的盐键断裂，使束缚紧密的 T 态改变为易与 O_2 结合的松弛态（relaxed state, R 态），即 Hb 的空间构象改变（Fig. 2-14A）。这样，当第一个 O_2 与 Hb 结合成氧合血红蛋白（HbO_2）后，发生构象改变犹如松开了整个 Hb 分子构象的扳机，导致第二、第三和第四个 O_2 很快的结合。这种带 O_2 的 Hb 亚基协助不带 O_2 亚基结合氧的现象，称为协同效应（cooperative effect）。O_2 与 Hb 结合后引起 Hb 构象变化，引起蛋白质分子功能改变的现象，称为别构效应（allosteric effect）。小分子的 O_2 称为别构剂或效应剂（effector）。Hb 则称为别构蛋白（allosteric protein）。别构效应是 70 年代中期以后发展起来的生物调节理论的重要基础，很多调节蛋白、代谢酶都属于别构蛋白或别构酶（第四、十一章）。别构酶与它们的作用物结合、Hb 与 O_2 结合均呈特征性"S"型曲线（Fig. 2-18）。

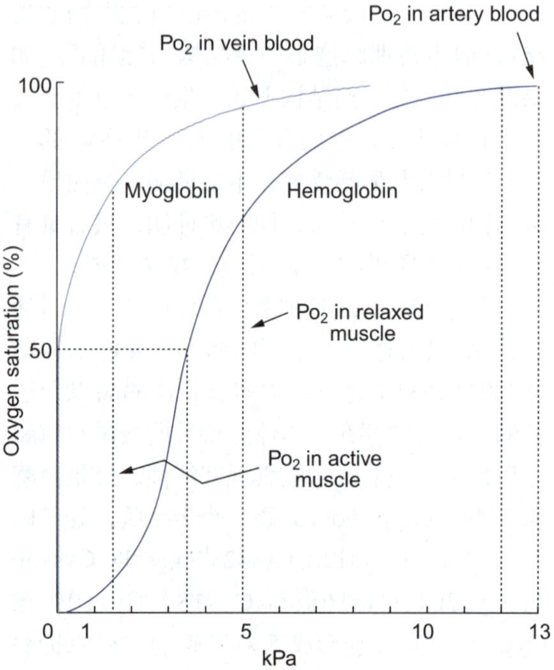

Fig. 2-18 Oxygen-binding curve of hemoglobin and myoglobin

1mmHg = 133.322Pa

Mb 是只有三级结构的单链蛋白质。它与Hb 的空间构象不同，功能也不同；Hb 的功能是在肺和肌肉等组织间运输 O_2，而 Mb 则主要储存 O_2。Fig. 2-18 显示，Mb 比 Hb 对 O_2 亲和力大。Mb 和 O_2 结合达 50%饱和度时的氧分压（Po_2）为 0.15～0.30kPa；而 Hb 与 O_2 结合达 50% 饱和度时的 Po_2 为 3.5kPa。动脉血和肺部的 Po_2 为 13kPa，Hb 和 Mb 结合氧都能达到 95% 的饱和度。但在肌肉组织中，休息时毛细血管内 Po_2 大约为 5kPa，肌肉工作时因消耗 O_2，Po_2 仅 1.5kPa。尽管 Hb 在肌肉休息时的氧饱和度能达到 75%，但肌肉活动时，Hb 的氧饱和度仅达 10%，因此，它可以有效的释放 O_2，供肌肉活动需要；在同样 Po_2（1.5kPa）条件下，Mb 在肌肉活动时仍能保持 80% 的氧饱和度，不释放 O_2 而储存 O_2。

（三）构象病

因蛋白质空间构象异常变化——相应蛋白质的有害折叠、折叠不能或错误折叠导致错误定位引起的疾病，称为蛋白质构象病（protein conformational diseases）。朊病毒病就是蛋白质构象病中的一种。

朊病毒蛋白（prion protein, PrP）是一类高度保守的糖蛋白。正常朊病毒（PrP^c）广泛表达于脊椎动物细胞表面，它可能与神经系统功能维持，淋巴细胞信号转导及核酸代谢等有关。致病性朊病毒（PrP^{sc}）是 PrP^c 的构象异构体，两者之间没有共价键差异。PrP^{sc} 可引起一系列致死性神经变性疾病，这种与朊病毒蛋白构象相关的疾病统称为朊病毒病。

已发现的人类朊病毒病有库鲁病（Kuru disease）、脑软化病（GSS）、纹状体脊髓变性病或称克-雅氏病（Creutzfeldt-Jakob disease, CJD）、新变异型 CJD（new variant CJD, nvCJD）或称人类疯

牛病和致死性家族性失眠症（fatal familial insomnia, FFI）。动物的朊病毒有牛海绵状脑病或称疯牛病（bovine spongiform encephalopathy, BSE）、羊瘙痒症（scrapie, SC）、貂传染性脑病（TME）和猫海绵状脑病（FSE）等。这类疾病典型的共同症状是痴呆、丧失协调性以及神经系统障碍，主要的病变是蛋白质淀粉样变性（amyloidosis）。此类疾病有遗传性、传染性和偶发性形式。

PrP^c 基因位于人 20 号染色体的短臂上，小鼠 2 号染色体的同源区域。PrP^c 基因表达的正常产物为 33～35kD 的蛋白质，对蛋白酶敏感，在非变性去污剂中可溶。而 PrP^{sc} 只有 27～30 kD，具有部分的抗蛋白水解酶特性，在非变性去污剂中不溶，热稳定，无论紫外线及离子辐射、羟胺或 Zn^{2+} 均不能使其丧失侵染能力。经 Prusiner 证实，PrP^c 呈 α 螺旋的部分肽链在 PrP^{sc} 的类似区域中为 β 折叠结构。朊病毒本身不能繁殖，可能是通过攻击 PrP^c、改变后者空间构象，使其成为 PrP^{sc}；初始的和新生的 PrP^{sc} 继续攻击另外两个 PrP^c……这种类似多米诺效应使 PrP^{sc} 积累、直至致病。

第五节　蛋白质的理化性质及其分离纯化

Section 5　PHYSICO-CHEMICAL PROPERTIES OF PROTEIN AND ITS PURIFICATION

蛋白质既是由氨基酸组成，其理化性质必定有一部分与氨基酸相同或相关。但蛋白质又是由许多氨基酸组成的高分子化合物，也必有一部分化学性质与氨基酸者完全不同，从而表现出单个氨基酸分子所未有的性质。认识蛋白质在溶液中的性质，对于蛋白质的分离、纯化以及结构和功能的研究等都极为重要。

一、蛋白质的两性游离性质 Dipolar State

（一）两性游离及等电点

蛋白质分子末端有自由的 $\alpha-NH_3^+$ 和 $\alpha-COO^-$；蛋白质分子中氨基酸残基侧链也含有可游离的基团，如赖氨酸的 $\varepsilon-NH_3^+$、精氨酸的胍基、组氨酸的咪唑基、谷氨酸的 $\gamma-COO^-$ 和天冬氨酸的 $\beta-COO^-$ 等。这些基团在溶液一定 pH 条件下可以结合与释放 H^+，这就是蛋白质两性游离的基础。在酸性溶液中，蛋白质解离成阳离子；在碱性溶液中，蛋白质解离成阴离子。在某一 pH溶液中，蛋白质不解离，或解离成阳性和阴性离子的趋势相等，即成兼性离子。此时溶液的pH称为蛋白质的等电点。

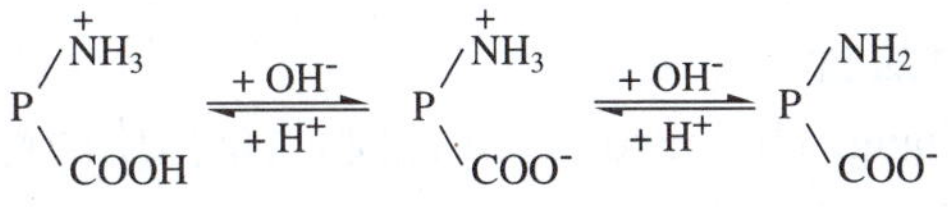

蛋白质阳离子　　蛋白质兼性离子（等电点）　　蛋白质阴离子

各种蛋白质的等电点不同，但大多数接近于 pH 5.0，所以在人及动物组织体液 pH 7.4 环境下，大多数蛋白质解离成阴离子。少数蛋白质含碱性氨基酸较多，分子中含有较多自由氨基，故其等电点偏碱性；此类蛋白质称碱性蛋白质。例如，鱼精蛋白和细胞色素 c 等。也有少数蛋白质含酸性氨基酸较多，分子内含有较多的羧基，故其等电点偏酸性；此类蛋白质称为酸性蛋白质，例如，丝蛋白和胃蛋白酶等。

在等电点时，蛋白质兼性离子带有相等的正、负电荷，称为中性微粒，故不稳定而易于沉淀。

（二）等电点沉淀法分离提取蛋白质

可以利用蛋白质在其等电点附近溶解度最小、容易沉淀析出的特性以及各种蛋白质等电点的差异，从一混合蛋白质溶液中分离不同的蛋白质。例如，利用猪胰腺提取胰岛素（pI = 5.30～5.35），可先调节组织匀浆 pH 呈碱性，使碱性杂蛋白沉淀析出；再调节 pH 至酸性，使酸性杂蛋白沉淀。然后再调节含有胰岛素的上清液 pH 至 5.3，得到的蛋白质沉淀即是胰岛素的粗制品了。

（三）蛋白质的电泳分离和分子质量测定

带电颗粒在电场中移动的现象称为电泳（electrophoresis）。电泳技术已成为分离蛋白质及其他带电颗粒的一种重要技术。带电颗粒在电场中泳动的速度主要决定于所带电荷的性质、数目、颗粒的大小和形状等因素。可用下式表示：

$$V = \frac{EZ}{f}$$

式中 V 为泳动速度；E 为电场强度；Z 为颗粒所带净电荷；f 是摩擦系数。一般来说，在同一电场强度下，颗粒所带净电荷越多、分子质量越小及为球状分子，泳动速度越快；反之则慢。利用各种蛋白质的等电点不同、分子质量不同、在同一 pH 缓冲液中带电荷多少不同、在电场中的泳动方向和速度也不相同，就可将蛋白质混合液中各种蛋白质彼此分开。若将蛋白质混合液点在润有缓冲液的固体支持物上进行电泳，不同的组分形成几个区带，称为区带电泳。支持物有多种，例如滤纸、硝酸纤维膜、聚丙烯酰胺凝胶和琼脂糖凝胶等。不同的支持物其电泳率不同，如正常人血清蛋白质经纸上电泳可分为清蛋白、α_1-球蛋白、α_2-球蛋白、β-球蛋白和 γ-球蛋白 5 条带；而用聚丙烯酰胺凝胶电泳（polyacrylamide gel electrophoresis, PAGE）则可分出 30 多条带。

PAGE 不仅分辨率高，还可用于样品的纯度鉴定和分子质量测定。SDS-PAGE 是实验室常用的测定蛋白质分子质量的简便方法。SDS（十二烷基硫酸钠）是一种阴离子洗涤剂，它能破坏活性蛋白质中的非共价键从而使蛋白质变性。SDS 和变性蛋白质复合物带有大量负电荷。由于聚丙烯酰胺凝胶具有筛分的能力，所以较小的多肽链比较大的多肽链移动快。大多数肽链的迁移率和它们相应分子质量的对数呈直线比例关系，若以已知分子质量的一组蛋白质作标准曲线，在同样条件下测定未知样品，就可推算出未知蛋白质的分子质量。

（四）蛋白质的离子交换层析

离子交换层析（ion exchange chromatography）是利用蛋白质两性解离特性和等电点作为分离依据的另一种方法。此方法需利用阴离子或阳离子交换剂。分离蛋白质常用的阳离子交换剂有弱酸型羧甲基纤维素（CM 纤维素），在 pH 7.0 时带有稳定的负电荷，可与蛋白质的阳离子结合。分离蛋白质常用的阴离子交换剂有弱碱型二乙基氨乙基纤维素（DEAE纤维素），在 pH 7.0 时带有稳定的正电荷，可与蛋白质的阴离子结合。当被分离的蛋白质溶液流经离子交换剂柱时，带有相反电荷的蛋白质可因离子交换而吸附于柱上，随后又可被带同样性质电荷的离子置换而被洗脱。由于蛋白质的等电点不同，在某一 pH 时所带电荷多少不同，与离子交换剂结合的紧密程度也不同，所以用一系列pH递增或递减的缓冲液洗脱或者提高洗脱液的离子强度，可以降低蛋白质与离子交换剂的亲和力，将不同的蛋白质逐步由柱上洗脱下来。

二、蛋白质的高分子性质 Properties of Macromolecules

（一）蛋白质的分子质量

蛋白质是由氨基酸借肽键连接成的多聚物（polymers），分子质量较大，通常在 $10^4 \sim 10^6$ 之间，但低于或高于此范围的也不罕见。蛋白质多肽链的分子质量与所含的氨基酸残基数目、种类、化学修饰、辅基等有关。反向遗传学的发展可在获得某种蛋白质多肽链编码序列的情况下，知道多肽链的氨基酸残基组成数目（n），按氨基酸平均分子质量 110 计算，可大致估计多肽的分子质量。值得注意的是，根据 $n \times 110$ 所得计算值不含糖基化修饰等质量；进行电泳时与分子的表观分子质量也不相同。

（二）蛋白质亲水胶体的稳定因素

由于蛋白质分子质量颇大，分子颗粒大小在 1～100nm 之间；又因为蛋白质分子表面多亲水基团，故具有亲水胶体的特性，其分子表面有多层水分子包围，一般每克蛋白质可结合 0.3～0.5 克水，称为水化膜。水化膜是维持蛋白质胶体稳定的重要因素之一。蛋白质胶粒可因本身的解离而带有电荷，这是胶粒稳定的第二种因素。若去掉这两个稳定因素，蛋白质就极易从溶液中沉淀。

（三）凝胶过滤

葡聚糖凝胶（sephadex）是具备特定不同大小网眼结构的颗粒，允许一定直径以下的分子通过。不同分子质量的物质分子依颗粒直径大小不同，通过葡聚糖凝胶的行为不同。将葡聚糖凝胶填装为层析柱，并注满液体，将欲分离的蛋白质溶液加于柱顶部，随流洗液体下渗，蛋白质溶液中的小分子流经凝胶颗粒内而下行，故“流程”长；大分子不能进入凝胶，只能通过凝胶颗粒间隙下行，故“流程”短（Fig. 2-19）。根据不同洗脱时间、分步收集，达到分离蛋白

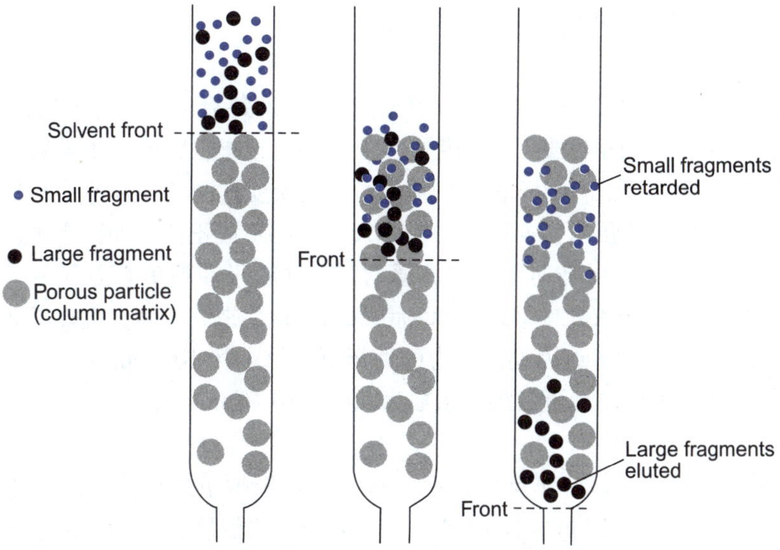

Fig. 2-19　Molecular sieve (gel filtration) chromatography

质的目的。

（四）透析与超滤法分离纯化蛋白质

利用蛋白质分子大的性质可将它与小分子物质分开，也可以将大小不同的蛋白质分离。

蛋白质胶体的颗粒很大，不能透过半透膜。半透膜的特点是只允许小分子通过，而大分子物质不能通过，如各种生物膜及人工制造的火棉胶、玻璃纸、塑料薄膜等，可用来做成透析袋，把含有杂质的蛋白质溶液放于袋内，将袋置于流动的水或缓冲液中。小分子杂质从袋中透出，大分子蛋白质留于袋内，使蛋白质得以纯化，称为透析法（dialysis）。透析法常用于除去以盐析法纯化的蛋白质而带有的大量中性盐，密度梯度离心法纯化蛋白质混入的氯化铯、蔗糖等小分子物质。

超滤法利用超滤膜在一定压力下使大分子蛋白质滞留，而小分子物质和溶剂滤过。可选择不同孔径的超滤膜以截留不同分子质量的蛋白质。此法的优点是在选择的分子质量范围内进行分离，没有相态变化，有利于防止变性，并且可以在短时间内进行大体积稀溶液的浓缩。

（五）蛋白质的沉降与超离心分离

蛋白质溶液具有高分子溶液的性质，其中扩散慢、易沉降的性质可用于蛋白质的超离心分离。

溶液中的蛋白质分子有分子扩散现象，即布朗运动。蛋白质分子颗粒大、分子形状基本不对称，故较一般小分子晶体扩散慢。溶质分子同时还受重力的作用，若重力大于扩散力，分子颗粒就可沉降。但一般情况下，蛋白质分子在溶液中的扩散力大于重力，故不致沉降。但若将蛋白质溶液放在强大的离心力场里，蛋白质颗粒就会沉降。各种蛋白质沉降所需的离心力场不同，分子质量小的，所需离心力大；分子质量大的，所需离心力小，故可用超离心法分离蛋白质以及测定其分子质量。

超速离心（ultracentrifugation）可以产生比地心吸引力（g）大 60 万倍以上的离心力（即 600 000g）。此离心力超过蛋白质分子的扩散力，所以蛋白质分子可以在此力场中下沉。蛋白质颗粒在超离心力场作用下的沉降速度（sedimentation velocity）与蛋白质分子质量的大小、分子的形状、密度以及溶剂的密度等因素有关，即

$$V = m\ (1-\upsilon\rho)\ \omega^2 r \cdot f^{-1}$$

式中 m 为分子质量，υ 为蛋白质颗粒的微分比容（即每克蛋白质的体积，ml），ρ 是溶剂的密度，ω 为离心机转子的角速度，r 为转子半径（cm），f 是颗粒的摩擦系数。一个以角速度 ω（rad/s）沿半径 r（cm）做圆周运动的蛋白质颗粒，它所受到的离心力场强等于 $\omega^2 r$（cm/s^2）。沉降速度公式表示，沉降速度直接与离心力场强及分子质量成正比。换而言之，在同一离心力场作用下，分子质量越大，沉降速度越快。通常，描述粒子在超离心力场中的沉降行为是以 Svedberg 单位“S”，即沉降系数（sedimentation coefficient）来表示的。沉降系数 S 是指单位离心场强的沉降速度，即每秒每达因克离心力的力场下，每上浮 10^{-13}cm 为 1S，或 $1S = 10^{-13}$cm（s· dyn· g）$^{-1}$。例如，牛血清清蛋白沉降系数为 4.4×10^{-13}cm / s· dyn· g，若用 Svedberg 单位表示则为 4.4S。

蛋白质分子质量可通过沉降平衡法测定 S 值，然后根据下式计算蛋白质的分子质量。式中 R 为气体常数［8.314×10^7erg·(mol· k)$^{-1}$］，T 为绝对温度，D 为扩散系数（cm^2/s）（可测定），其他与上述相同。

$$分子质量 = RTS \cdot D^{-1} \cdot (1-\upsilon\rho)^{-1}$$

三、蛋白质的沉淀 Precipitation of Proteins

蛋白质从溶液中析出的现象，称为沉淀（precipitation）。沉淀蛋白质的方法有以下几种。

（一）盐析

在蛋白质溶液中若加大量中性盐，蛋白质胶粒的水化层即被破坏；其所带电荷也被中和，蛋白质胶粒因失去这两种稳定因素而沉淀，此种沉淀过程称为盐析（salting out）。盐析法沉淀蛋白质常用的中性盐有硫酸铵、硫酸钠和氯化钠等。盐析时若溶液的 pH 在蛋白质的等电点则效果最好。各种蛋白质分子的颗粒大小、亲水程度不同，故盐析所需的盐浓度也不一样，若调节盐析所用的盐浓度，常可将某一种液体所含的几种混合蛋白质分离，此种盐析分离称为分段沉淀。例如，在人血清中加入硫酸铵达半饱和，球蛋白（globulin）即可沉出；继续加硫酸铵达到饱和，清蛋白（albumin）才可沉淀。因此，硫酸铵分段沉淀可用于病人血清蛋白质的清/球（A/G）比值测定。盐析沉淀的蛋白质不发生变性是其优点，故常用于天然蛋白质的分离；缺点是沉淀的蛋白质中混有大量中性盐，必须经透析除去。

（二）重金属盐沉淀蛋白质

重金属离子如 Ag^{+}、Hg^{2+}、Cu^{2+}、Pb^{2+} 等（用 M^{+} 代表），可与蛋白质的负离子结合，形成不溶性蛋白质沉淀。沉淀的条件为 pH 稍大于蛋白质的 pI 为宜。临床上利用蛋白质与重金属盐结合形成不溶性沉淀这一性质，抢救重金属盐中毒患者。给患者口服大量酪蛋白、清蛋白等，然后再用催吐剂将结合的重金属盐呕出以解毒。

（三）生物碱试剂与某些酸沉淀蛋白质

生物碱试剂如苦味酸、鞣酸、钨酸等以及某些酸，如三氯醋酸、磺酸水杨酸、硝酸等（用 X^{-} 代表），可与蛋白质的正离子结合成不溶性的盐沉淀。沉淀的条件是 $pH < pI$。血液化学分析时常利用此原理除去血液中的蛋白质干扰，制备无蛋白质的血滤液。如测血糖时可用钨酸沉淀蛋白质。另外，此类反应也可用于检测尿中的蛋白质。

（四）有机溶剂沉淀蛋白质

可与水混合的有机溶剂，如酒精、甲醇、丙酮等能与蛋白质争水，破坏蛋白质胶粒的水化膜，使蛋白质沉淀析出。在常温下，有机溶剂沉淀蛋白质往往引起变性，如用酒精可消毒灭菌。若在低温、低浓度、短时间则变性进行缓慢或不变性，可用于提取生物材料中的蛋白质；若适当调节溶液的 pH 和离子强度，则可以使分离效果更好。优点是有机溶剂易蒸发除去。

四、蛋白质的变性、结絮及凝固 Denaturation, Flocculation and Coagulation

在某些物理或化学因素作用下，使蛋白质的空间构象破坏（但不包括肽链断裂等一级结构变化），导致蛋白质理化性质、生物学性质发生改变，这种现象称为蛋白质的变性作用（denaturation）。

使蛋白质变性的因素很多，如高温、高压、紫外线、X射线照射、超声波、剧烈震荡及搅拌等物理因素；强酸、强碱、重金属盐、有机溶剂、浓尿素和十二烷基硫酸钠（SDS）等化学因素。这些理化因素都可使蛋白质变性，球状蛋白质变性后的明显改变是溶解度降低，本来在等电点时能溶于水的蛋白质经过变性就不再溶于原来的水溶液。蛋白质变性后，其他理化性质的改变，如结晶性消失、粘度增加、呈色性增加和易被蛋白水解酶水解等，均与蛋白质的空间破坏、结构松散、分子的不对称性增加以及氨基酸残基侧链外露等密切相关。空间结构破坏必然导致生物学功能的丧失，如酶失去催化活性；激素不能调节代谢反应；抗体不能与抗原结合等。

蛋白质剧烈变性时其空间结构破坏严重，不能恢复，称为不可逆性变性。但某些温和蛋白质变性，时间也不很久，除去变性因素仍可恢复其活性，称为可逆变性。例如，核糖核酸酶经尿素和 β-巯基乙醇作用变性后，再透析去除尿素和 β-巯基乙醇，又可恢复其酶活性。又如，被强碱变性的胃蛋白酶也可在一定条件下恢复其酶活性；被稀盐酸变性的 Hb 也可在弱碱溶液里变回天然 Hb，但在 100℃变性的胃蛋白酶和 Hb 就不能复性。

蛋白质被强酸或强碱变性后，仍能溶于强酸或强碱溶液中。若将此强酸或强碱溶液的 pH 调至等电点，则变性蛋白质立即结成絮状的不溶解物，这种现象称为变性蛋白质的结絮作用（flocculation）。结絮作用所生成的絮状物仍能再溶于强酸或强碱中。如再加热，则絮状物变为比较坚固的凝块；此凝块不宜再溶于强酸或强碱中，这种现象称为蛋白质的凝固作用（protein coagulation）。鸡蛋煮熟后本来流动的蛋清变成了固体状；豆浆中加少量氯化镁即可变成豆腐都是蛋白质凝固的典型例子。蛋白质的变性和凝固常常是相继发生的，蛋白质变性后结构松散，长肽链状似乱麻，或互相缠绕、或互相穿插、扭成一团、结成一块，不能恢复其原来的结构，即是凝固。可以说凝固是蛋白质变性后进一步发展的一种结果。

了解变性理论有重要的实际意义，一方面注意低温保存生物活性蛋白，避免其变性失活；另一方面可利用变性因素消毒灭菌。

五、蛋白质的呈色反应 Color Reaction

蛋白质由氨基酸组成，氨基酸的呈色反应必然会在高分子蛋白质上表现出来，因此蛋白质也能呈多种颜色反应。此外，蛋白质还能产生阳性双缩脲反应（biuret reaction）。因为将尿素直接加热时，放出氨，并产生双缩脲：

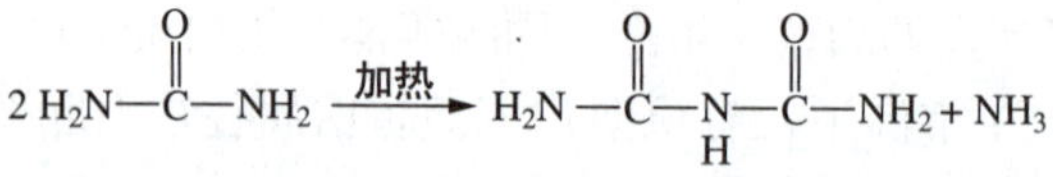

尿素　双缩脲　氨

双缩脲在稀 NaOH 溶液中与稀 $CuSO_4$ 溶液共热出现紫色或红色，而取名为双缩脲反应。蛋白质和多肽中均有两个以上肽键，与双缩脲有一定联系，故它们都具有这一呈色反应。因氨基酸无此反应，故此法还可用以检测蛋白质的水解程度，水解越完全则颜色越浅。

第六节　蛋白质的一级结构测定

Section 6　AMINO ACID SEQUENCING

1953 年，生物化学有两项主要的划时代发现，一是 Watson 和 Crick 推断 DNA 双螺旋结构，二是 Sanger

完成胰岛素多肽链中氨基酸序列测定。随后，蛋白质一级结构测定有两项技术改革，一是1967年Edman介绍的“N末端氨基酸残基以PTH氨基酸衍生物形式的自动连续切除和鉴定”；另一项是由Sanger和Maxam及Gilbert独自介绍的“快速DNA序列分析技术”，由DNA序列推导出蛋白质的氨基酸序列。本节仅就蛋白质一级结构测定基本原理作一简要介绍。

一、样品的纯度要求 Purity Requiring

用于序列分析的蛋白质应是分子大小均一、电泳时呈现一条带、比活性恒定、能够结晶等具有一定纯度的样品，一般杂蛋白不应超过5%。另外，还需用SDS-PAGE等方法测定蛋白质的分子质量。这是氨基酸组成分析的需要，也可由此估计测序的工作量。一般分子质量的误差在10%以内即可。

二、氨基酸组成分析 Analysis of Amino Acid Composition

分析每条肽链中氨基酸的种类和数目对以后的分析步骤常常很有价值；它本身也很有用处，因为每种蛋白质的氨基酸组成都不相同，它可作为不同蛋白质的一种印迹。

目前尚没有可应用的单一方法能使肽链完全水解而所有氨基酸又都不受破坏，只能使用酸、碱和酶等多种方法将肽键完全水解。一般首先选择酸水解，方法是将一定量蛋白质样品密封在含6mol/L HCl的真空玻璃管内，置于110℃水解24、48、72和96小时。水解后除去过量的酸。所得自由氨基酸中的Trp和Cys全部破坏；Met、Tyr、Ser和Thr也有不同程度的损失；而Val-Val、Ile-Ile、Val-Ile和Ile-Val之间的肽键抗酸性极强；Asn和Gln的$-NH_2$脱掉而转变成Asp、Glu和铵离子。为克服这些问题，水解前可将Cys转变成对酸稳定的磺酸丙氨酸。Trp对酸不稳定，但对碱稳定，可用2～4mol/L的NaOH，在100℃，水解4～8小时，然后分离鉴定；也可用甲基磺酸（CH_3SO_3H）代替HCl水解蛋白质，而不会引起Trp的破坏。Val和Leu可从水解96小时的数据来判断。酶是具有特异催化功能的蛋白质，所以完全水解肽键需要用混合酶。常用外切酶、内切酶还有链霉蛋白酶（pronase）。但应注意酶量不要超过肽量的1%，否则会污染最终结果。

水解后得到的氨基酸混合物可用电泳、离子交换层析和反相高效液相层析法（RP-HPLC）分离、鉴定，即可得知多肽链中氨基酸的种类和含量。可用每摩尔或每100克蛋白质中某种氨基酸残基的摩尔数表示。现在可利用氨基酸组成自动分析仪，在几个小时内，用几个mg样品即可得出结果。

三、多肽链的末端分析和序列测定 Terminal Identification and Polypeptide Sequencing

如果未经化学因素断链，肽链也不是环状的，则每条肽链只有一个N末端和一个C末端。显然，每分子蛋白质所含N末端氨基酸残基数目应与它的肽链数目相等。通过N端氨基酸残基数目的确定可估计蛋白质中的肽链数目。

（一）N末端分析和序列测定

1. 2,4-二硝基氟苯（DNFB）法　DNFB试剂能在温和条件下（室温，pH 8～9）与蛋白质或多肽的自由α-NH_2定量发生反应，生成黄色的2,4-二硝基苯（DNP）衍生物，即DNP蛋白质或DNP多肽，经6mol/L HCl水解后，肽链中的所有肽键均被切断，生成自由氨基酸；唯有自由的α-NH_2和DNFB之间形成的键对酸稳定，不被水解。分离并鉴定DNP氨基酸衍生物即可知道N末端是哪种氨基酸。

2. 丹磺酰氯法　二甲基萘磺酰氯（丹磺酰氯，dansyl-Cl）能够专一地与蛋白质N末端的α-NH_2连接，并对酸稳定。可在酸性条件下用醋酸乙酯抽提并予以鉴定。由于dansyl-Cl是一种强荧光试剂，dansyl氨基酸在紫外光激发下产生黄色荧光，可进行荧光测定，灵敏度比DNFB法高100倍。与dansyl-Cl相似，dabsyl-Cl（丹伯酰氯）也可用于标记N末端残基，dabsyl氨基酸衍生物有很浓的颜色也提供很高的灵敏度。

以上方法破坏多肽链，因而仅限于确定 N 末端残基。

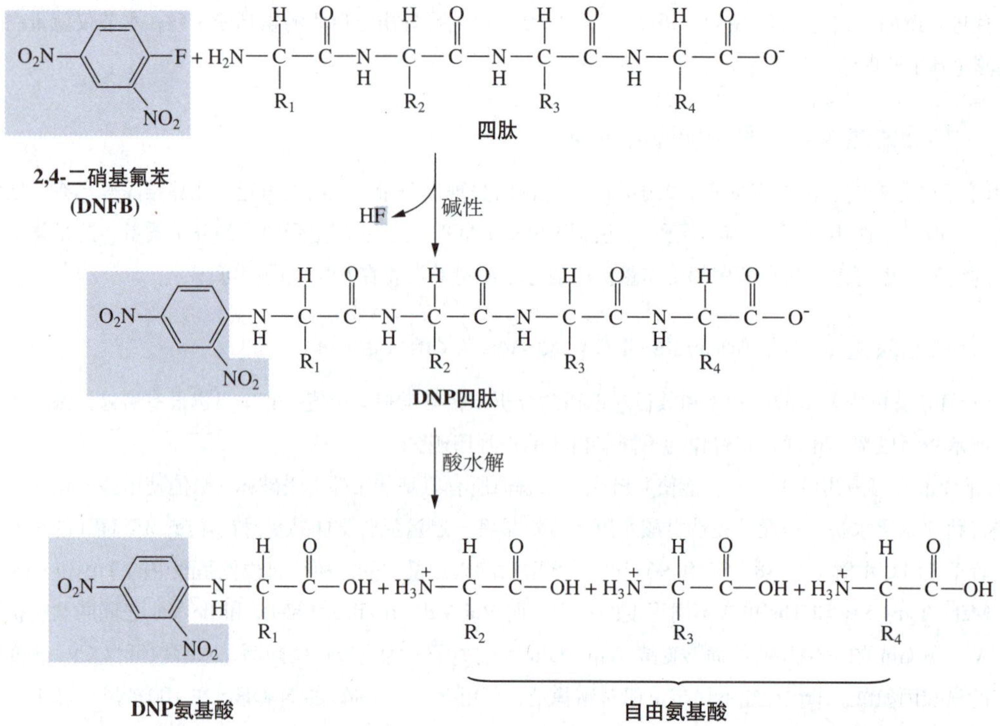

3. Edman 降解法 Edman 降解法（Edman degradation）标记并仅仅水解释放多肽链 N 末端残基，留下所有其他完整肽链。标记N末端残基所用试剂是苯异硫氰酸（phenylisothiocyanate, PITC），在 pH 9.0～9.5 弱碱性条件下，它与肽链N末端自由 $\alpha-NH_2$ 偶联，生成苯氨基硫甲酰肽，即 PTC 多肽。PTC 多肽在酸性介质中环化裂解并转化生成稳定的乙内酰苯硫脲氨基酸（phenylthiohydantoin, PTH-aa）和少了 N 末端残基的剩余多肽。

PTH- 氨基酸生成后，用醋酸乙酯抽提分离，并可用多种方法加以鉴定，即可知 N 末端是哪种氨基酸。肽链中新的 N 末端残基露出后又可被 PITC 标记，经重复环化缩合、裂解、转化、分离、鉴定等同样的过程，一直到测定出整个多肽链的氨基酸排列顺序。若精心安排每一步反应，此法可分析具有 50 个氨基酸残基的多肽，偶尔，一次连续操作可分析 60～80 个氨基酸残基。

由此可见，Edman 降解法不仅可用以测定 N 末端残基，更有意义的是从 N 末端开始逐一地把氨基酸残基切割下来，从而构成了蛋白质序列分析的基础。目前使用的氨基酸序列分析仪（sequenator）就是在此基础上发展的。

（二）C 末端测定

羧肽酶（carboxypeptidase）水解法常用于 C 末端测定。已发现的羧肽酶有 A、B、C 和 Y，它们都可以从多肽链的 C 末端将氨基酸依次水解下来，但各自的专一性不同。羧肽酶 A 对 C 末端为芳香族氨基酸（Phe、Tyr、Trp）和侧链较大的脂肪族氨基酸（Val、Leu、Ile）有较强的亲和力；对 C 末端是碱性氨基酸（Arg、Lys）和亚氨基酸（Pro、Hyp）者无作用；对 C 末端为其他氨基酸残基形成的肽键也能水解。羧肽酶 B 能够水解 C 末端的 Lys 和 Arg，不作用于 Pro。如果一个肽段 C 末端是 Pro，则羧肽酶 A、B 都不起作用。然而羧肽酶 C 却能水解 C 末端的 Pro，而对其他氨基酸的水解速度较慢。近来发现羧肽酶 Y 能切断各种氨基酸在 C 末端的肽键，它是一种最适用的羧肽酶。

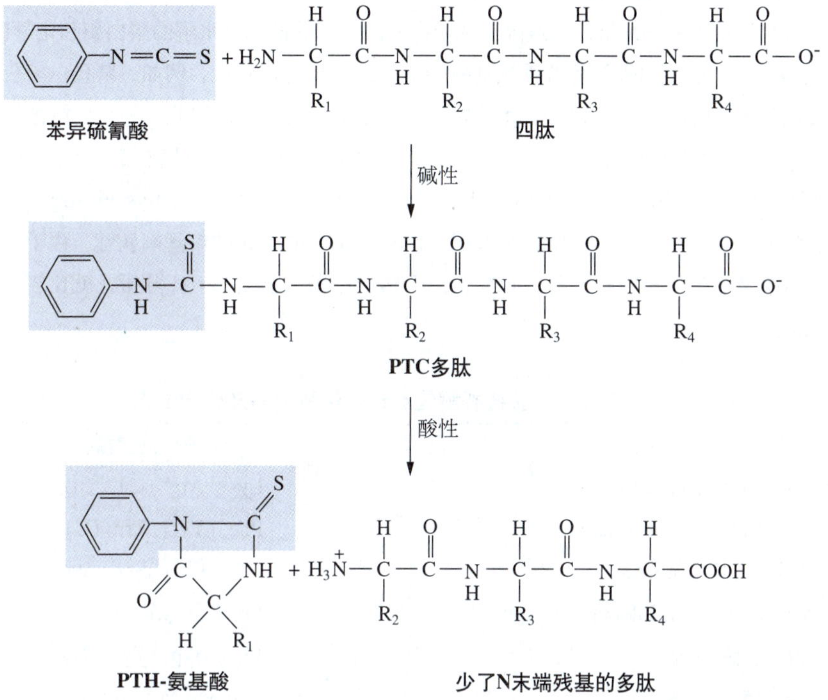

四、拆开二硫键 Breaking Disulfide Bonds

许多蛋白质是由两条以上肽链通过非共价键缔合或被二硫键连接，应先用变性剂如尿素、盐酸胍、SDS 等将非共价键打开，再拆开链间二硫键使肽链分开；倘若不拆开链间和链内二硫键，在一级结构测定中会阻碍蛋白水解试剂的作用。拆开二硫键的方法通常有两类:氧化法和还原法。

（一）过甲酸氧化法

胱氨酸残基的一个肽键被Edman程序切开，其余部分仍然通过二硫键与肽键连接着，这会干扰酶或化学法切割肽链。不过二硫键可被过甲酸氧化而打开。胱氨酸残基和过甲酸反应生成两个半胱磺酸，磺酸基很稳定，不必再行保护，但也不能恢复到巯基了。过甲酸处理的最主要缺点是 Met 残基也被氧化，其侧链被氧化成砜。另外，过甲酸还可部分破坏 Trp 的吲哚侧链。

（二）巯基化合物还原法

将二硫键还原成巯基的方法很多，最常用的是利用各种巯基化合物使二硫键拆开。如 β-巯基乙醇、二硫苏糖醇（dithiothreitol, DTT）等。由于 Cys 的 −SH 不稳定，易被重新氧化，故需对 −SH 加以保护。常用的保护剂是碘乙酸（iodoacetic acid）。碘乙酸使半胱氨酸 −SH 转变为乙酰半胱氨酸残基，它很容易用层析法鉴定。

五、肽链的部分水解 Partial Digestion of Polypeptides

测定氨基酸序列的准确度是随着肽链长度的增加而降低，尤其是肽链的长度在50个氨基酸残基以上时更是这样。所以必须将很长的肽链切割成适合于做序列分析的足够小的片段。在打开链间、链内所有二硫键后，可通过酶法和化学法将每条肽链切成一套特异片段；分离、纯化每个片段；用 Edman 程序测定出每一片段的序列；最后排列这些片段在原来蛋白质中的位置并安排二硫键的位置。

自然界中有许多蛋白内切酶，它们对底物有很强的专一性，对底物切点附近的氨基酸序列有很严格的要求，这种蛋白酶被称为位点专一性蛋白酶或限制性蛋白酶。用于肽链部分水解的蛋白酶和化学试剂见表 2-4。由表中可见它们各自水解肽链中毗邻的特殊氨基酸残基，具有高度特异性。例如，胰蛋白酶仅仅催化水解肽链中 Lys 或 Arg 残基羧基端的肽键，而不管肽链的长度和氨基酸的序列。因此，一个肽链被胰蛋白酶水解产生几个小肽段可以从氨基酸组成分析中 Lys 和 Arg 的总数预告。假如一个肽链有 5 个 Lys 和/或 Arg 残基，用胰蛋白酶水解将产生 6 个小肽段，这些小肽段除一个外，都有一个 C 末端 Lys 或 Arg。又如化学试剂溴化氰（CNBr），它是一种高效、特异的肽链裂解剂，作用于肽链中 Met 的羧基端肽键。由于蛋白质分子中的 Met 一般较少，故裂解后的肽段较长、数目较少；结合胰蛋白酶水解结果一齐分析，就比较容易获得各肽段间的相互衔接关系。

表 2-4　肽链裂解位点专一性蛋白酶及化学试剂

裂解剂	识别序列及裂解位点 *
胰蛋白酶（trypsin）	Lys、Arg（C）
糜蛋白酶（chymotrypsin）	Phe、Tyr、Trp（C）
弹性蛋白酶（elastase）	Ala、Gly、Ser、Val（C）
激肽释放酶（kallikrein）	Pro-Phe-Arg（C）
胃蛋白酶（pepsin）	Phe、Trp、Tyr（N）
凝血酶（thrombin）	Leu-Val-Pro-Arg（C）
金黄色葡萄球菌 V_8 蛋白酶（V_8 protease）	Asp、Glu（C）
	Glu-X（X 为疏水氨基酸）
	Glu-Lys（抵抗水解）
梭菌蛋白酶（clostripain）	Arg（C）
脯氨酸蛋白酶（Pro. protease）	Pro（C）
天冬氨酸-N-蛋白酶（Asp-N-protease）	Asp、Glu（N）
颌下腺蛋白酶（submaxillarus protease）	Arg（C）
溴化氰（CNBr，cyanogen bromide）	Met（C）
80% 甲酸	Asp-Pro
羟胺（hydroxylamine）	Asn-Gly
亚碘酰苯（O-iodosobenzene）	Trp-X

* （C）、（N）分别为肽链中所指氨基酸的羧基端和氨基端

六、完整多肽链顺序的确定 Ordering Polypeptide Fragments

当多肽链用两种以上方法分别裂解成几组肽段，并测定了每一个肽段的氨基酸顺序后，可用肽段重叠法确定整个肽链的氨基酸排列顺序。

七、二硫键的定位 Locating Disulfide Bonds

氨基酸序列分析完成后，还需另加分派二硫键位置。方法是：另取一份蛋白质样品，用同样的蛋白酶水

解，但不预先拆开二硫键。肽段被分离后进行电泳，与先拆开二硫键再进行电泳的结果比较，两个原来的肽段将会消失，而出现一个新的、大的片段。那两个消失肽段代表在完整多肽链中被二硫键连接的区域。

八、由 DNA 序列推演氨基酸顺序 Deducing Amino Acid Sequences from DNA

由于基因克隆、DNA 序列分析的开展，可以首先分离编码蛋白质的基因，再测定 DNA 序列，按照三联密码原则推断出氨基酸的序列。

SUMMARY

Proteins have many biological functions as follows. Enzymes, biological catalysts, are proteins. Antibodies are specific protein molecules in response to foreign antigens. Transport proteins carry materials from one place to another in the body. Regulatory proteins control many respects of cell function. There are structural proteins, movement proteins, nutrient proteins and so on.

Proteins are made from twenty different *L*-α-amino acids, each having an $\alpha-COO^-$ group and an $\alpha-NH_3^+$ group. They differ only in terms of side-chain R groups. Amino acids are joined by peptide bond to produce peptides and proteins. The peptide bond is an amide bond formed in the reaction between the carboxyl group of one amino acid and the amino group of another. Cells generally contain thousands of different proteins, each with a different function or biological activity. Proteins can be very long polypeptide chains of 100 to several thousands amino acid residues. However, some naturally occurring peptides have only a few amino acid residues.

There are four generally recognized levels of protein structure. Primary structure refers to the amino acid sequence and the location of disulfide bonds. Secondary structure is the folding of the primary sequence into an α helix, β sheet or β turn. These structures are maintained by hydrogen bond between the amide hydrogen and the carbonyl oxygen of the peptide bond.

Globular proteins contain varying amounts of α helix and β sheet folded into higher levels of structure called the tertiary structure. The tertiary structure of a protein is maintained by attractive forces between the R group of amino acids. These forces include hydrophobic interactions, hydrogen bonds, ionic bridges, and disulfide bonds. Some proteins are composed of more than one peptide. They are said to have quaternary structure. Weak attractions between amino acid R group hold the peptide subunits of the protein together. Amino acid sequence can be determined by Automated Edman Degradation. Three-dimensional protein structure can be determined by X-ray diffraction.

The three-dimensional structure of proteins can be destroyed by treatments that disrupt weak interactions, a process called denaturation. Denaturation destroys protein function, demonstrating a relationship between structure and function. Some denatured proteins （e.g., ribonuclease）can renaturation spontaneously to form biologically active proteins, showing that the tertiary structure of a protein is determined by its amino acid sequence.

Myoglobin and hemoglobin contain a prosthetic group called heme to which a single atom of Fe^{2+} iron coordinated within a porphyrin. Some other small molecules, such as CO and NO, can also bind heme. Myoglobin is a single polypeptide with eight α-helical regions connected by bonds. It has a single molecule of heme, located in a pocket deep within the polypeptide. Oxygen binds to myoglobin reversibly.

Normal adult hemoglobin has four heme-containing subunits, two α and two β. They are similar structure to each other and to myoglobin. Strong interactions occur between unlike （A and B）subunits. Hemeglobin exists in two interchangeable states, called T and R. The T state is stabilized by several salt bridges and is most stable when oxygen is not bound. Oxygen binding promotes a transition to the R state. Oxygen binding to hemoglobin is both allosteric and cooperative. Binding to O_2 to one binding site of hemoglobin affects binding of O_2 to other such sites, an example of allosteric binding behavior. Conformational changes between the T and R states mediated by subunit-subunit interaction, giving rise to a form of allostery called cooperative binding. Cooperative binding results in a sigmoid binding curve.

Proteins are purified by taking advantage of various properties in which they differ. Proteins can be selectively precipitated by the addition of certain salts. A wide range of chromatographic procedures make use of differences in size, binding affinities, charge, and other properties. Electrophoresis can separate proteins on the basis of mass or charge.

Differences in protein function result from differences in amino acid composition and sequence. Amino acid sequences are deduced by fragmenting polypeptides into smaller peptides using reagents known to cleave specific peptide bonds, determining the amino acid sequence of each fragment by the automated Edman degradation procedure, then ordering the peptide fragments by finding sequence overlaps between fragments generated by different reagents. A protein sequence can also be deduced from the nucleotide sequence of its corresponding gene in DNA. A sequence of protein often provides insights into the structure and function.

The rapid progress in gene sequencing has advanced another goal of biochemistry: elucidation of the proteome. The proteome is the complete set of proteins expressed and includes information about how they are modified, how they function, and how they interact with other molecules.

复 习 题

1. 组成蛋白质的元素有哪几种？哪一种的含量可以表示蛋白质的相对含量？如何应用？
2. 何为氨基酸的等电点？酸性和碱性氨基酸的等电点如何计算？
3. 何谓肽键、肽链？
4. 解释蛋白质的一级结构。
5. 什么是蛋白质的二级结构？它主要有哪几种？各有何结构特征？
6. 举例说明蛋白质的一级结构、空间构象与功能的关系。
7. 列举蛋白质的分离纯化方法，并分别阐明其原理。
8. 什么是蛋白质的别构效应？举例说明。
9. 何谓蛋白质变性？变性与沉淀的关系如何？

主要参考书和文献

1. 张迺蘅主编. 生物化学. 第 2 版. 北京: 北京大学医学出版社, 1999
2. 周爱儒主编. 生物化学. 第 6 版. 北京: 人民卫生出版社, 2004
3. David L. Nelson, Michael M. Cox. Lehninger Principles of Biochemistry. 4th ed. New York: W. H. Freeman and Company, 2005
4. Jeremy M. Berg, John L. Tymoczko, Lubert Stryer. Biochemistry. 5th ed. New York: W. H. Freeman and Company, 2002
5. Rorbert K. Murray, Daryl K. Granner, Peter A. Mayes, et al. Harper's Biochemistry. 26th ed. New York: McGraw Hill Company, 2003

（王新娟）

第三章 核酸的化学

CHAPTER 3 CHEMISTRY OF NUCLEIC ACIDS

PRINCIPAL POINTS

DNA and RNA are macromolecules composed of smaller blocks called nucleotides that are jointed through 3', 5'-phosphodiester bonds. Each nucleotide consists of a pentose(deoxyribose in DNA, ribose in RNA) which is attached to a nitrogenous base and a phosphate group. In DNA, the four bases are adenine [A], guanine [G], cytosine [C], and thymine [T], and in RNA, the four bases are adenine, guanine, cytosine, and uracil[U].

Double-helical DNA can be denatured. Heating and extremes of pH cause denaturation or melting of double-helical DNA. Disruption of the hydrogen bonds between paired bases and of base stacking causes unwinding of the double helix to form two single strands. When the temperature or pH is returned, the unwound segments of the two strands spontaneously rewind or anneal to yield the intact duplex, which is called renaturation.

The primary structure of DNA is described as the sequences of nucleotides in polydeoxyribonucleotides. According to Watson and Crick's model, the DNA molecule consists of two polynucleotide chains jointed by hydrogen bonds between pairs of bases(adenine [A] and thymine [T], guanine [G] and cytosine [C]) and base-stacking interactions in a double helix. The nuclear chromosomes of eukaryotes are complexes of DNA and histone and nonhistone chromosomal proteins. Each chromosome consists of one linear, double-stranded DNA molecule running throughout its length; the DNA is variously coiled and folded.

遗传和变异与基因相关，是生物界的普遍现象和生命的基本特征之一。基因是一定长度的 DNA 片段，是遗传信息的基本结构和功能单位。除 DNA 外，生物遗传信息传递还需要 RNA 参与，最终由蛋白质表现遗传性状。本章主要介绍核酸（DNA 和 RNA）的结构，为学习 DNA、RNA 的代谢和功能，认识遗传信息的传递规律奠定基础。

第一节 概 述

Section 1 GENERAL

一、核酸的发现和研究发展

Discovery and Molecular Research of Nucleic Acids

1868 年，瑞士青年学者 Friedrich Miesher 从脓细胞的核中分离出一种含磷化合物，呈酸性而不溶于稀酸，但能溶于稀碱，命名为核素（nuclein）。这种物质后来被命名为核酸（nucleic acid）。随后人们发现核酸不仅存在于动物细胞，也存在于植物细胞。至 20 世纪初，科学家们已经将核酸的所有成分——磷酸、核糖和脱氧核糖、嘌呤碱和嘧啶碱——全部鉴定出来。根据核酸所含戊糖成分不同，分为脱氧核糖核酸（deoxyribonucleic acid, DNA）和核糖核酸（ribonucleic acid，RNA）。

自 Johann Gregor Mendel 提出遗传定律和“遗传因子”的概念（1865 年），Meischer 发现核酸（1868 年），到认识“基因就是 DNA”（20 世纪 40 年代）其间经历了近 80 年，没有人知道二者的关系。继 20 世纪 30 年代 Frederick Griffith 发现“转化”（transforming）现象后，1944 年 Oswald Avery 及其同事直接证明了基因由具有转化功能的 DNA 组成。他们从感染小鼠的一种有荚膜、具有致病性的肺炎球菌中提取出的 DNA，可以使另一种无荚膜、不具有致病性的肺炎球菌的遗传性状发生转化，变为有荚膜、具致病性的肺炎球菌。1952 年，Hershey 和 Chase 用放射性同位素 ^{35}S 标记噬菌体的蛋白外壳，用 ^{32}P 标记噬菌体的 DNA，再用同位素标记的噬菌体感染宿主细菌。他们发现，进入细菌体内、使细菌生长、繁殖发生变化的是 ^{32}P 标记的 DNA，而不是 ^{35}S 标记的蛋白质，并且，新繁殖的噬菌体不含 ^{35}S，只含 ^{32}P，这说明噬菌体的增殖和传代与它的 DNA 相关。这些工作都证明了 DNA 是遗传的物质基础。同期的研究还证明，RNA 的主要功能是将 DNA 的遗传信息转录下来并指导细胞内蛋白质的生物合成。

1953 年，Watson 与 Crick 提出了 DNA 的双螺旋模型，从此核酸的研究迅猛发展，为遗传信息传递中心法则的确立，以及分子生物学和分子遗传学的创立奠定了基础。1968 年遗传信息传递的“中心法则”（central dogma）确立。1970 年，Howard Temin 和 David Baltimore 两个研究组发现反转录酶（reverse transcriptase），证明 RNA 也可作为遗传信息的携带者，将遗传信息逆向传递给 DNA，扩展了中心法则。1990 年开始实施 2002 年完成的人类基因组计划（human genome project，HGP）为彻底揭示 DNA 序列及其功能拉开了帷幕。

1982 年，Cech 从四膜虫 rRNA 前体加工的研究中发现 rRNA 前体有自我剪接的作用，即 RNA 本身具有催化作用，他将这种 RNA 命名为核酶（ribozyme），核酶的发现使人类对酶的本质及核酸的功能有了新的认识。

二、核酸的分类及分布
Classification and Distribution of Nucleic Acids

核酸与蛋白质一样，都是多聚（化合）物（polymer），核苷酸（nucleotide）是组成核酸的单体（monomer），因此，核酸又称为多聚核苷酸（polynucleotides）。核酸是动物细胞、植物细胞和微生物细胞的共同组成成分，甚至比单细胞还小的病毒颗粒都含有核酸。在真核细胞中，核酸在细胞核和细胞质共同存在。以前认为，细胞间质或细胞外液没有核酸，但近年研究发现细胞外液（包括血浆）也有少量寡核苷酸存在。无论是存在于真核细胞还是原核细胞中的核酸，只有小部分以游离状态存在，大部分与蛋白质或氨基酸结合成复合物。至于无细胞结构的病毒，则是由核酸和蛋白质组成蛋白体颗粒，只是病毒不同，所含的核酸不同。

核酸分为脱氧核糖核酸（DNA）和核糖核酸（RNA）两类。无论动物、植物还是微生物细胞中都含有 DNA 和 RNA。核酸约占细胞干重的 5% ~ 15%。无细胞的病毒或者含 DNA，或者含 RNA，故有 DNA 病毒和 RNA 病毒之分。在真核细胞，98% 以上的 DNA 与组蛋白结合，形成染色质，存在于细胞核中，其余的 DNA 主要分布在线粒体中。RNA 仅有 10% 存在于细胞核中，而 90% 存在于细胞质中。根据分子结构和功能不同，RNA 主要分为三种，即核糖（核蛋白）体 RNA （ribosomal RNA，rRNA）、转运 RNA（transfer RNA，tRNA ）及信使 RNA（messenger RNA, mRNA）。此外，还有非特异小核 RNA（unspecific small nuclear RNA，UsnRNA）、小（分子）干扰 RNA（small 或 short interfering RNA，siRNA）等。

三、核酸的功能 Biological Role of Nucleic Acids

Griffith 的早期工作，以及 Avery、Hershey 和 Chase 的工作证明，核酸是遗传的物质基础，DNA 是遗传信息的储存和携带者。20 世纪 50 ~ 60 年代，科学家们进一步揭示，DNA 在 RNA 和蛋白质的参与下，将储存的遗传信息复制、传递给子代，这就是“种瓜得瓜、种豆得豆”的道理。遗传信息传递“中心法则”的确立进一步阐明了 DNA、RNA 和蛋白质在生物遗传信息传递或基因表达中的功能联系，即DNA将遗传信息传递给 mRNA，mRNA为蛋白质的生物合成提供了模板。此外蛋白质的生物合成还需要 tRNA 和 rRNA 的参与（见第十四章）。因此，核酸与生物的生长和发育、遗传和变异密切相关，核酸与蛋白质同是生命的物质基础。

UsnRNA 包括 U1 ~ U6 snRNA，参与剪接体（spliceosome）的组成，与真核 mRNA 前体的剪接有关（见第十三章）。1998 年后发现的 siRNA 通过RNA干扰（RNA interference，RNAi）机制使靶 mRNA 断裂、降解，抑制基因表达，被认为是广泛存在于植物、昆虫和哺乳类动物中的基因“沉静”（silencing）固有调节机制。

第二节　核酸的分子组成

Section 2　MOLECULAR COMPOSITION OF NUCLEIC ACIDS

一、元素组成 Chemical Composition

组成核酸的主要元素有碳（C）、氢（H）、氧（O）、氮（N）和磷（P）。与蛋白质比较，核酸的元素组成上有两个特点，一是天然核酸不含 S，二是核酸中 P 的含量较多、并且相对恒定，为 9% ~ 10%。因此，核酸定量分析的方法之一是测定样品中磷的含量。

二、核苷酸及其连接 Nucleotide and Its Linkage in Polynucleotides

核酸的基本构成单位是核苷酸，核酸由多个核苷酸连接而成，故又称多聚核苷酸（polynucleotides）。组成 DNA 的核苷酸是脱氧核糖核苷酸（deoxyribonucleotide），组成 RNA 的核苷酸是核糖核苷酸（ ribonucleotide）。核酸水解后产生核苷酸，核苷酸经水解后产生核苷（nucleoside）及磷酸。核苷若再进一步水解，可产生戊糖（pentose）和碱基（base）(Fig. 3-1)。

（一）碱基

核酸分子中的碱基均为含氮杂环化合物，分为两类：嘌呤碱（purine）和嘧啶碱（pyrimidine）。DNA 和 RNA 中含有的嘌呤碱主要为腺嘌呤（adenine, A）和鸟嘌呤（guanine, G）；组成 DNA 的嘧啶碱主要有胸腺嘧啶（thymine, T）和胞嘧啶（cytosine, C），RNA 分子中主要为尿嘧啶（uracil, U）及胞嘧啶。碱基的结构式及其原子顺序见 Fig. 3-2。除了这 4 种碱基之

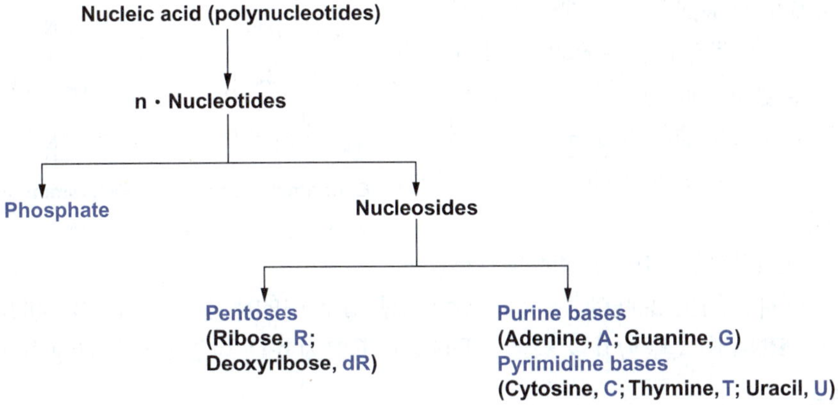

Fig. 3-1 Hydrolysis of nucleic acids

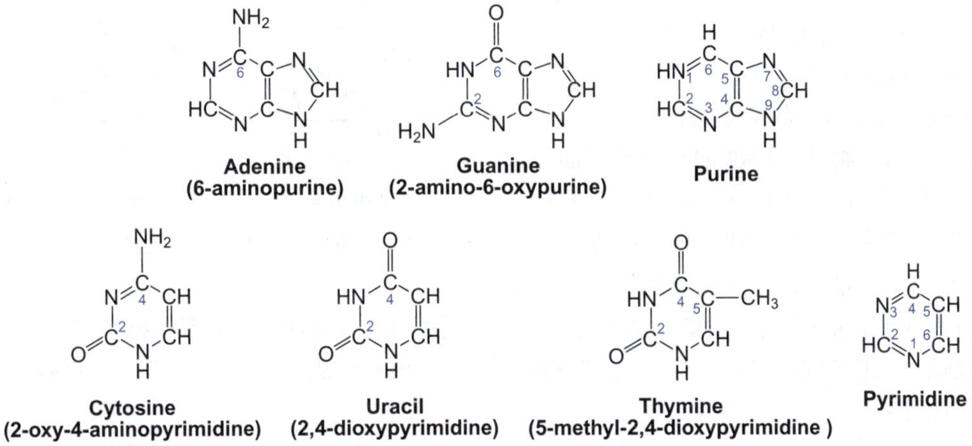

Fig. 3-2 Purines and pyrimidines

外，核酸中还有一些特殊的碱基存在，它们绝大多数是 4 类碱基的衍生物，即在碱基的某些位置附加或取代某些基团。由于这些碱基在核酸中含量一般都很低，因此，将这些特别的碱基称为稀有碱基（minor bases）或修饰碱基，如 5- 甲基胞嘧啶、1- 甲基鸟嘌呤等（Fig. 3-3）。

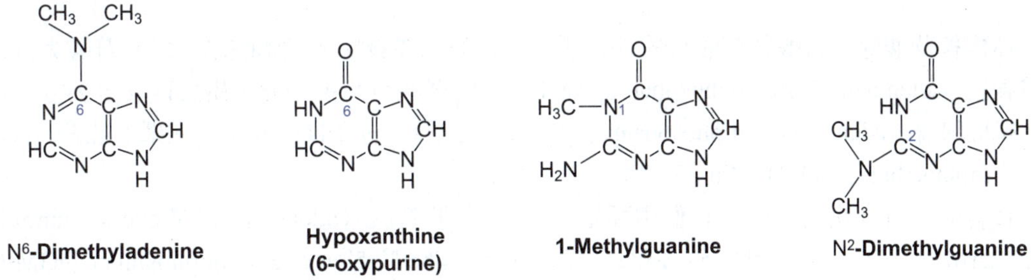

Fig. 3-3 Modified purine and pyrimidine

核酸中碱基的酮基或氨基，均位于碱基氮原子的邻位，可以发生酮式–烯醇式（Fig. 3-4）或氨基–亚氨基之间的结构互变，这种互变异构可引起 DNA 结构的变异，在基因突变和生物进化中具有重要作用。

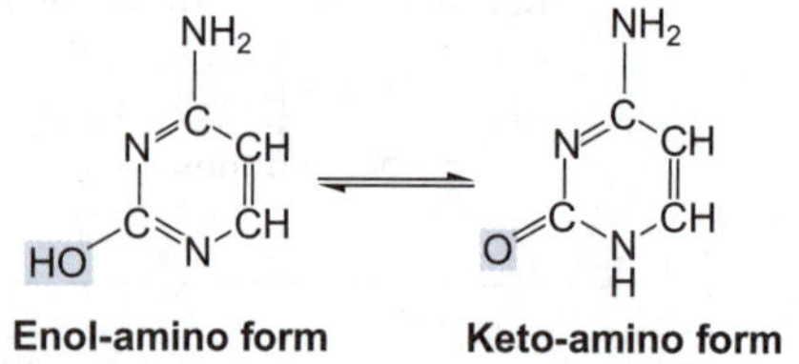

Fig. 3-4 Two tautomeric forms of cytosine

（二）戊糖

核酸中的戊糖有核糖（ribose）和脱氧核糖（deoxyribose）两种，均为 β-呋喃型。为与含氮碱基分子中的碳原子区别，戊糖的碳原子顺序以1′ 到5′ 表示。 RNA 中戊糖为 β-D-核糖， DNA 分子中为 β-D-2 脱氧核糖（Fig. 3-5）。

（三）核苷

是核苷酸水解的中间产物，由戊糖分子中 $C_{1'}$ 上的羟基与嘧啶碱 N_1 或嘌呤碱 N_9 上的氢化合成水而形成的一类化合物。戊糖与碱基之间以 $C_{1'}$–N 糖苷键相连（Fig. 3-5）。

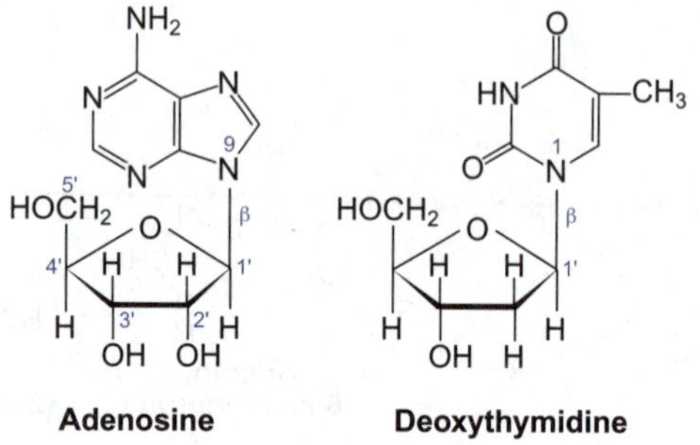

Fig. 3-5 Structure of ribo- and deoxyribonucleoside

（四）核苷酸

5′ 核苷酸是核酸的基本结构单位，由核苷中戊糖分子 $C_{5'}$ 羟基与磷酸缩合成酯键而形成（Fig. 3-6）。除 5′ 核苷酸外，体内尚有 2′ 核苷酸和 3′ 核苷酸，它们分别由核苷中戊糖分子 $C_{2'}$ 羟基、$C_{3'}$ 羟基与磷酸缩合成酯键而成。体内还有其他形式的核苷酸，如辅酶 I （NAD^+）、辅酶 II （$NADP^+$）、黄素单核苷酸（FMN）和黄素腺嘌呤二核苷酸（FAD）等。这些核苷酸不参与核酸组成，而是作为代谢酶的辅酶，参与物质代谢反应。

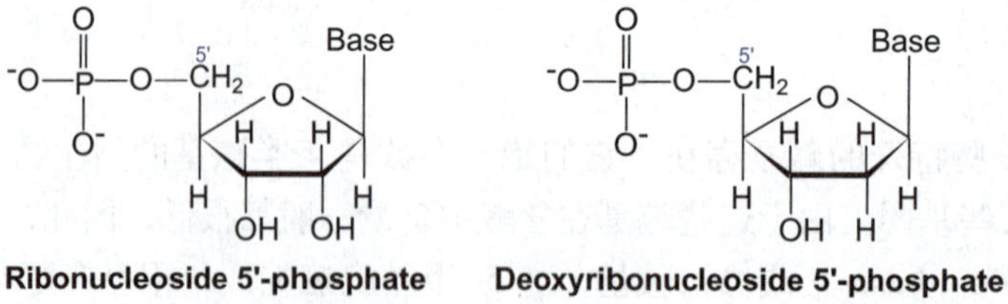

Fig. 3-6 General structures of a ribo- and a deoxyribonucleotide

体内核苷酸除一磷酸核苷酸形式外，还有核苷的二磷酸酯和三磷酸酯。以腺苷酸为例，一磷酸腺苷（adenosine 5′-monophosphate，AMP）中的磷酸可与另一分子磷酸以酸酐的方式缩合成二磷酸腺苷（adenosine 5′-diphosphate，ADP），再结合一分子磷酸则生成三磷酸腺苷（adenosine 5′-triphosphate，ATP）（Fig. 3-7）。

核苷酸还有环化的形式，它们主要是 3′,5′- 环化腺苷酸（adenosine 3′,5′-cyclic monophosphate, cAMP）（Fig. 3-8）和3′, 5′-环化鸟苷酸（guanosine 3′, 5′-cyclic monophosphate, cGMP），它们在细胞内代谢的调节和跨细胞膜信息转导中起着十分重要的作用。

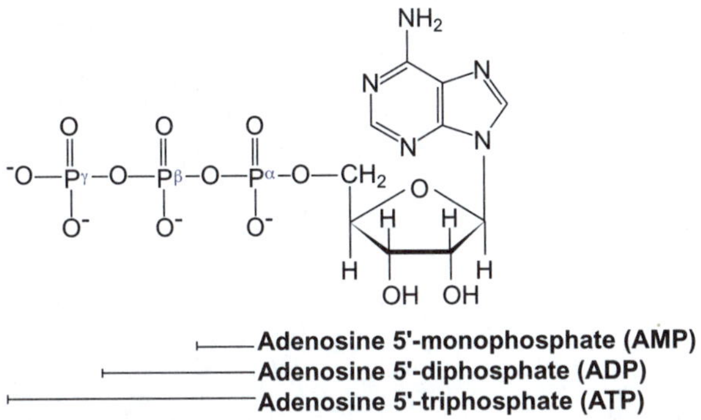

Fig. 3-7 Mono-, di-, and triphosphorylated forms of adenosine

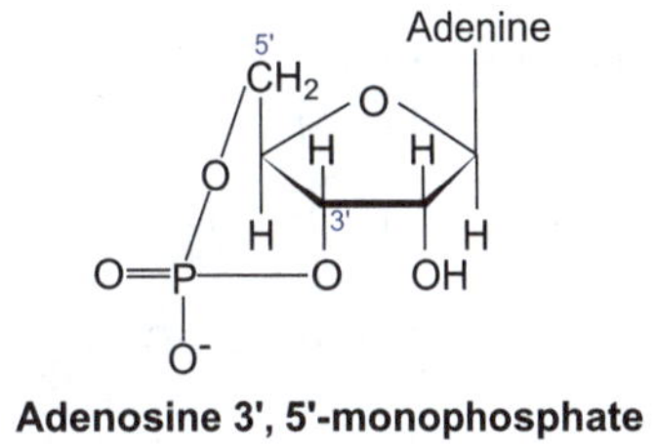

Fig. 3-8 Cyclic AMP structure

现将 DNA、RNA 分子中常见的碱基、核苷和核苷酸及其缩写符号列于表 3-1。

表 3-1 核酸中常见的碱基、核苷和核苷酸及其缩写符号

核苷酸	核苷	碱基	核酸
腺苷酸（AMP） adenosine 5′-monophosphate	腺苷（AR） adenosine	腺嘌呤（A） adenine	RNA
脱氧腺苷酸（dAMP） deoxyadenosine 5′-monophosphate	脱氧腺苷（AdR） deoxyadenosine		DNA
鸟苷酸（GMP） guanosine 5′-monophosphate	鸟苷（GR） guanosine	鸟嘌呤（G） guanine	RNA
脱氧鸟苷酸（dGMP） deoxyguanosine 5′-monophosphate	脱氧鸟苷（GdR） deoxyguanosine		DNA
胞苷酸（CMP） cytidine 5′-monophosphate	胞苷（CR） cytidine	胞嘧啶（C） cytosine	RNA
脱氧胞苷酸（dCMP） deoxycytidine 5′ -monophosphate	脱氧胞苷（CdR） deoxycytidine		DNA
（脱氧）胸苷酸（dTMP） （deoxy）thymidine 5′-monophosphate	（脱氧）胸苷（TdR） （deoxy）thymidine	胸腺嘧啶（T） thymine	DNA
尿苷酸（UMP） uridine 5′-monophosphate	尿苷（UR） uridine	尿嘧啶（U） uracil	RNA

（五）多聚核苷酸

核酸是由许多核苷酸分子连接而成的。每个核酸分子的大小或所含的核苷酸数目是不一样的，尽管核酸分子之间存在差异，但核酸分子中各个核苷酸之间的连接方式完全一样，都是通过前一个核苷酸的 3′- 羟基与后一个分子的 5′- 磷酸缩合生成3′,5′-磷酸二酯键（3′,5′-phosphodiester linkage）而彼此相连（Fig. 3-9）。由于多聚核苷酸以一定方式相连，因此多聚核苷酸链具有两个不同的末端，即戊糖 5′ 位带有游离磷酸基的称为 5′ 末端，3′ 位带有游离羟基的称为 3′ 末端，这样，多聚核苷酸也就具有了方向性，通常以 5′ → 3′ 方向为正向。表示一个核酸分子结构的方法由繁至简有许多种（Fig. 3-9）。由于核酸分子结构除了两端和碱基排列顺序不同外，

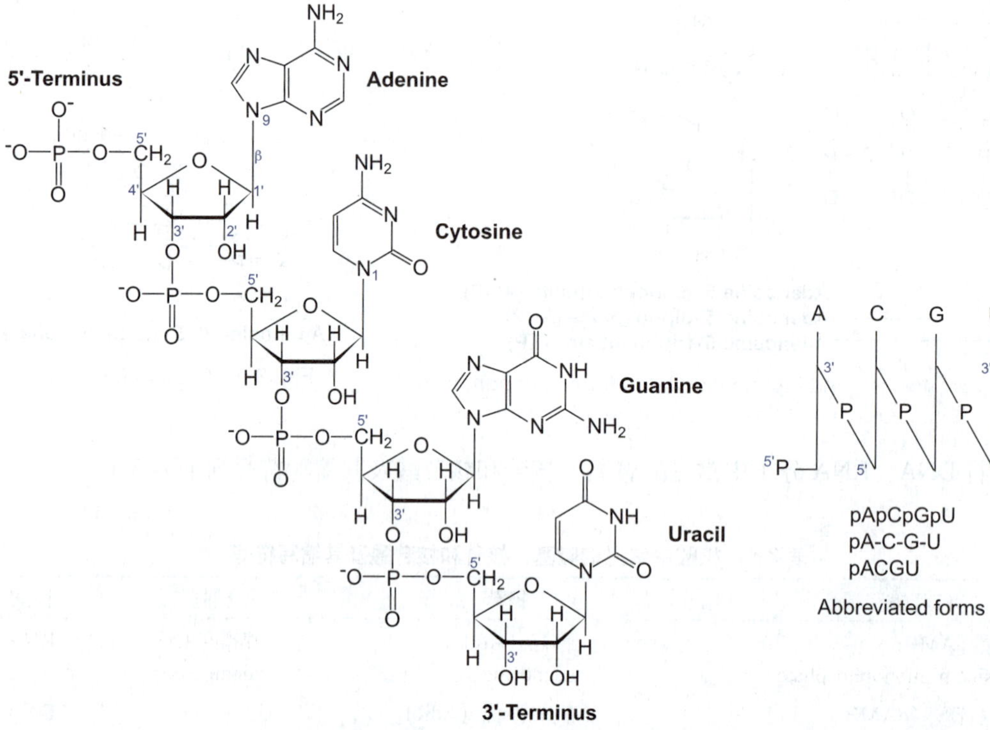

Fig. 3-9 Polynucleotide structure and its abbreviated forms

其他均相同。因此，在表示核酸分子时，只须注明其 5′ 末端和 3′ 末端，末端有无磷酸基，以及碱基顺序即可。如未特别注明 5′ 和 3′ 末端，一般约定，碱基序列书写的方向为由左向右，左侧是 5′ 末端，右侧是 3′ 末端。

第三节　DNA 的分子结构
Section 3　MOLECULAR STRUCTURE OF DNA

一、DNA 的一级结构 Primary Structure of DNA

DNA 的结构与蛋白质相似，也可分为一级和空间结构层次。一般而言，DNA 的一级结构是指核酸分子中核苷酸的排列顺序及其连接方式。由于 DNA 中核苷酸彼此之间的差别仅见于碱基部分，因此 DNA 的一级结构又指其碱基排列顺序，即 DNA 序列（sequence）。

二、DNA 的空间结构 Three-dimensional Structure of DNA

（一）DNA 双螺旋结构

1945 ～ 1950 年期间，Erwin Chargaff 分析研究了各种来源 DNA 的碱基组成，发现所有 DNA 样品的碱基组成都有以下规律：腺嘌呤（A）与胸腺嘧啶（T）的含量相等，鸟嘌呤（G）与胞嘧啶（C）的含量相等（A = T，G = C）；DNA 中嘌呤与嘧啶的总数相等（A+G = T+C），这就是 Chargaff 法则。该法则提示，DNA 分子中的特定碱基之间存在特殊的关系。Maurice Wilkins 和 Rosalind Franklin 根据 X 射线衍射分析结果认为，DNA 应该是两条以上多聚核苷酸链形成的螺旋结构。DNA 分子的结晶学和组成成分的物理化学研究表明，A 与 T，G 与 C 之间可配对形成氢键。虽然嘌呤碱和嘧啶碱都存在互变异构体，但连接嘌呤环和嘧啶环上的氮原子主要以氨基（$-NH_2$）而非亚氨基（=NH）结构存在，鸟嘌呤和胸腺嘧啶环 C_6 上的氧原子则以酮式（>C=O）为主，烯醇式（>CH−OH）较少。碱基这些结构上的趋向表明 DNA 分子中以 A−T 和 C−G 配对为主。1953 年，Watson 和 Crick 以这些实验结果为基础，修饰了 Wilkins 和 Franklin 的 DNA 三螺旋结构模型，提出 DNA 的二级结构形式——双螺旋模型（double helix model）。双螺旋模型不仅能合理地解释 Chargaff 的发现，同时为揭示 DNA 的复制等机理奠定了基础，在遗传学和分子生物学领域具有划时代的意义。

1. DNA 双螺旋结构特点　Watson 和 Crick 提出的 DNA 双螺旋模型结构特点如下：

（1）DNA 分子由两条反向平行（一条是 5′ → 3′、另一条是 3′ → 5′ 走向）的多核苷酸链围绕同一个中心轴盘曲而成，两条链均为右手螺旋。DNA 链的骨架由交替出现的亲水的脱氧核糖基和磷酸基构成，位于双螺旋的外侧；碱基位于双螺旋的内侧。

（2）两条多核苷酸链间以配对碱基之间形成的氢键相联系：一条链中的 A 与对侧链的 T 配对，形成两个氢键；G 与 C 配对，形成三个氢键；氢键方向与长轴垂直。这种碱基配对（base pairing）又称碱基互补（Fig. 3-10），所以组成 DNA 的两条链为互补链。

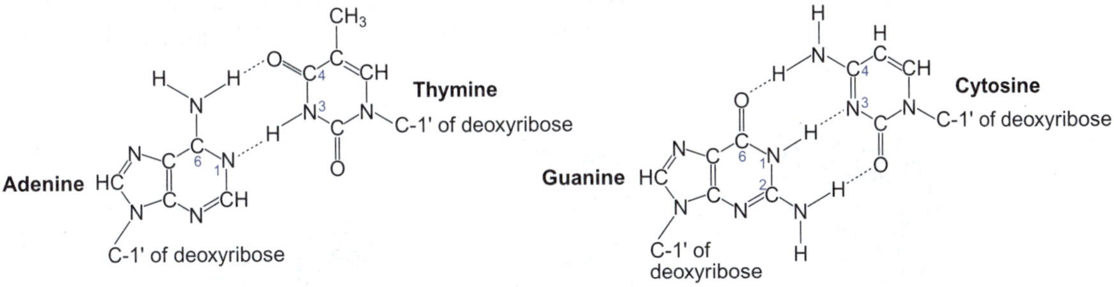

Fig. 3-10　Base pairing by hydrogen bonding in DNA

（3）碱基对平面在螺旋中的位置与螺旋轴几乎垂直，相邻碱基对沿轴旋转36°，上升 0.34nm。每个螺旋结构含 10 个碱基对，螺旋的螺距为 3.4nm，直径是 2.0nm。DNA 两股链之间的螺旋状凹陷，一侧较浅，称为小沟（minor groove）；对侧较深，称为大沟（major groove）(Fig. 3-11)。近年研究证明，大、小沟携带了其他分子可识别的信息，是蛋白质−DNA 相互作用的基础。

（4）DNA 双螺旋结构的稳定主要由互补碱基对之间的氢键和碱基堆积力来维持。氢键是由静电作用引起的一种弱键，虽然单个氢键在室温下不稳定，然而 DNA 分子中大量氢键集合在一起，产生很大的维系力；碱基堆积力是碱基对之间在垂直方向上的相互作用，碱基堆积力可使碱基缔合、层层堆积，分子内部形成疏水核心，这对 DNA 结构的稳定是很有利的，碱基堆积力对维持 DNA 的二级结构起主要作用。

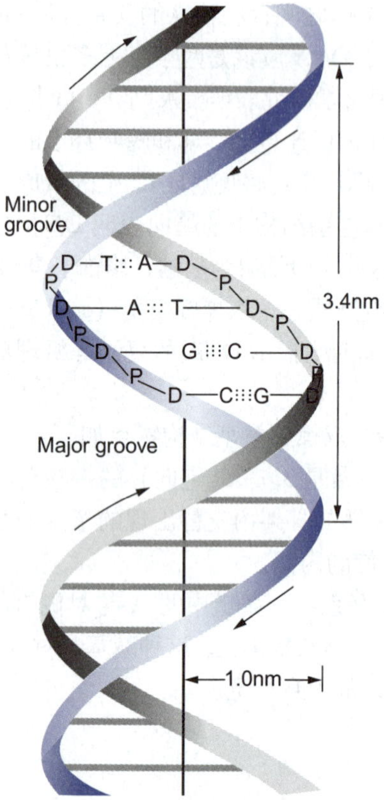

Fig. 3-11 Double-helical model of DNA

2. 双螺旋结构的多态性 DNA在不同环境、特别是不同湿度中，可以形成不同的立体构象。对DNA纤维的X射线衍射研究表明，DNA双螺旋存在几种不同的构象（Fig. 3-12；表3-2）。

B-DNA，即Watson-Crick描述的DNA双螺旋结构，是在碱性金属（如钠）存在及92%湿度条件下，经X射线衍射分析得出的结果。B-DNA是DNA在溶液中最常见的构象。除B-DNA，尚有A-DNA、C-DNA、和Z-DNA（左手螺旋DNA）等多种不同构象的DNA。不同教科书对它们特性的具体描述略有出入，但大体一致。

体外实验表明，交替的嘌呤、嘧啶序列可以形成Z-DNA，其中以多聚d(GC)最容易形成Z-DNA。自然界中，无论真核还是原核基因组均含有大量可形成Z-DNA的序列。应用Z-DNA抗体在原核及真核基因组中可检测到Z-DNA结构的存在，在大肠杆菌和高等真核生物体内还确定了有与Z-DNA专一结合而不与B-DNA结合的蛋白质，它们可以促使B-DNA向Z-DNA转化，并稳定Z-DNA的存在。Z-DNA可能在基因表达调控中有作用，但其确切的生物学功能

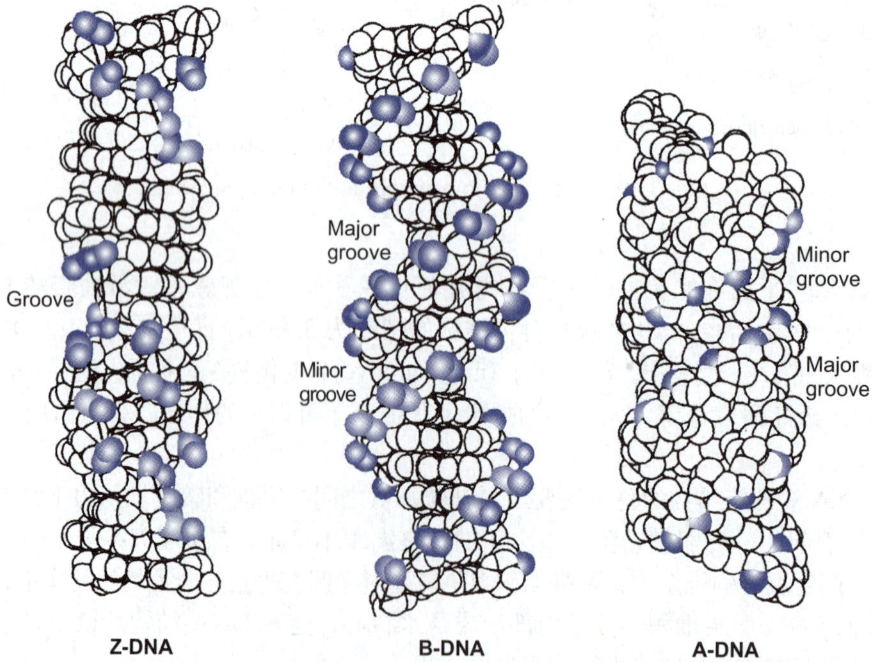

Fig. 3-12 A-, B-, and Z-forms of DNAs

尚待研究。

表 3-2　几种不同类型的 DNA 比较

类型	bp/ 周	倾斜角度 /bp	垂直上升 /bp	螺旋直径
A	11	20	0.256 nm	2.3 nm
B	10	0	0.338 nm	1.9 nm
Z	12	7	0.571 nm	1.8 nm

（二）DNA 的超螺旋结构与染色质组装

DNA 双螺旋具有相当的柔韧性，其螺旋参数随环境因素会发生一系列的改变。如 B-DNA每个螺旋所含碱基对的数目为 10 对，而溶液中的双螺旋每圈所含碱基对的数目则会稍稍发生改变，一般在 10.3～10.7 对之间。在细胞中，双螺旋还可以进一步盘曲形成更加复杂的、多种形式的空间结构，其中以超螺旋（supercoil）最常见（Fig. 3-13）。

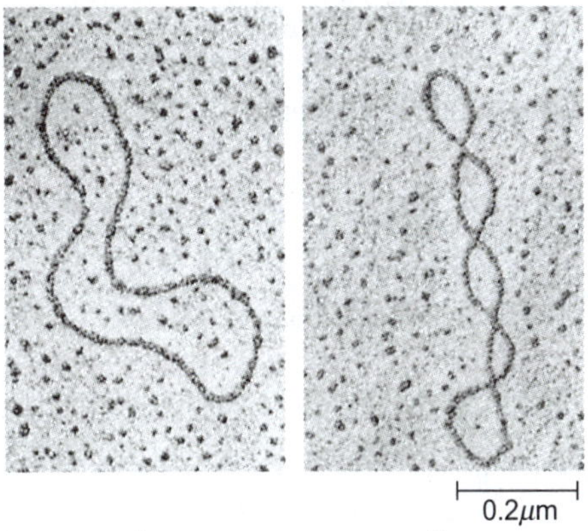

Fig. 3-13　Relaxed and supercoiled plasmid DNA
A: relaxed plasmid DNA, B: supercoiled plasmid DNA

由于双螺旋本身具有方向性，因此，超螺旋的旋转方向不同可形成两种不同手性的超螺旋：负超螺旋（negative supercoil），其超螺旋方向与双螺旋方向相反，即左手超螺旋，这是生物体中最常见的 DNA 超螺旋形式；正超螺旋（positive supercoil），其超螺旋方向与双螺旋方向相同，即右手超螺旋，目前仅发现于一种嗜热菌 Sulfolobus 体内（Fig. 3-14）。

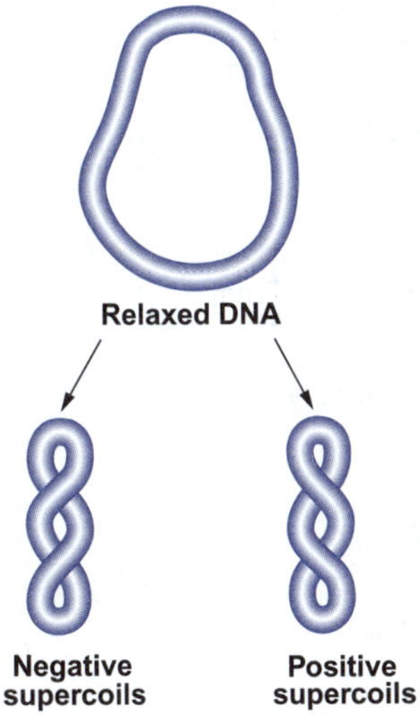

Fig. 3-14　Negative and positive supercoils

生物体中的 DNA 具有不同的形式。对于环形DNA分子，在DNA双螺旋结构基础上可以进一步扭曲成超螺旋。环形分子见于细菌的基因组 DNA（genomic DNA），以及真核生物的线粒体和叶绿体DNA。非环形 DNA 分子在一定条件下局部也可以形成超螺旋。

真核细胞基因组 DNA 的超级结构与染色质的组装密切相关。首先，由双螺旋 DNA 与一组称为组蛋白（histone）的蛋白质共同构成核小体（nucleosome）。在一个典型的核小体中，大约有 200 个碱基对，其中 146 个碱基对与由组蛋白 H2A、H2B、H3 和 H4 各两分子组成核小体的核心紧密缠绕；组蛋白 H1则与处于核小体之间的连接 DNA（linker DNA）相连。在电子显微镜下，可观察到核小体成串存在，呈念珠状。在细胞分裂期间，形成核小体是DNA长度压缩的第一步。其次，在核小体形成的基础上，DNA链进一步折叠成每圈6个核小体、直径为30nm的纤维状结构。这种30nm纤维再扭曲成襻，许多襻环绕核骨架（nuclear scaffold）形成棒状的染色体（Fig. 3-15）。核骨架中含有以拓扑异构酶Ⅱ为主的多种蛋白。

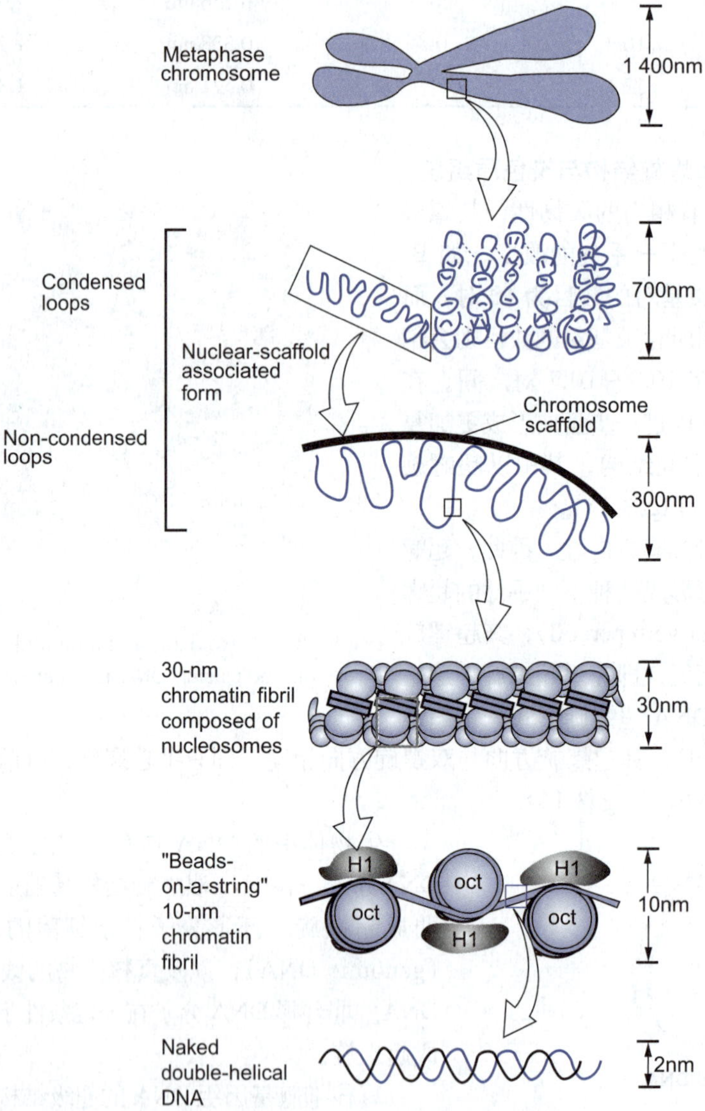

Fig. 3-15　DNA superstructure and chromatin assembly

第四节　RNA 的结构

Section 4　RNA STRUCTURE

与DNA不同，RNA分子由单股多聚核苷酸链组成。RNA分子质量相对较小，有较明确的二级、三级结构；但因 RNA 种类繁多，各种 RNA 分子又各具独特的空间构象。

一、RNA 的一般结构 General Structure of RNAs

（一）一级结构

单股多聚核苷酸链中核糖核苷酸的排列顺序和共价连接就是 RNA 的一级结构。

（二）二级结构

尽管 RNA 分子是单股多聚核苷酸链，但是可有局部双链结构。当分子内连续的核苷酸序列反折时，遇有碱基互补（配对）序列，则可形成局部配对双链——“茎”（stem）结构。碱基互补配对发生于鸟嘌呤与胞嘧啶之间（G≡C）和腺嘌呤与尿嘧啶之间（A＝U）。形成局部双螺旋的两个核苷酸序列走向相反，即一个区段是 5′→3′ 走向，另一个是 3′→5′ 走向。如果在碱基互补序列之间的非配对序列在数十，数百，甚至上千，则膨出成“环”（loop）结构；如果非配对序列较短，只有 6～8 个核苷酸，则只能形成很短的转角。这样，RNA 分子就有两种常见的二级结构形式，一种是“茎–环”结构（stem-loop），一种是“发夹”结构（hairpin）(Fig. 3-16A)。

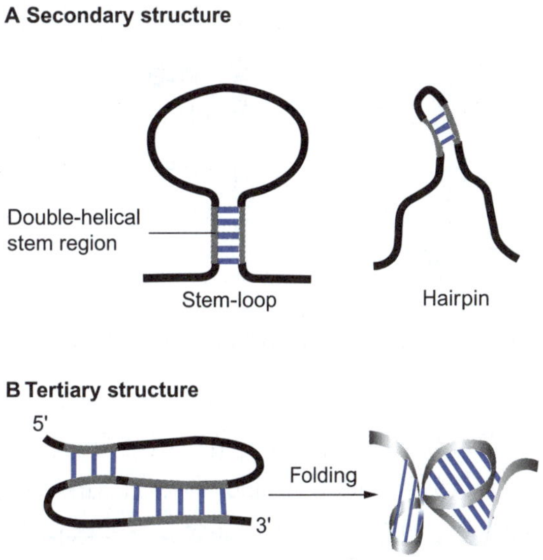

Fig. 3-16 RNA secondary and tertiary structures

（三）三级结构

是在二级结构形式基础上折叠形成的空间构象，其中常见的形式之一就是“假结”（pseudoknot）(Fig. 3-16B)。RNA 分子的折叠（folding）结构不仅在结构上与蛋白质相似，而且在功能方面也有类似之处，即具有折叠形式的 RNA 有分子识别、结合或催化功能，例如具有三级结构形式的 tRNA 和核酶（ribozyme）。

二、核糖体 RNA Ribosomal RNA

核糖体 RNA（ribosomal RNA，rRNA）是蛋白质合成机器——核糖体的组成成分，参与蛋白质的合成。核糖体由大、小亚基组成。真核生物核糖体小亚基只含有一种 rRNA，即 18S rRNA；大亚基中含有 28S、5.8S 和 5S 三种 rRNA。原核生物中的 23S 和 5S rRNA 存在于核糖体大亚基中，16S rRNA 存在于小亚基中。rRNA 与核糖体蛋白质结合形成具有稳定构象的核糖体。rRNA 有特定的二级结构，在各种生物核糖体小亚基中的 rRNA（16S 或 18S rRNA）具有相似的二级结构分布（Fig. 3-17）。

三、信使 RNA 与不均一核 RNA Messenger RNA and Heterogeneous Nuclear RNA

在真核生物中，最初转录生成的 RNA 称为不均一核 RNA（heterogeneous nuclear RNA,

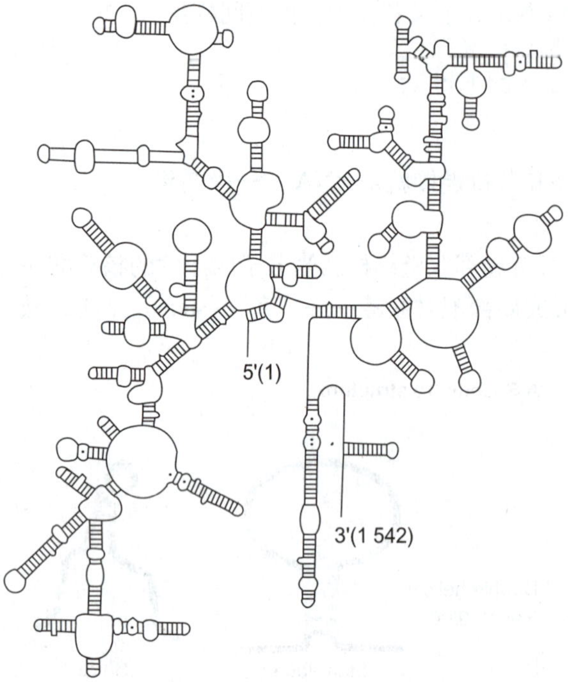

Fig. 3-17 Secondary structures of prokaryotic 16S rRNA

hnRNA)。hnRNA 是 mRNA 的未成熟前体。两者之间的差别主要有两点：一是 hnRNA 核苷酸链中的一些片段将不出现于相应的 mRNA 中，这些片段称为内含子（intron），而那些保留于 mRNA 中的片段称为外显子（exon），也就是说，hnRNA 在转变为 mRNA 的过程中经过剪接，去掉了一些片段，余下的片段被重新连接在一起；二是 mRNA 的 5′ 端被加上了一个 m^7G_{ppp}帽子，在 mRNA 的 3′ 端多了一个多聚腺苷酸（poly A）尾巴。mRNA 从 5′ 端到 3′ 端的结构依次是 5′ 帽子结构，5′ 非翻译区，决定多肽氨基酸序列的翻译区，3′ 端非翻译区和多聚腺苷酸尾巴（Fig. 3-18）。多聚腺苷酸尾巴的作用可能与 mRNA 的稳定性有关。

四、转运 RNA Transfer RNA

转运 RNA（transfer RNA，tRNA）分子较小，长度仅为 70 ~ 120 个核苷酸。tRNA 分子有数十种，它们无论在一级结构，还是在二、三级结构上均有一些共同特点。tRNA 中含有大量的稀有碱基（minor bases），如：甲基化的嘌呤 mG、mA、二氢尿嘧啶（DHU）、次黄嘌呤等。此外，tRNA 内还含有一些稀有核苷，如：胸腺嘧啶核糖核苷，假尿嘧啶核苷（ψ，pseudouridine）等。胸腺嘧啶一般存在于 DNA 中，在假尿嘧啶核苷中，不是通常嘧啶环中 1

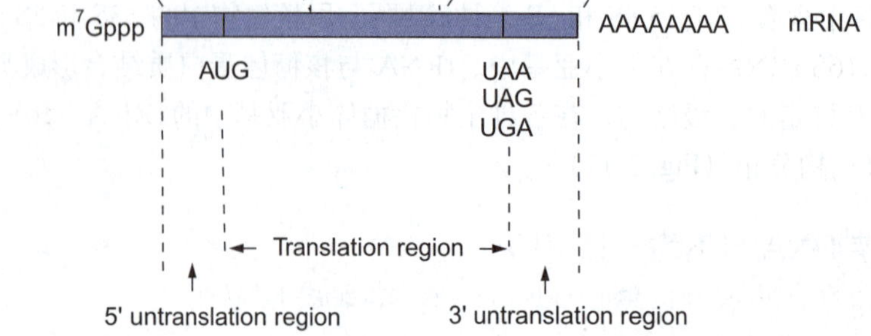

Fig. 3-18 Structural comparison of mRNA and hnRNA

位氮原子，而是嘧啶环中的5位碳原子与戊糖的1′位碳原子以糖苷键相连（Fig. 3-19）。

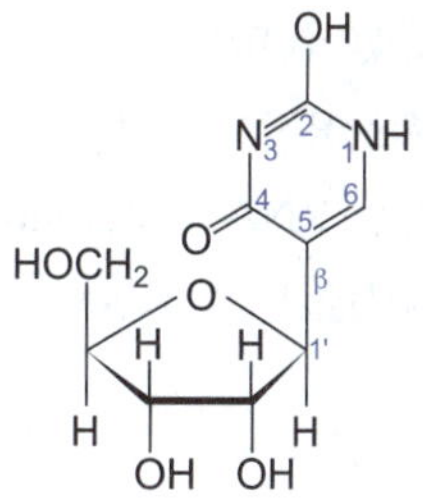

Fig. 3-19 Pseudouridine

tRNA分子内的核苷酸通过碱基互补配对形成多处局部双螺旋结构，而未形成双螺旋的序列则构成所谓的环和襻。已发现的所有tRNA二级结构均呈三叶草样（Fig. 3-20）。在此结构中，5′端与3′端部分序列中的核苷酸互补形成双链结构，称氨基酸臂。随后从5′末端起的第一个环是DHU环，以含二氢尿嘧啶为特征。第二个环为反密码环，其环中部的三个碱基可与mRNA中的三联体密码子形成碱基配对，故名反密码子（anticodon），在蛋白质合成中起解读密码、将特异的氨基酸引入合成位点的作用。第三个环为TψC环，以含胸腺核苷和假尿苷为特征。在反密码子环与TψC环之间存在一个襻，由数个乃至数十个核苷酸组成，是不同的RNA分子之间差异最大的序列，即tRNA特征性结构。所有tRNA的3′末端均有相同的CCA-OH结构，tRNA所转运的氨基酸就连接于此末端。

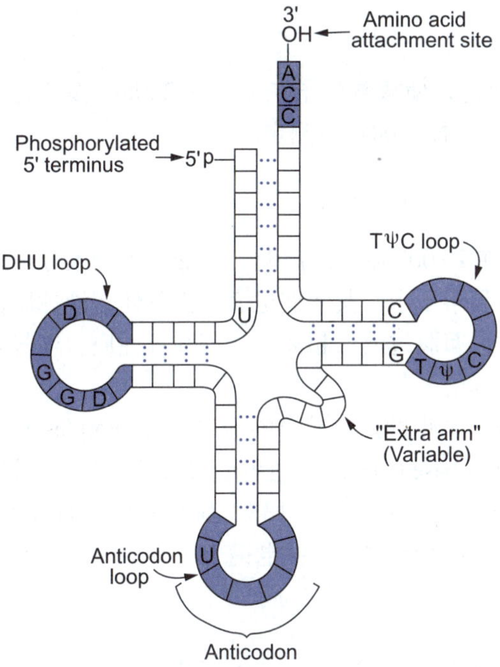

Fig. 3-20 Common structure of the cloverleaf arrangement of tRNAs

所有tRNA都有相似的三级结构。X射线衍射结构分析显示，tRNA的三级结构均呈倒“L”形，其中3′末端含CCA-OH的氨基酸臂位于一端，反密码环位于另一端，DHU环和TψC环在空间上相互邻近。tRNA三级结构的维系主要是依赖核苷酸之间形成的各种氢键。tRNA分子的这种空间结构与tRNA的功能有密切关系（Fig. 3-21）。

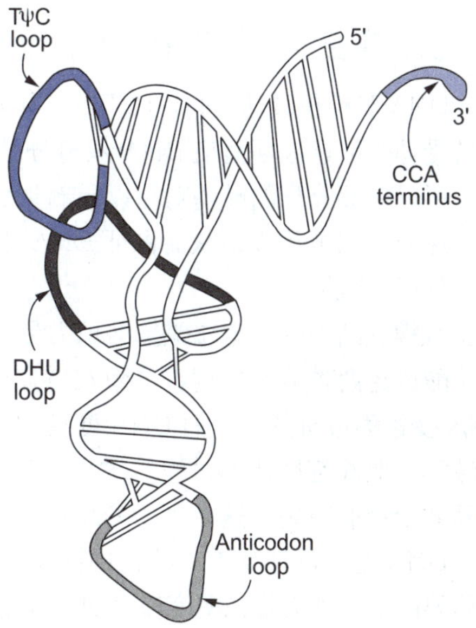

Fig. 3-21 Tertiary structure of tRNAs

五、非编码蛋白质RNA Non-coding RNAs

除了参与蛋白质生物合成的mRNA，tRNA和rRNA外，细胞中还存在另一类非编码蛋白质的RNA（non-coding RNA, ncRNA），此类RNA的一个共同特点是缺乏长的开放读码框架（ORF），不具有编码蛋白质的能力。至今，100 多种 ncRNA 已经被证实。研究表明，这些 ncRNA 在基因表达以及应激信号转导等方面起着重要的调节作用。因此，有人也将其称为调节 RNA（regulatory RNA）。所以，在细胞中基因的功能性产物除蛋白质外，还包括这些非编码蛋白质 RNA，如在核酸分类中曾经提到的 UsnRNA、siRNA 等。

第五节　核酸的理化性质

Section 5　PHYSICO-CHEMICAL PROPERTIES OF NUCLEIC ACIDS

一、紫外吸收 UV Absorption

由于核酸所含的嘌呤和嘧啶分子中都有共轭双键，使核酸分子在 250 ～ 280nm 波长处有光吸收，其最大吸收峰在 260nm 处。这个性质可用于核酸的定量测定。

二、核酸的高分子性质 Features of Macromolecules

现已知最小的核酸分子如 tRNA，分子质量也在 20 000 以上。因此，核酸属生物大分子，具有大分子的一般特性。与蛋白质分子一样，核酸易溶于水，其溶液也表现为胶体溶液性质，具有一定的粘度。核酸分子同样具有特征性的电泳、凝胶过滤、超离心、沉淀等性质。这些大分子特性在核酸的分离、纯化中都十分有用。

表示核酸分子大小的方式除分子质量道尔顿外，常用的还有核苷酸数目（nucleotides, nt，适用于单链核酸），碱基对数目（base pair，bp 或 kilobase pair, kbp, 适用于双链核酸），以及离心沉降常数（S）。如真核生物核蛋白体小亚基所含的 rRNA 分子为 18S，而大亚基中的 rRNA 有 28S、5S 和 5.8S 分子三种。此外还有一种不常用的表示方法，以电镜下所测核酸分子的长度表示核酸分子的大小。

三、变性、复性和杂交 Denaturation, Renaturation and Hybridization

DNA 双链在碱基之间形成氢键，相互配对而连接在一起。氢键是一种次级键，能量较低，容易受理化因素破坏而使 DNA 双链分开。氢键的形成是一个自由能降低的过程，可以自发生成，所以局部分离的碱基对可以重新形成氢键，恢复其双螺旋结构。这使 DNA 能在生理条件下迅速分开和再形成，从而保证 DNA 生物学功能的行使。

（一）变性

双螺旋结构的稳定靠碱基堆积力和氢键维持。许多因素，如加热、酸碱过强等因素均可破坏核酸内这两种非共价键，导致双链完全解离，称为核酸变性（denaturation）。核酸变性中以 DNA 变性为最有意义，而 DNA 变性中又以 DNA 的热变性最常见。DNA 变性是 DNA 二级结构破坏、双螺旋解体的过程。DNA 变性时，碱基对之间的氢键断开，碱基堆积力破坏，但不伴随共价键的断裂，这有别于 DNA 降解过程。

DNA 变性常伴随着一些物理性质的改变，如粘度降低，密度、旋转偏振光的改变等，尤其重要的是紫外吸收光密度值（OD_{260}）的改变。在双螺旋结构中，上下相邻的平行碱基堆积会导致双螺旋 DNA 溶液的 OD_{260} 值比相同组成的游离核苷酸混合物的 OD_{260} 值低约 40%，这种效应称为减色效应（hypochromic effect）。DNA 变性时引起这一效应降低，与未发生变性的相同浓度 DNA 溶液比较，变性 DNA 在波长 260nm 的光吸收增强，这种效应称为增色效应（hyperchromic effect）。

利用增色效应可在波长 260nm 处监测温度引起的 DNA 变性过程，Fig. 3-22为核酸的解链曲线，显示了 DNA 变性过程中的紫外光吸收（OD_{260}值）的变化。DNA 变性发生在一定的温度范围内，这个温度范围的中点叫融解温度（melting temperature），用 T_m表示。当温度达到融解温度时，DNA 分子内 50% 的双螺旋结构被破坏。不同的 DNA 解链曲线的形式大致相同，但 T_m值有差异。T_m值与 DNA 的碱基组成和变性条件有关。DNA 分子的 GC 含量越高，T_m值也越大，这是由于每个 GC 碱基对有 3 个氢键，比只有 2 个氢键的 AT 碱基对更稳定，因此，DNA 分子所含的 GC 碱基对越多，两条链分开所需的能量越大，解链所需的温度越高；T_m值还与 DNA 分子的长度有关，DNA 分子越长，T_m值越大；此外，溶液离子强度增高也可使 T_m值增大。

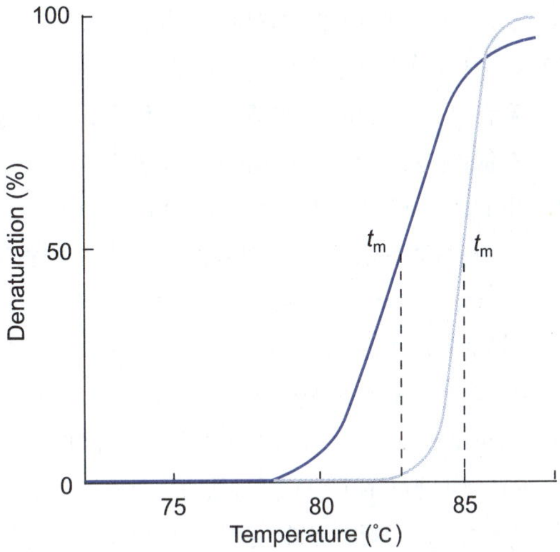

Fig. 3-22　Heat denaturation of DNA

（二）复性

DNA 的变性是可逆的。在适宜条件下，如温度或 pH 逐渐恢复到生理范围，分离的 DNA双链可以自动退火（annealing），再次互补结合形成双螺旋，这个过程称为复性（renaturation）。

复性时，互补链之间的碱基互相配对的过程分为两个阶段。首先，溶液中的单链 DNA 不断彼此随机碰撞；如果它们之间的序列有互补关系，两条链经一系列的 G–C、A–T 配对，产生较短的双螺旋区。然后，碱基配对区沿着 DNA 分子延伸形成双链 DNA 分子。DNA 复性后，变性引起的性质改变也得以恢复。

（三）核酸的分子杂交

复性作用表明了变性分开的两个互补序列之间的反应。复性的分子基础是碱基配对。因此，不同来源的核酸变性以后合并在一起，只要这些核酸分子含有可以形成碱基互补配对的序列，复性也会发生于不同来源的核酸链之间，形成杂化双链（heteroduplex），这个过程称为杂交（hybridization）。不同来源的 DNA 可以杂交，DNA 与 RNA，RNA 与 RNA 之间也可以杂交。若标记一个已知序列的核酸，通过杂交反应就可以确定待测核酸是否含有与之相同的序列，这种标记的核酸称为探针（probe）。由此发展出的分子杂交技术已成为分子生物学研究中不可缺少的基本技术，如 Southern 印迹（DNA-DNA 杂交）、Northern 印迹（DNA-RNA 杂交）技术。

第六节 核酸酶

Section 6 NUCLEASES

核酸酶（nucleases）是所有可以水解核酸的酶的统称。在人体内，核酸酶的生理功能一是参与食物中核酸的消化，二是在细胞内催化核酸的降解。现在知道，细菌中还有一类核酸酶，它们与生物的自我保护，抵御侵害有关。核酸酶在分子生物学和生物医学中，作为工具酶得到广泛的应用。

现在已知的核酸酶种类繁多，按不同标准可以进行多种分类。

按催化作用物分类，核酸酶可分为核糖核酸酶（RNA 酶，RNase）和脱氧核糖核酸酶（DNA 酶，DNase）。RNA 酶只水解 RNA，不能水解 DNA；DNA 酶只水解 DNA，不能水解 RNA。有的核酸酶只水解单股链核酸，有的核酸酶只水解双股链核酸，还有的核酸酶只水解 DNA:RNA 杂合双股链核酸。

按催化部位分类，核酸酶可分为外切核酸酶（exonuclease）和内切核酸酶（endonuclease）。外切核酸酶是从核酸链的末端开始，逐一地水解下核苷酸，降解核酸。外切核酸酶又有 5′ 外切核酸酶和 3′ 外切核酸酶之分，它们分别从核酸链的 5′ 末端和 3′ 末端逐一地水解下核苷酸。值得注意的是，与 DNA 复制有关的 DNA 聚合酶（DNA polymerase）往往还具有 5′ 外切核酸酶和 3′ 外切核酸酶活性。这些酶活性在 DNA 的高保真复制和 DNA 损伤的修复中是必不可少的。与外切核酸酶相对而言，存在着一大类内切核酸酶。顾名思义，内切核酸酶从核酸分子链的内部切断核酸链。按其对作用物核苷酸序列选择性的强弱，可分为非特异性的内切核酸酶（如胰核糖核酸酶和 DNaseⅠ）和特异性较高的限制性内切核酸酶（restriction endonucleases）。非特异性的内切核酸酶识别、作用于某一种或者多种核苷酸残基，水解断裂核酸链。以牛胰核糖核酸酶为例，该酶作用于RNA链中嘧啶核苷酸残基，在嘧啶核苷酸残基 $C_{3'}$ 磷酸基与下一核苷酸残基 $C_{5'}$ 的位置断开磷酸二酯键，产物是含 3′- 磷酸基的嘧啶核苷酸或者 3′ 末端为 3′- 磷酸嘧啶核苷酸残基的寡聚核苷酸（Fig. 3-23）。限制性内切核酸酶识别核酸链中的特定核苷酸序列，在核酸链的特定部位断开核酸链（第十七章）。

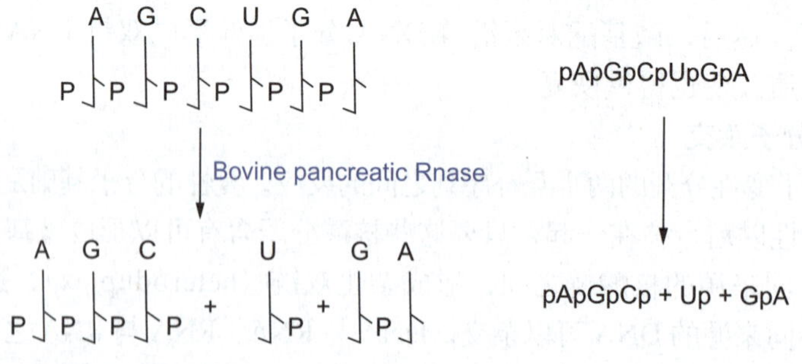

Fig. 3-23 RNA hydrolysis by bovine pancreatic Rnase

第七节 核酸的核苷酸序列测定

Section 7 NUCLEIC ACID SEQUENCING

核酸的核苷酸序列测定方法经过近 30 年的发展，于 1981 年实现了将核酸（DNA）测序原理与机械自动化、计算机程序化相结合的自动化测序。现介绍两种 1976 年以后问世的 DNA 测序方法的基本原理，一为化学裂解法，一为双脱氧核酸链合成终止法。

一、化学裂解法 Maxam-Gilbert Method for DNA Sequencing

此方法的基本步骤为：(1) 先将 DNA 的末端之一标记放射性同位素（^{32}P或^{35}S）；(2) 再对 DNA 样品分别进行多组具碱基特异的、随机的、不完全的化学修饰；(3) 采用修饰碱基敏感的特异化学试剂在修饰碱基位置断开 DNA 链；(4) 通过具有可分辨链长短仅一个核苷酸之差的聚丙烯酰胺凝胶电泳，将 DNA 断裂片段按分子大小分离开；(5) 根据放射自显影胶片上显示的末端标记片段的分布情况，直接读出 DNA 的核苷酸序列（Fig. 3-24）。

二、双脱氧 DNA 链合成终止法 Sanger (Dideoxy) Method for DNA Sequencing

DNA 的合成总是从 5′ 端向 3′ 端进行的。DNA 的合成需要模板以及相应的引导核酸链。Fig. 3-25 为 DNA 的核苷酸序列测定的 DNA 链合成双脱氧终止法原理示意图。DNA的合成过程中，在新合成的DNA链的 3′ 末端，依据碱基配对的原则，通过生成新的 3′,5′-磷酸二酯键，逐一接入相应的核苷酸。这样，如果 DNA 合成反应只使用一种引物，那么新合成的任何 DNA 链的起点都一样。如果接入的核苷酸不是一般的脱氧核苷酸，而是 2′,3′- 双脱氧核苷酸时，由于该核苷酸的 3′ 碳位不含羟基，不能够再生成新的 3′,5′-磷酸二酯键，使 DNA 链合成终止，产生短的 DNA 链。具体测序工作中，平行进行4 组反应，每组反应均使用相同的被测 DNA模板，相同的引物，四

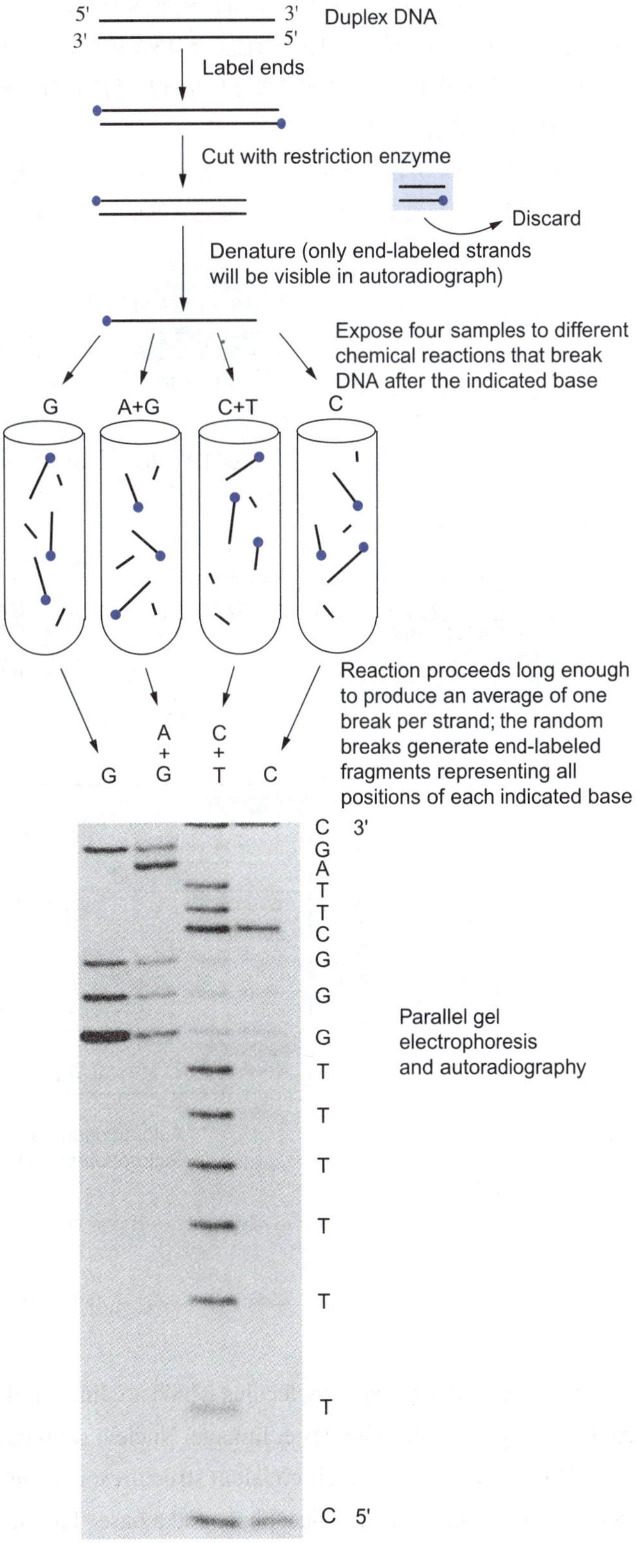

Fig. 3-24 DNA sequencing by chemical cleavage

种脱氧核苷酸以及适量的、同位素标记的一种脱氧核苷酸（常用α-^{35}S-dATP）；并在4 组反应中各加入适量的四种之一的双脱氧核苷酸，使其随机地接入 DNA 链中，使链的合成终止，产生相应的 4 组不同长短的 DNA 链。这 4 组 DNA 链再经过聚丙烯酰胺凝胶电泳按链的长短分离开，经过放射自显影显示区带，就可以直接读出被测 DNA 的核苷酸序列。

如果在 Sanger 方法中不是采用同位素标记物，而是荧光化合物（例如端基标记的引物），利用 DNA 自动测序仪，即可进行自动测序，结合计算机分析系统可自动记录测序结果（Fig. 3-26彩图）。

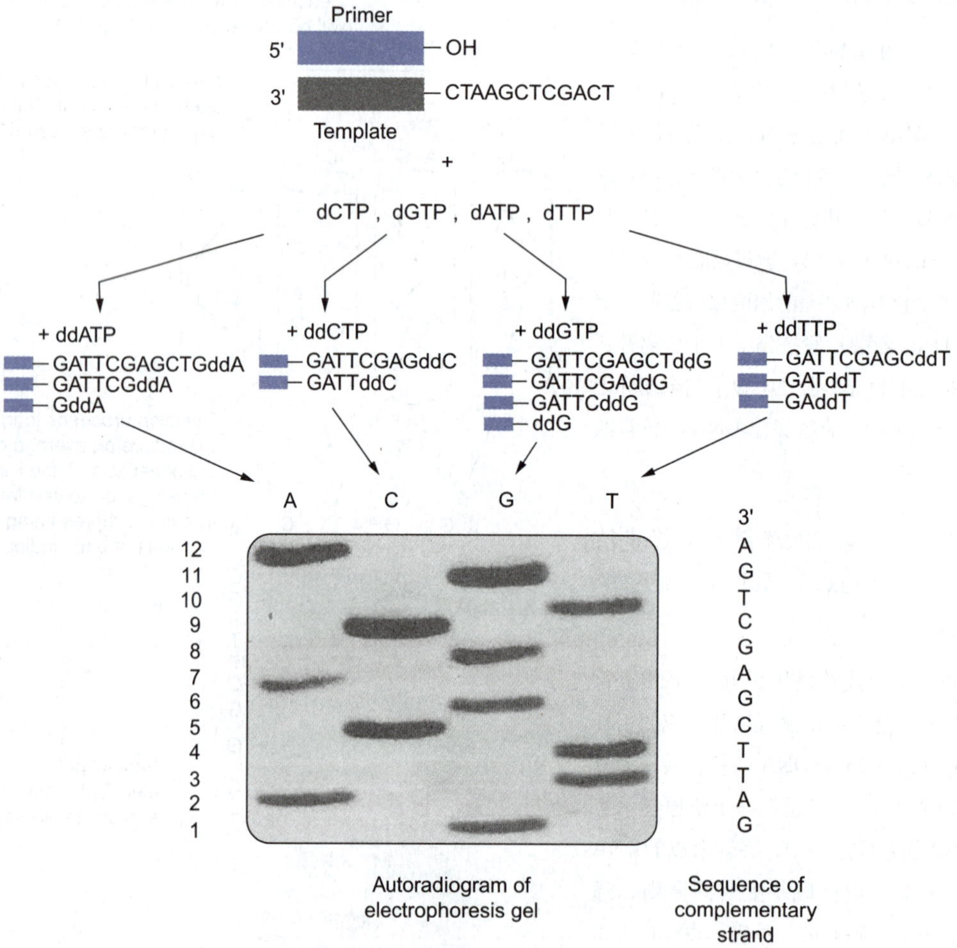

Fig. 3-25 DNA sequencing by Sanger (dideoxy) method

SUMMARY

Nucleic acids are macromolecules which are linear polymers built up from similar unit -nucleotides connected by 3′, 5′-phosphodiester linkage. Nucleic acids can be divided into two kinds：DNA and RNA.

They are different in their covalent structures: each unit-nucleotide within the polymer consists of three components: a sugar, a phosphate and a base. The sugar in DNA is deoxyribose, while in RNA it is ribose.

The bases in nucleotides can be divided into two kinds: purines and pyrimidines. In DNA, the bases are A, T, C and G, while in RNA, they are A, U, C and G.

The double helix structure is the second structure of nucleic acids. The backbone of the double helix is composed of sugar and phosphate which lie on the outside of the helix; the bases lie on the inside and they can be paired with each other according to the Chargaff rules, which is the basics of the transmission of hereditary information and DNA's semi-preservative replication. The genetic information is stored in the sequence of bases along a nucleic acid chain.

Cells contain several kinds of RNA, they are ribosomal RNA (rRNA), transfer RNA (tRNA), messenger RNA (mRNA), unspecific small nuclear RNA (UsnRNA) and heterogeneous nuclear RNA (hnRNA). RNA molecule has its virtual second structure and tertiary structure.

In some cases, the double helix can be disrupted without changing its covalent bond. Each DNA double helix has its own melting temperature (T_m), and the T_m increases linearly with the molecular weight and G + C content. One denatured nucleic acid can renature under certain conditions. When we put denatured nucleic acids of different origin together, and renature them, they can hybridize with each other if they have complementary part. Hybridization is the basics of many techniques in molecular biological research.

复 习 题

1. 试比较 RNA 和 DNA 在结构上的异同点。
2. 试述 DNA 双螺旋结构模式的要点及其与 DNA 生物学功能的关系。
3. 试述 RNA 的一般结构及 tRNA 分子结构特点。
5. 比较 hnRNA 与 mRNA 在结构上的异同点。
6. 什么是解链温度?影响特定核酸分子 T_m 值大小的因素是什么?为什么?
7. 什么叫核酸杂交?

主要参考书和文献

1. 张迺蘅主编. 生物化学. 第 2 版. 北京: 北京大学医学出版社, 1999
2. 周爱儒主编. 生物化学. 第 6 版. 北京: 人民卫生出版社, 2004
3. David L. Nelson, Michael M. Cox. Lehninger Principles of Biochemistry. 4th ed. New York: W. H. Freeman and Company, 2005
4. Jeremy M. Berg, John L. Tymoczko, Lubert Stryer. Biochemistry. 5th ed. New York: W. H. Freeman and Company, 2002
5. Rorbert K. Murray, Daryl K. Granner, Peter A. Mayes, et al. Harper's Biochemistry. 26th ed. New York: McGraw Hill Company, 2003

（毛泽斌）

第四章　酶与生物催化剂

CHAPTER 4　ENZYMES AND BIOCATALYSTS

PRINCIPAL POINTS

Enzymes are biologic polymers that catalyze the chemical reactions which as we know is possible for life. The presence and maintenance of a complete and balanced set of enzymes is essential for the breakdown of nutrients to supply energy and chemical building blocks; the assembly of those building blocks into proteins, DNA, membranes, cells, and tissues; and the harnessing of energy to power cell motility and muscle contraction. With the exception of a few catalytic RNA molecules, or ribozymes, the vast majority of enzymes are proteins. Deficiencies in the quantity or catalytic activity of key enzymes can result from genetic defects, nutritional deficits, or toxins.

Enzymes are highly effective and extremely specific catalysts. Organic and inorganic prosthetic groups, cofactors, and coenzymes play important roles in catalysis. Catalytic mechanisms employed by enzymes include the induced fit, acid-base catalysis, nucleophilic and electrophilic catalysis, and proximity and orientation. Substrates and enzymes induce mutual conformational changes one another that facilitate substrate recognition and catalysis.

Assay of plasma enzymes aids diagnosis and prognosis.

生物体内存在有千变万化的化学反应，这几乎都是在特异的生物催化剂（biocatalyst）的催化下进行的。体内主要的生物催化剂是以蛋白质为本质的酶，但核酶（ribozyme）和抗体酶（abzyme）等的发现又丰富和充实了先前的酶学知识。本章将主要讨论生物催化剂的化学本质、组成、性质、结构和功能等基本知识。

第一节　生物催化剂在生命活动中的重要性

Section 1　THE IMPORTANCE OF BIOCATALYSTS IN LIFE

一、酶/生物催化剂的概念和化学本质

Concepts and Chemical Properties of Enzymes and Biocatalysts

生物催化剂是生物体内具有催化活性的物质。生物体内的新陈代谢是通过一系列复杂的化学反应完成的，这些化学反应几乎都是由生物催化剂所催化。酶（enzyme）是体内最主要的生物催化剂。远在4000年前，古希腊人就开始利用糖发酵成醇。在我国周代以前，民间就有利用发酵原理将豆制酱、酿酒、制醋。发酵是一种酶促反应。在1850年间，法国的巴斯德（Pasteur）证明“发酵”是酵母细胞生命活动的结果，一旦细胞死亡，发酵也将终止。1878年，Kühne采用“enzyme”（源于希腊文，意为“在酵母中”）一词描述酵母中具有发酵作用的物质。1897年，

Buchner 两兄弟采用无（酵母）细胞的细胞液成功地将蔗糖发酵成醇，证明发酵并不需要完整细胞。1926 年，Sumner 将分解尿素成 CO_2 及 NH_3 的脲酶纯化成结晶。脲酶结晶具有蛋白质的理化性质，凡可使蛋白质变性的因素均可使酶失活，经蛋白酶降解后，酶活性也丧失殆尽。从此，揭开了酶的化学本质是蛋白质的纪元，酶学研究迅速发展，Sumner 因此而获得了 1946 年的诺贝尔奖。

20世纪 80 年代以后，又有一些新的生物催化剂，如核酶（ribozyme）、抗体酶（abzyme）等发现；还有一些采用新技术合成、改造的生物催化剂（如模拟酶、人工酶）相继问世，极大地丰富了原有的生物催化剂的概念。一般意义上说，酶是指由活细胞产生的，具有催化作用的蛋白质。现在，不仅可以体外合成简单的、具有催化作用的多肽链，而且有的生物催化剂（如核酶）在本质上也不是蛋白质。上述各种酶的出现对酶的传统概念提出了挑战。但是可以认为新的生物催化剂的发现不是对以前酶定义的否定，而是对酶认识的补充。

长期以来，人们一直将酶等同于生物催化剂。现在看来，生物催化剂应该是一大类物质。根据化学本质可将生物催化剂分为两类，即①蛋白质类的酶，如传统的天然酶、抗体酶、人工合成酶等，基因工程改造的克隆酶和突变酶等也应归于此类。②核酸类的酶，包括核酶、脱氧核酶（deoxyribozyme 或 DNAzyme）。其他非蛋白质非核酸类的生物催化剂，包括模拟酶等是否可另立一类尚无定论。随着科学发展还可能出现各种新的、具有催化作用的生物分子。尽管如此，生物体内绝大多数化学反应仍是由本质为蛋白质的天然酶催化，所以传统的天然酶仍然是各种生物催化剂中最主要的生物催化剂。

二、酶/生物催化剂的重要性 Importance of Enzymes and Biocatalysts

酶/生物催化剂对生命活动是必不可少的。生物体内新陈代谢的一系列复杂化学反应几乎均是由酶催化的，没有酶 / 生物催化剂就没有新陈代谢，也就没有生命活动。欲在体外合成生物体内的各种生物大分子物质极其困难；许多代谢反应如在体外自发进行，速度极慢，或几乎不能完成。但在生物体内，同样的化学反应在酶催化下则可以顺利、快速地完成。以蛋白质合成为例，细菌的蛋白质合成体系在一秒钟内即可完成一个由 40 个氨基酸残基组成的多肽链。与细菌比较，在实验室中采用多肽合成仪（化学方法）合成简单的多肽链至少需要十数小时、甚至数天，而且能合成的品种有限。即使动员全世界的科学家和实验室，花上数十年时间，也难以完成一个成年人一天所能合成的、千万种蛋白质的总量（300 克以上）。再如，细菌或动物体内复制 DNA 时每秒分别可参入 500 或 50 个 dNTP，这种合成速度也是仪器合成、更不要说人工合成无法比拟的。

许多先天性遗传性疾病就是由于体内某种酶的缺失所造成。微量的氰化物即可致人于死命，就是因为它抑制了细胞内呼吸的一个关键酶（细胞色素氧化酶）。氯霉素治疗细菌性痢疾的机制就在于，它能特异性地抑制肠道细菌蛋白质生物合成中的转肽酶活性，使细菌不能繁殖（抑菌）或生存（杀菌）。因此，酶的存在及其活性的调节是生物体能够进行物质代谢，维持生命活动的必要条件，也是许多疾病的发病机制和治疗的药理学基础。

因为化学本质为蛋白质的酶是各种生物催化剂中最主要的生物催化剂，所以本章仍以传统酶为主，讨论其结构、酶促反应性质。

第二节 酶的分子结构

Section 2 MOLECULAR STRUCTURE OF ENZYMES

一、酶的分子组成 Composing of Enzymatic Molecules

与其他蛋白质一样，化学本质为蛋白质的天然酶，可分为单纯蛋白质的酶和结合蛋白质的酶两类。单纯蛋白质的酶完全由α-氨基酸按一定的排列顺序组成，如脲酶、一些消化蛋白酶、淀粉酶、脂酶和核糖核酸酶等。牛胰核糖核酸酶就是一条由124个氨基酸残基组成的多肽链。体内大多数酶属于结合蛋白质的酶类。结合蛋白质的酶类除由氨基酸构成的蛋白质部分外，还含有其他小分子有机化合物或金属离子构成的辅助因子（cofactor）。根据辅助因子与酶蛋白结合的牢固程度不同，又分为辅基（prosthetic group）或辅酶（coenzyme）。酶的蛋白质部分称为酶蛋白（apoenzyme）。酶蛋白与辅助因子组合成全酶（holoenzyme）。辅基与酶蛋白结合牢固，不能用透析、超滤等简单的物理化学方法使之分开。辅酶与酶蛋白以非共价键结合，可用上述方法使之与酶蛋白分离。体内酶的种类很多，而辅酶的种类却很少。一般来说，一种酶蛋白只能与一种辅助因子结合，形成一种特异性的酶，而一种辅助因子则可与不同的酶蛋白结合，形成多种特异性的酶，催化各种特异的化学反应。例如，辅酶Ⅰ（NAD^+）为传递氢原子和电子的辅酶，参与氧化还原反应。NAD^+可作为多种脱氢酶的辅酶，如*L*-乳酸脱氢酶、丙酮酸脱氢酶、*L*-谷氨酸脱氢酶等数十种脱氢酶均以NAD^+为其辅酶。常见的辅酶见表4-1。

表4-1 辅酶的种类及其作用

辅　酶	缩写名	转移基团	所含维生素成分
焦磷酸硫胺素	TPP	醛基	B_1
黄素腺嘌呤二核苷酸	FAD	氢原子	B_2
黄素单核苷酸	FMN	氢原子	B_2
辅酶Ⅰ/辅酶Ⅱ	$NAD^+/NADP^+$	H^+，电子	尼克酰胺
辅酶A	CoASH	酰基	遍多酸
磷酸吡哆醛		氨基	B_6
辅酶B_{12}		氢原子及烷基	B_{12}
生物素		CO_2	生物素
四氢叶酸		一碳基团	叶酸
硫辛酸		酰基	硫辛酸
辅酶Q	CoQ	氢原子	辅酶Q

绝大多数辅酶成分中均含有不同的B族维生素。辅基大多为金属离子，如Zn^{2+}为糜蛋白酶的辅基，K^+为丙酮酸激酶的辅基；但也有以其他有机化合物，如卟啉类为辅基的。

对结合（蛋白质的）酶类而言，决定酶反应特异性的是酶蛋白部分，辅助因子只参与酶蛋白催化的反应，直接与电子、原子或某些化学基团的传递或连接有关。

关于辅助因子介绍如下：

1. 小分子有机化合物　这类辅助因子有铁卟啉、B 族维生素及其衍生物如尼克酰胺腺嘌呤二核苷酸（NAD^+，辅酶 I）及黄素腺嘌呤二核苷酸（FAD）等。它们在催化反应中，主要起着运载体的作用（参见各代谢章节及生物氧化）（表 4-1）。

2. 金属离子　以金属离子为辅助因子的酶有两类，一类在纯化过程中，金属离子一直保留与酶蛋白结合，称为金属酶类（metalloenzymes），如羧基肽酶含 Zn，黄嘌呤氧化酶含 Mo 等。另一类金属离子与酶蛋白结合不牢固，纯化过程中易丢失，如激酶催化反应必须有 Mg 存在。此类酶多称为金属活化酶类（metal activated enzymes）。它们在酶促反应中所起的作用有如下几方面：

(1) 维持酶分子的活性构象　金属离子与酶蛋白结合成活性构象的复合物才能起催化作用。如谷氨酰胺合成酶需 2 价的金属离子方能有稳定的活性构象。

(2) 传递电子　酶催化的氧化还原反应中，金属通过它本身的电子得失而传递电子，如各种细胞色素中的 Fe、Cu。

(3) 在酶与作用物之间起桥梁作用　将酶与作用物连接起来，如各种激酶依赖 Mg 与 ATP 结合，再发挥作用。

(4) 利用离子的电荷影响酶的活性　中和电荷，降低反应中静电排斥作用等。

二、酶的活性中心 Active Center of Enzymes

酶是具有一定空间结构的蛋白质或多肽链。虽然酶分子表面有许多由氨基酸提供的化学基团，但其中只有一小部分基团与酶的催化作用直接有关。酶分子中与酶活性有关的化学基团称为必需基团（essential group）。这些必需基团与维持酶分子的空间构象有关。酶分子中必需基团在空间位置上相对集中所形成的特定空间结构区域，是酶发挥催化作用的关键部位，称为酶的活性中心（active center）。活性中心可与作用物（底物）（substrate）特异结合，将作用物转化为产物。组成活性中心的必需基团称为活性中心内的必需基团，大多由肽链上远离的氨基酸残基提供，经肽链折叠，使之在空间位置上互相接近，构成活性中心。在结合酶类中，辅基、辅酶也多参与活性中心的组成。还有些必需基团不参与活性中心组成，为维持活性中心空间构象所必需，是活性中心外的必需基团。常见的必需基团有组氨酸的咪唑基，丝氨酸的羟基，半胱氨酸的巯基，以及谷氨酸的γ-羧基。当酶蛋白变性时，肽链展开，活性中心被拆散，酶的活性也因而丧失。

酶的活性中心是结合作用物的部位，酶与作用物在活性中心相互作用，促进过渡态的形成，降低反应活化能，使反应速率加快。虽然各种酶在结构、特异性和催化模式上有很大差异，但它们的活性中心都有一些共同的特点：

1. 活性中心是由肽链上不同部位上的氨基酸残基的基团组成的三维裂隙。在肽链序列上相距较远的氨基酸残基的相互作用比相距较近的氨基酸残基要强。例如溶菌酶活性中心是由谷35、天52、色62和天101组成；羧肽酶 A 的活性中心由精 145、酪 248、谷 270 及 Zn^{2+}、组 196、组 69 构成（Fig. 4-1）。

2. 活性中心只占酶的一小部分，酶分子上大多数氨基酸并不与作用物反应，而是参与形成空间构象。在很多调节酶中，其他氨基酸还参与形成调节部位，使酶活性可受某些因子的正负调控。

3. 在所有已知结构的酶中，作用物分子都是结合在酶的这个裂隙中，如果水不参加反应，则被排除在裂隙之外，裂隙的非极性特点促进作用物与之结合。活性中心也可含有极性基团，在非极性的微环境中，这些极

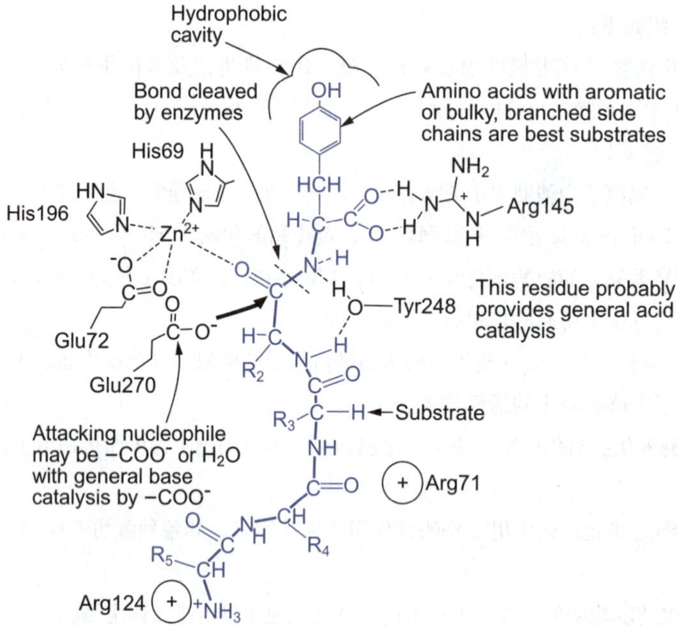

Fig. 4-1 Structure of the active site of carboxypeptidase A with a peptide substrate present

性基团具有一些特殊的性质，有利于催化反应。

4. 作用物靠多种弱吸引作用（multiple weak attractions）与酶结合。这些非共价键包括静电相互作用、氢键、van der Waals 力和疏水相互作用。只有在多个作用物原子同时接近多个酶的原子时，van der Waals 力才能发挥作用，这样酶与作用物才能很好的互补。酶与作用物之间氢键的指向特点也使酶的特异性得到加强。

5. 结合特异性取决于活性中心各原子的精密安排，作用物通过诱导契合作用可与活性中心紧密结合。

三、酶原与酶 Zymogen and Enzyme

多数酶合成后即具活性，但有少部分酶在细胞内合成后并无活性，这类无活性的前体，称为酶原（zymogen 或 proenzyme）。当酶原被分泌出细胞，在蛋白酶等的作用下，经过一定的加工剪切，使肽链重新折叠形成活性中心，或暴露出活性中心。由无活性的酶原变成有活性酶的过程称为酶原激活。例如，胰腺合成的糜蛋白酶原（chymotrypsinogen）无蛋白水解酶活性；当它分泌流入肠中后，受胰蛋白酶（trypsin）的激活，中间切除 2 段二肽（14～15 及 147～148），形成 3 条肽段（1 ～ 13，16 ～ 146 及 149 ～ 245），重新折叠，将必需基团丝 195、组 57 及天 102 等集中形成活性中心，糜蛋白酶原被激活（Fig. 4-2）。

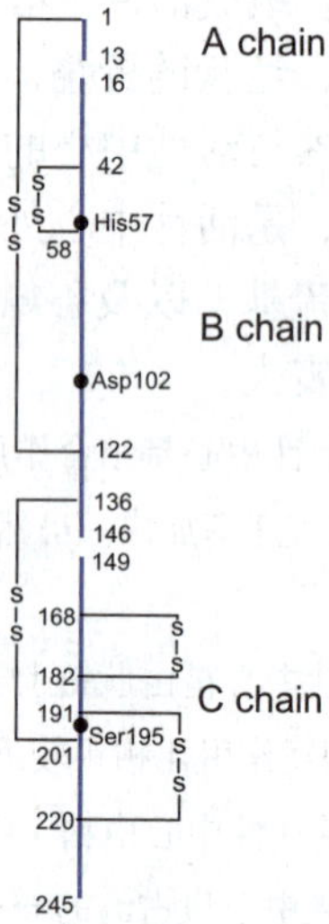

Fig. 4-2 Activation of chymotrypsinogen. Chymotrypsinogen release two small polypeptides (residues 14～15 and 147～148) and unfold as active chymotrpsin

酶原激活具有重要的生理意义。一方面保护细胞本身的蛋白质不受蛋白酶的水解破坏；另一方面保证合成的酶在特定部位和环境中发挥生理作用。例如，胰腺合成糜蛋白酶是为帮助肠中食物蛋白质的消化。设想在胰腺中一旦合成的糜蛋白酶即具活性，就可使胰腺本身的组织蛋白质水解。急性胰腺炎就是因为胰腺中的糜蛋白酶原、胰蛋白酶原就地被激活所致。血液中通常存在的凝血酶原不会在血管中引起凝血；只有当出血时，血管内皮损伤暴露的胶原纤维所含的负电荷活化了凝血因子 Ⅻ，进而将凝血酶原激活成凝血酶，使血液凝固，以防止大量出血。

四、同工酶 Isozyme

在体内并非所有具有相同催化作用的酶，都是同一种蛋白质。在不同器官中，甚至在同一细胞内，常常含有几种分子结构不同、理化性质迥异，但却可催化相同化学反应的酶。这类具有相同催化功能，但酶蛋白的分子结构、理化性质和免疫学性质各不相同的一组酶称为同工酶。乳酸脱氢酶（LDH）是由 4 个亚基组成的蛋白质。组成 LDH 的亚基有两种类型：一种是主要分布在心肌的 H 型亚基，另一种是分布于骨骼肌、肝的 M 型亚基。存在于心肌中的主要 LDH 由 4 个 H 亚基构成（LDH_1），存在于骨骼肌、肝中的主要由 4 个 M 亚基构成（LDH_5）。在其他不同组织中所存在的 LDH 中，H 亚基与 M 亚基组成比例各有不同，可组成 H_4(LDH_1)、H_3M (LDH_2)、H_2M_2(LDH_3)、HM_3(LDH_4)及 M_4(LDH_5)5 种 LDH 同工酶。这一次序也是它们向正极电泳速度递减的顺序，可借以鉴别这 5 种同工酶。这 5 种同工酶在各器官中的分布和含量不同，各器官组织都有其各自特定的分布酶谱。心肌富含 H_4，故当急性心肌梗死时或心肌细胞损伤时，细胞内的 LDH 释入血中，同工酶谱分析表现为 H_4 增高，可辅助该病的诊断（Fig. 4-3）。

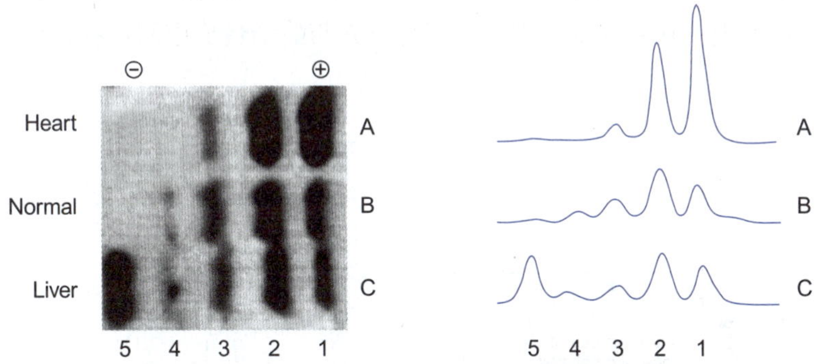

Fig. 4-3 Normal and pathologic patterns of lactate dehydrogenase (LDH) isozymes in human serum

A. serum from a patient with a myocardial infarct, B. normal serum, C. serum from a patient with liver disease

1~5: LDH_1 ~ LDH_5

第三节 酶促反应特点与机制

Section 3 PROPERTIES AND MECHANISMS ON ENZYMATIC REACTION

一、酶促反应的特点 Properties of Enzymatic Catalysis

酶是一类生物催化剂，遵守一般催化剂的共同规律。例如，它只能催化热力学上允许进行的反应，而不能催化热力学上不能进行的反应，即不能新生反应；酶的作用只能使反应加速达到平衡点，而不能改变平衡点；反应前后酶的质量不变。这些都是酶与一般催化剂相同之处。但是，酶也具有与一般催化剂不同的特点。

（一）极高的催化效率

酶的催化效率通常比一般催化剂高 10^6 ~ 10^{12} 倍（表 4-2）。碳酸酐酶可催化 $H_2CO_3 \rightleftharpoons H_2O + CO_2$，其加速反应的数量级可达 10^7 倍，每分子酶每秒钟可转化 40 万分子的作用物（H_2CO_3）。酶的高效催化是通过降低反应所需的活化能实现的。这是因为，即使在热力学上允许进行的反应中，也只有那些能量较高的活泼分子才有可能进行化学反应。这些能量较高的分子称为活化分子，他们是在反应体系中通过分子–分子相互作用（碰撞）从其他分子获能的。使分子从基础状态达到活化分子所需要的能量称为活化能。活化能高低决定反应体系活化分子多少，即决定反应速度。欲加速反应进行，或外加能量（如加热），或降低反应所需的活化能。酶就是通过降低活化能加速化学反应的。

表 4-2　酶加速反应的数量级

酶	反应速度增加数量级
碳酸酐酶	10^7
磷酸葡萄糖变位酶	10^{12}
琥珀酰辅酶 A 转移酶	10^{13}
脲酶	10^{14}

如 Fig. 4-4 所示，由作用物的起始态转变成产物的终止态的过程中，非酶促反应所需活化能较高，反应较难实现。在酶促反应中，作用物首先与酶结合成中间产物，过渡态的中间产物

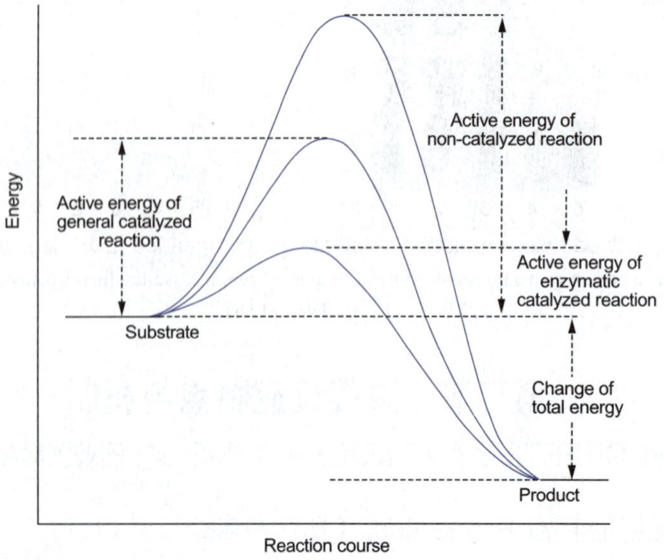

Fig. 4-4　The change of activation energy in enzymatic catalytic reaction

再分解生成产物，并释出酶。此两步所需的活化能均低于非酶促反应所需的活化能，因而反应易于进行。据计算，在25℃时，活化能每减少4.184kJ/mol（lkcal/mol），反应速度可增加5.4倍。酶正是通过大幅度降低活化能加速反应的。

（二）高度的特异性

一般催化剂常可催化同一类型的多种化学反应。如H^+可催化蛋白质、脂肪、淀粉等多种不同物质的水解，对作用物的结构要求不甚严格，甚至很不严格；同时其反应产物也常多种多样。但酶促反应则不然，如淀粉酶只能水解淀粉，而不能水解蛋白质和脂肪；蛋白酶只能水解蛋白质，而且通常也只能水解由特定氨基酸构成的肽键。所以，酶促反应对作用物有一定的选择性，所催化的反应通常也只限于一种特定类型，生成特定的产物。换句话说，一种酶只能作用于一种或一类化合物，催化进行一种类型的化学反应，得到一定的产物，这种现象称为酶的特异性（specificity）。各种酶所要求的特异性严格程度不一，有的酶只能作用于一种特定结构的作用物，进行一种专一的反应，生成一种特定结构的产物，称之为绝对特异性，如脲酶只能催化尿素水解为CO_2和NH_3，而不能催化甲基尿素水解。另一类酶则特异性较差，可作用于结构类同的一类化合物或化学键，如磷酸酶对一般的磷酸酯都能水解，不论是甘油磷酸酯、葡萄糖磷酸酯或酚磷酸酯，这类酶属于相对特异性。还有一类酶则系立体异构特异性，即它只能催化一种立体异构体进行反应，或其催化的结果只能生成一种立体异构体。如体内合成蛋白质的氨基酸均为*L*型，所以体内参与氨基酸代谢的酶绝大多数均只能作用于*L*型氨基酸，而不能作用于*D*型氨基酸。

二、酶促反应的机制 Mechanisms on Enzymatic Catalysis

酶通过何种方式实现其高效催化，迄今尚未完全阐明，有下列几种学说。

（一）中间复合物形成与诱导契合

酶在发挥催化作用前，需与作用物密切结合。这种结合是酶与作用物结构的相互诱导、相互形变、相互适应的过程，这就是诱导契合（induced fit）学说。换句话说，酶分子的构象与作用物的结构原来并不完全吻合；只有当作用物与酶接近时，结构上才相互诱导适应，酶与作用物的结构均发生形变，更密切地多点结合。同时，酶在作用物的诱导下，其活性中心进一步形成，并与作用物受催化攻击的部位密切靠近，形成酶–作用物中间复合物。这种相互诱导的形变还可使作用物处于不稳定状态，易受酶的催化攻击。这种不稳定状态的作用物，称为过渡态（transition state）（Fig. 4-5）。在设计酶的抑制剂时，最有效的抑制剂莫过于过渡态类似物（transition state analogs），这为药物设计开辟了一个新的方向。

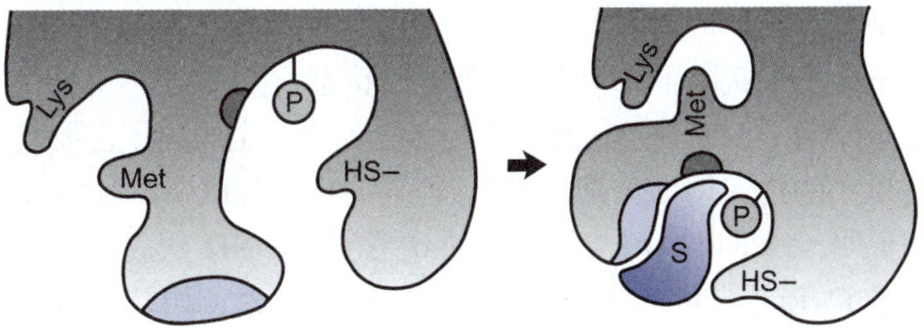

Fig. 4-5　Two–dimensional representation of an induced fit by a conformational change in the protein structure

鉴于过渡态与酶的活性中心的结构最相吻合，所以若以过渡态类似物为抗原制备抗体，该抗体则能与过渡态类似物密切结合，很可能这种抗体结构与催化该过渡态反应的酶的活性中心相类同，即该抗体可能具有催化该过渡态反应的酶活性。这种兼具酶催化活性的抗体称为抗体酶。

（二）一般酸碱催化

酶分子中的活性中心系由数个功能基团组成，有的可起酸催化作用，有的可起碱催化作用，即一般酸碱催化（general acid-base catalysis）；有的可进行亲电子攻击，有的可进行亲核攻击，彼此协同作用，使催化效能远比单一催化基团为高。此外，活性中心以外的一些基团也能影响活性中心内必需基团的解离状态，即催化基团的解离状态与其所处的微环境关系极大。例如，$-NH_3^+$ 若埋在非极性微环境中，其 p*K*a 值降低。$-NH_3^+$ 若与 $-COO^-$ 吸引成盐键，则其 p*K*a 值增大。以赖氨酸为例，其 ε- 氨基的 p*K*a 值本为 9.4 ~ 10.6，在不同的微环境的影响下则可降低至 7.3，或高达 12 以上（表4-3）。同理，$-COOH$ 若处于非极性微环境中，其 p*K*a 值增大；若与 $-NH_3^+$ 吸引成盐键，则 p*K*a 值降低。由此可见，同一基团由于所处的微环境不同，解离程度不一，发挥的作用也不全相同，更增加了催化基团的多样性。

表 4-3 微环境影响酶蛋白中功能基团 p*K*a 值的变化

基团（氨基酸）	p*K*a（25℃）	p*K*a 变动范围
α- 羧基（C 末端）	3.0 ~ 3.2	1.0 ~ 6.8
β- 羧基（Asp）	3.0 ~ 4.7	1.0 ~ 6.8
γ- 羧基（Glu）	~ 4.4	1.0 ~ 6.8
咪唑基（His）	5. 6 ~ 7.0	5.6 ~ 7.5
α- 氨基（N 末端）	7.6 ~ 8.4	7.3 ~>12
ε- 氨基（Lys）	9.4 ~ 10.6	7.3 ~>12
胍基（Arg）	11.6 ~ 12.6	11.5 ~ 12.6
酚羟基（Tyr）	9.8 ~ 10.4	9.4 ~>12
硫氢基（Cys）	~ 8 ~ 9	8.0 ~ 9.5

（三）亲核和亲电催化

以木瓜蛋白酶为例理解亲核和亲电催化（nucleophilic and electrophilic catalysis）。木瓜蛋白酶（papain）发挥水解蛋白酶的活性时，要求 Cys25 呈负解离状态 [RS^-]进行亲核攻击；同时要求 His159 呈正解离状态 [ImH^+]，进行亲电子攻击。酶分子结构在 Cys25 周围创造的微环境使其 p*K*a 值降至 4.2（原来 Cys 的 $-SH$ 基 p*K*a值为 8 ~ 9）；而在 His159 周围所处的微环境使其 p*K*a 值升至 8.2（原来 His 的咪唑基的 p*K*a 值为 6）。这样，当环境的 pH 介于 4.2 ~ 8.2 间，可满足 Cys25 处于负解离，而 His159 呈正解离状态。

值得注意的是金属离子、辅基及辅酶也参与多元催化。金属离子主要起亲电子催化作用；金属离子还可作为电子的传递体（见第七章）。辅基的作用可以磷酸吡哆醛在催化氨基酸进行反应中的作用为例说明，磷酸吡哆醛与氨基酸的α- 氨基（$-NH_2$）成键后，可诱导碳（C_α）处于最活泼的状态，使 C_α 所连接的 4 个基团易受不同酶的攻击，如其 α- 氨基及 α- 羧基可分别被氨基酸氧化酶、脱羧酶催化脱氨、脱羧；C_α 上结合的 H 可被变旋（*L/D* 型）；丝氨酸上的羟基（$-OH$）可被脱水；半胱氨酸上的巯基（$-SH$）可被脱硫。

（四）邻近效应及定向排列

通常作用物在溶液中的浓度较稀，发生分子碰撞机会较少，分子-分子间相互接触时间较短，常使反应来不及进行。当有酶存在时，作用物可聚集到酶分子表面，大大提高了作用物的局部浓度，使结合在酶表面上的作用物分子有充裕的时间进行反应。所以，邻近效应（proximity）实际上是将分子间的反应变成类似于分子内的反应，使催化效率提高。此外，作用物与酶结合时，其受催化攻击的部位定向地对准酶的活性中心，使酶的活性中心易于诱导作用物分子中的电子轨道趋于有利于反应的排列，即发生定向排列（orientation），进一步提高催化效率。

（五）多元催化

一般催化剂进行催化反应时，通常只限于一种解离状态。例如，酸碱催化中，或是酸催化，或是碱催化，鲜有兼备酸和碱的催化功能者。酶同时具有酸和碱催化的特性，这是因为酶分子中含有各种不同的功能基团，它们的 p*K* 值不等，解离程度不一。即便同一种功能基团，由于各自在蛋白质分子中所处的微环境不同，其解离程度也可有差别。所以，同一酶分子常常既可起酸的催化作用，又可起碱的催化作用；或者既可起亲核催化，又可起亲电子催化，通过这类多功能基团（包括辅基及辅酶）的协同作用，催化效率大为提高。

第四节　酶促反应的动力学

Section 4　KINETICS OF ENZYMATIC CATALYSIS

一切有关酶催化效能的研究均以测定酶反应速度为依据。酶促反应的动力学就是研究反应过程中的速度及其影响因素。酶促反应的速度不单决定于酶量的多少，还受作用物浓度、pH、温度、激动剂及抑制剂等多种因素的影响。通常酶反应动力学所研究的速度，是指反应开始时的速度，即初速度。采用反应的初速度可以避免反应进行过程中，作用物浓度因被消耗而相对降低，以及反应产物堆积等因素对反应速度的抑制作用。

一、作用物浓度对酶促反应速度的影响

The Effects of Substrate Concentration on the Rates of Enzyme-catalyzed Reactions

一般化学反应中，反应速度多随作用物浓度增高而增高，呈直线关系。但在酶促反应中，在其他因素不变的情况下，作用物浓度对反应速度作图呈双曲线型（Fig. 4-6）。

当作用物浓度极低时，反应速度（*V*）随着作用物浓度（[S]）增高成比例上升；当作用物浓度继续增高时，反应速度增高，但不成比例；当[S]达到相当高时，反应速度不再随[S]增高而增高，达到了极限最大值，称最大反应速度（V_{max}）。这是因为在酶促反应过程中，决定反应速度的是作用物和酶两者的浓度。在酶量恒定的情况下，当反应初始[S]很低时，游离的酶极多，故随着[S]增高，酶与作用物结合产生的中间复合物（ES）量也随之增高，因此 *V* 随 [S] 增高而呈直线上升。随之，当大部分酶与作用物结合后，所余的游离酶已不多，所以随着 [S] 增高，ES 生成速度比反应初时增高的幅度小，反应速度增高也趋于缓和。最后，当[S] 继续增高，此时所有游离酶均与作用物结合成 ES，反应速度达到 V_{max}。这就是作用物浓度与反应速度的关系。

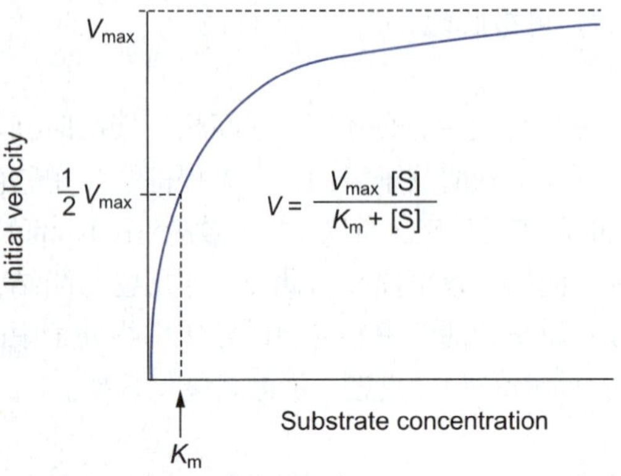

Fig. 4-6 The effects of substrate concentration on the rates of enzyme-catalyzed reactions

1913 年，Michaelis 和 Menten 提出快速平衡模型，结合中间产物学说，采用数学原理推导出一个方程式——Michaelis-Menten 方程式。他们假设酶促反应经历如下过程

$$E + S \underset{k_{-1}}{\overset{k_1}{\rightleftharpoons}} ES \xrightarrow{k_2} E + P$$

上式中 E、S、ES 和 P 分别代表游离酶、作用物、酶－作用物复合物和反应产物。k_1 为 ES 生成的反应速度常数，k_{-1} 和 k_2 分别代表 ES 分解为 E＋S 和 E＋P 的反应速度常数。在上式中假设，在反应初速度的条件下，反应产物 P 的浓度很低，因此由 E＋P 逆向生成 ES 的过程可忽略不计，故上述反应的反应速度为

$$V = k_2[ES]$$

式中V 代表反应速度，[ES] 代表ES 浓度。鉴于反应过程中，不断地有一部分 E 与 S 生成ES，而反应速度又取决于游离酶的浓度，故必须从总酶量 $[E]_t$ 中减去已生成的 [ES]，所以：

$$\text{ES生成速度} = k_1([E]_t - [ES])\,[S]$$

$$\text{ES分解速度} = k_{-1}[ES] + k_2[ES]$$

当酶促反应趋于稳态时，ES 生成速度＝ES 的分解速度

$$k_1([E]_t - [ES])\,[S] = k_{-1}[ES] + k_2[ES]$$

$$\frac{([E]_t - [ES])\,[S]}{[ES]} = \frac{k_{-1} + k_2}{k_1} = K_m$$

K_m 即为米氏常数。

$$[E]_t\,[S] - [ES]\,[S] = K_m\,[ES]$$

$$[ES] = \frac{[E]_t\,[S]}{K_m + [S]}$$

因 $$V = k_2[ES]$$

代入上式得

$$V = \frac{k_2\,[E]_t\,[S]}{K_m + [S]}$$

当 [S] 达到能使反应体系中所有的酶 $[E]_t$ 都与之结合成 ES 时，V 达到了最大速度 V_{max}，此时 $[E]_t = [ES]$，即 $V_{max} = k_2\,[E]_t$，代入上式可得

$$V=\frac{V_{max}[S]}{K_m+[S]}$$

此即米氏方程。米氏方程的意义是

（一） 当$V=V_{max}/2$时，米氏方程成为

$$\frac{V_{max}}{2}=\frac{V_{max}[S]}{K_m+[S]}$$

所以 $K_m=[S]$，即 K_m 表示反应速度为最大反应速度一半时的 [S]。K_m 为酶的特征性常数，其单位为 mmol/L。常见酶的 K_m 见表 4-4。

表 4-4　常见酶的 K_m 值

酶	作用物	K_m (mmol/L)
过氧化氢酶	H_2O_2	25
己糖激酶（脑）	ATP	0.4
	D-葡萄糖	0.05
	D-果糖	1.5
碳酸酐酶	H_2CO_3	9
糜蛋白酶	甘氨酰酪氨酰甘氨酸	108
β-半乳糖酐酶	*D*-乳糖	4.0

各种同工酶的 K_m 值不同，可借 K_m 以鉴别之。测定酶活性时，常要求 [S] 过量，一般 [S] 的量以 20 ~ 100 K_m 值为宜。

（二） 当 $[S]>>K_m$ 时，米氏方程分母中的 K_m 可忽略不计，则 $V=\frac{V_{max}[S]}{[S]}=V_{max}$，即当 $[S]>>K_m$ 时反应速度达到最大反应速度 V_{max}。

（三） 当 $[S]<<K_m$ 时，米氏方程分母中的 [S] 可忽略不计，则 $V=\frac{V_{max}[S]}{K_m}$，V_{max} 及 K_m 均为常数，所以，反应速度 V 与作用物浓度 [S] 成正比。这是利用酶的催化作用以测定作用物浓度的条件。

（四） 鉴于 $K_m=\frac{k_{-1}+k_2}{k_1}$，当 k_2 很小时，$K_m=\frac{k_{-1}}{k_1}=K_s$（解离常数），反映了酶与作用物亲和力的大小。$K_s$ 小表示 k_1 大，E 与 S 的亲和力大；相反的 K_s 大表示 k_{-1} 大，E 与 S 的亲和力小。需要指出的是，只当 k_2 很小时，K_m 方可代表 K_s。

从 Fig. 4-6 中可见，曲线系矩形双曲线，很难从图中求得确切的 V，因而也不易确定 K_m 值。Lineweaver 和 Burk 将米氏方程作双倒数变换处理，得下式：

$$\frac{1}{V}=\frac{K_m}{V_{max}}\cdot\frac{1}{[S]}+\frac{1}{V_{max}}$$

以 1/V 对 1/[S] 作图，可得一直线，见Fig. 4-7。从纵轴处的截距 1/V_{max} 及横轴相交处的 $-1/K_m$，可准确求得 V_{max} 及 K_m。

二、酶浓度对酶促反应速度的影响
The Effects of Enzyme Concentration on the Rates of Enzyme-catalyzed Reactions

在酶促反应体系中，若所用的酶制品中不含抑制剂，作用物的浓度又足够大，使酶达到饱和，则反应速度与酶浓度成正比（Fig. 4-8）。$V_{max}=k_2[E]_t$，代入米氏方程可得

$$V=\frac{k_2[E]_t[S]}{K_m+[S]}$$

式中 k_2，K_m 及 [S]均为常数，故 V 与 [E] 成正比，即 $V\propto[E]$ 。

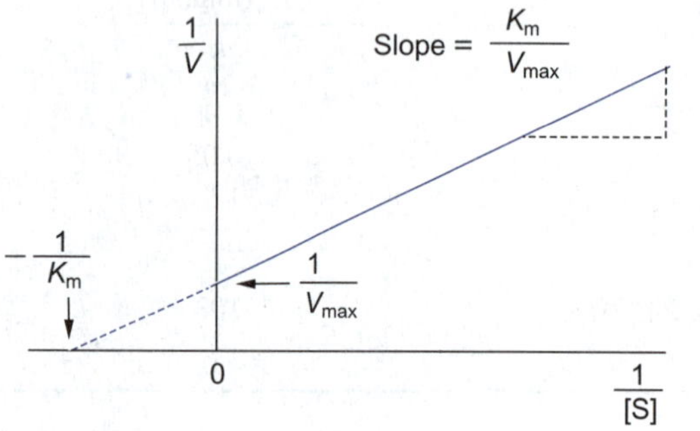

Fig. 4-7 Double reciprocal or Lineweaver–Burk plot

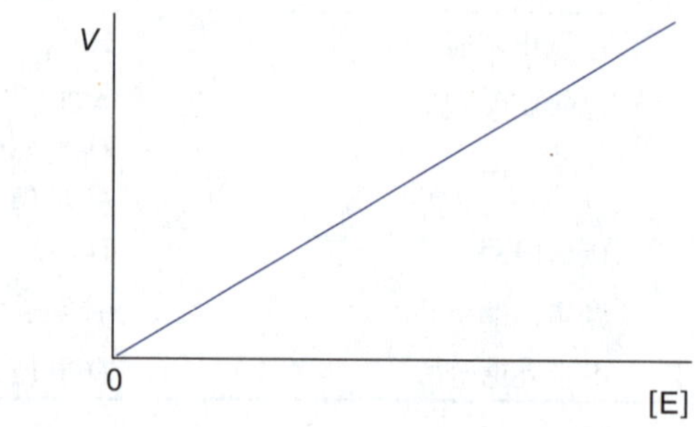

Fig. 4-8 The effects of enzyme concentration on the rates of enzyme-catalyzed reactions

三、pH 对酶促反应速度的影响
The Effects of pH on the Rates of Enzyme-catalyzed Reactions

酶活性受其所在环境 pH 的影响而有显著差异。其原因是酶的催化作用主要决定于活性中心及一些必需基团的解离状态，有的需呈正离子状态，有的需呈负离子状态，有的则应处于不解离状态，这就需要一定的 pH 环境使各必需基团处于适当的解离状态，使酶发挥最大活性。通常只在某一 pH 时，其活性最大，此pH 称为酶的最适 pH（optimal pH）。pH 偏离最适 pH 时，无论偏酸或偏碱，都将使酶的解离状况偏离最适状态，使酶活性降低。各种酶的最适 pH 不同，但大多为中性、弱酸性或弱碱性（Fig. 4-9）。少数酶的最适 pH 远离中性，如胃蛋白酶的最适 pH 为 1.5，胰蛋白酶的最适 pH 为 7.8（表4-5）。

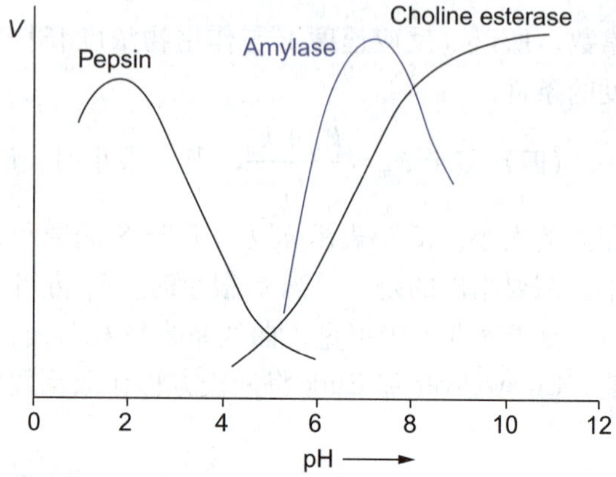

Fig. 4-9 The effects of pH on papain activity

表 4-5　常见酶的最适 pH

酶	作用物	最适 pH	酶	作用物	最适 pH
胃蛋白酶	鸡卵清蛋白	1.5	淀粉酶（唾液）	淀粉	6.8
脲酶	尿素	6.4 ~ 6.9	过氧化氢酶（肝）	过氧化氢	6.8
脂肪酶（胰）	丁酸乙酯	7.0	羧基肽酶（胰）	蛋白质	7.4
麦芽糖酶（肠）	麦芽糖	6.1	胰蛋白酶	蛋白质	7.8
蔗糖酶（肠）	蔗糖	6.2	精氨酸酶（肝）	精氨酸	9.8

四、温度对酶促反应速度的影响
The Effects of Temperature on the Rates of Enzyme-catalyzed Reactions

酶对温度的变化极敏感。若自低温开始，逐渐增高温度，则酶反应速度也随之增加。但到达某一温度后，继续增加温度，酶反应速度反而下降。这是因为温度对酶促反应有双重影响(Fig. 4-10)。

升高温度一方面可加速反应的进行，另一方面又能加速酶变性而减少有活性酶的数量，降低催化作用。当两种影响适当时，既不因温度过高而引起酶损害，也不因过低而延缓反应进行时，反应速度最快，此时的温度即为酶的最适温度（optimal temperature)。温血动物组织中，酶的最适温度一般在 37℃ ~ 40℃ 之间。仅有极少数酶能耐受较高的温度，例如，*Tag* DNA 聚合酶在 90℃ 以上仍具有活性（见第十七章）；还有些酶，在较高温度下虽然不表现活性，但却表现为热稳定性，如胰蛋白酶在加热到 100℃ 后，再恢复至室温仍有活性，而大多数酶加热到 60℃ 已不可逆地变性失活。酶的最适温度与酶反应时间有关，若酶反应进行的时间短暂，则其最适温度可能比反应进行时间较长者高。

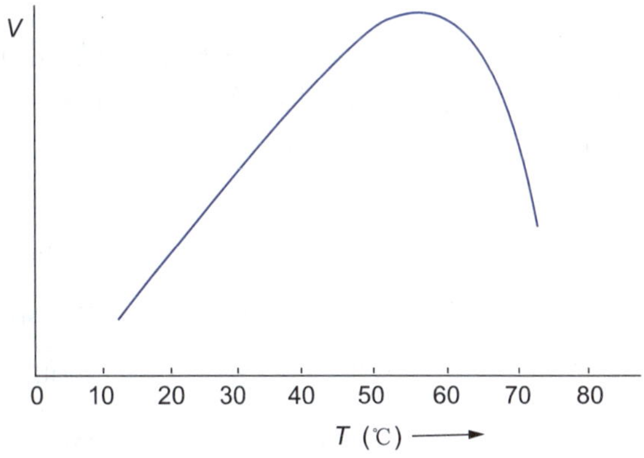

Fig. 4–10　The effects of temperature on the rates of enzyme–catalyzed reactions

五、抑制剂对酶促反应速度的影响
The Effects of Inhibitors on the Rates of Enzyme-catalyzed Reactions

有些物质（不包括蛋白质变性因子）能减弱或停止酶的作用，此类物质称为酶的抑制剂(inhibitor)。抑制剂多与酶的活性中心内、外的必需基团结合，抑制酶的催化活性。如果能将抑制剂去除，酶仍表现其原有活性。

（一）不可逆抑制作用

抑制剂与酶活性中心的必需基团形成共价结合，不能用简单透析、稀释等方法除去，这一类抑制剂称为不可逆性抑制剂，所引起的抑制作用为不可逆性抑制作用（irreversible inhibition)。化学毒剂，如农药 1059、敌百虫等有机磷制剂即属此类。它们的杀虫或机体中毒作用主要是特异地与胆碱酯酶活性中心的丝氨酸羟基结合，使酶失活。乙酰胆碱不能被失活的胆碱酯酶水解而蓄积，引起迷走神经持续兴奋发生中毒症状。

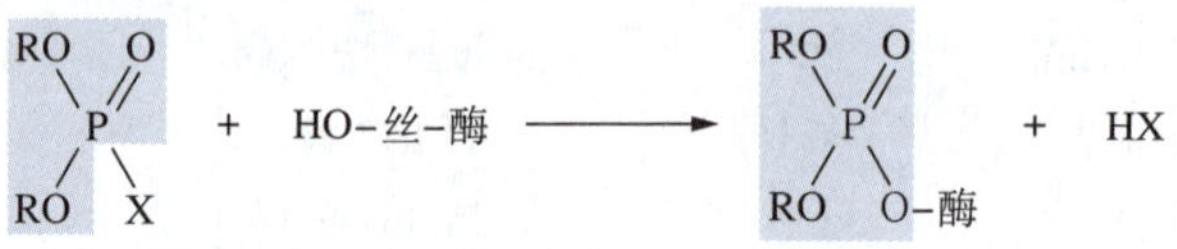

（此处X为卤素）

重金属离子 Hg^{2+}、Ag^{+} 等可与酶的巯基结合，使酶失活。因为这类抑制剂可广泛结合任何巯基化合物，所以属非特异性抑制剂。第二次世界大战中，日本侵略者对中国人民惨绝人寰地使用化学毒气——含砷的路易士气（lewisite）就是通过砷与酶的巯基结合，使人畜中毒。

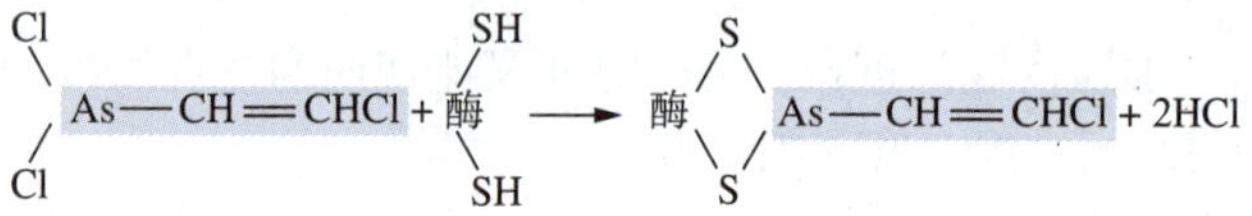

这些中毒可用药物防护或解毒。解磷定（pyridine aldoxime methyliodide, PAM）可解除有机磷化合物对羟基酶的抑制作用。二巯基丙醇（British anti-lewisite, BAL）与 lewisite 有更大亲和力，可将失活的巯基酶恢复活性。

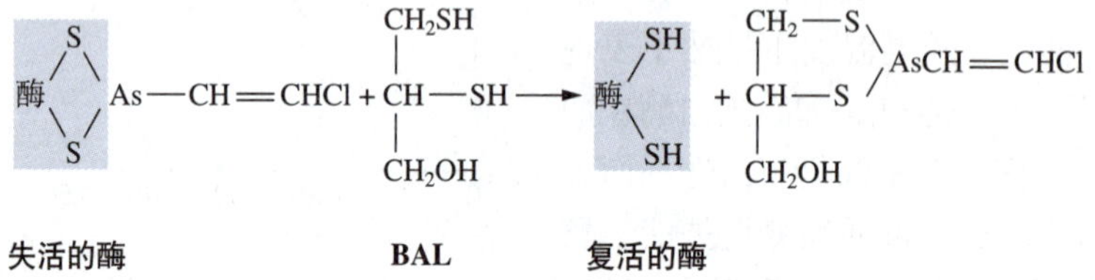

（二）可逆性抑制作用

抑制剂以非共价键与酶或中间复合物发生可逆性结合，使酶活性降低或消失，应用简单的透析、稀释等方法可解除抑制，这种抑制剂称为可逆性抑制剂。可逆性抑制剂引起的抑制作用为可逆性抑制作用（reversible inhibition）。可逆性抑制作用的类型可分为下列三种。

1. 竞争性抑制　有些可逆性抑制剂与作用物结构相似，能和作用物竞争酶的活性中心，使酶不能与作用物结合，抑制酶促反应，称为竞争性抑制（competitive inhibition）。反应如下：

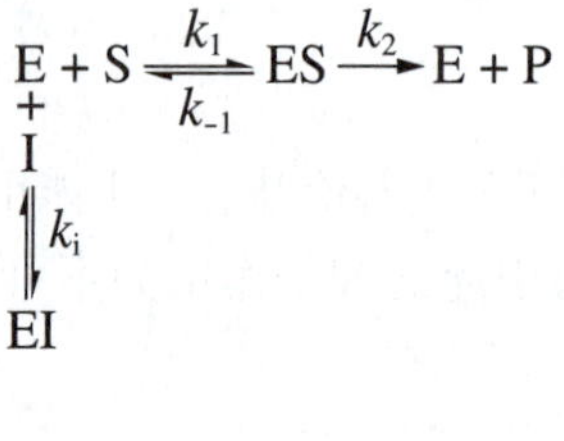

这类抑制剂称为竞争性抑制剂。因为抑制剂与酶的结合是可逆的，所以酶促反应抑制程度取决于作用物、抑制剂与酶的亲和力及二者浓度的相对比例。在竞争性抑制过程中，若增加作用物的浓度，则竞争时作用物占优势，抑制作用可以降低，甚至解除，这是竞争性抑制的特点。例如，琥珀酸脱氢酶可催化琥珀酸的脱氢反应，却不能催化丙二酸或戊二酸发生脱氢反应，但二者与琥珀酸结构类似，均为琥珀酸脱氢酶的竞争性抑制剂。

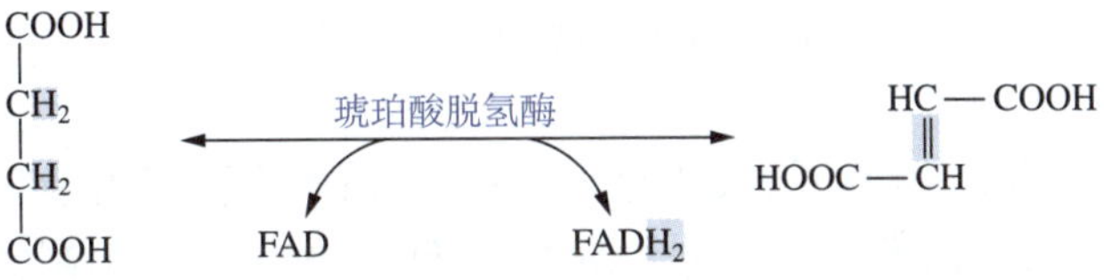

琥珀酸　　延胡索酸

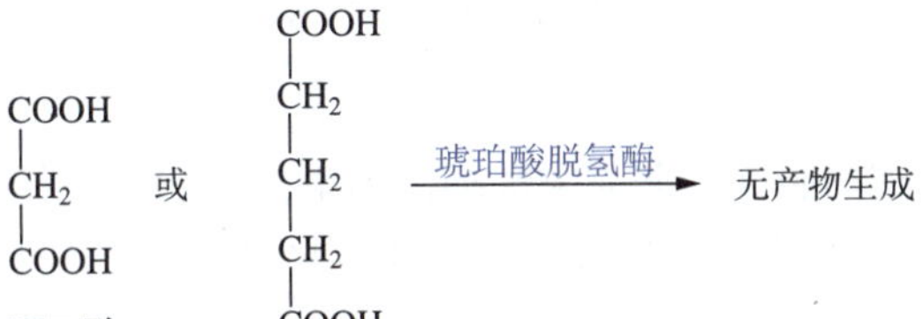

丙二酸　　戊二酸

磺胺类药物对多种细菌有抑制作用。这是因为细菌的生长繁殖有赖于核酸的合成，而磺胺类药物的结构与核酸合成时所需的四氢叶酸（见第九、十章）中的对氨基苯甲酸结构相似，因而能与相应的酶竞争结合，抑制细菌。

当 [S] 足够高时，相对地而言，竞争性抑制剂对酶的竞争性作用可忽略不计，此时几乎所有的酶分子均可与作用物相作用，故仍可达到最大反应速度（V_{max}）。然而，由于竞争性抑制剂的干扰，为达到无抑制剂存在时的反应速度，其所需的 [S] 将会升高；即在竞争性抑制剂存在时，酶与作用物的亲和力下降，即K_m值变大。

根据米氏方程的推导，在有竞争性抑制剂存在时，其双倒数方程为：

$$\frac{1}{V}=\frac{K_m}{V_{max}}\left(1+\frac{[I]}{K_i}\right)\frac{1}{[S]}+\frac{1}{V_{max}}$$

式中，[I] 为抑制剂浓度，K_i为抑制剂与酶结合的解离常数，又称抑制常数。按双倒数作图（Fig. 4-11）显示，坐标图中直线在纵轴上的截距（$1/V_{max}$）不变，即 V_{max}不变；横轴上的截距右移，即表观 K_m 变大。

2. 非竞争性抑制　有些非竞争性抑制剂可与活性中心外的必需基团结合，而不影响作用物与酶的结合，两者在酶分子上结合的位点不

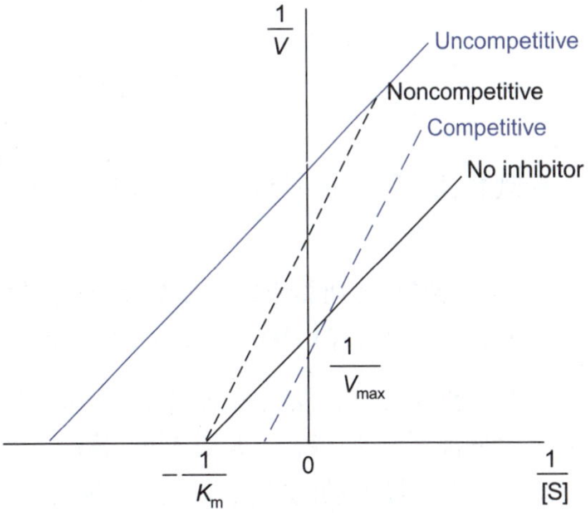

Fig. 4-11　Double reciprocal plots of competitive, uncompetitive and noncompetitive inhibition

同。这样形成的酶－作用物－抑制剂复合物（ESI）不能释放产物，这种抑制作用不能用增加作用物的浓度消除抑制，故称非竞争性抑制（noncompetitive inhibition）。反应过程如下：

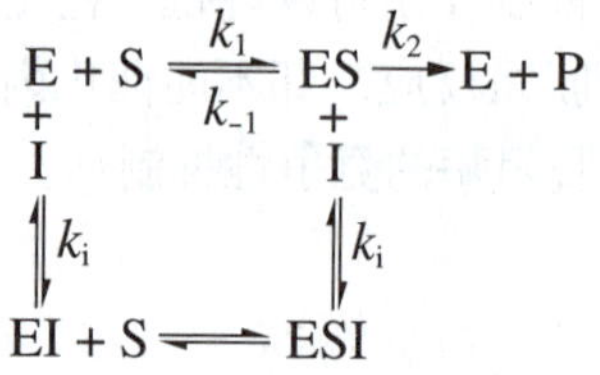

由于抑制剂不影响酶对作用物的亲和力，故其 K_m 值不变。但由于它与酶、ES 复合物结合，等于减少了活性酶分子或酶分子总量，使 V_{max} 降低。非竞争性抑制的双倒数方程为：

$$\frac{1}{V}=\frac{K_m}{V_{max}}\left(1+\frac{[I]}{K_i}\right)\frac{1}{[S]}+\frac{1}{V_{max}}\left(1+\frac{[I]}{K_i}\right)$$

3. 反竞争性抑制　此类抑制剂与非竞争性抑制剂不同，它只能与酶－作用物复合物（ES）结合，而不与游离酶结合。当 ES 与抑制剂（Ⅰ）结合后，能生成产物的 ES 减少，V_{max} 降低，这种抑制作用称为反竞争性抑制（uncompetitive inhibition）。由于 ES 除了转变成产物外，又多了一条生成“废品”ESI 的去路，使 E 与 S 的亲和力增大，即其 K_m 变小。反竞争性抑制反应过程如下：

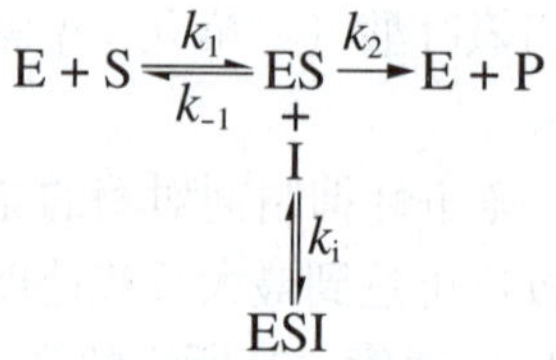

其双倒数方程为：

$$\frac{1}{V}=\frac{K_m}{V_{max}}\cdot\frac{1}{[S]}+\frac{1}{V_{max}}\left(1+\frac{[I]}{K_i}\right)$$

现将三种可逆性抑制作用总结于表 4-6。

六、激活剂对酶促反应速度的影响
The Effects of Activators on the Rates of Enzyme-Catalyzed Reactions

凡使酶从无活性变为有活性或使酶活性增强的物质称为酶的激活剂（activator）。激活剂大多为金属离子，如 Mg^{2+}、K^{+}、Mn^{2+} 等；少数为阴离子，如 Cl^{-} 能增强唾液淀粉酶的活性，胆汁酸盐能激活胰脂肪酶的活性等。大多数金属离子激活剂对酶促反应必不可少，这类激活剂称为必需激活剂；有些激活剂当其不存在时，酶仍有一定活性，这类激活剂称为非必需激活剂。

激活作用的机制，有的可能是激活剂与酶及作用物结合成复合物而起促进作用；有的可能参与酶的活性中心的构成等。

表 4-6　三种可逆性抑制作用比较

作用特征	无抑制剂	竞争性抑制	非竞争性抑制	反竞争性抑制
与 I 结合的组分		E	E、ES	ES
动力学参数				
表观 K_m	K_m	增大	不变	减小
最大速度	V_{max}	不变	降低	降低
双倒数作图				
斜率	K_m / V_{max}	增大	增大	不变
纵轴截距	$1/V_{max}$	不变	增大	增大
横轴截距	$-1/ K_m$	增大	不变	减小

第五节　别构酶

Section 5　ALLOSTERIC ENZYMES

前面讨论的酶促反应动力学适合大多数酶促反应。在研究各种酶的反应动力学时，尚发现有很多酶催化的反应动力学不符合米－曼方程。这类酶分子含调节位点（regulatory site），可与一些调节剂（modulator）结合，改变酶活性。这些酶的调节剂结合位点与作用物在酶上的结合位点不同；当调节剂与酶结合后，酶的空间构象发生变化，故称为别构酶（allosteric enzyme）。通常，细胞内的相关的代谢反应组合成代谢途径，参与某一代谢途径的多种酶可依次将代谢物逐步转变，最后生成产物。代谢途径中有些酶就属于别构酶，其活性受一些小分子物质的别构调节，从而调控整个代谢途径的速度和方向。在多数情况下，代谢途径中的第一个酶，或处于几条代谢途径交汇点的酶，多为别构酶。当后续产物（常为终产物）堆积时，它们可作为别构调节剂，抑制上游的别构酶。别构酶也可接受产物匮乏的信号刺激被激活。别构调节剂与酶的结合属于非共价结合，适应快速调节的需要。

别构酶常由多亚基组成，有的亚基为催化亚基，有的亚基为调节亚基。以作用物作为别构激动剂为例，当作用物与第一个调节亚基结合后，可引起其余亚基构象的变化，使它们更易于与作用物结合并进行催化反应，此称为正协同效应（激活效应），反之则为负协同效应（抑制效应）。它们的反应动力学曲线呈“S”状，而非矩形双曲线（Fig. 4-12）。“S”状曲线是各亚基间协同效应的反映。

1965 年 Monod，Wyman 和 Changeux 提出别构调节的“对称模式”（简称 MWC 模式），以及 1966 年Koshland，Nemethy 和 Filmer 年提出“顺序模式”（又称 KNF 模式）用来解释别构酶的动力学行为。按 MWC 模式，构成酶的诸亚基只呈现一种构象，即或者全为活性形式，或者全为无活性形式；当结合别构调节剂后，使无活性的酶构象转变为有活性的酶构象。这样，随着别构调节剂增多，具有活性的酶也随之增多，反应速度越来越快。相反，如果别构调

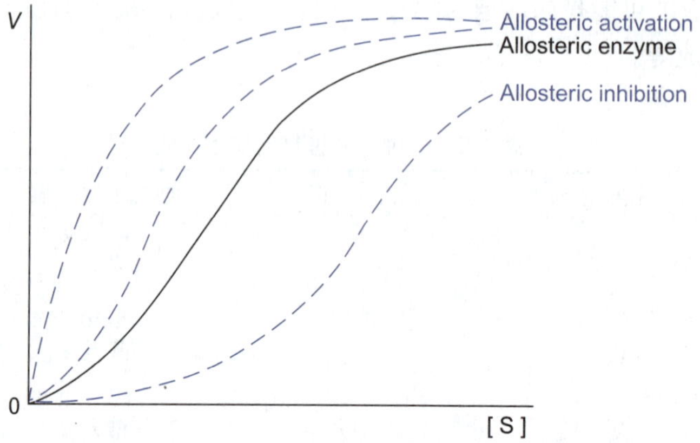

Fig. 4-12 Sigmoid curve of an allosteric enzyme

节剂为抑制性的，则使有活性的酶构象转变成无活性的酶构象，反应速度越来越慢。按 KNF 模式，构成酶的诸亚基中，活性构象和无活性构象同时并存，这与 MWC 模式中酶分子各亚基的“全或无”格局不同。在 KNF 模式中，当一个亚基结合别构调节剂时，可诱导其邻近的亚基不同程度地转变成活性形式。例如，由 4 个亚基组成的酶，当其中 1 个亚基结合别构调节剂后，可顺序诱导邻近亚基别构成活性形式，这样就会有形成含 1 个、2 个、3 个或 4 个活性亚基的酶分子过程。当所有酶分子中的亚基全变成活性形式后，酶的活性达到最大，此时即达到最大反应速度（V_{max}）(Fig. 4-13)。

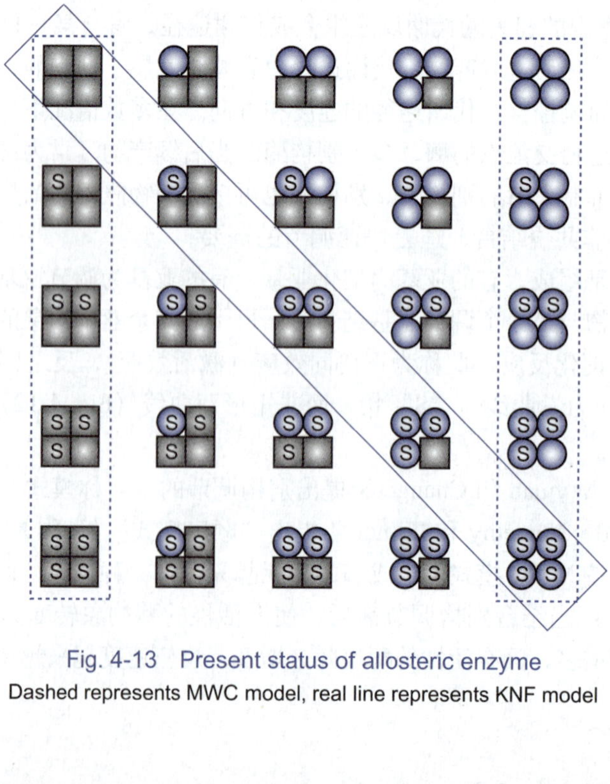

Fig. 4-13 Present status of allosteric enzyme

Dashed represents MWC model, real line represents KNF model

别构酶的别构调节是酶活性调节的形式之一。此外，还有一类酶经化学共价修饰后可改变酶活性，如酶分子在其他特异酶的催化下，可发生磷酸化、腺苷化、尿苷化或甲基化而改变酶的活性（激活或灭活）（见第十一章）。酶的别构、化学修饰及酶原激活均可看作是酶活性调节的特殊形式，在细胞物质代谢和其他功能调节中具有特殊的意义。

第六节　酶活性的测定

Section 6　DETERMINATION OF THE ACTIVITY OF ENZYMES

通常在生物组织中，酶蛋白的含量极微，很难直接测定其蛋白质的含量；更何况在生物组织（或体液）中，酶蛋白又多与其他蛋白质共存。因此，一般确定酶量的多寡主要是测定酶活性。即在规定的实验条件下，测定该酶催化反应的速度。所谓规定的实验条件，就是指影响酶促反应速度的各种因素（除酶活性待测外）均需恒定，如作用物的种类和浓度，反应体系的pH、温度，缓冲液的种类和浓度，辅助因子，激活剂或抑制剂等。

在一个酶反应体系中，通常要求：①作用物要有足够量，一般相当于20～100K_m，过高也非所宜。有时过高浓度的作用物反会对酶有抑制作用，这是因为同一酶分子上同时结合几个作用物分子，使酶分子中的诸多必需基团不能针对一个作用物分子进行催化攻击。②最适pH的确定。最适pH可随作用物的种类和所用缓冲液的种类不同而有所不同。如乳酸脱氢酶可催化丙酮酸加氢成乳酸，设在其最适pH 6.8时相对速度为100，则以α-酮丁酸为作用物的相对速度为57，以α-酮戊酸为作用物的相对速度为5.5，以苯丙酮酸为作用物的相对速度则仅为2.3。③最适温度随反应的时间而定。若待测酶的活性低，含量少，必须延长保温时间，方有足够量的产物可被检测，则温度应适当降低些；反之，则可适当增高温度。④缓冲液的种类和浓度均可对酶活性有所影响，因为缓冲液中的正、负离子可影响活性中心的解离状态，有的缓冲盐类或对酶活性有一定的抑制作用，或结合产物而加速反应进行。如脲酶催化尿素水解成NH_3及CO_2的反应中，分别采用醋酸盐缓冲液，柠檬酸盐缓冲液或磷酸盐缓冲液，其最适pH分别为6.3，6.7及7.3（Fig. 4-14）。⑤辅助因子或辅酶是某些酶表现活性的必要条件，例如，在测定乳酸脱氢酶活性时，必须加入辅酶Ⅰ（NAD^+）。⑥有的酶可受激活剂的激活而增强其活性者，需在反应体系中加入之。如Cl^-能增强唾液淀粉酶的活性。⑦有的酶对反应体系中存在的微量抑制剂极为敏感，为避免其抑制作用，必须小心除去或避免抑制剂的污染。例如，脲酶对微量的汞离子极为敏感，所用器皿必须事先用浓硝酸处理，以除净汞离子。对于抑制剂也并非一概均排斥在反应体系之外，在鉴别同工酶时，有时尚需专门加入对某一种同工酶特异的抑制剂。例如，乳酸脱氢酶的五种同工酶中，只有心肌型同工酶对草酸的抑制作用最为敏感，可借以鉴别之。又如酒石酸盐可抑制

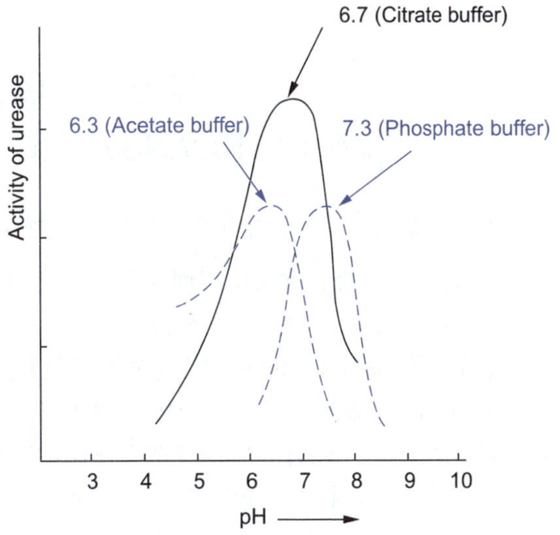

Fig. 4-14　The effects of different buffer on optimal pH of urease

来自前列腺的酸性磷酸酶，却不能抑制红细胞中释出的酸性磷酸酶，从而可以区分这两种不同来源的酸性磷酸酶，有助于前列腺癌的诊断。⑧反应的终止。当反应体系温育一定时间后，可加酶的抑制剂以终止反应，或加热使酶灭活，然后测定其产物的生成量，或作用物的消耗量，以求得酶的反应速度。若有连续监测装置以追踪反应过程，则可以不必终止反应，即可求得酶的反应速度。例如，不少脱氢酶所催化的反应需要NADH或NADPH作辅酶，NADH 及 NADPH在 340nm 处有吸收峰，而其氧化型（NAD^+及$NADP^+$）则无此吸收峰;因而可利用340nm 处吸光度的减少，以监测这类脱氢酶所催化的还原反应（$A + NADH + H^+ \rightarrow AH_2 + NAD^+$）；或反之，利用 340nm 处吸光度的增加，以追踪监测其脱氢反应（$AH_2 + NAD^+ \rightarrow A + NADH + H^+$）。利用脱氢酶的辅酶在340nm 有吸收峰的特性，还可将脱氢酶反应与别的酶反应偶联起来，以检测后者的酶活性。例如，为检测已糖激酶活性，可采用下例偶联反应：

$$\text{葡萄糖} + ATP \xrightarrow{\text{已糖激酶}} \text{6-磷酸葡萄糖} + ADP$$

$$\text{6-磷酸葡萄糖} + NADP^+ \xrightarrow{\text{6-磷酸葡萄糖脱氢酶}} \text{6-磷酸葡萄糖酸} + NADPH + H^+$$

上式中，已糖激酶为待测酶；6-磷酸葡萄糖脱氢酶则作为工具酶，与辅酶 $NADP^+$，作用物葡萄糖及 ATP 一起加至反应体系。若待测酶（已糖激酶）活性高，则生成的 6-磷酸葡萄糖多，经 6-磷酸葡萄糖脱氢酶及 $NADP^+$催化生成的 NADPH 也相应增多，340nm 处的吸光度也就越高，成正比关系。利用监测 340nm 处吸光度的改变反映酶活性，勿需加呈色试剂使产物显色，而且可以连续追踪监测反应过程，在酶活性测定中是一种十分有用的方法。

酶的反应速度常用单位时间内作用物的消耗量，或产物的生成量表示。不同实验室的实验条件不同，定出的酶活性单位也有差异。为避免紊乱，1961 年国际酶学委员会对酶的活性单位作了统一的规定。在标准条件下（30℃），酶活性的 1 个国际单位（IU）为在 1 分钟内能催化 1.0 微摩尔的作用物转变为产物的酶量。后来又定出了一个"催量单位"(Katal)，1 个催量单位为在标准条件下，1 秒钟内催化 1.0 摩尔作用物转变为产物的酶量。相应的，lμKat 为 1 秒钟内催化 1 微摩尔作用物转变为产物的酶量。$1IU = 16.67 \times 10^9$ kat。

第七节 酶的命名与分类

Section 7 NAMING AND CLASSIFICATION OF ENZYMES

一、酶的习惯命名原则 Habitual Nomenclative Principle of Enzymes

过去，酶的命名常采用习惯命名法。①绝大多数酶依据其所催化的作用物命名，在作用物的英文名词上加上尾缀 ase，作为酶的名称。如分解脂肪的酶，称脂肪酶（lipase）；水解蔗糖的酶，称蔗糖酶（sucrase）。②有些酶则是根据其所催化的反应类型或方式命名，例如，转氨酶（transaminase）系将氨基从一个化合物转移到另一个化合物上去；脱氢酶（dehydrogenase）系催化脱氢反应。③也有些酶是根据上述两项原则综合命名的，如将丙氨酸上的氨基转移到 α-酮戊二酸上去的酶，称丙氨酸转氨酶（alanine transaminase，ALT），此酶亦称谷丙转氨酶（GPT）。④在上述命名的基础上，有时还加上酶的来源或酶的其他特点。例如胃蛋白酶、胰蛋白酶，指出这两种蛋白水解酶的来源；碱性磷酸酶（alkaline phosphatase）、酸性磷酸酶（acid phosphatase）则指出这两种酶在催化反应时所要求的酸碱度。

习惯命名法常常引起混乱，从酶的名称难以看出它所催化的反应类型和性质，以至无法区分催化同一类型的不同的酶。例如，过氧化氢酶的另一习惯名为触酶（catalase），不知其催化何种作用物，发生何种反应。蔗糖酶（sucrase）又名转化酶（invertase），也是如此。

二、酶的系统命名 Systemic Classification of Enzymes

按照国际生化联合会（International Union of Biochemistry, IUB）的命名原则，可将酶按反应性质分为六类：

1. 氧化还原酶类 Oxidoreductases.
2. 转移酶类 Transferases.
3. 水解酶类 Hydrolases.
4. 裂解酶类 Lyases.
5. 异构酶类 Isomerases.
6. 连接酶类（合成酶类）Ligases.

第八节　其他具有催化作用的生物分子

Section 8　OTHER BIOLOGICAL MOLECULES ACT AS CATALYSTS

一、核酶 Ribozymes

核酶是具有催化活性的 RNA，又称催化性 RNA（catalytic RNA）。对核酶的发现，在理论上和实际应用上有着重大的意义：①核酶的发现扩充了原有的酶学知识，现在认为酶在本质上主要是蛋白质，也可以是核酸类物质；②在生命起源理论上，能较好地解释自然界中先有核酸，还是先有蛋白质的问题，对于生命起源和生命进化的研究有着重要的启示；③在实践上，由于核酶有内切酶的活性，切割位点高度特异，因此，可以用来切割特定的基因转录产物。只要设计时使核酶的配对区碱基与要被其降解的 mRNA 有合适的配对，就能进行特异切割，从而破坏 mRNA，抑制基因表达。这为基因功能研究、病毒感染和肿瘤的治疗提供了一个可行的途径和非常有希望的前景。

（一）核酶的催化活性

以 L19 RNA 为例说明其催化活性，L19 RNA 是四膜虫 26S RNA 的前体 RNA 的自我剪接过程中具催化作用的核酶。之所以将 L19 RNA 称为一种酶是因为 L19 RNA 在一定条件下，具有①核苷酸转移酶活性；②磷酸二酯酶活性；③磷酸转移酶活性；④RNA限制性内切酶活性。反应具有专一性，如 L19 RNA 对多聚核糖核苷酸显示特异性反应，而对五聚脱氧胞苷酸（dpC5）或五聚脱氧腺苷酸（dpA5）无催化反应。反应对竞争性抑制剂敏感，如五聚脱氧胞苷酸 dpC5 是 L-19 IVS RNA 的竞争性抑制剂，$K_i = 260\mu mol/L$。

（二）核酶的分类

1. 按其作用方式分类

核酶的作用可分成剪切反应和剪接反应，故核酶也可分类为相应的剪切型和剪接型。

2. 按底物分类

根据底物不同可将核酶分为自体催化和异体催化两类。自体催化是以自身 RNA 为作用底物自我催化，可以是自我剪切，也可以是自我剪接。异体催化是以其他化合物为底物，可以是 RNA，也可以是多糖、DNA 以及氨基酸酯等。

3. 按结构和来源分类

根据结构和来源可将小的自体催化核酶分为锤头型（hammerhead）、发夹型（hairpin）、人丁型肝炎病毒（hepatitis delta ）和脉孢菌（*Neurospora*）VS 核酶四类。

（三）核酶的结构

1. 核酶的一级结构　核酶一级结构分子大小可以不同，如锤头型核酶 L-19 IVS 是从 6 400 个核苷酸的四膜虫大核 rRNA 逐步剪接而来，由 395 个核苷酸组成，而用于分解猴免疫缺陷病毒人工合成的核酶总长度仅为 76 个核苷酸。烟草环斑病毒卫星 RNA 负链（(−) sTRSV）属发夹型核酶，由 351 个核苷酸组成。人丁型肝炎病毒（HDV）是目前已知唯一自然感染人体细胞且具有核酶活性的动物病毒，HDV RNA 长约 1.7kb，是动物病毒中最小的核酸分子。在 HDV RNA 中存在基因链和反基因链 RNA，两者互补，但反基因链 RNA 仅占 5%～20%。HDV 核酶切割活性的最短序列为 84 核苷酸（或 67 核苷酸）。

2. 核酶的二级结构　锤头型、发夹型、人丁型肝炎病毒和脉孢菌（*Neurospora*）VS 核酶四类的二级结构均已经清楚，Fig. 4-15 显示这四种核酶的二级结构。

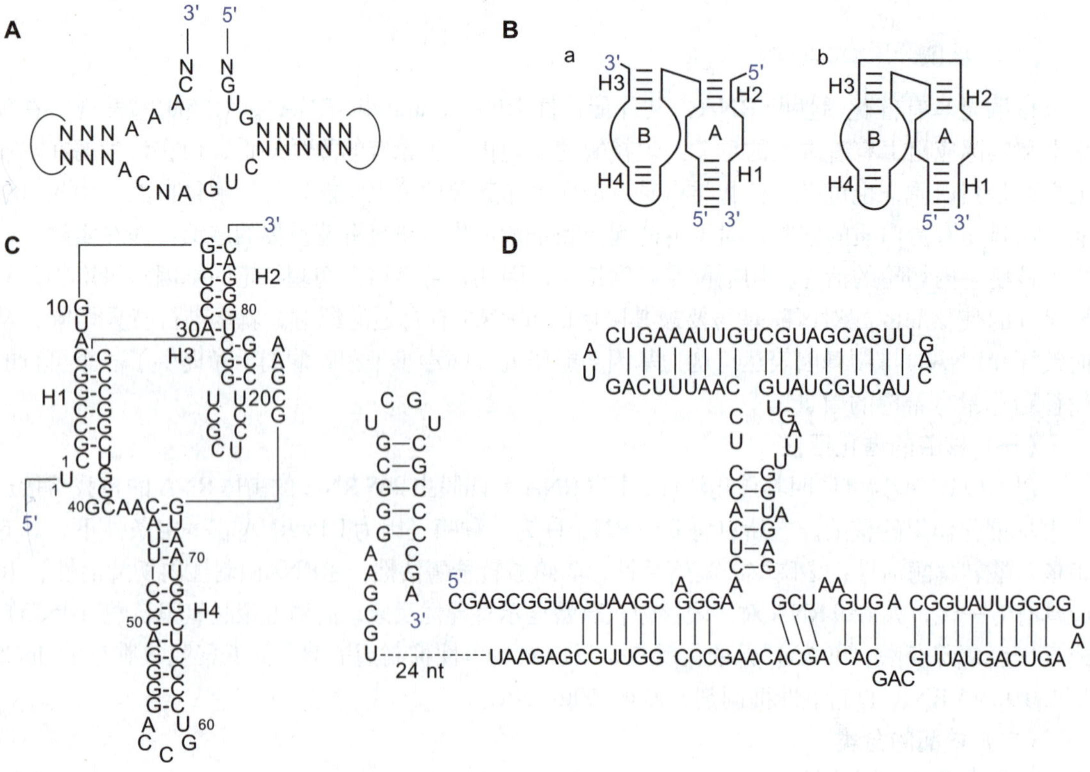

Fig. 4-15　Secondary structures of ribozymes

A. hammerhead, B. hairpin, a. intermolecular b. intramolecular, C. hepatitis delta, D. *Neurospora* VS

（四）催化反应过程和机制

1983 年 Cech 提出四膜虫 26S RNA 的前体−35S RNA 的自我剪接模式（见第十二章）。反应中进行两次剪接作用，最后形成一条 395Nt的多核苷酸链，称为 L-19 IVS 或 L-19 RNA，意即少 19 个核苷酸的直链插入顺序（linear minus 19 intervening sequence）。

小发夹型核酶的分子间催化反应包括底物的结合、切断、释放 5′ 和 3′ 产物，以及其反应的逆过程（Fig. 4-16）。在缺少作用物或产物时，小发夹型核酶呈伸展状。在有作用物存在时，核酶与作用物结合，随之合拢并将作用物切断。发夹型核酶的切断速率常数与锤头型、丁型肝炎病毒和脉孢菌 VS 核酶的速率常数相似，是非催化反应的 10^6 倍。

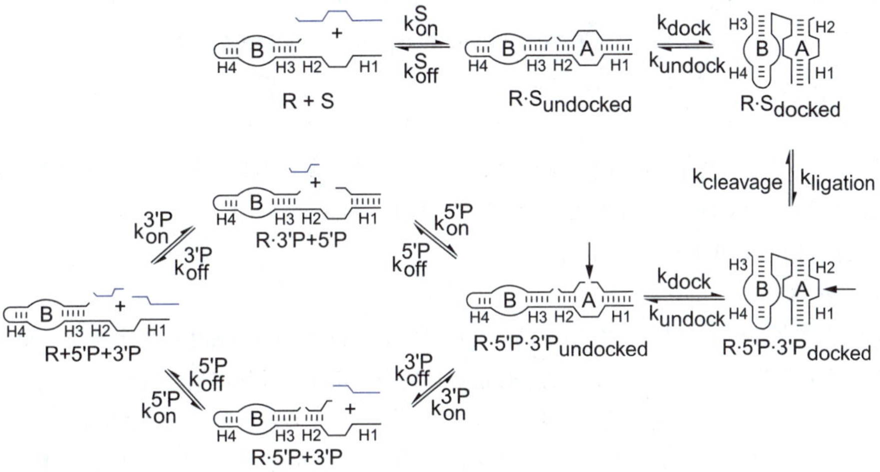

Fig. 4-16　Kinetic mechanism

从(−)sTRSV得到的发夹型核酶，其催化的 5′ 和 3′ 产物连接反应的速率常数为 2～3/min，$K_m^{5'P}$约为 60μmol/L。发夹型核酶与锤头型核酶在催化可逆反应上的平衡点不同，发夹型核酶催化连接反应比切断反应快大约10倍，而对于锤头型核酶来说，其催化的切断反应比连接反应快 200 倍。这是因为刚性的发夹型核酶比柔韧性的锤头型核酶更易使 2′,3′- 环磷酸和 5′- 羟基末端定位于活性位点，使平衡更趋向于连接反应。如果改变了 A 环和 B 环之间连接的结构就可改变合拢构象的稳定性，比如缩短 H2 和 H3 之间的连接点序列长度妨碍合拢过程，则连接就不可能完成。

核酶的催化机制

所有自我剪接 RNA、核酸酶 A 和其他降解性核酸酶以及非酶性 RNA 碱水解都遵循同一化学过程。切断反应采取 S_N2 机制，由 2′-羟基氧亲核攻击邻近的磷，产生三角形金字塔形过渡态（Fig. 4-17）。5′-氧-磷键断裂后生成 5′-羟基和 2′,3′-环磷酸末端。连接反应可简单看成切断反应的逆过程，由 5′-氧做亲核剂。蛋白质核酸酶是以酸碱催化方式催化反应进行，此时一个组氨酸的咪唑基作为碱催化剂从 2′-羟基上去除一个质子生成氧阴离子亲核剂。在活性位点赖氨酸 ε-氨基正电荷起稳定负电荷的作用，使 5 个氧原子暂时以过渡态形式连到磷原子上。然后 5′-氧-磷键断裂，第二个组氨酸咪唑基作为酸催化剂，给 5′-氧加上质子。与蛋白质核酸酶不同，RNA 没有像组氨酸咪唑基一样在中性 pH 下作酸碱催化剂的功能基团，也没有像赖

氨酸 ε- 氨基一样在中性 pH 下带正电荷的稳定过渡态。一些 RNA 酶以金属离子作为 Lewis 酸在质子转移中起酸碱催化作用。然而发夹型核酶的催化反应不需要金属离子参加反应，说明发夹型核酶是以直接的方式催化反应。

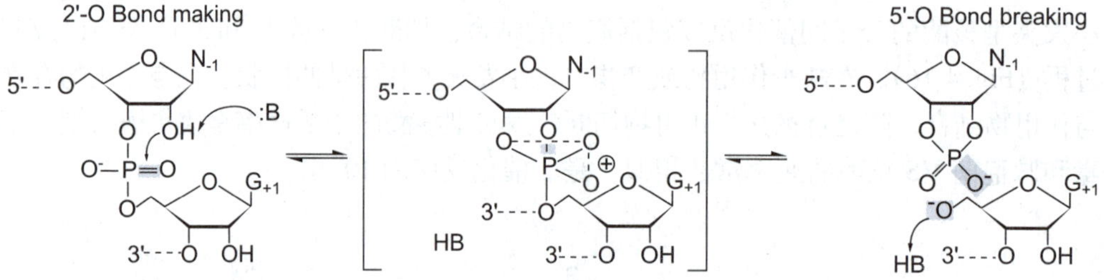

Fig. 4-17　Chemical mechanism of transesterification

二、抗体酶 Abzymes

抗体酶又称为催化性抗体（catalytic antibody），是一类像酶一样具有催化活性的抗体，兼具抗体和酶的特点。这类酶在其免疫球蛋白的易变区具有某种酶的属性，如催化性、作用物特异性、pH 依赖性以及可被抑制剂抑制等。

（一）酶与抗体

抗体与酶尽管功能不同，但都是蛋白质，并可专一地结合各自的配基形成相应的复合物。早在 1946 年，Pauling 就提出酶能催化化学反应是由于酶的活性位点结构与作用物互补形成活性复合物。根据 Pauling 的理论，酶与作用物不是在初态，而是在过渡态两者互补，亲和力强。结合能释放后使过渡态复合物的能级降低，大量的反应物分子可跨越能障，达到加速反应的目的。根据 Pauling 的定义，抗体与酶在结合配体方面的差别是：抗体特异结合的是具有稳定的、低能级的分子；酶特异结合的是具有活化的、高能级的过渡态结构分子。若能找到抗（某个反应）过渡态（高能结构）的抗体，并加到该反应体系中，就可观察到该抗体对应的催化效应，换句话说，如果一旦获得可以稳定被选化学反应过渡态的抗体分子，并鉴定出其适当的作用物，这样组合的体系便会显示出催化反应的能力，抗体就具有酶的性质。到 1969 年，就有人尝试利用免疫系统制造特异的、高亲和力、具有催化功能的免疫球蛋白，即抗体酶（abzyme）。现在已经在许多情况下，发现了这种具有催化作用的抗体亚类，如自体免疫性疾病、正常人和动物、作用物的免疫反应、作用物类似物的免疫反应、抗酶表型抗体、抗过渡态类似物抗体、呼吸系统疾病抗体的轻链、多发性骨髓瘤等。

人们在制备抗体酶时，一般采用结构及电荷稳定、与过渡态近似的过渡态类似物作为半抗原，以此制备的单克隆抗体应该能与半抗原在构象上和电荷上互补。按照此思路已经制造出催化多种反应的单克隆抗体。

（二）抗体酶研究的发展过程

1986 年 Tramontamo 和 Lerner 从丝氨酸蛋白酶的催化机制和金属肽酶抑制剂的作用机制中有四面体过渡态的形成，设计出水解碳酸酯的抗体酶。首先合成了四种稳定的磷酸酯来模拟碳酸酯水解反应的过渡态结构，用它作为半抗原免疫小鼠，得到相应的单克隆抗体，用七种合成的碳酸酯为作用物，观察抗体作用。发现抗磷酸酯化合物 4 的单克隆抗体 6D4，对两种碳酸酯的水解速度加速 960 倍，同时，反应具有作用物特异性，pH 依赖性，可被抑制剂抑制等酶反应的特性，鉴于这类蛋白质分子具有抗体与酶的特性，命名为 abzyme。1986 年 Schultz 用对硝基酚磷酸胆碱酯（PNPPC）作为半抗原制得了单克隆抗体（MOPC167），此抗体对磷酸胆碱的水解专一，并使反应加速 15 000 倍。1987 年 Napper 和 Benkovie 用环化磷酸酯作为过渡态结构的类似物，得到单克隆抗体 24B11，可催化体外消旋的羟基羧酸酯环化形成内酯的反应加速 167 倍；用核磁共振测产物，一种对应体高出另一种 94%，首次获得了具有立体选择的抗体酶。1988 年 Hilvert 和 Jackson 用抗体酶模拟生物体内的分枝酸变位酶。1990 年 Cochran 和 Schultz 等用铁螯合酶抑制剂 N- 甲基中卟啉 IX(N−CH_3-MPIX) 作半抗原制备抗体，相应的抗体复合物可以催化几种典型的过氧化物酶的氧化反应。1995 年 Feng 等用 N- 羟甲基中卟啉 IX(N−CH_2OH-MPLX) 作半抗原，其中羟甲基上的氧原子模拟 H_2O_2 与血红素 Fe 原子配价时的氧原子。他们得到两种单克隆抗体（9A5 和 11D1），这两种抗体能够在 Fe(Ⅲ)- 中卟啉IX（Fe[Ⅲ]-MPIX）存在下，催化 H_2O_2 氧化苯三酚。同一时间（1995 年），Takagi 等用间 -4 (对 - 羧基苯) 卟啉（TpCPPH2）作半抗原，相应的抗体可催化 H_2O_2 氧化 ABTS 和苯三酚，其最佳催化剂是抗体的轻链（13-1-L），将此轻链称之为L-zyme。

三、其他生物催化剂 Other Biological Catalysts

1. 模拟酶　现在可通过有机化学合成的方法合成一些非蛋白质、非核酸的生物催化剂，这些生物催化剂的结构比蛋白质酶的结构简单得多，可以模拟酶对作用物的结合和催化过程，既可以达到酶催化的高效率，又可克服酶的不稳定性，这样的生物催化剂称模拟酶(mimic enzyme)。

模拟酶的工作主要在三个层次上进行，即合成具有酶活力的简单络合物、模拟酶的活性部位和整体模拟。目前模拟酶的工作主要集中在酶活性部位的模拟上，如利用环糊精已成功地模拟了谷胱甘肽过氧化物酶、胰凝乳蛋白酶、核糖核酸酶、转氨酶、碳酸酐酶等。其中对胰凝乳蛋白酶的模拟，其活性已接近天然胰凝乳蛋白酶。

2. 脱氧核酶　1995 年，Cuenoud 等发现了具有催化活性的DNA，即脱氧核酶（deoxyribozyme, DNAzyme），这是继核酶发现后又一次对生物催化剂知识的补充。

3. 人工酶　人工合成的具有催化活性的蛋白质或多肽，称为人工酶（artificial enzyme）。

1977 年，Dhar 等报道人工合成的 Glu-Phe-Ala-Glu-Glu-Ala-Ser-Phe 八肽具有溶菌酶的活力。其活力为天然溶菌酶的 50%。1990 年，Steward 等使用酪氨酸乙酯作为胰凝乳蛋白酶的作用物，用计算机模拟胰凝乳蛋白酶的活性部位，构建出一种由 73 个氨基酸残基组成的多肽，其活性部位由 His、Asp、Ser 组成。此多肽对烷基酯的水解活力为天然胰凝乳蛋白酶的 1%，并显示出作用物专一性以及对胰凝乳蛋白酶抑制剂的敏感性。

4. 杂交酶　通常，RNA 酶的特异性是很差的。Schultz 将一小段人工合成的含 14 个核苷酸的多核苷酸（5′－TTCGCGGTGGTGGC－3′）的3′ 端，经化学方法连接到 RNA 酶的 Cys116 上去，改造成限制性 RNA 内切酶，它只能水解与上述多核苷酸碱基配对的 RNA，而不再能水解一般的 RNA。将连有多核苷酸的 RNA 酶称之为杂交酶（hybrizyme）。

5. 克隆酶　用基因工程技术生产的酶称为克隆酶。用于医药或工业上的青霉素 G 酰化酶、α- 淀粉酶、尿激酶原、凝乳酶、组织纤溶酶原激活剂等都已用此法工业生产。用基因定位突变技术修饰天然酶基因，然后用基因工程技术生产该突变基因的酶，此酶称为突变酶。例如：运用蛋白质工程技术将枯草杆菌蛋白酶的 Asp99 和 Glu156 替换成 Lys 之后，产生了活性很高的枯草杆菌突变蛋白酶。可见，克隆酶实质是一类非天然蛋白质的酶。

第九节　酶与医学的关系

Section 9　ENZYMES AND MEDICINE

一、酶与疾病的发生 Enzymes and Diseases

酶的催化作用是机体实现物质代谢、维持生长和生命活动的必要条件。当某种酶在体内的生成或功能异常时，机体的物质代谢过程异常，引起机体发育异常和功能异常，表现为疾病。酶异常可在生命全过程致病。据分子流行病学、分子遗传学结合生物信息学统计，在胚胎发育过程中，因酶或其编码基因异常引起的发育缺陷约占全部出生缺陷的 27%～30% 以上；出生后至老年，因酶异常所引起的疾病占全部发病的 20%～45% 以上。下面结合具体例子说明酶与疾病的关系。

例一，先天性代谢障碍多由于基因的突变，不能合成某种特殊的酶所致。如缺乏苯丙氨酸羟化酶，使苯丙氨酸及其脱氨基产物苯丙酮酸在体内堆积，高浓度的苯丙氨酸可抑制 5- 羟色胺（一种脑内神经递质）的生成，导致精神幼稚化；积聚的苯丙酮酸经肾排出，表现为苯酮酸尿症。例二，急性胰腺炎时，许多由胰腺制造的蛋白水解酶酶原在胰腺就地被激活，导致胰腺组织的严重破坏。例三，肿瘤细胞的扩散原因之一是由于瘤组织局部蛋白水解酶活性高，如胶原酶及组织蛋白酶B可使细胞间粘连蛋白水解，瘤细胞乃脱落而浸润扩散。例四，体内生物氧化过程中不断产生超氧离子（O_2^-），它可损伤细胞，而超化物氧歧化酶则可消除超氧离子；有人认为衰老与老年人超氧化物歧化酶的活力降低有关。例五，有先天性乳糖酶缺乏的婴儿，不能水解乳汁中的乳糖，乃导致腹泻等胃肠道功能紊乱，是谓乳糖酶缺乏症。例六，农药有机磷杀虫剂是胆碱酯酶的强烈抑制剂，误服这类有机磷农药可使乙酰胆碱酯酶失活，引起神经传导介质乙酰胆碱的堆积，导致神经肌肉和心脏功能的严重紊乱而致死命。

许多疾病的发病机制或病理生理变化，都直接、间接地与酶的参与有关。如炎症对组织的破坏和损伤作用，是由于巨噬细胞或白细胞释放蛋白水解酶所致，又如肺部长期慢性炎症，浸润的白细胞释放弹性蛋白酶（elastase），破坏肺泡壁的弹性纤维（含弹性蛋白），导致肺气肿。体内原有一种 α_1- 蛋白酶抑制剂（α_1-PI）可抑制弹性蛋白酶的活性，吸烟则可破坏 α_1-PI，故吸烟者肺气肿的发生率高于不吸烟者。又如严重肝病时的血液凝固障碍，系由于肝合成凝血酶原及几种凝血因子（均为蛋白酶）的不足所致。总之，这类例子不胜枚举，可以说，人体中的很多疾患与酶的变化有直接或间接的关系。

二、酶与疾病的诊断 Enzymes and Clinical Diagnosis

许多遗传性疾患是由于先天性缺乏某种有活性的酶所致，故在出生前，可从羊水或绒毛中，检出该酶的缺陷或其基因表达的缺失，从而可采取早期流产，防患于未然。

当某些器官组织发生病变时，由于细胞的坏死或破损，或细胞膜通透性增高，可使原包藏在细胞内的某些酶逸入体液中，使体液中该酶的含量增高。通过对血、尿等体液和分泌液中某些酶活性的测定，可以反映某些组织器官的病损情况，而有助于疾病的诊断。血中某些酶活性的增高还可见于：①细胞的转换率增加，或细胞的增殖增快。当恶性肿瘤疯狂增长时，其标志酶的释出也增多，如前列腺癌患者，将会大量释出其标志酶——酸性磷酸酶。②酶的合成或诱导增加。如胆道堵塞时，胆汁返流，可诱导肝合成大量碱性磷酸酶。肝中的γ-谷氨酰转移酶可被巴比妥盐类（一类镇静安眠药）或酒精等诱导而生成增加。③酶的廓清降低，或分泌受阻等。血清中酶的廓清，主要通过受体介导的内吞作用。如肝细胞上存在有以半乳糖苷基为末端的糖蛋白受体，它可结合循环中末端含半乳糖苷基的糖蛋白。来自小肠的碱性磷酸酶属于这类糖蛋白，因而可被清除。在肝硬变时，具有此类受体的细胞减少，血中碱性磷酸酶的活性增高。肿瘤标志性碱性磷酸酶的末端糖基为唾液酸（而非半乳糖苷基），故不被上述机制所清除，其在血中存在的持续时间延长活性提高。临床上通过测定血中一些酶的活性以诊断某些疾病，具有重要的诊断价值。例如，测定血及尿中的淀粉酶活性，是急性胰腺炎的有力佐证；测定血中谷丙转氨酶的活性，可判断肝炎的活动情况；测定血中肌酸激酶和谷草转氨酶的活性，是诊断急性心肌梗死的重要指征。在某些疾病时，血中某些酶的活性又可显著降低，如在肝功能不良和有机磷农药中毒时，血中胆碱酯酶的活性减弱。

三、 酶与疾病的治疗 Enzymes and Clinical Therapy

（一）替代治疗

因消化腺分泌不足所致的消化不良，可补充胃蛋白酶、胰蛋白酶、胰脂肪酶及胰淀粉酶等以助消化。中药助消化药鸡内金，系鸡胃黏膜，含丰富的活力极强的胃蛋白酶。因某些酶的基因缺陷所致的先天性代谢障碍，正在试用相应酶的替补疗法，如以脂质体包裹酶以引入体内，或设法引入该酶的基因。

（二）抗菌治疗

凡能打断或抑制细菌重要代谢途径中的酶活性，即可达到杀菌或抑菌的目的。如第六节中所述及的磺胺类药物，可竞争性抑制细菌中的二氢叶酸合成酶，使细菌的核酸代谢障碍而阻遏其生长、繁殖。氯霉素因抑制某些细菌的转肽酶活性，而抑制其蛋白质的生物合成。某些对青霉素耐药的细菌，是因为该菌生成一种能水解青霉素的β-内酰胺酶。新设计的青霉素衍生物具有不被该酶水解的结构特点，如头孢西丁，其被β-内酰胺酶分解的速度只有青霉素 *V* 的十万分之一。

（三）抗癌治疗

肿瘤细胞有其独特的代谢方式，若能阻断相应的酶活性，就可达到遏制肿瘤生长的目的。*L*-天冬酰胺是某些肿瘤细胞的必需氨基酸，若给予能水解 *L*-天冬酰胺的天冬酰胺酶，则肿瘤细胞将因其必需的营养素被剥夺而趋死亡。又如氨甲蝶呤可抑制肿瘤细胞的二氢叶酸还原酶，使肿瘤细胞的核酸代谢受阻而抑制其生长繁殖。

（四）对症治疗

如菠萝蛋白酶等可用于溶解及清除炎症渗出物，消除组织水肿，溶解纤维蛋白血凝块。链激酶及尿激酶可溶解血栓，多用于心、脑血管栓塞的治疗。DNA 酶可水解呼吸道黏稠分泌液中的 DNA，使痰液变稀，易于引流咳出。

（五）调整代谢，纠正紊乱

如精神抑郁症系由于脑中兴奋性神经介质（如儿茶酚胺）与抑制性神经介质的不平衡所致，给予单胺氧化酶抑制剂，可减少儿茶酚胺类的代谢灭活，提高突触中的儿茶酚胺含量而抗抑郁，这是许多抗抑郁药的设计依据。

（六）核酶与抗体酶的临床应用

核酶的临床治疗比较适用于一些病毒感染性疾病，如艾滋病和肝炎等。一些病毒如免疫缺陷病毒（HIV）突变率很高，用免疫方法比较困难。但有一些区域像启动子、剪接信号区或包装信号区的序列较为保守，针对该序列的打靶核酶（targeting ribozyme）可以扩大抗病毒亚型的作用，减少突变体的逃避。在乙型肝炎的治疗上，已设计了针对 HBV 前 RNA 和编码 HBV 表面抗原、聚合酶以及 X 蛋白质 mRNA 的发夹型核酶，这些核酶由载体带入肝细胞后可抑制乙肝病毒达 83%。此外核酶的研究应用也涉及丙型肝炎病毒、流感病毒、小鼠肝炎病毒、烟草斑纹病毒和人乳头瘤病毒等。不仅仅是病毒感染性疾病，只要是 RNA 表达异常均可考虑用核酶打靶，如肿瘤。例如用抗 bcl-2 mRNA 核酶治疗前列腺癌，可能成为一种基因治疗的非常有效的途径。抗体酶的设计制造可用于临床疾病的治疗，一个长远的目标是希望获得能抗肿瘤和细菌的抗体酶，现在已经有动物实验用特异的抗体酶治疗小鼠的狼疮。

四、酶在医药学中的其他用途 Other Employment of Enzymes in the Medicine

酶在医药学上的应用是极其广泛的。例如药物设计中寻找某些酶的特异抑制剂或激活剂，如抗代谢物。又如，用化学方法将酶交联在惰性物质表面，构成固相酶，用处很大。如慢性肾功能衰竭患者，含氮废物如尿素不能从肾中滤出，需要进行人工透析以清除血中的含氮废物，若在透析管上含有固相化的脲酶，则流经透析管的血液易于把尿素清除，这是因为尿素经脲酶作用后生成的氨和 CO_2 透过透析管的速度，远比尿素的透过速度为快。又如，临床化验中常用酶作为工具，以分析血液中的某些可受该酶作用的物质含量。例如将葡萄糖氧化酶固定在玻璃电极上，可测定血中葡萄糖的含量，称为酶电极。将不同的酶固定在不同的酶电极上，可分别测定许多不同的物质。

SUMMARY

The rate of a chemical reaction is determined by monitoring the appearance of a product or the disappearance of a reactant. The rates of most of chemical reactions are related to reactant concentrations. However, zero-order reactions are not. Reaction rates usually continue to increase as the temperature increases. According to transition-state theory, reactant molecules must have sufficient energy to reach the top of an energy barrier to form an activated complex or transition state before they can be converted into product molecules. The energy of activation, E_a, is the minimum energy that reactant molecules must acquire to form an activated complex.

Enzymes are protein catalysts that increase the rate of reaction by lowering the activation energy. They do not change the free energy of the initial or final states, so they do not affect the equilibrium position. Enzymes frequently require cofactors, some of which are tightly bound to the protein. Organic cofactors, called coenzymes, are derived from vitamins. Kinetic studies indicate that enzymes combine with their substrates to form enzyme-substrate complexes.

The Michaelis-Menten equation relates initial reaction rate to substrate concentration. It assumes a single substrate, S, combines with an enzyme, E, to form enzyme-substrate complex, ES. The ES complex can either dissociate to form substrate and enzyme or go forward to product, P, and enzyme, E, according to the following equation:

$$E + S \underset{k_{-1}}{\overset{k_1}{\rightleftharpoons}} ES \xrightarrow{k_2} E + P$$

The Michaelis-Menten equation states that

$$V = \frac{V_{max}\,[S]}{K_m + [S]} \qquad \text{where} \qquad K_m = \frac{k_{-1} + k_2}{k_1}$$

and V_{max}, the maximum velocity, is reached when all of the enzyme molecules are present in the enzyme-substrate complex. A low K_m value indicates that an enzyme has a high affinity for its substrate. An alteration in an enzyme's affinity for its substrate can have serious metabolic consequences. The K_m values also provide clues to an enzyme's physiological role. The V_{max} and K_m values can be obtained from a graph on which substrate concentration, [S], is plotted on the x-axis and initial rate, V, is plotted on the y-axis. Values of K_m can be obtained by determining the substrate concentration required to give a reaction rate equal to $V_{max}/2$. Also, K_m and V_{max} can be obtained from a double-reciprocal form of the Michaelis-Menten equation called the Lineweaver-Burk equation:

$$\frac{1}{V} = \frac{K_m}{V_{max}} \cdot \frac{1}{[S]} + \frac{1}{V_{max}}$$

where 1/[S] and 1/V are plotted on the x-and y-axes, respectively (The x- and y-intercepts are $-1/K_m$ and $1/V_{max}$, respectively). An enzyme's turnover number can be determined by dividing V_{max} by the molar concentration of total enzyme. The rate of an enzyme-catalyzed reaction is influenced by pH and temperature.

Inhibitors also influence enzyme-catalyzed reactions. Irreversible inhibitors form stable complexes with enzymes. Reversible inhibitors combine with enzymes to form dissociable complexes. There are three kinds of reversible inhibitors, competitive, uncompetitive, and noncompetitive inhibitors. Competitive inhibitors block the substrate-binding site. Uncompetitive inhibitors combine with enzyme-substrate complexes, and noncompetitive inhibitors combine with the free enzyme or the enzyme-substrate complex. Each kind of reversible inhibitor can be recognized graphically by analyzing kinetic data.

Many enzymes exhibit a sigmoid curve when rate is plotted against substrate concentration. The sigmoid curve indicates a cooperative interaction between two or more catalytic subunits. Some enzymes are regulated by specific molecules, called effectors or modulators, which bind to allosteric sites. Nearly all regulatory enzymes are made up of two or more subunits. When a regulatory enzyme has two or more identical subunits, each subunit has both catalytic and allosteric sites. When a regulatory enzyme has nonidentical subunits, one kind of subunit often functions as a catalytic subunit, while the other kind serves as a regulatory subunit. Positive allosteric effectors increase the reaction rate by stabilizing the more active enzyme form, and negative allosteric effectors decrease the reaction rate by stabilizing the less active enzyme form. Regulatory enzymes play crucial roles in metabolic regulation. Metabolic pathways often have branches. The first reaction following a branch point is unique to that branch and is the committed step for that branch. Regulatory enzymes generally catalyze reactions at the committed step in a biochemical pathway. A cell can control the flow of materials through a branched metabolic pathway by regulating the enzyme that catalyzes the committed step. In feedback inhibition, a product of the pathway inhibits the regulatory enzyme. Enzyme regulation may also involve phosphorylation, dephosphorylation, cleavage, or some other kind of covalent modification.

复 习 题

1. 以乳酸脱氢酶（LDH）为例，说明同工酶的生理及病理意义。
2. 试根据下表所给出的酶促反应数据，确定其 V_{max} 和 K_m 的近似值（不必作图）。

[S] (mol/L)	V (μmol/L · min)
2.5×10^{-6}	28
4.0×10^{-6}	40
1×10^{-5}	70
2×10^{-5}	95
4×10^{-5}	112
1×10^{-4}	128
2×10^{-3}	139
1×10^{-2}	140

3. 试述不可逆性抑制作用和可逆性抑制作用的主要区别是什么？
4. 简要解释为什么别构酶的反应速度 V 与作用物 [S] 间的关系曲线通常呈 S 形。
5. 酶与一般催化剂相比有何异同？
6. 举例说明酶的三种特异性。
7. 简述 K_m 和 V_{max} 的意义。
8. 说明温度和 pH 对酶促反应速度的影响及其应用。
9. 说明酶原与酶原激活的意义。
10. 核酶的提出有哪些生物学意义。
11. 根据核酶的催化作用，提出核酶在临床可能有哪些应用？

主要参考书和文献

1. 张迺蘅主编. 生物化学. 第 2 版. 北京: 北京大学医学出版社, 1999
2. 周爱儒主编. 生物化学. 第 6 版. 北京: 人民卫生出版社, 2004
3. Gerhard Meisenberg, William H Simmons. Principles of Medical Biochemistry. St. Louis, Missouri: Mosby Inc., 1998
4. David L. Nelson, Michael M. Cox. Lehninger Principles of Biochemistry. 4th ed. New York: W. H. Freeman and Company, 2005
5. Jeremy M. Berg, John L. Tymoczko, Lubert Stryer. Biochemistry. 5th ed. New York: W. H. Freeman and Company, 2002
6. Jeremy M. Berg. Biochemistry. 5th ed. New York: W. H. Freman and Company, 2002
7. 姜涌明, 戴祝英, 陈俊刚, 胡健著. 分子酶学导论. 北京: 中国农业大学出版社, 2000
8. 张迺蘅主编. 医学分子生物学. 北京: 北京医科大学出版社, 1999
9. 查锡良主编. 医学分子生物学. 北京: 人民卫生出版社, 2004
10. Paul S. Mechanism and functional role of antibody catalysis. *Appl Biochem Biotechnol.* 1998, 75: 13-23
11. Mahy JP, Desfosses B, de Lauzon S, et al. Hemoabzymes: different strategies for obtaining artificial hemoproteins based on antibodies. *Appl Biovhem Biotechnol.* 1998, 75: 103-127
12. Fedor MJ. Structure and function of the hairpin ribozyme. *J Mol Bio.* 2000, 297(2): 269-291
13. Muotri AR, Pereira LV, Vasques LR, et al. Ribozymes and the anti-gene therapy: how a catalytic RNA can be used to inhibit gene function. *Gene.* 1999, 237: 303-310
14. Turner PC. Ribozyme protocols. Totowa, New Jersey: Humana Press, 1997
15. Fritz Eckstein, David MJ. Lilly. Catalytic RNA. Springer: Verlag Berlin Heideiberg, 1997

（李　刚）

第五章　维生素与微量元素

CHAPTER 5　VITAMINS AND MICROMINERALS

PRINCIPAL POINTS

Vitamins are organic nutrients that are required in small quantities in the diet. Unlike the major nutrients, they are not used for the generation of metabolic energy, but rather serve specialized functions in the body.

The microminerals or trace minerals, such as iron, zinc, and copper are required only in small quantities and serve specialized biochemical functions.

Nutritional deficiencies of individual vitamins and minerals cause deficiency diseases.

The water-soluble vitamins including vitamin B series (or B-complex) and vitamin C are the largest class of essential micronutrients. Although the biological functions of Vitamin B series are very diverse, most of them are biosynthetic precursors of coenzymes. Vitamin C (ascorbic acid) is an antioxidant.

The fat-soluble vitamins include vitamin A, D, E, and K. Of the fat-soluble vitamins, vitamins A and D are converted to the active forms retinoic acid and calcitriol, respectively. Their mechanisms of action closely parallel that of the steroid hormones.

第一节　维生素概论

Section 1　INTRODUCTION

一、概念 Concept

维生素（vitamins）是机体维持正常生长发育和代谢所必需的一类微量有机物质。此类物质在体内不能合成或合成量不足，故必须靠食物供给。维生素的种类很多，化学结构各异，它们在体内的作用不同于糖类、脂肪和蛋白质，不是构成各种组织的主要原料，更不是体内能量的来源。它们是参与调节物质代谢过程必不可少的一些小分子化合物。机体对其需要量甚微，每日仅以毫克或微克计算。已知许多维生素参与组成辅酶，在物质代谢中起重要作用。机体缺乏其所需维生素，物质代谢障碍，就会产生相应的维生素缺乏病（avitaminosis）。

二、维生素的发现 Discovery of Vitamins

在祖国医学中，6 世纪时即有维生素缺乏病的详细记载。唐代名医孙思邈用猪肝治疗雀目（维生素A缺乏症）。他还曾用谷白皮熬粥来防治脚气病（维生素 B_1 缺乏症），并用大豆、防风、车钱子等药物治疗此病。

19 世纪中期，欧洲学者仍认为人体只需要蛋白质、糖、脂肪、矿物质和水 5 种营养素。但在航海和探险的传记中，早已记载了许多坏血病的病例。如在 17 世纪一篇航海日记中记载："有些人完全丧失了力量......，更有许多人皮肤上布满了点状的紫色血斑，逐渐影响到肘、膝、股、肩、臂和颈部，他们口有臭味，牙龈发红、剥落，甚至牙根也暴露于外。”这是维生素 C 缺乏所造成的坏血病。后来欧洲的航海家向美洲印第安人学用柠檬汁和松针浸出液防治坏血病。以后，现代医学家才知道食物除含上述 5 种营养素外，还含有其他必需物质。1912 年，Casimur Funk 首先从米糠中提取出抗脚气病（beriberi）物质，并证明该物质属于胺类，是维持生命所必需的，因此将这种活命的胺（vital amine）称为维生胺（vitamine）。此后，学者们陆续在食物中发现了 20 多种为动物或微生物所必需的小分子营养素。因为它们在化学结构上并非全属于胺类，故改名维生素（vitamin）。

三、命名与分类 Nomenclature and Classification

（一）命名

维生素一般按其被发现的先后以拉丁字母顺序命名，如 A、B、C、D；也有根据它们的化学结构特点和生理功能命名的，如硫胺素、抗癞皮病维生素等；还有发现时以为是一种，后来证明是多种维生素混合存在，便在拉丁字母下方注以阿拉伯数字加以区别，如 B_1、B_2、B_6、B_{12} 等。其间有的名称相互混淆，或当初作为维生素被发现、而后证明其并非属于维生素类。这就是目前维生素名称无论从拉丁字母或阿拉伯数字顺序来看都是不连贯的原因。

（二）分类

维生素的种类繁多，化学结构差异很大，通常按溶解性质将其分为脂溶性维生素（fat-soluble vitamins）和水溶性维生素（water-soluble vitamins）两大类。根据分布情况，水溶性维生素又可分为维生素 B 族与维生素 C 两类。

1. 脂溶性维生素

（1） 维生素 A　又名抗干眼病维生素，或视黄醇。

（2） 维生素 D　又名抗佝偻病维生素，或钙化醇。

（3） 维生素 E　又名抗不育维生素，或生育酚。

（4） 维生素 K　又名凝血维生素。

2. 水溶性维生素

（1）维生素 B_1　又名抗脚气病维生素或硫胺素。

（2）维生素 B_2　又名核黄素。

（3）维生素 PP　又名抗癞皮病维生素，即尼克酸和尼克酰胺或烟酸和烟酰胺。

（4）维生素 B_6　又名抗皮炎维生素，即吡哆醇、吡哆醛和吡哆胺。

（5）泛酸　又名遍多酸。

（6）生物素

（7）叶酸

（8）维生素 B_{12}　又名抗恶性贫血维生素或钴胺素。

以上 8 种维生素，总称为维生素 B 族。

（9）维生素 C　又名抗坏血酸。

四、维生素缺乏病发生原因 Avitaminosis

维生素缺乏病发生的原因很多，可由疾病、营养及饮食卫生习惯不当等引起。

（一）维生素的摄入量不足

食物构成及膳食调配不合理或严重偏食使某些维生素供给不足；对食物的储存、加工及烹调方法不当造成维生素的大量破坏和丢失。例如，淘米过度、煮稀饭加碱、面粉加工过细，可使维生素 B_1 大量丢失破坏；油炸面食中的维生素也多被破坏；新鲜食物储存过久，维生素 C 可被破坏；蔬菜先切、后洗、再炒或加碱，其中的维生素 C 几乎全部丢失。

（二）维生素的吸收障碍

多见于消化道疾病患者。如长期腹泻、消化道梗阻、瘘管或胆道疾患；脂类消化吸收障碍可严重降低脂溶性维生素的吸收。

（三）需要量增加

机体在某些生理或病理情况下对维生素的需要量增多，若不及时补充则引起维生素相对不足。如生长发育期的儿童、孕妇、乳母、重体力劳动者或传染病患者。

（四）食物以外的维生素供给不足

如长期服用抗生素可使肠道正常菌丛生长受到抑制，从而影响其合成某些维生素，如维生素 K、B_6、叶酸、PP 等；日光照射不足，则常可使皮肤内维生素 D_3 的生成不足，从而引起小儿佝偻病或成人软骨病。

第二节　脂溶性维生素

Section 2　FAT-SOLUBLE VITAMINS

维生素 A、D、E 及 K 均为非极性疏水的异戊二烯衍生物，可溶于脂类或脂肪溶剂，而不溶于水，故总称脂溶性维生素。脂溶性维生素在食物中的存在形式、肠道吸收及血液运输均与脂类有密切关系；其排泄主要是通过胆汁由粪便排出。当胆道梗塞、胆汁酸盐缺乏或长期腹泻造成脂类吸收不良时，脂溶性维生素的吸收也大为减少，甚至会引起缺乏症；当摄入量超过机体需要量时，可在体内，尤其是在肝内蓄积，甚至出现中毒反应。

一、维生素 A Vitamin A

（一）化学本质及性质

维生素 A 又名视黄醇（retinol）是含有 β- 白芷酮环的多聚异戊二烯复合物，含有四个共轭双键。天然维生素 A 包括 A_1 及 A_2 两种。A_1 即视黄醇，存在于哺乳类动物及咸水鱼的肝中；A_2 即 3- 脱氢视黄醇，多存在于淡水鱼的肝中。A_1 和 A_2 的生理功能相同，但 A_2 的生理活性只有 A_1 的一半。临床应用 A_1 酯。

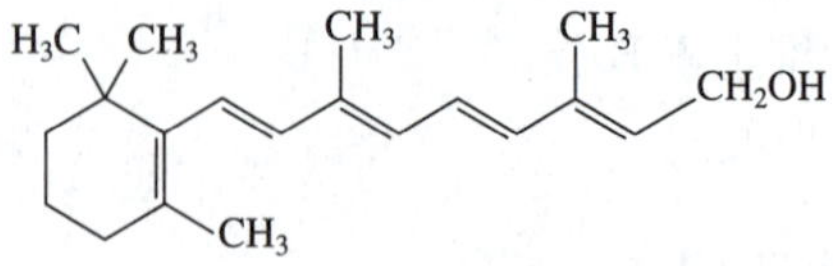

维生素A_1（全反型）

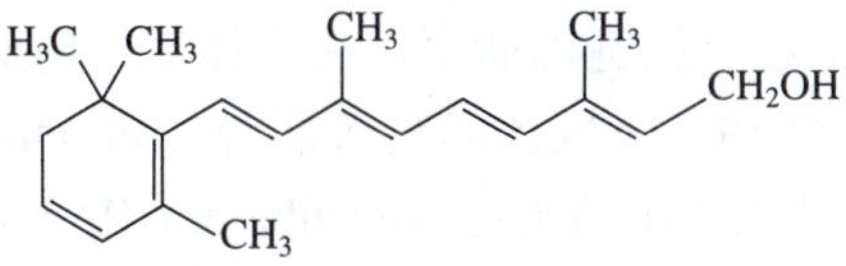

维生素A_2（3-脱氢视黄醇）

由于维生素 A 的侧链含有 4 个双键，故可形成 8 种顺、反异构体。天然维生素 A 是全反型，在体内视黄醇可被氧化成视黄醛（retinal），后者可被进一步氧化成视黄酸（retinoic acid）。视黄醛中最重要者为 9-及 11-顺-视黄醛。上述视黄醇、醛、酸、酯等统称为类视黄醇（retinoids）。

视黄醇为黄色片状结晶体，通常与酸形成酯存在于食物中。A_1和A_2均可与三氯化锑起反应，呈深蓝色；此外，视黄醇可发出强黄绿色荧光，上述性质都可作为维生素 A 定量、定性分析的依据。

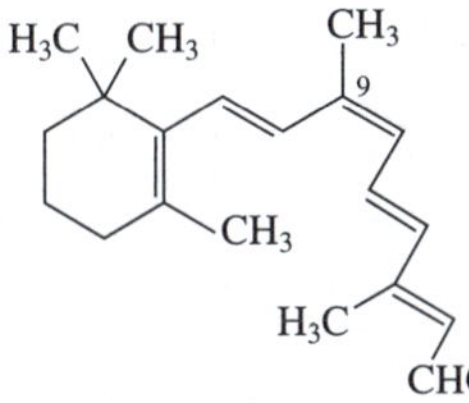

9-顺-视黄醛

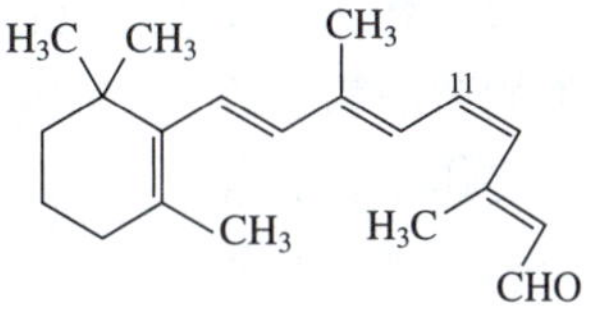

11-顺-视黄醛

维生素 A 化学性质活泼，易被空气氧化而失去其生理作用。紫外线照射也可使之破坏，故维生素 A 制剂应装在棕色瓶内避光储存。但在无氧条件下它可耐热至 120℃，所以一般烹调及罐头加工对食物中的维生素 A 无严重破坏作用。

（二）维生素A原

自然界中的黄红色植物（胡萝卜、红辣椒、红薯、黄玉米等）含有类胡萝卜素（carotenoids），如 α-、β-、γ-胡萝卜素及玉米黄素。最重要者为 β-胡萝卜素（β-carotene），它可被小肠黏膜的 β-胡萝卜素 15, 15′-加氧酶作用，从其碳链中间断裂，生成两分子的视黄醇。因此，β-胡萝卜素是维生素 A 原（provitamin）。α-、β-胡萝卜素以及玉米黄素仅含一个 β-白芷酮环，故只能转变成一分子维生素 A。实际上胡萝卜素在体内的利用率较低，β-胡萝卜素仅相当于 1/6 维生素 A 活性，而 α-和 γ-胡萝卜素的活性为 β 型的一半。

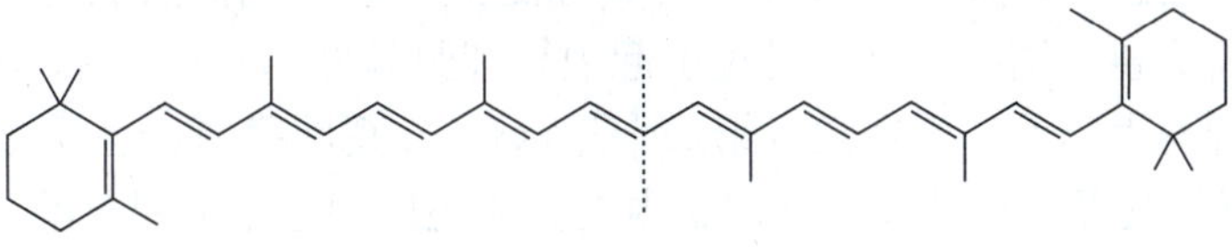

β-胡萝卜素

（三）吸收及转变

食物中的维生素 A 在小肠黏膜细胞内与脂肪酸结合成酯后，掺入乳糜微粒，通过淋巴转运，并被肝摄取。维生素 A 酯在肝细胞内储存，应机体需要向血中释放。血浆中的维生素 A 是非酯化型的，与特异的转运蛋白——视黄醇结合蛋白（retinol binding protein, RBP）结合而被转运。后者又与结合有甲状腺素的前清蛋白（prealbumin, PA）结合，形成 RBP-PA 复合体。这种结合可防止低分子质量的 RBP 由肾滤出。在细胞内，视黄醇与细胞视黄醇结合蛋白（cellular retinol binding protein, CRBP）结合。一些组织，特别是视网膜，在 NAD^+ 或 $NADP^+$ 脱氢酶催化下，使视黄醇氧化成视黄醛，在肝及肾等组织内后者又可能进一步氧化为视黄酸，但后一反应不可逆。近年已从某些动物组织中分离出细胞视黄酸结合蛋白（cellular retinoic acid binding protein, CRABP）。视黄酸不在体内储存，而是作为维生素 A 的代谢产物在肝中与葡萄糖醛酸结合或氧化成其他代谢产物，随胆汁或尿液排出。

（四）生理功能及缺乏症

维生素 A 在体内有许多生理功能。类胡萝卜素、视黄醛、视黄醇及其磷酸酯、视黄酸等均有其单独的生理功能。然而，除在视觉中的功能外，近年来才对它们其他的生化功能了解得比较清楚。

1. β-胡萝卜素的抗氧化作用　β-胡萝卜素和其他某些类胡萝卜素，作为抗氧化剂在体内起重要作用。它能捕捉自由基（free radicals），尤其在氧分压较低的情况下，效果更为明显，因而可弥补维生素 E 抗氧化作用的不足。β-胡萝卜素的抗氧化作用与其分子中所含共轭双键有关。它能与过氧自由基反应生成共轭稳定的碳核自由基，后者可再与另一过氧自由基反应形成稳定非自由基结合物（Fig. 5-1）因此，β-胡萝卜素可能会降低自由基与其他强氧化剂所引起肿瘤的发生。某些临床研究表明，食物中的β-胡萝卜素可减低吸烟人群中肺癌的发生。

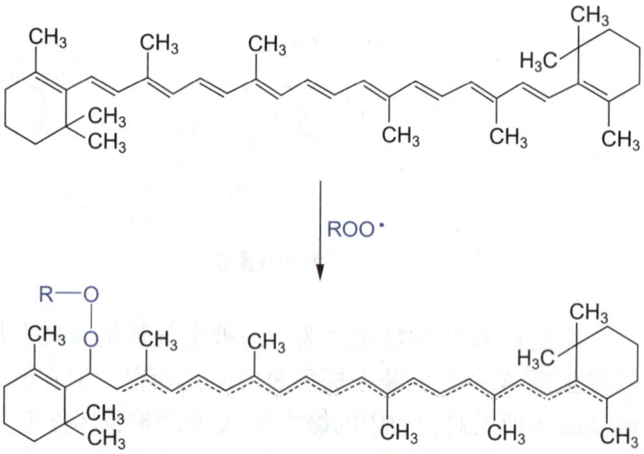

Fig. 5-1　The formation of a resonance-stabilized carbon-centered radical from a peroxyl radical and β-carotene

2. 11-顺-视黄醛构成视杆细胞内感光物质　在感强光的视锥细胞和感弱光的视杆细胞内均含有感光物质——视色素。视锥细胞中有红受体、绿受体和蓝受体，可以感红光、绿光和蓝光；视杆细胞中有视紫红质（rhodopsin），它们都是由 11-顺-视黄醛与不同的视蛋白（opsin）组成。视紫红质一经感光，其中的 11-顺-视黄醛便发生光异构作用而转变成全反-视黄醛，因与视蛋白分离而失色。同时，这一过程引起视杆细胞膜外部 Ca^{2+}、Na^+ 通道的关闭，激发神经冲动，经传导至大脑而产生视觉（第二十三章）。在视网膜内，全反-视黄醛直接异构化成为 11-顺型进行的甚慢，故其大部分被眼内视黄醛还原酶还原为视黄醇，经血流至肝，异构化成为 11-顺-视黄醛，再回到视网膜细胞供合成视色素（Fig. 5-2）。其他视色素感光过程与视紫红质类似。

当维生素 A 缺乏时，11-顺-视黄醛得不到足够的补充，视紫红质合成减少，对弱光敏感性降低，暗适应能力减弱；严重缺乏者，可出现夜盲症，我国医学称为“雀目”。

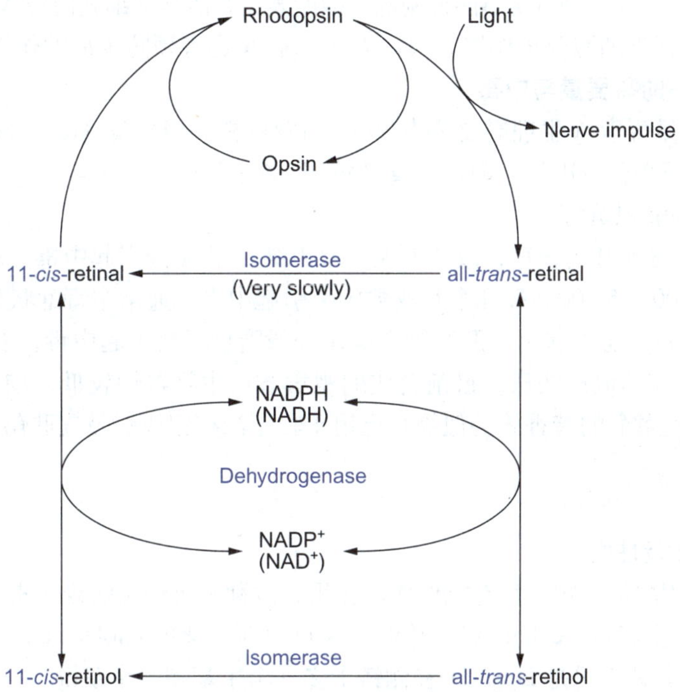

Fig. 5-2 Synthesis and degradation of rhodopsin

3. 维持上皮组织的分化和健全 维生素 A 酯参与糖蛋白合成，维持上皮组织的分化和健全。维生素A缺乏可引起上皮组织干燥、增生和角化。如皮脂腺角化出现毛囊丘疹；泪腺上皮不健全可出现泪液分泌减少，进而发展成干眼症，甚至角膜软化、溃疡导致失明。视黄醇（酸）在体内可转变成视黄醇磷酸酯（retinol phosphate），它和长醇磷酸酯（dolichol phosphate）类似，可作为寡糖穿过双脂层的载体，通过顺反异构酶催化顺反异构作用进行，此异构作用类似于上述视紫红质分解与合成中者。缺乏维生素A可导致糖蛋白合成中间产物（异常低分子多糖一脂）的积累。

维生素 A 还能增强与糖蛋白合成有关的 ATP 硫酸化酶和硫酸转移酶的活性。而糖蛋白的合成对维持上皮细胞、尤其是黏液细胞的正常功能甚为重要。糖蛋白又是每个细胞的重要结构物质，当其合成因缺乏维生素 A 而进行不顺利时，细胞的正常生长及功能自然会受到阻碍。

4. 类固醇类激素样的作用 视黄醇和视黄酸在细胞内均有特异的受体蛋白（CRBP, CRABP），它们和受体蛋白结合后被转运并结合到染色质的特定部位，参与某些基因的表达，从而影响细胞生长、分化和调控蛋白的合成。视黄醇和视黄酸的这种行为与类固醇激素作用相似。缺乏维生素A时，生殖功能衰退，骨骼生长不良及生长发育受阻等，可能与视黄醇的类固醇激素样作用异常有关。

5. 维生素 A 的其他功能 有人认为，维生素 A 能增强机体抵抗力，当缺乏时机体的免疫功能会降低。流行病学表明，膳食中的维生素 A 摄入量与癌症的发生呈负相关。缺乏维生素A的动物，对化学致癌物诱发肿瘤更为敏感。还有实验证明，类视黄醇及其代谢物能够抑制促癌关键酶鸟氨酸脱羧酶（ornithine decarboxylase, ODC）的诱导合成，从而降低细胞内促进细胞增殖的多胺水平。此外，维生素A能抑制癌基因的表达并能增加细胞内cAMP含量，而cAMP有抑制细胞增殖和促进细胞分化作用。故认为维生素 A 还有预防癌症的作用。

（五） 维生素A的需要量与中毒

正常成人每日维生素 A 生理需要量为 800 ～ 1 000 视黄醇当量（retinol equivalents, RE），或 2 600～3 300 国际单位（IU）。1RE = 1μg 视黄醇 = 6μg β-胡萝卜素 = 12μg 其他类胡萝卜素。1IU 维生素 A = 0.3μg 视黄醇。

因为维生素 A 可在肝内积存，故长期大量服用维生素 A 会引起中毒。对于儿童和成人来说，每日服用 15 000 ~ 50 000RE 几个月或数年会引起中毒。通常中毒症状包括骨痛、多鳞性皮炎瘙痒、严重头痛、恶心腹泻、肝脾肿大等。一般膳食不会引起中毒，多数维生素 A 中毒是因为用大剂量治疗其他皮肤病。目前合成的视黄酸衍生物毒性较低，如 13-顺 - 视黄酸和 etretinate（全反式视黄酸的芳香族类似物）已用于临床治疗银屑病及皮肤角化不良症等。

二、维生素 D Vitamin D

（一） 化学本质及性质

维生素D为类固醇衍生物，具有抗佝偻病作用，故称为抗佝偻病维生素。其种类很多，以维生素 D_2（麦角钙化醇 ergocalciferol）及维生素 D_3（胆钙化醇 cholecalciferol）为重要。两者的结构十分相似，其差别只是 D_2 比 D_3 在侧链上多一个甲基和一个双键。

维生素 D_3 主要含于肝、奶及蛋黄中，以鱼肝油含量最丰富。人体内可由胆固醇转变成 7 脱氢胆固醇，并储存于皮下，在日光或紫外线照射下，后者 B 环裂开可转变为维生素 D_3（第二十二章），故称 7-脱氢胆固醇为维生素 D_3 原。所以，多晒太阳是预防维生素 D 缺乏的主要方法之一。植物油和酵母中含有不被人体吸收的麦角固醇，在日光或紫外线照射下 B 环断裂转变为可被人体吸收的维生素 D_2，因此称麦角固醇为 D_2 原。

维生素 D_2 及 D_3 皆为无色晶体，其性质比较稳定，耐热，对氧、酸及碱较稳定，不易被破坏。D_2 与 D_3 对人类有相同的生理功能，但在体内代谢中起作用的是 1, 25-$(OH)_2D_3$。

（二） 吸收及转变

皮下经紫外线照射转变的 D_3 可缓慢的渗透到血液。食物中的各种维生素 D，85% 掺入乳糜微粒中由淋巴吸收。在血液中维生素 D 主要与其特异的载体蛋白——维生素 D 结合蛋白（DBP）结合后而被运输。

与 DBP 结合的维生素 D 运送到肝，在肝细胞微粒体中的维生素 D_3-25-羟化酶（vitamin D_3-25-hydroxylase）催化下，转变为 25-羟 D_3。25-$(OH)D_3$ 经血液运输至肾，经肾小管上皮细胞线粒体内 25-$(OH)D_3$-1α-羟化酶催化生成 1, 25-$(OH)_2D_3$，它是一种具有高度生理活性的形式。25-$(OH)D_3$ 可在肾或小肠黏膜细胞、胎盘、软骨中经24-羟化酶催化羟化成为24, 25-$(OH)_2D_3$，后者可再转化为 1, 24, 25-$(OH)_3D_3$。关于 D_3 转化及活性形式将在第二十二章讨论。维生素 D_3 在肝内主要与葡萄糖醛酸或硫酸结合，通过胆汁排出体外。

（三） 生理功能及缺乏症

1, 25-$(OH)_2D_3$是维生素D的活化形式，其主要靶细胞是小肠黏膜、骨骼和肾小管，主要生理功能是调节钙、磷代谢，促进钙盐的更新及新骨的生成（第二十二章）。当维生素 D 缺乏或转化障碍时，儿童骨钙化不良、骨骼变软，称佝偻病；成人可引起骨软化症，孕妇或乳母维生素 D 缺乏时这种情况特别显著。另外，肝、肾疾患，脂类吸收不良等都可引起维生素 D 缺乏；某些药物也干扰其代谢。如皮质类固醇激素可刺激维生素 D 转变成非活性代谢形式，长期使用会引起骨质疏松。

在体内，维生素 D 不仅参与钙磷代谢调节，还可能有其他功能，因为在体内许多组织中发现了 1, 25-$(OH)_2D_3$ 的受体。如甲状旁腺、胰岛细胞、皮肤角质细胞和骨髓中的髓细胞样干细胞。由于 1, 25-$(OH)_2D_3$ 的作用方式与类固醇激素相似，有人将 1, 25-$(OH)_2D_3$ 视为一种由肾产生的激素，而维生素 D 为激素原。

（四） 维生素D的需要量和过多症

维生素 D 的需要量应与钙、磷供给量有关，在钙、磷供给充分情况下，正常成人每日维生素 D 的需要量为 5 ~ 10μg，或 200 ~ 400IU。1μg 的 D_3 或 D_2 = 40IU。由于人体皮下 7- 脱氢胆固醇经紫外线照射可转变为D_3，故一般人容易达到需要量，不必特别补充。但如日照时间短或生活工作在不易接触阳光的环境下，以及孕妇、乳母、婴幼儿和老年人则应补充维生素 D 的供给。

长期服用维生素 D 超过需要量 10 ~ 100 倍时，如长期每日摄入 2 000IU 就可引起中毒。急性中毒症状经数日（2 ~ 8 日）发生，表现为食欲下降、恶心、呕吐、腹泻、头痛等；严重的骨化过度血钙升高，钙化转移，尿钙过多，往往引起肾结石。

三、维生素 E Vitamin E

（一） 化学本质及性质

最初发现维生素E与动物生育有关，故称生育酚（tocopherol）。天然存在的有数种，均为苯骈二氢吡喃衍生物，根据其化学结构分为生育酚及生育三烯酚两类，每类又可根据甲基的数目和位置不同，分为 α、β、γ 和 δ 几种。维生素 E 中以 α-生育酚生理活性最高，若以它为基准，则 β-及 γ-生育酚和 α-生育三烯酚的生理活性分别为 40%、8% 及 20%，其余活性甚微。但就抗氧化作用论，δ-生育酚最强，α-生育酚最弱。

维生素E为黄色油状物，无氧条件下对热稳定，但对氧十分敏感。市售食品经高压、高温等加工，包括深冻冷藏均可将其破坏。在空气中维生素 E 易被氧化使颜色加深。因为它极易被氧化，故可保护其他易被氧化的物质，并常用作抗氧化剂添加到食品中。维生素 E 主要存在于麦胚油、玉米油、葵花籽油、大豆油和蔬菜中。天然维生素 E 为右旋型，而人工合成为消旋型，较天然者生物活性弱。

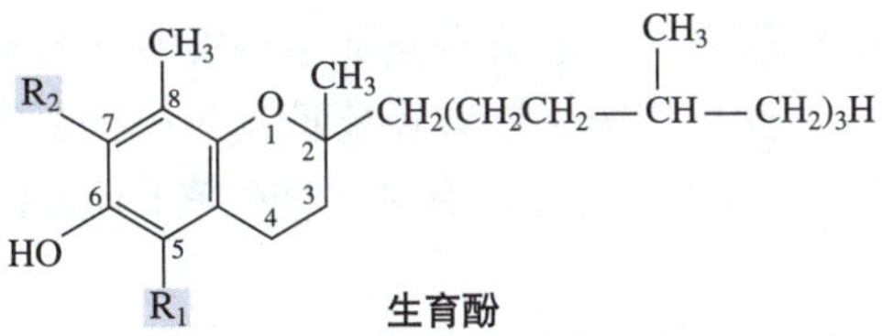

生育酚

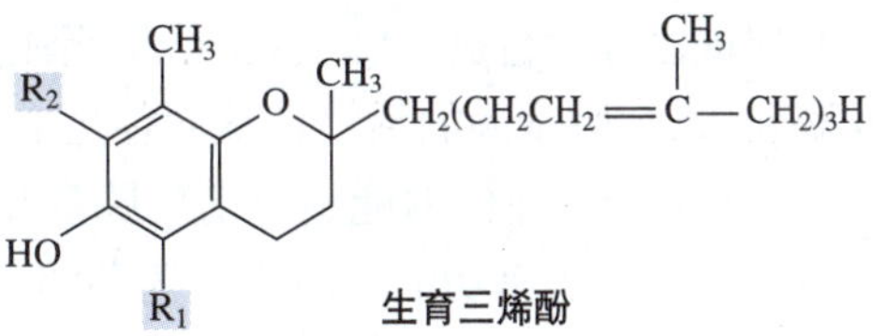

生育三烯酚

	R_1	R_2
α-生育酚（α-生育三烯酚）	$-CH_3$	$-CH_3$
β-生育酚（β-生育三烯酚）	$-CH_3$	$-H$
γ-生育酚（γ-生育三烯酚）	$-H$	$-CH_3$
δ-生育酚（δ-生育三烯酚）	$-H$	$-H$

（二）在体内的代谢

维生素 E 溶于食物脂肪中，随着脂肪的消化被释放并吸收。进入体内后，首先掺入到乳糜微粒，在血液中被脂蛋白结合而转运，扩散到含有脂蛋白脂肪酶的组织；残留于乳糜微粒中的可进入肝内，再由极低密度脂蛋白（VLDL）从肝运出，储存于脂肪组织。在体内，维生素E分布于生物膜上，与膜脂结合在一起。肾上腺、脑垂体、睾丸和心肌、肺等组织均含较多的维生素 E 。它能通过胎盘进入到胎儿体内。α-生育酚在组织内主要氧化成 α-生育醌，后者可还原为生育氢醌，或者其侧链被氧化成 α-生育酸，与葡萄糖醛酸结合后，随尿排出体外。

（三）生理功能

1. 维生素 E 与动物生殖功能有关　动物缺乏维生素 E 时其生殖器官受损而不育。雄鼠缺乏时，睾丸萎缩，不产生精子；雌鼠缺乏时，胚胎及胎盘萎缩而被吸收，引起流产。在人类尚未发现因维生素 E 缺乏而引起不育症，临床常用维生素 E 治疗先兆流产和习惯性流产。维生素 E对生育作用的机理还不完全清楚，可能是由于它能抑制孕酮的氧化，从而增强孕酮的作用或者通过促性腺激素而产生作用。

2. 抗氧化作用　维生素E是最重要的天然抗氧化剂，它能对抗生物膜磷脂中多不饱和脂肪酸的过氧化反应，因而避免脂质过氧化物产生，保护生物膜的结构与功能。机体代谢不断产生自由基，自由基是有 1 个或多个未配对电子的原子或分子，具有强氧化性。如羟基自由基（$OH^{\cdot}$）、超氧阴离子自由基（$O_2^{\bar{\cdot}}$）、过氧化物自由基（$ROO^{\cdot}$）等。维生素 E 捕捉自由基使其苯骈吡喃环上酚基失去一个氢原子而形成生育酚自由基。生育酚自由基又可进一步与另一自由基反应生成非自由基产物——生育醌。

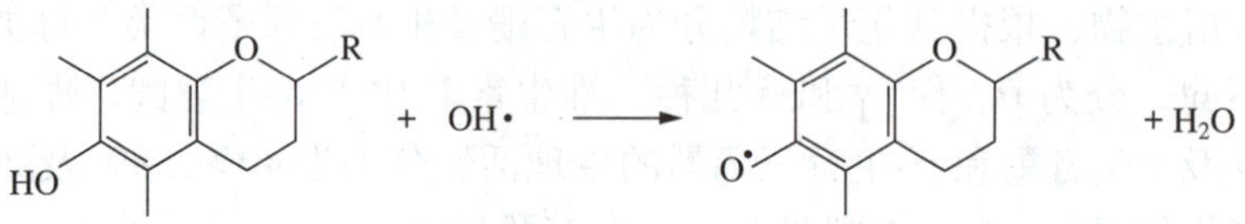

α-生育酚　　羟基自由基　　α-生育酚自由基($TocO^{\cdot}$)

$$TocO^{\cdot} + ROO^{\cdot} \longrightarrow ROOH + \text{非自由基产物}$$

过氧自由基

维生素 E 还可与硒（Se）协同通过谷胱甘肽过氧化物酶发挥抗氧化作用。

3. 促进血红素合成　维生素E能提高血红素合成过程中的关键酶 δ-氨基-γ-酮戊酸（ALA）合成酶和 ALA 脱水酶的活性，从而促进血红素合成。此外，维生素 E 还能抑制血小板凝集，其作用与维生素E在体内能调节前列腺素和凝血噁烷（血栓素）形成有关。维生素E还能维持肌肉与周围血管正常功能，防止肌肉萎缩。

4. 需要量及缺乏症　正常成人每日需要维生素 E 8 ～ 12α-生育酚当量（α-tocopherol equivalents, α-TE），1α-TE = 1mg α- 生育酚。当膳食中的多不饱和脂肪酸增高时，维生素 E 的供给量也应增加。在供给量上，据认为，维生素E（mg）与多不饱和脂肪酸（g）的比值为 0.6时才能满足机体的需要。

维生素 E 一般不易缺乏，但某些疾病，如慢性脂肪痢、无 β-脂蛋白血症、慢性胰腺炎或胃肠切除综合征等可引起缺乏。正常血浆维生素 E 浓度为 9 ～ 16mg/L，若低于 5mg/L 则可出现缺乏症，主要表现为红细胞数量减少，寿命缩短，体外实验见到红细胞脆性增加，常表现为贫血或血小板增多症。血浆维生素 E 还与总血脂水平密切相关，其比值以 0.8mg :1g 为正常界限，低于此值则认为是缺乏的表现。

四、维生素 K Vitamin K

（一）化学本质及性质

维生素 K 具有促进凝血的功能，故又称凝血维生素（coagulation vitamin），广泛存在于自然界中，常见的有 K_1 和 K_2。K_1 存在于绿叶蔬菜中；K_2 是人体肠道细菌的代谢产物。它们都是2-甲基-1, 4-萘醌的衍生物。维生素 K 的凝血活性几乎都集中于 2-甲基萘醌这一基本结构，称其为 K_3，已有人工合成。2-甲基萘醌的含氮类似物，4-亚氨基-2-甲基萘醌的凝血活性比 K_1 高 3 ～ 4 倍，称为 K_4。

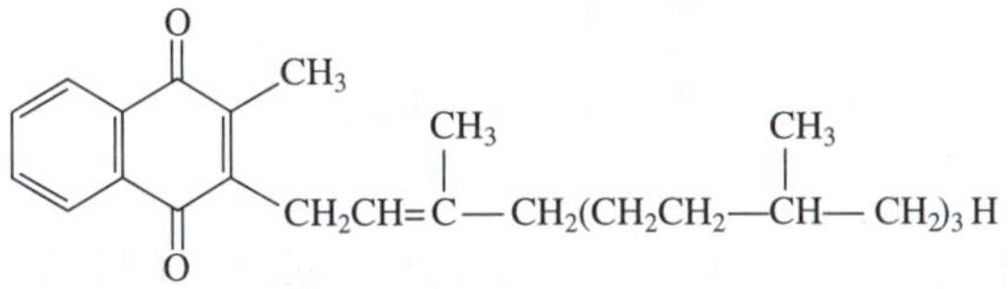

维生素K_1

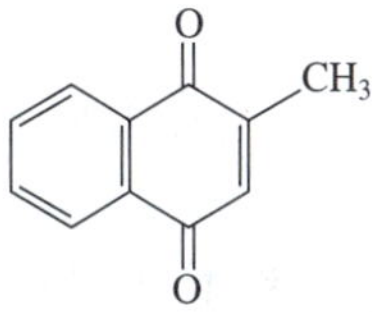

2-甲基-1,4-萘醌（K_3）

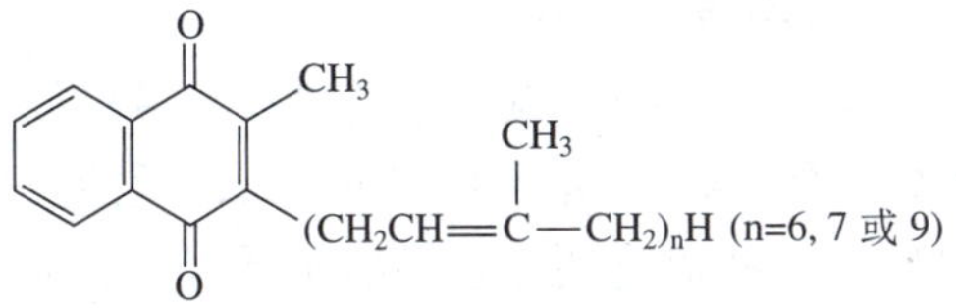

维生素K_2

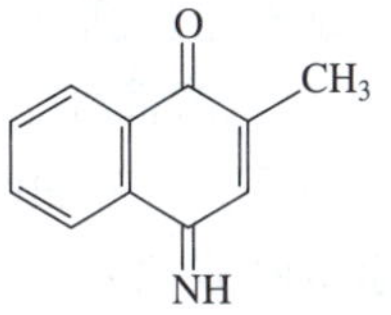

4-亚氨基-2-甲基萘醌（K_4）

K_1 和 K_2 在其甲基萘醌的 C_3 上都有一个较长的烃链，故不溶于水，溶于脂肪溶剂，对热稳定，易受光线和碱的破坏。人工合成的 K_3 及 K_4 溶于水，可口服和注射。

（二）生理功能及缺乏症

维生素 K 的吸收需要胆汁酸盐和胰脂肪酶，它由空肠经淋巴吸收，在血液中随 β-脂蛋白一起转运。

维生素 K 的主要生理功能是促进肝合成凝血酶原（prothrombin, 凝血因子Ⅱ）及凝血因子Ⅶ、Ⅸ和Ⅹ。肝微粒体合成凝血因子的无活性前体，在以维生素 K 为辅助因子的谷氨酸 γ-羧化酶作用下，将其分子中多个谷氨酸残基（Glu）经羧化反应成为 γ-羧基谷氨酸残基（Gla）。Gla 具有强的螯合钙能力，因而赋予这些因子以凝血性质（Fig. 5-3）。

近来报道，含有 γ-羧基谷氨酸残基的蛋白质也存在于骨、肾和胎盘等组织。如骨钙蛋白，其分子中谷氨酸残基的 γ-羧化反应需要维生素K参与，羧化后对不溶性钙盐有很强的亲和力。

维生素 K 的正常需要量为每日 60 ～ 80μg 。缺乏时，表现为凝血因子合成障碍，凝血时间延长，易出血。但因维生素 K 分布广泛，人体肠道细菌又能合成，故一般不易缺乏。当胆

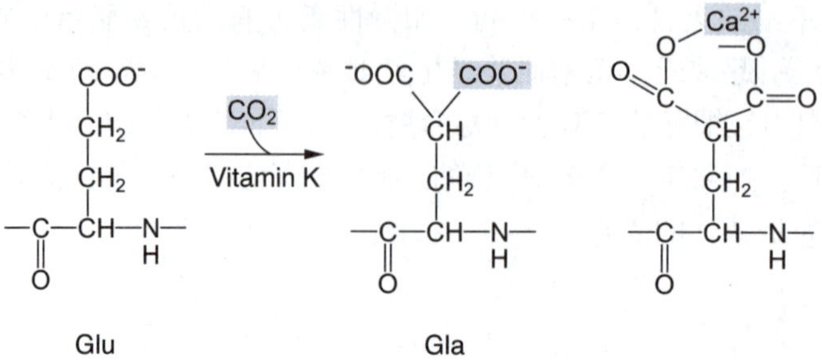

Fig. 5-3 Carboxylation of a glutamate residue catalyzed by vitamin K-dependent carboxylase

道阻塞或长期服用广谱抗生素时，可引起维生素 K 缺乏。新生儿肠道中无细菌，血中凝血因子也较成人少，尤其早产儿，易发生出血现象，因此常对孕妇在产前或对新生儿给维生素 K 以防出血。

第三节 水溶性维生素

Section 3 WATER-SOLUBLE VITAMINS

水溶性维生素包括 B 族维生素和维生素 C。它们在化学结构上彼此之间差别较大。除维生素 B_{12} 外，它们均可以在植物中合成；在体内无一定储存，一旦体液中超过其肾阈时，即从尿中排出，因此必须经常由膳食供应，也很少有中毒现象发生。

除维生素 C 外，水溶性维生素作为辅酶或辅酶的组成成分分别参加能量释放或造血过程的许多生化反应（表 5-1）。与能量代谢相关的维生素有 B_1、B_2、PP、B_6、泛酸及生物素，而造血所需的维生素是叶酸和 B_{12}。维生素 C 则在一些氧化还原及某些重要羟化反应中起作用。

一、维生素 B_1 Vitamin B_1

（一）化学本质及性质

维生素 B_1 分子中含有一个嘧啶环和噻唑环，在嘧啶环上带一个氨基，噻唑环上带一个硫，故又称硫胺素（thiamine）。硫胺素为白色结晶，耐热，酸中稳定，碱中加热易破坏，有氧化剂存在时易被氧化产生脱氢硫胺素（硫色素），后者在紫外光照射下呈现蓝色荧光，利用这一特征可进行定性定量分析。焦磷酸硫胺素（thiamine pyrophosphate, TPP）是其在体内的活性形式。

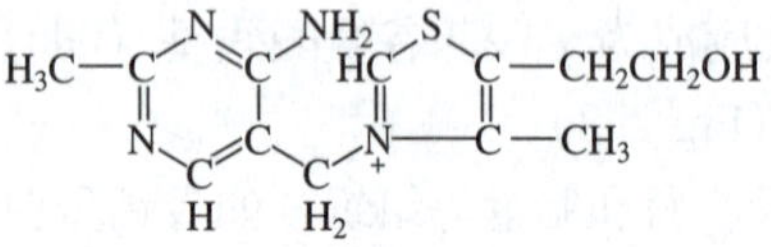

硫胺素

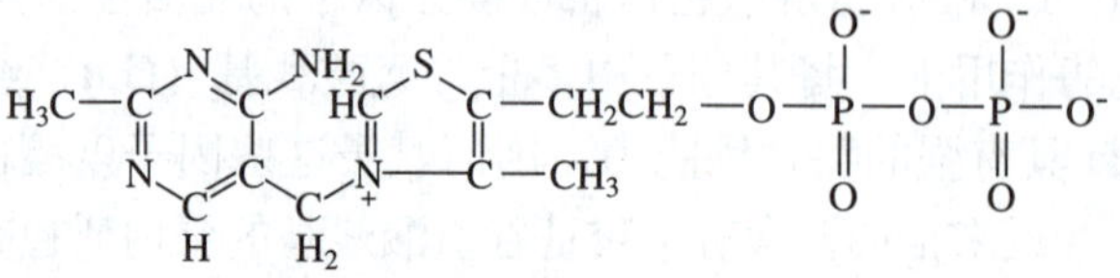

焦磷酸硫胺素

（二）吸收及转变

维生素 B_1 主要存在于种子外皮和胚芽中，米糠、麦麸、豆类中含量最为丰富，酵母、瘦肉、动物脏器及中药车前子、防风中也含有。

维生素 B_1 易被小肠吸收。吸收后主要在肝、脑组织中经硫胺素焦磷酸激酶催化转变为TPP。全血中的维生素 B_1 绝大部分存在于红细胞内，是与蛋白质结合的焦磷酸酯；血浆中则是以易于扩散的 B_1 自由型存在。自由型维生素 B_1 进入组织细胞后被磷酸化。TPP 的焦磷酸酯键易被组织中的磷酸酶水解，放出自由的维生素 B_1；当 TPP 与酶蛋白结合后就不能再被磷酸酶水解，而只能通过蛋白水解酶的作用释放出 B_1。

（三）生理功能及缺乏症

1. 参与 α-酮酸氧化脱羧反应　TPP 是 α-酮酸氧化脱羧酶复合体（如丙酮酸脱氢酶、α-酮戊二酸脱氢酶等）的辅酶，参与 α-酮酸的氧化脱羧反应（见第五章）。TPP 在噻唑环上硫与氮之间的碳原子十分活泼，易于释放出 H^+ 而形成具有催化功能的亲核基团——TPP 负离子，即负碳离子（carbanion），负碳离子与 α-酮酸羧基结合，形成不稳定的中间产物，使 α-酮酸进行脱羧反应，放出 CO_2。正常情况下，机体所需能量主要靠糖代谢所产生的丙酮酸氧化供给，当维生素 B_1 缺乏时，影响到丙酮酸的氧化供能，以致影响细胞的正常功能，特别是神经组织。

2. 参与转酮醇反应　TPP 作为转酮醇酶的辅酶参与磷酸戊糖途径（见第五章）。磷酸戊糖途径是合成核酸所需戊糖的唯一来源，也是合成脂肪酸及其他合成途径必不可少的 NADPH 的主要来源。当维生素 B_1 缺乏时，戊糖代谢障碍，体内核苷酸合成及神经髓鞘中磷酸戊糖代谢则受到影响。

鉴于 TPP 在糖代谢中的上述作用，TPP 对维持神经传导功能必不可少。乙酰胆碱是一种神经递质，与神经传导有关，它是由乙酰辅酶A与胆碱合成，由胆碱酯酶催化水解。乙酰辅酶A 主要来自丙酮酸的氧化脱羧反应。当 B_1 缺乏时，一方面丙酮酸的氧化脱羧反应受到影响，从而影响能量代谢和乙酰胆碱的合成；另一方面维生素 B_1 对胆碱酯酶的抑制减弱，加强了乙酰胆碱的分解作用，使神经传导受到影响。中度维生素 B_1 缺乏会造成胃肠蠕动缓慢、消化液分泌减少、食欲不振、消化不良等消化道症状及轻度神经、精神症状；重度缺乏导致脚气病（beriberi），这是一种进行性神经传导和心血管系统紊乱，表现为谵妄、肌无力或退废、外周淤血、甚至心力衰竭。

维生素 B_1 的需要量正常成人每日为 1.0 ~ 1.5mg 。由于发烧、外伤、妊娠或哺乳、糖类摄入量增加或代谢率增强，应增加维生素 B_1 的供给。咖啡和茶中某些成分可破坏维生素 B_1，但在常量饮料此影响并不大。

二、维生素 B_2 Vitamin B_2

（一）化学本质及性质

维生素 B_2 为一橙黄色针状结晶，又名核黄素（riboflavin）。它是核醇与 6, 7-二甲基异咯嗪的缩合物。核黄素的异咯嗪环上第 1 及第 10 位氮原子与活泼的双键相连，能接受氢而被还原成无色产物，还原后很容易再脱氢，因此具有可逆的氧化还原特征。

核黄素在酸性和中性溶液中对热稳定，在碱性环境易于破坏；游离核黄素对光敏感。核黄素溶于水中呈黄绿色荧光，依此可作为定性定量分析的依据。

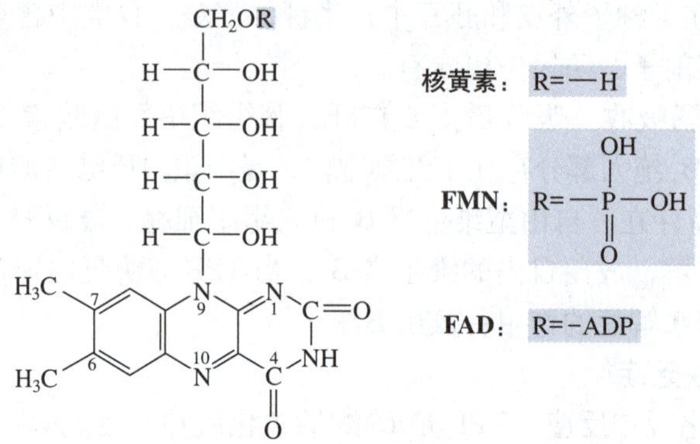

（二）吸收及转变

维生素 B_2 分布很广，在酵母、肝、肾、蛋、奶及大豆中含量丰富。食物中的维生素 B_2 在小肠黏膜中的黄素激酶的催化下生成黄素单核苷酸（flavin mononucleotide, FMN）后，易被吸收，机体细胞中也能进行这种转变。FMN 还进一步在焦磷酸化酶催化下，从 ATP 分子中接受 AMP 形成黄素腺嘌呤二核苷酸（flavin adenine dinucleotide, FAD）。FMN 和 FAD 是核黄素的活性形式。

（三）生理机能及缺乏病

FMN 和 FAD 是体内许多氧化还原酶的辅酶，这些酶被称为黄素蛋白（flavoproteins）或黄酶。机体内重要的氧化–还原酶有：三羧循环中的琥珀酸脱氢酶、脂肪酸氧化中的脂酰辅酶 A 脱氢酶、催化氨基酸脱氨基的 α-氨基酸氧化酶、从胞液向线粒体转运还原当量的线粒体 3-磷酸甘油醛脱氢酶、催化嘌呤降解的黄嘌呤氧化酶、组成线粒体呼吸链的 NADH 脱氢酶等。FMN 和 FAD 分子中异咯嗪环上 N_1 和 N_{10} 能可逆地加氢和脱氢，进行可逆的氧化还原反应，因此它们在体内可以作为氢的传递体（见第八章）。

当维生素 B_2 缺乏时，引起口角炎、唇炎、舌炎、阴囊皮炎、眼睑炎、角膜血管增生等缺乏症。成人维生素 B_2 的每日需要量为 1.2 ~ 1.5mg。

三、维生素 PP Vitamin PP

（一）化学本质及性质

维生素 PP 包括尼克酸（nicotinic acid）及尼克酰胺（nicotinamide），又称“抗癞皮病因子（pellagra preventing factor）”，二者均属于吡啶衍生物。

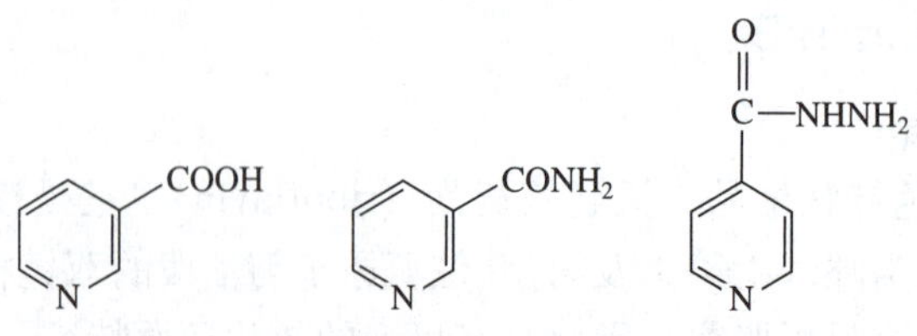

尼克酸　　尼克酰胺　　异烟肼

尼克酸（烟酸）为白色针状结晶，微溶于水；尼克酰胺（烟酰胺）为白色结晶，易溶于水。

维生素 PP 的性质比较稳定，不易被酸、碱或加热破坏，是各种维生素中性质最稳定的一种。

（二）吸收及转变

维生素PP广泛存在于自然界，以酵母、花生、谷类、豆类、肉类和动物肝中含量丰富。在体内色氨酸能转变为维生素 PP（见色氨酸代谢），其转变率为 1/60，即 60mg 色氨酸转变为 1mg 烟酸。玉米中结合型的烟酸不易被机体吸收，若以玉米为唯一食物，则易发生维生素 PP 缺乏。

食物中的尼克酸和尼克酰胺由小肠吸收，主要以 N- 甲基尼克酰胺的形式随尿排出体外。在体内尼克酰胺与核糖、磷酸、腺嘌呤组成脱氢酶的辅酶，主要有尼克酰胺腺嘌呤二核苷酸（nicotinamide adenine dinucleotide, NAD^+）和尼克酰胺腺嘌呤二核苷酸磷酸（nicotinamide adenine dinucleotide phosphate, $NADP^+$）。

（三）生理作用及缺乏症

NAD^+ 和 $NADP^+$ 在体内作为多种不需氧脱氢酶的辅酶，广泛参与体内的氧化还原反应，在反应中它们是递 H 物质，与物质代谢和能量代谢密切相关（见第八章）。

尼克酸缺乏病称为糙皮病（pellagra），主要表现为皮炎、腹泻及痴呆等。皮炎常对称出现在暴露部位，而痴呆则是神经组织变性的结果。这些症状的出现可能是缺乏多种维生素的结果，但给予尼克酸可见效。另外，抗结核药异烟肼（雷米封）的结构与维生素 PP 十分相似，因此二者有拮抗作用，长期服用可引起维生素 PP 缺乏。

四、维生素 B_6 Vitamin B_6

（一）化学本质及性质

维生素 B_6 包括 3 种物质，即吡哆醇（pyridoxol）、吡哆醛（pyridoxal）及吡哆胺（pyridoxamine），皆属于吡啶衍生物。它们易溶于水和酒精，稍溶于脂溶剂，对光和碱均敏感，高温下迅速被破坏。

维生素 B_6 在体内以磷酸酯形式存在，磷酸吡哆醛和磷酸吡哆胺是其活性形式。

（二）吸收及转变

自然界的维生素 B_6 存在于种子、谷类、肝、肉类及绿叶蔬菜中。3 种形式的维生素 B_6 都容易在肠内被吸收。主要以 4-吡哆酸的形式随尿排出。

磷酸吡哆醛是在血浆中的主要转运形式。在体内大多数组织中含有吡哆醛激酶，能催化吡哆醛转变为磷酸吡哆醛，而磷酸吡哆醛与磷酸吡哆胺又可以互变。

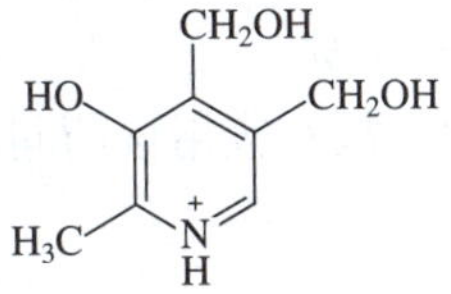

吡哆醇

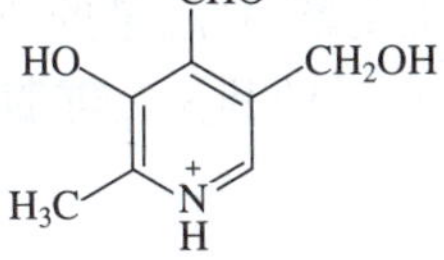

吡哆醛

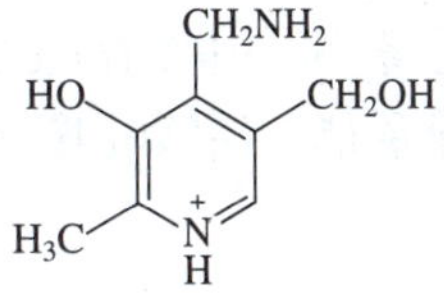

吡哆胺

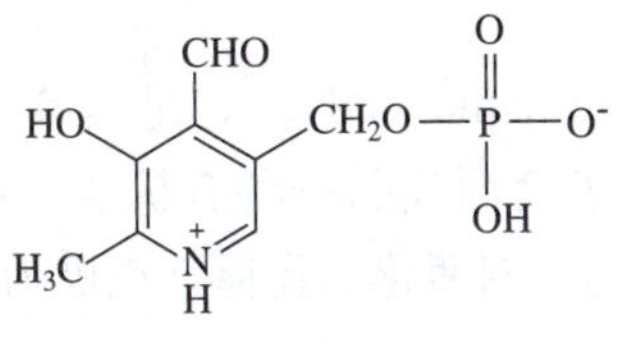

磷酸吡哆醛

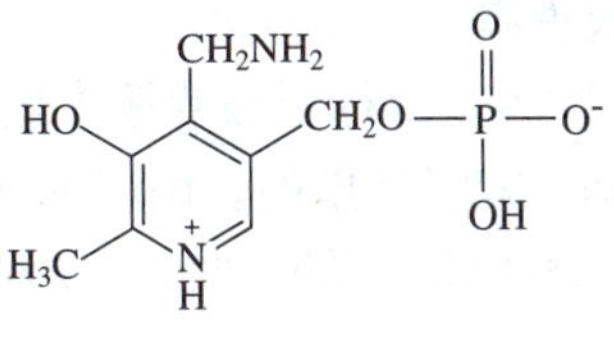

磷酸吡哆胺

（三）生理功能及缺乏病

磷酸吡哆醛是氨基酸代谢中多种酶的辅酶，通过 Lys 残基的 ω-氨基与酶蛋白共价结合。如转氨酶及脱羧酶的辅酶是磷酸吡哆醛，催化氨基酸分解、合成和相互转变。这些作用是从氨基酸释放能量和产生多种神经递质的重要反应。磷酸吡哆醛参与氨基移换机制如 Fig. 5-4 所示。维生素 B_6 缺乏可致周围神经脱（髓）鞘等。临床上常用维生素 B_6 治疗婴儿惊厥和妊娠呕吐，其机理是因为磷酸吡哆醛是谷氨酸脱羧酶的辅酶，该酶催化谷氨酸脱羧而生成γ-氨基丁酸，后者是中枢神经系统抑制性递质。

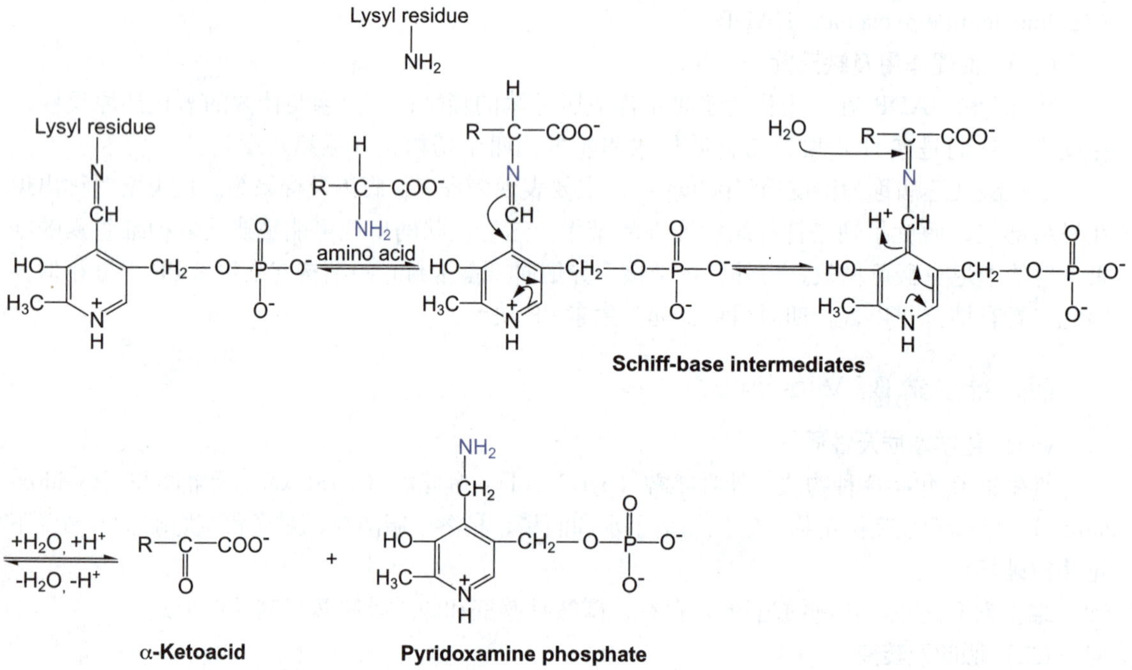

Fig. 5-4 General features of aminotransferase reaction

磷酸吡哆醛是 δ-氨基 -γ- 酮戊酸（ALA）合酶的辅酶，而 ALA 合酶是血红素合成的限速酶（第二十章）。因此维生素 B_6 缺乏时可出现低血色素小细胞性贫血和血清铁增高。

磷酸吡哆醛作为糖原磷酸化酶的重要组成部分参与糖原分解为1-磷酸葡萄糖的过程。肌磷酸化酶所含维生素 B_6 的量约占全身维生素 B_6 总量的 70% ～ 80%。

另外，异烟肼能与磷酸吡哆醛结合，使其失去辅酶作用，故在应用该药同时，需补充维生素 B_6。

五、泛酸 Pantothenic Acid

（一）化学本质及性质

因广泛存在于生物界，故称泛酸或遍多酸（pantothenic acid）。它是由 β-丙氨酸借肽键与 α, γ-二羟-β, β-二甲基丁酸（泛解酸，pantoic acid）缩合而成的一种有机酸。泛酸为淡黄色黏稠的油状物，易溶于水和酒精，在中性溶液中对热稳定，对氧化剂还原剂也极为稳定，但遇酸、碱易破坏。

（二）生理功能

泛酸在食物中普遍存在，尤其动物组织、谷类及豆类等含量丰富，因此单纯的泛酸缺乏症甚为罕见。

泛酸在肠内被吸收进入体内后，经磷酸化并获得巯基乙胺而成为4-磷酸泛酰巯基乙胺（4-phosphopantetheine），4-磷酸泛酰巯基乙胺是酰基载体蛋白（acyl carrier protein, ACP）的组成部分，也是辅酶A（coenzyme A, CoASH或CoA）的组成部分（Fig. 5-5）。即泛酸在体内构成酰基转换酶的辅酶—— ACP和CoASH，它们的活性基团均为巯基，起着转运酰基的作用。CoASH和ACP在体内广泛参与糖、脂、蛋白质代谢及肝的生物转化作用。

六、生物素 Biotin

（一）化学本质及性质

自然界存在的生物素（biotin）至少有两种：α-生物素（存在于蛋黄中）和β-生物素（存

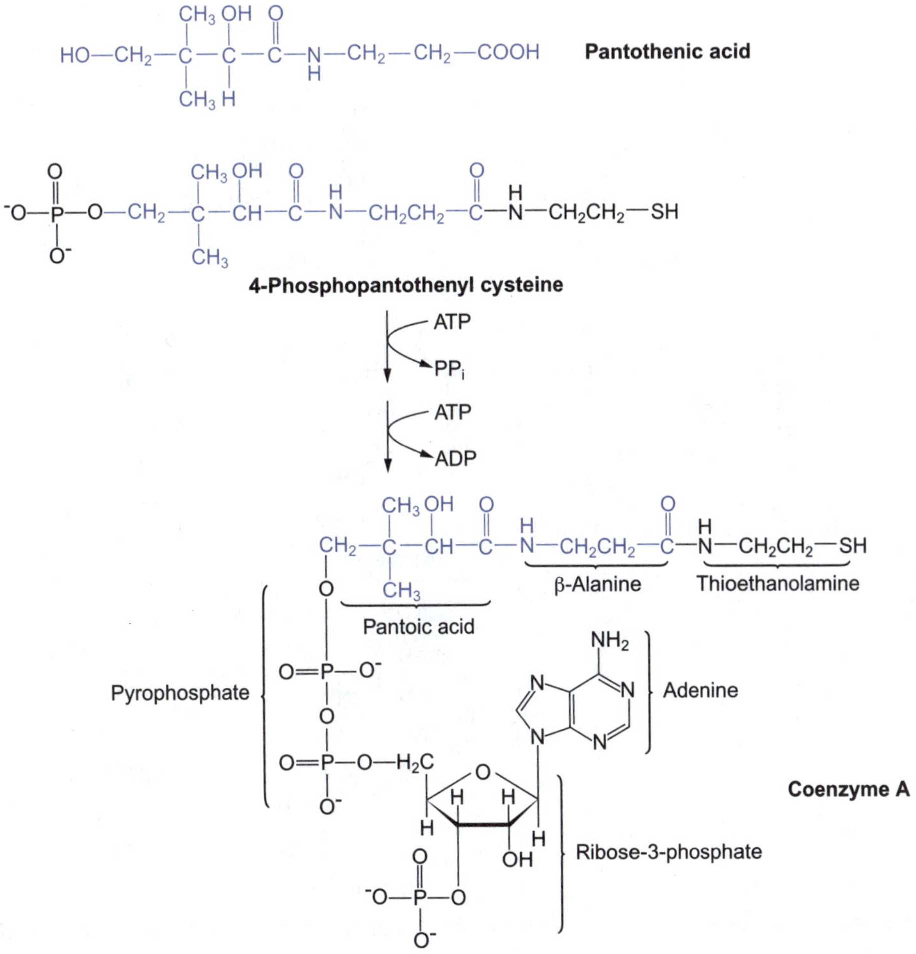

Fig. 5-5 Biosynthesis of coenzyme A from pantothenic acid

在于肝中），它们的生理功能基本相同。生物素具有噻吩与尿素相结合的骈环，并带有戊酸侧链；其结晶为无色长针状，溶于热水而不溶于乙醇、乙醚及氯仿；常温稳定而高温或氧化剂可使其丧失生理活性。

（二）生理功能及缺乏症

生物素是体内多种羧化酶的辅酶，如丙酮酸羧化酶、乙酰辅酶 A 羧化酶和丙酰辅酶 A 羧化酶等。生物素通过其分子侧链中戊酸的羧基与酶蛋白分子中赖氨酸残基上ε-氨基以酰胺键相连，形成生物胞素（biocytin），被传递的羧基在 ATP 和 Mg^{2+} 参与下结合于生物素氮原子上形成羧基生物素−酶复合物，并将活化的羧基转移给酶的相应作用物。如丙酮酸羧化酶使丙酮酸羧化为草酰乙酸（Fig. 5-6）。

生物素来源广泛，如花生、可可、玉米、大豆、酵母等；肠道细菌也能合成供人体需要，故一般很少出现缺乏症。大量食用生鸡蛋清可引起生物素缺乏，因为新鲜鸡蛋中含有抗生物素蛋白（avidin），它能与生物素结合成无活性又不易消化吸收的物质；鸡蛋加热后这种蛋白质即被破坏。另外，长期用抗生素治疗可抑制肠道正常菌丛，也可造成生物素缺乏。其症状是疲乏、食欲不振、恶心呕吐、贫血、肌痛及皮肤发炎、脱屑等。

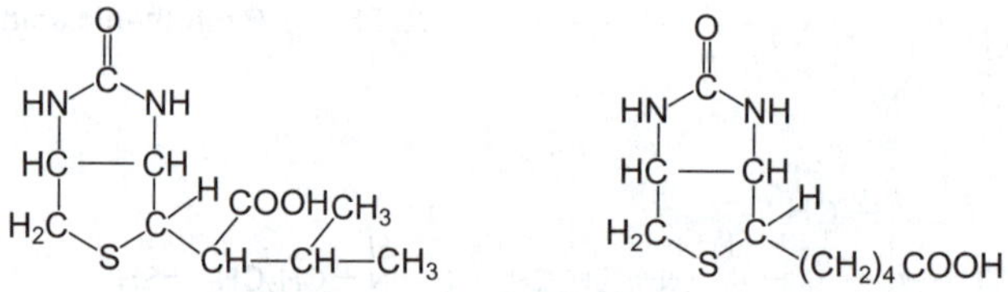

α-Biotin　　β-Biotin

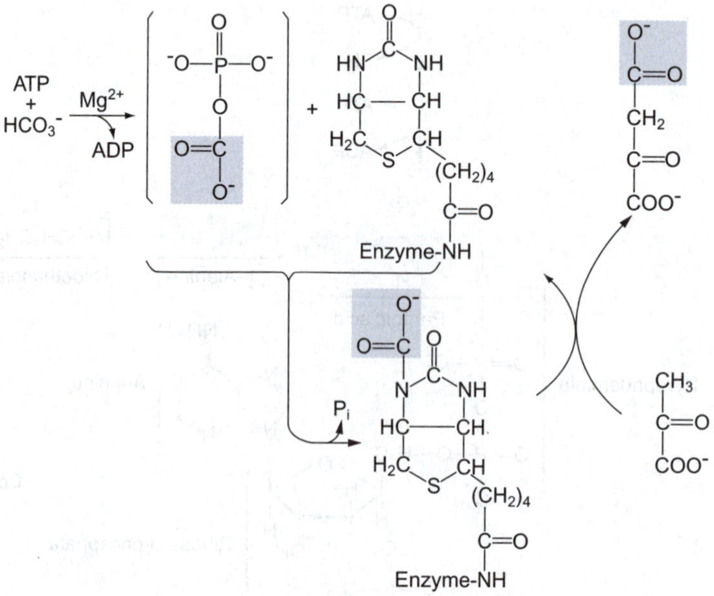

Fig. 5-6　Formation of CO_2-biotin complex and its participation in pyruvate carboxylation

七、叶酸 Folic Acid

（一）化学本质及性质

叶酸（folic acid）最初是由肝中分离出的，后来发现绿叶中含量十分丰富，因此命名为叶酸。它是由 2-氨基 -4-羟基 6-甲基蝶啶与对氨基苯甲酸及 *L*-谷氨酸结合而成，又称蝶酰谷氨酸。叶酸为黄色结晶，微溶于水，易溶稀乙醇，不溶于脂溶剂，在酸性溶液中不稳定，在中性及碱性溶液中耐热，对光照敏感。食物在常温下储存时，所含叶酸很容易损失。

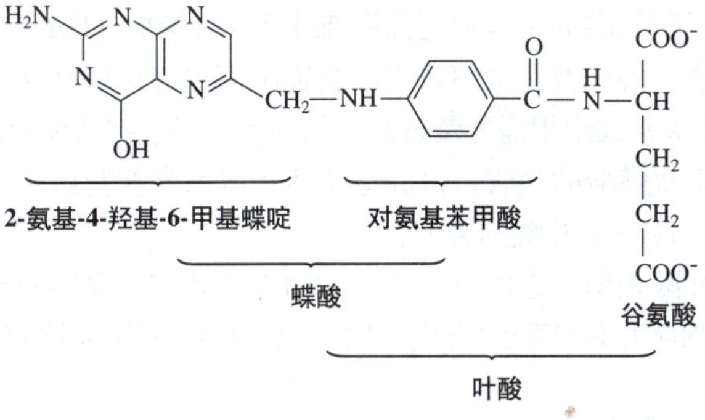

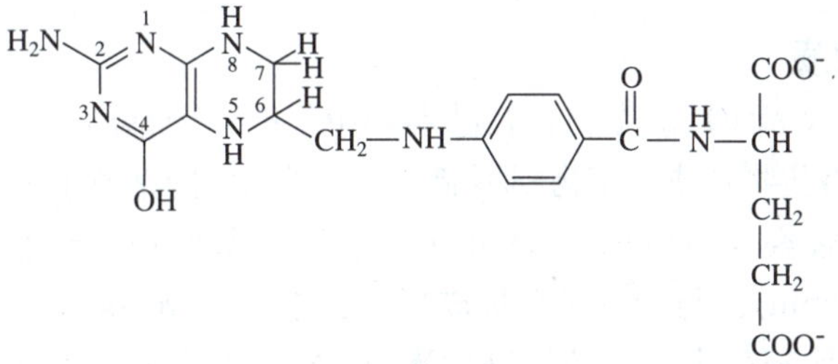

四氢叶酸

（二）吸收及转变

动物细胞不能合成对氨基苯甲酸，并且不能将第一个谷氨酰连接到蝶酸上去，因此动物必须由膳食供应叶酸。由食物摄取或由体内细菌合成的叶酸多以蝶酰多谷氨酸的形式存在，一般含 1 ~ 7 个谷氨酸，它们之间以γ-羧基和α-氨基连接成γ多肽。这种γ多肽链能抵抗肠内一般蛋白水解酶的作用，不能直接被小肠黏膜所吸收；但可为肠黏膜细胞内一些特异叶酰多谷氨酸水解酶（folylpolyglutamate hydrolase）水解为蝶酰单谷氨酸后吸收。吸收后一部分又转变为蝶酰多谷氨酸，在肝中储存。蝶酰单谷氨酸在小肠细胞、肝或组织中被二氢叶酸还原酶还原为二氢叶酸，再进一步还原为四氢叶酸（tetrahydrofolic acid, THFA 或 FH_4），此过程需要 NADPH 和维生素 C 参与。四氢叶酸是叶酸的活性形式，其四个氢分布在 5, 6, 7, 8 位置上。四氢叶酸可再甲基化生成 N_5- 甲基四氢叶酸（N_5−CH_3-FH_4）。在血液中叶酸或 N_5−CH_3-FH_4 与蛋白质结合运输，已知与叶酸结合的蛋白质有两种，一种为结合力低的类清蛋白；另一种亲和力高的可能是 α_2-巨球蛋白。叶酸随尿排出，但其一些分解产物也被分泌于胆汁中，还可随脱落的上皮细胞离开机体。

（三）生理功能及缺乏病

FH_4 是一碳单位转移酶的辅酶，其分子内的 N_5、N_{10} 两个氮原子能携带一碳单位，如甲基

$(-CH_3)$、亚甲基 $(-CH_2-)$、甲炔基 $(-CH=)$、甲酰基 $(-CHO)$ 和亚氨甲基 $(-CH=NH)$ 等（第九章）。这些一碳四氢叶酸衍生物参加合成体内多种物质，如胆碱、丝氨酸、甘氨酸、蛋氨酸、嘌呤和胸腺嘧啶脱氧核苷酸（dTMP）等。胆碱及氨基酸可从膳食中供应，这使嘌呤和 dTMP 的合成代谢显得突出。当叶酸缺乏时，DNA 合成受到抑制，引起红细胞、神经管发育障碍。例如，当骨髓幼红细胞 DNA 合成减少时，细胞分裂速度降低，细胞体积较大，细胞核内染色质疏松，称巨幼红细胞。这种红细胞大部分在骨髓内成熟前就被破坏造成贫血，称巨幼红细胞性贫血（megaloblastic anemia）。另外，FH_4 还与同型半胱氨酸转变为蛋氨酸有关，蛋氨酸是体内重要的甲基供体。如果孕妇缺乏叶酸，体内同型半胱氨酸水平增高，可能使胎儿发生神经管畸形的危险性增加。同型半胱氨酸的甲基化还需要维生素 B_{12} 参加（Fig. 9-11）。

叶酸广泛存在于肉类、鲜果及蔬菜中；人类肠道细菌也能合成叶酸，故一般不易发生缺乏症，但当吸收不良、代谢失常或组织需要量过多、长期使用肠道抑菌药物，皆可造成叶酸缺乏。抗惊厥药及口服避孕药干扰叶酸的吸收；口服避孕药和雌激素在靶组织中还阻碍叶酸的代谢，故长期服用这些药物时，应注意叶酸的补充。

氨甲蝶呤的结构与叶酸相似，它能竞争性地抑制二氢叶酸还原酶的活性，使四氢叶酸合成减少，从而抑制体内胸腺嘧啶核苷酸的合成，因此氨甲蝶呤可作为抗癌药。

八、维生素 B_{12} Vitamin B_{12}

（一）化学本质及性质

维生素 B_{12} 是咕啉（corrin）衍生物；在咕啉环中间有一个钴离子（cobalt ion），又称钴胺素（cobalamine）。它由微生物合成，植物则不能合成。进入体内钴离子可以与不同的基团结合，如与甲基结合形成甲钴胺素（methylcobalamin）、与 5′- 脱氧腺苷结合形成 5′- 脱氧腺苷钴胺素（5′-deoxyadenosylcobalamin）、与羟基结合形成羟钴胺素（hydroxocobalamin）等，它们多储存于肝中。其中羟钴胺素比较稳定，是药用维生素 B_{12} 的常见形式；甲钴胺素与 5′-脱氧腺苷钴胺素具有辅酶功能，后者又称辅酶 B_{12}（CoB_{12}）（Fig. 5-7）。

维生素 B_{12} 为粉红色结晶，它的水溶液在 pH 4.5 ~ 5.0 弱酸环境下稳定，在强酸、碱环境下极易分解。日光、氧化剂及还原剂均易破坏维生素 B_{12}。

（二）吸收与转变

食物中的 B_{12} 常结合于蛋白质上，必须在胃中经酸水解或在肠中由胰蛋白酶使其与蛋白质分开，然后再与胃黏膜细胞分泌的、高度特异的糖蛋白——内因子（intrinsic factor, IF）结合后才能在回肠中被吸收。B_{12} 和 IF 结合物通过回肠黏膜时，B_{12} 与 IF 分开、再与一种血浆转移蛋白——转钴胺素Ⅱ（transcobalamin Ⅱ, TCⅡ）结合而存在于血液中。B_{12}-TCⅡ复合物与细胞表面受体结合后，即进入细胞。在细胞质中转变为自由的羟钴胺素、甲基钴胺素，或进入线粒体、转变成 5′- 脱氧腺苷钴胺素。肝中还有其他钴胺素结合蛋白，如转钴胺素Ⅰ（transcobalamin Ⅰ，TCⅠ）。B_{12} 结合 TCⅠ后，储存于肝。维生素 B_{12} 可分泌至胆汁中，形成肠肝循环。如果这一循环受到干扰，B_{12} 的需要量即将增加。

（三）生理功能及缺乏病

人体内维生素 B_{12} 参与胞浆中同型半胱氨酸的甲基化反应。甲钴胺素是甲基转移酶的辅酶，$N_5-CH_3-FH_4$ 是甲基的供给者。当甲基转移酶的酶蛋白与 B_{12} 结合后，$N_5-CH_3-FH_4$ 即将其甲基

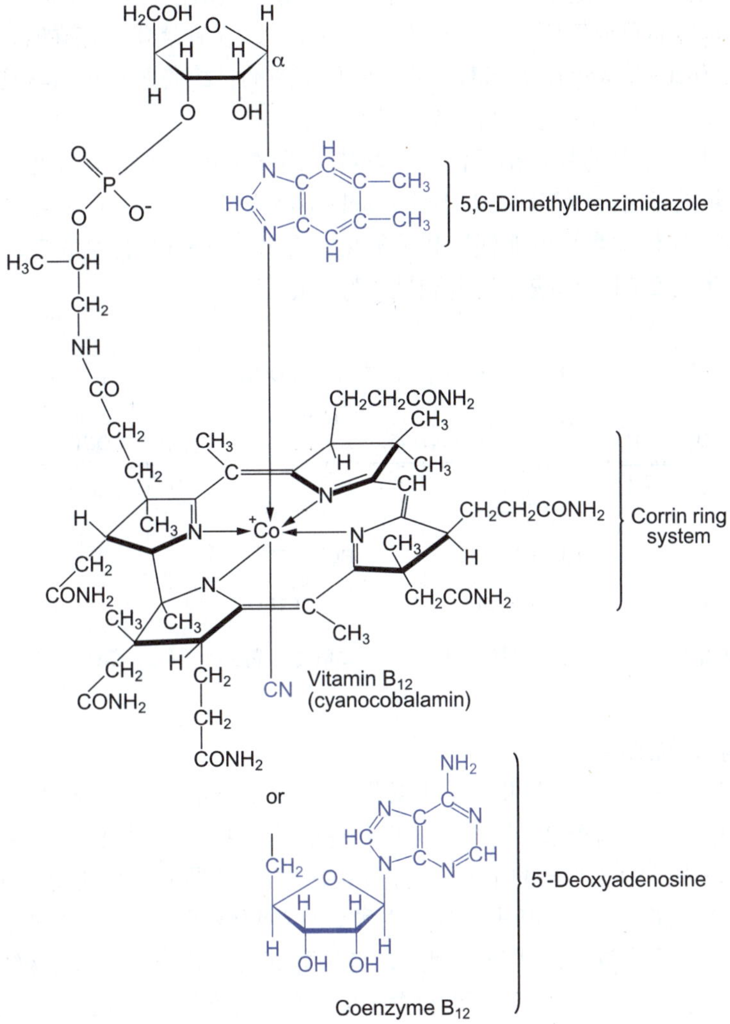

Fig. 5-7 Vitamin B_{12} and coenzyme B_{12}

转移到 B_{12} 上，然后将同型半胱氨酸甲基化成为蛋氨酸，FH_4 释出（Fig. 9-12）。如果 B_{12} 缺乏，N_5- 甲基四氢叶酸即将大量堆积，造成叶酸的缺乏，结果可能产生巨幼红细胞性贫血（megaloblastic anemia）。而同型半胱氨酸堆积可造成同型半胱氨酸尿症。

维生素 B_{12} 广泛来源于动物性食品，特别是肉类和肝中含量丰富。食用正常膳食者，肝中储存的 B_{12} 可供 6 年之需。偶见于年长者由于内因子产生不足或胃酸分泌减少而影响 B_{12} 吸收；B_{12} 缺乏还见于有严重吸收障碍疾患病人和长期素食者。

九、维生素 C Vitamin C

（一）化学本质及性质

维生素 C 是一种含有 6 个碳原子的酸性多羟化合物，能防治坏血病。其立体结构与 *L* 系的己糖相似，故又称 *L*-抗坏血酸（ascorbic acid）。因其分子中 C_2 及 C_3 位上两个相邻的烯醇式羟基极易游离而释放出 H^+，故虽不含自由羧基，仍具有有机酸的性质；同时，这种特殊的烯醇式结构也使它非常容易释放氢原子，具有还原剂的性质。在有氧化剂存在时，抗坏血酸可转变成脱氢抗坏血酸（dehydroascorbic acid），此反应是可逆的，故脱氢抗坏血酸具有和维生素 C 相同的生理活性；但若继续被氧化，则完全失去活性。

维生素 C 是无色无臭的片状结晶体，有酸味，易溶于水，不溶于脂类溶剂。维生素 C 极不稳定，容易为热或氧化剂所破坏，在中性或碱性溶液中尤甚；光、微量重金属（特别是 Fe、Cu）或荧光物质（如核黄素）更能促进其被氧化。在低于 pH 5.5 的溶液中，维生素 C 较为稳定；所以提取维生素 C 时，草酸和偏磷酸是较好的稳定剂。

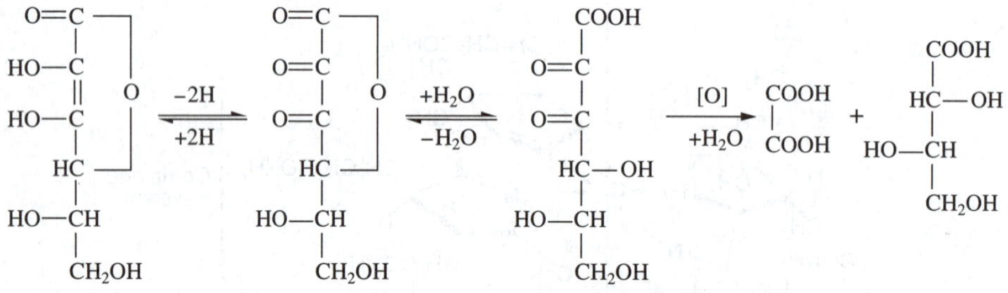

L-抗坏血酸 脱氢抗坏血酸 二酮古洛糖酸 草酸 *L*-苏阿糖酸

（二）维生素 C 的来源

维生素 C 广泛存在于新鲜水果及绿叶蔬菜中，尤以番茄、橘子、鲜枣、山楂、刺梨及辣椒等含量丰富。中草药如醋柳果、苍耳子等也含有很多维生素 C。松针含维生素 C 极为丰富，新鲜松针是最早用来防治坏血病的重要药物。植物中含有抗坏血酸氧化酶，能催化维生素C氧化，因此蔬菜、水果储存过久，其中部分维生素 C 可遭到破坏。干的植物种子不含维生素 C，但种子一经发芽，即含有这种维生素，因此，各种豆芽菜乃是维生素 C 的极好来源。

人类、其他灵长类（猿、猴等）和豚鼠体内缺乏合成维生素 C 的酶类，因此不能自身合成，必须靠食物供给。但大鼠等其他动物能利用葡萄糖的碳链自身合成维生素 C。

（三）吸收及转变

食物中的维生素 C 可通过简单扩散或主动转运迅速自胃肠道吸收。但在腹泻、胃肠炎、消化道溃疡或胃、肠手术等情况下则吸收减少。维生素 C 的吸收率还随摄入量的增加而相对减少，如摄入 100mg 以下几乎 100% 吸收，若摄入 200mg 仅吸收 70%，剂量再加大其吸收率再降低；未被吸收的维生素 C 在肠腔内可发生渗透作用引起腹泻。水杨酸类药物可干扰维生素 C 在胃肠道的吸收，若长期服用此类药物应注意维生素 C 的补充。

血液中的维生素 C 主要分布于白细胞和血小板内，血浆与红细胞中含量较少。正常血浆维生素 C 的饱和量为 10 ～ 20mg/L，吸收后的维生素 C 广泛分布于机体，其在各部的浓度大致与组织的代谢活动相平行，没有明显的储存，以肾上腺和脑垂体中维生素 C 含量最高，其次是肝、肾、脾和肌肉。维生素 C 在组织中以抗坏血酸和脱氢抗坏血酸两种形式存在，但前者含量远高于后者，人血浆中为 15:1。维生素 C 在体内的代谢产物主要为 CO_2 和草酸，草酸随尿排出体外。当长期大量服用维生素 C，血浆浓度特别高并超过肾阈值时，维生素 C 可从尿中排出，甚至可能发生草酸盐尿及尿道草酸盐结石。

（四）生理功能及缺乏症

1. 参与体内多种羟化反应　代谢物的羟化是生物氧化的一种方式，维生素 C 在羟化反应中起辅助因子的作用。

（1）促进胶原蛋白的合成　当胶原蛋白合成时，多肽链中的脯氨酸及赖氨酸等残基分别在胶原脯氨酸羟化酶及胶原赖氨酸羟化酶催化下羟化成为羟脯氨酸及羟赖氨酸等残基。维生素 C 是此等羟化酶维持活性所必需的辅助因素之一。胶原是一种糖蛋白，是结缔组织、骨、血管壁等细胞外基质的重要组成部分（第二十二章）。因此，维生素 C 缺乏将导致毛细血管破裂，牙齿易松动、骨骼脆弱而易折断以及创伤时伤口不易愈合。

（2）参与胆固醇的转化　正常情况下体内胆固醇约有 80% 转变为胆酸后排出。胆固醇转变为胆酸时，先将环状部分羟基化，而后侧链分解。维生素 C 缺乏时可能影响胆固醇的羟化。此外，皮质类固醇合成中的羟化也需要维生素 C。

（3）参与芳香族氨基酸的代谢　苯丙氨酸羟化成为酪氨酸的反应，酪氨酸转变为对羟苯丙酮酸后的羟化、脱羧、移位等步骤以及转变为尿黑酸的反应，均需维生素 C 参与。当维生素 C 缺乏时尿中大量出现对羟苯丙酮酸即与此有关。维生素 C 还分别参与酪氨酸转变为儿茶酚胺，以及色氨酸转变为 5-羟色胺的反应。而儿茶酚胺和 5-羟色胺在调节神经活动方面起着重要作用。另外，维生素 C 还参与肝内生物转化过程中的其他羟化反应。

2. 维生素 C 参与体内的氧化还原反应　由于维生素 C 既可以氧化型，又可以还原型存在于体内，所以它既可作为受氢体，又可作为供氢体，在体内的氧化还原反应中发挥作用。

（1）保持巯基酶的活性和谷胱甘肽的还原状态　体内有许多含巯基的酶，其在体内发挥催化作用时需要自由的巯基（–SH）。维生素 C 能使酶分子中的 –SH 维持还原状态，从而使酶保持活性。维生素 C 还与谷胱甘肽的氧化还原关系密切，它们在体内往往共同发挥抗氧化及解毒等作用。如不饱和脂肪酸易被氧化成脂质过氧化物从而使细胞膜受损，还原型谷胱甘肽（GSH）可使脂质过氧化物还原，从而消除其对细胞的破坏作用，而维生素 C 可使氧化型谷胱甘肽（GSSG）还原，使 GSH 不断得到补充。又如铅等重金属离子（M^{2+}）能与体内的巯基类酶的–SH结合，使其失活、以致代谢发生障碍而中毒。维生素 C 可使 GSSG 还原为GSH，后者与金属离子结合排出体外。

（2）参与高铁血红蛋白还原　维生素 C 能使红细胞中的高铁血红蛋白（MHb）还原为血红蛋白（Hb），恢复其运输氧的能力。

（3）参与铁的还原　维生素 C 能使难以吸收的三价铁（Fe^{3+}）还原成易于吸收的二价铁（Fe^{2+}），还能使血浆运铁蛋白中的 Fe^{3+} 还原为肝铁蛋白的 Fe^{2+}。

（4）保护维生素 A、E 及 B 免遭氧化　除保护维生素 A、E 及 B，维生素 C 还能促进叶酸转变为有生理活性的四氢叶酸。

另外，有人认为在饮食中增加抗氧化剂 β-胡萝卜素和维生素 C 的量可降低肿瘤的发生。还有人认为维生素 C 能增加机体的免疫力，促进免疫球蛋白的合成，提高 C_1 补体酯酶活性，保证补体系统的连锁反应。维生素 C 还能增加淋巴细胞的生成，提高吞噬细胞的吞噬能力。

（5）需要量　膳食中每日如能供给 10mg 维生素 C 即可防止坏血病发生。我国建议成人每日维生素 C 需要量为 60mg。但需要量受某些药物的影响。如吸烟可造成血中维生素 C 水平降低，因此吸烟者的需要量为每天100mg。阿司匹林可干扰白血细胞摄取维生素C。口服避孕药和皮质类固醇激素也可降低血中维生素C的水平。

各种维生素的性质见表5-1。

表5-1 重要维生素的来源、功用、需要量及缺乏症

名称	来源	主要生理功用	辅酶或活性形式	日需要量	缺乏症
维生素A（抗干眼病维生素，视黄醇）	肝、蛋黄、鱼肝油、奶汁、绿叶蔬菜、胡萝卜、玉米等	1.构成视紫红质 2.维持上皮组织健全与完整，参与糖蛋白合成 3.促进生长发育，增强机体免疫力，预防肿瘤	11-顺-视黄醛、视黄醇、视黄酸（或其磷酸酯）	80μg（2 600IU）	夜盲症 干眼病 皮肤干燥 毛囊丘疹
维生素D（抗佝偻病维生素、钙化醇）	鱼肝油、肝、蛋黄、日光照射皮肤可制造D_3	调节钙、磷代谢，促进钙、磷吸收	$1,25\text{-}(OH)_2D_3$	5～10μg（200～400IU）	儿童：佝偻病 成人：软骨病
维生素E（抗不育维生素、生育酚）	植物油 莴苣	1.与动物生殖功能有关 2.抗氧化、捕捉自由基 3.促血红素合成	生育酚	8～10mg	人类未见缺乏症，临床用于治疗习惯性流产
维生素K（凝血维生素）	肝、菠菜等 肠道细菌可制造	与肝合成凝血因子Ⅱ、Ⅶ、Ⅸ、Ⅹ有关	2-甲基-1,4-萘醌	60～80μg	偶见于新生儿及胆管阻塞患者，表现为凝血时间延长，血块回缩不良
维生素B_1（硫胺素、抗脚气病维生素）	酵母、豆、瘦肉、谷类外壳皮及胚芽	1.α-酮酸氧化脱羧酶辅酶 2.抑制胆碱酯酶活性 3.与神经兴奋传导有关	焦磷酸硫胺素（TPP）	1.2～1.5mg	脚气病、末梢神经炎
维生素B_2（核黄素）	酵母、蛋、绿叶蔬菜等	构成黄酶的辅酶成分，参与体内生物氧化体系	FMN FAD	1.2～1.5mg	口角炎、舌炎、唇炎、阴囊炎
维生素PP（尼克酸[烟酸]、尼克酰胺[烟酰胺]抗癞皮病维生素）	肉、酵母、谷类及花生等人体可自色氨酸转变一部分	构成脱氢酶辅酶成分参与生物氧化体系	NAD^+ $NADP^+$	15～20mg	癞皮病
维生素B_6（吡哆醇、吡哆醛、吡哆胺）	酵母、蛋黄、肝、谷类；肠道细菌可合成	1. 构成氨基酸脱羧酶和转氨酶的辅酶 2. ALA合酶的辅酶	磷酸吡哆醛，磷酸吡哆胺	2mg	
泛酸（遍多酸）	动、植物细胞均含有	构成辅酶A的成分，参与体内酰基转移作用	辅酶A		
叶酸	肝、酵母、绿叶蔬菜、肠道细菌可合成	以FH_4的形式参与一碳基团的转移与蛋白质、核酸合成、红细胞、白细胞成熟有关	四氢叶酸	200～400μg	巨幼细胞性贫血

续表

名称	来源	主要生理功用	辅酶或活性形式	日需要量	缺乏症
生物素（维生素 H）	动、植物组织中均含有；肠细菌可合成	构成羧化酶的辅酶参与 CO_2 的固定			
维生素 B_{12}（钴胺素）	肝、肉等；肠道细菌可合成	1.构成甲基移换酶的辅酶参与甲基移换反应 2. *L*-甲基丙二酰-CoA 变位酶的辅酶	甲钴素 辅酶 B_{12}	2 ~ 3μg	巨幼红细胞性贫血
维生素 C（抗坏血酸）	新鲜水果、蔬菜特别是番茄、橘子、鲜枣含量较高	1. 参与体内羟化反应 2. 参与氧化还原反应 3. 促进铁吸收 4. 解毒作用，与 TPP 共同构成氧化脱羧酶系	抗坏血酸	60mg	坏血病
硫辛酸					

第四节　微量元素

Section 4　MICROMINERALS（TRACE ELEMENTS）

通常人们将人体内的元素分为常量元素（macrominerals）和微量元素（microminerals or trace elements）。人体必需的常量元素有氧（O）、碳（C）、氢（H）、氮（N）、钙（Ca）、磷（P）、钾（K）、硫（S）、钠（Na）、氯（Cl）和镁（Mg）等11种。常量元素每人每日需要量在 100mg 以上，它们是构成人体不可缺少的元素。人体所含微量元素（microminerals）种类极多，它们的共同特点是每种总含量不足人体总量的0.01%（$<1 \times 10^{-4}$），或每人每日需要量均在 100mg 以下。现已确认为维持机体正常生命活动不可缺少的必需微量元素（essential microminerals）有铁（iron, Fe）、碘（iodine, I）、铜（copper, Cu）、锌（zinc, Zn）、锰（manganese, Mn）、硒（selenium, Se）、氟（fluorin, F）、钼（molybdenum, Mo）、铬（chromium, Cr）、钴（cobalt, Co）、硅（silicon, Si）、镍（nickle, Ni）、钒（vanadium, V）和锡（tin, Sn）等14种。虽然人们在认识微量元素与人体健康的关系方面已取得了许多进展，但对大多数微量元素在人体内作用的认识还是极肤浅的。

微量元素在体内的作用是多种多样的，它们主要通过形成结合蛋白（如血红蛋白含铁，铜蓝蛋白含铜等）、酶、激素和维生素等而起作用。人体内有三分之一的酶其活性部位含有一个以上的微量元素。有的金属离子构成酶的辅基，有更多的酶依靠与微量元素的松散结合而起激活作用。例如，细胞色素氧化酶（cytochrome oxidase）含铁、肝尿酸酶（uricase）含铜、红血球碳酸酐酶（carbonic anhydrase）含锌、肝尿素循环中的精氨酸酶（arginase）含锰、某些黄素脱氢酶中含钼和钒、脲酶（urease）中含镍等等。有的微量元素参与激素或维生素的形成，如碘是形成甲状腺素的必需成分，而钴则是维生素 B_{12} 必不可少的构成成分。

随着对微量元素生物学作用的进一步了解，它们在临床上的意义也日益受到重视。首先，由于对微量元素缺乏病研究的深入，我们逐渐弄清了原来病因不明、防治不易的一些疾病的病因，从而给这些疾病的诊断、治疗和预防带来了新的前景。如在我国某些地区严重缺硒，可致克山病；在伊朗，某些地区因严重缺锌而好发侏儒病等。随着对铜的生理与生化作用的研究，发现铜能促进铁的吸收和利用，某些过去单纯补铁不能治愈的缺铁性贫血，若同时给予铜可得到良好的疗效。其次，微量元素研究的进展丰富了临床营养学的内容，成为临床治疗中越来越重要的组成部分。例如烧伤时，在体内蛋白质分解代谢显著增加的同时，伴有锌的大量丢失。此时不仅要补充氨基酸，还要补充包括锌在内的一些微量元素，这将有助于创伤的愈合。又如，胃肠道术后的患者不能进食，需要全肠道外营养（total parenteral nutrition，TPN），TPN即通过肠道外途径，静脉输注足够的能量、必需与非必需氨基酸、必需脂肪酸、各种维生素、微量元素及电解质，以使胃肠道得到充分休息的一种有效疗法。

引起人体微量元素缺乏的因素很多，大体可归纳如下：①饮食和饮水中供应的微量元素不足，②膳食中微量元素吸收率降低，③需要量增加，④遗传性缺陷病。

微量元素在体内起着极其重要的作用。值得注意的是，其需要量甚微，一般膳食中并不缺乏，若补给过多，则有害无益，甚至会发生中毒症。微量元素的基本作用见表5-2。下面分别介绍除铁（见第二十章）外的一些微量元素在体内的代谢。

一、碘 Iodine

成人体内含碘（iodine, I）约20～50mg，其中大部分（15mg）集中在甲状腺内供合成甲状腺激素——三碘甲腺原氨酸（T_3）和四碘甲腺原氨酸（T_4），其余的碘则分布于血浆、肌肉、肾上腺、皮肤等其他组织中。甲状腺素在成人可调节基础代谢率，在儿童则可促进正常生长发育。碘的吸收迅速而完全，膳食中的碘在1小时内几乎大部分吸收，3小时内可完全吸收。碘主要来源是膳食，成人每天的适宜需碘量为150μg，孕妇、乳母为175μg。体内的碘近85%随尿排出，近10%随粪排出，其余少量则随汗液和呼出气体排出。

成人缺碘可引起甲状腺增生，称甲状腺肿，患者甲状腺肿大，基础代谢率降低。胎儿期和新生儿期缺碘可引起呆小病，患儿甲状腺萎缩，体力不佳，智力迟钝。对其预防最简便有效的方法是食用碘化食盐或碘化食油。

二、铜 Copper

成人体内含铜（copper, Cu）约100～150mg，约50%存在于肌肉和骨骼内，20%存在于肝中，其余存在于血液、肾、心、头发和脑等组织中。人对铜的最低需要量约为每日1.5～2.0mg，而推荐量则为每日2.0～3.0mg。

随食物摄入的铜大约有40%被吸收，吸收部位主要在胃和小肠上部，吸收后运送到肝、骨髓等处。肝是调节体内铜代谢的主要器官，为维持体内铜的适当含量，多余的铜可循胆汁排出，而且这种排出的铜不会被再吸收。食进的铜越多，经粪排出的也越多，正常人尿中只有微量的铜。

在肝中，铜参与血浆铜蓝蛋白（ceruloplasmin）的组成，后者实际是一含铜的亚铁氧化酶，可催化亚铁氧化为高铁，有助于其在肠黏膜细胞中生成铁蛋白（Fe^{3+}），在血浆中转化成运铁蛋白（Fe^{3+}）（第二十章）。其他含铜的酶有细胞色素c氧化酶、酪氨酸酶、多巴胺β-羟化酶、单胺氧化酶、超氧化物歧化酶及赖氨酰氧化酶等。赖氨酰氧化酶作用于胶原及弹性蛋白中某些赖氨酸残基，将其转变为ε-醛基赖氨酸（allysine），使这些蛋白质能起交联作用，因此，铜是许多酶的组成成分。一旦缺乏，将会出现如贫血、白细胞减少、骨骼脱盐、动脉壁弹性减弱及神经组织脱髓鞘等症状。此外，与体内铜代谢有关的两个病是Menke病和Wilson病。前者是一种X染色体连锁的隐性遗传性疾病，患者小肠对铜的吸收正常，在小肠、皮肤、肾铜含量正常或增高，但在血清、肝、中枢神经系统等却含量很低。其临床表现与铜缺乏症相似，但一般贫血少见。后者又称肝豆状核变性病，是由于肝产生铜蓝蛋白缺陷，而使铜排泄障碍、致铜在体内尤其是肝、肾、脑、角膜过量蓄积产生毒性作用。近年来的研究将铜与阿尔茨海默病（Alzheimer's disease，AD）、朊病毒病（Prion disease，PD）等神经退行性疾病相联系。据报道，铜可能参与此类疾病相关蛋白构象的改变。

铜虽然是体内必不可少的一种元素，但过多亦会出现中毒现象，如蓝绿粪及蓝绿唾液，急性溶血及肾功能异常等。

三、锌 Zinc

成人体内含锌（zinc, Zn）约 2 ~ 3g，几乎存在于所有组织中，头发含锌量约为 125 ~ 250μg/g，其量可反映人体锌的营养状况。成人每日需锌 15 ~ 20mg，动物性食物含锌丰富且吸收率高。

锌是目前唯一在六大酶类都发现存在的金属离子，其中为人们所熟知的有碳酸酐酶、乳酸脱氢酶、谷氨酸脱氢酶、碱性磷酸酶、超氧化物歧化酶、胸苷激酶、RNA 聚合酶及 DNA 聚合酶等。在这些含金属酶中，每分子锌原子数可有 1～6 个。近年来还发现，在固醇类激素及甲状腺素的核受体中的 DNA 结合区，有锌参与形成的指状结构，称为锌指结构（第十五章）。该结构介导蛋白质−DNA 相互作用，是核受体或转录因子重要的功能结构域。锌还参与视黄醇结合蛋白的合成，促进维生素 A 从肝动员出来以利用。由此不难理解，锌的缺乏会引起体内多方面的机能障碍。尤其是儿童，缺锌可引起生长不良及生殖器官发育受损，伤口愈合迟缓等。缺锌还可影响皮肤健康，出现皮肤粗糙和干燥。此外，唾液中的味多肽含有锌，似为味蕾发育所必需，当锌缺乏时，味觉的敏感性减退。还有“伊朗乡村病”就是因食物中含较多的 6-磷酸肌醇，影响锌的吸收而导致的缺锌疾病。

肠腔内有一与锌结合的因子，能促进锌在小肠的吸收。肠黏膜细胞内的锌结合蛋白能将锌选择性地转运至质膜一侧，并与血浆清蛋白或运铁蛋白结合而运输。铜能竞争血浆清蛋白分子上锌的结合部位，因此影响锌的吸收而导致缺乏。锌主要随胰液、少量随胆汁进入肠内，因此粪是锌的主要排泄途径。

四、锰 Manganese

锰（manganese，Mn）在自然界中分布甚广，干果仁、谷类种子及蔬菜中都有其存在，以茶叶中含量最丰富，而肉类、鱼类及乳制品中含量均较低。锰在人体内主要分布于肝、肺、肾、心脏、脑、肌肉和皮肤等组织。一般情况下，锰的缺乏症极罕见。

锰的吸收类似铁的吸收机制，胃的酸性环境促进 Fe^{2+} 及 Mn^{2+} 等的形成，有利于吸收。食物中的锰经肠黏膜细胞的转运而进入门脉血，入血后大部分与血浆中 β_1-球蛋白（运锰蛋白）结合而运输。主要储存于肝及肾中。在亚细胞结构中线粒体是含锰最高的。绝大部分的锰经胆汁及肠道排出，只有极少量随尿排出。

锰是精氨酸酶等多种酶的组成成分，例如，它是硫酸软骨素合成酶的必需辅助因子，与结缔组织韧性及硬度、黏多糖合成、硫酸软骨素代谢、钙磷代谢密切相关。锰又是羧化酶等多种酶的激活剂。它不仅参加糖和脂类代谢，还在蛋白质、DNA 和 RNA 的合成中起作用。例如，亮氨酰- tRNA 分子内就含有 6～7 个 Mn^{2+}。Mn^{2+} 和 Mg^{2+}、Ca^{2+} 一起能使丧失结合亮氨酸能力的亮氨酰 tRNA 重新活化。缺锰时动物生长发育受到影响。

正常人体含锰约 12 ~ 20mg，成人每日摄入锰 2.0 ~ 3.0mg 即可维持其在体内的平衡。锰与其他元素的关系值得注意。铜能影响铁的吸收，而锰又能改善机体对铜的利用。贫血患者的血锰多半降低。锰过多又会干扰人体对钼的吸收。工业生产上引起的锰中毒也有报道，且无治疗良方，应加以预防。

五、硒 Selenium

硒（selenium，Se）是人体必需的微量元素，人体含硒约为 14 ～ 21mg，广泛分布于除脂肪外的所有组织中。硒主要在小肠吸收，入血后与 α-及 β-球蛋白结合，小部分与极低密度脂蛋白结合运输。进入体内的硒代谢后大部分经尿排出。

硒是谷胱甘肽过氧化物酶的成分，每分子谷胱甘肽过氧化物酶可与 4 个硒原子结合。该酶在人和动物体内起着抗氧化作用（见维生素 C 及第九章），防止过多的过氧化物损害机体的代谢和功能。硒还可加强维生素 E 的抗氧化作用；参与辅酶 Q 和辅酶 A 的合成；还可促进人体生长，保护心血管和心肌的健康，解除体内重金属的毒性作用等。

成人每天需供给硒 30 ～ 50μg。海洋生物、肾、肝、肉及谷类是硒的良好来源，一般正常膳食无缺硒之虞，但生长在缺硒地区的人常常出现缺硒的症状，如肌肉营养不良。缺硒与克山病及大骨节病的发生有密切关系。硒过多也会引起中毒症状。

六、氟 Fluoriin

正常成人体内含氟（fluorin，F）总量约为 2 ～ 3g，其中 90% 积存于骨骼及牙齿中，少量存在于内脏、软组织及体液中。血中氟浓度一般为 0.5 ± 0.3mg /L。

氟在体内是一种必需微量元素。从膳食和饮水中摄入的氟主要在胃部吸收。氟的吸收很快，吸收率也很高，约有 80% 以上的氟经肾排出，其余部分则随粪排出。

氟在骨骼及牙齿的形成中有重要的作用。氟防止龋齿的发生，其作用与牙釉质中羟磷灰石晶体的改变有关，后者的羟基可能为氟所取代，因而加强对龋齿的抵抗。

$$\underset{\text{羟磷灰石}}{3[Ca_3(PO_4)_2]\cdot Ca(OH)_2} + 2F^- \longrightarrow 3[Ca_3(PO_4)_2]\cdot CaF_2 + \underset{\text{羟基}}{2OH^-}$$

据推算，为防止龋齿，饮水中应有一定的含氟量，但不宜过高，以 0.7mg/L 最为适宜。据报道，骨骼因脱骨盐而形成的骨质疏松症与饮水中氟含量过低有关，可用氟化物进行治疗，这与防止龋齿的机理或许相同。骨盐中确实存在有氟磷灰石足以说明这一点。

另一方面，氟过多又可对机体造成危害。若长期饮用每升含氟在 2mg 以上的水，则牙釉质受损伤而呈现斑纹，久之则牙被侵蚀而形成孔穴或破碎。过多的氟也能使成骨作用失常，使骨及牙的组织呈异常变化。过量的氟对其他组织也有一定的毒性作用。氟是烯醇化酶的高效抑制剂，使酵解作用在各种组织中被阻断。

此外，氟还可直接刺激细胞膜中的 G 蛋白从而激活腺苷酸环化酶或磷脂酶 C，启动细胞内 cAMP 或磷脂酰肌醇信息系统，引起广泛的细胞内生物学效应。

七、钼 Molybdenum

人类对钼（molybdenum，Mo）的需要量及缺乏症虽然尚不清楚，但已确知钼是黄嘌呤氧化酶、醛氧化酶及亚硫酸盐氧化酶等的组成成分。值得指出的是亚硫酸盐氧化酶在代谢中虽不占重要地位，但先天性缺乏此酶的婴儿将丧失其脑的功能而成为去脑样病患者。钼（六价的）在肠内被吸收，而从尿中排出。钼过多会影响铜、钙、磷的代谢，钼与铜形成难溶的钼化铜而不能被利用，同时干扰钙磷代谢。

八、铬 Chromium

铬（chromium, Cr）缺乏的主要症状为葡萄糖耐量受损，使胰岛素的效力降低。这可能是因为铬是葡萄糖耐量因子（glucose tolerance factor）的成分之一。该因子是一种天然存在的化合物，可能由铬、尼克酸、甘氨酸、谷氨酸及半胱氨酸等组合而成，可促进胰岛素与受体结合而加强胰岛素的作用。铬或葡萄糖耐量因子虽对大多数糖尿病患者无明显疗效，但对少数糖尿病患者确有一定的效用。

九、钴 Cobalt

钴（cobalt, Co）是维生素 B_{12}的组成成分，从食物中摄入的钴必须在肠内经细菌合成 Vit B_{12}后才能被吸收利用。钴的作用主要体现在 Vit B_{12}的作用中——促进红细胞的正常成熟。无机钴可影响叶酸及嘧啶类物质的代谢，对刺激红细胞生成也有重要作用，钴促进造血作用的这一途径不需要 Vit B_{12}。钴盐还有促进缓激肽释放而致扩血管作用，因此摄入钴盐可出现面色潮红、血压下降。动物实验证明，钴为甲状腺素合成所必需，无机钴摄入过多，可致甲状腺增生。钴缺乏可引起巨幼红细胞贫血。若使用过大剂量治疗贫血症，则又引起甲状腺肿大、红细胞增多症等毒性作用。乙醇可增强钴的毒性作用，而蛋白质及 Vit B_1可降低钴的毒性。

钴很容易被小肠黏膜吸收。无机钴在血液与清蛋白结合运输，主要分布于肝、肾、心、骨等组织。无机钴主要通过尿液排泄。正常成人每日需要摄取钴 5 ～ 20μg，人体对钴的最小需要量为 1μg。动物肝、肾、海洋生物和绿叶蔬菜是钴的良好来源。

十、硅 Silicon

有机形式的硅主要来源是饮用水和富含纤维素食物，经消化道和呼吸道易被吸收。血液正常值为 1mg/L。毛发中硅含量较高，可达 28 ～ 77μg/g。硅在体内代谢后主要通过尿排泄。

硅对机体结缔组织和骨的形成具有重要作用，能刺激胶原、黏多糖的合成，并对骨的早期钙化尤其是骨骺愈合、基质的形成具有影响。硅不足可致生长发育迟缓、骨骼发育不良、骨骺愈合迟缓。

硅（silicon，Si）在自然界分布很广。在采矿、采石、挖掘隧道、玻璃制造、碾砂、拌砂等作业时均有接触二氧化硅（SiO_2）粉尘的机会，若长期吸入过多含游离 SiO_2的粉尘，可致肺部广泛结节性纤维化，产生矽肺。

十一、镍 Nickle

镍（nickle，Ni）在正常成人体内含约 6 ～ 10mg。人体中的镍主要以 Ni^{2+}形式存在，分布于骨、肺、肾、肌肉、皮肤和脑等组织。毛发中含镍较多，为 0.24 ～ 0.28μg/g。正常成人每日需要量为 0.4mg，镍在肠道的吸收率较低，约为 3～10%。吸收后的镍主要与血浆清蛋白结合运输。镍在血液中的正常浓度很低，仅为 1.1～4.6μg/L。含镍较多的食物有丝瓜、洋葱、海带、蘑菇等，饮用水中含镍约 5μg/L。镍主要由粪、尿、汗液排出。

镍的主要生理功能是参与某些酶的组成。有研究证明脲酶中含有 2 个镍原子，不过这种镍的实际功能还未确定。镍对铁、钴的吸收也有影响，镍缺乏时铁的吸收受抑制，而缺铁时可增加镍的吸收。镍对钴吸收的作用与铁相似。

镍的毒性尽管很低，但动物长期摄入过量的镍可致心肌、肝、脑、肺、肾等组织变性与退化。在人体尚未见与动物实验类似报告。在对镍矿进行冶炼时，金属镍粉和烟雾对人体有毒性作用。有报道工业上使用镍盐引起“镍痒疹”，多发生在耳环、表带、汽车门把等接触部位，接触部位可呈红斑、丘疹及色素脱屑斑等过敏性皮损。

十二、钒 Vanadium

成人体内约含钒（vanadium，V）25mg，其中90%储存于脂肪组织，少量分布于骨、肝、脾、肾等组织。钒在肠道的吸收率较低，职业接触钒者主要从呼吸道与皮肤进入体内。正常成人钒需要量为20μg/d。钒在体内的存在形式是VO_4^{3-}，与PO_4^{3-}相似，在血液中钒以与转铁蛋白结合形式存在。体内吸收的钒约80%由肾排出，约20%由肠道排出。含钒较多的食物有黑胡椒、谷类及鱼、肉等。

钒在体内的生理功能尚未十分清楚，但已证明钒是硝酸还原酶的辅因子，参与氧化还原反应。钒对哺乳动物及人均有刺激造血作用。钒的刺激造血作用可能与促进铁的吸收有关，还可能与元素钴、铜、锰的协同作用有关。动物实验证明，$H_2VO_4^-$对脂肪细胞具有与胰岛素相似的作用。钒对脂代谢的影响表现为抑制鲨烯合成酶、激活乙酰乙酰辅酶A脱酰酶，从而使内源性胆固醇合成减少利用增加。钒尚参与非血色素性铁代谢。钒还可置换到羟磷灰石分子中，因此可预防龋齿。钒在早年就被用于治疗梅毒、结核、贫血等疾病，可能与其在体内加速氧化作用有关。含钒的矿物种类很多，冶炼工业、沥青、石油、煤等接触钒作业者可出现钒急性中毒，此时可给予大量Vit C。

十三、锡 Tin

成人体内含锡（tin，Sn）约17mg，分布于肝、肾、肺、脾、心脏、骨骼等处。锡的生理需要量每人每日为3～4mg，食物中的无机锡吸收差，有机锡则吸收很快。锡的吸收率与食物中的锡含量呈负相关，若摄入0.12mg锡，其吸收率可达50%，若摄入50mg则吸收率仅为3%。普通膳食及饮用水中摄取已足够。锡主要通过胆汁排泄，少部分可随尿排出，机体基本不贮存锡。

锡在人体内的生理功能还不很明确。有研究报道锡与黄素酶的活性有关；锡还与骨骼系统的发育有关，可能是钙化过程中所需要的。动物实验表明，锡可明显促进生长发育。锡不足动物出现生长抑制。推测Sn^{2+}和Sn^{4+}在机体氧化还原反应的电子传递中可能起作用。由于大剂量锡吸收率低且排泄增快，故锡中毒少见。但锡与锌、铁有相互作用。如果摄入较多罐头水果和果汁，可使锡摄入达50mg/d，这时可使机体产生负锌平衡；若锡摄入量达170mg/d，则对铁的代谢也会产生副作用。因此建议对罐头食品的锡含量加以限制。

另外，如果通过呼吸道吸入过多的锡还可产生良性尘肺。

表5-2 微量元素一览表

元素名称	功能	缺乏病或症状	中毒或症状	每日需要量*	来源
铁（Fe）	组成血红蛋白，细胞色素氧化酶等血红素酶的辅酶	贫血（低血色素，小红细胞性贫血）	（肺）铁质沉着病（铁尘肺） 遗传性血色素沉着病（血色病）	10～15mg	红肉，动物血、肝、蛋
碘（I）	组成甲状腺素，三碘甲腺原氨酸	小孩：生长发育迟缓，克汀病。 成人：甲状腺肿和甲状腺功能减退，黏液性水肿	碘源性甲状腺肿 甲状腺功能亢进	0.1～0.3mg	海产品、蔬菜、肉、蛋、奶、谷类、水果
铜（Cu）	细胞色素氧化酶、超氧化物歧化酶的辅基，	贫血（低血色素，小红细胞性贫血）	肝豆状核变性病（Wilson病）	1.5～3.0mg	肝、禽类、谷类、根

续表

元素名称	功能	缺乏病或症状	中毒或症状	每日需要量 *	来源
	组成铜蓝蛋白，参与铁的吸收转运	Menke's 病			茎、叶菜、坚果
锌 (Zn)	脱氢酶类、碳酸酐酶、DNA 聚合酶等多种酶的辅因子。维持人体正常发育与免疫功能	生长发育不良，免疫功能下降，味觉改变	锌烟雾热	15 ~ 20mg	肉类、内脏、禽蛋、根茎、叶菜
锰（Mn）	丙酮酸羧化酶、精氨酸酶等多种酶的辅因子，参与黏多糖的合成	骨骼异常，侏儒症，贫血	吸入中毒量粉尘可产生精神症状，帕金森病表现	2.0 ~ 3.0mg	坚果、叶菜、谷类、大豆
硒 (Se)	谷胱甘肽过氧化物酶和其他酶类的辅因子；加强维生素 E 的抗氧化作用	克山病，大骨节病（土壤及水中含 Se 不足）	硒中毒，脱发，皮炎等	30 ~ 50μg	肉、海产品，蚕蛹、谷类、田鸡
氟（F）	增加骨、牙的硬度；抗龋齿	增加龋齿发生率；可能是骨质疏松的危险因子	氟中毒；氟斑釉	0.5 ~ 1.0mg	茶叶、海产品、饮用水
钼（Mo）	黄嘌呤氧化酶、醛氧化酶等的辅因子；与铁、铜代谢密切相关	遗传性代谢缺陷；全肠道外营养时	钼中毒，影响铜、钙、磷代谢	75 ~ 250μg	豆类、谷物
铬（Cr）	加强胰岛素作用，是糖耐量因子组分。参与糖、脂代谢	胰岛素抗性，动脉硬化症	铬中毒	10 ~ 75μg	肉，肝，黑胡椒，酒类，奶，麦制品，坚果
钴（Co）	组成维生素 B_{12}	巨幼红细胞性贫血	红细胞增多症，甲状腺肿等	5 ~ 20μg	谷类，蔬菜，动物源食物
硅（Si）	对骨的钙化、软骨及结缔组织中黏多糖代谢起作用	可能使生长发育迟缓	矽肺	20 ~ 46mg	饮用水，植物性食物
镍 (Ni)	组成脲酶，与铁吸收相互作用，有刺激造血的功能。	可能与贫血有关	动物长期摄入过量，可致心肌、肾等组织变性	0.3 ~ 0.6mg	植物性食物瓜，葱
钒 (V)	在硝酸还原酶中参与氧化还原反应	可能与组织细胞缺氧、贫血有关	蓄积量过多，表现为皮肤、黏膜刺激症状	20μg	黑胡椒，蘑菇，谷类，肉，鱼，奶，牡蛎
锡（Sn）	促进动物生长发育，可能与钙化有关	生长发育缓慢	良性尘肺	3 ~ 4mg	罐头水果或果汁，绿豆，山楂，谷物

* 每日需要量随生理状态、年龄的不同而有变化。

SUMMARY

Vitamins are all organic nutrients with various essential metabolic functions，required in small amounts in the diet because they cannot be synthesized by the body.

According to their solubility, They are to be derived two classifications：fat-soluble vitamins and water-soluble vitamins. The fat-soluble ones have the common features of being apolar, hydrophobic molecules and also being isoprene derivatives. They all require normal fat absorption to be occurring for efficient absorption, and if this mechanism is defective, deficiency symptoms are likely to occur. They are vitamin A (a precursor of retinal), D (a regulator of calcium and phosphorus metabolism), E (an antioxidant in membranes), and K (a participant in the carboxylation of glutamate). Apart from vitamin C, the water-soluble ones are all members of the B complex and act as enzyme cofactors. Thiamin (B_1) is a cofactor in oxidative decarboxylation of α-keto acid. Riboflavin (B_2) and niacin (PP) are each important cofactors in oxidoreduction reactions. B_2 is present as prosthetic groups in flavoprotein enzymes as FAD and FMN, whereas niacin is present in the NAD and NADP cofactors of many dehydrogenase enzymes. Pantothenic acid is present in coenzyme A and acyl carrier protein. Pyridoxal phosphate (B_6) is the coenzyme for several enzymes of amino acid metabolism including the transaminases. Biotin is the coenzyme for several carboxylase enzymes, including acetyl-CoA carboxylase. B_{12} and folic acid take part in providing one-carbon residues for nucleic acid synthesis. Ascorbic acid (C) is water-soluble antioxidant that maintains many metal cofactors in the reduced state.

Microminerals (trace elements) are required in amounts less than 100mg/d. Table 5-2 summarizes the properties of the microminerals.

Absence of the vitamins and microminerals from the diet provokes multiple deficiency states. Absence of a single one leads to a characteristic deficiency syndrome.

复 习 题

1. 何谓维生素？产生维生素缺乏症的原因有哪些？
2. 列举维生素与辅酶的关系。
3. 当维生素 A、B_1、B_2、PP、B_{12} 和 C 缺乏时，会出现哪些症状？如何防治？
4. 如何理解维生素 D、维甲酸具有类固醇激素样作用？
5. 有人将维生素 E 和 C 划为同一类维生素，你是否同意？如果同意，请叙述理由。
6. 为什么缺乏硫胺素常会引起神经系统及心血管系统机能障碍？
7. 叶酸由哪些种化合物缩合而成？又以何种形式在体内起作用？
8. 维生素 C 具有什么化学特征？缺乏时可引起何种疾病？
9. 解释微量元素。

主要参考书和文献

1. 张迺蘅主编. 生物化学. 第 2 版. 北京: 北京大学医学出版社, 1999
2. 周爱儒主编. 生物化学. 第 6 版. 北京: 人民卫生出版社, 2004
3. David L. Nelson, Michael M. Cox. Lehninger Principles of Biochemistry. 4th ed. New York: W. H. Freeman and Company, 2005
4. Jeremy M. Berg, John L. Tymoczko, Lubert Stryer. Biochemistry. 5th ed. New York: W. H. Freeman and Company, 2002
5. Rorbert K. Murray, Daryl K. Granner, Peter A. Mayes, et al. Harper's Biochemistry. 26th ed. New York: McGraw Hill Company, 2003
6. 陈清, 卢国珵主编. 微量元素与健康. 北京: 北京大学出版社, 1989
7. Gerhard Meisenber, William H. Simmons. Principles of Medical Biochemistry. St. Louis, Missouri: Mosby Inc., 1998

（王新娟）

第六章 糖代谢

CHAPTER 6 METABOLISM OF CARBOHYDRATES

PRINCIPAL POINTS

Glycolysis is the catabolic pathway in the cytosol where one molecule of glucose is broken down into two molecules of pyruvate with the concomitant production of a relatively small amount of ATP. Under anaerobic conditions, pyruvate is converted into lactate in vigorously contracting muscle, in erythrocytes, and in some microorganisms; and is transformed into ethanol in yeast. Under aerobic conditions, pyruvate enters mitochondria, where it is completely oxidized to CO_2 and H_2O with harvesting most of the energy contained in glucose.

Citric acid cycle is the final common pathway for the oxidation of fuel molecules including carbohydrates, fatty acids, and amino acids (i. e., proteins). Most fuel molecules enter the cycle as acetyl-CoA. The cycle also provides intermediates for biosyntheses. These mean that citric acid cycle is the central metabolic pathway. In eukaryotes, the reactions of the citric acid cycle occur inside mitochondria. Because the formation of citrate is the first step in the pathway, this cyclic system is also known as the tricarboxylic acid cycle or the Krebs cycle.

Gluconeogenesis is a metabolic pathway by which glucose is formed from simpler, noncarbohydrate precursors such as oxaloacetate or pyruvate. Gluconeogenesis is important for maintaining the level of blood glucose in a longer period of starvation and intense exercise.

Pentose phosphate pathway is a pathway that serves to interconvert hexoses and pentoses and is a source of reducing equivalents and pentoses for biosyntheses of nucleic acids and others in most organisms. Also called the phosphogluconate pathway.

糖类（carbohydrates）是人体能量的主要来源，也是体内组织、细胞的重要组成成分。每日摄入的糖一般比脂类和蛋白质为多，通常占食入量一半以上。在糖代谢中，葡萄糖的代谢是核心。本章主要以葡萄糖为核心，讨论其在细胞内所进行的分解代谢和合成代谢途径，即糖的中间代谢（intermediary metabolism）过程。

第一节 概 述

Section 1 INTRODUCTION

食物中的糖类（主要是植物淀粉和动物糖原）经消化转变为葡萄糖，吸收后首先进入血液，血液中的葡萄糖经血液循环运输到全身各个组织，在组织细胞内经历合成和分解代谢，发挥各种生理功能，维持生命活动。

一、糖类的主要生理功能 Multifunctions of Carbohydrates

（一）人体主要的供能物质

与自然界动物和微生物一样，人类维持生命活动主要依靠粮食作物中的淀粉提供基本能量。此外，含葡萄糖、果糖、蔗糖食品以及动物糖原也是辅助的供能物质。婴儿从母乳中获得乳糖。总之，糖类是人体最主要的供能物质。无论是植物淀粉还是动物糖原消化、吸收后均以葡萄糖形式氧化分解、供给能量，所以葡萄糖是人体主要供能物质。在某些组织细胞（如红细胞），葡萄糖是唯一的供能物质；再如脑组织不能氧化利用脂肪，因此葡萄糖供能有特殊意义。1 克分子葡萄糖完全氧化成为二氧化碳和水可释放能量为 2 840kJ/mol。

（二）组织细胞的基本组成成分

糖类与蛋白质、脂类形成复合物，如糖蛋白、蛋白聚糖、糖脂或脂聚糖，参与细胞膜、亚细胞器各种膜结构和组织结构的组成。

（三）多种特殊功能

糖作为机体的主要碳源，在体内可转变成其他含碳物质，如非必需氨基酸、脂肪。核糖参与 DNA 组成，后者是核染色质的基本成分。参与细胞膜组成的糖不仅具有构件功能，还具有细胞识别、通信等特殊功能。此外，很多生物活性分子，如酶、核苷酸、激素、生长因子、细胞因子、受体、信号分子或调控分子大多含有糖；有时糖成分是这些分子执行特殊功能不可或缺的。

二、糖类的消化和吸收 Digestion and Absorption of Carbohydrates

（一）食物中糖类存在形式

人类食入的可消化糖类主要是淀粉，即葡萄糖聚合物。在聚合物中，有通过 α-1,4-糖苷键相连的葡萄糖直链，直链分支处则由 α-1,6-糖苷键相连。此外还有葡萄糖、果糖等单糖，乳糖、蔗糖及麦芽糖等双糖，以及动物性食品中的糖原。这些均可被人体直接吸收（单糖），或消化后吸收（双糖和淀粉）。很多植物多糖，如纤维素、果胶等多糖，由于人体内没有它们的消化酶，不能被吸收，但却是维持健康所必需的。

（二）糖类消化吸收

淀粉或糖原消化从口腔开始。口腔唾液中含有淀粉酶，该酶属于 α-淀粉酶（α-amylase），可催化淀粉分子中的 α-1, 4-糖苷键水解，但不能水解α-1, 6-糖苷键。淀粉在口腔经 α-淀粉酶作用可水解生成葡萄糖、麦芽糖、麦芽三糖及 4～9 个葡萄糖组成的临界糊精（dextrin）等混合物。这种混合物及未被消化的淀粉经胃进入小肠。小肠是消化糖类的重要器官。肠中含胰淀粉酶，它也是一种 α-淀粉酶，可继续催化淀粉、糊精进一步水解，成为单糖、双糖或只带有 α-1,6-糖苷键及与之相邻的 2 个 α-1, 4-糖苷键的葡萄糖寡聚糖——α-极限糊精（α-limiting dextrin）。上述胰淀粉酶水解产物在小肠黏膜细胞刷状缘相应酶（表 6-1）催化下，最终水解为单糖，被小肠黏膜细胞吸收。

表 6-1 小肠腔内糖类消化酶及其作用

酶	来源及发挥作用部位	作用物	产物
淀粉酶	胰腺分泌至十二指肠	淀粉、糖原、糊精	葡萄糖、麦芽糖、寡糖和α-极限糊精
α-糊精酶	小肠黏膜细胞纹状缘	α-极限糊精	葡萄糖
糖淀粉酶	同上	麦芽寡糖	葡萄糖
麦芽糖酶	同上	麦芽糖	葡萄糖
蔗糖酶	同上	蔗糖	葡萄糖、果糖
乳糖酶	同上	乳糖	葡萄糖、半乳糖

经小肠黏膜细胞上的酶水解生成的单糖均可在小肠上段吸收。这些单糖吸收速度从快到慢依次为半乳糖、葡萄糖、果糖、甘露糖、木酮糖和阿拉伯糖。葡萄糖和半乳糖的吸收涉及特殊载体和依赖 ATP 的钠钾泵参与，是主动转运过程（见《生理学》），所以吸收快。单糖吸收后首先进入血液，而后经血液循环至全身组织细胞，进入中间代谢。

值得指出的是，不少成年人缺乏乳糖酶，因此在食用牛奶后出现腹痛、腹泻、肠痉挛等症状。

三、糖的代谢概况 Overview of Carbohydrate Metabolism

消化吸收进入体内的单糖主要是葡萄糖，经门静脉入肝，其中一部分转变为肝糖原，一部分经肝静脉进入体循环，运输至全身各组织。可见，血中的葡萄糖是体内糖的运输形式。在各种组织细胞表面分布有葡萄糖转运蛋白（glucose transporter, GLUT），与细胞摄取葡萄糖有关。葡萄糖进入组织细胞后，即进入中间代谢阶段。

糖的中间代谢是由糖在体内的一连串化学反应组成的。由含 6 个碳原子的葡萄糖可转变成含 3 个碳原子的化合物、含 2 个碳原子的化合物，最终成为 CO_2，这就是糖的分解代谢途径（catabolic pathway）。葡萄糖也可聚合成糖原，这就是它的合成代谢途径（anabolic pathway）。实际上，有些途径既可通向分解也可通向合成，所以称为两用代谢途径（amphibolic pathway）。例如，“三羧酸循环”既是一些物质最终氧化，也是某些化合物合成的途径。在葡萄糖的代谢中，肝起着“中枢”或核心作用。肝可将食物中消化吸收的果糖、半乳糖等转变为葡萄糖，再将直接吸收及转变的葡萄糖释放到肝外组织，或合成肝糖原。肝糖原也可分解成葡萄糖，输送给肝外组织。在肝外组织细胞中，根据需要或生理状况，有一部分糖转变为糖原储存，其中以肌糖原最多；其余大部分经氧化分解供能，还有一部分转变为其他物质。肝糖原可分解为葡萄糖，直接补充血糖；肌糖原分解为乳酸，运回肝，经糖异生作用转变为葡萄糖。现将糖在体内的主要代谢途径归纳于 Fig. 6-1。

第二节 糖的无氧分解

Section 2 GLYCOLYSIS

糖酵解是糖分解代谢重要途径之一，也是脂类和蛋白质不具有的，因此具有特殊的生物学和生理学意义。

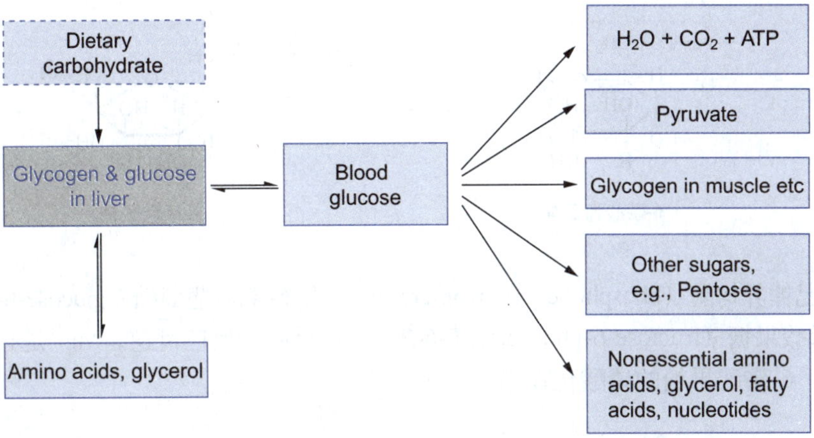

Fig. 6-1 Overview of metabolic pathways of glucose

一、酵解途径 Glycolysis Pathway

酵解（glycolysis）是体内利用葡萄糖的主要代谢途径之一，可发生在各种组织细胞中。通过酵解，1分子葡萄糖转变为2分子丙酮酸（pyruvate）。在缺氧状态下，丙酮酸还原为乳酸（lactic acid）；在有氧状态下，丙酮酸氧化为乙酰辅酶A（acetyl-CoA），进入三羧酸循环（tricarboxylic acid cycle, TCA cycle），彻底氧化成二氧化碳和水。

酵解途径包含10个反应，都是在胞液中进行的。

反应1：葡萄糖的磷酸化作用

酵解反应的第1步是第6位碳磷酸化，生成6-磷酸葡萄糖（glucose-6-phosphate, G-6-P）；磷酸由ATP供给。

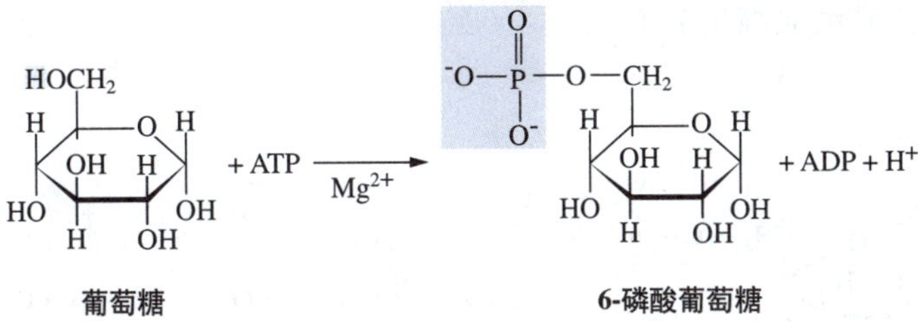

该反应在细胞内是不可逆的，由己糖激酶（hexokinase）催化，K_m为0.1mmol / L；它也可催化其他己糖，如果糖和半乳糖的磷酸化。肝内含有另一仅可催化葡萄糖磷酸化的同工酶，称葡萄糖激酶（glucokinase）或己糖激酶D，K_m为4 ~ 5mmol / L。这种明显差别反映肝细胞与其他细胞在葡萄糖代谢上的不同：肝承担供应其他细胞葡萄糖，并维持血液葡萄糖恒定的功能，肝外组织则主要满足自身细胞的需求而利用葡萄糖。反应中的磷酸来自ATP中的γ-磷酸根，Mg^{2+}是必需的阳离子，因为参与反应的实际是Mg^{2+} ATP^{2-}复合物。

反应2：6-磷酸葡萄糖的异构作用

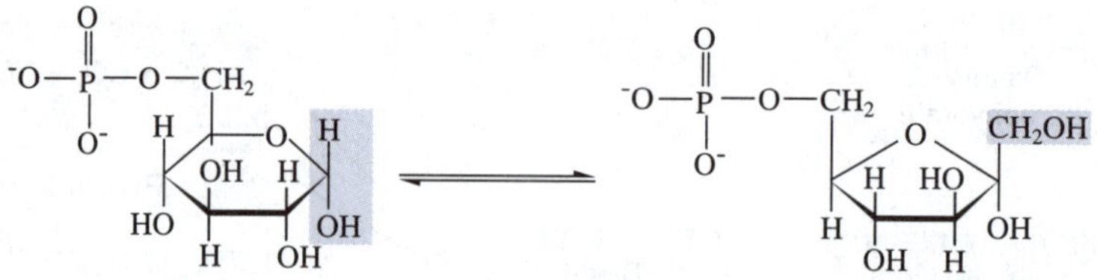

6-磷酸葡萄糖　　　　6-磷酸果糖

这是由磷酸己糖异构酶（phosphohexose isomerase）催化6-磷酸葡萄糖（glucose-6-phosphate, G-6-P）与6-磷酸果糖（fructose-6-phosphate, F-6-P）异构反应，反应可逆。Mg^{2+}是必需的离子。

反应3：6-磷酸果糖的磷酸化作用

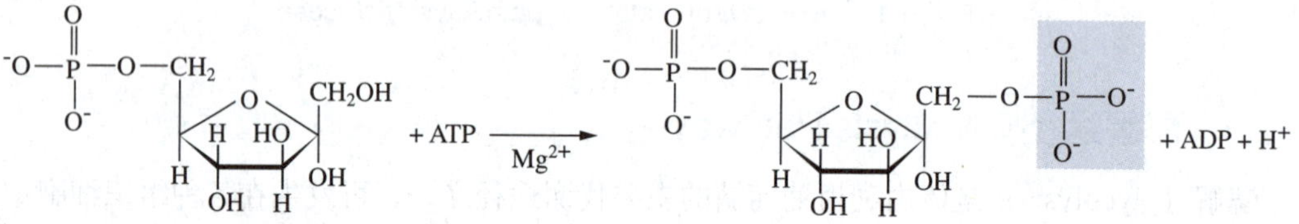

6-磷酸果糖　　　　1,6-二磷酸果糖

这个反应由磷酸果糖激酶1（phosphofructokinase1，PFK1）催化6-磷酸果糖C_1磷酸化，成为1,6-二磷酸果糖（fructose-1, 6-phosphate, F-1,6-P），在细胞中是个不可逆反应。磷酸也是由ATP供给，Mg^{2+}是必需的阳离子。体内另有磷酸果糖激酶2（phosphofructokinase 2, PFK2），催化6-磷酸果糖C_2磷酸化，生成2, 6-二磷酸果糖，它不是酵解途径的中间产物，但对酵解途径的调控有重要作用（见本章第六节）。

反应4：1, 6-二磷酸果糖一分为二

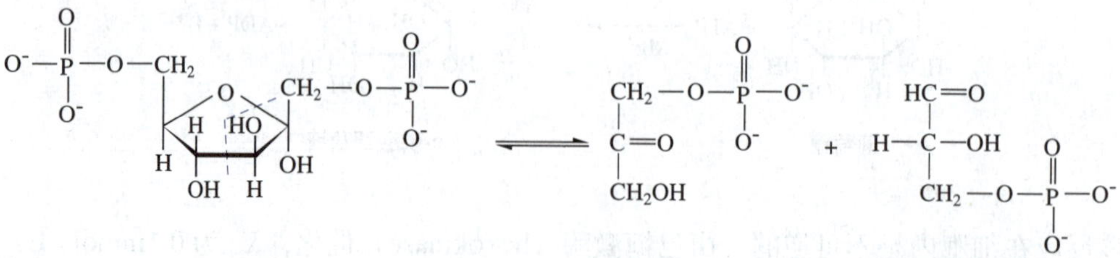

1,6-二磷酸果糖　　　　磷酸二羟丙酮　　　　3-磷酸甘油醛

这个反应由1, 6-二磷酸果糖醛缩酶（fructose-l, 6-bisphosphate aldolase）催化分裂成为磷酸二羟丙酮（dihydroxyacetone phosphate, DHAP）和3-磷酸甘油醛（glyceraldehyde-3-phosphate, GD-3-P）两个磷酸丙糖，反应可逆，在细胞内的条件下，这个反应以逆向进行；在酵解途径中，反应产物磷酸丙糖迅即由下一步骤反应移去，故趋向分裂。

反应5：磷酸二羟丙酮的异构作用

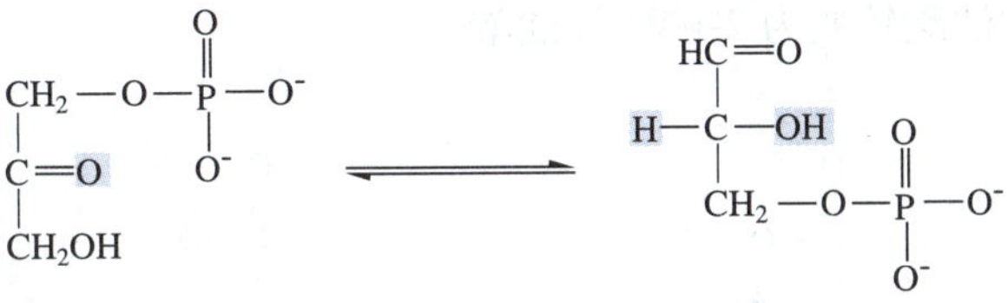

磷酸二羟丙酮 3-磷酸甘油醛

这步反应由磷酸丙糖异构酶（triose phosphate isomerase）催化，是一个吸能反应，但在细胞内3-磷酸甘油醛不断进入下一步反应，它的浓度低，所以反应趋向生成醛糖。到这一步反应，来自葡萄糖的C_6、C_5、C_4和C_1、C_2、C_3分别成为3-磷酸甘油醛上的C_3、C_2、C_1。果糖、半乳糖和甘露糖己糖也可转变成3-磷酸甘油醛。

反应6：3-磷酸甘油醛氧化为1, 3-二磷酸甘油酸

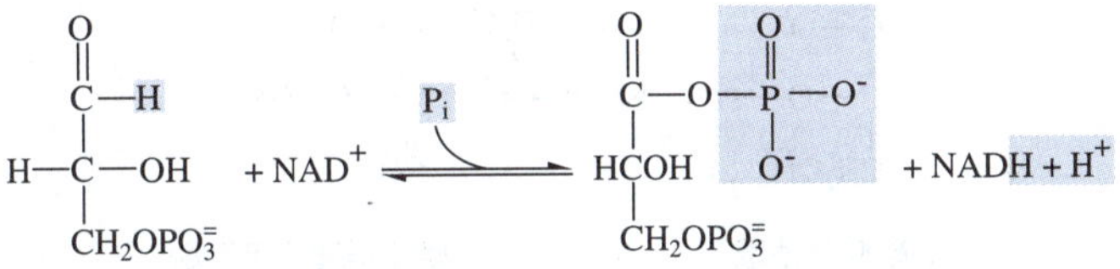

3-磷酸甘油醛 1,3-二磷酸甘油酸

这步反应由3-磷酸甘油醛脱氢酶（glyceraldehyde-3-phosphate dehydrogenase）催化，以NAD^+辅酶接受氢和电子。参加反应的还有无机磷酸，当3-磷酸甘油醛的醛基氧化脱氢成羧基即与磷酸形成混合酸酐，这酸酐的水解自由能很高。1, 3-二磷酸甘油酸（1, 3-bisphosphoglycerate, 1, 3-BPG或1, 3-DPG）的能量可转移到ADP。

反应1到5可视为酵解途径的“投入”阶段，消耗ATP。从反应6起则可视为“产出”阶段，产生ATP。

反应7：1, 3-二磷酸甘油酸的磷酸转移

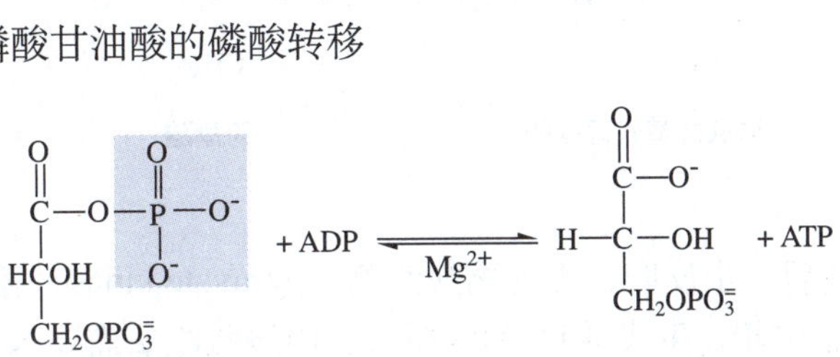

1,3-二磷酸甘油酸 3-磷酸甘油酸

磷酸甘油酸激酶（phosphoglycerate kinase）催化混合酸酐上的磷酸从羧基转移到ADP，生成ATP和3-磷酸甘油酸（3-phosphoglycerate, 3-PG）。反应需要Mg^{2+}。经反应6-醛基氧化为羧基所释出的能量保留在反应7生成的ATP中。通过诸如1, 3-二磷酸甘油酸这类作用物上的磷酸转移而生成ATP，称为作用物水平磷酸化作用（substrate-level phosphorylation），有别于将在生

物氧化章叙述的氧化磷酸化作用。

反应 8：3-磷酸甘油酸转变为 2-磷酸甘油酸

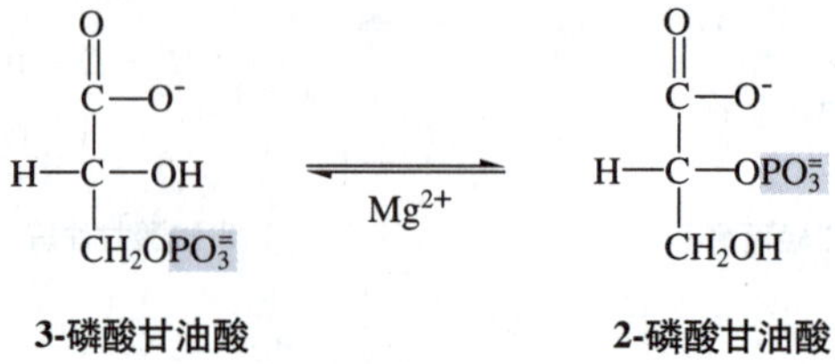

这步反应由磷酸甘油酸变位酶（phosphoglycerate mutase）催化磷酸根在甘油酸 C_2 和 C_3 上的可逆转移，Mg^{2+} 是必需的离子。

反应 9：2-磷酸甘油酸脱水成为磷酸烯醇式丙酮酸

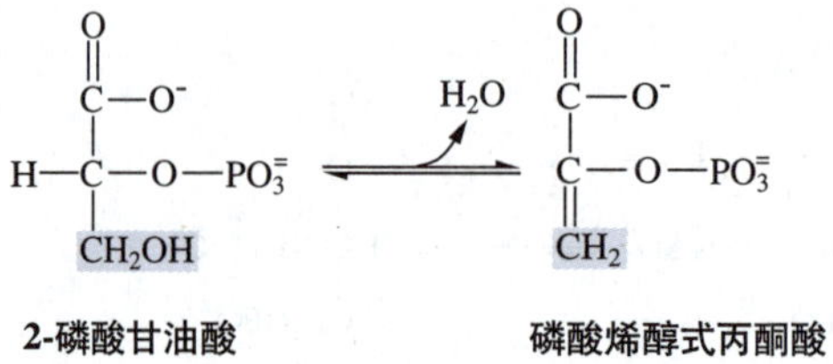

这步反应由烯醇化酶（enolase）催化 2-磷酸甘油酸（2-phosphoglycerate, 2-PG）脱水产生磷酸烯醇式丙酮酸（phosphoenolpyruvate, PEP）。尽管这个反应的标准自由能改变较小，但反应物和产物上磷酸根水解的标准自由能差别很大，是下一步反应可以进行的基础。

反应 10： 磷酸烯醇式丙酮酸的磷酸转移

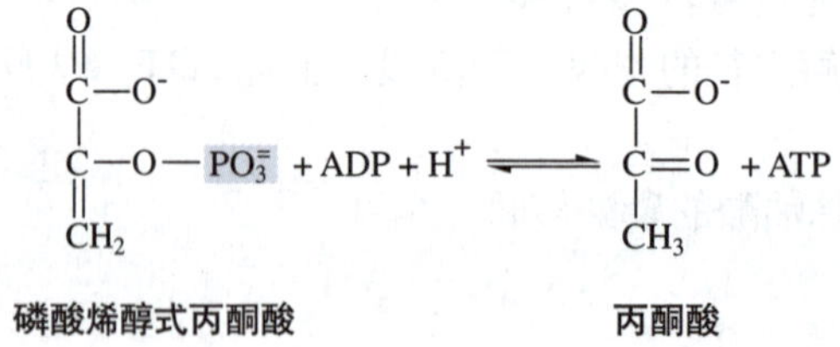

这是酵解途径的最后一步反应，由丙酮酸激酶（pyruvate kinase）催化，将磷酸根从磷酸烯醇式丙酮酸上转移给 ADP，生成 ATP 和丙酮酸。丙酮酸激酶需要 K^+ 和 Mg^{2+}。这个反应最初生成的是烯醇式丙酮酸，只是烯酸式迅即非酶促转变为酮式。在细胞内的条件下这个反应是不可逆的，因此不作为合成葡萄糖所需磷酸烯酸式丙酮酸的途径。

综上所述，葡萄糖经过酵解途径的总过程如 Fig. 6-2 所示。

根据 Fig. 6-2，从①葡萄糖碳骨架的去路，② P_i 和 ADP 的投入和 ATP 的产出，以及③氧化还原反应中的电子得失可得平衡反应式：

$$\text{葡萄糖} + 2ATP + 2NAD^+ + 4ADP + 2P_i \longrightarrow 2\text{丙酮酸} + 2ADP + 2NADH + 2H^+ + 4ATP + 2H_2O$$

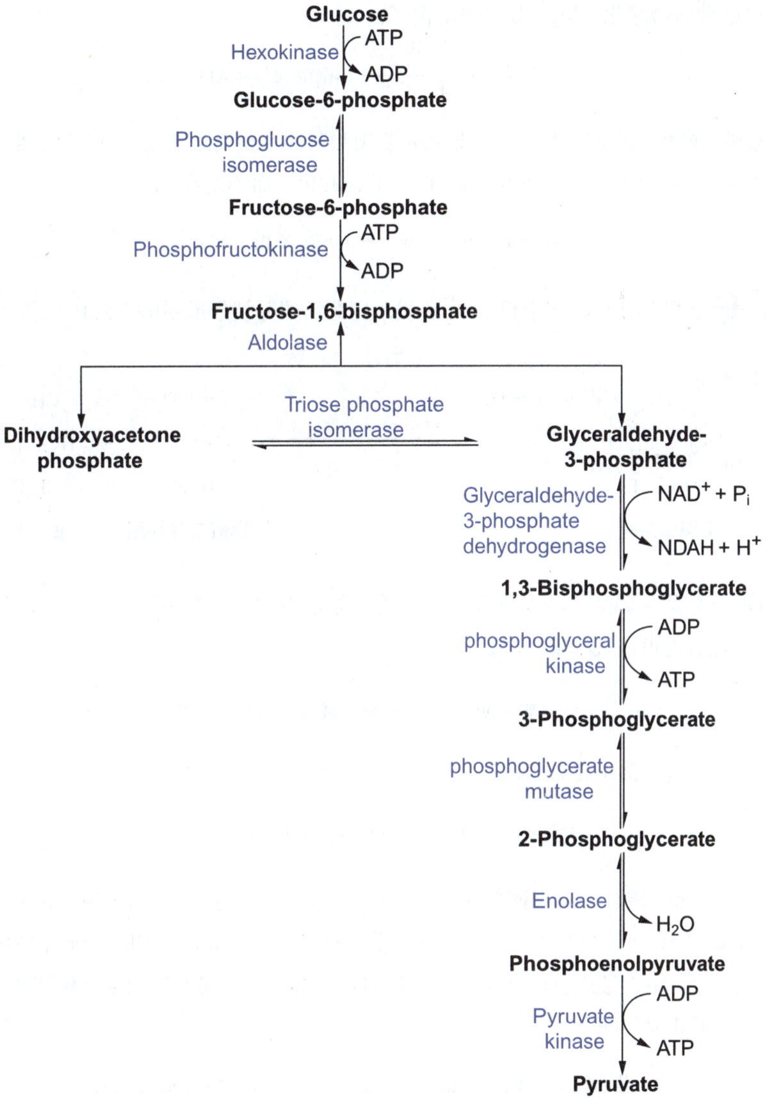

Fig. 6-2 The glycolytic pathway

删去公式两边的相同项目可得下式：

$$\text{葡萄糖} + 2NAD^+ + 2ADP + 2P_i \longrightarrow 2\text{丙酮酸} + 2NADH + 2H^+ + 2ATP + 2H_2O$$

换言之，1 分子葡萄糖转变为 2 分子丙酮酸； 2 分子 ADP 和 2 分子 P_i 转变成为 2 分子 ATP 以及 2 分子 NAD^+ 产生 2 个还原当量（$2NADH+2H^+$）。在有氧状态下，还原当量进入线粒体、经呼吸链传递给氧，生成 H_2O。在无氧状态下，还原当量将丙酮酸还原为乳酸。

二、其他单糖的酵解 Glycolysis of Other Monosaccharides

葡萄糖以外的己糖经转变为磷酸化衍生物也可进入酵解途径。果糖存在于水果中，也由蔗糖在小肠水解后得来。它可被己糖激酶磷酸化，Mg^{2+} 是必需的离子。

果糖 + ATP ⟶ 6-磷酸果糖 + ADP

生成的 6-磷酸果糖就是酵解的中间产物。这是果糖在肌肉和肾的主要代谢途径。但在肝，果糖可从另一途径进入酵解。肝的果糖激酶（fructokinase）催化果糖在 C_1 上磷酸化，而不是在 C_6。

果糖 + ATP ⟶ 1-磷酸果糖 + ADP

反应也需要 Mg^{2+}。随后，1- 磷酸果糖被 1- 磷酸果糖醛缩酶分裂形成磷酸二羟丙酮和甘油醛。

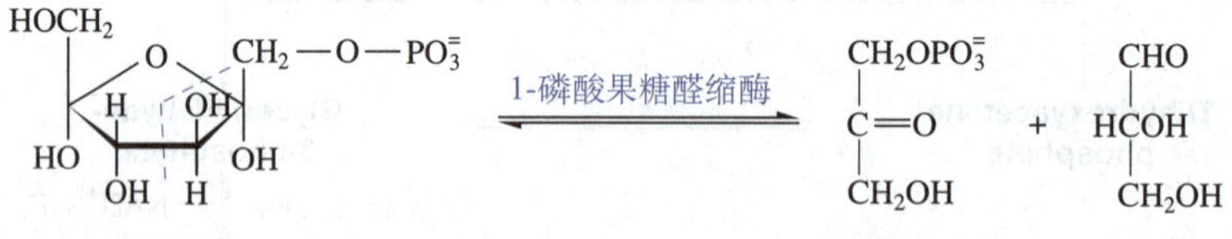

磷酸二羟丙酮转变为 3- 磷酸甘油醛进入酵解途径；甘油醛被丙糖激酶催化为 3- 磷酸甘油醛，需要 ATP 和 Mg^{2+} 参加，磷酸化后也可进入酵解途径。

甘油醛 + ATP ⟶ 3-磷酸甘油醛 + ADP

半乳糖可由半乳糖激酶催化其 C_1 磷酸化：

半乳糖 + ATP ⟶ 1-磷酸半乳糖 + ADP

1-磷酸半乳糖在尿嘧啶核苷二磷酸葡萄糖 : 1-磷酸半乳糖尿苷酰转移酶（UDP-glucose : galactose-1-phosphate uridyltransferase）催化下取代 UDP-Glc 上 1-磷酸葡萄糖。UDP-Gal 则在 UDP-Glc 差向异构酶（UDP-Glc-4-epimerase）催化下，以 NAD^+为辅酶，再转变为UDP-Glc。总的结果是1-磷酸半乳糖转变为1-磷酸葡萄糖，没有产生或消耗 UDP-Gal 或 UDP-Glc。

UDP-葡萄糖 + 1-磷酸半乳糖 ⇌ UDP-半乳糖 + 1-磷酸葡萄糖

UDP-半乳糖 ⇌ UDP-葡萄糖

总计： 1-磷酸半乳糖 ⇌ 1-磷酸葡萄糖

总反应形成的 1- 磷酸葡萄糖可在磷酸葡萄糖变位酶催化下转变为 6- 磷葡萄糖而进入酵解。

从食物中的多糖或糖蛋白的水解物中常可吸收到甘露糖。该糖亦可由己糖激酶磷酸化：

甘露糖 + ATP ⟶ 6-磷酸甘露糖 + ADP

形成的 6-磷酸甘露糖可在 6-磷酸甘露糖异构酶催化下转变为 6-磷酸果糖而进入酵解途径。

三、糖酵解的生理意义 Functional Roles of Glycolysis

糖酵解途径，即葡萄糖分解为丙酮酸的过程，是自然界进化过程中在微生物、动物体内形成的高度保守的中心代谢途径（central pathway）。酵解途径产生的丙酮酸在不同生物体或细胞内、不同氧条件下有不同的代谢结局。在无氧条件下，酵母转换丙酮酸为乙醇；在微生物，动物或人体红细胞、剧烈运动的肌组织，丙酮酸转换为乳酸。由葡萄糖生成乳酸的过程是“发酵”过程之一。发酵（fermentation）泛指那些不消耗氧，也不改变 NAD^+ 或 NADH 浓度而产生ATP的过程。在有氧条件下，丙酮酸进入线粒体，经三羧酸循环和电子传递链，彻底氧化成 H_2O 和 CO_2，并产生 ATP。

在无氧条件下，乳酸生成对维持酵解途径不断进行具有特殊意义。在糖酵解途径中产生的还原当量（$NADH+H^+$）必须重新氧化为 NAD^+，酵解方可继续进行，因为细胞中 NAD^+ 含量甚微。因此，在缺氧状态下，丙酮酸可作为受氢体，接受氢后转变为乳酸（lactate）从而再生 NAD^+：

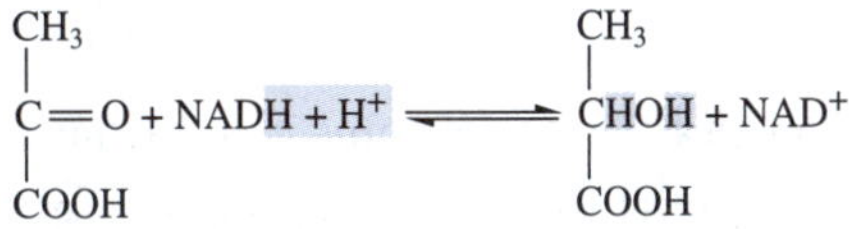

丙酮酸　　　　　　乳酸

丙酮酸的还原作用是由乳酸脱氢酶催化的，生成的是 *L*-乳酸，反应趋向生成乳酸（在肌细胞中）。在酵解过程中，1分子葡萄糖产生2分子3-磷酸甘油醛，后者脱氢使2分子 NAD^+ 还原为2分子 NADH；而1分子葡萄糖产生2分子丙酮酸，正好可使2分子 NADH 再生为2分子 NAD^+。整个过程，1分子葡萄糖产生2分子乳酸和2分子 ATP，而 NAD^+ 和 NADH 不断相互转变，总量不增加也不减少。

在剧烈运动时，肌肉供氧不足，酵解作用是重要的产能手段。积累在肌肉中的乳酸可由血液运至肝中转变成葡萄糖。无氧酵解虽仅利用葡萄糖所贮能量的一小部分，但这种释能方式迅速，对剧烈运动时肌肉收缩极为重要。此外，像视网膜、红细胞及脑等细胞组织，即使在有氧情况下也要产生一些乳酸，其中红细胞因无线粒体则更有赖于酵解供能。

四、酵解途径的调节 Regulation of Glycolysis

在细胞内多步反应的代谢途径中，大多酶促反应是接近平衡的，酶的活性足以使作用物迅即转变为产物，所以这种平衡反应的通量（flux）是由作用物浓度限定的。但在代谢途径中至少有一步反应是非平衡反应，这种反应的通量不是由作用物、而是由酶活性限定的，这就是限速反应。催化限速反应的酶通常是代谢途径的调节酶。酵解途径有3个调节酶：己糖激酶、磷酸果糖激酶1和丙酮酸激酶。

己糖激酶催化葡萄糖进入酵解途径，对葡萄糖有很高的亲和力，肌细胞内的葡萄糖浓度足以完全饱和己糖激酶，通常该酶以最大速度催化反应，所以肌肉中己糖激酶由其产物6-磷酸葡萄糖别构抑制（见第十一章）。因此，每当细胞中6-磷酸葡萄糖超过正常水平时，己糖激酶暂时、可逆地被抑制，使6-磷酸葡萄糖的产生与利用保持平衡，重建细胞内的稳态。

磷酸果糖激酶1为一个四聚体，它不仅具有作用物6-磷酸果糖和 ATP 的结合部位，而且尚有几个与别构激活剂、抑制剂结合的部位。该酶有两个 ATP 结合位点，一个是 ATP 高亲和力结合位点，位于活性中心的催化部位；另一个是 ATP 低亲和力结合位点，位于活性中心外的别构调节部位。当细胞内产生ATP快于消耗ATP时，ATP浓度升高而结合别构调节位点，降低酶对6-磷酸果糖的亲和力。当ATP产生不及消耗时，ADP和AMP浓度升高，它们与别构调节位点结合，解除ATP的抑制；所以当6-磷酸果糖、ADP和AMP增多时，酶活性升高；当ATP积累，酶活性下降。柠檬酸也是别构抑制物，而2, 6-二磷酸果糖是强激活剂。

高ATP浓度也别构抑制丙酮酸激酶，降低该酶对磷酸烯酸式丙酮酸的亲和力。丙酮酸激酶也受乙酰-CoA和长链脂肪酸抑制。

第三节　糖的有氧氧化

Section 3　AEROBIC GLYCOLYSIS

酵解途径产生的丙酮酸在缺氧状态（anaerobic conditions）下还原为乳酸。在有氧状态（aerobic conditions）下，酵解产生的还原当量（$NADH+H^+$）在线粒体中经电子传递链的氧化作用生成H_2O，并生成ATP；同时，丙酮酸也进入线粒体，经氧化脱羧生成乙酰-CoA，后者进入三羧酸循环彻底氧化成二氧化碳、水和释出能量。

因此，从葡萄糖开始所进行的有氧氧化途径可人为地分为3个阶段——丙酮酸的生成、乙酰辅酶A的生成以及二氧化碳（和水）的生成。第一阶段，即丙酮酸的生成已经在糖酵解一节详细讨论过，现仅从第二阶段开始讨论有氧氧化如下。

一、丙酮酸氧化脱羧生成乙酰辅酶A Formation of Acetyl-CoA from Pyruvate

丙酮酸氧化脱羧反应是介于酵解途径和三羧酸循环之间的桥梁。尽管进入三羧酸循环的乙酰-CoA（acetyl-CoA）可来自脂肪酸、氨基酸的分解代谢，实际上从酵解来的丙酮酸氧化脱羧产生的乙酰-CoA是最主要的。催化这个反应的是丙酮酸脱氢酶复合体（pyruvate dehydrogenase complex）。在真核细胞，该复合体位于线粒体，是丙酮酸脱氢酶（pyruvate dehydrogenase, PDH）、二氢硫辛酰胺转乙酰酶（dihydrolipoamide transacetylase, DLT）和二氢硫辛酰胺脱氢酶（dihydrolipoamide dehydrogenase, DLDH）组成的复合体。3种酶在复合体中的含量随生物体不同而异。在哺乳类动物，复合体由60个DLT组成核心，12个PDH（各由2个相同亚基组成）和6个DLDH（也各由2个相同亚基组成）结合在核心上。硫辛酸（lipoate）共价结合在DLT的赖氨酸残基ε-氨基，形成柔性长臂，可将乙酰基从酶复合体的一个活性部位转到另一部位。PDH含焦磷酸硫胺素（TPP），而DLDH含黄素腺嘌呤二核苷酸（FAD）。此外，复合体尚含有两种调节蛋白。丙酮酸氧化脱羧的总反应如下：

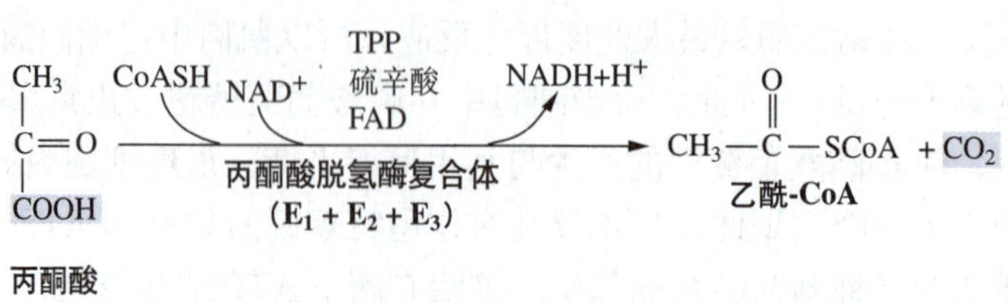

上述反应分 5 步进行，但中间产物并不从酶复合体上脱下。第 1 步是 PDH 上 TPP 噻唑环上活泼 C 原子与丙酮酸的酮基反应，产生 CO_2 以及羟乙基 TPP。第 2 步，TPP 上的羟乙基和 2 个电子被转移至 DLT 上，氧化型硫辛酸形成乙酰还原型硫辛酸。第 3 步是乙酰基从 DLT 上转移给 CoASH，形成乙酰-CoA，离开酶复合体。第 4 步是 DLT 上二氢硫辛酸将氢转移至 DLDH 的 FAD，恢复为氧化型硫辛酸。最后一步是 DLDH 上的 $FADH_2$ 脱氢交给 NAD^+。在上述过程中，是 DLT 上的硫辛酰赖氨酰臂将来自丙酮酸的乙酰基和 2 个电子由 PDH 转给 DLDH。

上述反应归纳在 Fig. 6-3。

通常，脑组织依赖葡萄糖有氧氧化供能（葡萄糖供应不足时氧化酮体，见第八章），所以硫胺素缺乏可致丙酮酸氧化脱羧障碍，神经功能受损，出现干性脚气病症状。

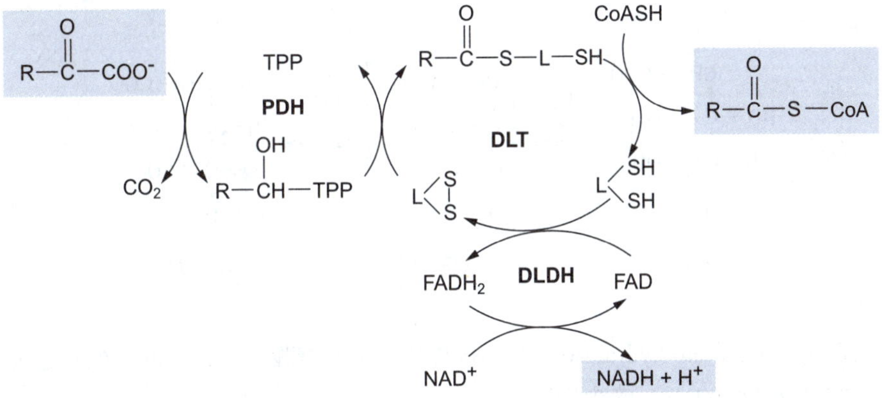

Fig. 6-3 Summary of the reactions catalyzed by pyruvate dehydrogenase complex

二、三羧酸循环 Tricarboxylic Acid Cycle

三羧酸循环（tricarboxylic acid cycle，TCA 循环）又称柠檬酸循环（citric acid cycle）或 Krebs循环，由一系列反应组成。因反应途径以生成三个羧基的柠檬酸开始，故名三羧酸循环。系列反应首先由乙酰辅酶 A 与 4 碳的草酰乙酸缩合、形成 6 碳的柠檬酸，柠檬酸转变为仍是 6 碳的异柠檬酸，然后脱氢脱羧转变为 5 碳的 α-酮戊二酸，后者再失去 1 个 CO_2 成为 4 个碳的琥珀酸，琥珀酸经过 3 步反应再生出草酰乙酸。它又可与另一分子乙酰辅酶 A 结合，开始新一轮循环。每一次循环投入1个乙酰基，产出2个CO_2。循环的8步反应中，有4步氧化反应，产生还原当量（NADH或$FADH_2$），它们通过电子传递链传递给氧，可以合成 ATP。催化 TCA 循环的酶以及电子传递链均存在于线粒体中。

TCA 循环具体经历如下系列反应。

反应 1：柠檬酸形成

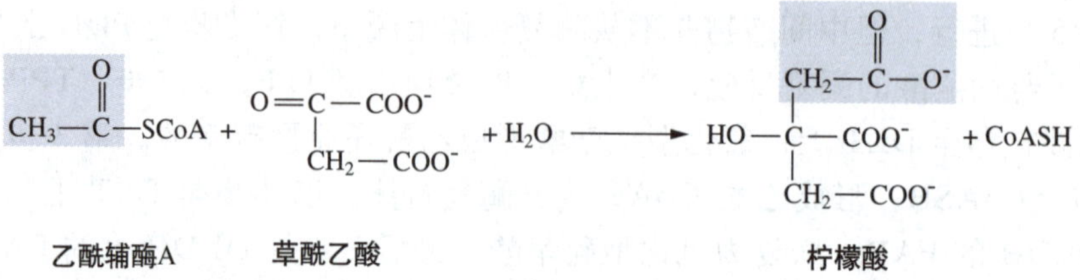

这步反应由柠檬酸合酶（citrate synthase）催化，乙酰辅酶 A（acetyl-CoA）与草酰乙酸（oxaloacetate）缩合生成柠檬酸（citrate）。在此反应中，乙酰辅酶 A 上的甲基 C 与草酰乙酸的酰基 C 共价结合，生成柠檬酰辅酶 A；后者迅即水解、释出柠檬酸和 CoASH。这样大的负值自由能改变对循环的进行十分重要，因为在正常情况下，草酰乙酸的浓度虽然极低，但是柠檬酰辅酶 A 的不可逆的水解推动柠檬酸的合成。

反应 2：异柠檬酸的形成

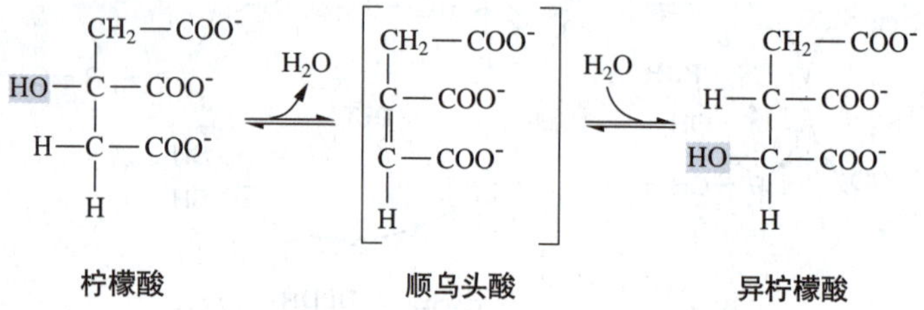

顺乌头酸水合酶（aconitate hydratase）催化柠檬酸与异柠檬酸（isocitrate）的可逆互变，但要通过顺乌头酸（*cis*-aconitate）这个中间物。

反应 3：异柠檬酸氧化脱羧

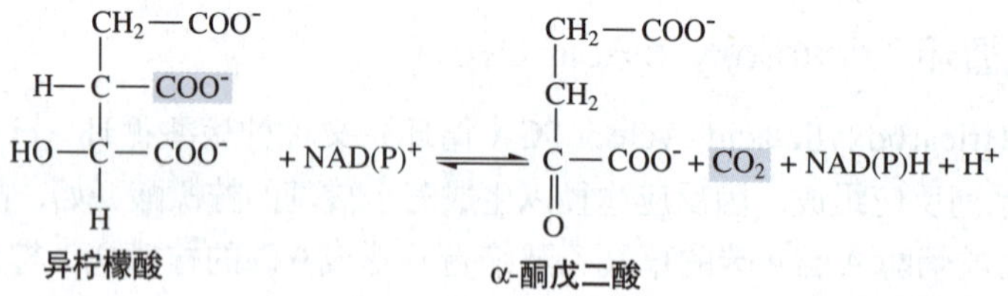

异柠檬酸脱氢酶（isocitrate dehydrogenase）催化异柠檬酸氧化脱羧成为 α-酮戊二酸（α-ketoglutarate）及 CO_2。有两种异柠檬酸脱氢酶，一种以 NAD^+ 为电子受体，另一种以 $NADP^+$ 为电子受体，它们催化同样的反应，但前者位于线粒体基质，后者在线粒体基质、胞液均有存在。后者产生的 NADPH 可能是供应合成代谢所需的还原当量。

反应 4：α-酮戊二酸氧化脱羧

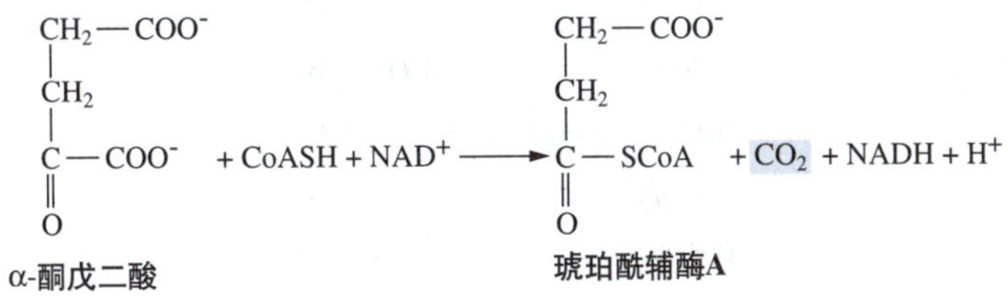

催化 α- 酮戊二酸氧化脱羧的酶是 α- 酮戊二酸脱氢酶复合体（α-ketoglutarate dehydrogenase complex）。这个酶复合物与前述的丙酮酸脱氢酶复合体类似，也是由3种酶组成（即α-酮戊二酸脱氢酶，二氢硫辛酰胺转琥珀酰酶和二氢硫辛酰胺脱氢酶），还有与酶蛋白结合的 TPP、硫辛酸、FAD、NAD^+和辅酶A的参加。反应产物是琥珀酰-CoA （succinyl-CoA）、CO_2和NADH。

自柠檬酸至琥珀酰-CoA生成，其间经历2次氧化脱羧、生成2个CO_2。不妨这样简单理解：经历以上反应，当初被草酰乙酸带入 TCA 循环的乙酰辅酶 A 被氧化分解为 2 个 CO_2。以后的反应是尽可能多地回收能量、再生草酰乙酸，以使总反应平衡，并使 TCA 循环不断进行下去。

反应 5： 琥珀酰-CoA 转变为琥珀酸

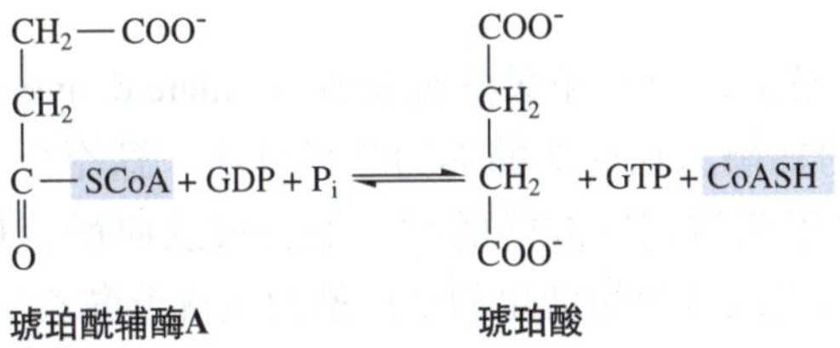

在这个反应中，琥珀酰辅酶 A 的硫酯键断开，生成琥珀酸（succinate），并释出能量用以合成 GTP 的磷酸酐键。催化反应的酶称琥珀酰辅酶 A 合成酶（succinyl-CoA synthetase）。这也是一个作用物水平的磷酸化反应。生成的GTP可在二磷酸核苷激酶催化下，将磷酸根转移给ADP、生成 ATP 及 GDP；需要 Mg^{2+} 参加。

反应 6： 琥珀酸氧化为延胡索酸

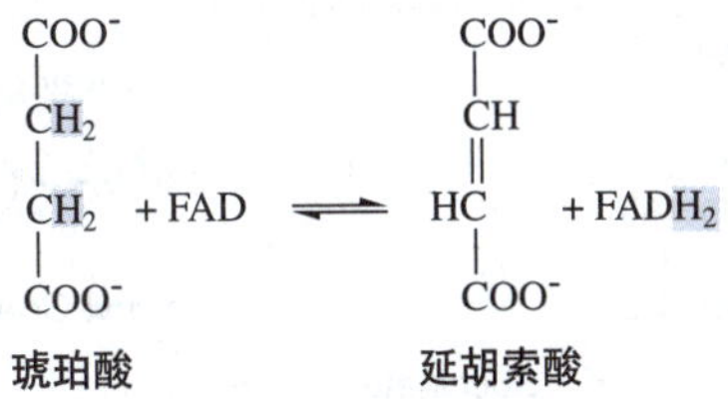

琥珀酸脱氢酶（succinate dehydrogenase）催化琥珀酸氧化成为延胡索酸（fumarate）。该酶结合在线粒体内膜上，而其他 TCA 循环的酶则都是分布在线粒体基质中。该酶含有铁硫中心、共价结合的 FAD。来自琥珀酸的电子通过 FAD 和铁硫中心进入电子传递链，最后到 O_2。丙二酸是琥珀酸的类似物，是琥珀酸脱氢酶的竞争性抑制物，可阻断 TCA 循环。

反应 7： 延胡索酸水合形成苹果酸

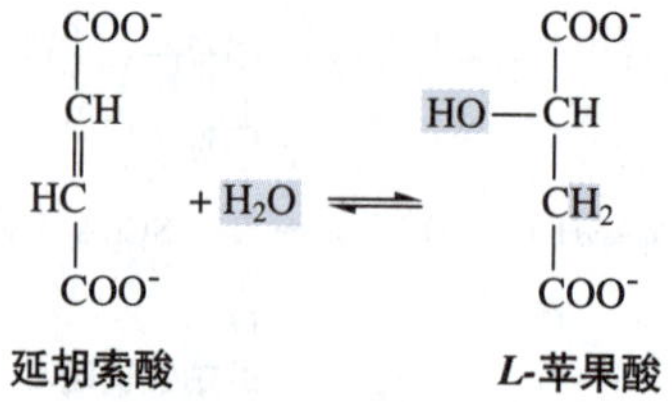

延胡索酸水合酶（fumarate hydratase）可逆地催化这个反应，水合成为*L*-苹果酸（malate）。该酶只能催化延胡索酸的反式双键，对顺丁烯二酸（马来酸）则无催化作用，因而是高度立体特异性的。

反应 8：苹果酸氧化为草酰乙酸

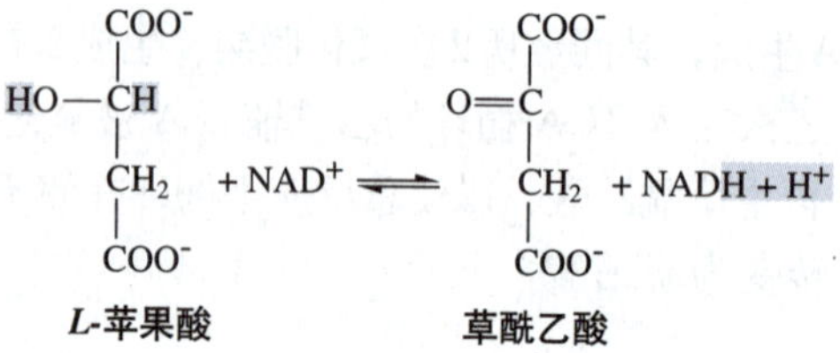

这是 TCA 循环的最后一步反应，由*L*-苹果酸脱氢酶（malate dehydrogenase）催化，再生出草酰乙酸，NAD^+是受电子的辅酶。在标准的热力学条件下，这个反应的平衡点偏向左侧，但在完整细胞中，草酰乙酸不断被高度放能的柠檬酸合成反应所消耗，草酰乙酸的浓度极低（$<10^{-6}$mol/L），所以可将苹果酸脱氢酶催化的反应推向生成草酰乙酸方向。

现将 TCA 循环总结于 Fig. 6-4。

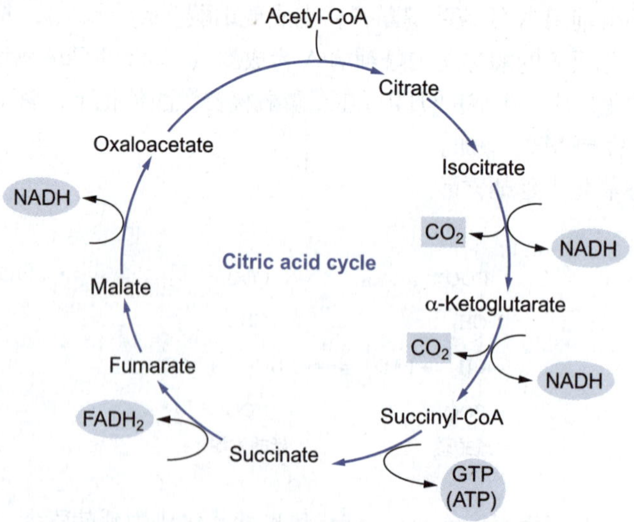

Fig. 6-4 The citric acid (tricarboxylic acid) cycle

三、三羧酸循环的意义 Physiological Roles of Tricarboxylic Acid Cycle

（一）体内产生 CO_2 和能量的最主要途径

1分子乙酰-CoA进入TCA循环一周，产生3分子NADH、1分子$FADH_2$和1分子GTP（琥珀酰CoA的作用物水平磷酸化作用），同时两次脱羧作用释出2个CO_2（注意，这两个CO_2的C并非直接来自乙酰基）。3分子NADH和1分子$FADH_2$经电子传递链可产生9（$3 \times 2.5 + 1 \times 1.5$）个ATP（详见第七章），即一次TCA循环生成10个ATP。前已述及，在无氧条件下1分子葡萄糖经酵解生成丙酮酸、进而还原为乳酸，仅净生成2分子ATP。但在有氧条件下，1分子葡萄糖经酵解产生2分子丙酮酸，再经丙酮酸脱氢酶复合体、TCA循环完全氧化则可产生30或32个ATP（表6-2）。葡萄糖完全氧化释出能量为2 840kJ/mol，而32个ATP所储能量为32 × 30.5kJ/mol=976kJ/mol，因此糖有氧氧化的利用能效率为34%。

表6-2 葡萄糖有氧氧化产生ATP总结

反应	直接ATP或还原辅酶数	最终ATP形成数 *
葡萄糖→6-磷酸葡萄糖	−1ATP	−1
6-磷酸果糖→1, 6-二磷酸果糖	−1ATP	−1
2 × 3-磷酸甘油醛→2 × 1, 3-二磷酸甘油酸	2NADH	3或5
2 × 1, 3-二磷酸甘油酸→2 × 3-磷酸甘油酸	2ATP	2
2 × 磷酸烯醇式丙酮酸 →2 × 丙酮酸	2ATP	2
2 × 丙酮酸→2 × 乙酰辅酶A	2NADH	5
2 × 异柠檬酸→2 × α-酮戊二酸	2NADH	5
2 × α-酮戊二酸→2 × 琥珀酰辅酶A	2NADH	5
2 × 琥珀酰辅酶A→2 × 琥珀酸	2GTP（或2ATP）	2
2 × 琥珀酸→2 × 延胡索酸	$2FADH_2$	3
2 × 苹果酸→2 × 草酰乙酸	2NADH	5
总计		30 /32

* 按每个NADH经呼吸链传递生成2.5个ATP，每个$FADH_2$生成1.5个ATP计算

（二）物质氧化分解的共同途径

TCA循环还是糖类、脂肪和氨基酸（蛋白质）彻底氧化分解的最终共同途径。例如，脂肪酸或酮体氧化分解过程产生乙酰-CoA，后者必须进入TCA循环，才能彻底氧化分解，生成CO_2和H_2O。再如，各种氨基酸脱氨基后，其碳链骨架部分分别经历丙酮酸和/或乙酰-CoA进入TCA循环，彻底氧化分解，并释放能量。

（三）联系三大类物质代谢的枢纽作用

很多物质分子可转变为TCA循环中间产物，这些中间产物或氧化分解，或转变为糖、脂肪酸或某些氨基酸，TCA循环与糖酵解途径中的某些中间产物一样，起着枢纽或桥梁样作用。例如，天冬氨酸和谷氨酸可分别转变为草酰乙酸和α-酮戊二酸，经历部分TCA循环，再循糖异生途径转变葡萄糖；当然，也可在离开TCA循环后、经历乙酰-CoA合成脂肪酸。同样，葡萄糖碳链也可经草酸乙酸转变为TCA循环中的其他中间产物，成为合成某些氨基酸或其他物质（如血红素）的前身物。也就是说TCA循环是两用代谢途径。这方面在第十一章中将有详细介绍。

当中间代谢物从TCA循环被抽出时，这些物质的浓度降低，循环通量就会减慢。然而，这些物质可由一些添补反应（anaplerotic reaction）补充。正常情况下，从循环中抽出的中间代谢物与添补反应补充的中间代谢物是处于动态平衡的，因此循环中的中间产物浓度保持相对恒定。在人体可有下列反应补充草酰乙酸或苹果酸：

$$丙酮酸 + HCO_3^- + ATP \rightleftharpoons 草酰乙酸 + ADP + P_i$$

这个反应由丙酮酸羧化酶（pyruvate carboxylase）催化，主要见于肝、肾中。这是一个调节酶，生物素是这个酶的辅基；乙酰-CoA是其别构激活剂。每当乙酰-CoA数量增加而要进入TCA循环时，就激活此酶、多生成草酰乙酸，以利于合成柠檬酸，使乙酰-CoA进入循环。另外两个添补反应分别由磷酸烯醇式丙酮酸羧激酶和苹果酸脱氢酶（旧称苹果酸酶）催化，具体反应如下：

$$磷酸烯醇式丙酮酸 + CO_2 + GDP \xrightleftharpoons{羧激酶} 草酰乙酸 + GTP$$

$$丙酮酸 + CO_2 + NAD(P)H + H^+ \xrightleftharpoons{苹果酸脱氢酶} 苹果酸 + NAD(P)^+$$

四、糖有氧氧化调节 Regulation of Aerobic Oxidation of Glucose

糖的有氧氧化在此指来源于葡萄糖的丙酮酸氧化脱羧、生成乙酰-CoA，并进入TCA循环的一系列反应；丙酮酸脱氢酶复合体、柠檬酸合酶、异柠檬酸脱氢酶和α-酮戊二酸脱氢酶复合体是关键的调节酶。

丙酮酸脱氢酶复合体既受别构调节、也受化学修饰调节。该酶复合体的催化产物ATP、乙酰-CoA和NADH对该酶有极强的抑制作用，这种别构抑制作用可被长链脂肪酸增强。当进入TCA循环的乙酰-CoA减少，而AMP、辅酶A和NAD^+堆积时，酶复合体即可别构激活。除上述别构调节外，在脊椎动物还有酶的化学修饰调节。PDH含有两个亚基，其中一个亚基上特定的丝氨酸残基磷酸化后，酶活性被抑制，脱磷酸化则恢复活性。磷酸化–脱磷酸化作用由特异的激酶和磷蛋白磷酸酶分别催化。实际上两酶是丙酮酸脱氢酶复合体的组成成分——调节蛋白。激酶受ATP别构激活。当ATP高时，PDH磷酸化而被灭活。当ATP浓度下降，激酶活性也减低；磷酸酶除去PDH上的磷酸基，PDH又被激活。

调控TCA循环通量的因素有多种，如作用物获得的可能性，产物堆积引起的抑制作用，以及循环途径中的后续反应中间产物对前一反应的酶的别构反馈抑制作用。由柠檬酸合酶、异柠檬酸脱氢酶和α-酮戊二酸脱氢酶复合体催化的反应都是循环中最强的放能步骤，所以这3个酶是调节的关键。乙酰-CoA和草酰乙酸这两个作用物获得的可能性随代谢环境而异，可成为合成柠檬酸的限制因素。作为异柠檬酸和α-酮戊二酸脱氢产物的NADH，在某些情况下出现堆积，当［NADH］/［NAD^+］增大，上述两种酸的脱氢酶活性则严重受抑制。产物堆积抑制上述3种限速酶，琥珀酰辅酶A抑制α-酮成二酸脱氢酶，柠檬酸抑制柠檬酸合酶，而ATP抑制柠檬酸合酶和异柠檬酸脱氢酶。ATP对柠檬酸合酶的抑制可被ADP别构激活。钙离子在肌肉中是收缩和增大ATP供应的讯号，所以Ca^{2+}不仅激活异柠檬酸脱氢酶和α-酮戊二酸脱氢酶，而且也激活丙酮酸脱氢酶复合体（Fig. 6-5）。总之，循环中的作用物和中间产物决定这个

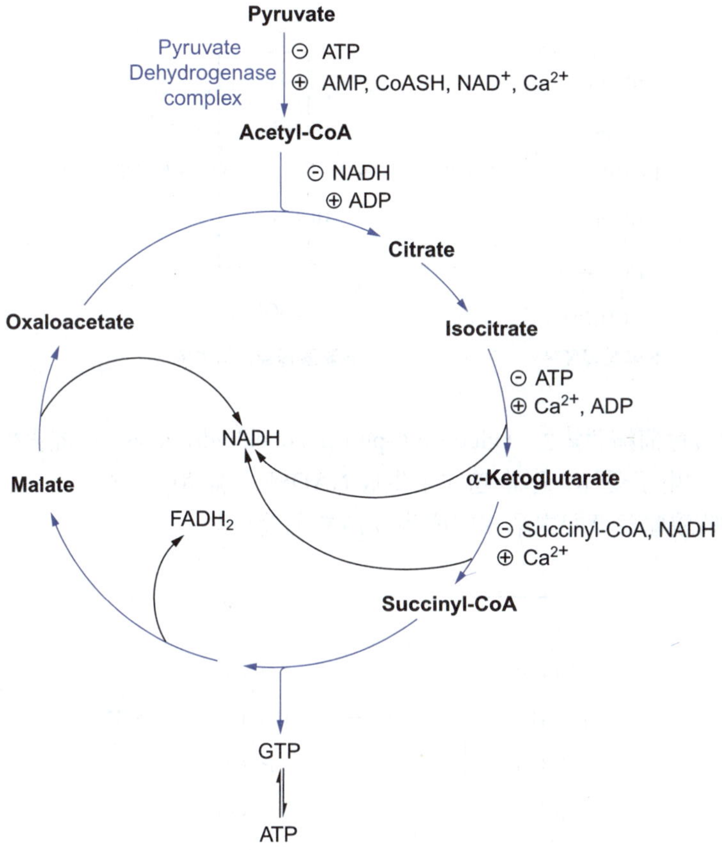

Fig. 6-5 Control of aerobic oxidation

途径的通量和速度，以便提供最合适的 ATP 和 NADH 浓度。

正常情况下，糖酵解和三羧酸循环互相协调，即三羧酸循环需要多少乙酰-CoA，酵解途径就氧化相应数量的葡萄糖生成丙酮酸，进而氧化脱羧为乙酰-CoA。正常代谢时，丙酮酸、乳酸和乙酰-CoA保持恒态浓度。酵解速度与三羧酸循环速度的配合不仅有赖于高ATP和NADH的抑制作用，而且也受柠檬酸的调控。柠檬酸是酵解途径中磷酸果糖激酶1的重要别构抑制物（第十一章）。

第四节 磷酸戊糖途径

Section 4 PENTOSE PHOSPHATE PATHWAY

在动物组织中葡萄糖的分解代谢绝大部分是通过酵解成为丙酮酸的，而丙酮酸又多通过 TCA 循环氧化供能。这是糖代谢的主要途径，但尚有其他途径可循。磷酸戊糖途径（pentose phosphate pathway）或称磷酸葡萄糖酸旁路（phosphogluconate shunt）就是另一重要途径。这条途径产生磷酸戊糖和 NADPH。

反应 1：6-磷酸葡萄糖脱氢生成 6-磷酸葡萄糖酸内酯

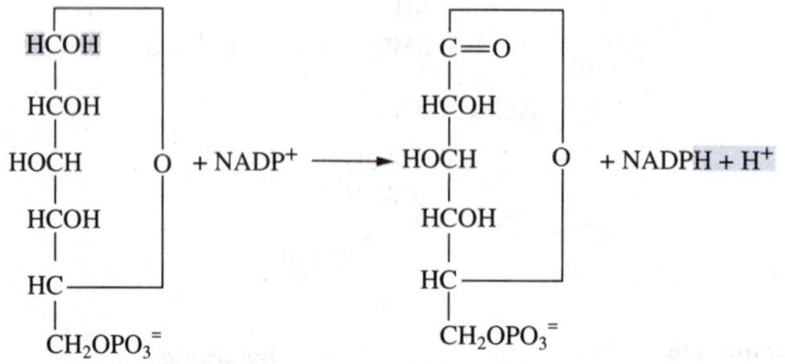

6-磷酸葡萄糖 **6-磷酸葡萄糖酸内酯**

这步反应由6-磷酸葡萄糖脱氢酶（glucose-6-phosphate dehydrogenase）催化生成6-磷酸葡萄糖酸内酯。$NADP^+$ 是电子受体，平衡趋向于生成NADPH，需 Mg^{2+} 参与。

反应2：6-磷酸葡萄糖酸内酯水解成为6-磷酸葡萄糖酸

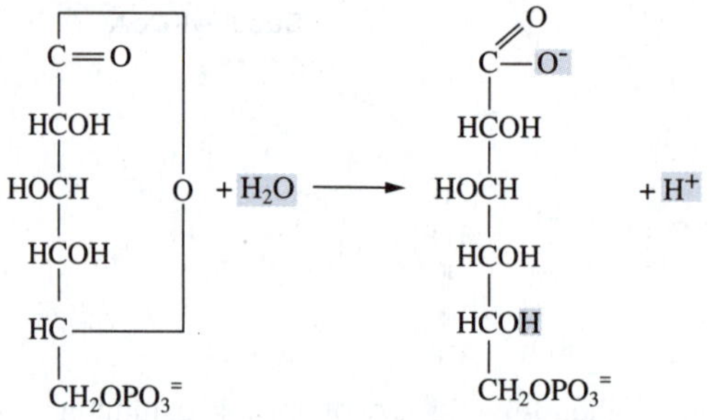

6-磷酸葡萄糖酸内酯 **6-磷酸葡萄糖酸**

这步反应由特异的内酯酶（lactonase）催化，也需要 Mg^{2+}。

反应3：6-磷酸葡萄糖酸氧化脱羧

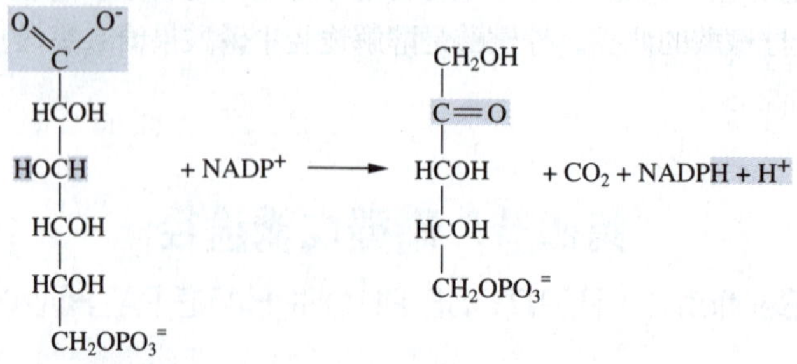

6-磷酸葡萄糖酸 **5-磷酸核酮糖**

6-磷酸葡萄糖酸由6-磷酸葡萄糖酸脱氢酶（6-phosphogluconate dehydrogenase）催化脱氢并脱羧，生成5-磷酸核酮糖（ribulose-5-phosphate）、CO_2 以及NADPH。

反应4：5-磷酸核酮糖转变为5-磷酸核糖。

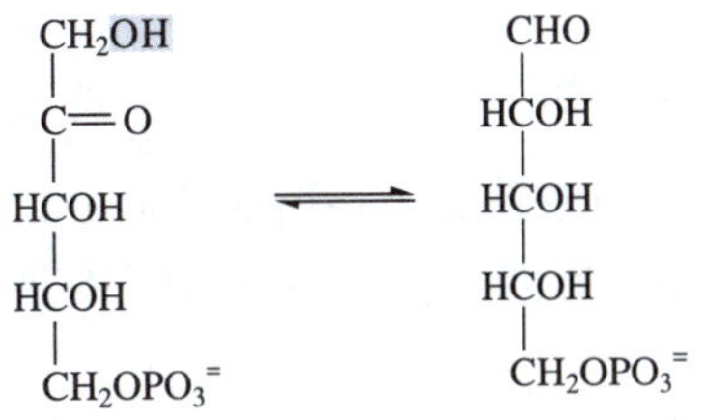

5-磷酸核酮糖　　5-磷酸核糖

5-磷酸核酮糖可被磷酸戊糖异构酶（phosphopentose isomerase）催化异构成为 5-磷酸核糖（ribose-5-phosphate）。

在一些组织中，磷酸戊糖途径就终止于此，总的结果是：

$$6\text{-磷酸葡萄糖} + 2NADP^+ + H_2O \longrightarrow 5\text{-磷酸核糖} + CO_2 + 2NADPH + 2H^+$$

NADPH 可供还原性生物合成反应之用，5-磷酸核糖是合成核苷酸或核酸的前身物。

然而，在那些主要目的是供应NADPH而不需要5-磷酸核糖的组织中，6分子磷酸戊糖可通过复杂的反应再生出5分子6-磷酸葡萄糖、相应数量的CO_2和NADPH。先是5-磷酸核酮糖差向异构化成为5-磷酸木酮糖，这个反应由磷酸戊糖差向异构酶（phosphopentose epimerase）催化。5 碳糖再生成 6 碳糖尚需要转酮醇酶（transketolase）和转醛醇酶（transaldolase）参与。转酮醇酶将5-磷酸木酮糖的一个2碳单位（羟乙醛）转移给5-磷酸核糖，产生7-磷酸景天庚酮糖（7碳糖）和3-磷酸甘油醛。反应需焦磷酸硫胺素（TPP）和Mg^{2+}参与，这个反应需有合适的酮糖提供羟乙醛基和合适的醛糖受体。再一步反应是转醛醇酶从7-磷酸景天庚酮糖转移3碳的二羟丙酮基给3-磷酸甘油醛，生成4-磷酸赤藓糖（4碳糖）和6-磷酸果糖。而4-磷酸赤藓糖可接受来自5-磷酸木酮糖的羟乙醛基，生成6-磷酸果糖和3-磷酸甘油醛；这反应也是由转酮醇酶催化。

6 分子葡萄糖经磷酸戊糖途径的氧化作用，产生 6 分子 CO_2、12 分子 NADPH 和 6 分子 5-磷酸核酮糖；后者可转变成 5-磷酸核糖和 5-磷酸木酮糖。3 种 5 碳糖在转酮醇酶（transketolase）和转醛醇酶（transaldolase）催化下，经过下述反应，又可再生 5 分子葡萄糖。

$$C_5 + C_5 \xrightleftharpoons{\text{转酮醇酶}} C_3 + C_7$$

$$C_7 + C_3 \xrightleftharpoons{\text{转醛醇酶}} C_4 + C_6$$

$$C_5 + C_4 \xrightleftharpoons{\text{转酮醇酶}} C_3 + C_6$$

第五节　糖原代谢

Section 5　GLYCOGEN METABOLISM

糖原是动物储存糖的形式，肝和肌肉是储存糖原的主要器官。肝储存糖原和肌肉储存糖原的生理意义完全不同。肝糖原是用以维持血糖浓度，供应全身利用，而肌糖原是供给肌肉本身产生 ATP，维持收缩功能。

一、糖原分解 Glycogenolysis

在肌肉，对ATP的需求引发糖原转变为6-磷酸葡萄糖，从而进入酵解途径。在肝，降低的血糖浓度触发糖原也转变成为6-磷酸葡萄糖，并被肝中6-磷酸葡萄糖磷酸酶催化水解为葡萄糖，释放至血液。

糖原的分解要经4步酶促反应。

反应1：糖原磷酸解为1-磷酸葡萄糖。

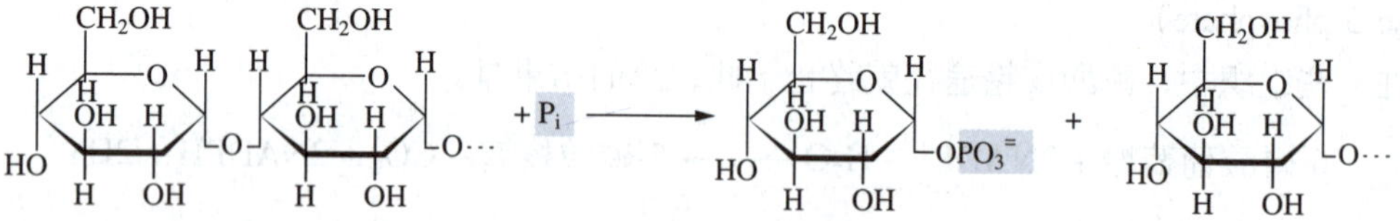

这个反应由糖原磷酸化酶（glycogen phosphorylase）催化，产物是1-磷酸葡萄糖和比原先少了1分子葡萄糖的糖原。该酶催化α-1, 4-糖苷键的磷酸解，不同于淀粉酶的水解。

反应2：1-磷酸葡萄糖转变为6-磷酸葡萄糖。

$$1\text{-磷酸葡萄糖} \rightleftharpoons 6\text{-磷酸葡萄糖}$$

催化这个反应的是磷酸葡萄糖变位酶（phosphoglucomutase）。在细胞内的条件下，这个反应接近平衡，即该酶在糖原分解和合成反应中均起作用。这个反应需要催化量（即很微少的）的1, 6-二磷酸葡萄糖，实际的反应是：

$$\text{酶} + 1,6\text{-二磷酸葡萄糖} \rightleftharpoons \text{酶}-\text{磷酸} + 6\text{-磷酸葡萄糖}$$

$$\text{酶}-\text{磷酸} + 1\text{-磷酸葡萄糖} \rightleftharpoons \text{酶} + 1,6\text{-二磷酸葡萄糖}$$

总计 $$1\text{-磷酸葡萄糖} \rightleftharpoons 6\text{-磷酸葡萄糖}$$

在酵解途径中3-磷酸甘油酸变位为2-磷酸甘油酸也属类似情况，即要有催化量的2, 3-二磷酸甘油酸参与。

反应3：6-磷酸葡萄糖转变为葡萄糖

$$6\text{-磷酸葡萄糖} + H_2O \longrightarrow \text{葡萄糖} + P_i^{2-}$$

这步反应由葡萄糖-6-磷酸酶（glucose-6-phosphatase）催化。肝内含此酶，肌肉则无。

反应4：脱枝酶催化的反应

前已述及，磷酸化酶只作用于糖原上的α-1, 4-糖苷键，并且催化至距α-1, 6-糖苷键4个葡萄糖残基时就不再起作用，这时需有脱枝酶（debranching enzyme）的参与才可将糖原完全分解。脱枝酶是一种双功能酶，它催化糖原脱枝的两个反应。第一种功能是4-α-葡聚糖基转移酶（4-α-*D*-glucanotransferase）活性，即将糖原上4葡聚糖分枝链上的3葡聚糖基转移到酶蛋白上，然后再交给同一糖原分子或相邻糖原分子末端具自由4-羟基的葡萄糖残基上，生成α-1, 4-糖苷键，结果直链延长3个葡萄糖，而α-1, 6分枝处只留下1个葡萄糖残基。在脱枝酶的另一功能，即1, 6-葡萄糖苷酶活性催化下，这个葡萄糖基被水解脱下为游离的葡萄糖。在磷酸化酶与脱枝酶的协同和反复的作用下，糖原可以完全磷酸解和水解（Fig. 6-6）。一般情况，每当水解脱下1个游离的葡萄糖约可磷酸解产生12个1-磷酸葡萄糖。

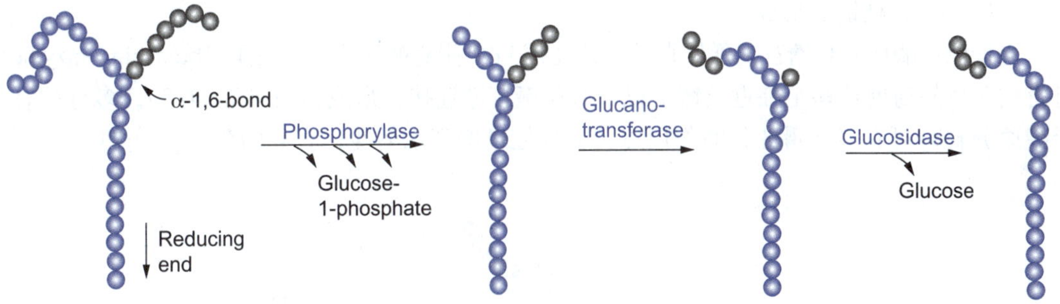

Fig. 6-6 Glycogen breakdown near an (α-1,6) branch point

二、糖原合成 Glycogenesis

糖原的合成并非糖原分解的逆行，反应步骤略多，除了磷酸葡萄糖变位酶相同外，催化反应的是另外一些酶。

反应1：葡萄糖磷酸化

$$葡萄糖 + ATP \longrightarrow 6\text{-}磷酸葡萄糖 + ADP$$

催化这步反应的是已糖激酶（见酵解途径）。

反应2：6-磷酸葡萄糖转变为1-磷酸葡萄糖

$$6\text{-}磷酸葡萄糖 \longrightarrow 1\text{-}磷酸葡萄糖$$

催化这步反应的是磷酸葡萄糖变位酶，在上述糖原分解代谢也已叙述。

反应3：尿苷二磷酸葡萄糖的生成

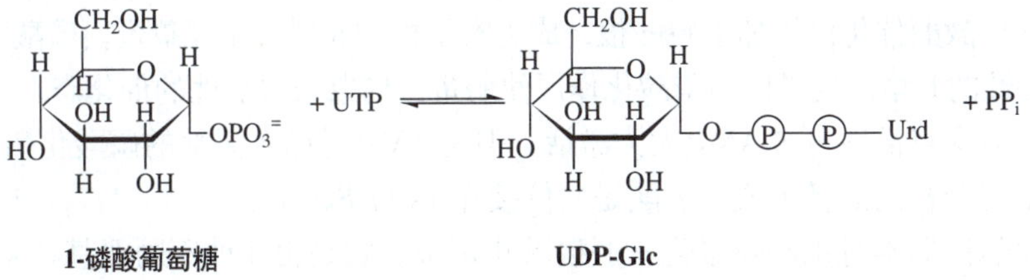

本步反应由尿苷二磷酸葡萄糖焦磷酸化酶（UDP-Glc pyrophosphorylase）催化，产生的尿苷二磷酸葡萄糖（UDP-Glc）是活泼的葡萄糖。这个反应是可逆的，但是焦磷酸随即被焦磷酸酶水解，所以实际是合成UDP-Glc的单向反应。PP_i水解推动原本可逆反应向单方向进行是很常见的情况。

反应 4： UDP-Glc 与糖原结合

$$\text{UDP-Glc} + (\text{葡萄糖})_n \longrightarrow (\text{葡萄糖})_{n+1} + \text{UDP}$$

催化这个反应的是糖原合酶（glycogen synthase），作用物是 UDP-Glc 和糖原，葡萄糖 1 位碳与糖原非还原末端葡萄糖残基上的 C_4-羟基形成 l, 4-糖苷键，糖原延长 1 个葡萄糖。该酶只能形成 1, 4-糖苷键，产生直链淀粉，不能形成 1, 6-糖苷键。要合成分枝链，尚要另外的酶。

反应 5： 分枝链的形成

当糖原合酶以l, 4 -糖苷键延伸直链到长度超 11个葡萄糖基后，分枝酶（branching enzyme）可将约 7 个葡萄糖转移至临近糖链上以α-1, 6-糖苷键连接，形成分枝（Fig. 6-7）。多分枝有利于糖原分解时可有多处磷酸化酶作用点，多分枝也增高水溶性，有利储存。

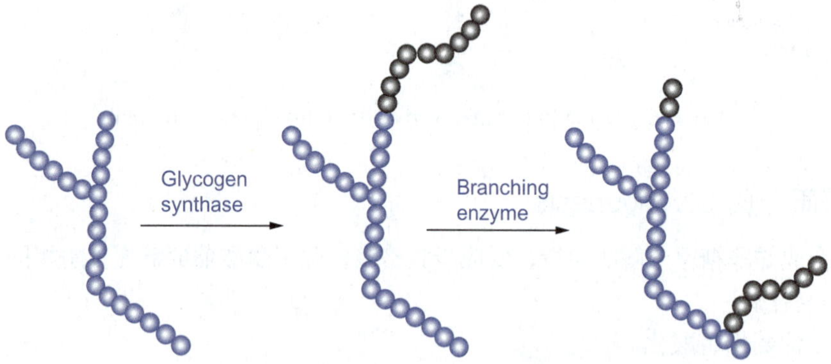

Fig. 6-7 Branch synthesis in glycogen

三、糖原代谢调节 Regulation of Glycogen Metabolism

糖原分解代谢途径中的磷酸化酶和糖原合成代谢途径中的糖原合酶都是催化不平衡的反应，这两个酶分别是各自代谢途径的调节酶。

（一）糖原磷酸化酶

它受别构效应物和共价修饰调节。AMP 别构激活，而葡萄糖和ATP则别构抑制，这些别构调控和化学修饰密切协同成为十分精巧的调节机制，如 Fig. 6-8 所示。

磷酸化酶激酶催化修饰加上磷酸根，成为有活性的 a 型，而经磷蛋白磷酸酶催化脱去磷酸就成为无活性的 b 型。这是因为磷酸化作用使酶蛋白构象采取活性的催化态。 磷酸化酶 b 仅有些微活性，但这点活性可被AMP大为激活，但是AMP对已有活性的磷酸化酶a则无其影响。磷酸化酶由两个相同亚基组成，磷酸是共价接在 14 位 Ser 上。

磷酸化酶激酶本身也经磷酸化－脱磷酸化调节。它是由 4 种不同亚基各 4 个（$\alpha_4\beta_4\gamma_4\delta_4$）所组成分子质量达 1.3×10^6 的复合体。γ 亚基是催化亚基，α、β 和 δ 具有调节作用。磷酸化酶激酶由无活性的b 型过渡为有活性的a 型时，α 和 β 亚基受到磷酸化。催化这些磷酸化作用的是蛋白激酶 A（cAMP 依赖蛋白激酶）。因为后一酶间接调节磷酸化酶，所以由 cAMP 中介的信号得以影响磷酸化酶。δ亚基就是钙调蛋白 （calmodulin），并非磷酸化酶激酶所独具，

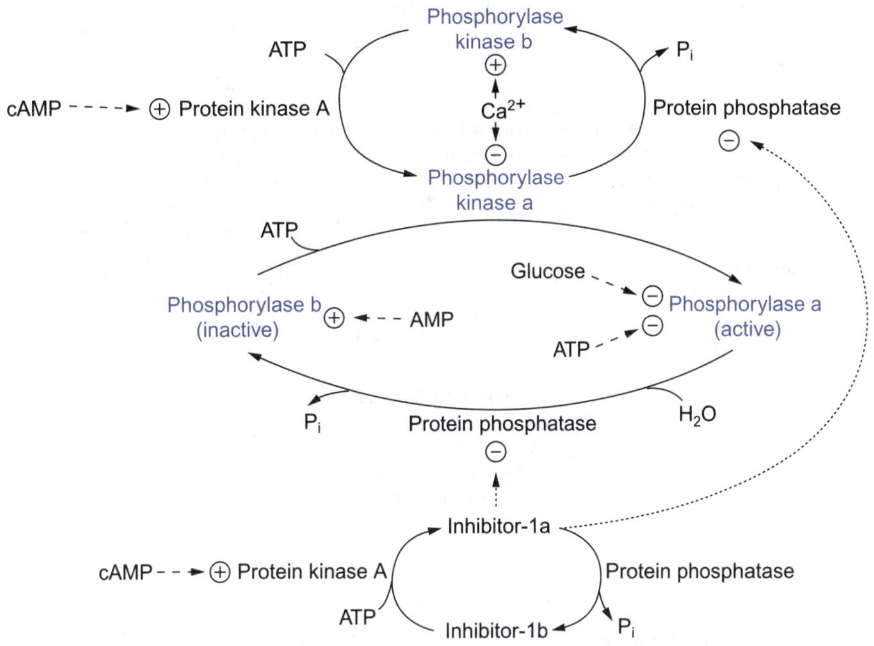

Fig. 6-8 The regulation of glycogen phosphorylase

它也见于其他酶中，是 Ca^{2+} 的受体。δ 亚基与 Ca^{2+} 结合，就改变了磷酸化酶激酶的构象，使之对磷酸化酶的磷酸化作用的活性更高。

从 Fig. 6-8 可见，关闭磷蛋白磷酸酶的效果会与激活磷酸化酶相当。但是对磷酸化酶最大活性的调节是关闭磷蛋白磷酸酶并同时开动磷酸化酶激酶；反之抑制亦然。磷酸酶抑制物 1 抑制磷蛋白磷酸酶。抑制物 1 受蛋白激酶 A 磷酸化修饰而成活性 a 型，被磷蛋白磷酸酶脱磷酸而成无活性 b 型。蛋白激酶 A 通过激活磷酸化酶激酶和磷酸酶抑制物 1 的活性而双重地激活磷酸化酶的活性。

（二）糖原合酶

这酶也像磷酸化酶一样受别构效应物和化学修饰的协同调控。糖原合酶是由同一种亚基组成的四聚体（α_4），亚基有 9 个 Ser 残基可被磷酸化，已发现 11 种不同的激酶可使之在 1 个或多个丝氨酸残基上磷酸化。磷酸化的糖原合酶是无活性的 b 型，而脱磷酸的是有活性的 a 型，这正好与糖原磷酸化酶相反。蛋白激酶 A 使磷酸酶抑制物 1 磷酸化而成为有活性的，抑制了磷蛋白磷酸酶，使无活性的合酶不能脱磷酸（Fig. 6-9）。

从上可见，cAMP 是调节糖原磷酸化酶和糖原合酶的重要细胞内信号：细胞内 cAMP 的增高通过两种不同机制激活糖原磷酸化酶，同样通过这两种机理抑制糖原合酶。

四、糖原累积症 Glycogen Storage Diseases

糖原累积症是形容一组由于遗传缺陷所致，在组织中沉积不正常结构或数量的糖原。

Ⅰ型糖原累积症（von Gierke病），肝细胞和肾曲管细胞沉积大量糖原，反而呈低血糖症，并且用胰高血糖素刺激并无葡萄糖释放。肝、肾和小肠组织中葡萄糖-6-磷酸酶活性极低或缺如。

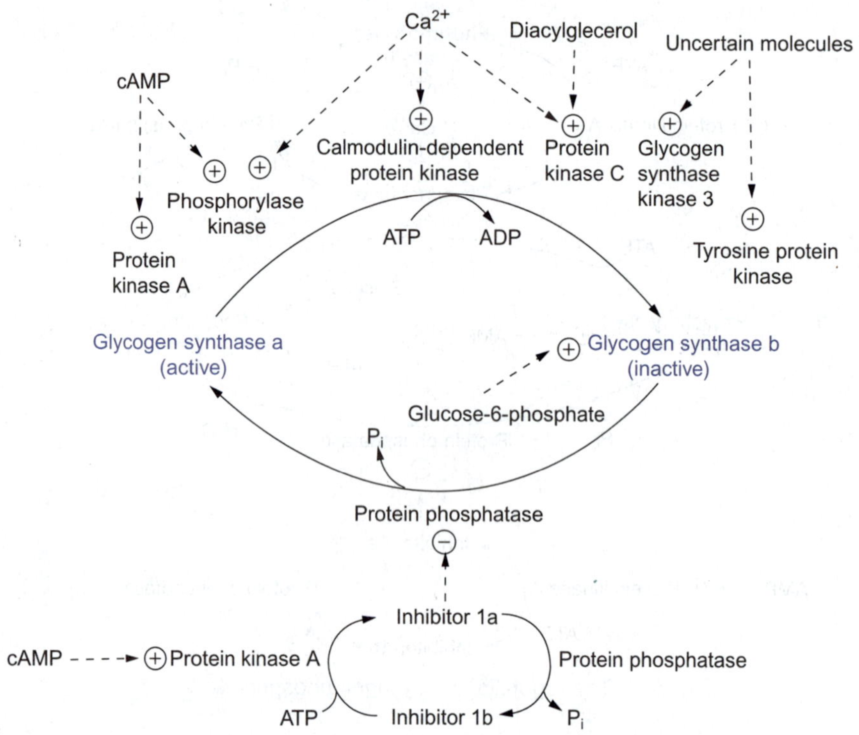

Fig. 6-9 The regulation of glycogen synthase

Ⅱ型糖原累积症（Pompe 病）缺乏溶酶体 α-1, 4-和 α-1, 6-葡萄糖苷酶，溶酶体堆积糖原。

Ⅲ型糖原累积症（Forbes 或 Cori 病）以缺乏脱枝酶为特征，堆积多分枝糖原。

Ⅳ型糖原累积症（Andersen病）以缺乏分枝酶为特征，积累少分枝糖原，患儿往往一周岁内死于心脏或肝衰竭。

Ⅴ型糖原累积症（McArdle 综合征）因肌肉缺乏磷酸化酶所致。患者肌肉中虽有高含量糖原（占肌肉 2.5% ~ 4.1%），但运动后血中少或无乳酸。

Ⅵ型糖原累积症是肝缺乏磷酸化酶；Ⅶ型（Tarui 病）为肌肉与红细胞缺乏磷酸果糖激酶 1；Ⅷ型为肝脑缺乏腺苷酸激酶；Ⅸ型是肝等组织缺乏磷酸化酶激酶；Ⅹ型是缺乏蛋白激酶 A。

第六节 糖 异 生

Section 6 GLUCONEOGENESIS

从非糖物质形成葡萄糖称为糖异生作用（gluconeogenesis）。所利用的非糖物质包括各种氨基酸、乳酸、丙酮酸、丙酸和甘油。这些物质的碳成为葡萄糖的碳。糖异生作用对于人类和动物是生命攸关的，因为对于那些首先以葡萄糖为代谢供能的细胞和组织（如脑、红细胞、肾髓质、眼晶状体等），血糖浓度的维持，在已无葡萄糖可从肠道吸收的空腹期间，都要依靠糖异生作用。肝是糖异生的最重要器官，担当维持血糖浓度的重任。

一、糖异生途径 Gluconeogenesis Pathway

糖异生途径大部分反应是酵解途径的逆反应（Fig. 6-10），由相同的酶催化。但是，在酵解途径中有 3 步反应是不可逆的，糖异生途径需采用不同的酶绕过酵解的 3 个不可逆反应。

从丙酮酸开始的糖异生过程如 Fig. 6-10。

首先，乳酸由乳酸脱氢酶脱氢转变为丙酮酸，产生 NADH，后者可在以后的反应中供氢。酵解途径的丙酮酸激酶在细胞内是不能催化逆向反应的，所以丙酮酸转变为磷酸烯醇式丙酮酸

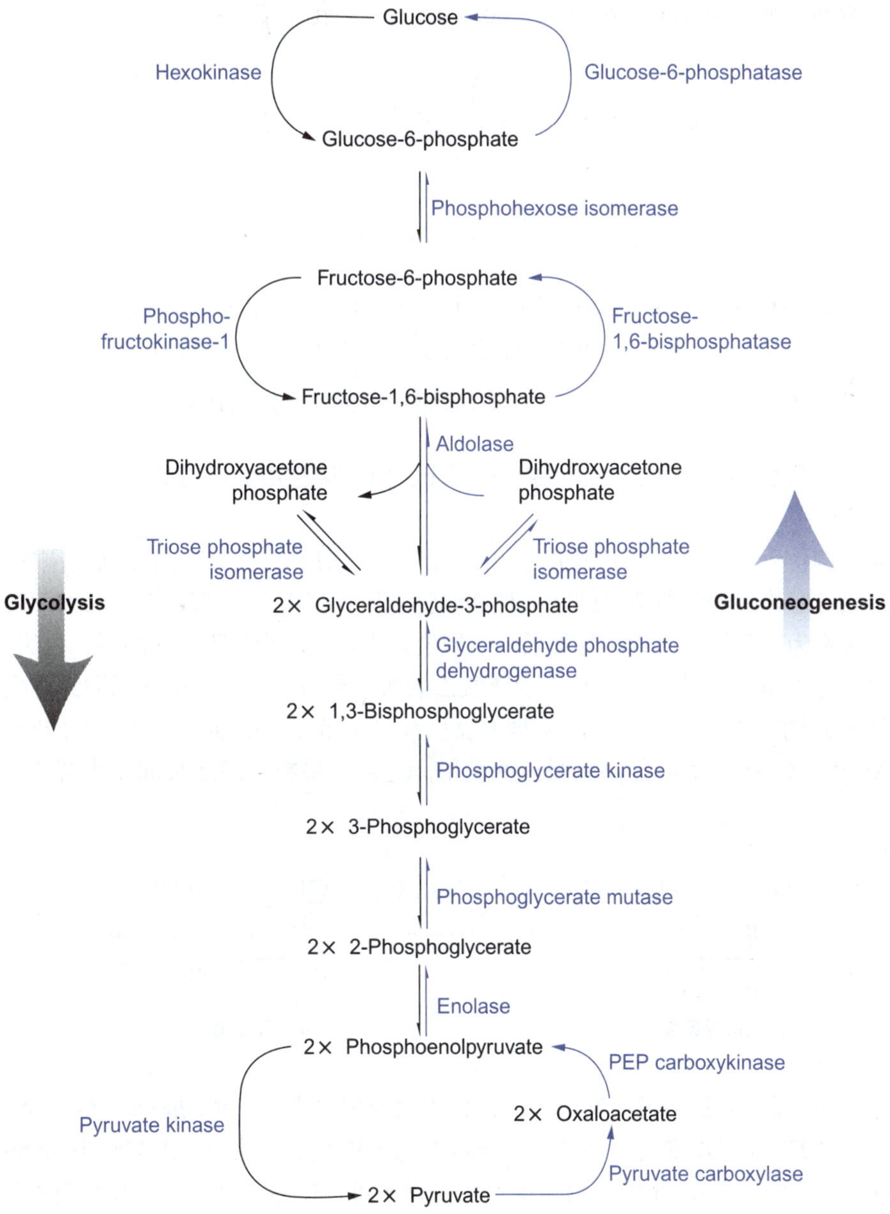

Fig. 6-10 Gluconeogenesis and glycolysis

由两个需要高能磷酸化合物的反应完成：

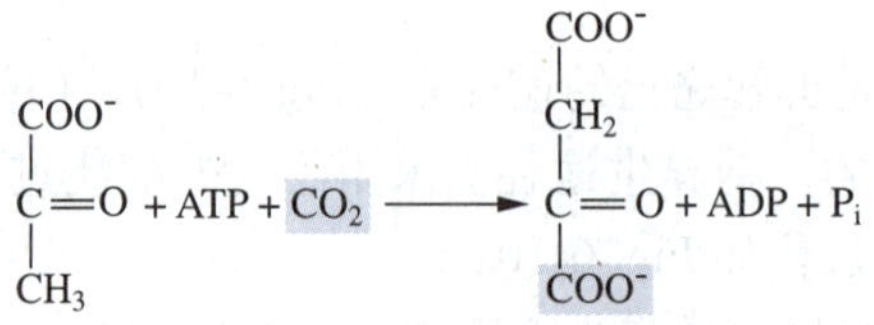

丙酮酸　　　　草酰乙酸

这反应由丙酮酸羧化酶催化，这个酶在三羧酸循环节中介绍添补反应时已涉及。接着由磷酸烯醇式丙酮酸羧激酶（phosphoenolpyruvate carboxykinase）催化下步反应：

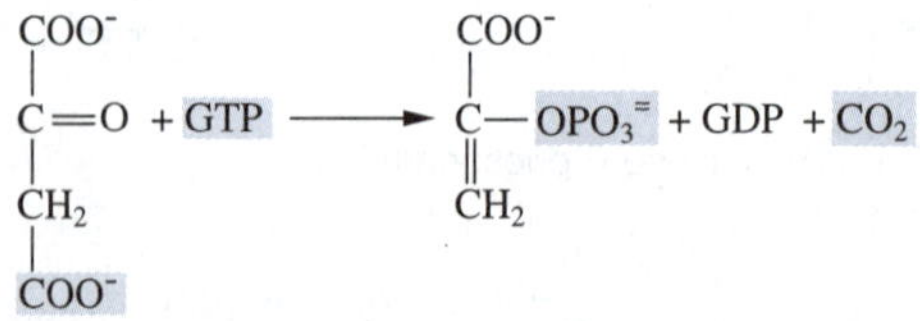

草酰乙酸　　　　磷酸烯醇式丙酮酸

若将 GTP 视为 ATP（$GTP + ADP \rightleftharpoons GDP + ATP$）和 CO_2 等于 HCO_3^-（在碳酸酐酶作用下，$CO_2 + H_2O \rightleftharpoons H_2CO_3 \rightleftharpoons H^+ + HCO_3^-$），则上述 2 个反应总的结果是：

$$丙酮酸 + 2ATP \longrightarrow 磷酸烯醇式丙酮酸 + 2ADP + P_i$$

可见丙酮酸转变为磷酸烯醇式丙酮酸消耗 2 个 ATP，而由磷酸烯醇式丙酮酸转变为丙酮酸则只生成 1 个 ATP。

丙酮酸羧化酶位于线粒体，所以胞液中的丙酮酸转变为胞液中的磷酸烯醇式丙酮酸还需线粒体参与。磷酸烯醇式丙酮酸羧激酶则在线粒体和胞液都有存在，上步反应产生的草酰乙酸既可在线粒体内转变为磷酸烯醇式丙酮酸然后进入胞液，也可先转变为天冬氨酸后，借天冬氨酸－谷氨酸穿梭作用而进入胞液中，再复原为草酸乙酸而被羧激酶催化成磷酸烯醇式丙酮酸。

从磷酸烯醇式丙酮酸至 1, 6-二磷酸果糖的反应都是酵解途径的逆行，并且乳酸脱氢酶催化产生的 NADH 正好为 3- 磷酸甘油醛脱氢酶利用。之后，果糖二磷酸酶催化水解脱去 C_1 上磷酸。

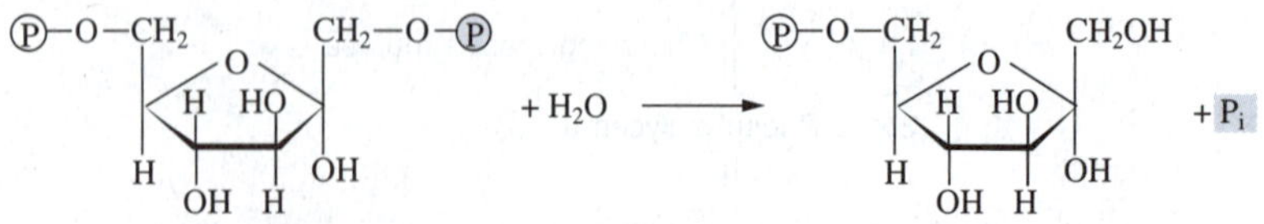

1,6-二磷酸果糖　　　　6-磷酸果糖

磷酸果糖激酶1催化的是不可逆反应，而糖异生途径中的果糖二磷酸酶催化的这个反应也是不可逆的，无 ATP 和 ADP 参与。6-磷酸果糖转变为6-磷酸葡萄糖仍是由酵解中的磷酸葡萄糖异构酶催化。 酵解途径第1步的已糖激酶催化的是不可逆反应，糖异生途径则由葡萄糖-6-磷酸酶催化异生的最后 1 步，产生葡萄糖。

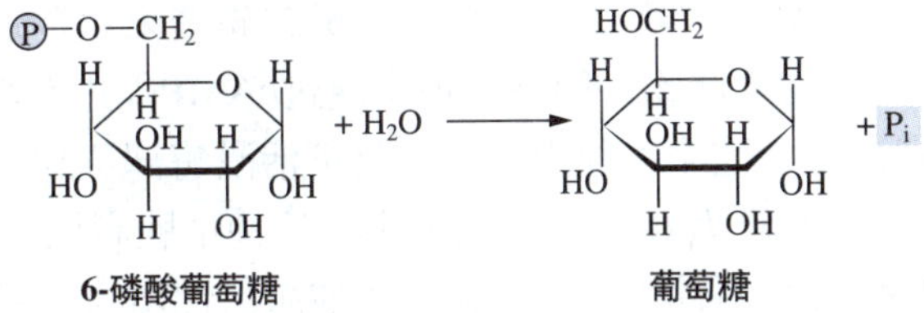

葡萄糖-6-磷酸酶见于肝和肾，而肌肉不含此酶。再者，这酶结合于内质网膜内侧，因而6-磷酸葡萄糖需一种转位酶（translocase）将其移入内质网中进行水解。

肌肉特别是在缺氧收缩时产生大量的乳酸，乳酸经血液运到肝，在肝中进行糖异生，再生出葡萄糖释入血液，可再回到肌肉，就构成乳酸循环，亦称 Cori 循环（Cori cycle）。类似地，肝具有很强的从丙氨酸异生糖的作用，而肌肉又可将酵解产生的丙酮酸氨基化成为丙氨酸，或代谢其他氨基酸成为丙氨酸，然后释放到血液，运到肝进行糖异生，形成葡萄糖后运回肌肉，称为葡萄糖–丙氨酸循环，具体反应见蛋白质代谢。

甘油是脂肪代谢产物； 肝、肾等组织含甘油激酶（脂肪组织则无），可利用ATP将甘油转变为3-磷酸甘油，再经3-磷酸甘油脱氢酶脱氢转变为磷酸二羟丙酮，从而可进入前述的糖异生途径。

二、糖异生的调节 Regulation of Gluconeogenesis

糖异生有几个调节位置，即调节参与不可逆反应的 4 个酶： 丙酮酸羧化酶、磷酸烯醇式丙酮酸羧激酶、果糖二磷酸酶和葡萄糖磷酸酶。肝糖异生的调节与肝糖酵解密切协同。对糖酵解主要调节酶的抑制无疑起了促进糖异生酶的效力。启动糖异生作用就要关闭糖酵解。否则浪费能量。因此，一般对异生途径调节酶起激活作用的别构效应物，对酵解途径的调节酶就是抑制性的效应物，反之亦然。乙酰辅酶A是线粒体丙酮酸羧化酶的正别构效应物，所以脂肪酸氧化不仅供给了 ATP，而且由于增高了线粒体乙酰辅酶 A 的浓度而促进葡萄糖异生。乙酰辅酶 A 的增加和丙酮酸羧化酶活性的增高也增加了柠檬酸的合成，而柠檬酸却是磷酸果糖激酶1的负效应物； 磷酸果糖激酶 1 受抑制则 1, 6- 二磷酸果糖这个丙酮酸激酶激活物就降低了。这样也就降低了磷酸烯醇式丙酮酸转变为丙酮酸的量，因而也就增加丙酮酸羧化酶和磷酸烯醇式丙酮酸羧激酶将丙酮酸转变为磷酸烯醇式丙酮酸的效力，而ATP增高伴随AMP水平下降就有利于糖异生，这是由于磷酸果糖激酶 1 及丙酮酸激酶被抑制与果糖二磷酸酶被激活。缺氧、缺乏脂肪酸氧化以及氧化磷酸化作用受抑制或解偶联时，ATP 浓度下降，AMP 增高，这就要关闭糖异生而开动糖酵解了。

激素调节糖异生作用对维持机体的恒稳状态十分重要。激素对糖异生的调节实质是调节糖异生和糖酵解这两个途径的调节酶以及控制供应肝的脂肪酸。大量的脂肪酸的获得使肝氧化更多的脂肪酸，也就促进葡萄糖合成。胰高血糖素促进脂肪组织分解脂肪，增加血浆脂肪酸，所以促进糖异生； 而胰岛素的作用则正相反。胰高血糖素和胰岛素都可通过影响肝内酶的磷酸化修饰状态而调节糖异生作用。胰高血糖素激活腺苷酸环化酶以产生cAMP，也就激活蛋白激酶A，后者磷酸化丙酮酸激酶而使之抑制。这一酵解途径上的调节酶受抑制就刺激糖异生途径，因为阻止磷酸烯醇式丙酮酸向丙酮酸转变。胰高血糖素降低2, 6-二磷酸果糖在肝的浓度而促进1, 6-二磷酸果糖转变为6-磷酸果糖。这是由于2, 6-二磷酸果糖是果糖二磷酸酶的别构抑制物，又是磷酸果糖激酶的别构激活物。胰高血糖素通过cAMP促进双功能酶（磷酸果糖激酶2/果糖-2, 6-二磷酸酶）磷酸化。这个酶经磷酸化后就灭活激酶部位却活化磷酸酶部位，因而2, 6-二磷酸果糖生成减少而被水解为6-磷酸果糖增多。这种由胰高血糖素引起的2, 6-二磷酸果糖下降的结果是磷酸果糖激酶1活性下降，果糖二磷酸酶活性增高，果糖二磷酸转变为6-磷酸果糖增多，有利糖异生。而胰岛素的作用正相反。

除上述胰高血糖素和胰岛素对糖异生和糖酵解的短快调节，它们还分别诱导或阻遏糖异生和糖酵解的调节酶。胰高血糖素/胰岛素比例高诱导大量磷酸烯醇式丙酮酸羧激酶、果糖二磷酸酶等糖异生酶合成而阻遏葡萄糖激酶和丙酮酸激酶的合成。

第七节 血糖及其调节

Section 7 BLOOD SUGAR AND ITS CONTROL

血液中葡萄糖称为血糖（blood sugar)，血糖固然供血液本身利用，如红细胞的酵解供能，但是血液中葡萄糖主要是供其他组织利用。有些组织，如大脑几乎完全靠可通过血脑屏障的葡萄糖供能以进行神经活动，血糖供应不足，神经功能受损。因此维持血糖在3.89 ~ 6.11mmol/L（70 ~ 110mg/dl）这个正常浓度范围甚为重要。

血糖之所以能维持恒定，主要是血中葡萄糖的来源和去路每时每刻都保持平衡。餐后从小肠吸收葡萄糖多了，血糖浓度升高则葡萄糖多进入肝、肾、肌肉等组织合成糖原或转变为脂肪储存起来。当从消化道的糖吸收完毕，而身体各组织又不断要利用糖供能活动，如晚间和清晨空腹时，就需要肝分解糖原和从非糖物质转变成为葡萄糖，使血糖维持足以供应、特别是中枢神经系统活动之需。其他组织可释放非糖物质，经血液运至肝内异生出葡萄糖，总之，血糖的恒定实际是身体各个组织在糖酵解、糖氧化、糖原合成、糖原分解、糖异生种种代谢协同的结果。各种代谢途径的调节前面已有叙述，此处归纳一下几种激素对血糖的影响。它们的影响也是通过一些调节酶的激活或抑制而实施的，前面也有涉及。

胰岛素（insulin）是由胰岛β细胞合成分泌的。它的分泌受血糖的控制，血糖升高立即引起胰岛素分泌，血糖降低，分泌也即减低。它是体内唯一降低血糖的激素。它的作用有几个方面：①促进肌肉、脂肪细胞载体转运葡萄糖入内；②通过对蛋白激酶A的抑制，糖原磷酸化酶活性降低；通过对糖原合酶脱磷酸酶的激活，而使糖原合酶活性增高，加速肌肉、肝的糖原合成；③通过第二信使间接激活丙酮酸脱氢酶，加速丙酮酸氧化脱羧成为乙酰-CoA。④抑制磷酸烯醇式丙酮酸羧激酶活性，促进氨基酸进入肌肉合成蛋白质，从而降低糖异生，降低血糖。⑤减少脂肪组织动员脂肪酸，促进糖有氧氧化。

胰高血糖素（glucagon）是由胰岛α细胞分泌的29肽激素。血糖降低刺激胰高血糖素分泌，前已述及，胰高血糖素与肝细胞受体结合可产生cAMP第二信使，蛋白激酶A被激活，磷酸化酶激酶被激活，进而激活磷酸化酶，与此同时糖原合酶也被激酶A磷酸化而失去活性，所以血糖上升。前一节也已述及胰高血糖素促进糖异生作用的机制，在此不细说；总之胰高血糖素升高血糖，与胰岛素的作用相反，其中一个激素分泌减少，另一个就增高。

肾上腺素是迅速而有力升高血糖的激素。它是通过与肝和肌肉细胞膜受体结合而激活磷酸化酶，产生级联效应，加快糖原分解，肝释出葡萄糖，肌肉输出乳酸供肝异生。这在应激时起作用。

肾上腺皮质醇是肾上腺皮质分泌的类固醇激素。这一激素促进肌肉蛋白质分解，运送至肝进行糖异生，并且抑制肝外组织摄取葡萄糖，从而血糖升高。

SUMMARY

Carbohydrates are important both for the generation of metabolic energy and for biosynthetic purposes. The major polysaccharides in a dietary supply for human are starch existing in plants and glycogen in animals. These polysaccharides maintain the level of blood glucose that is an important metabolic substrate for most tissues, and it is required fuel for brain and erythrocytes.

Glycolysis is a series of reactions that takes place in the cytoplasm of all prokaryotes and eukaryotes. Glycolysis converts one molecule of glucose into two molecules of pyruvate, giving a net yield of two ATPs. Glycolysis has a dual role. The first is to generate ATP and also to feed substrates into the citric acid cycle and oxidative phosphorylation. The second role is to produce intermediates that act as precursors for a number of biosynthetic pathways. Thus acetyl-CoA, for example, is the precursor for fatty acid synthesis.

The citric acid cycle is used to oxidize the pyruvate formed during the glycolytic breakdown of glucose into CO_2 and H_2O. It is also oxidizes acetyl-CoA arising from fatty acid degradation, and amino acid degradation products. In addition, the cycle provides precursors for many biosynthetic pathways.

Gluconeogenesis uses amino acids, lactate, and glycerol as substrates for glucose synthesis. This pathway is based on a reversal of glycolysis, with specific gluconeogenic enzymes bypassing the three irreversible reactions of glycolysis. This pathway is the only source of glucose during long-term fasting.

Glycogen is the intercellular storage form of carbohydrate, and the degradation of liver glycogen is the major source of blood glucose during short-term fasting. Extrahepatic tissues use their glycogen not for blood glucose regulation but as an extra fuel for times of extra demand, especially in contracting muscle, and as a backup fuel for periods of hypoxia, when glycogen is fermented to lactic acid.

Glucose metabolism is regulated by hormones: insulin stimulates the glucose-consuming pathways of glycolysis and glycogen synthesis, and glucagons and epinephrine stimulate the glucose-producing pathways of gluconeogenesis and glycogen degradation.

The pentose phosphate pathway provides ribose-5-phosphate and NADPH, and fructose, galactose, and sugar acids (gluconic, glucuronic and glucaric acids) are produced from glucose in other specialized reaction sequences.

复 习 题

1. 糖除供能外，还有何功用？
2. 葡萄糖在缺氧状态下如何转变为乳酸？有什么意义？
3. 试述丙酮酸复合体的组成和催化作用；受什么因素调节？
4. 三羧酸循环中有几个调节酶？它们受什么物质调节？各催化哪些反应？
5. 何谓磷酸戊糖途径？如何反应？有何生理意义？
6. 试述肝如何将糖原转变成糖？有哪些酶参与？
7. 肝如何将非糖物质转变成糖？有哪些重要的酶参与？
8. ATP、AMP、NAD^+ 如何影响糖的代谢？
9. 血糖有哪些来源？哪些去路？哪些激素在维持血糖浓度上有重要影响？它们是如何调节血糖浓度的？

主要参考书和文献

1. 张迺蘅 主编. 生物化学. 第 2 版. 北京: 北京大学医学出版社, 1999
2. 周爱儒 主编. 生物化学. 第 6 版. 北京: 人民卫生出版社, 2004
3. Gerhard Meisenberg, William H. Simmons. Principles of Medical Biochemistry. St. Louis, Missouri: Mosby Inc., 1998
4. David L. Nelson, Michael M. Cox. Lehninger Principles of Biochemistry. 4th ed. New York: W. H. Freeman and Company, 2005
5. Lubert Stryer, Jeremy M. Berg, John L. Tymoczko. Advanced Chapters in Biochemistry. 5th ed New York: W. H. Freeman and Company, 2001
6. Rorbert K. Murry, Daryl K. Granner, Peter A. Mayes, et al. Harper's Biochemistry. 26th ed. New York: McGraw Hill Company, 2003

（梁康 贾弘禔）

第七章 生 物 氧 化

CHAPTER 7 BIOLOGICAL OXIDATION

PRINCIPAL POINTS

Oxidative phosphorylation is the process where ATP is formed as a result of the transfer of electrons from NADH or $FADH_2$ to O_2 by a series of electron carriers. This process, that takes place in mitochondria, is the major source of ATP in aerobic organisms.

The highly exergonic reduction of molecular oxygen by NADH and $FADH_2$ occurs in a number of electron-transfer reactions, taking place in a set of membrane proteins known as the electron-transport chain.

The flow of electrons from NADH or $FADH_2$ to O_2 through protein complexes (complex Ⅰ, Ⅱ, Ⅲ and Ⅳ) located in the mitochondrial inner membrane leads to the pumping of protons out of the mitochondrial matrix. The resulting uneven distribution of protons generates a pH gradient and a transmembrane electrical potential that creates a proton-motive force. ATP is synthesized when protons flow back to the mitochondrial matrix through an enzyme complex (Ⅴ). Thus, the oxidation of fuels and the phosphorylation of ADP are coupled by a proton gradient across the inner mitochondrial membrane.

The respiratory chain consists of four complexes, and electrons are transferred from NADH to O_2 through a chain of three large protein complexes called NADH-Q oxidoreductase, Q-cytochrome c oxidoreductase, and cytochrome c oxidase. Electron flow within these transmembrane complexes leads to the transport of protons across the inner mitochondrial membrane.

Oxidation phosphorylation is susceptible to inhibition at all stages of the process. Specific inhibitors include the respiratory chain inhibitor, ATP synthase inhibitor and uncoupler.

Electrons from cytosolic NADH enter mitochondria by shuttles, and one of several means of cytosolic NADH transported by the glycerol-3-phosphate shuttle is oxidized by the respiratory chain. In the heart and the liver, electrons from cytosolic NADH are brought into mitochondria by the malate aspartate shuttle.

生物体所需的能量来自糖、脂肪及氨基酸/蛋白质的氧化分解。几乎所有分解代谢途径都涉及脱氢反应——氢从代谢物传递给脱氢酶的辅酶 NAD^+ 或 FAD，生成还原型的 NADH 或 $FADH_2$。还原型 NADH 或 $FADH_2$ 必须继续氧化、生成氧化型 NAD^+ 或 FAD，这样才能使代谢物氧化反应不断进行下去，同时在后续的氧化反应中生成 ATP 和水，完成分解代谢全过程，实现氧化供能。并非所有还原型 NADH 或 $FADH_2$ 在任何场所的氧化都伴有可利用化学能的生成，在线粒体内进行的 NADH 或 $FADH_2$ 再氧化是生成 ATP 的最主要途径。

物质分子氧化分解过程中 CO_2 的生成分别在第六、八、九章讨论。本章主要介绍在线粒体进行的生物氧化过程中水和 ATP 的生成机制，同时简要介绍非线粒体氧化体系。

第一节　生物氧化基本概念

Section 1　CONCEPT OF BIOLOGICAL OXIDATION

一、生物氧化的概念 Concept of Biological Oxidation

就广义而言，物质分子在生物体内的氧化过程统称为生物氧化（biological oxidation）。从物质代谢和能量代谢角度区分，有一类生物氧化既有物质分子结构变化（即物质转换），又有能量转换；另有一类生物氧化只有分子结构变化，但与物质能量转换无关。前者的生物学意义主要是氧化供能，维持机体生理、生化活动需要；后者则是物质转化，对机体具有特殊的意义。

伴有物质转换和能量转换的生物氧化主要指糖、脂肪及蛋白质等在体内（氧化）分解，生成水和二氧化碳，并释放能量的过程。这些供能物质在体内的氧化分解过程大致可分为三个阶段。第一阶段是糖、脂类或蛋白质分别分解为各自的基本组成单位——葡萄糖、脂肪酸/甘油或氨基酸。此阶段放能极少，尚不足该物质所放出总能量的1%，而且大多以热能形式释出，主要维持体温，不能为机体其他活动所利用。第二阶段是葡萄糖、脂肪酸、甘油或氨基酸经一系列反应生成活泼的二碳化合物——乙酰-CoA。这阶段释出总能量的1/3，其中部分转变为可被机体利用的化学能。第三阶段是三羧酸循环，即乙酰-CoA 进入三羧酸循环被彻底氧化生成 CO_2。第一阶段主要是由特异的酶催化进行的降解反应，后两阶段伴有氧化和/或脱羧反应，即有脱氢反应和 CO_2 生成，但以第三阶段为最多。反应中脱下的氢将经呼吸链传递，最后与氧结合生成水，同时释出大量能量，其中相当一部分能量以 ATP 形式存在。

生物氧化在细胞线粒体内或线粒体外均可进行，但氧化过程不同。第一类生物氧化，即供能物质在线粒体内的氧化伴有 ATP 的生成，主要表现为细胞内氧的消耗和 CO_2 释放，因此这类生物氧化又称为细胞呼吸。第二类生物氧化在线粒体外，如内质网、过氧化物（酶）体系、微粒体体系等进行，物质氧化不伴有ATP的生成，主要与代谢物或药物、毒物的生物转化有关。

二、生物氧化的特点 Characteristics of Biological Oxidation

糖、脂类及蛋白质等营养物质在体内、体外均能氧化产生 CO_2 和 H_2O，并释放相等的能量。但二者进行的方式及能量转换形式不同。生物氧化主要特点如下：第一，生物氧化反应条件温和——这是因为生物氧化发生在细胞内，几乎每一步反应均在酶的催化作用下进行，因此反应不需要高温，也不需要强酸、强碱等剧烈条件，在体温及近中性的 pH 环境中即可进行。第二，生物氧化反应过程温和——连续的酶促反应逐步进行、逐步释能，因此不会引起体温骤然升高。第三，生物氧化能量转化效率高——物质分子发生的逐步氧化、逐次放能方式可使放出的能量得到最有效的利用，使 ADP 磷酸化生成 ATP，以供机体生理生化活动需要。

三、生物氧化的方式 Manner of Biological Oxidation

生物氧化是在一系列氧化－还原酶催化下分步进行的。每一步反应都由特定的酶催化，并遵循氧化还原反应的一般规律。在生物氧化过程中，主要包括如下几种氧化方式。

（一）脱氢

脱氢反应是许多有机物质生物氧化的重要步骤，催化脱氢反应的是各种类型的脱氢酶。从作用物分子中脱去一对氢原子，这一对氢原子可以分离为一对质子（$2H^+$）和一对电子（$2e^-$），因此脱氢反应也包括脱 e^- 反应，如：

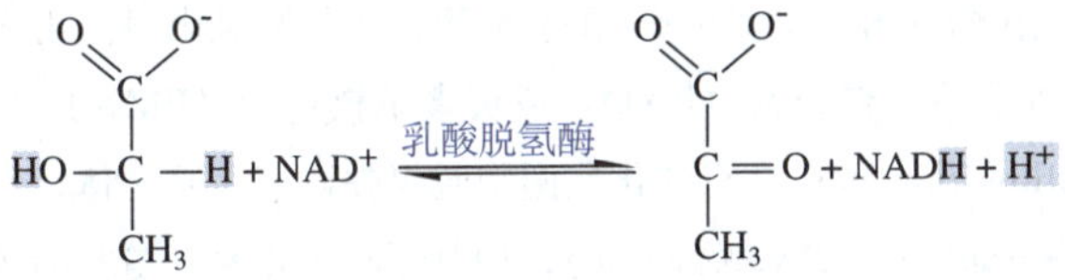

乳酸　　　　丙酮酸

有些作用物不能直接脱氢，而是在加入水分子的同时脱去一对氢原子（$2H^+ + 2e^-$），这种反应称为加水脱氢。水是许多生物氧化反应的氧供体，通过加水脱氢作用直接参与了氧化反应。酶催化的醛氧化成酸的反应即属于这一类。如：

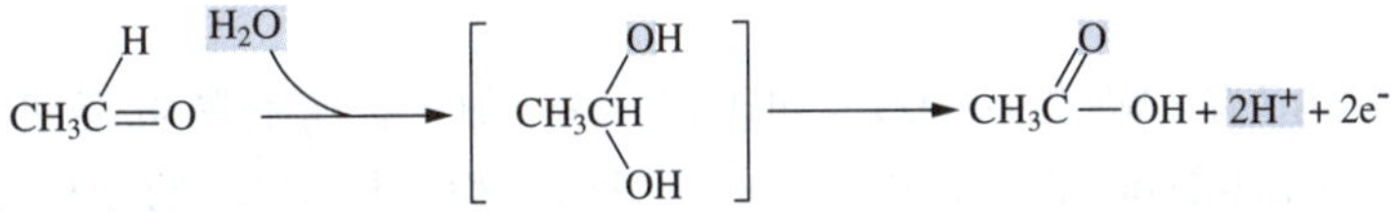

（二）脱电子

从作用物分子中脱下一个电子，从而使其原子或离子的正价增加，即氧化。如：

$$Fe^{2+} \longrightarrow Fe^{3+} + e^-$$

（三）加氧

指氧直接参加的氧化反应，包括加氧酶、氧化酶催化的反应。氧化酶主要催化以氧分子为电子受体的氧化反应，如：

$$Cu + \frac{1}{2}O_2 \longrightarrow CuO$$

在各种脱氢反应中产生的氢最后都是以这种形式进行氧化的。体内氧化反应脱下的氢或电子不可能游离存在，必须被另一种物质接受，这种接受氢或电子的物质本身正价降低而被还原，所以加氢、加电子以及脱氢反应就是还原反应。氧化和还原反应总是偶联出现，两者虽呈不同的形式，但实质上都是电子转移反应，失去电子的反应就是氧化反应，获得电子的反应就是还原反应。

四、催化氧化还原反应的酶类 Oxido-reductases

参与氧化还原过程的酶类统称为氧化－还原酶（oxido-reductases）大体分为如下类型：

（一）氧化酶类

氧化酶类（oxidases）这类酶能催化作用物氧化，并直接利用氧作为受氢体，反应的另一产物为水或过氧化氢。

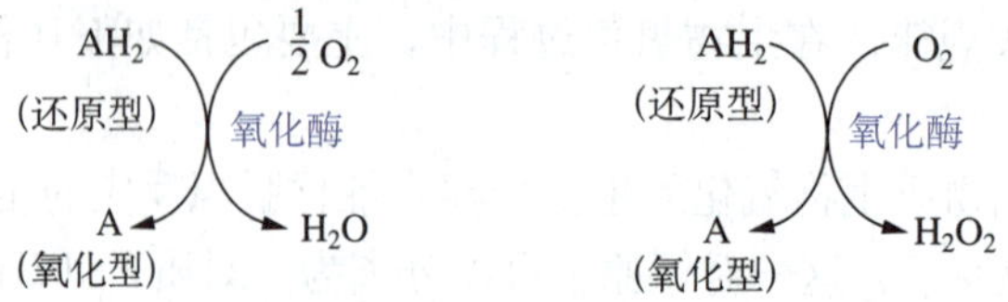

有些氧化物含铜或铁，能直接利用氧为受氢体，反应产物是水。如细胞色素氧化酶（cytochrome oxidase）、又称细胞色素aa_3、抗坏血酸氧化酶（植物中多见）、酪氨酸酶、多元酚氧化酶、儿茶酚胺氧化酶等。

还有些氧化酶以黄素腺嘌呤二核苷酸（FAD）或黄素单核苷酸（FMN）为辅基，因而称为黄素蛋白（flavoprotein）或黄酶（yellow enzymes）。可催化代谢物脱氢并以氧为受氢体，反应产物是过氧化氢而不是水，一般又称为需氧脱氢酶（aerobic dehydrogenase），如黄嘌呤氧化酶、氨基酸氧化酶等。

（二）不需氧脱氢酶类

此类酶所催化的脱氢反应不以氧作为受氢体，而只能以某些酶的辅酶或辅基作为直接受氢体，因此这类酶被称为不需氧脱氢酶（anaerobic dehydrogenase）。此类酶的辅酶或辅基包括辅酶Ⅰ(NAD^+)、辅酶Ⅱ($NADP^+$)和黄素核苷酸（FAD、FMN）。这些辅酶或辅基可接受代谢物脱下的氢生成相应还原型辅酶或辅基（如NADH、$FADH_2$等），氢再通过呼吸链传递产生水并生成ATP。乳酸脱氢酶、琥珀酸脱氢酶等均属这一类酶。

（三）其他酶类

除上述酶类外，体内还有一些氧化还原酶类，如过氧化氢酶、加氧酶等，将在本章第四节中介绍。以上这些酶类分别存在于不同的亚细胞结构单元内，其中以线粒体最为重要，微粒体及过氧化物酶体中也存在很多生物氧化酶类。

第二节　线粒体氧化体系——呼吸链

Section 2　OXIDATIVE PHOSPHORYLATION IN MITOCHONDRIA：THE RESPIRATORY CHAIN

一、呼吸链的概念 Concept of the Respiratory Chain

动物细胞的线粒体是生物氧化的主要场所。线粒体的主要功能是将代谢物脱下的氢和电子经一系列酶及辅酶所组成的传递体系的传递，最终与氧结合生成水，同时逐步释放能量，使ADP磷酸化生成ATP。起传递氢或电子作用的酶及辅酶称为电子传递体，它们按一定的顺序排列在线粒体内膜上，组成递氢或递电子的链式反应体系，称为电子传递链（electron transport chain）。该体系进行的一系列连锁反应与细胞摄取氧的呼吸过程相关，故又称为呼吸链（respiratory chain）。

二、呼吸链的主要成分 Components of the Respiratory Chain

线粒体呼吸链主要由以下5种递氢或电子载体（carrier）组成。

（一）尼克酰胺腺嘌呤二核苷酸

尼克酰胺腺嘌呤二核苷酸（NAD^+），或称辅酶Ⅰ(CoⅠ)，为体内多种脱氢酶的辅酶，是连接作用物与呼吸链的重要环节。分子中除含有维生素PP外，还含有核糖、磷酸及一分子腺苷一磷酸（AMP），其结构如下：

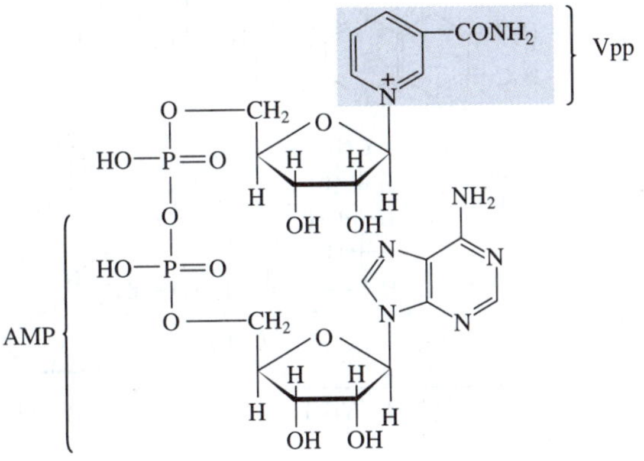

NAD⁺(Co Ⅰ)结构

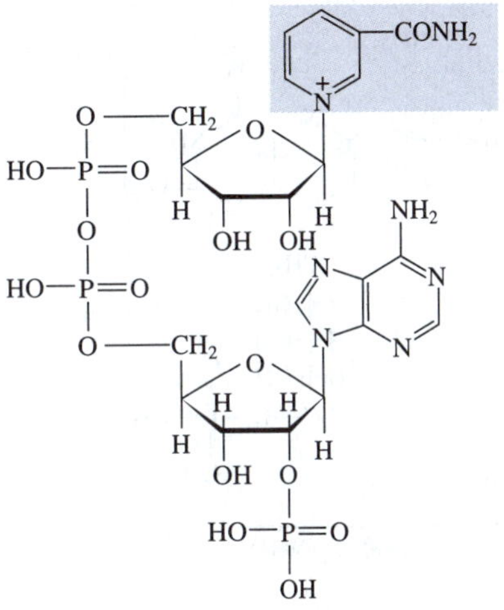

NADP⁺(Co Ⅱ)结构

NAD^+(氧化型辅酶Ⅰ）的主要功能是接受从代谢物上脱下的 2H（$2H^+ + 2e^-$），然后传递给另一传递体黄素蛋白。在生理条件下，尼克酰胺中的氮（吡啶氮）为 5 价氮，它能可逆地接受电子而成为 3 价氮，与氮对位的碳也较活泼，能可逆的加氢脱氢。反应时，NAD^+中的尼克酰胺部分可接受一个氢原子及一个电子，尚有一个质子（H^+）游离在介质中。反应式如下：

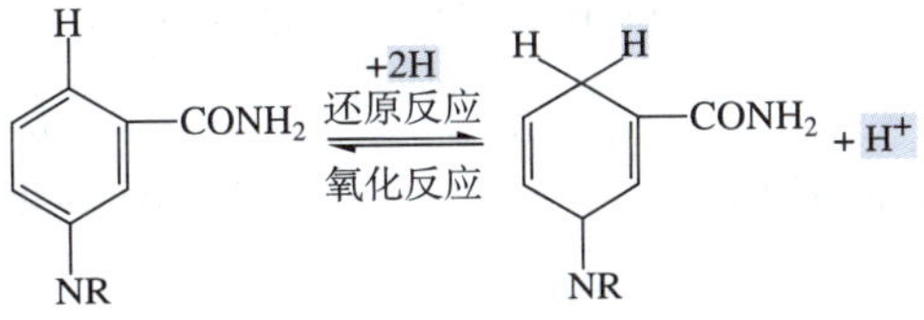

NAD⁺　　NADH

反应生成的 NADH 可与酶蛋白脱离，扩散至线粒体内膜的内表面，将氢（电子）传递给内膜上的一种黄素蛋白（NADH 脱氢酶组分）的辅基 FMN，NADH 脱氢氧化为 NAD^+，继续参与代谢物的脱氢反应。NADH 是水溶性的，每次传递 2 个电子，是双电子传递体，与脱氢酶的酶蛋白可逆结合而往返于基质与内膜之间，但不能透过内膜。

此外，尚有不少脱氢酶的辅酶为尼克酰胺腺嘌呤二核苷酸磷酸（$NADP^+$），又称辅酶Ⅱ（CoⅡ），它与 NAD^+不同之处是在腺苷酸部分中核糖的 2′ 位碳上羟基的氢被磷酸基取代。这类脱氢酶催化代谢物脱氢时，其辅酶 $NADP^+$ 接受氢而被还原生成 $NADPH + H^+$，它需经嘧啶核苷酸转氢酶（pyridine nucleotide transhydrogenase）作用将还原当量转移给 NAD^+，然后再经呼吸链传递。但 $NADPH + H^+$一般是为合成代谢或羟化反应提供氢。

$$NADPH + H^+ + NAD^+ \xrightleftharpoons{\text{嘧啶核苷酸转氢酶}} NADP^+ + NADH + H^+$$

（二）黄素蛋白

以黄素单核苷酸（FMN）或黄素腺嘌呤二核苷酸（FAD）为辅基的蛋白质称为黄素蛋白

(flavoprotein)。FMN 和 FAD 结构如下

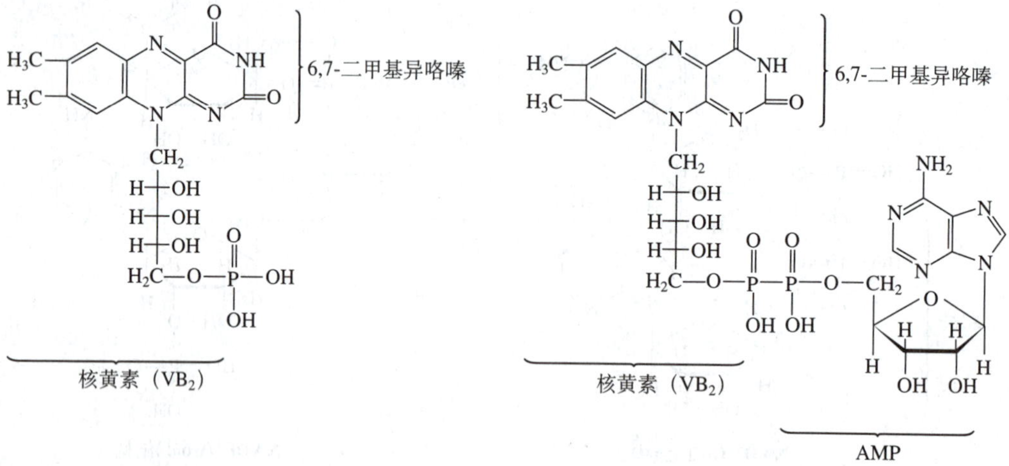

FMN **FAD**

在 FAD、FMN 分子中的异咯嗪部分可进行可逆的脱氢、加氢反应：

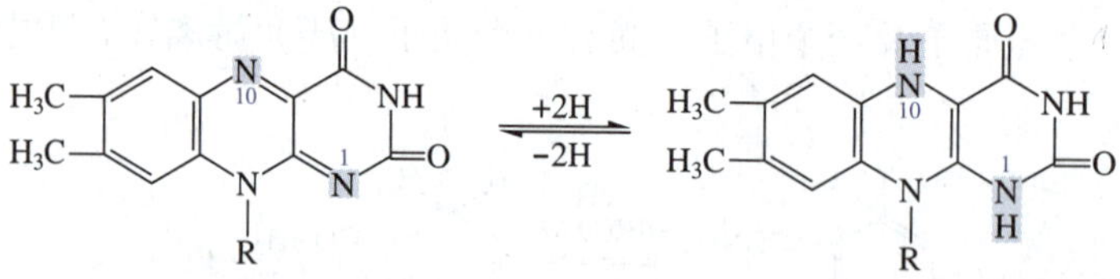

FMN(或FAD) **FMNH₂(或 FADH₂)**

黄素蛋白可催化代谢物脱氢，脱下的氢可被该酶的辅基 FAD 或 FMN 接受形成 $FADH_2$ 或 $FMNH_2$。参与呼吸链电子传递的黄素蛋白有多种，例如，线粒体内有以 FMN 为辅基的黄素蛋白，与铁硫蛋白结合成复合物，是一种 NADH 脱氢酶，催化线粒体内的 NADH 脱氢，并将氢转移到辅基 FMN 上，使 FMN 还原为 $FMNH_2$。以 FAD 为辅基的黄素蛋白有琥珀酸脱氢酶、磷酸甘油脱氢酶等，它们可直接将作用物脱下的氢传递进入呼吸链。

（三）铁硫蛋白

铁硫蛋白（iron-sulfur protein，Fe-S）又称铁硫中心或铁硫簇（iron-sulfur clusters）。其特点是分子中含有非血红素铁和对酸不稳定的硫，铁与无机硫原子或蛋白质肽链上氨基酸残基的硫结合。常见的铁硫蛋白有三种组合方式：(1) 单个铁原子与 4 个半胱氨酸残基上的巯基硫相连。(2) 两个铁原子、两个无机硫原子组成（2Fe-2S），其中每个铁原子各与两个半胱氨酸残基的巯基硫结合。(3) 由 4 个铁原子与 4 个无机硫原子相连（4Fe-4S），铁与硫相间排列在一个正六面体的 8 个顶角端，4 个铁原子各与一个半胱氨酸残基上的巯基硫相连（Fig. 7-1）。

铁硫蛋白主要以（2Fe-2S）或（4Fe-4S）形式存在，在生物系统的许多氧化-还原反应中，它通过 $Fe^{3+} \leftrightarrow Fe^{2+}$ 变化传递电子，为单电子传递体。在呼吸链中铁－硫蛋白的种类和数目较多，多与黄素蛋白或细胞色素 b 结合，以复合物形式存在。

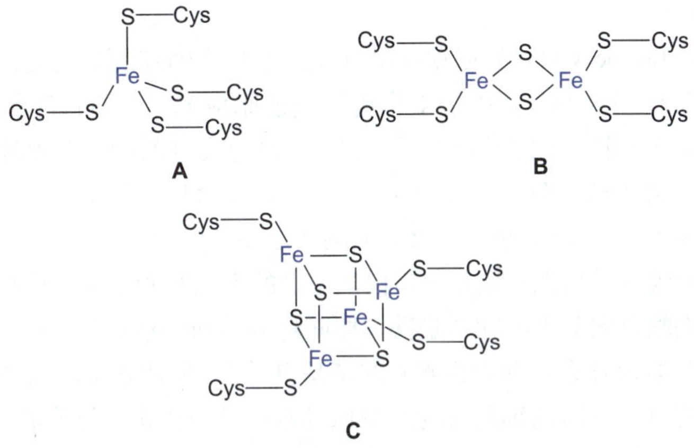

Fig. 7-1 Structure of iron-sulfur protein

（四）泛醌

亦称辅酶 Q（coenzyme Q, CoQ），是一种脂溶性醌类化合物，广泛存在于生物系统中，故名泛醌（ubiquinone, UQ 或 Q）。泛醌带有多个以异戊二烯（isoprene）为单位构成的侧链，这使它成为非极性化合物，可在线粒体内膜的脂质双层中迅速扩散。不同来源的泛醌其异戊二烯单位数目不同，哺乳类动物中最多见的是 10 个异戊二烯单位的侧链，简写为 Q_{10}，其结构式如下：

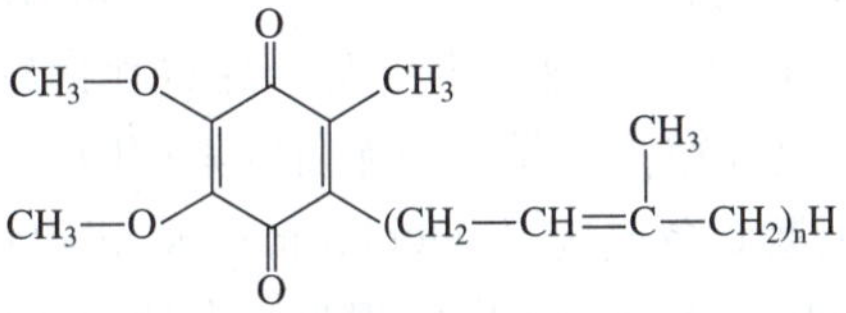

泛醌是电子传递链中唯一的非蛋白质电子载体，可结合到膜上，也可以游离状态存在，是线粒体内膜上较小的流动电子载体（mobile electron carriers）。在线粒体内膜上的均一流动性使它在黄素蛋白类和细胞色素类之间能够作为一种特别活跃的电子载体起作用，在电子传递链中处于中心地位。它不仅接受 NADH-Q 还原酶脱下的氢和电子，还接受线粒体其他黄素酶类脱下的氢和电子，如琥珀酸 -Q 还原酶、脂酰 -CoA 脱氢酶等。氧化型辅酶 Q（UQ）得到 2 个电子和 2 个质子转变为还原型辅酶 Q（UQH_2），所以它是一种双递氢体（即双电子传递体）。接受一个电子和一个质子还原成半醌，再接受一个电子和质子则还原成二氢泛醌，后者又可脱去电子和质子而被氧化，恢复为泛醌。

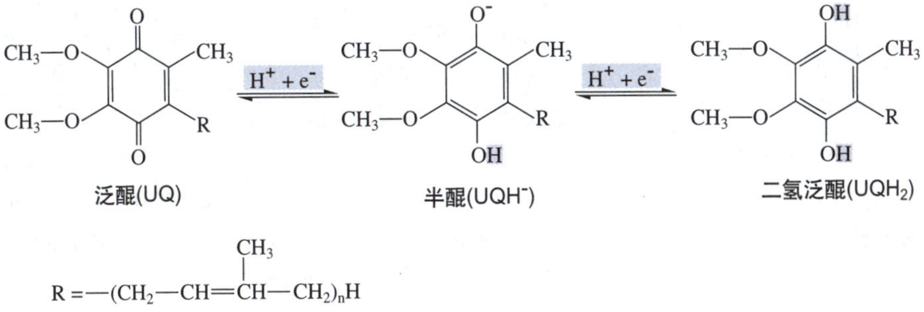

（五）细胞色素

细胞色素（cytochrome, Cyt）是以铁卟啉（血红素）为辅基的蛋白质，广泛存在于生物细胞中，其血红素铁氧化型为 Fe^{3+}，接受 1 个电子呈还原型 Fe^{2+}。细胞色素主要是通过 $Fe^{3+} \leftrightarrow Fe^{2+}$ 的互变起传递电子作用，因此是单电子传递体。现已发现的细胞色素种类很多，根据吸收光谱特性可分为三大类，即细胞色素 a、b、c（Cyt a、Cyt b、Cyt c）等。每类又有若干种，如细胞色素 a 又分为 a、a_3。细胞色素 c 又有 c 与 c_1 之别。

各种细胞色素的辅基结构以及辅基与蛋白质结合的方式有所不同，这与铁原子的氧化－还原活性是相关的。细胞色素 b 类的辅基是铁－原卟啉 IX（protoporphyrin，IX），它与蛋白质以非共价结合，称为 b 型血红素；细胞色素 c 的辅基也是铁–原卟啉 IX，它与蛋白质的两个Cys 残基以硫醚键共价结合，此时的辅基称为 c 型血红素；细胞色素 a 类的辅基是血红素 a，它有一个聚异戊烯长链，血红素 a 与细胞色素 a 的蛋白质非共价结合（Fig. 7-2）。

在动物线粒体的呼吸链中主要有 a、a_3、b、c 和 c_1 等 5 种细胞色素。除了 Cyt c 以静电作用结合在线粒体内膜的外侧面（属于膜周蛋白），其他 4 种细胞色素都整合在内膜中。

细胞色素 c（Cyt c）是分子质量为 13kD 的较小球形蛋白质，是唯一能溶于水的细胞色素。它与线粒体内膜结合疏松，是除 Q 外另一个可在线粒体内膜外侧移动的递电子体，即流动电子载体，有利于将电子从复合体Ⅲ传递到复合体Ⅳ。细胞色素 c 可分别与细胞色素还原酶复合体（Ⅲ）的细胞色素c_1和细胞色素氧化酶复合体（Ⅳ）交叉接触，起到在复合体Ⅲ和Ⅳ之间传递电子的作用。

在细胞液中的细胞色素 c 称为无血红素细胞色素 c（apocytochrome c），与成熟的细胞色素 c 的氨基酸序列完全相同，只是没有血红素辅基。这种无血红素细胞色素 c 可通过线粒体外膜蛋白质通道自由扩散，穿过线粒体外膜。当无血红素细胞色素 c 跨过线粒体外膜进入线粒体内膜外侧的间隙后，细胞色素 c 合成酶（cytochrome c synthetase）——又称细胞色素 c 血红素裂合酶（cytochrome c hemelyase）——将血红素与蛋白质分子结合，血红素引起细胞色素 c 蛋白质分子发生构象变化，使细胞色素 c 不再能穿过线粒体外膜，被“锁”在线粒体内外膜的间隙。

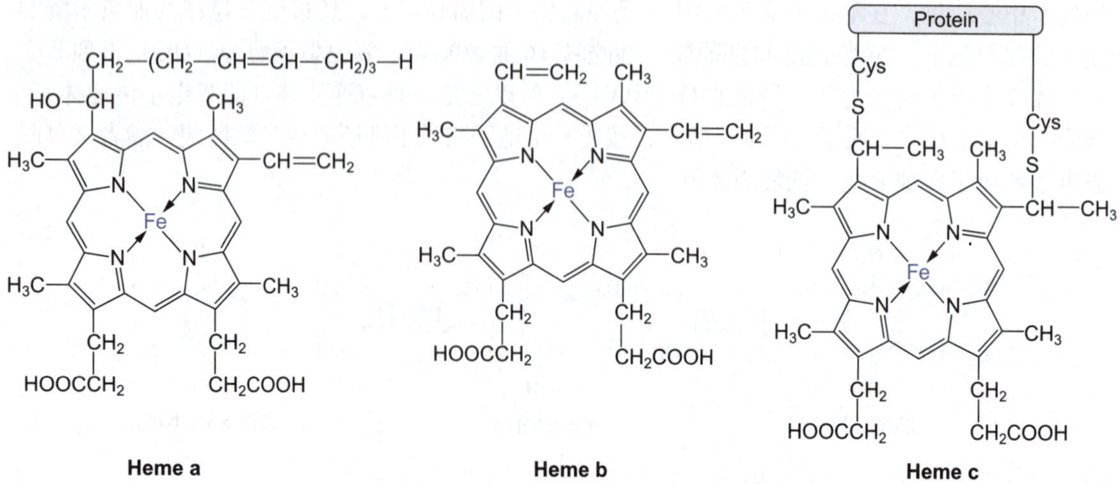

Fig. 7-2　Structure of haemachrome

细胞色素 a 与 a_3 很难分开，组成一个复合体，由两个铁卟啉辅基与酶蛋白结合，它是唯一直接将电子传给氧的细胞色素，故又称细胞色素氧化酶（cytochrome oxidase）。

三、呼吸链中电子传递体的排列顺序
Sequences of electron carriers in the respiratory chain

在呼吸链中各种电子传递体是按一定顺序排列的，目前普遍接受的呼吸链排列顺序如下：

$$\begin{array}{l} \text{NADH} \rightarrow \underset{\text{(Fe-S)}}{\text{FP(FMN)}} \rightarrow \text{UQ} \rightarrow \underset{\text{(Fe-S)}}{\text{Cyt b}} \rightarrow \text{Cyt } c_1 \rightarrow \text{Cyt c} \rightarrow \text{Cyt } aa_3 \rightarrow O_2 \\ \qquad\qquad\qquad\qquad\quad \uparrow \\ \qquad\qquad\qquad\quad \underset{\text{(Fe-S)}}{\text{FP(FAD)}} \end{array}$$

呼吸链成分的排列顺序是根据下列实验和原则确定的。第一，根据测定呼吸链的各种电子载体的标准氧化还原电位（E'_0）（表 7-1）确定其顺序。因为电子流动趋向从还原电位低（电子亲和力弱）向还原电位高（电子亲和力强）的方向流动，所以呼吸链中电子传递的方向是从 NADH 经 Q、Cyt 体系到氧。第二，根据分光光度法测定组分的特异吸收光谱确定顺序。在呼吸链中不少组分都有特殊的吸收光谱，得失电子后光谱发生改变。例如，NAD^+ 因含腺苷酸，故在 260nm 波长处有一吸收峰；当还原成 $NADH+H^+$ 后，在 340nm 波长处可出现一个新的吸收峰。黄素蛋白（FP）因含黄素（6, 7- 二甲基异咯嗪），故在 370nm 和 450nm 波长有吸收峰；当接受电子还原后，则 450nm 吸收峰消失。再如 Cyt 体系，在还原状态时其各具一种特殊吸收光谱，而氧化后则会消失。因此可利用这种特性通过分光光度法来观察各组分的氧化还原状态。将分离得到的完整线粒体（包括全部呼吸链的组分）置于无氧（电子受体），而有过量作用物（电子供体）存在的条件下，使其全部处于还原状态。然后缓慢通入氧气，这时最接近氧的组分，首先给出电子而被氧化，其次被氧化的为倒数第二个组分。以此类推，这样获得的排列顺序与按标准还原电位得到的顺序完全一致。第三，选择性地阻断呼吸链确定顺序。呼

表 7-1　呼吸链中相关的氧化还原反应的标准还原电位

氧化还原反应	标准还原电位（E'_0）
$2H^+ + 2e^- \rightarrow H_2$	−0.414
$NAD^+ + 2H^+ + 2e^- \rightarrow NADH + H^+$	−0.320
FP（FMN）$+ 2H^+ + 2e^- \rightarrow$ FP（$FMNH_2$）	−0.30
FP（FAD）$+ 2H^+ + 2e^- \rightarrow$ FP（$FADH_2$）	0.031
$Q + 2H^+ + 2e^- \rightarrow QH_2$	0.045
Cyt b（Fe^{3+}）$+ e^- \rightarrow$ Cyt b（Fe^{2+}）	0.077
Cyt c_1（Fe^{3+}）$+ e^- \rightarrow$ Cyt c_1（Fe^{2+}）	0.22
Cyt c（Fe^{3+}）$+ e^- \rightarrow$ Cyt c（Fe^{2+}）	0.250
Cyt a（Fe^{3+}）$+ e^- \rightarrow$ Cyt a（Fe^{2+}）	0.29
Cyt a_3（Fe^{3+}）$+ e^- \rightarrow$ Cyt a_3（Fe^{2+}）	0.35
$1/2O_2 + 2H^+ + 2e^- \rightarrow H_2O$	0.8166

吸链中某些组分的电子传递可被一些特异性抑制剂阻断，使阻断部位前、后的电子传递体分别处于还原状态或氧化状态。因此采用不同的抑制剂、分析不同阻断情况下各组分的氧化还原状态，就可以推断出呼吸链各组分的排列顺序。最后一种鉴定顺序的策略是，分离 4 种复合体，进行人工重组、观察电子传递过程。采用体外重建的呼吸链传递体系实验表明，复合体只有按一定顺序排列才能进行电子传递，改变这种顺序则不发生电子传递。

在线粒体中，电子传递体以复合体形式存在于线粒体内膜上。主要的复合体有 NADH-Q还原酶复合体（Ⅰ）、琥珀酸 -Q 还原酶复合体（Ⅱ）、细胞色素还原酶复合体（Ⅲ）和细胞色素氧化酶复合体（Ⅳ）（表 7-2）。它们的排列顺序如下：

NAD^+ → NADH-Q还原酶（复合体Ⅰ） → Q → 细胞色素还原酶（复合体Ⅲ） → 细胞色素c → 细胞色素氧化酶（复合体Ⅳ） → O_2

表 7-2 电子传递链的组成成分

酶复合体	相对分子质量（kD）	亚单位	辅基
复合体Ⅰ NADH-Q 还原酶	880	≥ 34	FMN Fe-S
复合体Ⅱ 琥珀酸 -Q 还原酶	140	4	FAD Fe-S
复合体Ⅲ 细胞色素还原酶			血红素 b_{562} 血红素 b_{566} 血红素 c_1 Fe-S
复合体Ⅳ 细胞色素氧化酶	160	10	血红素 a 血红素 a_3 Cu_a, Cu_b

（一）复合体Ⅰ

即 NADH-泛醌还原酶或 NADH-Q 还原酶（NADH-Q reductase）复合体，又称 NADH 脱氢酶（NADH dehydrogenase）复合体，是一巨大的黄素蛋白复合物，分子质量为 880kD。该酶复合体至少包含 34 条多肽链，分别由核基因组和线粒体基因组编码；其中有以 FMN 为辅基的黄素蛋白（flavoprotein）、以铁硫簇（iron-sulfur cluster,或 Fe-S cluster）为辅基的铁硫蛋白（又称非血红素铁蛋白，nonheme iron protein）。铁硫簇以 [2Fe-2S] 和 [4Fe-4S] 两种形式存在。黄素蛋白和铁硫蛋白是该酶复合体的催化活性关键组分。因为NADH还原酶复合体的作用是催化 NADH 氧化脱氢及 Q 还原，所以它既是一种脱氢酶，也是一种还原酶。在呼吸链中共有 3 个跨膜质子泵，复合体Ⅰ就是其中之一。整个复合体镶嵌在线粒体内膜上，其 NADH 结合面朝向线粒体基质，与基质内经脱氢酶催化产生的 NADH + H^+ 相互作用。在 NADH-Q 脱氢酶催化下 NADH 脱氢，再顺序经复合体Ⅰ中的 FMN、铁硫蛋白传递，最后将氢转移给 Q；与此同时伴有质子从线粒体基质转移至线粒体内膜外侧（膜间隙）。经复合体Ⅰ的反应为：

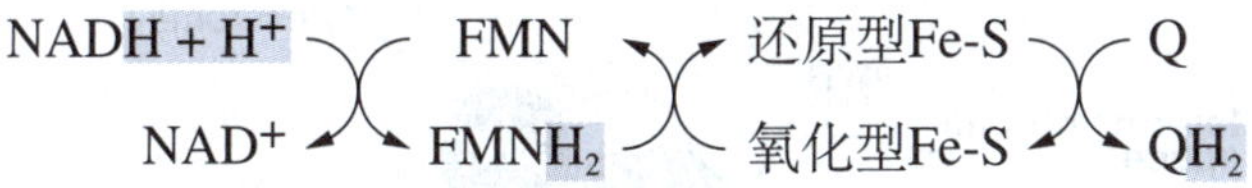

NADH-Q还原酶

（二）复合体Ⅱ

即琥珀酸－泛醌还原酶（succinate-Q reductase），是存在于线粒体内膜上的一种整合膜蛋白复合体，由4个不同的蛋白质组成。其活性部分含有辅基FAD和以[4Fe-4S]为主的铁硫蛋白。该酶的作用是催化琥珀酸（三羧酸循环中间产物）脱氢，将$FADH_2$的两个高能电子传递给辅酶Q而使后者还原。$FADH_2$作为该酶的辅基在传递电子时并不与酶分离，只是将电子传递给琥珀酸脱氢酶复合体中的铁硫簇，再传递给Q，使氢进入电子传递链。这就是复合体Ⅱ在呼吸链中的作用。

复合体Ⅱ催化反应的自由能变化极小，不能像NADH-Q脱氢酶那样作为质子泵发挥作用。因此，当琥珀酸-Q还原酶将电子从$FADH_2$转移到Q时，不伴有质子从线粒体基质转移至线粒体内膜外，故不能产生ATP。

（三）复合体Ⅲ

即细胞色素还原酶（cytochrome reductase），亦称细胞色素bc_1复合体（cytochrome bc_1 complex），简写为Q-Cyt c还原酶。它是线粒体内膜上的一种跨膜蛋白复合物，相对分子质量250kD，由10个多肽亚基组成。活性部分主要包括细胞色素b（Cyt b_{562}、b_{566}）、c_1及以[2Fe-2S]为辅基的铁硫蛋白。在电子传递链中细胞色素还原酶催化电子从UQ转移到细胞色素c，使还原型Q氧化和细胞色素c还原。与此同时，质子从线粒体基质转移至内膜外，因此具有质子泵的作用。

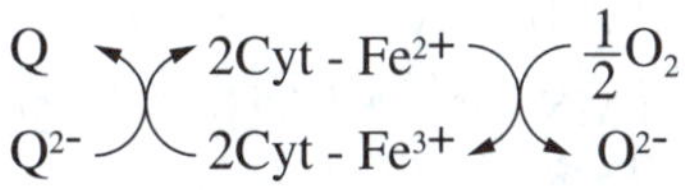

Q-Cyt c 还原酶

因为Q是一个双电子载体，参与上述反应过程的其他组分（如Cyt c）都是单电子传递体，所以实际反应情况比较复杂——分两个阶段进行，每阶段各有1分子Q参加反应，中间涉及半醌阴离子（Q^-）形成——总反应过程是2个Q参与电子传递，使两个细胞色素c还原，经过全过程产生1个Q分子。从化学反应平衡角度看是1个Q分子的两个电子分别传递给2分子细胞色素c。这种通过辅酶Q的电子传递方式称为Q循环（Q cycle）。

（四）复合物Ⅳ

即细胞色素氧化酶（cytochrome oxidase）。它是呼吸链中最后一个电子传递体或质子泵，故又称末端氧化酶（terminal oxidase）。哺乳类动物细胞色素氧化酶的相对分子质量大约为160 kD，由10个多肽亚基组成，是嵌在线粒体内膜的跨膜蛋白，该酶活性部分主要包括Cyt a和a_3复合体，它可直接以O_2为电子受体。在电子传递过程中，血红素A中的铜离子发生$Cu^+ \leftrightarrow Cu^{2+}$互变，将Cyt c所携带的电子传递给$O_2$，同时引起质子从线粒体基质向膜间隙移动。

细胞色素氧化酶接受和传递电子的顺序如下：先由还原型细胞色素c将所携带的电子传递给血红素a-Cu_a聚簇，然后再传给血红素a_3-Cu_b聚簇。在这里O_2经过一系列反应最后生成2分子H_2O（Fig. 7-3）。

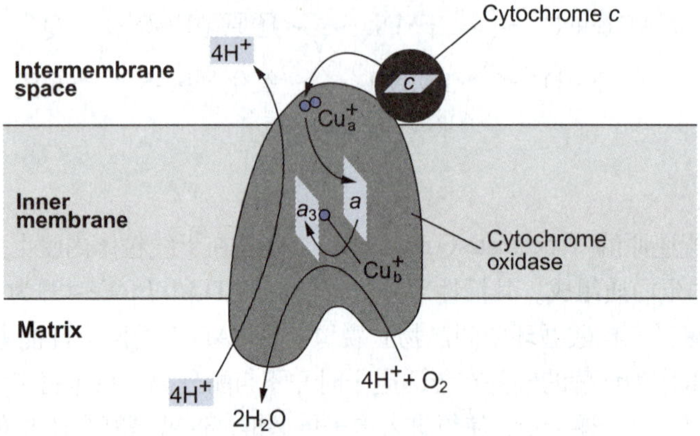

Fig. 7-3 Electron transfer of cytochrome oxidase

四、两条主要的呼吸链 Two Main Respiratory Chains

线粒体内主要的呼吸链有两条，即 NADH 氧化呼吸链和 $FADH_2$ 氧化呼吸链。

（一）NADH 氧化呼吸链

NADH 氧化呼吸链是由 Co Ⅰ、黄素蛋白、铁硫蛋白、Q 和细胞色素组成。体内多种代谢物如苹果酸、乳酸等脱下的氢均是通过这条呼吸链传递给氧生成水。NADH 呼吸链是体内最常见的一条呼吸链。

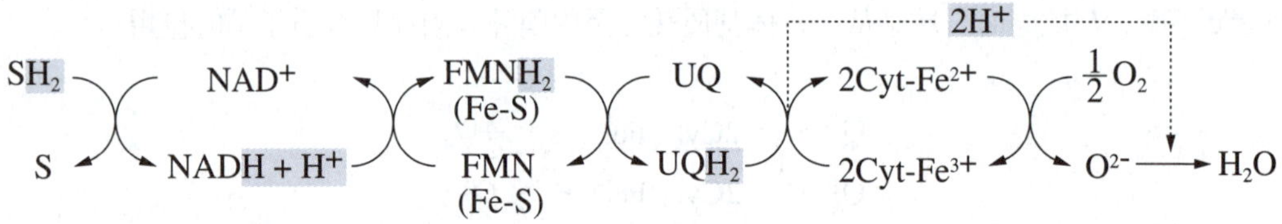

代谢物在相应脱氢酶催化下，脱下 2H，交给 NAD^+ 生成 $NADH + H^+$，后者又在 NADH 脱氢酶复合体作用下，经 FMN 传递给 Q 生成 QH_2。QH_2 在复合体Ⅲ（细胞色素还原酶）作用下脱下 2H （$2H^+ + 2e^-$），其中 $2H^+$ 游离在介质中，而 $2e^-$ 则首先由 Cyt b 的 Fe^{3+} 接受还原成 Fe^{2+}，并沿着 $b \rightarrow c_1 \rightarrow c \rightarrow aa_3 \rightarrow O_2$ 的顺序逐步传递给氧生成 O^{2-}，O^{2-} 可与游离于介质中的 $2H^+$ 结合生成水。

（二）$FADH_2$ 氧化呼吸链

$FADH_2$ 氧化呼吸链由黄素蛋白（以 FAD 为辅基）、Q 和细胞色素组成。其与 NADH 氧化呼吸链的区别在于脱下的 2H 不经过 NAD^+ 这一环节，除此之外，其余的电子传递过程均与 NADH 氧化呼吸链相同。

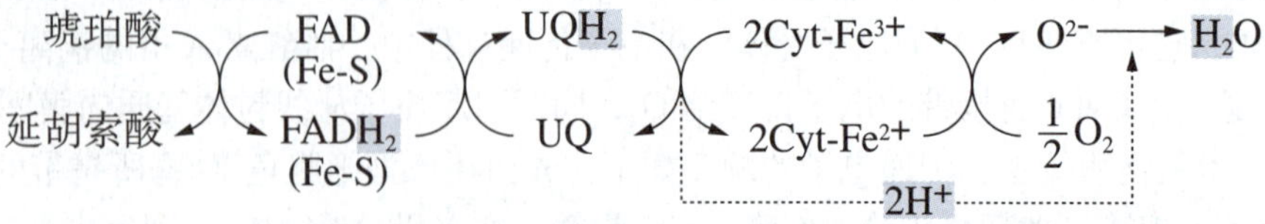

琥珀酸脱氢酶、脂肪酰 -CoA 脱氢酶和 3- 磷酸甘油脱氢酶催化代谢物脱下的氢均通过此

呼吸链被氧化。这条呼吸链不如 NADH 氧化呼吸链的作用普遍。

第三节　线粒体氧化体系—— ATP 的生成

Section 3　OXIDATIVE PHOSPHORYLATION IN MITOCHONDRIA：SYNTHESIS OF ATP

在糖、脂类及氨基酸/蛋白质等物质氧化分解过程中释放出的能量，有相当一部分可使 ADP 磷酸化成为 ATP，从而将能量转移、保存在 ATP 分子内。体内 ATP 生成有两种方式——作用物水平磷酸化和氧化磷酸化。后者依赖呼吸链电子传递，前者则否。

在糖代谢中已介绍过作用物水平磷酸化。在呼吸链以外发生的物质分子氧化（脱氢）反应同时，伴有 ADP 或其他核苷二磷酸化合物磷酸化、生成 ATP 或核苷三磷酸的过程称为作用物水平磷酸化（substrate-level phosphorylation）。下述三个反应就是通过作用物水平磷酸化作用产生 ATP 的：

$$1,3\text{-二磷酸甘油酸} + ADP \xrightleftharpoons{\text{磷酸甘油酸激酶}} 3\text{-磷酸甘油酸} + ATP$$

$$\text{磷酸烯醇式丙酮酸} + ADP \xrightarrow{\text{丙酮酸激酶}} \text{丙酮酸} + ATP$$

$$\text{琥珀酰-CoA} + GDP \xrightleftharpoons{\text{琥珀酰-CoA合成酶}} \text{琥珀酸} + CoASH + GTP$$

$$GTP + ADP \rightleftharpoons GDP + ATP$$

通过作用物水平磷酸化生成 ATP 在体内所占比例很小，也不是在线粒体中进行的。这里重点介绍线粒体中 ATP 的生成方式——氧化磷酸化。

一、氧化磷酸化的概念 The Concept of Oxidative Phosphorylation

与呼吸链中氢/电子传递过程相伴发生的 ADP 磷酸化、生成 ATP 的过程称为氧化磷酸化作用（oxidative phosphorylation）。它是人体维持生命活动的主要能量来源。例如，NADH 或琥珀酸所携带的高能电子通过线粒体呼吸链传递到 O_2 的过程中，释放出大量能量。这种高能电子传递过程的释能反应与 ADP 磷酸化合成 ATP 的需能反应紧密偶联，是人体内 ATP 生成的主要方式。

真核生物的电子传递和氧化磷酸化都是在细胞的线粒体内膜发生的。原核生物则是在浆膜发生。

线粒体是呈卵形的细胞器，直径约 0.5 ~ 1μm，长 2 ~ 10μm，普遍存在于动、植物细胞内。线粒体数目因细胞类型和生理状况而不同，真核细胞线粒体总体积最大可占细胞浆的25%，生理活动旺盛的细胞线粒体数目较多。线粒体的结构如 Fig. 7-4 所示：电镜下观察线粒体含有两个膜系统，因此线粒体中有两个区域：一个是内外膜之间的膜间隙，另一个是由内膜所包围的间质。外膜透性较强，有利于线粒体内外物质交换。内膜的透性较差，是细胞液和线粒体基质之间的主要屏障。内膜在不同部位向内折叠形成嵴（crista）。

线粒体的内外膜上都附有酶系颗粒，这些颗粒既包括电子从 NADH、$FADH_2$ 到 O_2 的电子传递链，又在

ATP的合成中起重要作用。有些颗粒还是物质的跨膜运载体（transporters）。因为有些分子（如ADP、P_i以及ATP等）不能透过线粒体内膜，这些颗粒能够使ADP和P_i从细胞液进入线粒体基质，又能使ATP等分子从线粒体基质进入细胞溶胶。供细胞其他生理活动时的能量需要。

线粒体内膜的功能可概括为3个方面，每种反应都限制在线粒体内膜的一定部位。第一是丙酮酸以及脂肪酸氧化为CO_2，同时使NAD^+和FAD还原为NADH和$FADH_2$。这是发生在线粒体基质或面向基质的内膜蛋白质上。第二是电子从NADH和$FADH_2$传至线粒体内膜上，同时形成跨膜质子泵。第三是将储存于电化学质子梯度的能量由内膜上的F_0F_1-ATP合酶（F_0F_1-ATP synthase）复合体合成ATP。

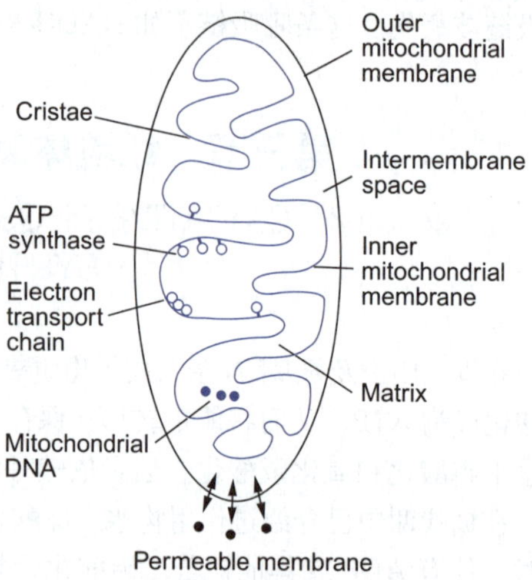

Fig. 7-4 Structure of mitochondria

二、氧化磷酸化的机制 The Mechanism of Oxidative Phosphorylation

（一）氧化磷酸化的偶联部位

1940年，Ochoa等人测定了呼吸过程中O_2的消耗和ATP生成的关系。利用组织匀浆、组织切片及同位素标记无机磷酸的实验证明，每消耗1个O_2分子大约合成3个ATP分子，即磷–氧比（P/O比）为3。P/O比是指物质氧化时，每消耗1摩尔氧原子所消耗的无机磷的摩尔数（或ADP的摩尔数），即生成ATP的摩尔数。根据测定不同作用物经呼吸链氧化的P/O比值，可大致推导出偶联部位。已知β-羟丁酸的氧化是通过NADH进入呼吸链，还原当量经FP（FMN）、Q、Cyt b、c_1、c，最后由Cyt aa_3传到氧而生成水。测得P/O比值接近于3，即可生成约3分子ATP。琥珀酸氧化时，测得P/O比值接近2，即能生成约2分子ATP。后者与前者区别在于琥珀酸氧化直接经黄素蛋白（辅基为FAD）进入Q，因此表明在NADH至Q之间存在偶联部位。此外，测得抗坏血酸氧化P/O比值接近1，还原型细胞色素c氧化时P/O比值也接近1，即两者均可生成约1分子ATP；两者的区别在于，抗坏血酸是通过Cyt c进入呼吸链被氧化的，而还原型细胞色素c则只经细胞色素aa_3（细胞色素氧化酶）而氧化，表明在Cyt aa_3到氧之间存在一偶联部位。从琥珀酸、抗坏血酸及还原型Cyt c的氧化证明在Q至Cyt c间存在另一偶联部位。

上述关于P/O比的数据是当前大多数教科书通常采用的。实际上，很多实验所得P/O比分别为2～3（NADH为电子供体）和1～2（琥珀酸为电子供体）。因此，本书叙述P/O比时采用了(Lehninger) Principles of Biochemistry（第4版，2005年）中的折中数据，即NADH为电子供体时，P/O比为2.5；琥珀酸为电子供体时，P/O比为1.5。

通过化学计算能量释放所得结果与上述测定P/O比值所得结果是相同的。前已述及，ATP合成反应所需要的能量是由NADH或$FADH_2$上的氢/电子传递给氧的过程中释放出自由能（$\Delta G_0'$）供给的。从$NAD^+ \rightarrow Q$测得的电位差是0.365V，从Q→Cyt c的电位差为0.205V，从Cyt $aa_3 \rightarrow O_2$到为0.5266V。在氧还反应或电子传递反应中，自由能变化（$\Delta G_0'$）与电位变化（$\Delta E_0'$）

之间有如下关系：

$$\Delta G_0' = -nF\Delta E_0'$$

上式中 n 为传递电子数；F 为法拉第常数（96.5kJ/ V · mol）。根据公式计算结果，上述 3 个氧化还原反应释放出自由能（$\Delta G_0'$）分别为 70.45kJ/mol（$NAD^+ \rightarrow Q$）、39.57kJ/mol（Q → Cyt c）和 101.63kJ/mol（Cyt $aa_3 \rightarrow O_2$）。生成 1 摩尔 ATP 需能 30.5kJ，所以这三个部位是 ATP 合成的部位。由此可见，$NAD^+ \rightarrow Q$、Q → Cyt c 和 Cyt $aa_3 \rightarrow O_2$ 是氧化磷酸化偶联部位。

上述偶联部位可以解释，为什么代谢物脱下的氢经 NADH 进入呼吸链传递生成水，可生成近 3（或 2.5）分子 ATP；而经 $FADH_2$ 进入呼吸链只能产生近 2（或 1.5）分子 ATP。

事实上，ATP 合成是一个复杂的过程，除呼吸链组分外，尚需存在于线粒体内膜上，与电子传递复合体完全不同的酶复合体—— ATP 合酶（ATP synthase），又称复合体Ⅴ的参与方可完成。电子传递所释放出的自由能必须通过一种保留形式使 ATP 合酶能够利用。这种能量的保存和 ATP 合酶对能量的利用称为能量偶联（energy coupling）或能量转换（energy transduction）。

（二）氧化磷酸化的偶联机制

勿庸置疑，氧化磷酸化作用与电子传递是相偶联的，但偶联机制尚不完全清楚。曾有三种假说——化学偶联假说（chemical coupling hypothesis）、结构偶联假说（conformational coupling hypothesis）和化学渗透假说（chemiosmotic hypothesis）。目前普遍接受的是 1961 年由英国生物化学家彼得 · 米歇尔 （Peter Mitchell ）提出的化学渗透假说。假说的基本点如下：

1. 线粒体内膜的电子传递链具有质子泵功能，可将质子从线粒体内膜的基质侧排到内膜外。

2. 电子经线粒体内膜上的呼吸链传递的同时，由高能状态传递到低能状态所释放出来的能量可驱动膜内侧的 H^+ 迁移到膜外侧，但线粒体内膜不允许质子自由回流（膜对 H^+ 是不通透的）。这样，在膜的内侧与外侧就产生了电化学梯度，即跨膜质子梯度 （ΔpH） 和电位梯度（Δψ）。

3. 在膜内外势能差（ΔpH 和 Δψ）的驱动下，膜外高能质子沿着一个特殊通道—— ATP 合酶的组成部分——跨膜回到膜内侧。质子跨膜过程中释放的能量，直接驱动 ADP 与 P_i 合成 ATP（Fig. 7-5）。

跨膜的质子梯度是如何形成的? 呼吸链各组分组成 4 个复合体，依次排列在线粒体内膜上，其中 3 个复合体，即复合体Ⅰ、Ⅲ和Ⅳ都与质子转移有密切关系。电子传递使复合体Ⅰ、Ⅲ和Ⅳ推动 H^+ 跨过线粒体内膜到线粒体间隙（Fig. 7-5），故具有质子泵（proton pump）作用。H^+跨膜流动的结果造成线粒体内膜内基质的 H^+ 浓度低于间隙。线粒体基质形成负电势，而间隙形成正电势，这样产生的电化学梯度即电动势（electromotive force, emf），又称为质子动势或质子动力（proton motive force, pmf）。其中蕴藏着自由能即是 ATP 合成的动力。

目前，质子主动转移和电子传递产生的自由能相偶联的机制存在两种假设：即氧－还回路机制（redox loop mechanism）和质子泵机制（proton pump mechanism），但尚无直接证据证明这些假说。

（三）ATP 的生成

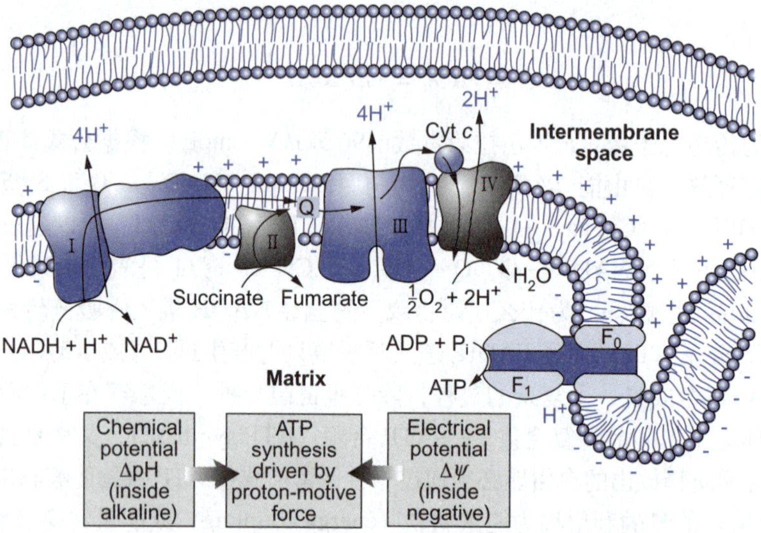

Fig. 7-5 Electron transfer of Mitochondria and couple of ATP synthesis

1. ATP 合酶系统　ATP 是由位于线粒体内膜上的 ATP 合酶（ATP synthase）催化生成的。ATP 合酶广泛存在于线粒体、叶绿体、原核藻、异养菌和光合细菌中，是生物体能量代谢的关键酶。ATP 生成依靠电子传递所产生的电化学梯度作为推动力，据此推测，生成 ATP 的酶系统应该是按一定方向排列的。利用电子显微镜可观察到完整的线粒体，在适当条件下可观察到嵴上面有一层规则、相间排列的球状颗粒（内膜球体）。这就是 ATP 合酶复合体，是 ATP 生成的场所。

ATP 合酶是跨膜蛋白复合体，分子质量为 480 ~ 500kD，由突出于膜外的 F_1 和嵌于膜内的 F_0 两部分组成，又称 F_0F_1-ATP 合酶（F_0F_1 -ATP synthase）(Fig. 7-4、7-6)。

F_1 为一大的亲水寡聚酶复合体，分子质量约为 378kD，由 α_3、β_3、γ、δ、ε 等 9 个亚基组成。3 个 α 亚基与 3 个 β 亚基交替排列，形成一个对称的桔瓣状结构，上有 ATP 结合部位；γ 亚基被认为具有控制质子通过的闸门作用，δ 亚基是 F_1 与膜相连所必需的，ε 亚基是酶的调节部分。F_1 有 6 个核苷酸结合位点，其中 3 个为催化位点，催化 ATP 的合成或水解。

F_0 是一个疏水蛋白复合体，由 a、b、c3 种亚基组成，a、b 亚基二聚体排列在 12 个 c 亚基形成的环的外侧。当跨膜质子流蕴藏的能量用于合成 ATP 时，F_0起质子流通道的作用。

膜内和膜外两部分由 γ、ε、δ 和 b_2 等几个小亚基组成的颈部结构连接起来。连接 F_0 和 F_1 的颈部结构可分为两部分：一个是由 γ 和 ε 亚基组成的、位于酶中央部位的“转子”（rotor），另一个是由 δ 和 b_2 等亚基组成的“定子”（stator）。在合成或水解 ATP 的过程中，γ 和 ε 亚基在通过 F_0 的质子流的推动下

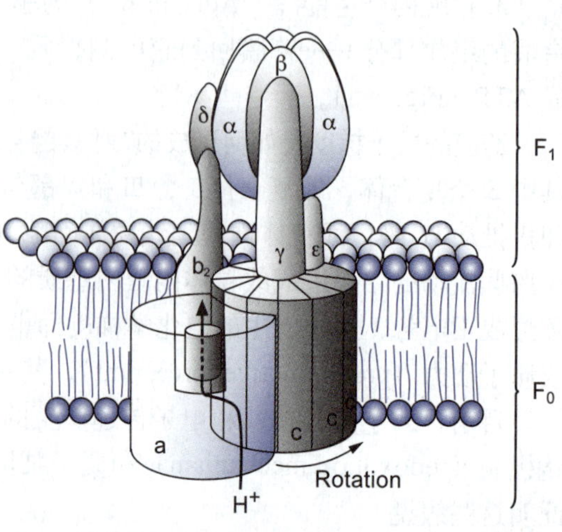

Fig. 7-6 Structure of ATP synthase

旋转，依次与3个β亚基作用，调节β亚基上催化位点的构象变化。“定子”的δ和b_2亚基比位于酶中央的颈部结构细得多，在一侧将$\alpha_3\beta_3$与F_0连接起来。

在生理情况下，ATP合酶质子通道的开关是受调控的，H^+只能从线粒体内膜外侧流向基质侧。当质子通过这一通道进入线粒体基质时，其能量被头部的ATP合酶催化活性中心利用以合成ATP。

2. ATP合酶的催化模型　目前虽对ATP合酶的结构组成有所了解，但H^+回流时能量是如何转移到ATP合酶及ATP合酶如何催化ADP与P_i转变为ATP还未完全阐明。有关ATP合酶催化机制的假说很多，主要有以下两种模型：

（1）结合改变机制　1993年，保尔·鲍耶（Paul Boyer）提出了ATP合酶的催化模型——“结合改变机制”（binding change mechanism)——第一步，随着酶的构象变化，在催化位点上疏松结合的ADP和P_i与酶的结合变得紧密；第二步，紧密结合的ADP和P_i被转化成ATP；第三步是ATP的释放。这个模型描述的三步反应都涉及酶的构象变化。由于构象改变是紧密相连的，在任何时间，酶的3个催化位点都处在不同的构象状态，而每一个催化位点要经过3次构象改变才催化合成一个ATP。

结合改变机制主要涉及的是F_1上3个核苷酸催化位点在合成或水解ATP过程中的构象变化。对于整个酶来讲，β亚基上的催化位点的构象变化主要是靠γ亚基和ε亚基在催化过程中相对于$\alpha_3\beta_3$的旋转运动来调节的。

（2）旋转催化　目前认为，ATP合酶催化合成ATP的过程是按照“旋转催化”（rotational catalysis）的模式进行的。线粒体间隙内的质子在跨膜质子动力势的推动下进入F_0，与位于膜脂双层的c亚基特异结合，导致c亚基构象发生变化；通过F_0的质子转化成扭力矩推动位于F_0与F_1间的“转子”γ和ε亚基旋转；在γ和ε亚基的旋转调节下，F_1 β亚基上的核苷酸催化结合位点附近的蛋白质构象发生变化，其与底物ATP间的多种作用力（氢键、疏水作用和盐桥等）消失或减弱，使ATP从酶上释放到膜外。F_1上的3个核苷酸催化位点都参与了ATP的合成和释放，在整个过程中有很强的协同作用。

支持“旋转催化”模型的实验证据越来越多。实验证明，游离的F_1水解ATP是在$\alpha_3\beta_3$的3个催化位点上按照3个步骤循环催化进行并伴随着γ亚基的旋转。在F_0F_1全酶上，ATP的合成极有可能是γ亚基反方向的旋转催化。

（四）氧化磷酸化的调节

1. 呼吸控制　氧化磷酸化主要受细胞对能量需求的调节。在大多数生理条件下，ATP合成与电子传递紧密偶联。ATP的生成必须以电子传递为前提，而呼吸链只有生成ATP才能推动电子的传递。在完整的线粒体中，只有当无机磷酸和ADP都充分时电子传递速度才能达到最高水平。当缺少ADP时，因为缺乏磷酸的受体则不能进行磷酸化作用。ATP/ADP比值是调节氧化磷酸化速度的重要因素。这种调节现象称呼吸调节（respiratory control）或受体调节（acceptor control)。

在线粒体中呼吸速率（氧的消耗）主要依赖细胞内ADP水平调节。活动和消耗能量的细胞消耗掉ATP、积累ADP。高浓度ADP刺激呼吸和增强电子传递链活动。静止和营养好的细胞则消耗ADP而积累ATP。ADP的减少将限制呼吸作用和降低电子传递链的活力。这种调节可通过测定离体肝线粒体悬液中氧消耗的速度而观察到（Fig.7-7)。

悬浮的线粒体在既无可氧化的作用物又无ADP情况下的呼吸状态称为状态Ⅰ，这时的氧利用率极低。加入作用物（电子供体）后的呼吸状态称为状态Ⅱ，氧消耗量变化不明显；如果既加入ADP又加入作用物，这时的氧化状态称为状态Ⅲ。这时氧的利用速度迅速增加，这种状态一直继续到ADP被用尽，再加入ADP，于是氧的利用又迅速增加，这时的状态称为状态Ⅳ。当氧被耗尽时，线粒体呼吸停止，这时称为状态Ⅴ。在这些状态中，只有状态Ⅳ和Ⅲ经常发生。状态Ⅲ和ADP的加入直接相关。这也说明ADP对呼吸链的重要调节作用。

呼吸控制是主要的整体代谢控制机制之一。它代表了细胞对ATP的需求和物质通过电子传递链氧化的速度之间的一种关系。这种调节作用可使机体能量的产生适应生理需要。

2. 甲状腺激素的作用　甲状腺激素可激活许多组织细胞膜上的 Na^+-K^+-ATP 酶，使 ATP 加速分解为 ADP 和 P_i，ADP 进入线粒体数量增多，因而使 ATP/ADP 比值下降，促进氧化磷酸化速度加快。由于 ATP 的合成和分解速度均增加，导致机体耗氧量和产热量增加，基础代谢率提高，基础代谢率偏高是甲状腺功能亢进病人最主要的临床指征之一。

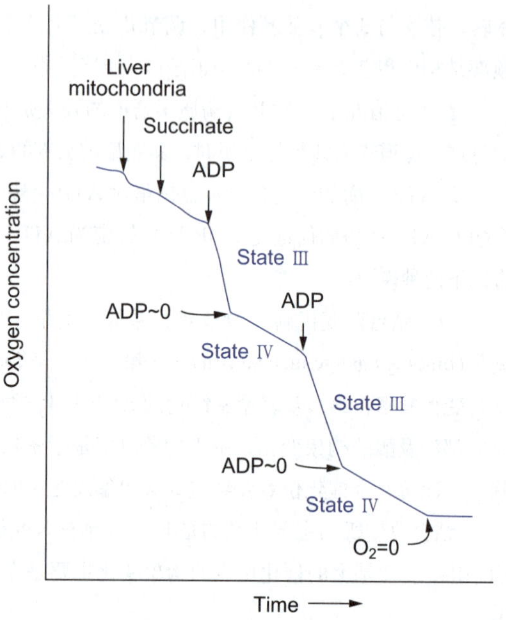

Fig. 7-7　Respiratory control

（五）氧化磷酸化的抑制和解偶联

正常情况下，电子传递和磷酸化是紧密结合的。有些化合物可影响电子传递或干扰磷酸化反应，其结果均可使氧化磷酸化不能正常进行。如果只有代谢物的氧化过程，而不伴随有 ADP 的磷酸化，则称为氧化磷酸化的解偶联（uncoupling）。

利用特殊试剂将氧化磷酸化过程分解成单个的反应，是研究氧化磷酸化中间步骤的有效方法。根据不同的化学因素对氧化磷酸化作用的影响方式不同，可划分为三大类。

1. 呼吸链抑制剂　能够阻断呼吸链中某部位电子传递而使氧化受阻的物质（药物或毒物）称为呼吸链抑制剂。如鱼藤酮（rotenone）、粉蝶霉素 A（piericidin A）及异戊巴比妥（amobarbital）安密妥（amytal）等，它们与NADH-Q还原酶（复合体Ⅰ）中的铁硫蛋白结合，阻断电子由NADH向 CoQ 的传递。抗霉素 A（antimycin A）、二巯基丙醇（dimercaptopropanol，BAL）抑制复合体Ⅲ中 Cyt b 与 Cyt c_1 间的电子传递。氰化物（cyanide, CN^-），叠氮化物（azide, N_3^-），H_2S 及 CO 抑制细胞色素氧化酶，使电子不能传递给氧。其中，CN^- 和 N_3^- 主要抑制氧化型 Cyt aa_3-Fe^{3+}，而 CO 和 H_2S 主要抑制还原型 Cyt aa_3-Fe^{2+}。另外，还有一种铁螯合剂（简称TIFA）可以特异抑制还原当量从 FP（辅基为FAD）至Q的传递。此类抑制剂可使细胞呼吸停止，引起机体迅速死亡。

2. 氧化磷酸化抑制剂　与呼吸链抑制剂不同，这类试剂的作用特点是既抑制氧的利用又抑制ATP的形成，但不直接抑制电子传递链上载体的作用。氧化磷酸化抑制剂的作用是直接干扰ATP 的生成过程，由于它干扰了由电子传递的高能状态形成 ATP 的过程，结果也使电子传递不能进行。寡霉素（oligomycin）和二环己基羰二亚胺（DCCD）就属于这类抑制剂，它们与ATP 合酶的 F_0 结合阻止了 H^+ 从质子通道回流，使磷酸化过程无法完成，因此阻断完整线粒体的氧化磷酸化。

3. 解偶联剂　这类化合物的作用是使电子传递和 ATP 形成两个偶联过程分离，故称解偶联剂（uncouplers）。这类化合物只抑制 ATP 的生成过程，不抑制电子传递过程，使电子传递所产生的自由能都转变为热能。因为这类试剂使电子传递失去正常的控制，造成过分地利用氧和燃料作用物，而能量得不到储存。典型的解偶联剂是 2，4-二硝基酚（2,4-dinitrophenol，DNP），因 DNP 为脂溶性物质，在线粒体内膜中可自由移动，当其进入基质后可释出 H^+；返回胞液侧后可再结合 H^+，从而使 H^+ 的跨膜梯度消除，使氧化过程释放的能量不能用于 ATP 的合成反应，因此又称为质子载体。其他一些酸性芳香族化合物（如双香豆素、三氟甲氧基苯腙羰基氰化物（FCCP）、水扬酰苯胺等）也有同样作用。解偶联剂对作用物水平的磷酸化没有影响。

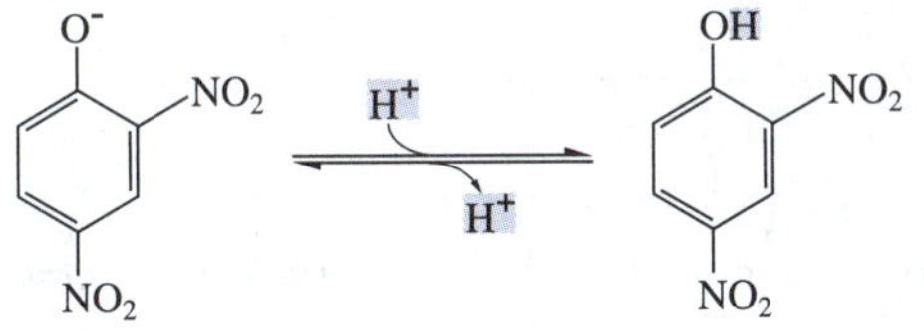

DNP

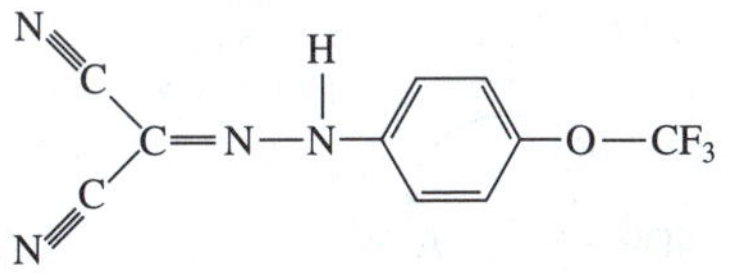

FCCP

此外，还有一类脂溶性物质，能与某些离子结合，并作为它们的载体使这些离子能够穿过膜。它和解偶联试剂的区别在于它是除 H^+ 以外其他 1 价阳离子的载体，例如缬氨霉素（valinomycin）能够结合 K^+，与K^+形成脂溶性复合物，从而容易使 K^+ 通过膜。又如短杆菌肽（gramicidin）可使 K^+、Na^+ 以及其他一些 1 价阳离子穿过膜。因此这类抑制剂是通过增加线粒体内膜对 1 价阳离子的通透性而破坏氧化磷酸化过程，被称为离子载体抑制剂。

氧化磷酸化的解偶联作用还可发生于棕色脂肪组织（brown adipose tissue），一种通过激素控制的氧化磷酸化解偶联。该组织由大量甘油三酯和大量线粒体的细胞构成，存在于人类、新生无毛的哺乳类动物以及冬眠哺乳动物的颈部和背部。它的作用是非颤栗性产热（nonshiver thermogenesis）。产热机制就是线粒体氧化磷酸化解偶联的结果。新生儿可通过这种机制产热以维持体温。褐色脂肪线粒体内含有一种激素称为产热素（thermogenin），是一种由两个亚基形成二聚体的蛋白质，其相对分子质量为 64kD。它控制着线粒体内膜对质子的通透性。该激素可被游离脂肪酸激活，又可被嘌呤核苷酸（ATP、ADP、GTP、GDP）抑制。核苷酸类对它的抑制又可被游离脂肪酸解除。它刺激质子流使其通过该激素蛋白并使氧化磷酸化解偶联从而产生热量。该褐色脂肪中的游离脂肪酸又受到去甲肾上腺素（norepinephrine）与 cAMP 的调节。

各种抑制剂对电子传递的抑制部位见 Fig. 7-8。

三、线粒体外 NADH 的氧化
Electrons from Cytosolic NADH Enter Mitochondria by Shuttles

线粒体具有双层膜结构，外膜的通透性较大，内膜却有较严格的透过选择性。线粒体内生成的 NADH 和 $FADH_2$ 可直接参加氧化磷酸化过程。胞液中脱氢产生的 NADH 不能通过线粒体内膜。故线粒体外 NADH 所携带的氢必须通过某种转运机制才能进入线粒体进行氧化磷酸化。这种转运机制就是线粒体的穿梭系统（shuttle system）。

（一）磷酸甘油穿梭作用

该系统以 3-磷酸甘油和磷酸二羟丙酮为载体，在两种不同的 3-磷酸甘油脱氢酶的催化下，将细胞液中 NADH 的氢带入线粒体、交给 FAD，再沿琥珀酸氧化呼吸链进行氧化磷酸化。

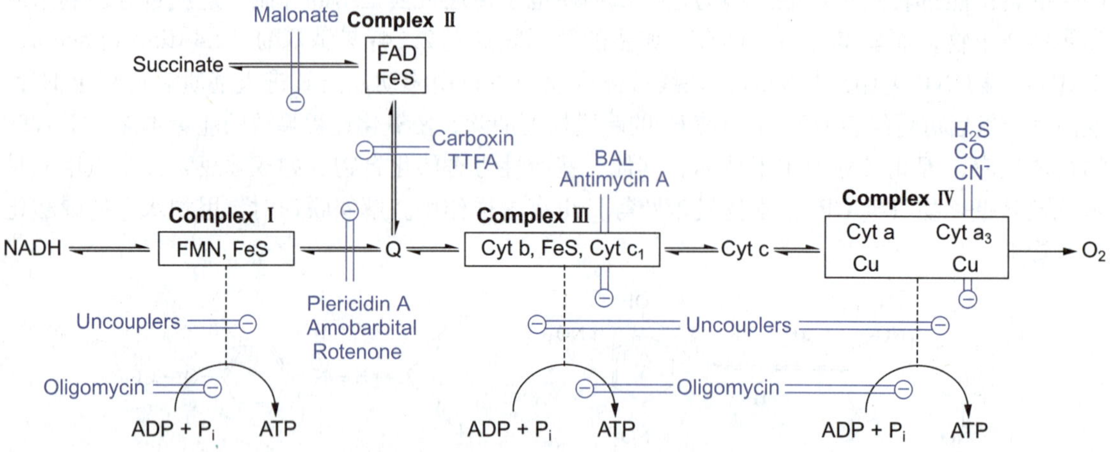

Fig. 7-8 Proposed site of inhibition of the respiratory chain by specific drugs

磷酸甘油穿梭作用（glycerol-3-phosphate shuttle）的第一阶段是线粒体外的NADH在胞液中的3-磷酸甘油脱氢酶催化下，将电子转移到磷酸二羟丙酮上形成3-磷酸甘油。后者可容易地透过外膜进入线粒体，再经位于线粒体内膜表面的3-磷酸甘油脱氢酶重新氧化成磷酸二羟丙酮和$FADH_2$。线粒体中与FAD连接的3-磷酸甘油脱氢酶和细胞液中与NAD连接的3-磷酸甘油脱氢酶不同。磷酸二羟丙酮从线粒体扩散到胞液中，继续穿梭（Fig. 7-9）。$FADH_2$则经UQ将其电子转移到呼吸链，生成1.5分子ATP。

磷酸甘油穿梭作用的生物学意义就在于它使胞液中的NADH逆浓度梯度转运到线粒体内膜进入电子传递链进行氧化。此种穿梭机制主要存在于脑及骨骼肌中。因此在这些组织中糖酵解过程中3-磷酸甘油醛脱氢产生的$NADH + H^+$可通过3-磷酸甘油穿梭进入线粒体，故1分子葡萄糖彻底氧化可生成30分子ATP。

（二）苹果酸－天冬氨酸穿梭作用

胞液中的NADH也可以经苹果酸－天冬氨酸穿梭（malate-aspartate shuttle）系统带入到线粒体内。此系统以苹果酸和天冬氨酸为载体，在苹果酸脱氢酶和谷草转氨酶的催化下，将NADH的氢带入线粒体交给NAD^+，再沿NADH氧化呼吸链进行氧化磷酸化（Fig. 7-10）。胞

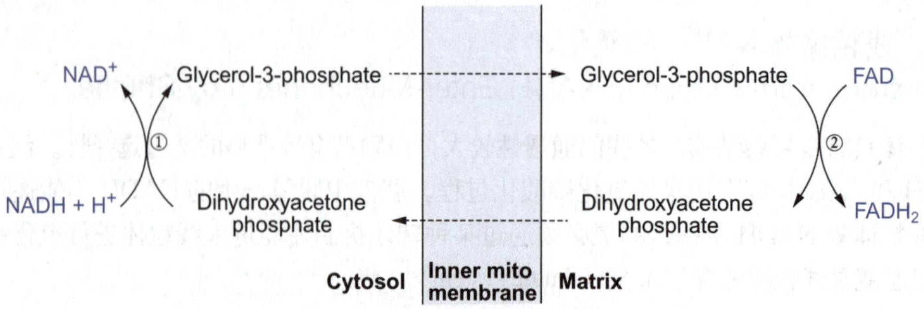

Fig. 7-9 Glycerol-3-phosphate shuttle

① Cytosolic glycerol-3-phosphate dehydrogenase

② Mitochondrial glycerol-3-phosphate dehydrogenase

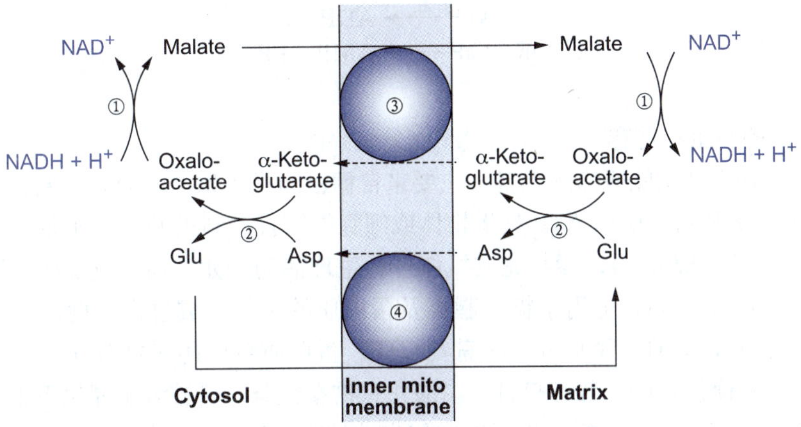

Fig. 7-10 Malate-aspartate shuttle

① Malate dehydrogenase (MDH) ② Glutamate-oxaloacetic transaminase (GOT)
③ Malate-α-ketoglutarate transporter ④ Aspartate porter

液中的 NADH 在苹果酸脱氢酶的作用下，将氢传至草酰乙酸使其还原为苹果酸，苹果酸穿过线粒体内膜，在线粒体基质内苹果酸脱氢酶的作用下重新生成草酰乙酸和 NADH。NADH 进入 NADH 呼吸链，生成 2.5 分子 ATP。草酰乙酸不易穿过线粒体内膜。因此需经转氨基作用，在谷草转氨酶（GOT，又称天冬氨酸转氨酶，AST）催化下形成天冬氨酸，它能穿过这一障碍运出线粒体，再转变为草酰乙酸，以继续穿梭。此穿梭机制主要存在于肝和心肌等组织。在这些组织中，糖酵解过程中 3- 磷酸甘油醛脱氢产生的 $NADH+H^+$ 可通过苹果酸 – 天冬氨酸穿梭进入线粒体中，因此 1 分子葡萄糖彻底氧化可生成 32 分子 ATP。

这种穿梭与磷酸甘油穿梭不同，它极易逆转。因此，只有当胞液中 $NADH/NAD^+$的值比线粒体基质中高时 NADH 才能被苹果酸 – 天冬氨酸穿梭带入线粒体内。

四、ATP 是生物能存在的主要形式
ATP Is the Universal Currency of Bioenergy

维持生命活动的能量有两个来源。一是光能，植物和某些藻类通过光合作用将光能转变成生物能。另一个是化学能，动物和大多数微生物通过生物氧化作用将各种光合作用产物存储的化学能释放，转变成生物能。因此，所有活的生命机体都是“能量转换者”。磷酸酯类化合物在生物体的能量转换过程中起着重要作用，ATP 就是生物体内最重要的高能磷酸酯类化合物。

（一）ATP 是生物能存在的主要形式

在生物氧化过程中，有许多环节可将代谢物释放的能量捕获、储存起来，以便用于机体做功。起捕获和储存能量作用的分子就是 ATP（腺苷三磷酸）（其结构见第二章）。ATP 中的两个（β、γ）磷酸基团可从 γ 端依次移去生成腺苷二磷酸（ADP）和腺苷一磷酸（AMP）。ATP 多以这种磷酸基团转移的方式，而非单独水解参加酶促反应提供能量，用以驱动需要加入自由能的吸能反应。ATP-ADP 循环是生物系统中能量交换的基本形式。

$$ATP \longrightarrow ADP + P_i$$
$$或\ ATP \longrightarrow AMP + PP_i$$

（二）ATP 的利用和储存

虽然人类一切生理功能所需的能量，主要来自糖、脂类等物质的分解代谢，但都必须转化成 ATP 的形式才被利用，所以 ATP 是生物体或细胞能够直接利用的唯一能源。ATP 分解时可放出大量能量（−30.5kJ/mol），参与完成机体各种生理活动，如生物合成反应、肌肉收缩、信息传递及离子转运等。ATP 可用于糖、脂类及蛋白质的生物合成过程，糖原合成除直接消耗 ATP外，还需要 UTP 参加；磷脂合成尚需要 CTP；蛋白质合成还需要 GTP。这些核苷三磷酸的生成和补充都有赖于 ATP。各种核苷一磷酸化合物在核苷一磷酸激酶催化下生成核苷二磷酸化合物，后者经核苷二磷酸激酶催化可生成相应的核苷三磷酸化合物：

$$NMP + ATP \xrightleftharpoons{核苷一磷酸激酶} NDP + ADP$$

$$NDP + ATP \xrightleftharpoons{核苷二磷酸激酶} NTP + ADP$$

式中 N 代表 G、U、C、T 等嘌呤核苷或嘧啶核苷。

作为自由能的供体，ATP 处于动态平衡的周转之中。一般情况下，ATP 分子一旦形成，一分钟之内即被利用。所以，ATP 不是能量的储存形式，而是一种能量传递分子，它处于生物系统能量转换的中心，可以看作生物系统的“流通货币”。起储存能量作用的物质是磷酸肌酸（脊椎动物）。磷酸肌酸是肌肉组织中能量的储存形式。肌酸在肌酸激酶（creatine kinase，CK）的作用下，由 ATP 提供能量转变成磷酸肌酸。当体内 ATP 不足时，磷酸肌酸又分解放能，以供 ADP 磷酸化生成 ATP，为生理活动提供能量。

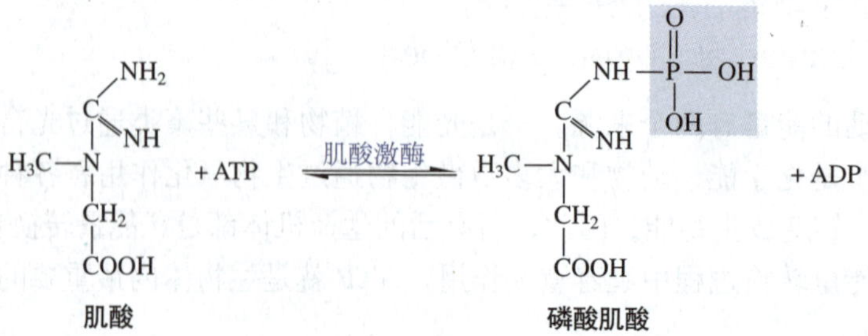

与骨骼肌不同，心肌始终处于持续性的、节律性的收缩与舒张运动状态。在细胞结构上，心肌细胞线粒体丰富，几乎占细胞总体积的 1/2。心肌细胞可直接利用葡萄糖、游离脂肪酸和酮体为供能物质，经氧化磷酸化产生 ATP，供给心肌利用。心肌既不能大量储存脂肪和糖原，也不能储存很多的磷酸肌酸，因此一旦心肌血管受阻导致缺氧，则极易造成心肌坏死，即心肌梗死。

第四节　非线粒体氧化体系

Section 4　BIOLOGICAL OXIDATION IN NON-MITOCHONDRIA

除线粒体外，细胞的微粒体和过氧化物酶体也是生物氧化的重要场所，其中存在一些不同于线粒体的氧化酶类，组成特殊的氧化体系，其特点是在氧化过程中不偶联磷酸化，不生成ATP。

一、微粒体氧化体系 Biological Oxidation in Microsome

存在于微粒体中的氧化体系为单加氧酶系（monooxygenase），又称混合功能氧化酶系（mixed-function oxidase）、羟化酶（hydroxylase）。它所催化的反应与体内许多重要活性物质的生成、灭活及药物、毒物的生物转化密切相关（见第二十二章）。

二、过氧化物酶体氧化体系 Biological Oxidation in Peroxisome

过氧化物酶体是一种特殊的细胞器，存在于动物组织的肝、肾、中性粒细胞和小肠黏膜细胞中。过氧化物酶体中含有多种催化合成和分解 H_2O_2 的酶，能氧化多种底物，如氨基酸，脂肪酸等。

（一）过氧化氢及超氧离子的生成

生物氧化过程中，分子氧必须接受 4 个电子才能完全还原，生成 $2O^{2-}$，再与 H^+ 结合生成水。如果电子供给不足，会使氧发生不完全还原，形成氧自由基。一个电子使氧还原成超氧化物阴离子（superoxide anion，O_2^-），两个电子使氧还原形成过氧化氢（hydrogen peroxide，H_2O_2），3 个电子使氧还原形成羟自由基（hydroxyl radical，OH·）。反应式如下：

$$O_2 + e^- \longrightarrow O_2^-$$
$$O_2 + 2e^- + 2H^+ \longrightarrow H_2O_2$$
$$O_2 + 3e^- + 3H^+ \longrightarrow H_2O + OH\cdot$$

过氧化物酶体中含有多种氧化酶可催化过氧化氢、超氧离子的生成。如胺氧化酶、氨基酸氧化酶、黄嘌呤氧化酶等可催化作用物氧化，同时产生 H_2O_2；白细胞中的 NADH 氧化酶则可催化 NADH 氧化，同时释放出超氧离子。

（二）过氧化氢及超氧离子的作用和毒性

H_2O_2 在体内有一定的生理作用，如中性粒细胞产生的 H_2O_2 可用于杀死吞噬的细菌；甲状腺中产生的 H_2O_2 可用于酪氨酸的碘化过程，为合成甲状腺素所必需。但对大多数组织来说，H_2O_2 若堆积过多，则会对细胞有毒性作用。

O_2^-、H_2O_2 及 OH·等可使 DNA 氧化、修饰、甚至断裂；氧化蛋白质的巯基而改变蛋白质功能。自由基还可使细胞膜磷脂分子中高度不饱和脂肪酸氧化生成过氧化脂质，引起生物膜损伤。X 射线及 γ 射线的致癌作用可能与这些射线促进自由基的生成有关。组织老化与自由基的产生密切相关。此外值得注意的是氧虽是维持生命必需的物质，但也有一定毒性，机体长时间在纯氧中呼吸，可引起呼吸紊乱乃至死亡，这种毒性并非来自氧分子本身，而是与生物氧化过程中产生大量 H_2O_2 及超氧离子 O_2^- 有关。

（三）过氧化氢及超氧离子的清除

不完全还原形式的氧反应性极强，对机体非常有害。羟自由基是其中最强的氧化剂也是最活跃的诱变剂（mutagen）。生物要存活必须将这些毒性极强的高活性氧转变为活性较小的形式。需氧细胞有几种主要的自我保护机制使机体免受不完全还原氧的侵害。其中最主要的一种方式是通过酶的作用，包括超氧化物歧化酶（superoxide dismutase）、过氧化氢酶（catalase）和过氧化物酶（peroxidase）。

1. 过氧化氢消除　过氧化物酶体中含有过氧化氢酶和过氧化物酶，可处理和利用 H_2O_2。过氧化氢酶（catalase）以血红素为辅基，是催化 H_2O_2 分解的重要酶。过氧化物酶（peroxidase）可催化 H_2O_2 分解生成 H_2O，并释放出氧原子直接氧化酚类和胺类物质。

红细胞等组织中还有一种含硒的谷胱甘肽过氧化物酶，利用还原型谷胱甘肽（CSH）催化破坏过氧化氢或过氧化脂质，具有保护生物膜及血红蛋白免遭损伤的作用。

2. 超氧离子的消除　使超氧化物阴离子解毒的主要方式是由超氧化物歧化酶将其转变为过氧化氢（H_2O_2）。超氧化物歧化酶（superoxide dismutase，SOD）是人体防御内、外环境中超氧离子对人体侵害的重要的酶。广泛存在于各种组织，半衰期极短。该酶催化的是一种歧化反应（dismutation reaction），即两个相同的底物形成两种不同的产物，一个超氧化物阴离子被氧化另一个则被还原。反应式如下：

$$2O_2^- + 2H^+ \longrightarrow H_2O_2 + O_2$$

胞液中含有以 Cu^{2+}、Zn^{2+} 为辅基的 SOD，线粒体中则存在含 Mn^{2+} 的 SOD，二者均能催化超氧离子的氧化与还原，而生成 H_2O_2 与分子氧。人体内 O_2^- 可自动歧化，但速度很慢，SOD 催化反应比体内自动歧化反应快 10^{10} 倍，所以 SOD 活性下降或含量减少，会引起 O_2^- 的堆积，而 O_2^- 对人体组织、细胞有较强的破坏作用，可引起许多疾病。但若及时补充 SOD，则可避免或减轻疾病的出现。研究证明，SOD对肿瘤的生长有抑制作用，其活性降低是许多肿瘤的特征。同时 SOD 还可减少动物因缺血所造成的心肌区域性梗死的范围和程度。

超氧化物阴离子还可通过第二条途径形成过氧化氢。首先是 O_2^- 的质子化，生成过氧羟自由基（hydroperoxyl radical, HO_2^+）。它是超氧化物阴离子的共轭酸（conjugate acid）。2 分子过氧羟自由基自发的结合形成过氧化氢。反应式如下：

$$O_2^- + H^+ \longrightarrow HO_2^+$$
$$HO_2^+ + HO_2^+ \longrightarrow H_2O_2 + H_2O$$

第五节　线粒体疾病

Section 5　MITOCHONDRIAL DISEASES

线粒体是真核细胞的重要细胞器，是动物细胞生成 ATP 的主要地点。线粒体病是由于线粒体基因突变或某些核基因突变引起细胞呼吸链及能量代谢障碍，同时累及中枢神经系统和骨骼肌的全身性疾病，又称为线粒体脑肌病。线粒体疾病可侵犯全身多个系统，其中以神经系统最常受累。线粒体功能的失调可导致许多神经系统退行性疾病的发生。

一、线粒体基因突变 Mutations in Mitochondrial Genes

作为能量代谢的中心，线粒体的功能失调会导致病理状态。随着对线粒体生物化学和遗传学的深入理解，发现与线粒体突变相关的疾病逐渐增多。

线粒体基因组（mtDNA）是细胞核外唯一存在的DNA，人的mtDNA是一条长为16 569的双链闭环分子，除呼吸链酶复合物的13个多肽NADH-CoQ还原酶复合物（Ⅰ）的ND_1、ND_2、ND_3、ND_4、ND_4 L、ND_5和ND_6，CoQ-细胞色素c还原酶复合物（Ⅲ）的细胞色素b，细胞色素氧化酶复合物（Ⅳ）的CO_1、CO_2、CO_3，以及ATP合酶复合物（Ⅴ）的亚基6和8（Abl）外，mtDNA还编码22个tRNA和2个rRNA，这是13种多肽的表达所必需的。细胞呼吸出现缺陷具有双倍的危险，不仅能量转换减弱，而且会增加活性氧产生的可能性。mtDNA暴露于较高浓度的活性氧（reactive oxygen species，ROS）中，易于发生突变。那些高度依赖氧化磷酸化的器官（如神经系统和心脏等），最易受到线粒体DNA突变的伤害。目前，已发现100多个致病的点突变和200多种缺失插入和重排，从而引起各种各样的临床表型。例如，第一个发现的线粒体DNA突变疾病利伯遗传性视神经萎缩（Leber’s hereditary optic neuropathy，LHON），就是电子传递链复合体Ⅰ的组分NADH-Q还原酶突变的结果。线粒体亮氨酸-tRNA A3243G基因突变造成呼吸链功能损害，引起非典型的乳酸酸中毒性线粒体脑肌病（MELAS）合并糖尿病和甲状腺功能亢进。

线粒体基因突变的积累会导致衰老（aging）、神经退行性疾病（degenerative disorders）和癌症（cancer）。近年来，已经在结肠癌、乳腺癌、胰腺癌、膀胱癌、头颈部肿瘤、胃癌、食管癌等多种肿瘤中发现了mtDNA突变，但是它在肿瘤发生、发展中的作用尚不清楚。

二、线粒体与活性氧 Mitochondria and ROS

活性氧（reactive oxygen species，ROS）是体内一类氧的单电子还原产物，是电子在未能传递到末端氧化酶之前漏出呼吸链并消耗大约2%的氧生成的，包括氧的单电子还原产物超氧阴离子（O^{2-}）、双电子还原产物过氧化氢（H_2O_2）、三电子还原产物羟基自由基（OH•）以及一氧化氮等。主要产生于线粒体呼吸链复合物Ⅰ～Ⅲ部位。ROS对呼吸链组成成分有直接作用，其中主要是复合物Ⅰ、复合物Ⅲ、ATP合酶及腺苷移位酶（adenine nucleotide translocase，ANT）。ROS可能通过改变蛋白内含硫基团的结构，使呼吸链活性受损。消除ROS的抗氧化防御体系分为酶系和非酶系。前者有超氧化物歧化酶（superoxide dismutase, SOD）、过氧化氢酶（catalase）、谷胱甘肽过氧化物酶（glutathione peroxidase）等；后者主要是还原型谷胱甘肽（GSH）、维生素C等。

三、线粒体与细胞凋亡 Mitochondria and Apoptosis

细胞凋亡（apoptosis）或细胞的程序化死亡（programmed cell death，PCD），是细胞主动的衰老死亡方式，对生物体的发育及肿瘤的发生、治疗都有至关重要的意义。现在普遍认为线粒体是控制凋亡的中心。尽管具体细节还没有阐明，线粒体主要通过电子呼吸链功能紊乱导致的线粒体膜电位（$\Delta\psi mt$）丧失、膜通透性改变、释放caspase激活蛋白，改变细胞内氧化还原能力，参与细胞凋亡的调控；Bcl-2家族蛋白与此作用密切相关。

（一）线粒体膜电位的变化

线粒体膜电位（Δψmt）是由于线粒体内膜两侧质子及其他离子不对称分布造成的，为保持线粒体功能所必需。研究表明，Δψmt的正常与否可作为凋亡的特征性标志。而Δψmt的改变亦与线粒体膜通透性的改变紧密相关。

（二）线粒体膜通透性的改变

在细胞凋亡过程中线粒体跨膜电位的耗散主要是由于线粒体内膜通透性改变（mitochondrial permeability transition，MPT）。MPT系指线粒体内膜通透性突然增加，容许相对分子质量≤1 500kD的小分子物质，如质子、Ca^{2+}和谷胱甘肽等通过。这是由于在线粒体内外膜交界处形成了通透性转变孔道（PT孔道）。PT孔道是一个多蛋白复合体，由线粒体各部分的蛋白质与细胞质中蛋白质联合构成。主要包括内膜蛋白，如腺嘌呤核苷酸易位子（adenine nucleotide translocator）和外膜蛋白，如孔蛋白（porin），即电压依赖性阴离子通道（voltage dependent anion channel，VDAC）。二者协调一致，桥联线粒体内外膜，形成孔道。MPT是由PT孔（MPT pore，MPTP）非特异性开放引起的。MPT的发生将会导致呼吸链与氧化磷酸化解偶联，使呼吸功能丧失，ATP合成停止，线粒体基质Ca^{2+}外流，还原性谷胱甘肽和NADP $H+H^+$减少，超氧阴离子增加，凋亡诱导因子（apoptosis inducing factor，AIF）的释放，最终导致细胞凋亡。

（三）线粒体释放Cyt c引发细胞凋亡

线粒体膜通透性改变导致介导凋亡的分子释放，如细胞色素c、凋亡诱导因子（AIF）、多种降解酶、caspase前体（procaspase 9）等。其中最有效的凋亡激活剂的是Cyt c和AIF。哺乳动物细胞中，在凋亡过程中起关键作用的一些含有半胱氨酸－天冬氨酸特异蛋白酶，被称为caspase。caspase主要以酶原形式存在于健康细胞中，通过活化发生蛋白水解获得活性。caspase有多种，它们可以逐级水解活化，共同促进凋亡进程。Cyt c从线粒体膜释放入胞浆后，与胞浆中的凋亡蛋白酶激活因子Apaf1结合，通过激活procaspase 9形成caspase 9，启动caspase的级联反应。活化的caspase 9进而激活其他的caspase，活化的caspase能特异水解底物蛋白，使其在ASP残基处发生断裂，最终导致细胞凋亡。同时由于Cyt c是呼吸链的主要组分，它的释放破坏了呼吸链的完整，线粒体膜的肿胀也影响了其他呼吸链组分的正常功能，导致细胞呼吸功能丧失，ATP减少，并释放活性氧（ROS），加速细胞凋亡。

线粒体释放的另一凋亡诱导因子AIF是一种黄素蛋白。正常情况下，AIF被封闭于线粒体中。在细胞发生凋亡时，AIF被转运至细胞核。重组的AIF能诱导细胞核中染色质凝集和DNA大规模降解。

研究线粒体在细胞凋亡中的作用机制不仅具有重要的理论意义，而且对开发、研制以线粒体为靶目标的各种药物，治疗老年性痴呆、帕金森病等神经系统退行性疾病也具有十分广阔的前景。

四、线粒体与衰老 Mitochondria and Aging

衰老是一种复杂的病理生理现象。近年来大量研究表明，衰老的发展过程与线粒体功能异常密切相关。

线粒体既是细胞内能量合成的主要场所，也是细胞内自由基的主要来源之处。在正常生理条件下，这些超氧阴离子可被体内的超氧化物歧化酶（SOD）清除。然而，SOD活性容易受各种因素影响，并且会随增龄而降低。因此，一些O_2^-可逃脱SOD的清除。另外，衰老细胞抗氧化酶活性下降，线粒体对自由基的清除能力降低，急性产生的氧自由基就能通过Fenton反应导致电子传递链酶复合体Ⅰ、Ⅱ和Ⅲ内的Fe-S中心失活，从而使线粒体能量合成发生障碍。mtDNA较易受自由基攻击，发生氧化损伤而引起突变。mtDNA损伤可导致线粒体功能缺陷，ATP合成减少。当组织内生物能量供应不足时，即可表现出衰老症状。

SUMMARY

While the large quantity of NADH resulting from TCA cycle activity can be used for reductive biosynthesis, the reducing potential of mitochondrial NADH is most often used to supply the energy for ATP synthesis via oxidative phosphorylation.

In oxidative phosphorylation, the synthesis of ATP is coupled to the flow of electrons from NADH or $FADH_2$ to O_2 by a proton gradient across the inner mitochondrial membrane. Electron flow through the asymmetrically oriented transmembrane complexes results in the pumping of protons out of the mitochondrial matrix and the generation of a membrane potential. ATP is synthesized when protons flow back to the matrix through a channel in an ATP-synthesizing complex, the ATP synthase. Oxidative phosphorylation exemplifies a fundamental theme of bioenergetics: the transmission of free energy by proton gradients.

Electron flow through the mitochondrial electron transport assembly is carried out through several enzyme complexes, known as Complexes Ⅰ, Ⅱ, Ⅲ, and Ⅳ.

The electron carriers in the respiratory assembly of the inner mitochondrial membrane are quinones, flavins, iron-sulfur complexes, heme groups of cytochromes, and copper ions. Electrons from NADH are transferred to the FMN prosthetic group of NADH-Q oxidoreductase (Complex Ⅰ), the first of four complexes. This oxidoreductase also contains Fe-S centers. The electrons emerge in QH_2, the reduced form of ubiquinone (Q). The citric acid cycle enzyme, succinate dehydrogenase, is a component of the succinate-Q reductase complex (Complex Ⅱ) which donates electrons from $FADH_2$ to Q to form QH_2. This highly mobile hydrophobic carrier transfers its electrons to Q-cytochrome c oxidoreductase (Complex Ⅲ), a complex that contains cytochromes b and c_1 and an Fe-S center. This complex reduces cytochrome c, a water soluble peripheral membrane protein. Cytochrome c, like Q, is a mobile carrier of electrons, which then transfers to cytochrome oxidase (Complex Ⅳ). This complex contains cytochromes a and a_3 and copper ions. A heme iron ion and a copper ion in this oxidase transfer electrons to O_2, the ultimate acceptor, to form H_2O.

The flow of electrons through Complexes Ⅰ, Ⅲ and Ⅳ leads to the transfer of protons from the matrix side to the cytosolic side of the inner mitochondrial membrane. A proton-motive force consisting of a pH gradient (matrix side basic) and a membrane potential (matrix side negative) is generated. The flow of protons back to the matrix side through ATP synthase drives ATP synthesis. The difference in free energy of electron flow through Complexes Ⅰ and Ⅱ accounts for the fact that a pair of electrons originating from NADH and passing to oxygen supports production of 3 equivalents of ATP, while 2 electrons from succinate support the production of only 2 equivalents of ATP.

Mitochondria employ a host of carriers, or transporters, to move molecules across the inner mitochondrial membrane. The electrons of cytoplasmic NADH are transferred into the mitochondria by the glycerol phosphate shuttle to form $FADH_2$ from FAD and gives rise to 2 equivalents of ATP. In some tissues, such as that of heart and muscle, mitochondrial glycerol-3-phosphate dehydrogenase is present in very low amounts, and the malate aspartate shuttle is the dominant pathway for aerobic oxidation of cytosolic NADH. In contrast to the glycerol phosphate shuttle, the malate-aspartate shuttle generates 3 equivalents of ATP for every cytosolic NADH oxidized.

Some of agents are inhibitors of electron transport at specific sites in the electron transport assembly, while others stimulate electron transport by discharging the proton gradient. For example, antimycin A is a specific inhibitor of cytochrome b. An important class of antimetabolites is the uncoupling agents exemplified by 2,4-dinitrophenol (DNP). Uncoupling agents act as lipophilic weak acids, associating with protons on the exterior of mitochondria, passing through the membrane with the bound proton, and dissociating the proton on the interior of the mitochondrion.

复 习 题

1. 生物氧化的方式和特点是什么?
2. 何谓呼吸链？由哪些组分构成?
3. 列举维生素在生物氧化中的作用。
4. 细胞色素体系分哪几类？各有何特点?
5. 常见的呼吸链电子传递抑制剂有哪些？他们的作用机制是什么？
6. 试述体内 ATP 如何生成?
7. 何谓穿梭系统?体内有哪些重要穿梭系统?其意义如何?
8. 过氧化氢酶、过氧化物酶有何生理功用?在作用机制上有何异同?
9. 在一个具有全部细胞功能的哺乳动物细胞匀浆中加入下列不同的底物，当全部被氧化成 CO_2 和 H_2O 时产生多少 ATP?

   （1）葡萄糖 （2）丙酮酸 （3）乳酸 （4）1,6- 二磷酸果糖 （5）磷酸烯醇式丙酮酸 （6）柠檬酸 （7）磷酸二羟丙酮 （8）NADH

10. 解释名词：

    （1）生物氧化 （2）氧化磷酸化 （3）作用物水平磷酸化 （4）P/O 比 （5）超氧化物歧化酶

主要参考书和文献

1. 张迺蘅主编. 生物化学. 第 2 版. 北京：北京大学医学出版社，1999
2. 周爱儒主编. 生物化学. 第 6 版. 北京：人民卫生出版社，2004
3. David L. Nelson, Michael M. Cox. Lehninger Principles of Biochemistry. 4th ed. New York: W. H. Freeman and Company, 2005
4. Jeremy M. Berg, John L. Tymoczko, Lubert Stryer. Biochemistry. 5th ed. New York: W. H. Freeman and

Company, 2002

5. Rorbert K. Murray, Daryl K. Granner, Peter A. Mayes, et al. Harper's Biochemistry. 26th ed. New York: McGrow Hill Company, 2003
6. 王镜岩，朱圣庚等主编. 生物化学（下册）. 第三版. 北京：高等教育出版社, 2002
7. Campos Y, Martin MA. Molecular genetics of disorders of mitochondrial respiratory chain. *Rev Neurol.* 2002, 35(2): 53-58
8. Schapira AH. Primary and secondary defects of the mitochondrial respiratory chain. *J Inherit Metab Dis.* 2002, 25(3): 207-214

（王海英　张家萍）

第八章 脂类代谢

CHAPTER 8 METABOLISM OF LIPIDS

PRINCIPAL POINTS

The oxidation of fatty acids includes four steps. The first step is the activation of a fatty acid by forming acyl-CoA. In the second step, the acyl-CoA is transported into the mitochondrion. The transport of long-chain fatty acids across the inner mitochondrial membrane requires the coenzyme carnitine. The principal fate of acyl-CoA in the mitochondrion is β-oxidation. Each cycle of β-oxidation shortens the fatty acid by two carbons and produces an acetyl residue in the third step. NADH and $FADH_2$ are formed in two oxidative reactions during each cycle. The acetyl-CoA formed by β oxidation is completely oxidized to CO_2 and H_2O by the TCA cycle and respiratory chain oxidation.

The term ketone bodies is applied to the three biosynthetically related products acetoacetate, β-hydroxybutyrate, and acetone. Acetoacetate and β-hydroxybutyrate are formed from acetyl-CoA in liver mitochondria via the pathway of ketogenesis. The liver releases the ketone bodies into the blood for transport to other tissues, where they are used as an important source of metabolic energy. With the exception of some specialized cell types such as neurons and erythrocytes, all cells of the body can oxidize fatty acids.

Phosphatidic acid, the parent compound of the phosphoglycerides, is synthesized from phosphoglycerol and CoA-activated fatty acids. Either the alcoholic substituent of the phosphoglycerides is introduced from a CDP-activated precursor, or phosphatidic acid becomes activated in the form of CDP-diacylglycerol. The phosphoglycerides are remodeled and eventually degraded by various phospholipases.

Cholesterol is synthesized in the body entirely from acetyl-CoA. Three molecules of acetyl-CoA form mevalonate via the important regulatory reaction for the pathway, catalyzed by HMG-CoA reductase. Next, a five-carbon isopentenyl pyrophosphate is formed, and six of these condense to form squalene. Squalene undergoes cyclization to form the parent steroid lanosterol, which, after the loss of three methyl groups, forms cholesterol.

There are four major groups of lipoproteins: Chylomicrons transport lipids resulting from digestion and absorption. Very-low-density lipoproteins (VLDL) transport triacylglycerol from the liver. Low-density lipoproteins (LDL) deliver cholesterol to the tissues, and high-density lipoproteins (HDL) remove cholesterol from the tissues in the process known as reverse cholesterol transport.

脂类是自然界中可被机体利用的重要营养素之一，其化学组成并非均一，多数含有脂肪酸或脂肪酸的衍生物。脂类具有共同的物理性质，即不溶于水而溶于有机溶剂中，如乙醚、乙醇、丙酮、氯仿等。这类物质可分为脂肪和类脂两大类，脂肪（fat）即三脂酰甘油或称甘油三酯（triacylglycerols）；类脂（lipoid）主要指磷脂、糖脂、胆固醇及其酯等。

脂肪酸（fatty acids）是构成脂类的重要成分。组成人体的脂肪酸通常都含有偶数碳原子，主要是 14 ～ 24 碳的脂肪酸，而 16 碳和 18 碳的脂肪酸含量最多（表 8-1）。

表 8-1　动物体内天然存在的脂肪酸

名称	碳原子数	双键数	分子式
月桂酸盐	12	0	$CH_3(CH_2)_{10}COO^-$
肉豆蔻酸盐	14	0	$CH_3(CH_2)_{12}COO^-$
软脂酸盐	16	0	$CH_3(CH_2)_{14}COO^-$
硬脂酸盐	18	0	$CH_3(CH_2)_{16}COO^-$
花生酸盐	20	0	$CH_3(CH_2)_{18}COO^-$
山嵛酸盐	22	0	$CH_3(CH_2)_{20}COO^-$
木焦油酸盐	24	0	$CH_3(CH_2)_{22}COO^-$
软油酸盐	16	1	$CH_3(CH_2)_5CH=CH(CH_2)_7COO^-$
油酸盐	18	1	$CH_3(CH_2)_7CH=CH(CH_2)_7COO^-$
亚油酸盐	18	2	$CH_3(CH_2)_4(CH=CHCH_2)_2(CH_2)_6COO^-$
亚麻酸盐	18	3	$CH_3CH_2(CH=CHCH_2)_3(CH_2)_6COO^-$
花生四烯酸盐	20	4	$CH_3(CH_2)_4(CH=CHCH_2)_4(CH_2)_2COO^-$

脂肪酸的碳原子从羧基功能团开始计数，依次将与其相邻的碳原子 2 称为 α- 碳原子，其次为 β- 碳原子等；远端的甲基碳也叫做 ω- 碳原子。

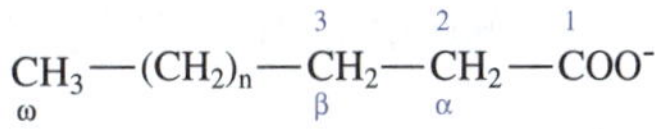

双键的位置用 Δ 表示，如 Δ^9 顺表示在碳原子 9 和 10 之间有一个顺式双键。双键位置也可以以远端 ω- 碳原子为 1 来计数，如 ω-3 脂肪酸的结构式为：

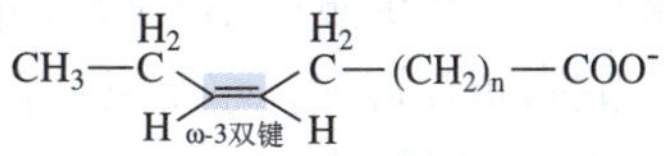

第一节　脂类的生理功用

Section 1　PHYSIOLOGICAL ROLES OF LIPIDS

一、储存及供给机体所需能量 Fuel Storage and Energy Source

储能、供能是脂肪最主要的生理功能。1 克脂肪在体内完全氧化时释放出的能量约为 38kJ（9kcal），这比 1 克糖（17kJ, 即 4kcal）或蛋白质所放出的能量多一倍以上。因此，从单位重量供能比较，脂肪比糖或蛋白质都优越。此外，脂肪因具疏水性质，储存时几乎不结合水，所占空间小，有利于大量储存，当机体需要时，它们将分解供能。

二、机体的重要结构成分 Essential Composition of Living Organisms

脂类是体内不可缺少的组成成分。类脂，特别是磷脂和胆固醇，是所有生物膜的重要组分。这些膜能维持细胞的完整，分隔细胞内部的不同部分，且与细胞的代谢有关。这些脂类的量相当恒定，不因肥胖而增加，也不因饥饿而减少。脂肪是脂肪组织的主要组成成分，其量不如类脂恒定。

三、脂类及其衍生物参与代谢的调节 Important Properties in Regulating and Signaling

脂类不仅是储能、供能及构成机体各组织的基本组成成分，而且还参与组织细胞间信息的传递。如二十碳多不饱和脂肪酸在很多组织中均可衍变生成前列腺素、血栓素及白三烯等，它们分别参与了多种细胞代谢活动，在调节细胞代谢上具有重要作用。它们多在发挥作用的部位或其邻近部位产生及代谢，不需要血液转运，因此，实际上可认为是局部激素。又如，由胆固醇转化生成的维生素 D_3，经进一步羟化后形成 1, 25- 二羟维生素 D_3，具有调节钙磷代谢的活性。此外，磷脂酰肌醇经磷酸化后生成的磷脂酰肌醇-4, 5-二磷酸，进一步经酶解作用产生甘油二酯和三磷酸肌醇，两者皆可作为某些激素的第二信使对代谢发挥调节作用（详见第十八章）。

第二节　脂类的消化和吸收

Section 2　DIGESTION AND ABSORPTION OF LIPIDS

一、脂类的消化 Digestion of Lipids

胃液中仅含有少量的脂肪酶（lipase），它的最适 pH 在 6.3 ~ 7.0 之间，而成人胃液 pH 约为 1~2，故脂肪在胃内几乎不发生消化作用。在婴儿，由于胃酸较少且乳中脂肪呈乳化状态，在胃内可以开始脂肪的消化。无论成人或婴儿，脂肪消化的主要部位是小肠。食物脂类在小肠腔中由于肠蠕动所起的搅拌作用和胆汁酸盐微团的掺入，分散形成细小的乳胶体。同时，胰腺分泌大量的胰脂肪酶（pancreatic lipase），它在这些乳化颗粒的水油界面上，催化脂肪分子中的甘油 1 位和 3 位酯键水解，生成 2 分子的脂肪酸和甘油一酯。

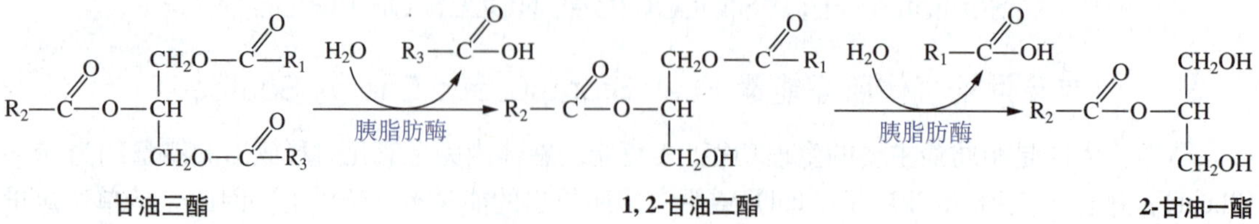

R_1, R_2, R_3 分别代表不同链长的脂肪酸烃链

胆汁酸盐是胆固醇在肝细胞的转化产物，与磷脂、胆固醇等共同分泌至胆道，在胆囊内互相混合，形成以胆汁酸盐为主的微细颗粒。胆汁酸盐是脂肪酶在小肠消化脂肪必不可少的。体

外实验显示，过量的胆汁酸盐可抑制胰脂肪酶活性。但在体内，由于胰液中尚有一种称为辅脂酶（colipase）的小分子蛋白质，它使胰脂酶在生理浓度的胆汁酸盐存在下仍能催化脂肪水解。

胰腺还分泌一种磷脂酶A原，受胰蛋白酶激活形成磷脂酶 A_2（phospholipase A_2），它只在胆汁酸盐和 Ca^{2+} 存在下才有催化活性。此酶催化磷脂酰胆碱生成溶血磷脂酰胆碱和一分子脂肪酸。磷脂酶 A_2 也存在于小肠黏膜中。溶血磷脂酰胆碱也是一种有效的表面活性剂，有助于食物脂类的乳化，促进脂肪消化。胰腺还分泌胆固醇酯酶（cholesterol esterase），催化胆固醇酯水解，生成脂肪酸和胆固醇。

脂类消化过程中产生的脂肪酸、甘油一酯、溶血磷脂酰胆碱等都有较大的极性，能够从乳胶体的脂相扩散到胆汁酸盐微团中去。这种混合微团体积很小，而且带有极性、颇易扩散，通过盖在小肠绒毛表面的水层，而使脂类消化产物进入黏膜细胞内。因此胆汁酸盐微团可视为脂类消化产物扩散到肠黏膜细胞去的运载工具。

二、脂类的吸收和吸收后的命运 Absorption and Fate of Lipids

脂肪吸收的部位主要在十二指肠下部和空肠上部。短链脂肪酸构成的甘油三酯容易分散、被酶完全水解，所以多以脂肪酸、甘油的形式而被吸收，吸收后通过门静脉入肝。中等长度链脂肪酸（8碳～12碳）构成的甘油三酯也基本上被完全水解，大部分循门静脉系统入肝，仅一小部分与长链脂肪酸一起在小肠黏膜（细胞）再合成为甘油三酯，继而组成乳糜微粒（chylomicron）（见本章第六节）。长链脂肪酸及其甘油三酯吸收后，在肠黏膜细胞的内质网上大部分重新合成为甘油三酯，小部分脂肪酸则酯化胆固醇。

磷脂及其水解产物溶血磷脂的吸收部位与脂肪相同。溶血磷脂吸收后也重新合成为磷脂。胆固醇酯需水解成胆固醇才能被吸收。植物固醇，如β-谷固醇，不但不易被吸收，而且能抑制胆固醇的吸收。混合微粒释出脂类成分后，留下的胆汁酸盐可在回肠下部吸收入肝，再排泄至胆囊、重新组成胆汁酸盐微团，反复利用，此即胆汁酸盐的肠肝循环（第二十一章）。在脂类的消化吸收过程中，胆汁酸盐微团起很重要的作用。若胆汁酸盐合成减少，或胆道阻塞而使胆汁酸盐微团分泌入肠受到障碍，都会影响到脂肪的消化吸收。

甘油三酯形成后，在滑面内质网与磷脂、胆固醇以及一种特异的蛋白质——载脂蛋白B合成为乳糜微粒。这种乳糜微粒可通过高尔基复合体，释入组织间液中，进入乳糜管，再经淋巴循环进入血液循环（Fig. 8-1）。

第三节　甘油三酯的中间代谢

Section 3　INTERMEDIATE METABOLISM OF TRIACYLGLYCEROLS

甘油三酯即脂肪，是体内脂类物质中含量最多者，正如其他物质一样，也是在不断更新中，因此甘油三酯的合成与分解代谢是脂类中间代谢的主要内容。

一、甘油三酯的水解 Hydrolysis of Triacylglycerols in Adipose Tissue

甘油三酯的分解代谢是从水解开始。脂肪组织中的甘油三酯在各种脂肪酶作用下逐步水

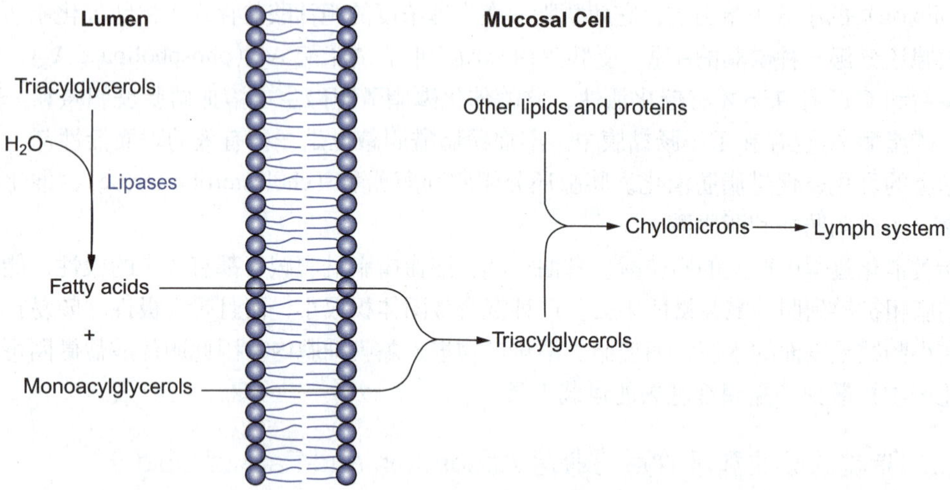

Fig. 8-1 Formation of chylomicrons

解，生成游离脂肪酸（free fatty acid）和甘油（glycerol），水解产物被释放入血液，经血循环供其他组织利用，此过程称为脂肪动员（fat mobilization）。

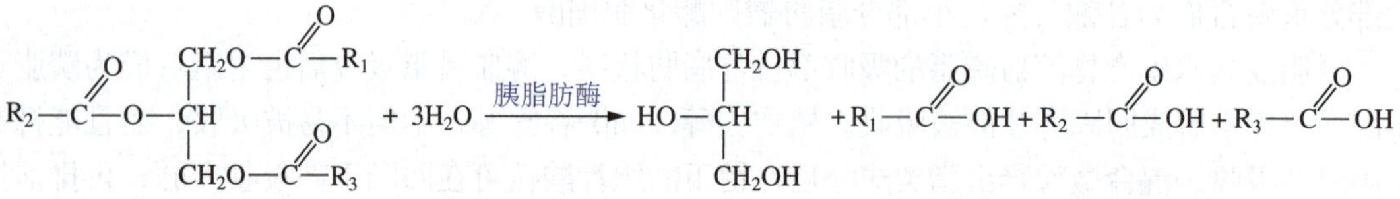

甘油三酯　　　甘油　　　游离脂肪酸

在脂肪组织中，甘油三酯脂肪酶可催化甘油三酯分子中第 1 或第 3 位酯键断裂，生成游离脂肪酸和甘油二酯，后者可继续进行酶促水解反应。甘油三酯脂肪酶催化的反应是甘油三酯水解的限速步骤，故此酶为限速酶（rate-limited enzyme），它受多种激素调控，所以又称为激素敏感脂肪酶（hormone-sensitive lipase）。肾上腺素、胰高血糖素及促肾上腺皮质激素等可作用于细胞膜表面受体而激活腺苷酸环化酶，促使 ATP 转变为 cAMP，后者再激活蛋白激酶 A（cAMP-dependent protein kinase，PKA），从而使胞液内的甘油三酯脂肪酶磷酸化而被活化，水解活性增强。因此这些激素称为脂解激素（lipolytic hormones）。而胰岛素、前列腺素等能抑制脂肪动员，对抗脂解激素的作用（Fig. 8-2）。

位于各组织毛细血管内皮细胞及其邻近细胞表面的脂蛋白脂肪酶（lipoprotein lipase，LPL）能催化脂蛋白中的甘油三酯水解。在饥饿状态下，这种来源的脂肪酸主要在肌肉等组织被氧化利用。

二、脂肪酸的氧化 Oxidation of Fatty Acids

（一）饱和脂肪酸的氧化

脂肪酸在供氧充足的条件下，可氧化分解生成 CO_2 和水，并释放出大量能量供机体利用。

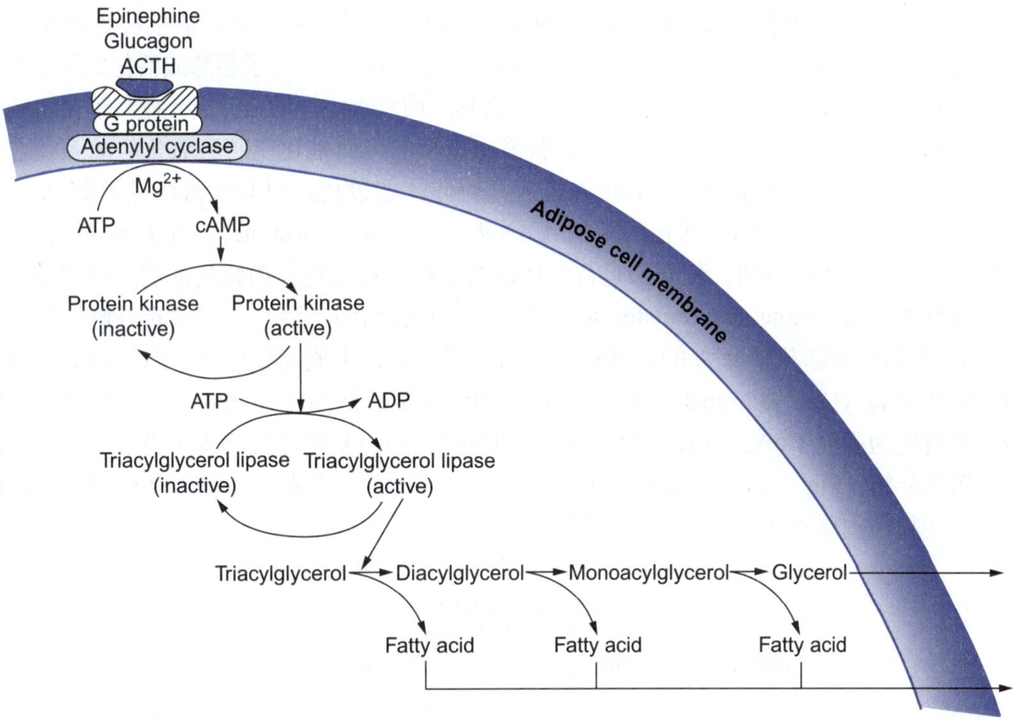

Fig. 8-2 Fat mobilization

在体内，脂肪酸氧化以肝和肌肉最为活跃，而在神经组织中极为低下。

脂肪酸是如何被氧化的？早在 1904 年，Knoop 利用苯环不能被机体氧化分解的性质，用化学方法将苯环连接于脂肪酸的烃链末端合成苯脂酸，并以此饲养犬，然后分析犬尿中苯脂酸的代谢产物。他发现，当饲以含奇数碳的脂肪酸时，尿中排出的代谢产物为马尿酸（苯甲酸与甘氨酸的结合产物）；当饲以含偶数碳的脂肪酸时，尿中排出的均为苯乙尿酸（苯乙酸与甘氨酸的结合产物）。亦即含奇数碳的苯脂酸在体内氧化产物为苯甲酸，含偶数碳的苯脂酸其氧化产物为苯乙酸。据此他提出，脂肪酸在体内的氧化分解是从脂肪酸羧基端的 β 碳原子开始，每氧化一次断裂脱去两个碳原子，烃链的 β 碳原子被氧化成为羧基，此即“β氧化学说”。以后又经酶学及同位素标记技术证实了此学说。到 20 世纪 50 年代，人们已逐步阐明了脂肪酸氧化的具体过程。

脂肪酸氧化过程可概括为活化、转移、β 氧化及最后经三羧酸循环被彻底氧化生成 CO_2 和 H_2O 并释放出能量等四个阶段。

1. 脂肪酸的活化　脂肪酸氧化首先必须被活化。在 ATP、CoASH、Mg^{2+} 存在时，由位于内质网及线粒体外膜的脂酰 -CoA 合成酶（acyl-CoA synthetase）催化脂肪酸生成脂酰 -CoA。

$$RCH_2CH_2CH_2-\overset{\overset{\displaystyle O}{\|}}{C}-OH + ATP + CoASH \xrightarrow[Mg^{2+}]{\text{脂酰-CoA合成酶}} RCH_2CH_2CH_2-\overset{\overset{\displaystyle O}{\|}}{C}-SCoA + AMP + PP_i$$

反应中产生的焦磷酸（PP_i）立即在细胞内的焦磷酸酶催化下水解，生成两分子无机磷酸，从而阻止了逆向反应的进行，故此反应实为单向反应。反应过程中 ATP 丢失能量转变为 AMP，并释放焦磷酸，而 AMP 需经两次磷酸化后才能补充 ATP。所以，一分子脂肪酸活化实际上等于消耗了两分子 ATP。活化的脂肪酸不仅为一高能化合物，而且水溶性增强，因此提高了代谢活性。

2. 脂酰-CoA 的转移　脂肪酸活化是在胞液中进行的，而催化脂肪酸氧化的酶系存在于线粒体基质内，故活化的脂酰 -CoA 必须先进入线粒体才能氧化。已知长链脂酰辅酶 A 是不能直接透过线粒体内膜的，因此活化的脂酰 -CoA 要借助肉碱（carnitine），即 *L*-β- 羟 -γ- 三甲氨基丁酸，被转运入线粒体内。赖氨酸是合成肉碱的原料。在线粒体内膜的外侧、内侧分别有肉碱脂酰转移酶Ⅰ（carnitine-acyl transferase）和酶Ⅱ，两者为同工酶。位于内膜外侧的酶Ⅰ，促进脂酰-CoA 的脂酰基从辅酶 A 的 S 转移到肉碱的羟基上，生成脂酰肉碱，后者可借助线粒体内膜上的转位酶（或载体, translocase），转运到内膜内侧。然后，在酶Ⅱ催化下脂酰肉碱释放肉碱，并转变为脂酰-CoA。这样，原本位于胞液的脂酰-CoA 穿过线粒体内膜、进入线粒体基质而被氧化分解（Fig. 8-3）。一般地，10 个碳原子以下的活化脂肪酸不需经此途径转运，而是直接通过线粒体内膜进入线粒体内进行氧化。

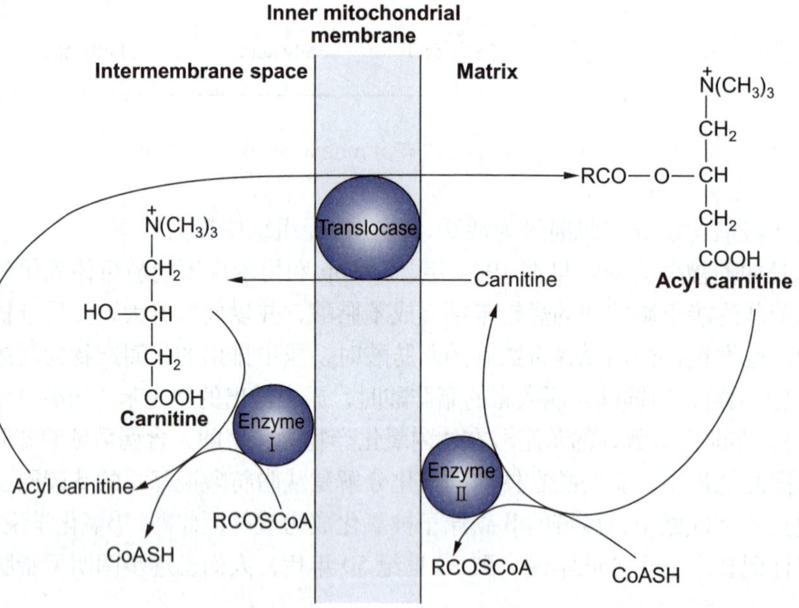

Fig. 8-3　Transport of long-chain fatty acids into mitochondrion via carnitine-acyl transferases
Enzyme Ⅰ: Carnitine-acyl transferase Ⅰ, Enzyme Ⅱ: Carnitine-acyl transferase Ⅱ

此转移过程是脂肪酸氧化的限速步骤，肉碱脂酰转移酶Ⅰ是限速酶。在某些生理及病理情况下，如饥饿、高脂低糖膳食及糖尿病等，机体糖氧化利用降低，此时肉碱脂酰转移酶Ⅰ活性增强，脂肪酸氧化分解供能增多。

3. 脂肪酸的 β 氧化　脂酰-CoA 进入线粒体基质后，在脂肪酸 β 氧化酶系催化下，进行脱氢、加水、再脱氢及硫解 4 步连续反应，最后使脂酰基断裂生成一分子乙酰-CoA 和一分子比原来少了两个碳原子的脂酰 -CoA。因反应均在脂酰 -CoA 烃链的 α、β 碳原子间进行，最后

β 碳被氧化成酰基，故称为 β 氧化（β oxidation）。

β 氧化过程：①脱氢：脂酰-CoA 在脂酰 -CoA 脱氢酶（acyl-CoA dehydrogenase）的催化下，其烃链的 α、β 位碳上各脱去一个氢原子，生成反 -Δ^2- 烯酰 -CoA（*trans*-Δ^2-enoyl-CoA），脱下的两个氢原子由该酶的辅酶 FAD 接受生成 $FADH_2$。后者经电子传递链传递给氧而生成水，同时伴有 1.5 分子 ATP 的生成（第七章）。②加水：反-Δ^2 - 烯酰-CoA 在烯酰-CoA 水合酶（enoyl-CoA hydratase）的催化下，加水生成 *L*-β- 羟脂酰 CoA （*L*-β-hydroxy acyl-CoA）。③再脱氢：*L*-β- 羟脂酰 -CoA 在 *L*-β- 羟脂酰 -CoA 脱氢酶（*L*-β-hydroxyacyl-CoA dehydrogenase）催化下，脱去 β 碳上的 2 个氢原子生成 β- 酮脂酰-CoA，脱下的氢由该酶的辅酶 NAD^+ 接受，生成 NADH + H^+。后者经电子传递链氧化生成水及 2.5 分子 ATP。④硫解：β-酮脂酰-CoA 在 β- 酮脂酰 -CoA 硫解酶（β-ketoacyl-CoA thiolase）催化下，加一分子 CoASH 使碳链断裂，产生乙酰 -CoA 和一个比原来少两个碳原子的脂酰 -CoA。以上 4 步反应均可逆行，但全过程趋向分解，尚未发现明确的调控位点（Fig. 8-4）。

含偶数碳原子的脂酰-CoA 每经一次连续脱氢、加水、再脱氢、硫解过程，生成一分子乙酰-CoA，碳链缩短两个碳原子，同时伴有 4 分子 ATP 生成；如此反复进行多次，最后全部转变成乙酰 -CoA。如以含 16 碳的饱和软脂酰 -CoA β 氧化为例，其氧化的总反应式如下：

$$CH_3(CH_2)_{14}CO{-}SCoA + 7CoASH + 7FAD + 7NAD^+ + 7H_2O \longrightarrow 8CH_3CO{-}SCoA + 7FADH_2 + 7NADH + 7H^+$$

4. 乙酰-CoA 的彻底氧化　在分解代谢过程，经脂肪酸 β 氧化产生的乙酰 -CoA，与来自糖代谢中丙酮酸氧化脱羧生成的乙酰-CoA 均需经三羧酸循环被彻底氧化生成 CO_2 及 H_2O，同时释放出能量供机体利用。

5. 脂肪酸氧化的能量生成　脂类的重要生理功用之一是氧化供能，这主要是由脂肪酸氧化提供的。脂肪酸氧化产能是在其氧化的第三、第四阶段。每经历一次 β氧化产生 4 分子 ATP，每分子乙酰-CoA 经三羧酸循环彻底氧化、生成 CO_2 及 H_2O 的同时，产生 10 分子 ATP。如以软脂酸（palmitic acid）氧化为例，活化的软脂酰-CoA 需经 7 次 β 氧化，产生 8 分子乙酰 -CoA。因此，一分子软脂酸氧化共生成：7 × 4 ATP + 8 × 10 ATP ＝ 28 ATP + 80 ATP ＝ 108 ATP。但在脂肪酸氧化过程中还有能量的消耗，在脂肪酸氧化的第一阶段活化时，消耗了相当于 2 分子 ATP，故一分子软脂酸彻底氧化净生成 106 个 ATP。

天然脂肪酸中绝大多数含偶数碳原子，但也有极少含奇数碳原子的脂肪酸，它们是如何氧化的呢？

（二）奇数碳原子脂肪酸的氧化

人体含有的极少数奇数碳原子的脂肪酸，经活化、转移后，再经多次 β 氧化生成多个分子的乙酰 -CoA，但最终生成含奇数碳原子的丙酰 -CoA（当然，它亦可来自某些氨基酸的氧化）。丙酰 -CoA 先经羧化，后在消旋酶与变位酶作用下，转变为琥珀酰 -CoA。后者为三羧酸循环的中间产物，沿三羧酸循环途径将继续转变为苹果酸，再转变为丙酮酸（见第六章），其在体内可被彻底氧化，亦可转变生成糖。

（三）不饱和脂肪酸的氧化

在线粒体，不饱和脂肪酸的氧化与饱和脂肪酸的氧化基本相同。但是，β 氧化酶系的作用物烯酰-CoA

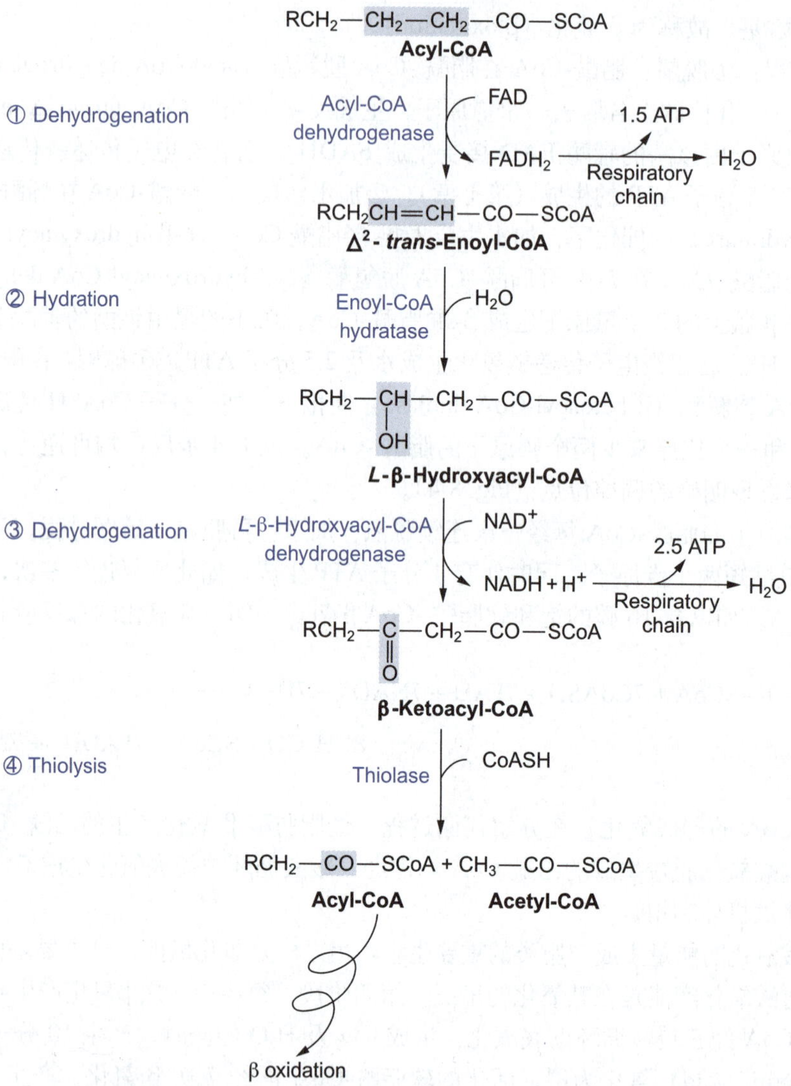

Fig. 8-4 Reaction sequence of β oxidation

必须为Δ^2-反式构型，否则β氧化不能继续进行。因为天然不饱和脂肪酸中的双键多为顺式构型，所以在不饱和脂肪酸氧化过程中需借助酶促使其转变为Δ^2-反式构型。例如，油酸（18∶1Δ^9）在氧化过程中产生Δ^3-顺式构型的烯酰-CoA中间产物，需经Δ^3-顺-Δ^2-反烯脂酰-CoA异构酶（Δ^3-*cis*, Δ^2-*trans*-enoyl-CoA isomerase）催化，转变为Δ^2-反-烯酰-CoA才能继续被氧化。又如，亚油酸（18∶2 $\Delta^{9,12}$）氧化时，生成的Δ^2-反-Δ^4-顺式构型中间产物在2, 4-二烯酰-CoA还原酶（一种以$NADP^+$为辅酶的还原酶）催化下，还原生成Δ^3-反-烯酰-CoA，后者再经异构酶催化转变为Δ^2-反-烯酰-CoA而继续β氧化。现将亚油酸氧化过程列出如Fig. 8-5。

（四）脂肪酸氧化的其他方式

哺乳类动物体内脂肪酸氧化除β氧化之外，尚有α与ω氧化等次要方式。

1. 脂肪酸α氧化　某些支链脂肪酸可在内质网及线粒体内经加单氧酶（monooxygenase）催化α碳原子羟化，

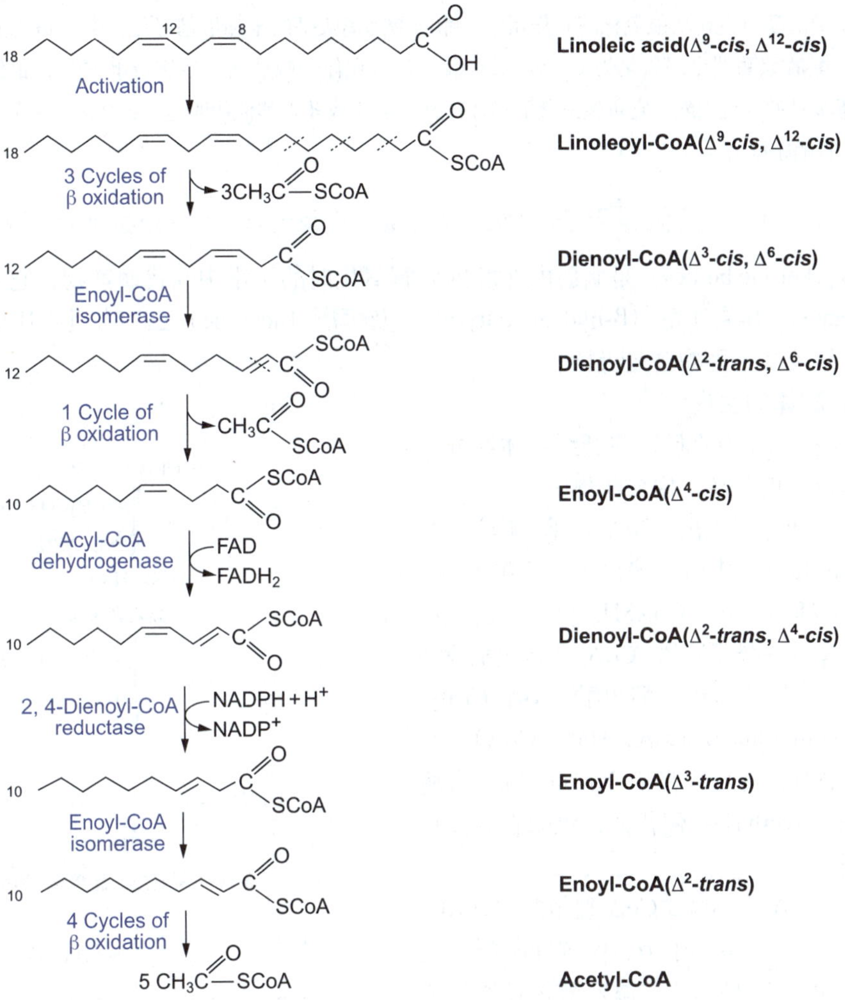

Fig. 8-5　Oxidation of linoleic acid

然后再经脱羧酶作用，从脂肪酸的羧基末端失去一个碳原子，而 α 碳被氧化成为羧基，这一过程称为 α 氧化。

$$CH_3-(CH_2)_n-\underset{\alpha}{CH_2}-\overset{O}{\overset{\|}{C}}-OH \longrightarrow CH_3-(CH_2)_n-\underset{\alpha}{\overset{OH}{\overset{|}{CH}}}-\overset{O}{\overset{\|}{C}}-OH \longrightarrow CH_3-(CH_2)_n-\underset{\alpha}{\overset{O}{\overset{\|}{C}}}-OH + CO_2$$

例如植烷酸 [phytanic acid，$CH_3-\overset{CH_3}{\overset{|}{CH}}-(CH_2)_3-\overset{CH_3}{\overset{|}{CH}}-(CH_2)_3-\overset{CH_3}{\overset{|}{CH}}-(CH_2)_3-\overset{CH_3}{\overset{|}{CH}}-CH_2-COOH$]，因为在其 β 碳原子上有一个支链甲基，所以不能进行 β 氧化产生 β-酮脂酰-CoA。它的分解过程需先经 α 氧化，脱去末端羧基，使 β 碳转为 α 碳、原来与 β 碳相连的支链甲基成为 α 碳的支链，可继续进行 β 氧化。先天性 α-羟化酶缺陷者因不能氧化植烷酸，而造成大量植烷酸在组织和血液中堆积，引起末梢神经炎及小脑运动失调等神经症状。

2. 脂肪酸的 ω 氧化　中长链的脂肪酸（8 碳～ 12 碳）在过氧化物酶体或内质网可进行另一种少见的 ω

氧化。在加单氧酶（混合功能氧化酶）作用下，脂肪酸远离羧基的末端甲基羟化，生成ω-羟脂肪酸，再经胞液中的醇、醛脱氢酶催化、氧化为α，ω-二羧酸，其可在任一端被活化后进行β氧化，最终产生二羧酸。二羧酸中最多见的为琥珀酸，它可经三羧酸循环被彻底氧化或转入其他代谢途径；如果产生的二羧酸不能继续进行代谢，将随尿排出。

三、酮体的生成和利用 Formation and Utilization of Ketone Bodies

酮体（ketone bodies）是脂肪酸在肝内分解氧化时的正常中间代谢产物，它专指乙酰乙酸（acetoacetate）、β-羟丁酸（β-hydroxybutyrate）及丙酮（acetone）三种有机物质而言。其中β-羟丁酸含量较多，丙酮含量极微。

（一）酮体的生成

以乙酰-CoA为原料，在肝线粒体经酶催化，先缩合、再裂解，生成酮体。

首先由两分子乙酰-CoA在β-酮硫解酶（β-ketothiolase）作用下缩合生成乙酰乙酰-CoA，同时释出一分子CoASH。然后，乙酰乙酰-CoA再与一分子乙酰-CoA缩合生成含6个碳的3-羟3-甲基戊二酸单酰-CoA（3-hydroxy-3-methylglutaryl-CoA，HMG-CoA），并释出CoASH。此反应是由HMG-CoA合酶（HMG-CoA synthase）催化的，该酶在肝线粒体中含量极高。

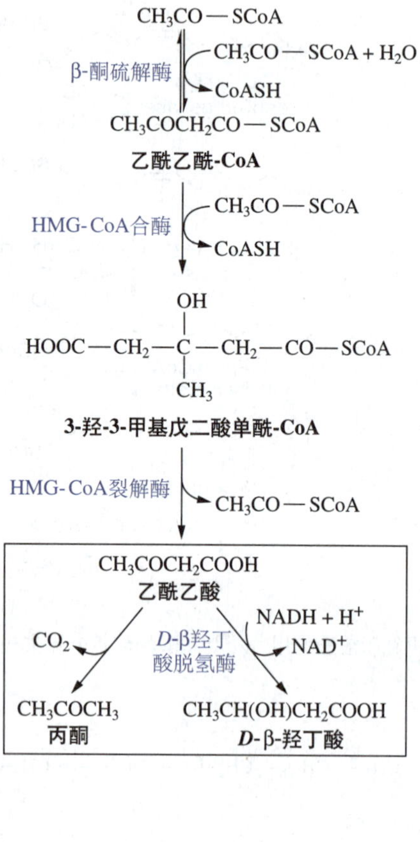

HMG-CoA在HMG-CoA裂解酶（HMG-CoA lyase）作用下，于α、β碳间断裂生成乙酰乙酸和乙酰-CoA。乙酰乙酸被还原生成*D*-β-羟丁酸，该还原反应是由紧密结合在线粒体内膜上的*D*-β-羟丁酸脱氢酶（此酶在肝中活性极高）催化。还原反应所需的氢由NADH提供。该反应速度取决于$NADH/NAD^+$之比值。部分乙酰乙酸还可缓慢的自发脱羧，亦可经乙酰乙酸脱羧酶催化脱羧生成丙酮。

（二）酮体的利用

肝含有合成酮体的酶体系，故能生成酮体，但肝缺乏利用酮体的酶，因此不能氧化酮体。肝产生的酮体需经血液运输到肝外组织进一步氧化分解。在肝外组织细胞的线粒体内，*D*-β-羟丁酸经*D*-β-羟丁酸脱氢酶作用，被氧化生成乙酰乙酸，乙酰乙酸与琥珀酰-CoA在β-酮脂酰-CoA转移酶（β-ketoacyl-CoA transferase）（3-氧酰-CoA转移酶），即琥珀酰-CoA:乙酰乙酸辅酶A转移酶催化下，生成乙酰乙酰-CoA，同时放出琥珀酸，前者再经硫解生成两分子乙酰-CoA。乙酰-CoA进入三羧酸循环被彻底氧化。

乙酰乙酸还可直接在乙酰乙酰-CoA合成酶作用下活化生成乙酰乙酰-CoA，再经硫解成2

分子乙酰-CoA。

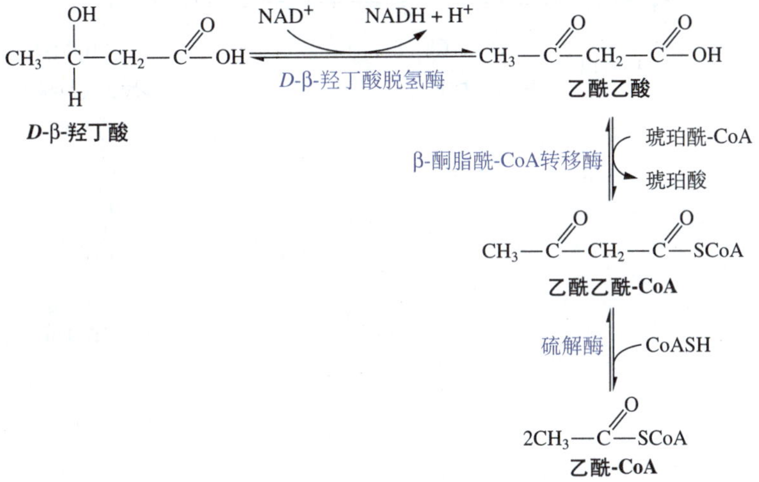

丙酮不能按上述方式氧化，它可随尿排出。丙酮易挥发，如血中浓度过高时，丙酮还可经肺直接呼出。

酮体是肝中脂肪酸氧化时的正常中间代谢产物，是肝输出能源的一种形式。酮体分子小，易溶于水，能通过血脑屏障、肌肉内毛细血管壁，是肌肉、尤其是脑组织的重要能源。脑组织几乎不能氧化脂肪酸，但能利用酮体，长期饥饿或糖供给不足时，酮体将替代葡萄糖成为脑组织、肌肉的主要能源。

（三）酮症

正常情况下，血中酮体含量很少，每升血中酮体含量低于 30mg（0.3mmol/L）。但在饥饿、高脂低糖膳食及糖尿病时，葡萄糖利用减少，脂肪动员加强，脂肪酸氧化增多，乙酰-CoA 生成量增加。又由于葡萄糖氧化减少，导致三羧酸循环的起始物草酰乙酸的来源减少，因此酮体生成过多。当酮体生成量超过肝外组织利用酮体的能力时，引起血中酮体升高。如果血中酮体水平高过肾重吸收能力时，则尿中出现酮体，即为酮症（ketosis）。因酮体中乙酰乙酸、*D*-β-羟丁酸都是相对强的有机酸，如在体内堆积过多可引起代谢性酸中毒 (acidosis)。

四、甘油代谢 Glycerol Metabolism

甘油三酯水解后的另一产物——甘油（glycerol）的合成与分解代谢都是通过磷酸二羟丙酮与糖代谢途径相连的。在 ATP 参与下，甘油发生磷酸化、生成 3-磷酸甘油 (glycerol-3-phosphate) 并释出 ADP，此反应由甘油激酶（glycerol kinase）催化，为一不可逆反应。该酶在肝、肾及肠等组织活性高，而在脂肪组织及骨骼肌等组织活性很低，故这些组织不能很好利用甘油。3-磷酸甘油欲变回甘油则需由一种磷酸酶催化水解。甘油经磷酸化生成的 3- 磷酸甘油可在磷酸甘油脱氢酶（glycerol phosphate dehydrogenase）作用下脱氢转变成磷酸二羟丙酮，脱下的氢由该酶的辅酶 NAD^+ 接受生成 NADH + H^+，磷酸二羟丙酮可继续进行分解代谢、最后被氧化生成 CO_2 和 H_2O，或转变成葡萄糖或其他物质。

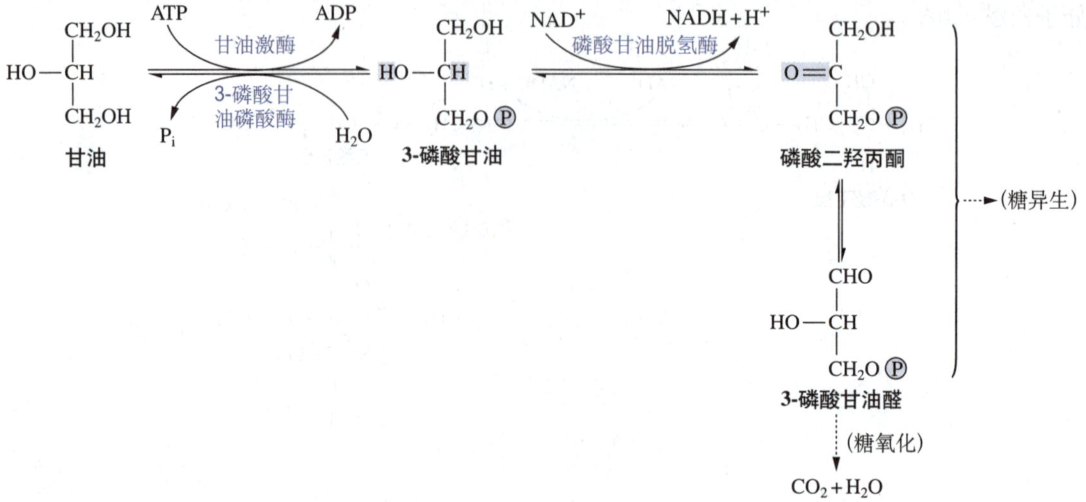

五、脂肪酸的合成 Fatty Acid Synthesis

多年来长链脂肪酸的合成被人们设想是脂肪酸β氧化的简单逆行反应过程。现已证实，脂肪酸合成与氧化分解发生在不同的亚细胞部位，由不同的酶催化，循不同的途径进行。脂肪酸的合成是以乙酰-CoA 为原料，在细胞的胞液中经脂肪酸合成酶复合体催化完成的，但只能合成最长含 16 碳的软脂酸，它再经进一步的加工生成碳链更长的或不饱和的脂肪酸。

（一）合成部位

在肝、肾、脑、肺、乳腺及脂肪组织的胞液中都含有脂肪酸合成酶复合体，可合成脂肪酸。其中以肝合成能力最强，约比脂肪组织大 8 ～ 9 倍。

（二）合成原料

合成脂肪酸的原料是乙酰-CoA，主要来自糖的氧化分解。此外，某些氨基酸分解亦可提供部分乙酰-CoA。以上过程都是在线粒体内进行的，而合成脂肪酸的酶却存在于胞液中，因此乙酰-CoA 必须进入胞液才能用于脂肪酸合成。实验证明，乙酰-CoA 不能自由透过线粒体内膜，故需借助一种穿梭转移机制来完成，此即柠檬酸－丙酮酸循环（citrate pyruvate cycle）。首先在线粒体内，乙酰-CoA 与草酰乙酸经柠檬酸合酶催化缩合生成柠檬酸，再由线粒体内膜上相应载体协助进入胞液。在胞液内存在的柠檬酸裂解酶（citrate lyase）可使柠檬酸裂解产生乙酰-CoA 及草酰乙酸，前者即可用于合成脂肪酸，后者可返回线粒体补充合成柠檬酸时的消耗。但草酰乙酸也不能自由通透线粒体内膜，故必须先经苹果酸脱氢酶催化，还原成苹果酸再经线粒体内膜上的载体转运入线粒体，经氧化后补充草酰乙酸。也可在苹果酸酶作用下，氧化脱羧生成丙酮酸，同时伴有 NADPH 的生成。丙酮酸可经内膜载体被转运入线粒体内，此时丙酮酸可再羧化转变为草酰乙酸。每经柠檬酸－丙酮酸循环一次，可使一分子乙酰-CoA 由线粒体进入胞液，同时消耗两分子 ATP，还为机体提供了 NADPH 以补充合成反应的需要（Fig. 8-6）。

乙酰-CoA 是体内合成的脂肪酸分子中所有碳原子的唯一来源，但在合成过程中仅有一分子乙酰-CoA 直接参与合成反应，其他乙酰-CoA 需经羧化、生成丙二酰-CoA（malonyl-CoA）后才能进入脂肪酸合成途径。

乙酰-CoA 由乙酰-CoA 羧化酶（acetyl-CoA carboxylase）催化转变成丙二酰-CoA（或称

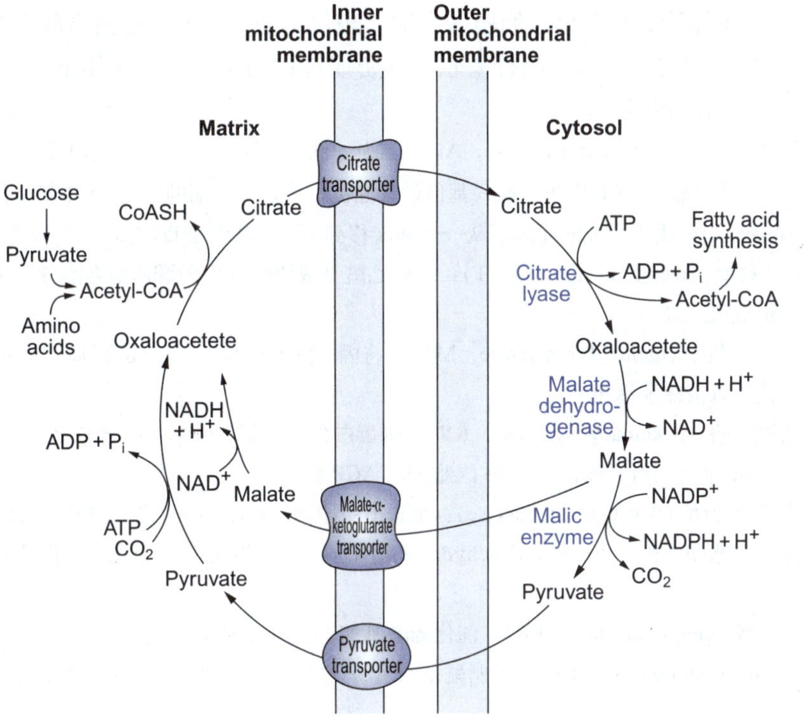

Fig. 8-6　Citrate pyruvate cycle

丙二酸单酰 -CoA）。反应如下：

$$CH_3-\overset{O}{\overset{\|}{C}}-SCoA + HCO_3^- + ATP \xrightarrow[\text{生物素}]{\text{乙酰-CoA羧化酶}} HOOC-CH_2-\overset{O}{\overset{\|}{C}}-SCoA + ADP + P_i$$

乙酰-CoA 羧化酶存在于胞液中，其辅基为生物素，在反应过程中起携带和转移羧基的作用，该反应机理与其他依赖生物素的羧化反应相似，如催化丙酮酸羧化成为草酰乙酸的反应等。

由乙酰-CoA 羧化酶催化的反应为脂肪酸合成过程中的限速步骤。此酶为一别构酶，在别构效应剂的作用下，无活性的单体与有活性的多聚体（由 10 ～ 20 个单体呈线状排列）可以互变——柠檬酸、异柠檬酸可促进单体聚合成多聚体，增强酶活性；长链脂肪酸可加速解聚，抑制该酶活性。乙酰-CoA 羧化酶还可通过化学修饰（依赖 cAMP 的磷酸化、磷酸酶的去磷酸化）调节酶活性。此酶经磷酸化后活性丧失，如胰高血糖素、肾上腺素等能促进这种磷酸化作用，抑制脂肪酸合成；而胰岛素则能促进酶的去磷酸化作用，增强乙酰-CoA 羧化酶活性，加速脂肪酸合成。关于别构调节和化学修饰将在第十一章讨论。

（三）脂肪酸合成的过程

在各种生物体，脂肪酸的合成均由脂肪酸合酶催化，但酶的结构、性质及细胞内定位，在不同物种间存在较大差异。如大肠杆菌的脂肪酸合酶是由 7 种不同功能的酶与一种低分子质量蛋白质聚集形成的多酶复合体，而在哺乳类动物这 7 种酶活性集于一条多肽链上，形成多功能酶，通常以二聚体形式参与催化脂肪酸合成。虽然不同生物的脂肪酸合酶存在差异，可是脂肪酸合成过程是一致的，现以大肠杆菌软脂酸合成过程为例概括介绍如下。

1. 脂肪酸合酶复合体的组成

（1）脂酰基载体蛋白（acyl carrier protein，ACP）：为一低分子质量（8 860）蛋白质，辅基为 4′磷酸泛酰氨基乙硫醇，其 4′磷酸端与 ACP 中丝氨酸残基借磷酸酯键相连，另一端的自由 −SH 基（称中心巯基）与脂酰基间形成硫酯键，借以携带合成的脂酰基从一个酶转移到另一个酶参加反应。

（2）乙酰基转移酶（acetyl transferase，AT）：转移乙酰基或脂酰基到β-酮脂酰合酶分子中半胱氨酸残基的游离 −SH 基，形成硫酯键。

（3）丙二酰基转移酶（malonyl transferase，MT）：将丙二酰基转移至 ACP 的辅基 4′磷酸泛酰氨基乙硫醇的 −SH 基上，使二者借硫酯键相连。

（4）β- 酮脂酰合酶（β-ketoacyl synthase，KS）：酶蛋白含半胱氨酸残基，故含游离的 −SH 基。该酶催化乙酰基及丙二酰基的缩合同时脱羧，生成 β- 酮脂酰与 ACP 相连。

（5）β- 酮脂酰还原酶（β-ketoacyl reductase）：促进 β- 酮脂酰基加氢还原成 β- 羟脂酰基。

（6）β- 羟脂酰脱水酶（β-hydroxy acyl dehydrase，HD）：催化 β- 羟脂酰基的 α、β 碳脱水生成反 -Δ^2-烯脂酰基。

（7）烯酰还原酶（enoyl reductase，ER）：催化烯酰基加氢还原成饱和的脂酰基。

（8）硫酯酶（thioesterase）：对 16 碳的软脂酰基与 ACP 之间的硫酯键进行水解，产生游离的软脂酸，并使 ACP 的 −SH 基复原。

2. 合成过程（见 Fig. 8-7）

脂肪酸合成的总反应式为：

$$\text{乙酰-CoA} + 7\text{丙二酰-CoA} + 14\text{NADPH} + 14\text{H}^+ \xrightarrow{\text{脂肪酸合酶复合体}}$$

$$\text{软脂酸} + 14\text{NADP}^+ + 7\text{CO}_2 + 6\text{H}_2\text{O} + 8\text{CoASH}$$

综上可见：①脂肪酸合成以乙酰-CoA 为原料，但绝大部分需先羧化、生成丙二酰-CoA 后参加脂肪酸合成。②每经转移、缩合及还原（包括加氢、脱水、再加氢）一次，碳链延长两个碳，重复多次，可合成软脂酰基（与脂酰基载体蛋白相连）。③合成过程中消耗 NADPH + H^+ 及 ATP。

（四）脂肪酸碳链的加长

在动物细胞内，脂肪酸合酶体系催化合成的脂肪酸为软脂酸，它作为其他更长碳链脂肪酸的前体，在滑面内质网或线粒体中的脂肪酸碳链延长酶体系作用下，形成更长碳链的脂肪酸。

在内质网，软脂酸碳链延长是以丙二酰 -CoA 为二碳单位供体，由 NADPH + H^+ 供氢，经缩合（同时脱羧）、还原等过程延长碳链。延长过程与胞液中脂肪酸合成过程基本相同，但催化反应的酶体系不同，其脂肪酰基不是以 ACP 为载体，而是与辅酶 A 相连参加反应。一般，合成产物以硬脂酸（18 碳）为主，脑组织因含其他酶，故可延长至 24 碳的脂肪酸，供脑中脂类代谢需要。

在线粒体，软脂酸经线粒体脂肪酸延长酶体系作用，与乙酰 -CoA 缩合、逐步延长碳链。反应过程与脂肪酸 β 氧化逆行反应相似，仅烯酰 -CoA 还原酶的辅酶为 NADPH + H^+，与 β 氧

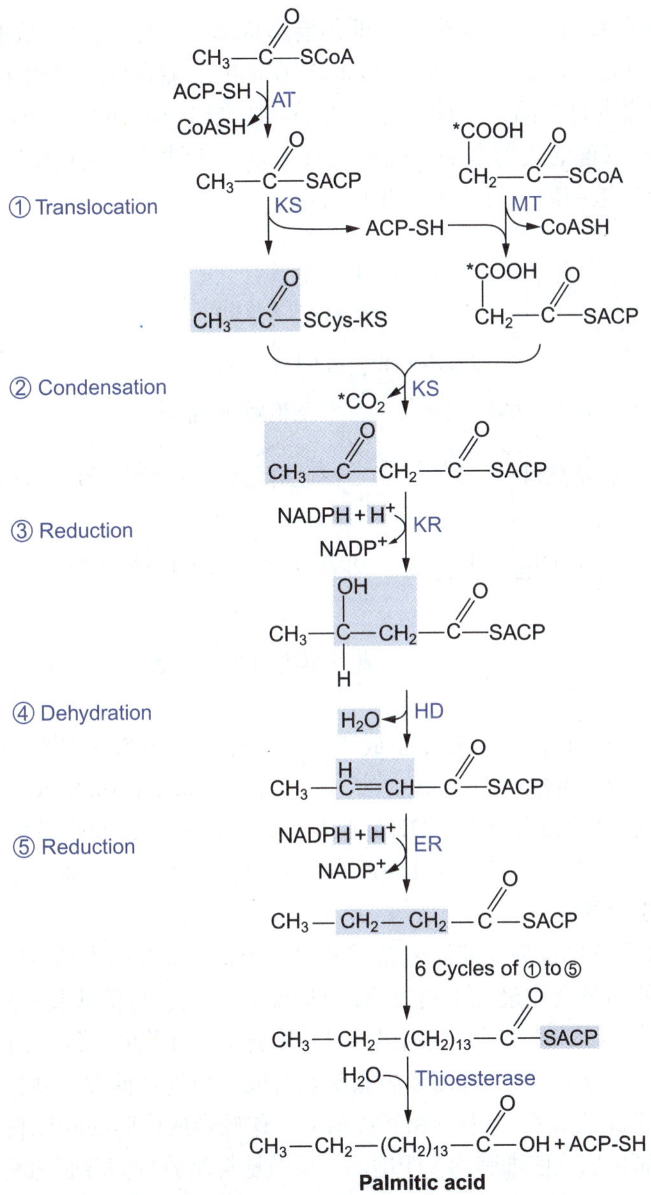

Fig. 8-7 Routes of synthesis of fatty acids

AT: Acetyl transferase MT: Malonyl transferase KS: β-Ketoacyl synthase
KR: β-Ketoacyl reductase HD: β-Hydroxy acyl dehydrase ER: Enoyl reductase

化过程不同。通过此种方式可延长脂肪酸碳链至 24 或 26 碳，但以硬脂酸最多。

（五）不饱和脂肪酸的合成

人和动物组织含有的不饱和脂肪酸主要为软油酸（16:1, Δ^{9}）、油酸（18:1, Δ^{9}）、亚油酸（18:2, $\Delta^{9,12}$）、α- 亚麻酸（18:3, $\Delta^{9,12,15}$）及花生四烯酸（20:4, $\Delta^{5,8,11,14}$）等。其中最普通的单不饱和脂肪酸——软油酸和油酸可由相应的脂肪酸活化后经去饱和酶（acyl-CoA desaturase）催化脱氢生成。这类酶存在于滑面内质网，属混合功能氧化酶（第七、二十一章）。因该酶只催化在

Δ^9形成双键，而不能在 C_{10} 以上形成双键（即不能形成 Δ^{10} 以上双键），故亚油酸（linoleate）、亚麻酸（linolenate）及花生四烯酸（arachidonate）在体内不能合成或合成不足，但它们又是机体不可缺少的，必须由食物供给，因此，称之为必需脂肪酸（essential fatty acid）。植物组织含有可以在 C_{10} 以上形成双键的去饱和酶，能催化合成以上 3 种多不饱和脂肪酸。当食入亚油酸后，其经碳链加长及去饱和后，可生成花生四烯酸。

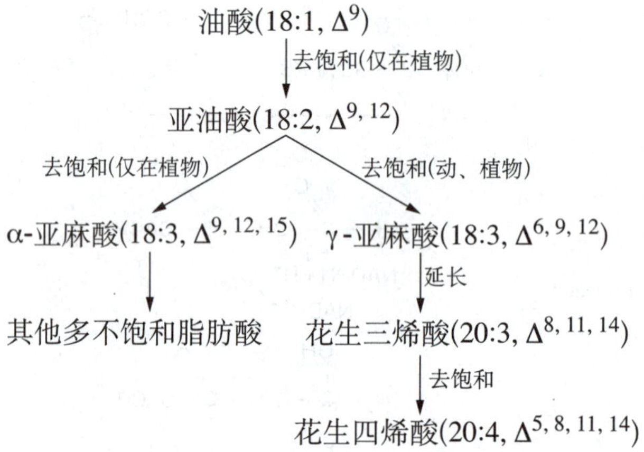

亚麻酸（18:3, $\Delta^{9,12,15}$）在体内可转变生成二十碳五烯酸（20:5, $\Delta^{5,8,11,14,17}$）（eicosapentaenoic acid，EPA）和二十二碳六烯酸（22:6, $\Delta^{4,7,10,13,16,19}$）（docosahexaenoic acid，DHA）。EPA 可转变为某些前列腺素、血栓素和白三烯。DHA 存在于大脑皮质、视网膜及睾丸等组织中，在脑和视网膜的发育中起重要作用。EPA 和 DHA 在鱼油中含量丰富，可通过食入补充。

（六）脂肪酸合成的调节

乙酰-CoA 羧化酶催化的反应是脂肪酸合成的限速步骤，很多因素都可影响此酶活性，使脂肪酸合成速度改变。脂肪酸合成过程中其他酶，如脂肪酸合酶、柠檬酸裂解酶等亦可被调节。

1. 代谢物的调节　在高脂膳食后，或因饥饿导致脂肪动员加强时，细胞内软脂酰-CoA 增多，可反馈抑制乙酰-CoA 羧化酶活性，抑制体内脂肪酸合成。当进食糖类、糖代谢加强时，由糖氧化及磷酸戊糖途径提供的乙酰-CoA 及 NADPH 增多，这些合成脂肪酸的原料增多，有利于脂肪酸的合成。此外，糖氧化加强使细胞内ATP增多，反馈地抑制异柠檬酸脱氢酶，造成异柠檬酸、柠檬酸堆积。后者在线粒体内膜的相应载体协助下，由线粒体转入胞液，别构激活乙酰-CoA 羧化酶，同时本身也可裂解、释放乙酰-CoA，增加脂肪酸合成的原料，使脂肪酸合成增加。

2. 激素的调节　胰岛素、胰高血糖素、肾上腺素及生长素等均参与脂肪酸合成的调节。胰岛素能诱导乙酰-CoA 羧化酶、脂肪酸合酶及柠檬酸裂解酶的合成，促进脂肪酸的合成。此外，还可通过促进乙酰 -CoA 羧化酶的去磷酸化而增强酶活性，也使脂肪酸合成加速。

胰高血糖素等可通过增加 cAMP，活化蛋白激酶 A（PKA），致使乙酰 -CoA 羧化酶磷酸化而降低活性，因此抑制脂肪酸的合成。此外，胰高血糖素抑制甘油三酯合成，从而增加长链脂酰 -CoA 对乙酰 -CoA 羧化酶的反馈抑制，亦使脂肪酸合成被抑制。肾上腺素、生长素也能抑制乙酰 -CoA 羧化酶，从而抑制脂肪酸合成。

在乙酰-CoA 羧化酶活性增强、脂肪酸合成增加的同时，脂肪酸分解的过程必然是减慢的。

其调节机制在于，乙酰-CoA 羧化酶活性增高，导致丙二酰-CoA 生成量增加，而丙二酰-CoA 可竞争性地抑制脂肪酸 β 氧化的限速酶肉碱脂酰转移酶 I 的活性，从而使脂肪酸分解减少。

（七）多不饱和脂肪酸的重要衍生物

前列腺素（prostaglandin，PG）、血栓素（thromboxane，TX）和白三烯（leukotrienes, LTs）均由二十碳多不饱和脂肪酸衍生而来，它们均可作为短程信使参与多种细胞代谢活动，与炎症、免疫、过敏及心血管疾病等重要病理过程有关。

前列腺素是一类二十碳多不饱和脂肪酸的衍生物，以前列腺烷酸（prostanoic acid）为基本骨架。前列腺烷酸含有一个五元环和两条侧链，无不饱和双键。

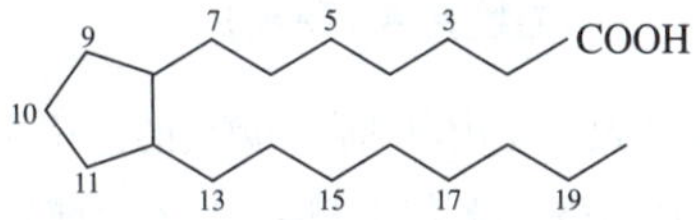

前列腺烷酸

根据五元环的取代基团和双键位置的不同，前列腺素（PG）可分为 9 型，分别命名为 PGA、B、C、D、E、F、G、H 及 I，其中 PGA、E 及 F在体内较多。PGC_2 和 PGH_2 是 PG 合成过程的中间产物。PGI_2 是带双环的，除五元环外，还含有一含氧的五元并环，因此又称前列环素。根据 R_1、R_2 两条链中双键数目多少不同，又分为 1、2、3 类，书写时在字母的右下角标出。此外，如第 9 位碳原子上有羟基，可根据羟基位于五元环平面的上或下方，分为 β 及 α 型，天然的前列腺素均为 α 型。

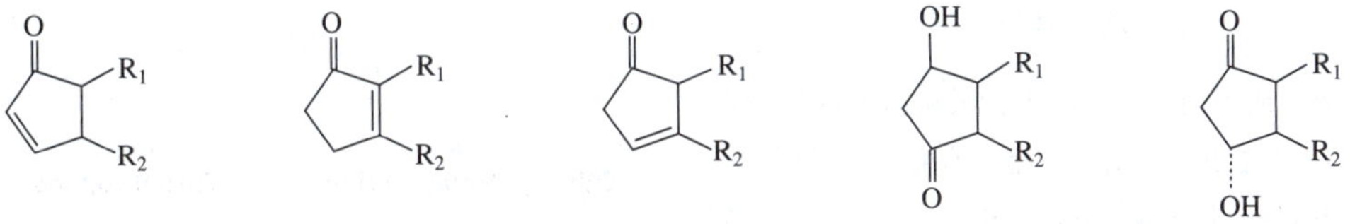

PGA　**PGB**　**PGC**　**PGD**　**PGE**

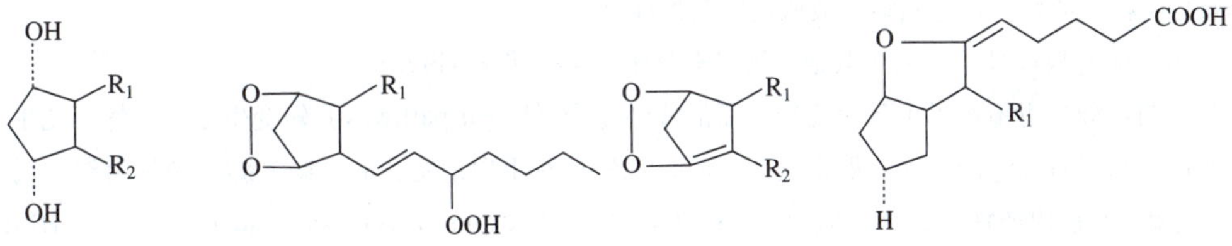

PGF　**PGG**　**PGH**　**PGI**

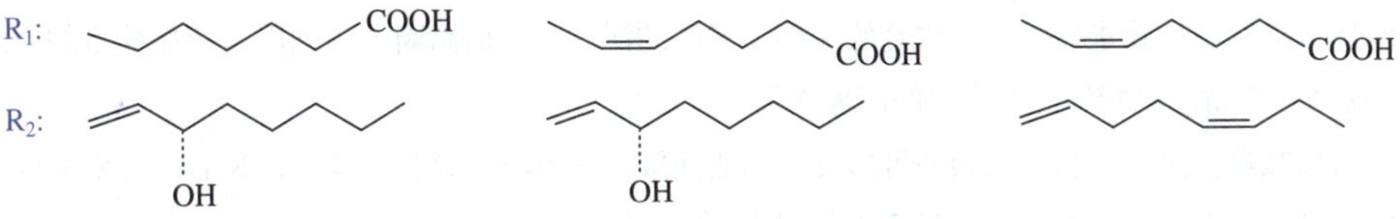

1 类　**2 类**　**3 类**

例如 $PGF_2\alpha$ 结构如下：

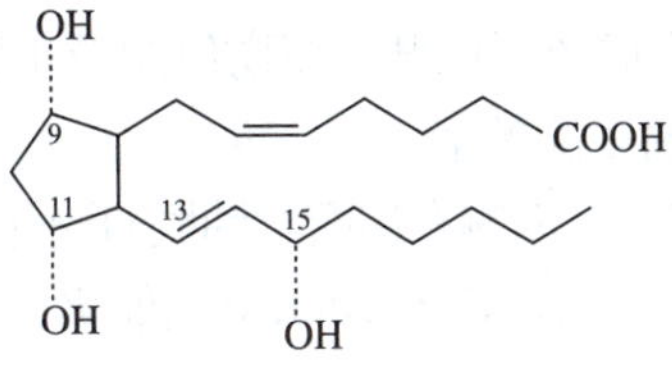

血栓素亦有与前列腺素相似的骨架，但其分子中不是 5 碳环而是含氧的噁烷。

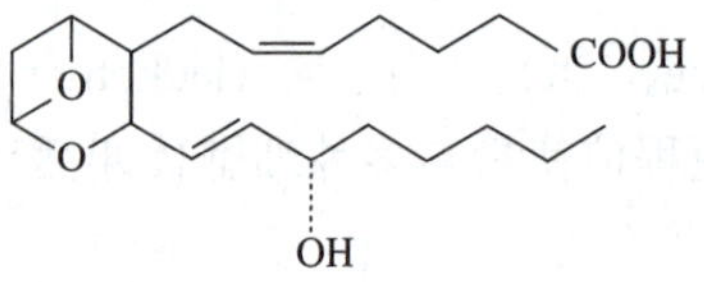

血栓素 $A_2(TXA_2)$

白三烯因最初是由白细胞分离出的、具有三个共轭双键的活性物质，故称白三烯。它不含前列腺素骨架，为一线性分子。一般分子中除共轭双键外还含有一个或两个双键，所以在 LT 字母右下方标以分子中所含双键总数，如 LTA_3，LTA_4，LTA_5。

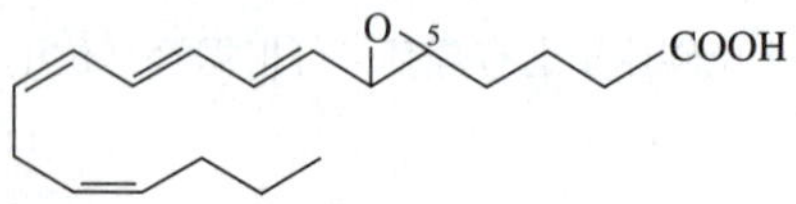

白三烯 $A_4(LTA_4)$

在激素或其他因素刺激下，膜磷脂由磷脂酶 A_2 催化水解，释放花生四烯酸。后经存在于内质网的前列腺素内过氧化物合酶（prostaglandin）作用，此酶具有环加氧酶（cyclooxygenase）和过氧化物酶（peroxidase）两种酶活性，花生四烯酸被依次转变为前列腺素 G_2 及前列腺素 H_2，后者为其他前列腺素及血栓素的前身（Fig. 8-8）。

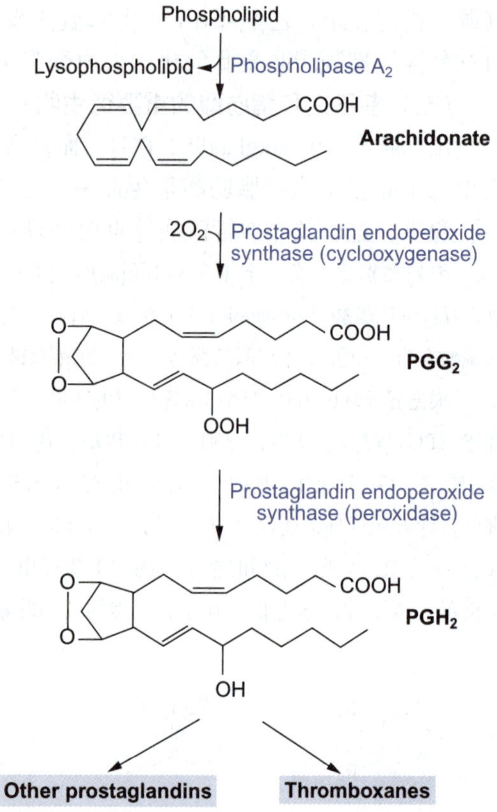

Fig. 8-8 Synthesis of prostaglandins and thromboxanes

花生四烯酸也可不经以上环化途径，而沿线性途径（linear pathway）转变生成白三烯。花生四烯酸经 5-脂加氧酶（lipoxygenase）催化进行反应。该酶存在于白细胞、心、脑、肺、脾等组织，属于混合功能氧化酶。其反应产物为 5-氢过氧化二十碳四烯酸（5-hydroperoxyeicosatetraenoic acid，5-HPETE），5-HPETE 在脱水酶作用下生成白三烯 A_4（LTA_4）。后者经酶催化继续转变为 LTC_4、LTD_4、LTE_4及LTB_4 等（Fig. 8-9）。

阿司匹林可抑制前列腺素内过氧化物合酶中环加氧酶的活性，从而阻断了前列腺素和血栓素的合成，因此对炎症、发热、疼痛、血凝等产生广泛的药理作用。

此外，前列腺素、血栓素和白三烯还可由食入的亚油酸、亚麻酸经氧化、碳链延长后，分别生成二十碳三烯酸（20:3, $\Delta^{8,11,14}$）及二十碳五烯酸（20:5, $\Delta^{5,8,11,14,17}$）衍生而成。

六、甘油三酯的合成 Biosynthesis of Triacylglycerols

人和动物能合成甘油三酯，合成场所以肝、脂肪组织及小肠为主。在这些组织细胞的内质网、线粒体及胞液处含有合成甘油三酯的酶。

在肝脏，糖酵解中间产物磷酸二羟丙酮在磷酸甘油脱氢酶作用下，还原生成 3-磷酸甘油（或称 α- 磷酸甘油）；后者经脂酰转移酶（acyl transferase）催化，与两分子脂酰 -CoA 反应生成 3-

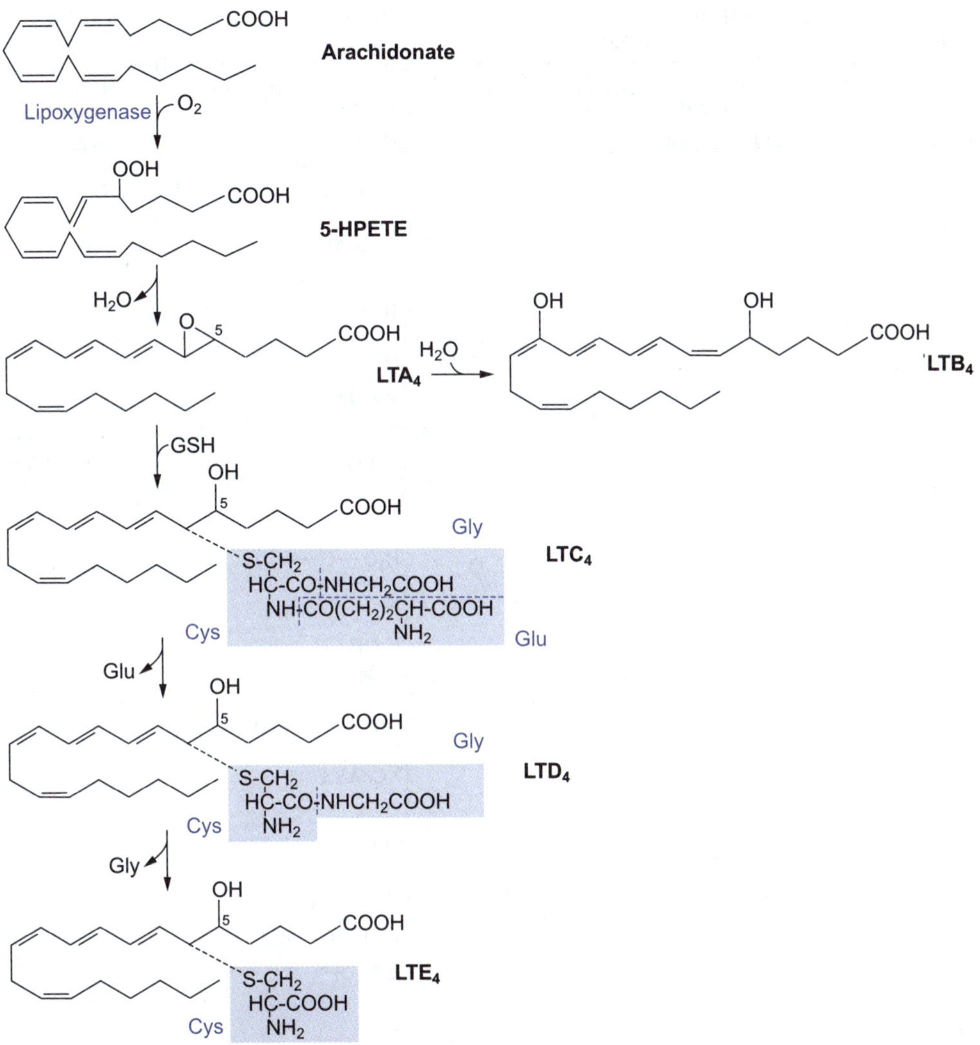

Fig. 8-9 Synthesis of leukotrienes

磷酸-1, 2-甘油二酯，即磷脂酸（phosphatidate），它是合成含甘油脂类的共同前体。磷脂酸在磷脂酸磷酸酶作用下，水解释出无机磷酸，转变为甘油二酯，它是甘油三酯的前身物，只需再酯化即可生成甘油三酯。游离的甘油经磷酸化转变为3-磷酸甘油后，亦可继续转变生成甘油三酯。

脂肪及肌肉组织缺乏甘油激酶，故不能利用游离的甘油。

小肠黏膜细胞则主要利用脂肪消化产物再合成甘油三酯，其特点是以消化吸收的甘油一酯为起始物，与两分子活化脂肪酸在脂酰转移酶作用下，再酯化生成的（见本章第二节）。

甘油三酯所含的三个脂肪酸可以是相同的或不同的，可为饱和脂肪酸或不饱和脂肪酸。

甘油三酯的合成速度受激素影响而改变，如胰岛素可促进糖转变为甘油三酯。由于胰岛素分泌不足等所致的糖尿病患者，不仅葡萄糖氧化分解利用障碍，而且葡萄糖或某些氨基酸也不能用于合成脂肪酸，故表现为脂肪动员加强，脂肪酸β氧化产生乙酰-CoA增多，酮体生成过多，患者表现乏力、体重下降，甚至出现酮症。此外，胰高血糖素、肾上腺皮质激素等也影响甘油三酯的合成。

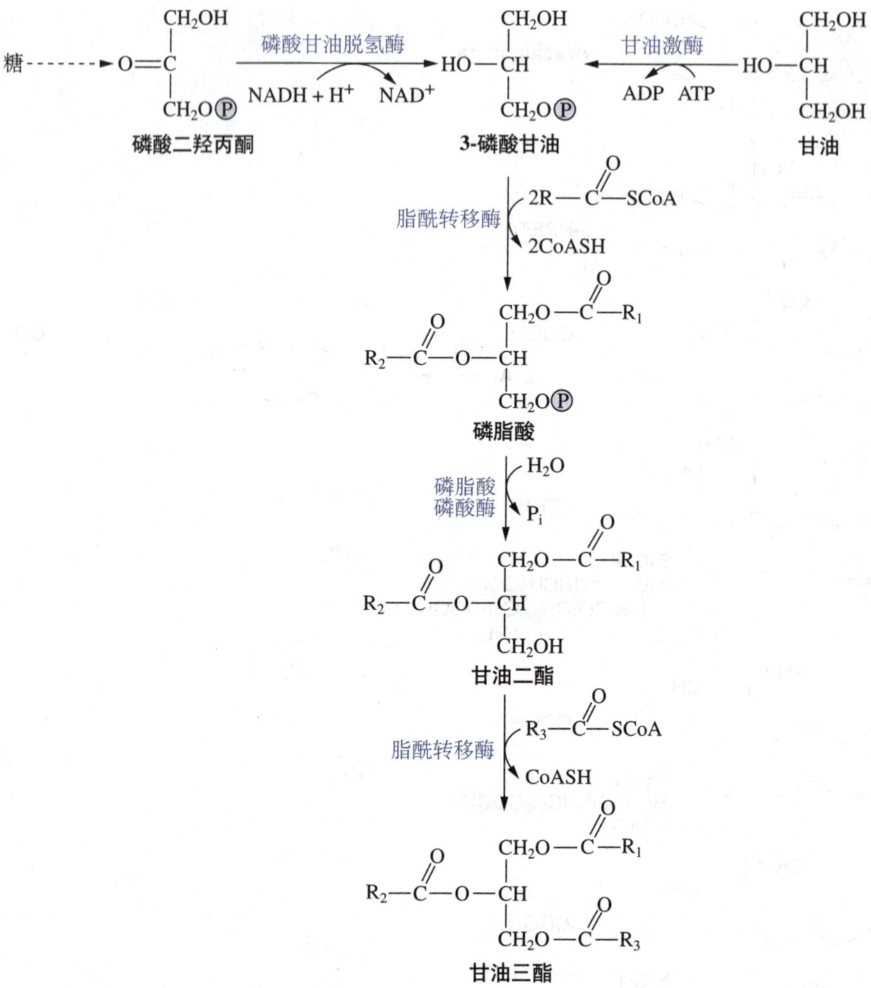

第四节 磷脂的代谢

Section 4 METABOLISM OF PHOSPHOLIPIDS

含磷酸的脂类称为磷脂（phospholipids），广泛分布于机体各组织细胞，不仅是生物膜的重要组分，而且对脂类的吸收及转运等都起重要作用。用含 ^{32}P 的磷酸盐做实验，证明所有组织均能合成磷脂，也能利用及分解磷脂。磷脂可分为两类：由甘油构成的磷脂称甘油磷脂（磷酸甘油酯）(phosphoglycerides)；由鞘氨醇构成的磷脂称鞘磷脂（sphingomyelin）。两者的合成、降解过程有部分相似。

一、甘油磷脂的代谢 Metabolism of Phosphoglycerides

在甘油磷脂分子中，除甘油、脂肪酸及磷酸外，由于与磷酸相连的取代基团不同，故又可分为磷脂酰胆碱（phosphatidylcholine，PC），俗称卵磷脂（lecithin）；磷脂酰乙醇胺（phosphatidylethanolamine，PE），俗称脑磷脂（cephalin）；磷脂酰丝氨酸（phosphatidylserine，PS）；磷脂酰肌醇（phosphatidylinositol，PI）；磷脂酰甘油（phosphatidylglycerol，PG）及心磷脂（cardiolipin）即二磷脂酰甘油。甘油磷脂一般结构式如下：

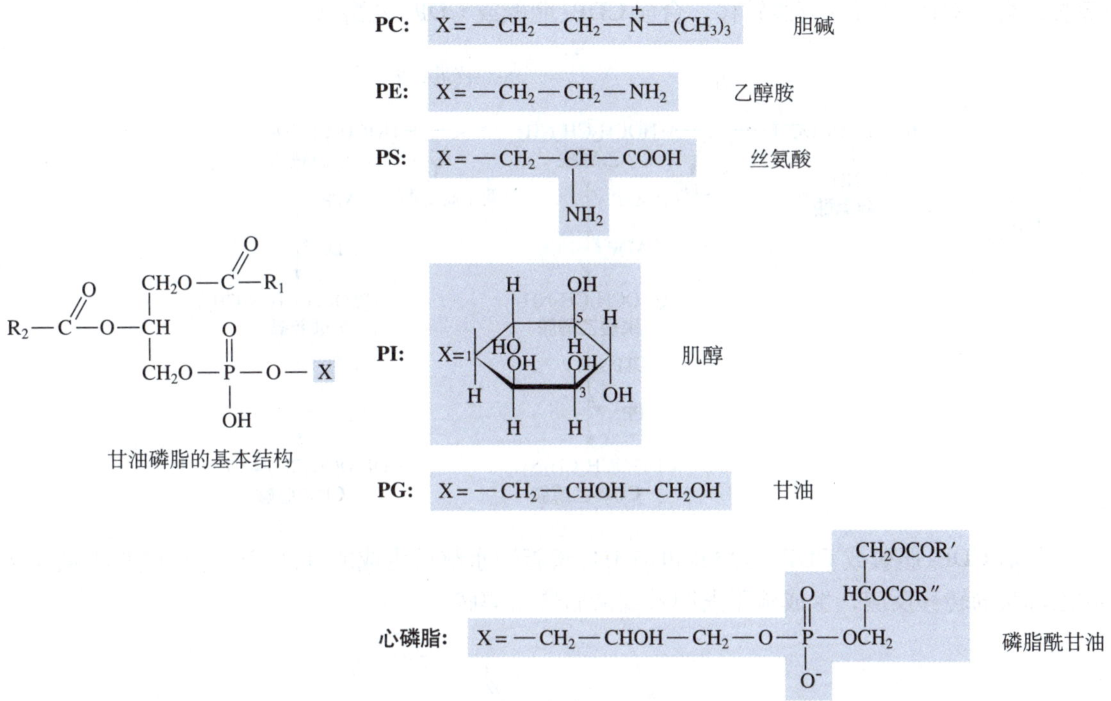

除以上 6 种外，在甘油磷脂分子中甘油第 1 位的脂酰基被长链醇取代形成醚，如缩醛磷脂（plasmalogen）及血小板活化因子（platelet activating factor，PAF），它们都属于甘油磷脂，结构式如下：

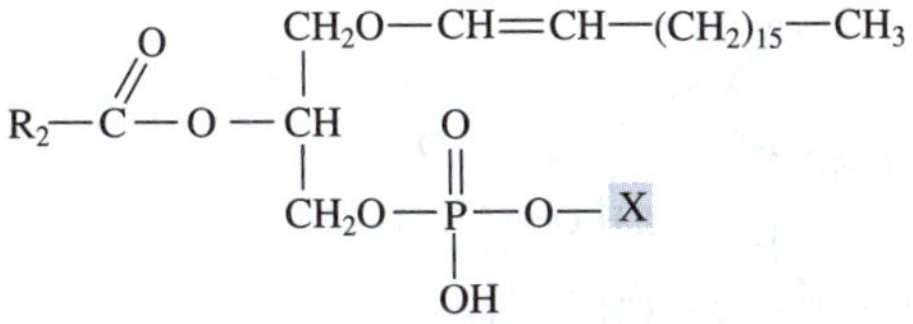

乙醇胺缩醛磷脂 X=乙醇胺
胆碱缩醛磷脂 X=胆碱

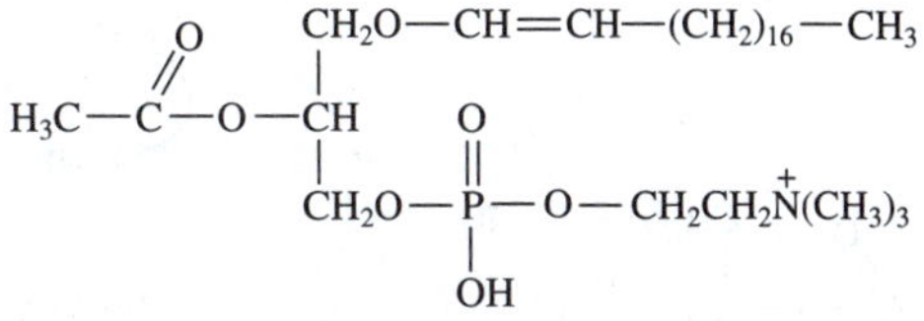

血小板活化因子

（一）甘油磷脂的合成

1. 合成部位及原料　全身各组织细胞都能合成磷脂，但以肝、肾及肠等组织最为活跃。合成甘油磷脂需甘油、脂肪酸、磷酸盐、胆碱、丝氨酸、肌醇等为原料。甘油、脂肪酸主要由糖经代谢转变而来，但分子中与甘油第二位羟基成酯的一般是多不饱和脂肪酸，主要是必需脂肪酸，需靠食物供给。胆碱、乙醇胺可由丝氨酸在体内转变生成，也可从食物摄取。

2. 合成过程　磷脂酸是各种甘油磷脂合成的前体（合成过程见甘油三酯合成部分）。在哺乳类动物体内甘油磷脂合成过程需 CTP 参与，由于被 CTP 活化的部分不同，可分为两种不同的合成途径。

一种途径是以甘油二酯为中间产物，被 CTP 活化的是胆碱或乙醇胺，经此途径主要合成磷脂酰胆碱和磷脂酰乙醇胺。胆碱或乙醇胺在相应的激酶作用下磷酸化生成磷酸胆碱或磷酸乙醇胺，再与 CTP 进行胞苷酸转移、合成 CDP- 胆碱或 CDP- 乙醇胺。

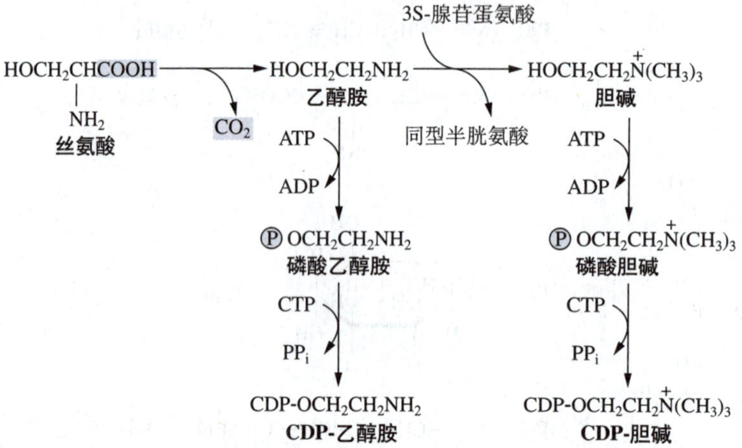

然后 CDP- 胆碱或 CDP- 乙醇胺再与来自磷脂酸水解后生成的甘油二酯进行磷酸胆碱或磷酸乙醇胺的转移反应，生成磷脂酰胆碱或磷脂酰乙醇胺。

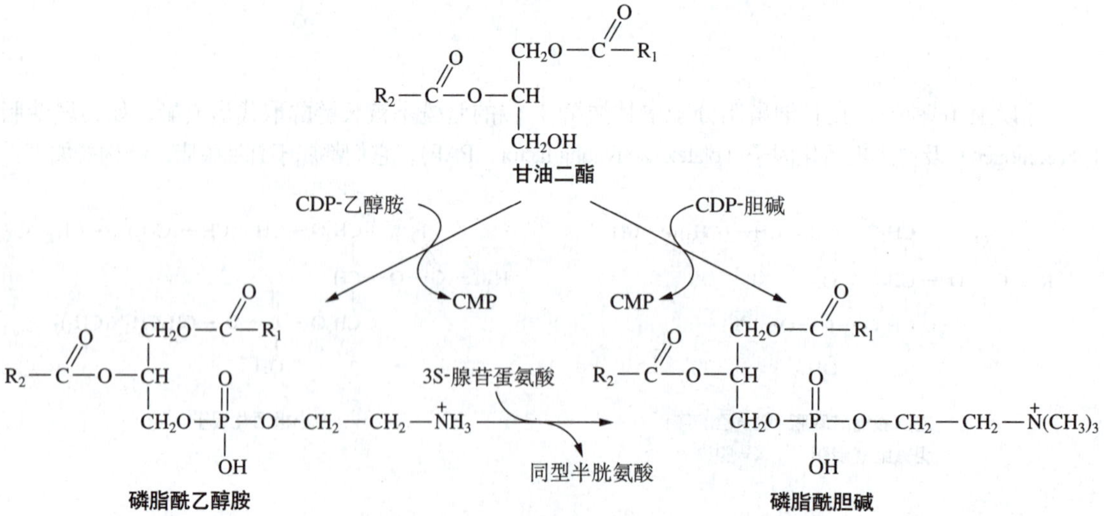

磷脂酰胆碱和磷脂酰乙醇胺的区别在于前者在含氮碱的结构上多 3 个甲基。在有 S- 腺苷蛋氨酸供给甲基时，乙醇胺即可转变成胆碱。磷脂酰胆碱是人体含量最多的磷脂；磷脂是肝合成脂蛋白的重要原料。如果胆碱供给或合成不足，会使肝中磷脂酰胆碱合成减少，使甘油三酯转运困难、造成脂肪肝。肺泡细胞外液分布的磷脂酰胆碱可降低肺泡表面张力，防止呼气时肺泡萎缩。磷脂酰胆碱合成减少可造成呼吸窘迫综合征，导致呼吸功能障碍。未成熟婴儿的呼吸

窘迫综合征就是由于肺部组织不成熟，以致不能合成足量的磷脂酰胆碱所致。

另一途径中被 CTP 活化的是甘油二酯，CDP-甘油二酯为重要中间产物，经此途径主要合成磷脂酰丝氨酸、磷脂酰肌醇及心磷脂等。磷脂酸先与 CTP 进行胞苷酸转移，生成 CDP- 甘油二酯，后者再分别与肌醇、3-磷酸甘油（α-磷酸甘油）及磷脂酰甘油等反应，而生成相应的磷脂酰肌醇（或称肌醇磷脂）、磷脂酰甘油及心磷脂等。

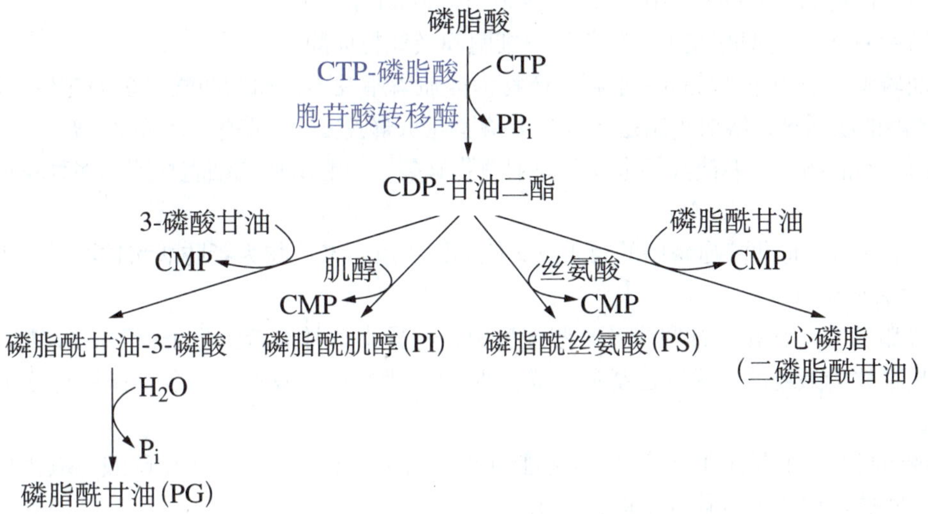

磷脂酰肌醇可经特异的磷脂酰肌醇激酶（phosphatidylinositol kinase）催化进行磷酸化，生成磷脂酰肌醇-4, 5-二磷酸（PIP_2），它可被胞膜上磷脂酶 C 水解生成 1, 4, 5-三磷酸肌醇（IP_3）及甘油二酯（DAG），两者均可作为第二信使发挥作用。

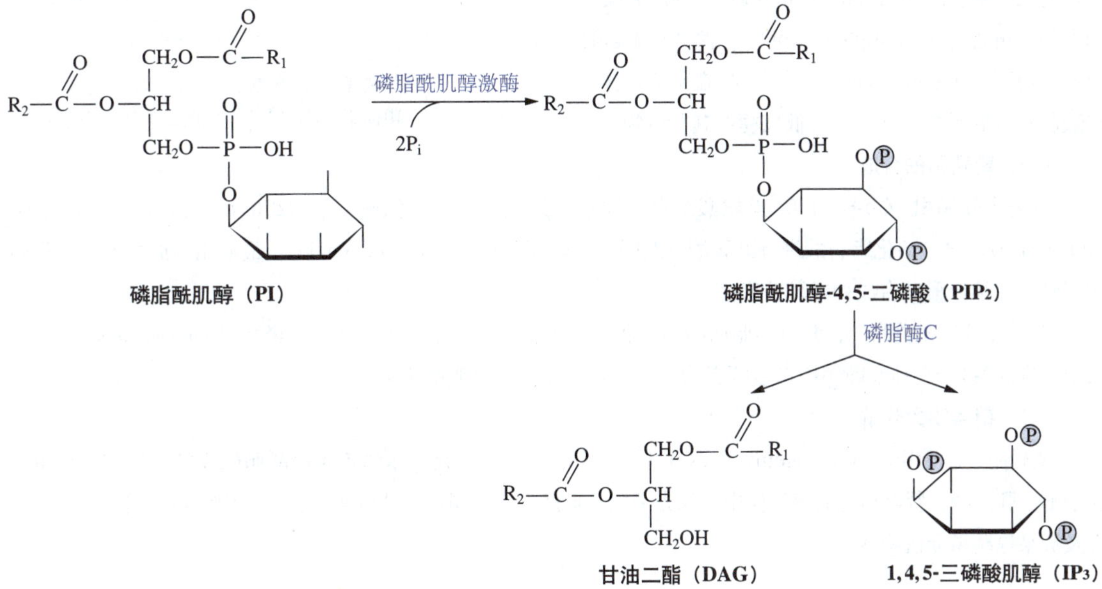

（二）甘油磷脂的降解

甘油磷脂的分解代谢主要是由体内存在的磷脂酶（phospholipase）催化的水解过程。根据磷脂酶作用的特异性不同，分为磷脂酶 A_1、A_2、B、C 及 D 等。

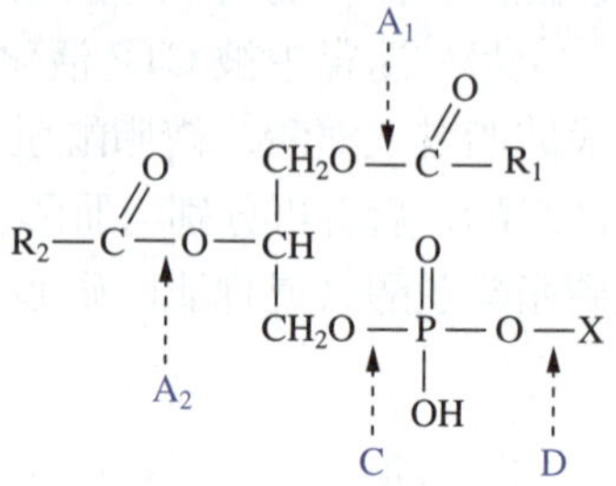

1. 磷脂酶 A_1　自然界分布广泛，主要存在于细胞的溶酶体中，此外蛇毒及某些微生物中亦有。它能催化甘油磷脂的第 1 位酯键断裂，产物为脂肪酸和溶血磷脂（lysophospholipid）。

2. 磷脂酶 A_2　普遍存在于动物各组织细胞膜及线粒体膜，能使甘油磷脂分子中第 2 位酯键水解，产物为溶血磷脂及不饱和脂肪酸（多为花生四烯酸），Ca^{2+} 为此酶的激活剂。溶血磷脂是各种甘油磷脂经水解脱去一个脂酰基后的产物，是一类具有较强表面活性的物质，能使红细胞及其他细胞膜破裂，引起溶血或细胞坏死。多种蛇毒中含有此酶。

3. 磷脂酶 B　催化溶血磷脂的第 1 或 2 位酯键水解，其产物为脂肪酸和甘油磷酸胆碱或甘油磷酸乙醇胺等。

4. 磷脂酶 C　存在于细胞膜及某些细菌中，特异水解甘油磷脂分子中第 3 位磷酸酯键，其结果是释放磷酸胆碱、磷酸乙醇胺、磷酸肌醇、磷酸丝氨酸等，并余下作用物分子中的其他组分。

5. 磷脂酶 D　主要存在于植物，动物脑组织中亦有，催化磷脂分子中磷酸与取代基团（如胆碱等）间的酯键水解，释放出取代基团。

二、鞘磷脂的合成和降解 Synthesis and Degradation of Sphingomyelin

鞘磷脂（神经鞘磷脂，sphingomyelin）是神经组织各种膜的主要结构脂类之一。它属于鞘脂类，是唯一含磷酸的鞘脂。鞘脂（sphingolipid）分为两大类：鞘磷脂和鞘糖脂（glycosphingolipids），两者均不含甘油而含鞘氨醇（sphingosine），不同之处在于前者含有磷酸胆碱，后者含糖（单糖、低聚糖或其衍生物）。

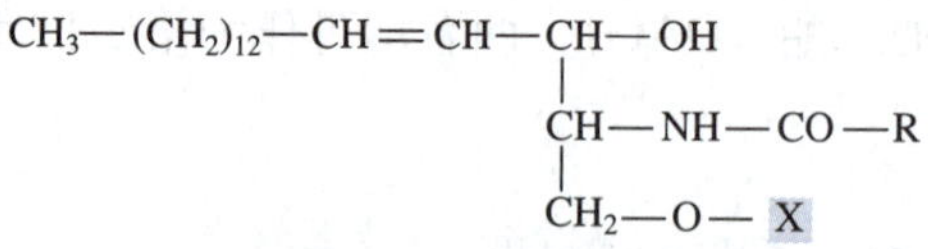

鞘磷脂　X＝磷酸胆碱

鞘糖脂　X＝糖（葡萄糖、半乳糖最多见）

（一）鞘磷脂的合成

首先由软脂酰 -CoA 与 *L*- 丝氨酸缩合、脱羧并还原，生成二氢鞘氨醇（dihydrosphingosine 或 *D*-sphingasine），再与活化脂肪酸进行酰胺缩合及脱氢，转变为神经酰胺（ceramide）。最后由磷脂酰胆碱提供磷酸胆碱，与神经酰胺合成神经鞘磷脂。

在（神经）鞘磷脂中，常见的脂肪酸为软脂酸、硬脂酸、二十四碳烷酸及神经酸（nervonic acid）（亦称二十四碳烯酸）。在神经髓鞘中以后两者为主，而在灰质中以硬脂酸为多。

（二）鞘磷脂的降解

鞘磷脂经鞘磷脂酶（sphingomyelinase）（属磷脂酶 C 类）作用，水解产生磷酸胆碱及神经酰胺。该酶存在于脑、肝、脾、肾等细胞的溶酶体中。如先天缺乏此酶，则鞘磷脂不能降解，在细胞内堆积，引起肝、脾肿大及痴呆等鞘磷脂沉积症。

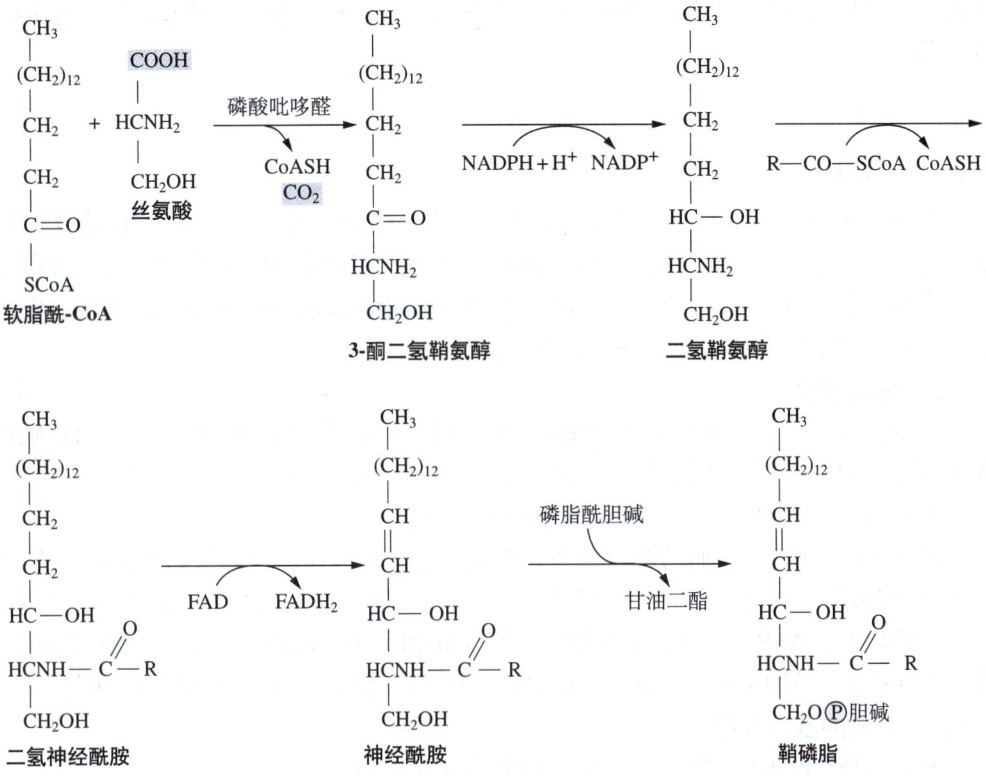

*此反应中，如以UDP-葡萄糖或UDP-半乳糖等取代磷脂酰胆碱的位置，则合成的为鞘糖脂。

第五节 胆固醇的代谢

Section 5 CHOLESTEROL METABOLISM

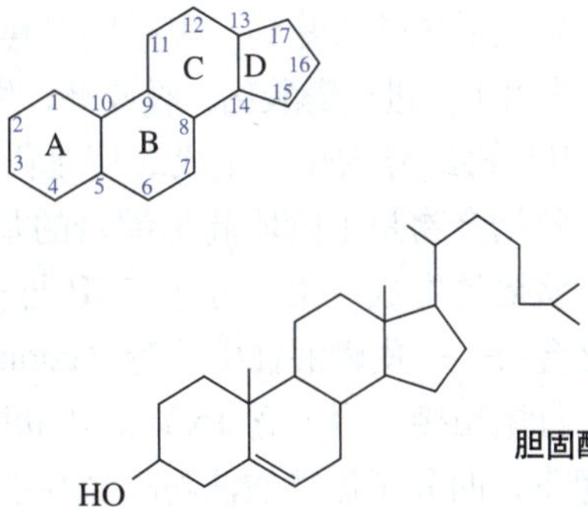

胆固醇

胆固醇是最早从动物胆石中分离出来的、具有羟基的固体醇类化合物，故称胆固醇(cholesterol)。所有固醇均含环戊烷多氢菲的共同结构，不同的固醇其饱和程度、碳原子数目及取代基不同。

胆固醇结构的特点：①全分子共含 27 个碳原子。②第 5、6 位间有一双键。③第 3 位有 β- 羟基。④第 10 和 13 位各具有 β- 甲基。⑤第 17 位有一个含 8 个碳原子的饱和烃链。

胆固醇是人体重要的脂类物质之一，它既是细胞膜、血浆脂蛋白的重要成分，又是类固醇激素、胆汁酸及维生素 D_3 等的前体。

胆固醇广泛存在于全身各组织中，人体胆固醇的来源靠体内合成及从食物摄取。正常人每天膳食中约含胆固醇 300～500mg，主要来自动物内脏、蛋黄、奶油及肉类。植物性食品不含胆固醇，而含植物固醇，如β-谷固醇、麦角固醇等，它们不易为人体吸收，摄入过多还可抑制胆固醇的吸收。

一、胆固醇的合成 Biosynthesis of Cholesterol

（一）合成部位

全身各组织几乎均可合成胆固醇。体内每天合成胆固醇总量约为 1g，肝是最主要的合成场所，其次为小肠、肾上腺皮质、卵巢、睾丸等组织。体内多数组织的胆固醇除靠自身合成外，主要靠自血浆脂蛋白摄取，且以后者为主。由于合成胆固醇的酶系主要存在于胞液及滑面内质网膜上，所以胆固醇合成的部位在胞液及内质网。

（二）合成原料

以不同的同位素碳分别标记乙酸的两个碳原子（^{14}C- 甲基，^{13}C- 羧基），以此为原料合成的胆固醇分子中的 27 个碳原子都带同位素标记，12 个碳原子为 ^{13}C，15 个碳原子为 ^{14}C。上述实验结果证明，乙酰 -CoA 的乙酰基为合成胆固醇的原料。

乙酰-CoA 是葡萄糖、脂肪酸及某些氨基酸等在线粒体内的分解代谢产物，首先需经柠檬酸－丙酮酸循环进入胞液，以供合成胆固醇用。每转运一分子乙酰 -CoA，需经一次柠檬酸裂解反应，消耗 1 个 ATP。另外，还需要大量的 NADPH + H^+ 及 ATP 供给合成反应之需。所以每合成 1 分子胆固醇需 18 分子乙酰-CoA、36 分子 ATP 及 16 分子的 NADPH + H^+。

（三）合成的基本过程

全过程（Fig. 8-10）较复杂，可大致概括为 4 个阶段。

1. 甲羟戊酸的生成　在胞液中，3 分子乙酰 -CoA 分别经硫解酶及 HMG-CoA 合酶催化，缩合成 3-羟 3-甲基戊二酸单酰 -CoA（HMG-CoA）。此过程与酮体生成的反应机制相同，但亚细胞定位不同。酮体生成在肝线粒体进行，而胆固醇合成是在肝和其他组织细胞的胞液中进行。生成的 HMG-CoA 则在 HMG-CoA 还原酶（位于滑面内质网膜上）催化下，由 NADPH + H^+供氢还原、生成甲羟戊酸（mevalonic acid，MVA），此反应是胆固醇合成的限速步骤，HMG-CoA 还原酶为限速酶。

2. 异戊烯焦磷酸酯和二甲基丙烯焦磷酸酯的生成　MVA 由 ATP 提供能量，在胞液中一系列酶的作用下，进行磷酸化、脱羧基，生成5碳的异戊烯焦磷酸酯（Δ^3-isopentenyl pyrophosphate，IPP）；IPP 再经异构化，生成二甲基丙烯焦磷酸酯（3,3-dimethylallyl pyrophosphate，DPP）。这些 5 碳化合物是下阶段高度缩合的基本单位。

3. 鲨烯的生成　由一分子 DPP 与一分子 IPP 脱去一分子焦磷酸，并首尾相接，生成含 10 碳的化合物——焦磷酸牻牛儿酯（geranyl pyrophosphate, GPP），它再与一分子 IPP 作用脱焦磷酸后，首尾相接，合成含 15 碳的焦磷酸法呢酯（farnesyl pyrophosphate，FPP）；在 NADPH + H^+ 供氢下，两分子焦磷酸法呢酯经存在于内质网的鲨烯合成酶催化，释出两个焦磷酸，两者头对头相接，形成 30 碳的多烯烃——鲨烯（squalene）。

4. 胆固醇的生成　鲨烯经内质网加单氧酶、环化酶等的作用，环化生成羊毛固醇（lanosterol），后者再经氧化、脱羧、还原等反应最后失去 3 个甲基而生成含 27 碳的胆固醇。

（四）胆固醇合成的调节

在胆固醇合成的过程中，HMG-CoA 还原酶为限速酶，因此各种因素通过对该酶的影响可

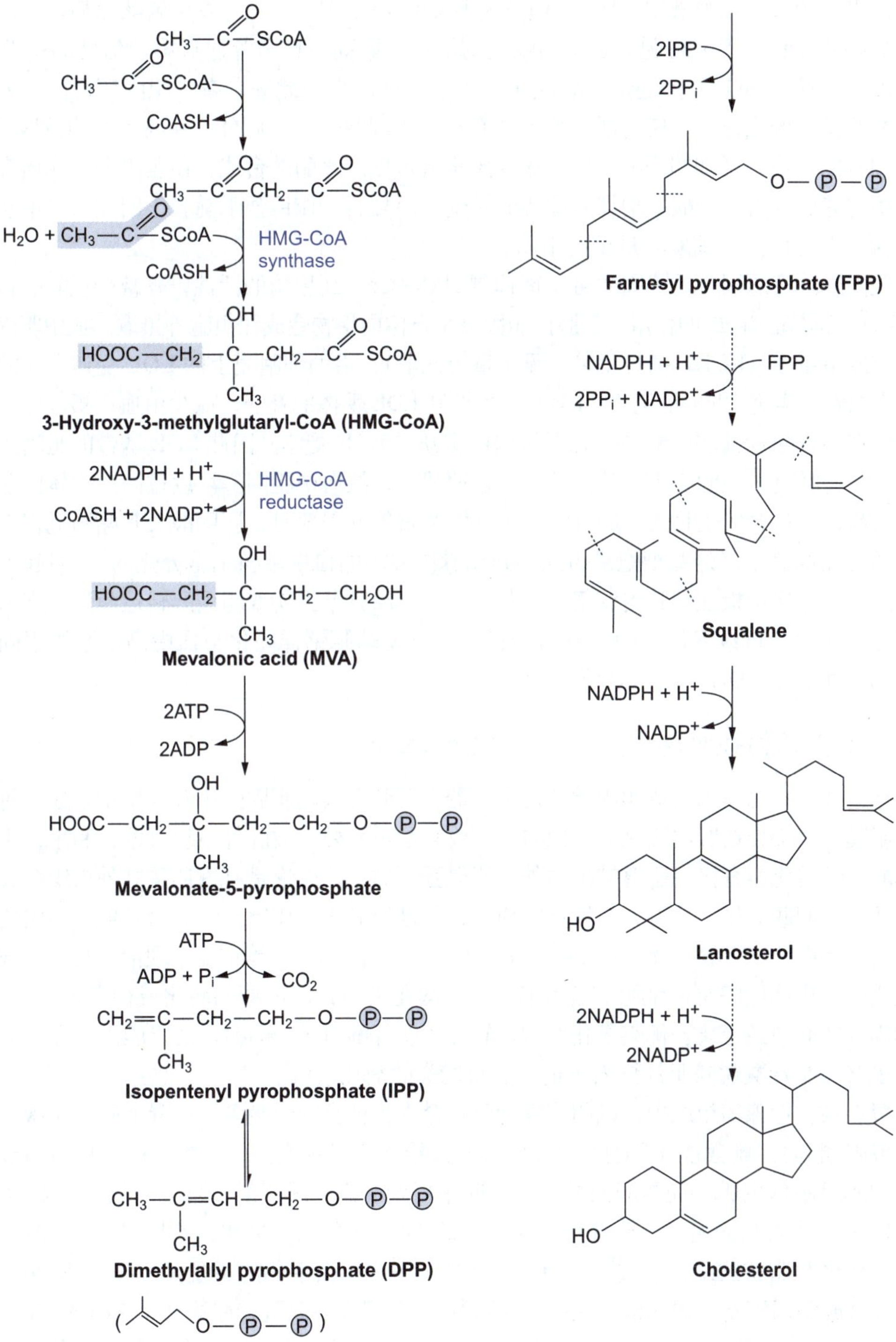

Fig. 8-10 Biosynthesis of cholesterol

以达到调节胆固醇合成的作用。

1. 激素的调节　在胞液中，HMG-CoA 还原酶经蛋白激酶催化、发生磷酸化后丧失活性；在磷蛋白磷酸酶作用下又可脱去磷酸而恢复酶活性。胰高血糖素等通过第二信使 cAMP 影响蛋白激酶，加速 HMG-CoA 还原酶磷酸化后失活，从而抑制此酶，减少胆固醇合成。胰岛素能促进酶的脱磷酸化作用，使酶活性增加，有利于胆固醇合成。此外，胰岛素还能诱导 HMG-CoA 还原酶的合成，增加胆固醇合成。甲状腺素既可促进该酶的合成，使胆固醇合成增多，又可促进胆固醇转变为胆汁酸，增加胆固醇的转变，而且后一作用强于前者。因此，当甲状腺功能亢进时，患者血清胆固醇含量反而下降。

2. 胆固醇浓度的调节　胆固醇可反馈抑制 HMG-CoA 还原酶的活性，并减少该酶的合成，从而达到降低胆固醇合成的作用。细胞内胆固醇来自体内生物合成和由胞外摄取。血中胆固醇主要由低密度脂蛋白（LDL）携带运输（见本章第六节），借助细胞膜上的 LDL 受体介导的内吞作用进入细胞。当胞内胆固醇浓度过高时，可抑制 LDL 受体的补充，减少由血中摄取胆固醇。

现知遗传性家族高胆固醇血症患者体内严重缺乏 LDL 受体，因此 LDL 携带的胆固醇不能被摄取，来自膳食的胆固醇不能从血液中被迅速清除，故血中胆固醇浓度过高。当体内总胆固醇浓度过高，超过合成生物膜、胆汁酸及类固醇激素等的需要时，胆固醇及其酯则沉积在动脉内皮下的巨噬细胞中（这些细胞是由迁移到动脉内皮下的血中单核细胞分化的），引起内皮下变形，进而导致血小板在动脉内壁集聚；若同时伴有动脉壁损伤或胆固醇转运障碍，则易在动脉内膜形成脂斑，继续发展可使动脉管腔狭窄。可见动脉粥样硬化与血中高水平的胆固醇有关，特别与存在于 LDL 中的胆固醇水平有关。

二、胆固醇的去向及转化 Fates of Cholesterol

前已述及，肝是体内合成胆固醇的最主要器官。肝合成的胆固醇小部分用于合成、更新自身细胞脂膜，大部分在肝内转化成其他物质，或转运至肝外，被肝外组织摄取、利用；也有部分胆固醇不经转化而直接经胆道排出体外。值得强调的是，无论是肝内还是肝外组织合成的胆固醇，并不被彻底氧化、分解为二氧化碳和水，而是经氧化、还原，转变为其他含环戊烷多氢菲母核的化合物，如胆酸、肾上腺皮质激素、性激素、维生素 D_3 等重要生理活性物质。同样，肝外组织也利用胆固醇更新细胞的各种脂膜。这里主要讨论胆固醇的转化或衍生物。

胆固醇在肝中经羟化、侧链氧化断裂，转变成胆汁酸（bile acid），这是胆固醇在体内代谢的主要去路。胆汁酸盐随胆汁排入肠道，参与脂类的消化吸收。

在肾上腺、性腺等组织中，以胆固醇为原料合成各种类固醇激素，如肾上腺皮质激素（皮质醇、醛固酮等）、雌激素（孕酮、雌二醇等）及雄激素（睾酮）等，参与机体代谢调节。

胆固醇经脱氢生成 7-脱氢胆固醇，在皮肤中后者经紫外线照射，可转变为维生素 D_3（又称胆钙化醇），其在肝及肾进一步羟化转变为 1,25-$(OH)_2D_3$ 的活性形式，参与调节钙、磷代谢。

胆固醇可与脂肪酸结合形成胆固醇酯，在各组织中，由活化的脂酰-CoA 提供脂酰基与游离胆固醇合成胆固醇酯，催化该反应的酶为脂酰-CoA:胆固醇脂酰转移酶（acyl-CoA:cholesterol acyltransferase，ACAT）。在血浆中，脂酰基由卵磷脂分子中第 2 位的脂酰基提供合成胆固醇酯，该反应由卵磷脂: 胆固醇脂酰转移酶（1ecithin:cho1esterol acyltransferase，LCAT）催化，此酶系由肝合成后分泌入血发挥作用的。

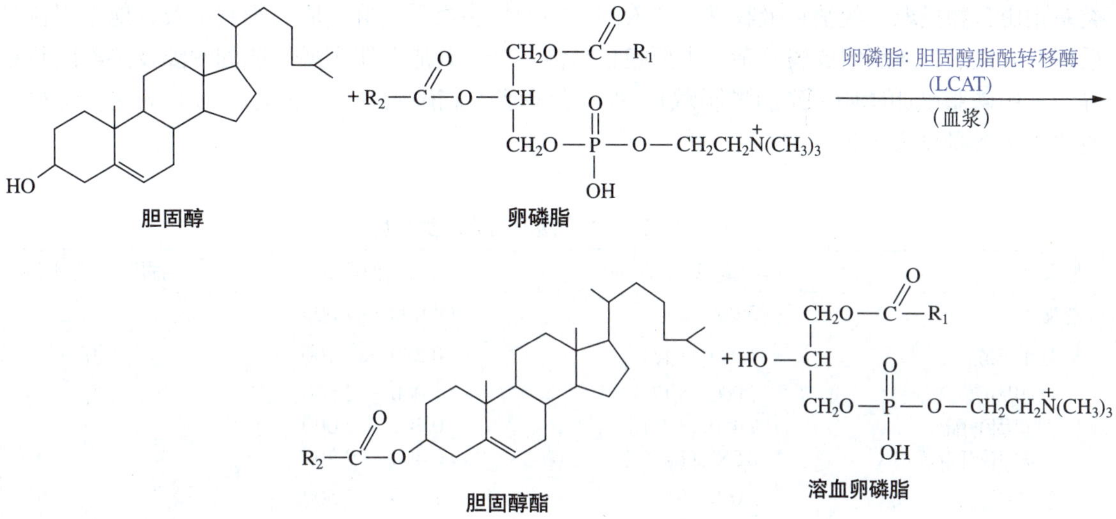

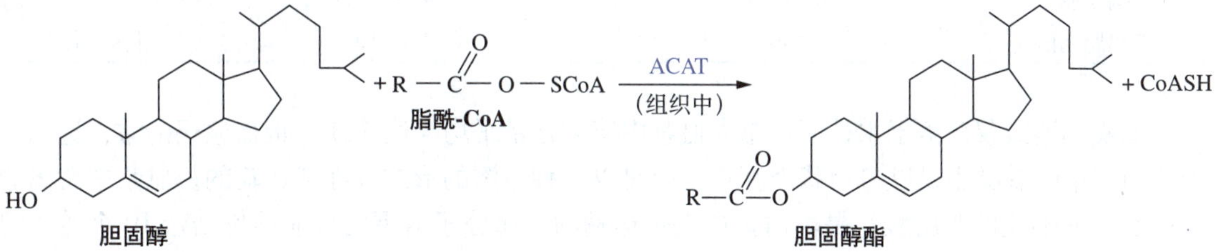

胆固醇在体内除可转化为以上各类物质外，还有一部分胆固醇可直接作为胆汁成分与胆汁酸盐一起自肝经胆道入肠，其中一部分将在肠道受细菌作用还原成粪固醇，被排出体外。

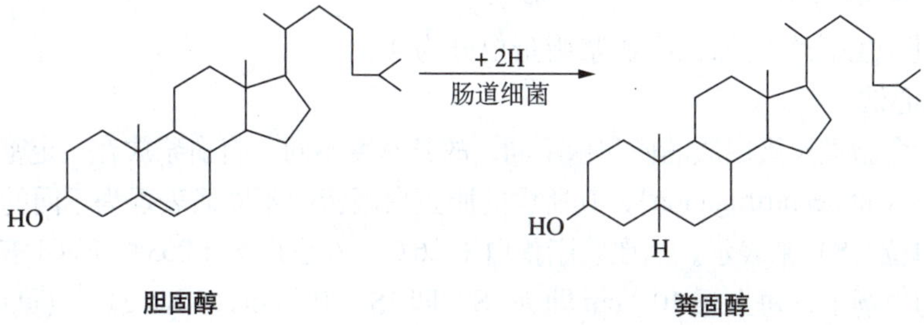

第六节　脂类的运输

Section 6　LIPID TRANSPORT IN PLASMA

一、血脂的组成及含量 Components of Plasma Lipids

血浆中所含的脂类统称血脂（plasma lipids）。血脂来源有外源性及内源性之分。外源性脂类系指由食物摄取、经消化吸收进入血液的；内源性脂类系由肝、脂肪细胞以及其他组织合成后释放入血的。血脂组成较复杂，主要包括甘油三酯、磷脂、胆固醇、胆固醇酯及游离脂肪酸等，其中磷脂以卵磷脂（磷脂酰胆碱）、神经鞘磷脂及脑磷脂（磷脂酰乙醇胺）为主。正常人血浆脂类含量见表 8-2。

表 8-2 正常人空腹时血浆脂类含量

脂类	平均值 g/L（mmol/L）	正常范围 g/L	空腹时主要来源
总脂	5.000	4.000 ~ 7.000	
甘油三酯	1.000（1.13）	0.200 ~ 1.100	肝
总胆固醇	2.000（5.17）	1.000 ~ 2.500	肝
胆固醇酯	1.450（3.75）	0.700 ~ 2.000	
游离胆固醇	0.550（1.42）	0.400 ~ 0.700	
总磷脂	2.000（64.58）	1.300 ~ 2.500	
卵磷脂	1.000（32.3）	0.500 ~ 2.000	肝
神经磷脂	0.700（22.6）	0.500 ~ 1.300	肝
脑磷脂	0.200（6.4）	0.150 ~ 0.350	肝
游离脂肪酸	0.150	0.080 ~ 0.250	脂肪组织

脂类不溶或仅微溶于水，而正常人血浆中脂类含量平均高达 5g/L，但血浆仍清澈、透明，说明血浆中的脂类不是以自由状态存在，而是以一种可溶的形式存在或运输的。血浆中游离的脂肪酸（非酯化的脂肪酸）是由清蛋白携带运输的，每分子清蛋白可非共价结合 10 个游离的脂肪酸分子。血浆中游离脂肪酸含量极少，仅占血浆总脂肪酸含量的 5% ~ 10%，大多数脂肪酸以酯的形式——甘油三酯、胆固醇酯、磷脂等——参与构成血浆脂蛋白（lipoproteins）。血浆脂蛋白是蛋白质与脂类通过非共价连接形成的复合体，是脂类在血浆中的运输形式。

二、血浆脂蛋白的分类 Classification of Plasma Lipoproteins

一般常用超速离心法和电泳法将血浆脂蛋白分为 4 类。

（一）超速离心法

各种脂蛋白所含脂类及蛋白质的质和量不同，故其密度不同。将血浆放在一定密度的盐溶液中，进行超速离心（ultracentrifugation），其所含的脂蛋白因密度不同而表现为不同的沉降速度，通常用 Svedberg 单位（S）来表示。当血浆脂蛋白于 26℃，在密度为 1.063 的 NaCl 溶液中，每秒每达因克离心力的力场下，每上浮 10^{-13}cm 即为 1S，即 1S = 10^{-13}cm（s·dyn·g）$^{-1}$（见第二章）。

按血浆脂蛋白密度或超速离心法一般可将血浆脂蛋白分为 4 类。密度最小的是乳糜微粒（chylomicron, CM），密度小于 0.95，易上浮。其次为极低密度脂蛋白（very-low-density lipoprotein, VLDL），密度大于 0.95，低于 1.006。密度较前者稍高的为低密度脂蛋白（low-density lipoprotein, LDL），密度在 1.006 ~ 1.063 之间。密度最高的为高密度脂蛋白（high-density lipoprotein, HDL），密度为 1.063 ~ 1.21（Fig. 8-11）。以上各种脂蛋白中，乳糜微粒在空腹血浆中检测不出，只有当进食脂类后方可观察到。除以上几种脂蛋白外，还有中（间）密度脂蛋白（intermediate-density lipoprotein, IDL），其密度介于 LDL 与 VLDL 之间，为 1.006 ~

1.019。一般高密度脂蛋白还可根据脂类及蛋白质含量的不同，分为两种密度不同的 HDL_2 及 HDL_3，HDL_2 密度在 1.063 ~ 1.125；HDL_3 密度更高为 1.125 ~ 1.21 之间。

（二）电泳法

不同脂蛋白的表面电荷不同，在电场中具有不同的迁移率，按其移动的快慢可将血浆脂蛋白分为 4 类：α-脂蛋白（α-lipoprotein）移动最快，相当于 α_1- 球蛋白移动的位置；β-脂蛋白（β-lipoprotein）相当于 β-球蛋白的位置，前 β-脂蛋白（pre-β-lipoprotein）移动的较 β-脂蛋白快，相当于 α_2-球蛋白移动的位置；乳糜微粒留在原点基本不移动（Fig. 8-11）。

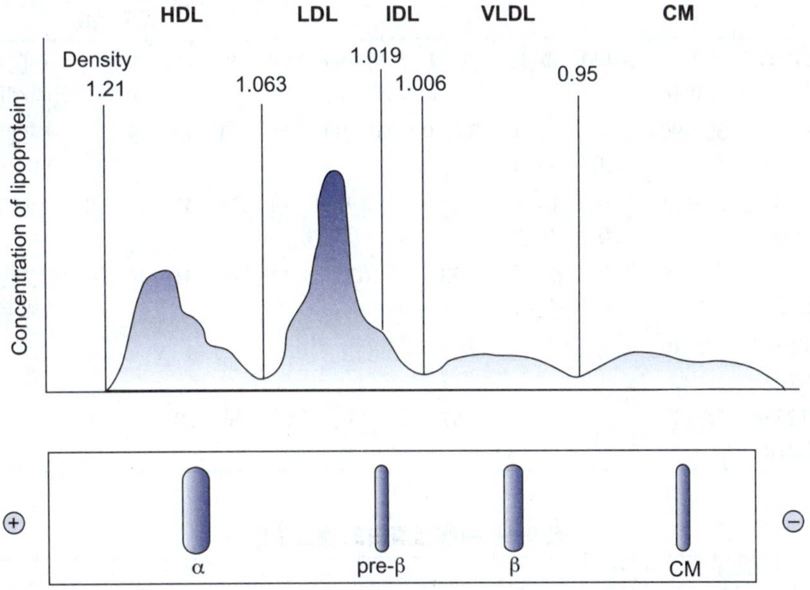

Fig. 8-11 Electrophoretic mobilities and density classes of plasma lipoprotein

三、血浆脂蛋白的组成 Compositions of Plasma Lipoproteins

血浆脂蛋白由蛋白质、甘油三酯、磷脂、胆固醇及其酯组成，各种脂蛋白中蛋白质及脂类组成的比例和含量不同。乳糜微粒含甘油三酯最多，高达 80% ~ 95%，蛋白质最少，仅约占 1%，其颗粒最大，密度最小。极低密度脂蛋白含甘油三酯达 50% ~ 70%，但其蛋白质含量增多，约占 10%，密度变大。低密度脂蛋白含胆固醇及胆固醇酯最多，为 40% ~ 50%。高密度脂蛋白含蛋白质最多，约占 50%，故密度最高，颗粒最小（表 8-3）。

脂蛋白颗粒中的蛋白质部分称为载脂蛋白（apolipoprotein, apoprotein, apo），现已发现有十多种，其中主要的有 apoA、B、C、D、E 五类。apo A 又分为 AⅠ、AⅡ、AⅣ；apoB 分为 B-100 和 B-48；apoC 又分为 CⅠ、CⅡ、CⅢ 等亚类。每类血浆脂蛋白颗粒含一种以上载脂蛋白，但多以某种为主，各种载脂蛋白之间维持一定比例。血浆脂蛋白的载脂蛋白大多数含有较多的双性 α- 螺旋结构（amphipathic α-helix），这些螺旋区域中氨基酸序列有一特点，即每隔2 或 3 个氨基酸残基，必出现 1 个带极性侧链的氨基酸残基，因此沿螺旋纵轴形成一极性亲水侧及另一疏水侧，极性侧可与水溶剂及脂蛋白外周磷脂的极性区结合，另一侧则可与非极性的脂类内核结合。这种结构有利于载脂蛋白结合脂类，并稳定脂蛋白结构。此外，某些载脂蛋白还有其特殊功能，如作为酶的激活剂、抑制剂、受体的配基等。不同的载脂蛋白分子大小及在体内的合成部位等亦不相同（表 8-4）。

表 8-3　血浆脂蛋白的组成

分类	密度	颗粒直径（nm）	S_f	电泳位置	组成：蛋白质 %	组成：总脂 %	占总脂的 %：甘油三酯	占总脂的 %：磷脂	占总脂的 %：胆固醇酯	占总脂的 %：胆固醇	占总脂的 %：游离脂肪酸	合成部位	功能
CM	< 0.95	90～1 000	> 400	原点	1～2	98～99	88	8	3	1		小肠黏膜细胞	转运外源性甘油三酯
VLDL 前β-脂蛋白	0.95～1.006	30～90	20～400	α_2-球蛋白	7～10	90～93	56	20	15	8	1	肝细胞	转运内源性甘油三酯
LDL β-脂蛋白	1.006～1.063	20～25	2～20	β-球蛋白	21	79	13	28	48	10	1	血浆	转运内源性胆固醇
HDL α-脂蛋白	1.063～1.210	7.5～20	沉降	α_1-球蛋白	33	67	16	43	31	10	…	肝、肠、血浆	逆向转运胆固醇
HDL_2	1.063～1.125	10～20											
HDL_3	1.125～1.210	7.5～10			57	43	13	46	29	6	6		

表 8-4　血浆脂蛋白的载脂蛋白

载脂蛋白	脂蛋白	氨基酸数	分子质量	来源	功　能	含量（mg/dl）
AⅠ	HDL, CM	243	28 000	肝、肠	激活 LCAT : HDL 受体配基	123.8 ± 14.7*
AⅡ	HDL, CM	77	17 500	肝、肠	稳定 HDL 结构？抑制 LCAT？	33.0 ± 5.0*
AⅣ	CM, HDL	371	46 000	肠	功能不清（促进 CM 合成？）	17 ± 2$^{\Delta}$
B-100	LDL, VLDL, IDL	4 536	550 000	肝	LDL 受体配基（识别 LDL 受体）	87.3 ± 143*
B-48	CM, CM 残粒		260 000	肠	促进 CM 合成	5$^{\Delta}$
CⅠ	VLDL, HDL, CM	57	7 600	肝	激活 LCAT？	7.8 ± 2.4*
CⅡ	VLDL, HDL, CM	79	8 916	肝	激活肝外 LPL	5.0 ± 1.8*
CⅢ	VLDL, HDL, CM	79	8 750	肝	抑制 LPL，抑制肝 apoE 受体	11.8 ± 3.6*
D	HDL		19 300	肝？	可能具脂类转运蛋白功用	10 ± 4$^{\Delta}$
E	VLDL, HDL, CM, CM 残粒	299	34 000	肝	LDL 受体配基,肝 CM 残粒受体（apoE）配基	3.5 ± 1.2*

* 华西医科大学生化教研室对 625 例成都地区正常成人测定的结果

Δ 国外报道参考值

LCAT：卵磷脂 : 胆固醇脂酰转移酶

LPL：脂蛋白脂肪酶

四、脂蛋白的结构 Structure of Lipoproteins

各种脂蛋白的结构基本相似，为大小不同的球状颗粒，以甘油三酯、胆固醇酯等中性脂类为内核；其外包有由磷脂、游离胆固醇及载脂蛋白等双性分子组成的单层结构（2nm 厚），它们的非极性基团向内与内核相连，极性基团朝外，增加了脂蛋白颗粒的亲水性，致使血浆脂蛋白颗粒能均匀分散在血液中（Fig. 8-12）。

CM 及 VLDL 主要以甘油三酯为内核，LDL 及 HDL 内核以胆固醇酯为主。从 CM 到 HDL 颗粒，其直径逐渐变小，因此外层所占百分比将逐渐增加，故 HDL 颗粒所含的载脂蛋白、磷脂及游离胆固醇比例较其他几类脂蛋白要高，在 HDL 颗粒中蛋白质约占 55%，脂类约占 45%；而在 VLDL 颗粒中蛋白质仅约占 10%，脂类约占 90%。

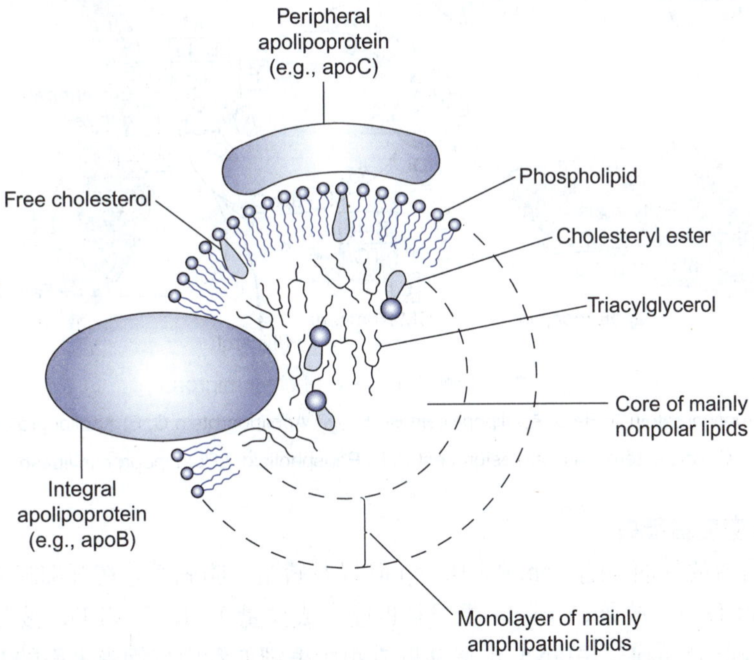

Fig. 8-12 Generalized structure of a plasma lipoprotein

五、血浆脂蛋白代谢 Metabolism of Plasma Lipoproteins

（一）乳糜微粒

在小肠黏膜细胞内，由再酯化生成的甘油三酯、磷脂及吸收的胆固醇，与由该细胞合成的 apoB-48、apoAⅠ、AⅡ、AⅣ 等共同形成新生的乳糜微粒（CM）。CM 经淋巴入血，在血中与 HDL 相互交换，获得apoC、apoE，失去部分 apoA，转变为成熟的 CM。已知 apoCⅡ 是脂蛋白脂肪酶（lipoprotein lipase，LPL）的激活剂，该酶存在于肌肉、心及脂肪等肝外组织的毛细血管内皮细胞表面，催化脂蛋白中的甘油三酯水解产生甘油和脂肪酸。成熟的 CM 在 LPL 的反复作用下，其内核的甘油三酯水解达 90% 以上，水解产物被肝外组织摄取利用。这样，CM 颗粒逐渐变小，外层的 apoA、apoC、磷脂及游离胆固醇也同时脱离 CM（参与形成新生

HDL），这样 CM 就转变成相对富含胆固醇酯、apoB-48 及 apoE 的 CM 残粒，颗粒直径仅为 CM 的一半左右。CM 残粒最后被肝细胞膜 apoE 受体（CM 残粒受体）结合，被肝组织摄取利用。可见，CM 的功能是运输外源性脂类（以甘油三酯为主）。正常人 CM 在血浆中的半寿期为 5～15 分钟，故空腹血中不含 CM（Fig. 8-13）。

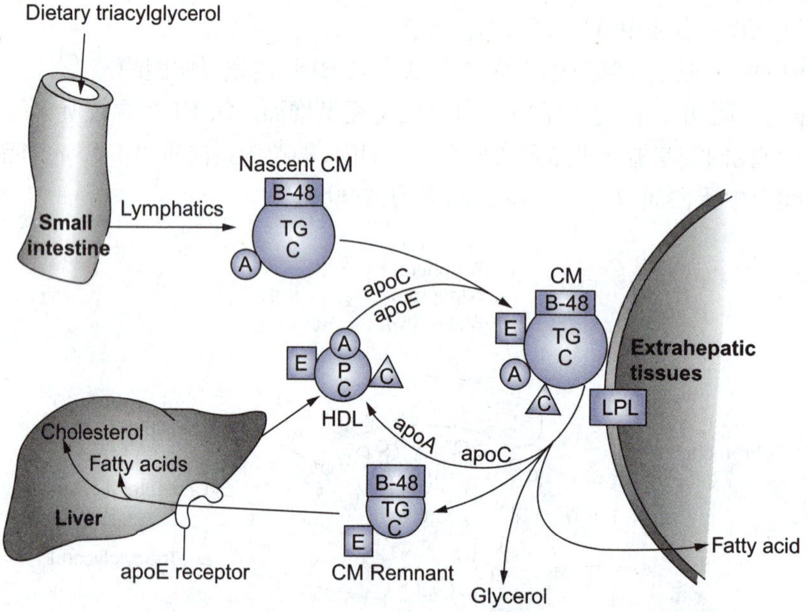

Fig. 8-13 Metabolic fate of chylomicrons

A: Apolipoprotein A, B-48: Apolipoprotein B-48, △C: Apolipoprotein C, E: Apolipoprotein E, C: Cholesterol and Cholesterol ester, P: Phospholipid, LPL: Lipoprotein lipase

（二）极低密度脂蛋白

由肝细胞合成的甘油三酯、apoB-100、apoE 以及磷脂、胆固醇等在肝细胞内共同组成极低密度脂蛋白（VLDL）。此外，小肠黏膜细胞也能合成少量 VLDL。VLDL 被分泌入血后，将从 HDL 获得 apoE 及 apoC，由apoCⅡ 激活肝外组织毛细血管内皮细胞表面的 LPL，使 VLDL 中的甘油三酯水解，水解产物被肝外组织摄取利用，可见 VLDL 是运输肝合成的内源性甘油三酯的主要形式。在甘油三酯水解的同时，VLDL 与 HDL 进一步相互交换，VLDL 获得胆固醇酯，丢失表面的 apoC、磷脂及游离胆固醇，颗粒逐渐变小，但密度不断增加，apoB-100 及 apoE 相对含量增多，此种脂蛋白颗粒称为中间密度脂蛋白（IDL），亦可认为是 VLDL 残粒。颗粒中甘油三酯与胆固醇含量近似，载脂蛋白主要为 apoB-100、apoE。此后，部分 IDL 与肝细胞膜上的 apoE 受体结合，被肝细胞摄取代谢；而未被肝摄取的 IDL 将继续转变为 LDL（Fig. 8-14）。VLDL 在血浆中的半寿期为 6～12小时。

（三）低密度脂蛋白

低密度脂蛋白（LDL）是在血浆中由 VLDL 转变而来的，它是转运内源性胆固醇的主要形式。由 VLDL转变形成的 IDL，一部分被肝摄取，而未被肝摄取的将在 LPL 及肝脂肪酶作用下，使甘油三酯进一步水解，最后颗粒中脂类主要为胆固醇酯，外层的 apoE 也转移到 HDL，仅剩下apoB-100，该颗粒即为LDL。因肝及肝外组织（如动脉壁细胞等）的细胞膜表面广泛存在LDL受体，具特异识别和结合含apoE及apoB-100的脂蛋白，又称apoB、E受体，当血浆中LDL与此受体结合后，受体将聚集成簇，内吞入胞内、与溶酶体融合，进一步被降解（Fig. 8-14）。

除此之外，血浆中的LDL还可被单核吞噬细胞系统中的巨噬细胞清除，经此途径代谢的LDL约占每日LDL降解总量的1/3，LDL在血浆中的半寿期为2～4天。

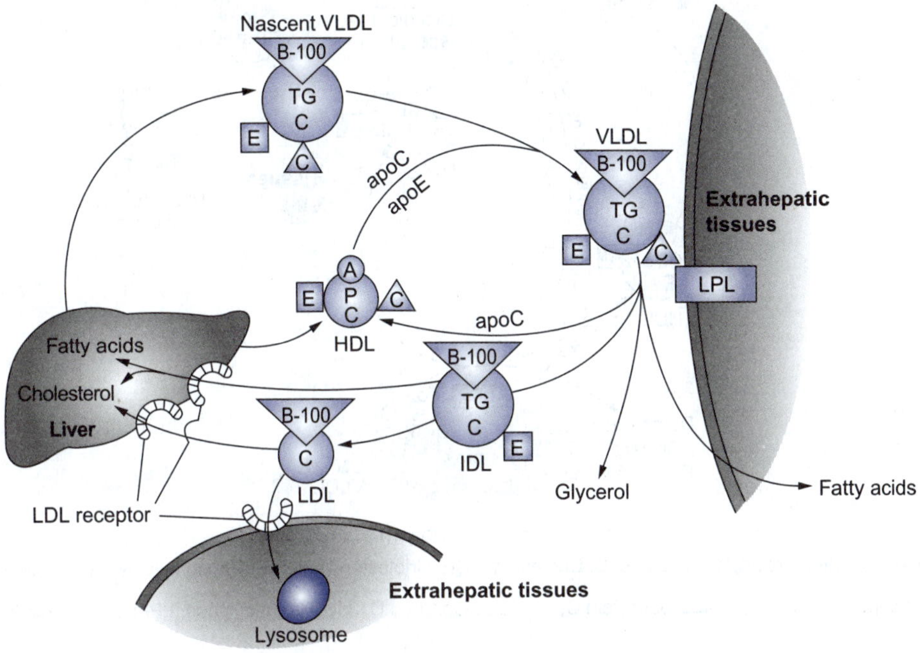

Fig. 8-14 Metabolism of VLDL and LDL

A: Apolipoprotein A, B-100: Apolipoprotein B-100, C△: Apolipoprotein C, TG: Triacylglycerol, E: Apolipoprotein E, C: Cholesterol and cholesterol ester, P: Phospholipids, LPL: Lipoprotein lipase

（四）高密度脂蛋白

高密度脂蛋白（HDL）是由肝和小肠黏膜细胞合成的，以肝为主。初合成后分泌入血的HDL称为新生HDL，是由磷脂、apoA、C、E及游离胆固醇组成的盘状双脂层结构。而由小肠黏膜细胞合成的新生HDL仅含apoA，不含apoC、E，入血后需接受由其他脂蛋白转移来的apoC、apoE。在血液中，新生HDL因表面有apoAⅠ，后者可激活卵磷脂:胆固醇脂酰转移酶（lecithin: cholesterol acyl transferase, LCAT）。该酶系在肝合成后分泌入血，在血中催化胆固醇酯化为胆固醇酯，然后移向双脂层核心，经LCAT反复作用，进入HDL内核的胆固醇酯逐渐增多，使双脂层伸展分离而成为球状HDL，同时外层的apoC及apoE又转移到CM和VLDL，如此新生HDL转变为成熟HDL（Fig. 8-15）。

HDL按密度大小可分为HDL_1、HDL_2、HDL_3。HDL_1仅在高胆固醇膳食诱导后才在血中出现，故又称HDL_c。正常人血浆中含HDL_2、HDL_3。新生HDL先为密度高的HDL_3，当在LCAT反复作用下胆固醇酯不断增多，加之又接受了由CM及VLDL脂解释放的磷脂、apoA

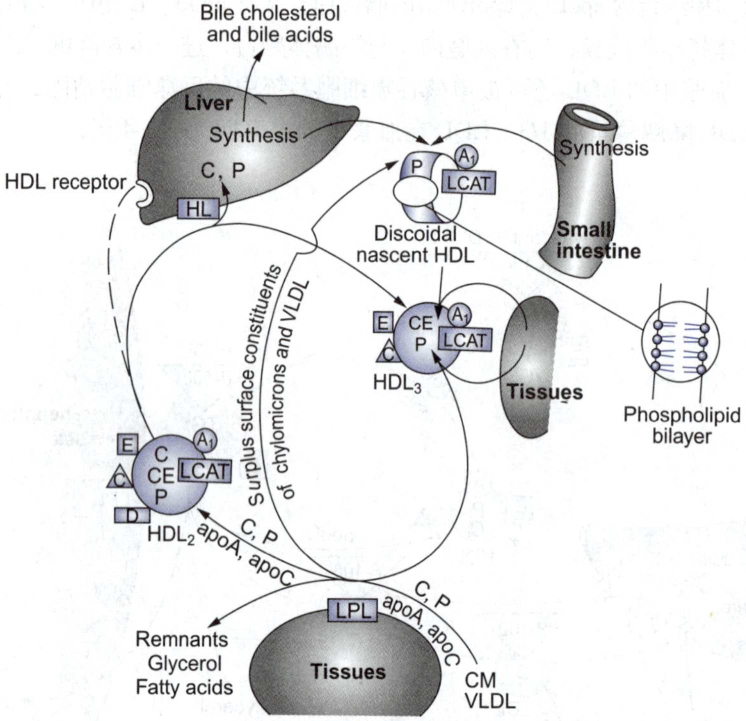

Fig. 8-15 Metabolism of HDL

LCAT: Lecithin:cholesterol acyl transferase, C: Cholesterol, CE: Cholesteryl ester, P: Phospholipids, A_1: Apolipoprotein A_1, E: Apolipoprotein E, △C: Apolipoprotein C, D: Apolipoprotein D, HL: Hepatic lipase, LPL: Lipoprotein lipase

Ⅰ、AⅢ等，颗粒增大密度变小，形成HDL_2。故血浆HDL_2含量与CM、VLDL的脂解密切相关，并直接与LPL活性有关。如果apoCⅡ缺乏，则LPL活性降低，CM、VLDL的脂解作用减弱，致使血中HDL_2降低。血中HDL_2浓度与冠状动脉粥样硬化的发生率呈负相关。

HDL主要在肝降解，成熟的HDL可能与肝细胞膜的HDL受体结合后被肝细胞摄取利用。HDL在血浆中的半寿期为3～5天。

由上可见，HDL在LCAT及apoAⅠ的作用下，可从肝外组织将胆固醇转运到肝内进行代谢，这种将胆固醇从肝外向肝内的转运过程称为胆固醇的逆向转运。通过这种机制，机体可将外周组织中衰老细胞膜中的胆固醇转运到肝内代谢并排出体外。HDL还是apoC、apoE的储存库，这两种载脂蛋白是CM、VLDL代谢中所需要的，当CM及VLDL进入血液中，它们将从HDL获得之，而在甘油三酯被水解后，这些载脂蛋白又回到HDL颗粒中。

六、血浆脂蛋白异常 Abnormalities of Plasma Lipoproteins

血浆脂蛋白代谢紊乱可表现为高脂蛋白血症和低脂蛋白血症，后者较为少见，现只介绍高脂蛋白血症。

高脂蛋白血症（hyperlipoproteinemia）亦称高脂血症（hyperlipidemia），实际上系由血中脂蛋白合成与清除紊乱所致。这类病症可以是遗传性的，也可能是其他原因引起的，表现为血浆脂蛋白异常、血脂增高等。现将其 6 种主要类型列于表 8-5。

表 8-5 高脂蛋白血症的类型

类型	脂蛋白变化	血脂的变化		病因
		主要升高的脂类	次要升高的脂类	
I	CM 增高	甘油三酯	胆固醇	LPL 或 apoCII 遗传缺陷
IIa	LDL 增高	胆固醇		LDL 受体的合成或功能的遗传缺陷
IIb	LDL、VLDL 增高	甘油三酯	胆固醇	遗传因素影响不大，主要受膳食影响
III	IDL 增高	甘油三酯 胆固醇		apoE 异常，干扰了 CM 及 VLDL 残粒的吸收
IV	VLDL 增高	甘油三酯	胆固醇	分子缺陷不清，多由于肥胖、饮酒过量或糖尿病所致
V	CM、VLDL 增高	甘油三酯	胆固醇	实际为 I 型和 II 型的混合症

SUMMARY

Lipids include fats and lipoids. The physiological functions of the lipids are as diverse as their chemistry. Fats are the principal stored forms of energy in many organisms and human. Phospholipids and sterols are major structural elements of biological membranes. Other lipids, although present in relatively small quantities, play crucial roles as cofactors, hormones, intracellular messengers and etc..

Fats, also known as triacylglycerols, can be mobilized by the hydrolytic reaction catalyzed by hormone-sensitive adipose tissue lipase, the rate-limiting enzyme for triacylglycerol hydrosis. Adipose tissue-derived fatty acids are activated at the outer mitochondrial membrane by esterification with coenzyme A to form fatty acyl-CoA thioesters. These are converted into fatty acyl-carnitine esters, which are carried by a specific transporter across the inner mitochondrial membrane into the matrix, where fatty acyl-CoA esters are formed again. All subsequent steps in the oxidation of fatty acids take place in the form of their coenzyme A thioesters, within the mitochondrial matrix.

In the first stage of fatty acid β oxidation, four reactions are required to remove each acetyl-CoA unit from the carboxyl end of saturated fatty acyl-CoAs: (1) dehydrogenation of the (and (carbons (C2 and C3) by FAD-linked acyl-CoA dehydrogenases, (2) hydration of the resulting double bond by enoyl-CoA hydratase, (3) dehydrogenation of the resulting L-(-hydroxyacyl-CoA by NAD+-linked (-hydroxyacyl-CoA dehydrogenase, and (4) CoA-requiring cleavage by thiolase of the resulting (-ketoacyl-CoA to form acetyl-CoA and the coenzyme A thioester of the original fatty acid, shortened by tow carbons. The shortened fatty acyl-CoA can then reenter the sequence, with loss of another acetyl-CoA. For example, the 16-carbon palmitate yields altogether eight molecules of acetyl-CoA, which in the second stage of fatty acid oxidation can be oxidized to CO2 via the citric acid cycle. A large fraction of the theoretical yield of free energy from fatty acid oxidation is recovered as ATP by oxidative phosphorylation, the third and final stage of the oxidative pathway.

Mitochondrial β oxidation can oxidize unbranched saturated fatty acids with an even number of carbons and a chain length up to 18 or 20 carbons. Fatty acids that contain unsaturated bonds or odd numbers of carbons do not fit β oxidation, requiring additional enzymatic reactions. Fatty acids in most tissues can be smoothly oxidized by β oxidation.

The ketone bodies acetoacetate, β -hydroxybutyrate, and acetone are formed in the liver and are carried to other tissues, where they serve as fuel molecules, being oxidized to acetyl-CoA and thus entering the citric acid cycle. The overproduction of ketone bodies in uncontrolled diabetes or severe starvation can lead to acidosis or ketosis.

Fatty acids are synthesized in the cytosol by an extramitochondrial system, which is responsible for complete of palmitate from acetyl-CoA. This synthetic pathway starts with the carboxylation of acetyl-CoA to malonyl-CoA, the committed step. This ATP-driven reaction is catalyzed by acetyl-CoA carboxylase, the most important enzyme in the regulation of lipogenesis. The other reactions of fatty acid synthesis are catalyzed by the cytoplasmic fatty acid synthase complex. The intermediates in fatty acid synthesis are linked to an acyl carrier protein (ACP), to which the growing fatty acid is bound to during its synthesis. In most mammals, glucose is the primary substrate for lipogenesis. A reaction cycle based on the formation and cleavage of citrate carries acetyl groups from mitochondria to the cytosol. NADPH needed for synthesis is generated in the transfer of reducing equivalents from mitochondria by the malate-pyruvate shuttle and by the pentose phosphate pathway. Fatty acids are elongated and desaturated by enzyme systems in the endoplasmic reticulum membrane. Mammals lack the enzymes to introduce double bonds distal to C10, and so they require linoleate and linolenate as well as arachidonate, the essential fatty acids, in their diets.

Arachidonate, an essential precursor of prostaglandins and other signal molecules, is derived from linoleate. This 20:4 polyunsaturated fatty acid is the precursor of several classes of signal molecules such as prostaglandins, prostacyclins, thromboxanes, and leukotrienes.

Phosphoglycerides, a type of phospholipids, include phosphatidylethanolamine, phosphatidylcholine, and phosphatidylserine. Phosphatidate is a common intermediate in the synthesis of phospholipids and triacylglycerols. It is formed by successive acylations of glycerol-3-phosphate by acyl-CoA. Hydrolysis of its phosphoryl group yields diacylglycerol. Decarboxylation of serine yields ethanolamine, which is methylated by S-adenosylmethionine to form choline. CDP-ethanolamine or CDP-choline is formed from CTP and phosphorylethanolamine or phosphorylcholine. They are transferred to the hydroxyl group of diacylglycerol to form phosphatidylethanolamine or phosphatidylcholine.

Cholesterol is synthesized from acetyl-CoA. The first reactions, up to 3-hydroxy-3-methylglutaryl CoA (HMG-CoA), in this pathway are shared with the synthesis of the ketone bodies. Whereas ketogenesis is mitochondrial, however, the HMG-CoA for cholesterol synthesis is formed by a cytoplasmic HMG-CoA synthase. The NADPH-dependent formation of mevalonate from HMG-CoA is the committed step of cholesterol synthesis, so the HMG-CoA reductase is the rate-limited enzyme of cholesterol biosynthesis. Important derivatives of cholesterol include bile salts and steroid hormones.

Triacylglycerols exported by the intestine are carried by chylomicrons (CM) and then hydrolyzed by lipases lining the capillaries of target tissues. Cholesterol and other lipids in excess of those needed by the liver are exported in the form of very-low-density lipoprotein (VLDL). After delivering its content of triacylglycerols to adipose tissue and other peripheral tissue, VLDL is converted into intermediate-density lipoprotein (IDL) and then into low-density lipoprotein (LDL). High-density lipoprotein (HDL) plays a key role in the reverse transport of cholestrol from the extrahepatic tissue to the liver. The total cholestrol level reflects mostly the level of LDL cholestrol. The ratio of LDL cholestrol to HDL cholestrol is an excellent predictor of disease (e. g., coronary heart disease, CHD) risk..

复 习 题

1. 脂类物质有何重要生理功用？
2. 血浆脂蛋白有哪些类型？各类脂蛋白的结构、功能、代谢如何？
3. 何谓必需脂肪酸？
4. 何谓载脂蛋白？何谓酰基载体蛋白（ACP）？
5. 试比较脂肪酸氧化及合成的异同点。
6. 计算油酸（18:1, Δ^9）在体内被氧化成为 CO_2 和 H_2O 的同时能使多少 ADP 磷酸化生成 ATP。
7. 不饱和脂肪酸的氧化及合成与饱和脂肪酸相比较，其特殊点是什么？
8. 试述脂肪在体内能否转变为糖？为什么？
9. 以谷物填喂家鸭，结果鸭体肥美多脂，试述此种鸭在填喂期间体内有何代谢特点。
10. 何谓酮体？在何处生成？如何生成？在何处氧化？如何氧化？
11. 眩晕症患者，主诉不能进食，乏力、眩晕、恶心呕吐，经检查血酮体明显增高，尿中酮体强阳性，诊断为酮症酸中毒。试分析其酮症产生的机理。
12. 试述磷脂酸的合成及其在脂类代谢过程中的主要作用。
13. 卵磷脂、脑磷脂及磷脂酰肌醇的合成过程有何异同？
14. 体内合成胆固醇的原料是什么？胆固醇在体内可转变为哪些物质？
15. 试根据胆固醇的合成与转化过程，说明可通过干扰哪些环节达到降低胆固醇的作用。

主要参考书和文献

1. 张迺蘅主编. 生物化学. 第 2 版. 北京: 北京大学医学出版社, 1999
2. 周爱儒主编. 生物化学. 第 6 版. 北京: 人民卫生出版社, 2004

3. David L. Nelson, Michael M. Cox. Lehninger Principles of Biochemistry. 5th ed. New York: W. H. Freeman and Company, 2005

4. Jeremy M. Berg, John L. Tymoczko, Lubert Stryer. Biochemistry. 5th ed. New York: W. H. Freeman and Company, 2002

5. Rorbert K. Murray, Daryl K. Granner, Peter A. Mayes, et al. Harper's Biochemistry. 26th ed. New York: McGraw Hill Company, 2003

（李平风　张家萍）

第九章 氨基酸代谢

CHAPTER 9 METABOLISM OF AMINO ACIDS

PRINCIPAL POINTS

During amino acid catabolism, the amino nitrogen is initially released as ammonia. The most important ammonia-forming reaction is the oxidative deamination of glutamate by glutamate dehydrogenase. The enzyme is widespread in mammalian tissues. The reaction is freely reversible and therefore can function in both the synthesis and the degradation of glutamate. Most of the other amino acids do not form ammonia directly; they transfer their α-amino group to α-ketoglutarate to form glutamate. The enzyme catalyzing these reactions is called aminotransferases that always require pyridoxal phosphate as their prothetic group.

The liver synthesizes urea in the urea cycle. In the first reaction of the urea cycle, carbamoyl phosphate reacts with ornithine to form citrulline. Citrulline then forms argininosuccinate by reacting with aspartate. In the next reaction, the carbon skeleton of aspartate is released as fumarate while its nitrogen remains in the cycle, forming one of the nitrogens in the side chain of arginine. Finally, urea is formed by the hydrolytic cleavage of the guanidine group in arginine by arginase, and ornithine is generated.

Essential amino acids are required amino acids that cannot be synthesized by the body and must therefore be supplied by the diet. There are eight essential amino acids in humans: isoleucine, leucine, lysine, methionine, phenylalanine, threonine, tryptophan, and valine. Two other amino acids, cysteine and tyrosine, may be formed from the essential amino acids methionine and phenylalanine, respectively. If sufficient cysteine and tyrosine are present in the diet, they spare the requirement for methionine and phenylalanine.

Tetrahydrofolate (FH_4) is the carrier of activated one-carbon units. The one-carbon units carried by FH_4 represent a series states of oxidation, namely, methyl, methylene, methenyl, formyl, and formimino.

氨基酸是蛋白质组成的基本单位。因为蛋白质在体内首先分解成为氨基酸而后再进一步代谢，所以氨基酸代谢是蛋白质分解代谢的核心内容，也是蛋白质与糖、脂类及核苷酸代谢相互联系的重要环节。氨基酸代谢包括合成代谢和分解代谢两方面，本章重点讨论分解代谢。

第一节 蛋白质的营养作用

Section 1 DIETARY PROTEIN NUTRITION

一、蛋白质的生理功能 Biological Importances of Protein

（一）维持细胞组织的生长、更新和修补

蛋白质是细胞组织的主要成分。因此，参与构成各种细胞组织是蛋白质最重要的功能。膳食必须提供足够质和量的蛋白质，才能维持细胞组织生长、更新和修补的需要。对于发育时期的儿童供给丰富的蛋白质尤为重要。

（二）参与多种重要的生理活动

体内具有多种特殊功能的蛋白质，例如酶、多肽类激素、抗体和调节蛋白等（详见第二章）。此外，氨基酸代谢过程中还可产生胺类、神经递质、嘌呤与嘧啶等含氮化合物。蛋白质和氨基酸的上述功能不能由糖、脂类代替。由此可见，蛋白质是整体生命活动的重要物质基础。

（三）氧化供能

体内蛋白质降解成氨基酸之后，经脱氨基作用生成的α-酮酸可以直接或间接参加三羧酸循环而氧化分解。每克蛋白质在体内氧化分解产生 17.19kJ（4.1kcal）能量，是体内能量的来源之一。一般来说，成人每日约有 18% 的能量来自蛋白质，但是，蛋白质的这种功能可由糖及脂肪代替，因此，供能是蛋白质的次要生理功能。

二、蛋白质的需要量 Dietary Protein Requirements

（一）氮平衡

机体内蛋白质代谢的概况可根据氮平衡（nitrogen balance）实验来确定。如前所述，蛋白质的含氮量平均为 16%。食物中的含氮物质绝大部分是蛋白质，非蛋白质的含氮物质含量很少，可以忽略不计。因此测定食物的含氮量可估算其所含蛋白质的量。蛋白质在体内分解代谢所产生的含氮物质主要由尿、粪排出。测定尿与粪中的含氮量（排出氮）及摄入食物的含氮量（摄入氮）可以反映人体蛋白质的代谢概况。

1. 氮的总平衡　摄入氮＝排出氮，反映正常成人的蛋白质代谢情况，即氮的“收支”平衡。

2. 氮的正平衡　摄入氮＞排出氮，部分摄入的氮用于合成体内蛋白质。儿童、孕妇及恢复期病人属于此种情况。

3. 氮的负平衡　摄入氮＜排出氮，见于蛋白供给量不足，例如饥饿或消耗性疾病患者。

（二）生理需要量

根据氮平衡实验计算，在不进食蛋白质时，成人每日最低分解约 20g 蛋白质。由于食物蛋白质与人体蛋白质组成的差异，不可能全部被利用，故成人每日最低需要 30~50g 蛋白质。我国营养学会推荐成人每日蛋白质需要量为 80g。

（三）蛋白质的营养价值

在营养方面，不仅要注意膳食蛋白质的量，还必须注意蛋白质的质。由于各种蛋白质所含的氨基酸种类和数量不同，它们的质也就不同。有的蛋白质含有体内所需的各种氨基酸，并且含量充足，则此种蛋白质的营养价值（nutrition value）高；有的蛋白质缺乏体内所需要的某种氨基酸，或含量不足，则其营养价值较低。

根据氮平衡实验证明，有 8 种氨基酸人体内不能合成。这些体内需要而又不能自身合成，或合成数量不能满足机体需要而必须由食物供应的氨基酸，称为营养必需氨基酸（essential amino acid）。它们是色氨酸、赖氨酸、蛋氨酸、苏氨酸、缬氨酸、苯丙氨酸、异亮氨酸和亮氨酸。其余 12 种氨基酸在体内可以合成，不一定需要由食物供应，在营养上称为非必需氨基酸

(nonessential amino acid)。其中组氨酸和精氨酸虽能在人体内合成，但合成量不多，若长期缺乏也能造成负氮平衡，因此有人将组氨酸和精氨酸也归为营养必需氨基酸。有些氨基酸虽可以体内合成，但要以必需氨基酸为原料，例如酪氨酸和半胱氨酸在体内可以分别由苯丙氨酸和蛋氨酸转变而来，食物中添加这两种氨基酸可以减少对苯丙氨酸和蛋氨酸的需要量，故也可称为半必需氨基酸。一般来说，含有必需氨基酸种类多和数量足的蛋白质，营养价值高，反之营养价值低。由于动物性蛋白质所含必需氨基酸的种类和比例与人体需要相近，故营养价值高。营养价值较低的蛋白质混合食用，若必需氨基酸可以互相补充从而提高营养价值，称为食物蛋白质的互补作用。例如，谷类蛋白质含赖氨酸较少而含色氨酸较多，豆类蛋白质含赖氨酸较多而含色氨酸较少，两者混合食用即可提高营养价值。

某些疾病情况下，为保证病人氨基酸的需要，可进行混合氨基酸输液。

第二节　蛋白质的消化、吸收与腐败

Section 2　DIGESTION, ABSORPTION AND PUTREFACTION

一、 蛋白质的消化 Digestion of Dietary Protein

食物蛋白质的消化、吸收是人体氨基酸的主要来源。消化过程还可消除食物蛋白质的特异性和抗原性。有时某些抗原、毒素蛋白可少量通过黏膜细胞进入体内，会产生过敏、毒性反应。一般来说，食物蛋白质水解为氨基酸及小肽后才能被机体吸收、利用。

唾液中不含水解蛋白质的酶，故食物蛋白质的消化自胃中开始，但主要在小肠中进行。

（一）胃中的消化

胃中消化蛋白质的酶是胃蛋白酶（pepsin），它是由胃黏膜主细胞合成并分泌的胃蛋白酶原（pepsinogen）经胃酸激活而成的。胃蛋白酶也能激活胃蛋白酶原转变成胃蛋白酶，称为自身激活作用（autocatalysis）。胃蛋白酶原的分子质量为 40 000，激活过程中从其分子的氨基末端切去 42 个氨基酸残基的小肽，产生具有活性的胃蛋白酶，分子质量为 33 000（Fig. 9-1）。胃蛋白酶的最适 pH 为 1.5～2.5，对蛋白质肽键作用的特异性较差，主要水解芳香族氨基酸、蛋氨酸或亮氨酸等残基组成的肽键（表 9-1）。蛋白质经胃蛋白酶作用后，主要分解成多肽及少量氨基酸。胃蛋白酶对乳中的酪蛋白（casein）有凝乳作用，这对乳儿较为重要，因为乳液凝成乳块后在胃中停留时间延长，有利于充分消化。

（二）小肠中的消化

食物在胃中停留时间较短，因此蛋白质在胃中消化很不完全。进入小肠，蛋白质的消化产物及未被消化的蛋白质再受胰液及肠黏膜细胞分泌的多种蛋白酶及肽酶的共同作用，进一步水解成为氨基酸。因此，小肠是蛋白质消化的主要部位。

1. 胰液中的蛋白酶及其作用　食物蛋白质的消化主要靠胰酶来完成，这些酶的最适 pH 为7.0 左右，胰液中的蛋白酶基本上分为两类，即内肽酶（endopeptidase）和外肽酶（exopeptidase）。内肽酶可以水解蛋白质肽链内部的一些肽键，胰蛋白酶（trypsin）、糜蛋白酶（chymotrypsin）及弹性蛋白酶（elastase）等均属于内肽酶。这些酶对不同氨基酸组成的肽键有一定的特异性（表9-1）。外肽酶主要有羧基肽酶 A（carboxypeptidase A）和羧基肽酶 B（carboxypeptidase B），它们自肽链的羧基

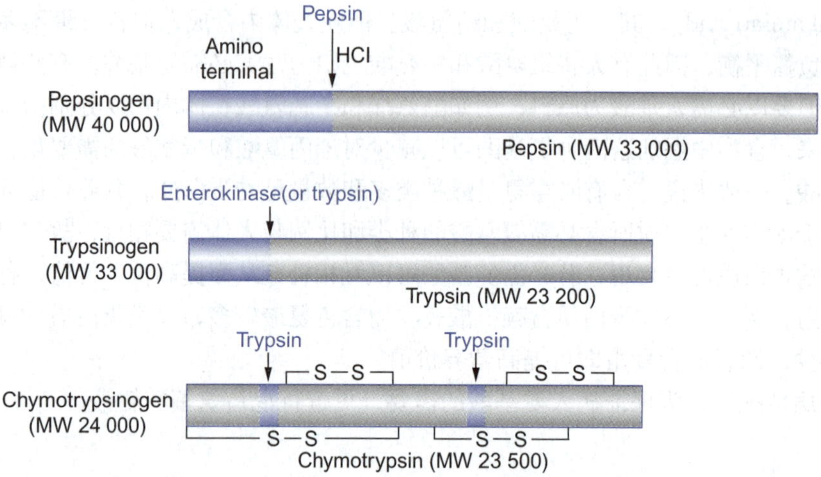

Fig. 9-1 Proteolytic activation of some zymogens

末端开始，每次仅水解掉一个氨基酸残基，对不同氨基酸组成的肽键也有一定特异性，见表 9-1。

蛋白质在胰液中蛋白酶作用下，最终产物为氨基酸和一些寡肽。

表 9-1 蛋白水解酶作用的特异性

酶	特异性	
胃蛋白酶	R_3= 色、苯丙、丙、酪、蛋、亮	R_4= 任何氨基酸残基
胰蛋白酶	R_3= 精、赖	R_4= 任何氨基酸残基
糜蛋白酶	R_3= 苯丙、酪、色	R_4= 任何氨基酸残基
弹性蛋白酶	R_3= 脂肪族氨基酸残基	R_4= 任何氨基酸残基
氨基肽酶	R_1= 任何氨基酸残基	R_2= 除脯氨酸外任何氨基酸残基
羧基肽酶 A	R_5= 任何氨基酸残基	R_6= 除精、赖、脯外任何氨基酸残基
羧基肽酶 B	R_5= 任何氨基酸残基	R_6= 精、赖

R_1、R_2等代表 Fig. 9-2 中所指氨基酸残基

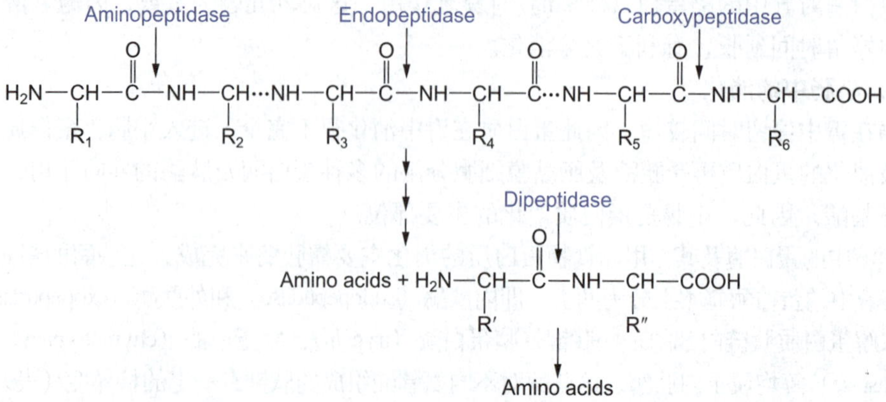

Fig. 9-2 The catalytic site requirement of several proteases for substrate protein

2. 肠液中肠激酶的作用和小肠黏膜细胞的消化作用

（1）肠激酶对胰酶的激活　胰腺细胞最初分泌出来的各种蛋白酶和肽酶均以无活性的酶原形式存在，它们分泌到十二指肠后迅速被肠激酶（enterokinase）激活。胰蛋白酶（trypsin）的自身激活作用较弱，但它能迅速将胰液中其他几种酶原激活（Fig. 9-1）。这种作用的过程如下：

胰蛋白酶原
↓ 肠激酶
胰蛋白酶

糜蛋白酶原 ⟶ 糜蛋白酶　　弹性蛋白酶原 ⟶ 弹性蛋白酶

羧肽酶原（A 及B）⟶ 羧肽酶（A 及B）

如上所述，胰液中各种蛋白水解酶最初均以酶原形式存在，同时，胰液中还存在着胰蛋白酶抑制剂。这些对保护胰组织免受蛋白酶的自身消化作用具有重要意义。

（2）小肠黏膜细胞对蛋白质的消化作用　蛋白质经胃液和胰液中各种酶的水解，所得到的产物中仅 1/3 为氨基酸，其余 2/3 为寡肽。小肠黏膜细胞的刷状缘及胞液中存在着一些寡肽酶（oligopeptidase），例如氨基肽酶（aminopeptidase）、二肽酶（dipeptidase）等。氨基肽酶从肽链的氨基末端逐个水解出氨基酸，最后生成二肽。二肽再经二肽酶水解，最终生成氨基酸（Fig. 9-2）。由此可见，寡肽的水解主要在小肠黏膜细胞内进行。

由于各种蛋白水解酶对肽键作用的特异性不同，通过它们的协同作用，蛋白质消化的效率很高。一般正常成人，食物蛋白质的 95% 可被完全水解。但是，一些纤维状蛋白质只能部分被水解。

二、氨基酸的吸收 Absorption of Amino Acids

氨基酸的吸收主要在小肠中进行。关于吸收机理，目前尚未完全阐明，一般认为它主要是一个耗能的主动吸收过程。

（一）氨基酸吸收载体

实验表明，肠黏膜细胞膜上具有转运氨基酸的载体蛋白（carrier protein），能与氨基酸及 Na^+ 形成三联体，将氨基酸及 Na^+ 转运入细胞，Na^+ 则借钠泵排出细胞外，并消耗 ATP。此过程与葡萄糖载体系统的吸收类似。

由于氨基酸结构的差异，主动转运氨基酸的载体也不相同。人体内至少有 4 种类型的载体，分别参与不同氨基酸的吸收，它们是中性氨基酸载体、碱性氨基酸载体、酸性氨基酸载体、亚氨基酸与甘氨酸载体。其中，中性氨基酸载体是主要载体。同一种载体转运的氨基酸在结构上有一定的相似性，当某些氨基酸共用同一载体时，它们在吸收过程中将彼此竞争。

上述氨基酸的主动转运不仅存在于小肠黏膜细胞，类似的作用也可能存在于肾小管细胞、肌肉细胞等细胞膜上，这对于细胞浓集氨基酸作用具有普遍意义。

（二）γ-谷氨酰基循环对氨基酸的转运作用

除上述氨基酸吸收机制外，Meister 提出氨基酸吸收及向细胞内的转运过程是通过谷胱甘肽起作用的，称为"γ-谷氨酰基循环"（γ-glutamyl cycle），又称 Meister 循环（Fig. 9-3）。

综合以上各反应，可简单地将此循环看成两个阶段，即首先是谷胱甘肽对氨基酸的转运，其次是谷胱甘肽的再生成。

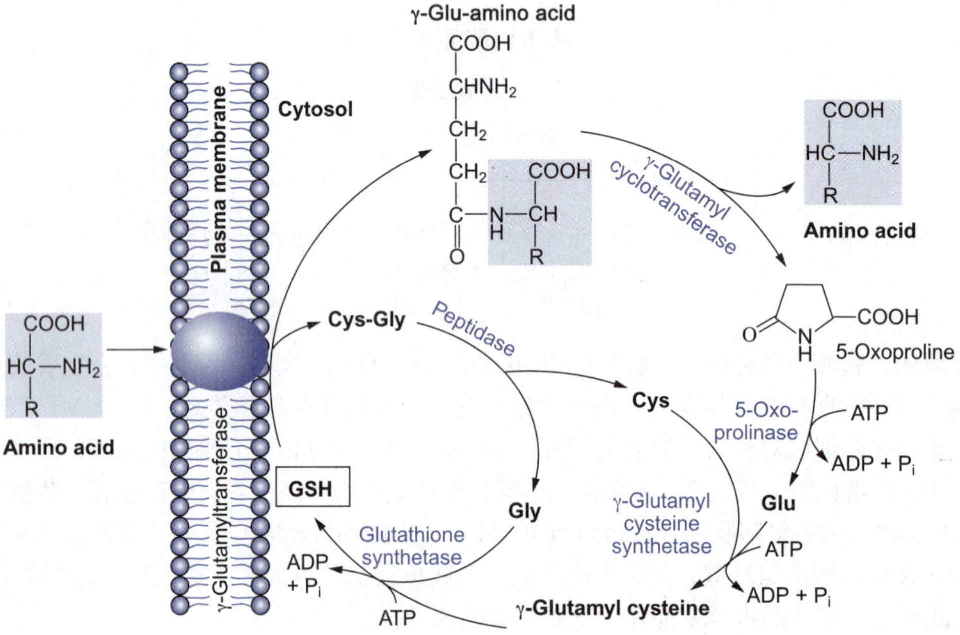

Fig. 9-3 γ-Glutamyl cycle

Cys: Cysteine, Gly: Glycine, Glu: Glutamic acid, GSH: Glutathionine

目前已经发现，催化上述反应的各种酶在小肠黏膜细胞、肾小管细胞和脑组织中均存在。在这些酶中，γ-谷氨酰基转移酶（γ-glutamyl transferase）位于细胞膜上，其余的酶均在胞液中。通过这个循环，每转运 1 分子氨基酸，需要消耗 3 分子 ATP。值得提出的是，某些氨基酸，例如脯氨酸，不能通过 γ-谷氨酰基循环转运入细胞，由此并不排除其他转运过程的存在。

（三）肽的吸收

肠黏膜细胞上还存在着吸收二肽或三肽的转运体系。此种转运也是一个耗能的主动吸收过程。吸收作用在小肠近端较强，故肽吸收入细胞甚至先于游离氨基酸。不同二肽的吸收具有相互竞争作用。

三、蛋白质的腐败 Putrefaction of Undigested Proteins

在消化过程中，有一小部分蛋白质不被消化，也有一小部分消化产物不被吸收。肠道细菌对这部分蛋白质及其消化产物所起的作用，称为腐败作用（putrefaction）。实际上，腐败作用是细菌本身的代谢过程，以无氧分解为主。腐败作用的大多数产物对人体有害，但也可以产生少量脂肪酸及维生素等，它们是可被机体利用的物质。这里只介绍几种有害物质的生成。

（一）胺类的生成

肠道细菌的蛋白酶使蛋白质水解成氨基酸，再经氨基酸脱羧基作用，产生胺类（amines）。例如，组氨酸脱羧基生成组胺，赖氨酸脱羧基生成尸胺，色氨酸脱羧基生成色胺，酪氨酸脱羧基生成酪胺等。

酪胺和由苯丙氨酸脱羧基生成的苯乙胺，若不能在肝内分解而进入脑组织，则可分别经过 β- 羟化而形成 β- 羟酪胺（章胺，octopamine）和苯乙醇胺。它们的化学结构与儿茶酚胺（见后）类似，称为假神经递质（false neurotransmitter）。假神经递质增多，可取代正常神经递质儿茶酚胺，但它们不能传递神经冲动，可使大脑发生异常抑制，这可能与肝昏迷症状的发生有关。

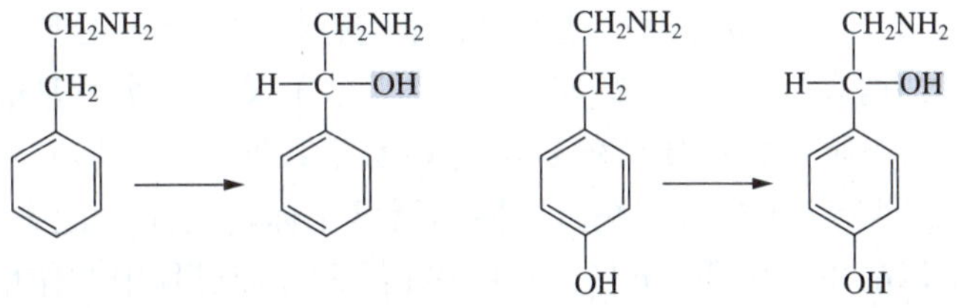

苯乙胺　　苯乙醇胺　　酪胺　　β-羟酪胺

（二）氨的生成

肠道中的氨主要有两个来源：一是未被吸收的氨基酸在肠道细菌作用下脱氨基而生成；二是血液中尿素渗入肠道，受肠道细菌尿素酶的水解而生成氨。这些氨均可被吸收进入血液，在肝中合成尿素。降低肠道的 pH，可减少氨的吸收。例如，人工合成的二糖（半乳糖苷果糖）不被肠液中酶水解，而在结肠中可被细菌分解成乳酸及少量的乙酸、甲酸，降低结肠的 pH，从而减少氨的吸收。

（三）其他有害物质的生成

除了胺类和氨以外，通过腐败作用还可产生一些其他有害物质，例如苯酚、吲哚、甲基吲哚及硫化氢等。

正常情况下，上述有害物质大部分随粪便排出，只有小部分被吸收，经肝脏代谢转变而解毒，故不会发生中毒现象。

第三节　氨基酸的一般代谢

Section 3　GENERAL PATHWAY OF AMINO ACID CATABOLISM

人体内蛋白质处于不断降解和合成的动态平衡。成人每天约有总体蛋白质的 1%～2% 被降解（degradation），同时又有与之相对应的机体蛋白质的合成。

一、机体蛋白质的降解与转换 Degradation and Turnover of Cellular Proteins

（一）蛋白质的降解

膳食蛋白质经消化系统内蛋白酶等水解成氨基酸，而体内蛋白质降解主要由一系列细胞内蛋白酶（protease）和肽酶（peptidase）消化，在胞浆或溶酶体中完成。真核细胞中蛋白质的降解有两条途径，一是不依赖ATP的过程，在溶酶体内进行，主要降解细胞外来源的蛋白质、膜蛋白和长寿命的细胞内蛋白质。另一是依赖 ATP 和泛素（ubiquitin）的过程，在胞浆中进行，主要降解异常蛋白和短寿命的蛋白质。后一过程在不含溶酶体的红细胞中尤为重要。细胞凋亡伴随有细胞内特异酶催化的蛋白质降解，是凋亡信号启动下游胞浆内胱天蛋白酶（caspases）参与的蛋白质分子降解过程。

一般情况下，异常的或不需要的靶蛋白质在细胞内首先与泛素分子的小肽共价结合而被“标记”， 然后又不断地在靶蛋白上加入多个泛素分子形成泛素分子链，这种多泛素化（polyubiquitinated）的靶蛋白通过依赖ATP的蛋白酶体（proteasome）的作用而进一步被水解。

（二）细胞内异常蛋白质的降解过程及其生物学意义

真核细胞中因广泛存在（ubiquitous）而命名的一种小分子蛋白质——泛素（分子质量8.5kD, 76 个氨基酸残基）可对拟降解的靶蛋白分子进行标记，是蛋白质死亡象征的标志。真核细胞中，泛素分子结构高度保守，酵母与人的泛素分子仅有 3 个氨基酸残基的差异。标记时泛素羧基端甘氨酸与被降解蛋白质中赖氨酸的 ε-氨基共价连接，形成异肽键（ε-isopeptide bond)，由 ATP 供能。共有3种酶参与靶蛋白质的泛素化标记过程：泛素活化酶（E1)、泛素结合酶（E2）及泛素蛋白质连接酶（E3)，3 种酶在泛素标记过程中的作用见 Fig. 9-4：

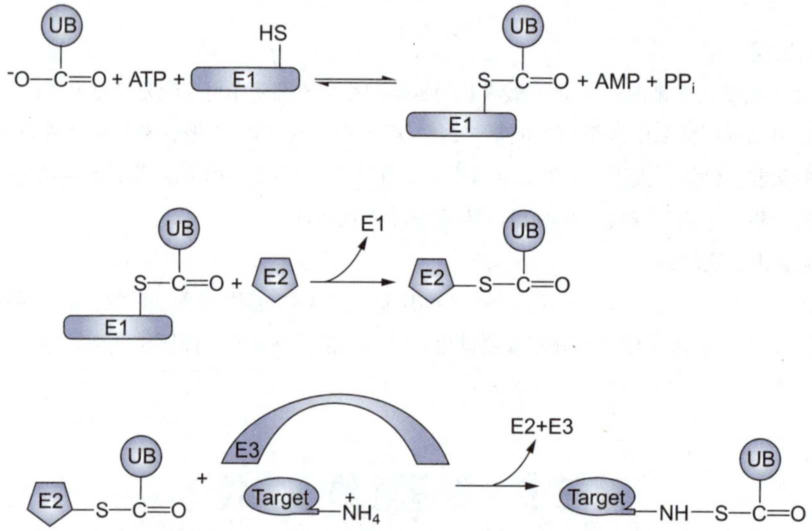

Fig. 9-4 Partial reaction in the attachment of ubiquitin（UB）to target proteins

单分子泛素的结合对靶蛋白质降解仅提供微弱的信号。实际上一分子泛素第48位上赖氨酸的ε-氨基还可与另一分子泛素的羧基末端连接，形成由4个或更多泛素分子参与的泛素链，这样多分子泛素化的靶蛋白分子由于较单分子泛素时结合空间增加更大，而且泛素分子更不容易从泛素化靶蛋白分子上掉下来，因此对靶蛋白的标记效率更强。胞液中靶蛋白的标记效率直接影响该蛋白质的寿命，而半寿期$t_{1/2}$很大程度上取决于该蛋白质氨基末端上氨基酸残基种类，称为“N末端规则”（见表9-2)。例如，蛋白质N末端是蛋氨酸（甲硫氨酸）者，其$t_{1/2}$大于20小时，而N末端为精氨酸者，其$t_{1/2}$仅为2分钟。因为精氨酸末端易于快速泛素化，而蛋氨酸末端则不然。泛素蛋白质连接酶E3专门负责识别靶蛋白上N末端氨基酸种类。如果蛋白序列中含周期蛋白降解框（cyclin destruction box）如细胞周期蛋白以及富含脯氨酸、谷氨酸、丝氨酸和苏氨酸（又称PEST序列）的蛋白质也是泛素化降解的对象。

泛素化靶蛋白的最后降解还需要蛋白酶体的参与。蛋白酶体是一个26S的蛋白酶复合体，由20S催化亚基与19S调节亚基两大部分组成。蛋白质降解是一个需ATP的过程，泛素分子与蛋白酶体共同完成对靶蛋白的降解，同时使泛素分子循环利用。经蛋白酶体消化的产物主要为7～9个氨基酸的多肽，后者可被细胞内其他蛋白水解酶进一步降解成为单个的氨基酸。

表 9-2　蛋白质半寿期与 N 末端氨基酸序列的关系

N 端氨基酸残基	半寿期（$t_{1/2}$）
稳定氨基酸残基	
Met, Gly, Ala, Ser, Thr, Val	> 20 h
不稳定氨基酸残基	
Ile, Gln	～ 30min
Tyr, Glu	～ 10min
Pro	～ 7min
Leu, Phe, Asp, Lys	～ 3min
Arg	～ 2min

泛素化方式降解具有重要的病理生理意义。例如，人乳头状瘤病毒（papilloma virus, HPV）可编码激活 E3 的蛋白质，它能使抑癌蛋白 p53 以及控制 DNA 修复的蛋白泛素化，泛素化后的蛋白质随之发生降解；在 90% 以上的颈部乳头状瘤中可见 E3 蛋白的活化。由此，某些关键调控蛋白质出现降解异常往往也可以导致疾病，例如形成肿瘤。蛋白质降解还参与多种其他生物学功能——基因转录、细胞分裂周期、器官形成、生物钟或日节律（circadian rhythms）、炎症反应、肿瘤抑制、胆固醇代谢、抗原加工等。例如，转录因子 NF-κB 参与多种炎症反应基因的转录调控。一般情况下抑制性蛋白 I-κB 的降解可激活 NF-κB。胞浆中 NF-κB 与 I-κB 结合保持非活化状态，当炎症信号作用后，I-κB 磷酸化，使其与 E3 结合，导致 I-κB 泛素化而降解，释放后的 NF-κB 随即从胞液迁移到细胞核，促进靶基因的转录。原核生物中亦存在类似于真核细胞中蛋白酶体的水解过程，其生物学作用尚不清楚。原核生物中虽未发现泛素存在，但有其祖先分子存在。

（三）蛋白质的转换

体内氨基酸有两个主要来源，即食物蛋白质的消化吸收（外源性氨基酸）与细胞中蛋白质的降解（内源性氨基酸）。同时，细胞还可以合成某些氨基酸（营养非必需氨基酸）进而参与机体蛋白质的合成。细胞中蛋白质不断进行着降解与再合成的过程，称为蛋白质转换（protein turnover）（Fig. 9-5）。细胞具有识别和排除损伤蛋白质的机制，加快了蛋白质的转换。例如，那些被错误翻译的蛋白质或损伤的蛋白质等很快就被体内酶降解掉。虽然体内某些蛋白质相当稳定，但很多蛋白质的寿命很短，尤其是那些在代谢中发挥调节作用的蛋白质。不同蛋白质的寿命差异很大，短则数秒钟，长则数周，蛋白质的寿命通常用 $t_{1/2}$表示，即蛋白质降低其原浓度一半时所需要的时间。蛋白质的半寿期（half-life）的范围很大（见表9-3），例如参与多胺合成的鸟氨酸脱羧酶约为 11 分钟，此酶对细胞的生长分化具有重要调节作用；相反，血红蛋白的寿命却很长，相当于红细胞的寿命，眼的晶体蛋白（len protein）寿命更长，相当于人体的寿命。

表 9-3 酵母细胞液蛋白质寿命与其 N 末端氨基酸残基的关系

N 端氨基酸残基	半寿期 $t_{1/2}$
高稳定的残基	> 20 h
Ala, Cys, Gly, Met	
Pro, Ser, Thr, Val	
不稳定的残基	2 ~ 30 min
Arg, His, Ile, Leu	
Lys, Phe, Trp, Tyr	
化学修饰不稳定的残基	3 ~ 30 min
Asn, Asp, Gln, Glu	

从糖代谢、脂肪代谢中我们知道肌肉、肝脏是糖储备的器官，而脂肪组织是甘油三酯储备的场所，但是体内没有专门的组织器官储备氨基酸。事实上，食物蛋白质经消化、吸收的氨基酸（外源性氨基酸）与体内组织蛋白质降解产生的氨基酸（内源性氨基酸）混在一起，分布于体内各处，共同参与分解代谢或转化代谢或蛋白质的合成等，称为氨基酸代谢库（metabolic pool）。氨基酸代谢库通常以游离氨基酸总量计算。因为氨基酸不能自由通过细胞膜，所以在体内的分布也是不均匀的。例如，肌肉中的氨基酸占总代谢库的 50% 以上，肝约占 10%，肾约占4%，血浆约占 1% ~ 6%。由于肝、肾体积较小，实际上它们所含游离氨基酸的浓度很高，氨基酸的代谢也很旺盛。消化吸收的大多数氨基酸，例如丙氨酸、芳香族氨基酸等主要在肝中分解，但支链氨基酸的分解代谢主要在骨骼肌中进行。血浆氨基酸是体内各组织之间氨基酸转运的主要形式。虽然正常人血浆氨基酸浓度并不高，可是其更新却很迅速，平均半寿期约为 15min，表明一些组织器官不断向血浆释放和从中摄取氨基酸。肌肉和肝在维持血浆氨基酸浓度的相对稳定中起着重要作用。

体内氨基酸的主要功用是合成蛋白质和多肽。此外，也可以转变成某些其他含氮物质。正常人尿中排出的氨基酸极少。各种氨基酸具有共同的结构特点，它们也有共同的代谢途径；但不同氨基酸由于结构差异，故各有其个别的代谢方式。体内氨基酸代谢的概况如下图 9-5 所示：

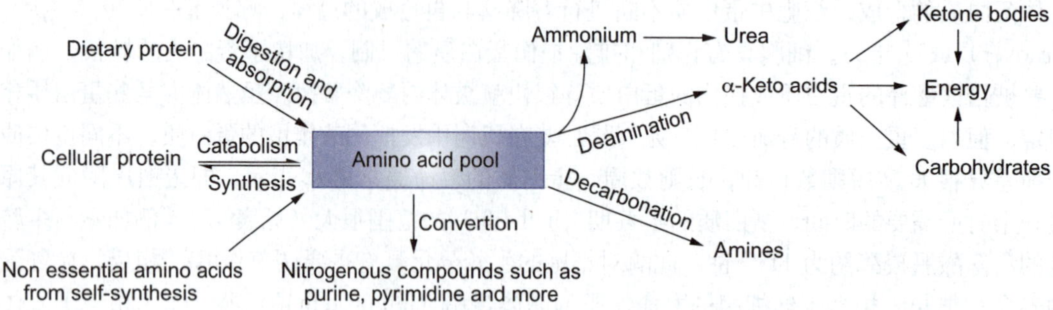

Fig. 9-5 Overview of amino acid metabolism

二、氨基酸的脱氨基作用 Deamination of Amino Acids

从量上看，氨基酸分解代谢的最主要反应是脱氨基作用。氨基酸的脱氨基作用在体内大多数组织中均可进行。氨基酸可以通过多种方式脱去氨基，例如氧化脱氨基、转氨基、联合脱氨基及非氧化脱氨基等，以联合脱氨基为最重要。

联合脱氨基的过程是，氨基酸首先与α-酮戊二酸在转氨酶作用下生成α-酮酸和谷氨酸，然后谷氨酸再经 *L*-谷氨酸脱氢酶作用，脱去氨基生成α-酮戊二酸，后者再继续参加转氨基作用（Fig. 9-6）。联合脱氨基作用的全过程是可逆的，因此这一过程也是体内合成非必需氨基酸的主要途径。

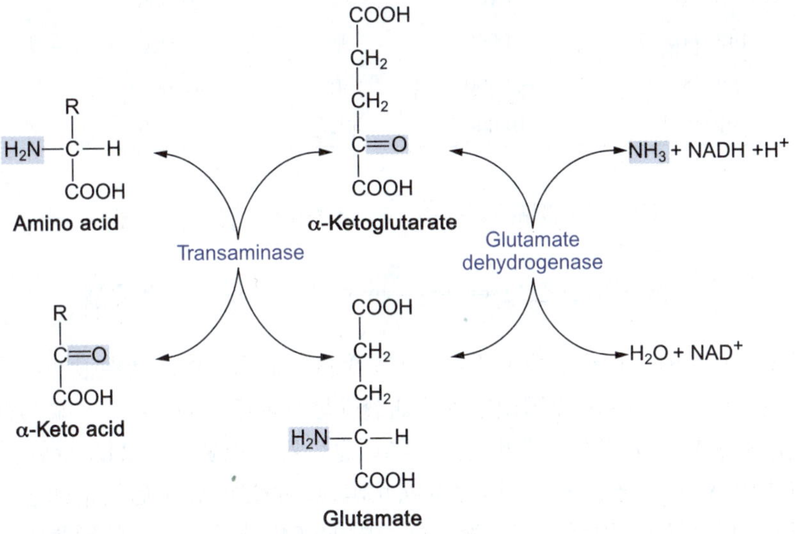

Fig. 9-6　The concerted action of glutamate transaminase and glutamate dehydrogenase

（一）转氨基作用

1. 转氨酶与转氨基作用　体内各组织中都有氨基转移酶（aminotransferase）或称转氨酶（transaminase）。此酶催化某一氨基酸的α-氨基转移到另一种α-酮酸的酮基上，生成相应的氨基酸；原来的氨基酸则转变成α-酮酸（α-keto acid）。

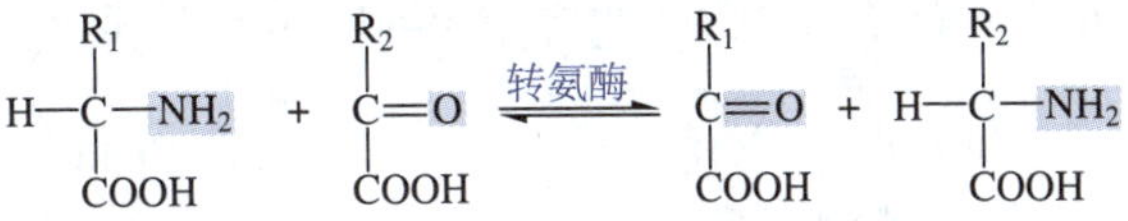

上述反应可逆，平衡常数近于1。因此，转氨基作用（transamination）既是氨基酸的分解代谢过程，也是体内某些氨基酸（非必需氨基酸）合成的重要途径。反应的实际方向取决于4种反应物的相对浓度。体内大多数氨基酸可以参与转氨基作用，但赖氨酸、脯氨酸及羟脯氨酸例外。除了α-氨基外，氨基酸侧链末端的氨基，如鸟氨酸的δ-氨基也可通过转氨基作用而脱去。

体内存在着多种转氨酶。不同氨基酸与 α- 酮酸之间的转氨基作用只能由特异的转氨酶催化。在各种转氨酶中，以 *L*-谷氨酸与 α-酮酸的转氨酶最为重要。例如，谷丙转氨酶（glutamic pyruvic transaminase, GPT）又称丙氨酸转氨酶（alanine transaminase, ALT）和谷草转氨酶（glutamic oxaloacetic transaminase, GOT）又称天冬氨酸转氨酶（aspartate transaminase, AST）在体内广泛存在，但各组织中含量不等（表 9-4）。

表 9-4 正常成人各组织中 AST 及 ALT 活性

组织	AST（单位 /g 湿组织）	ALT（单位 /g 湿组织）	组织	AST（单位 /g 湿组织）	ALT（单位 /g 湿组织）
心	156 000	7 100	胰腺	28 000	2 000
肝	142 000	44 000	脾	14 000	1 200
骨骼肌	99 000	4 800	肺	10 000	700
肾	91 000	19 000	血清	20	16

$$\text{谷氨酸} + \text{丙酮酸} \xrightleftharpoons{\text{谷丙转氨酶}} \alpha\text{-酮戊二酸} + \text{丙氨酸}$$

$$\text{谷氨酸} + \text{草酰乙酸} \xrightleftharpoons{\text{谷草转氨酶}} \alpha\text{-酮戊二酸} + \text{天冬氨酸}$$

由上表可见，正常时上述转氨酶主要存在于细胞内，而血清中的活性很低；各组织器官中以心和肝的活性为最高。当某种原因使细胞膜通透性增高或细胞破坏时，则转氨酶可以大量释放入血，造成血清中转氨酶活性明显升高。例如，急性肝炎患者血清 ALT 活性显著升高；心肌梗死患者血清中 AST 明显上升。临床上可以此作为疾病诊断和预后的指标之一。

2. 转氨基作用的机制 现已证实，所有转氨酶的辅酶都是 Vit B_6 的磷酸酯，即磷酸吡哆醛，它结合于转氨酶活性中心赖氨酸的 ε-氨基上。在转氨基过程中，磷酸吡哆醛先从氨基酸接受氨基转变成磷酸吡哆胺，同时氨基酸则转变成 α-酮酸。磷酸吡哆胺进一步将氨基转移给另一种 α-酮酸而生成相应的氨基酸，同时磷酸吡哆胺又变回磷酸吡哆醛。在转氨酶的催化下，磷酸吡哆醛与磷酸吡哆胺的这种相互转变，起着传递氨基的作用，如下图：

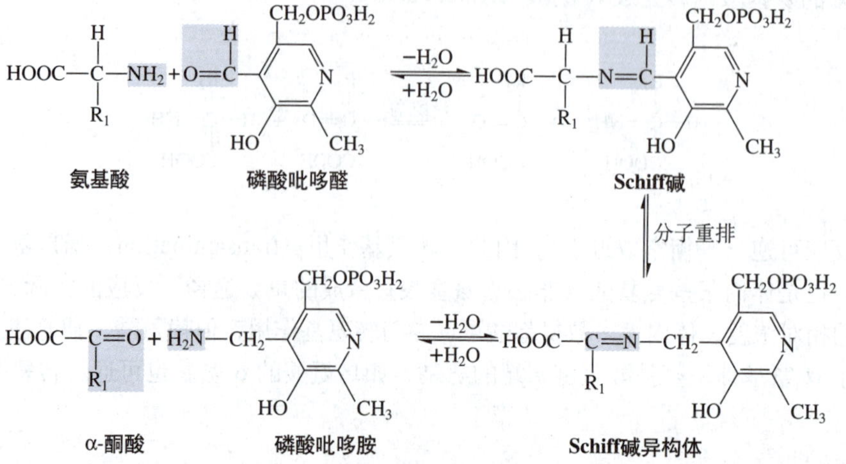

（二）*L*-谷氨酸氧化脱氨基作用

肝、肾、脑等组织中广泛存着 *L*-谷氨酸脱氢酶（*L*-glutamate dehydrogenase），此酶活性较强，是一种不需氧脱氢酶，催化 *L*-谷氨酸氧化脱氨生成 α-酮戊二酸，辅酶是 NAD^+ 或 $NADP^+$。

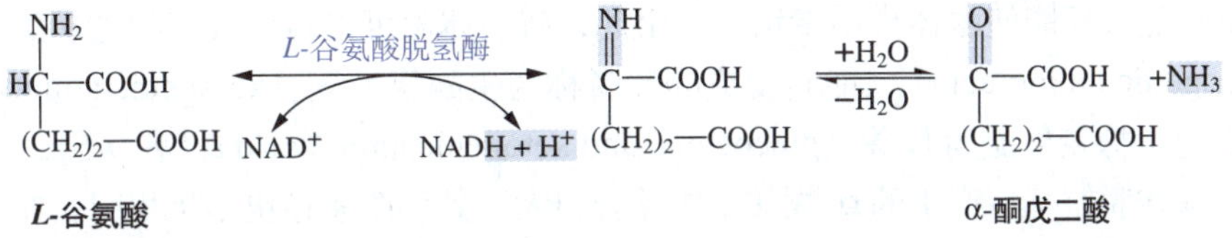

以上反应可逆。一般情况下，反应偏向于谷氨酸的合成，但是当谷氨酸浓度高而 NH_3 浓度低时，则有利于α-酮戊二酸的生成。谷氨酸脱氢酶是一种别构酶，由 6 个相同的亚基聚合而成，每个亚基的分子质量为 56kD。已知 GTP 和 ATP 是此酶的别构抑制剂，而 GDP 和 ADP 是别构激活剂。因此当体内 GTP 和 ATP 不足时，谷氨酸加速氧化脱氨，这对于氨基酸氧化供能起着重要的调节作用。

当 *L*-谷氨酸/α-酮酸转氨酶与 *L*-谷氨酸脱氢酶联合时，可使体内很多氨基酸进行脱氨基作用（Fig. 9-6），这种联合脱氨基作用主要在肝、肾等组织中进行。骨骼肌和心肌中 *L*-谷氨酸脱氢酶活性很弱，难于进行以上方式的联合脱氨基过程。肌肉中存在着另一种氨基酸脱氨基反应，即通过嘌呤核苷酸循环（purine nucleotide cycle）脱去氨基。在此过程中，氨基酸首先通过连续的转氨基作用将氨基转移给草酰乙酸，生成天冬氨酸；天冬氨酸与次黄嘌呤核苷酸（IMP）反应生成腺苷酸代琥珀酸，后者经过裂解，释放出延胡索酸并生成腺嘌呤核苷酸（AMP）。AMP 在腺苷酸脱氨酶（此酶在肌肉组织中活性较强）催化下脱去氨基，最终完成了氨基酸的脱氨基作用。IMP 可以再参加循环（Fig. 9-7），由此可见，嘌呤核苷酸循环实际上也可以看成是另一种形式的联合脱氨基作用。

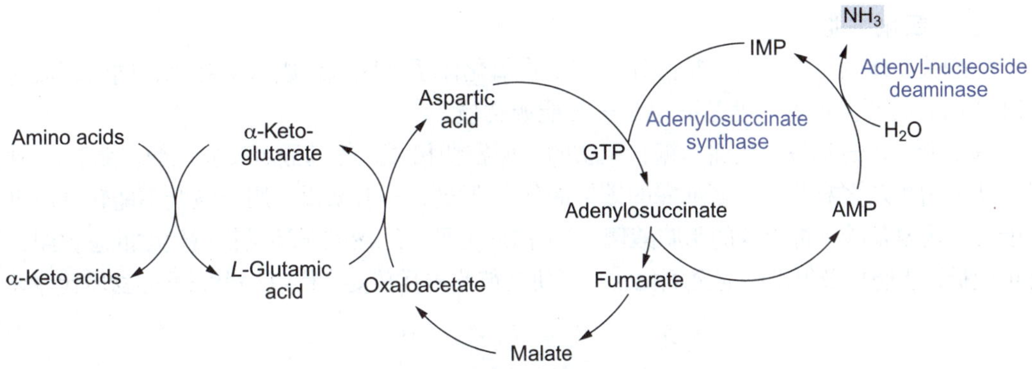

Fig. 9-7　Purine nucleotide cycle

三、α-酮酸的代谢 Fates of α-Keto Acids

氨基酸脱氨基后生成的 α-酮酸可以进一步代谢，主要有以下三方面的代谢途径。

（一）经氨基化生成非必需氨基酸

过程如前，大多数非必需氨基酸的合成是氨基酸转氨基作用的逆过程，此处不再重复。

（二）转变成糖及脂类

在体内，α-酮酸可以转变成糖及脂类。实验发现，用各种不同的氨基酸饲养人工造成糖尿病的犬时，大多数氨基酸可使尿中排出的葡萄糖增加，少数几种则可使葡萄糖及酮体的排出同时增加，而亮氨酸只能使酮体排出量增加。由此，将在体内可以转变成糖的氨基酸称为生糖氨基酸（glucogenic amino acid）；能转变成酮体者称为生酮氨基酸（ketogenic amino acid）；二者兼有者称为生糖兼生酮氨基酸（glucogenic and ketogenic amino acid）（表 9-5）。

各种氨基酸脱氨基后产生的α-酮酸结构差异很大，其代谢途径也不尽相同。在这里，我们并不讨论各种α-酮酸转变成糖或酮体的具体代谢途径，但这些转变过程的中间产物不外乎是：乙酰 -CoA（2 碳化合物）、丙酮酸（3 碳化合物）以及三羧酸循环的某些中间物，例如琥珀酸单酰 -CoA、延胡索酸、草酰乙酸（4 碳化合物）及α-酮戊二酸（5 碳化合物）等（见第十一章，Fig. 11-1）。以丙氨酸为例，丙氨酸脱去氨基生成丙酮酸，丙酮酸可以转变成葡萄糖，所以丙氨酸是生糖氨基酸；又如亮氨酸经过一系列代谢转变生成乙酰-CoA 或乙酰乙酰-CoA，它们可以进一步转变成酮体或脂肪，所以亮氨酸是生酮氨基酸；再如，苯丙氨酸与酪氨酸经代谢转变既可生成延胡索酸，又可生成乙酰乙酸（参见个别氨基酸代谢），所以这两种氨基酸是生糖兼生酮氨基酸。由于转氨基作用是可逆的，因此Fig. 11-1也可以说明一些氨基酸的合成过程。

表 9-5　氨基酸按生糖及生酮性质的分类

类别	氨 基 酸
生糖氨基酸	甘氨酸、丝氨酸、缬氨酸、精氨酸、半胱氨酸、脯氨酸、羟脯氨酸、丙氨酸、组氨酸、谷氨酸、谷氨酰胺、天冬氨酸、天冬酰胺、蛋氨酸
生酮氨基酸	亮氨酸、赖氨酸
生糖兼生酮氨基酸	异亮氨酸、苯丙氨酸、酪氨酸、苏氨酸、色氨酸

（三）氧化供能

α-酮酸在体内可以通过三羧酸循环与生物氧化体系彻底氧化成 CO_2 和水，同时释放能量供生理活动的需要。可见，氨基酸也是一类能源物质。

综上所述，氨基酸的代谢与糖、脂肪的代谢密切相关。氨基酸可转变成糖、脂肪；糖也可以转变成脂肪及多数非必需氨基酸的碳架部分；但是，一般来说，脂肪酸既不能转变成糖，也不能转变为氨基酸（奇数碳的脂肪酸例外）。由此可见，三羧酸循环是物质代谢的总枢纽，通过它可使糖、脂肪酸及氨基酸完全氧化，也可使其彼此相互转变，构成一个完整的物质代谢体系。

第四节　氨的代谢

Section 4　METABOLISM OF AMMONIA

机体内代谢产生的氨，以及消化道吸收来的氨进入血液，形成血氨。氨具有毒性，脑组织对氨的作用尤为敏感。体内的氨主要在肝合成尿素而解毒。因此，除门静脉血液外，体内血液中氨的浓度很低。正常人血浆中氨的浓度一般不超过 1mg/L（0.60μmol/L）。严重肝病患者尿素合成功能降低，血氨增高，引起脑功能紊乱，常与肝性脑病的发病有关。

一、体内氨的来源 Origins of Ammonia

体内氨有三种主要来源，即各组织器官中氨基酸及胺分解产生的氨，肠道吸收的氨，以及肾小管上皮细胞分泌的氨。

1. 氨基酸脱氨基作用产生氨　是体内氨的主要来源。胺类的分解也可以产生氨。

$$RCH_2NH_2 \xrightarrow{\text{胺氧化酶}} RCHO + NH_3$$

此外，嘌呤、嘧啶的分解亦可以产生小部分氨。

2. 肠道吸收氨　有两个来源，即肠内氨基酸在肠道细菌作用下产生的氨和肠道尿素经肠道细菌尿素酶水解产生的氨。

肠道产氨的量较多，每日约 4g。肠内腐败作用增强时，氨的产生量增多。NH_3 比 NH_4^+ 易于穿过细胞膜而被吸收；在碱性环境中，NH_4^+ 偏向于转变成 NH_3。因此肠道 pH 偏碱时，氨的吸收加强。临床上对高血氨病人采用弱酸性透析液做结肠透析，而禁止用碱性肥皂水灌肠，就是为了减少氨的吸收。

3. 肾小管上皮细胞分泌氨　主要来自谷氨酰胺。谷氨酰胺在谷氨酰胺酶的催化下水解成谷氨酸和 NH_3，这部分氨分泌到肾小管腔中主要与尿中的 H^+ 结合成 NH_4^+，以铵盐的形式由尿排出体外，这对调节机体的酸碱平衡起着重要作用。酸性尿有利于肾小管细胞中的氨扩散入尿，但碱性尿则可妨碍肾小管细胞中 NH_3 的分泌，此时氨被吸收入血，成为血氨的另一个来源。由此，临床上对因肝硬化而产生腹水的病人，不宜使用碱性利尿药，以免血氨升高。

二、氨的转运 Transportation of Ammonia

氨是有毒物质。各组织中产生的氨如何以无毒性的方式经血液运输到肝合成尿素，或运至肾以铵盐形式随尿排出？现已阐明，氨在血液中主要是以丙氨酸及谷氨酰胺两种无毒形式运输的。

（一）葡萄糖－丙氨酸循环

肌肉中的氨基酸经转氨基作用，将氨基转给丙酮酸生成丙氨酸；丙氨酸经血液运到肝。在肝中，丙氨酸通过联合脱氨基作用，释放出氨，用于合成尿素。转氨基后生成的丙酮酸可经糖异生途径生成葡萄糖。葡萄糖由血液输送到肌肉组织，沿糖分解途径转变成丙酮酸，后者再接受氨基而生成丙氨酸。丙氨酸和葡萄糖反复地在肌肉和肝之间进行氨的转运，将肌肉中产生的氨不断地送到肝脏去合成尿素，故这一途径称为“葡萄糖–丙氨酸循环”(glucose-alanine cycle)(Fig. 9-8)。通过这个循环，既使肌肉中的氨以无毒的丙氨酸形式经血液运输到肝；同时肝又为肌肉提供了丙酮酸生成的葡萄糖。

（二）谷氨酰胺的运氨作用

谷氨酰胺是另一种转运氨的形式，它主要从脑、肌肉等组织向肝或肾运氨。氨与谷氨酸在谷氨酰胺合成酶（glutamine synthetase）的催化下生成谷氨酰胺，并由血液输送到肝或肾，再经谷氨酰胺酶（glutaminase）水解成谷氨酸及氨。谷氨酰胺的合成与分解是由不同酶催化的不

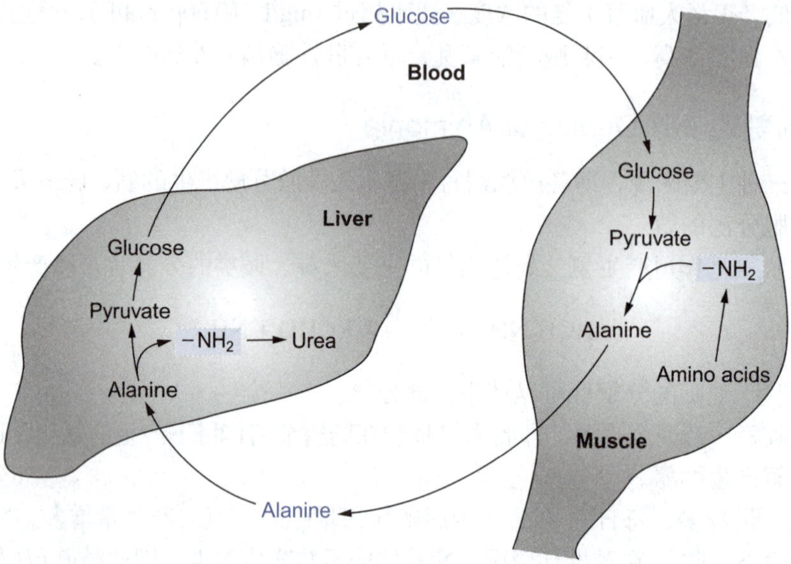

Fig. 9-8 The glucose-alanine cycle

可逆反应，其合成需要 ATP 参与，并消耗能量。

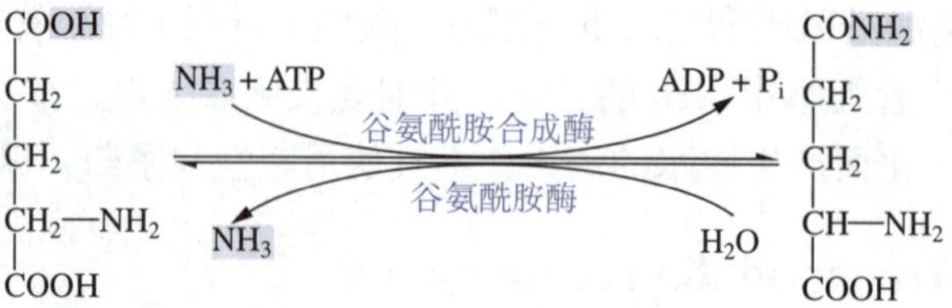

L-谷氨酸　　谷氨酰胺

可以认为，谷氨酰胺既是氨的解毒产物，也是氨的储存及运输形式。谷氨酰胺在脑中固定和转运氨的过程中起着重要作用。临床上对氨中毒的患者可服用或输入谷氨酸盐，以降低氨的浓度。

值得提出的是，谷氨酰胺还可以提供其酰胺基使天冬氨酸转变成天冬酰胺。机体细胞能够合成足量的天冬酰胺以供蛋白质合成的需要，但白血病细胞却不能或很少能合成天冬酰胺，必须依靠血液从其他器官运输而来。由此，临床上应用天冬酰胺酶（asparaginase）以减少血中天冬酰胺，达到治疗白血病的目的。

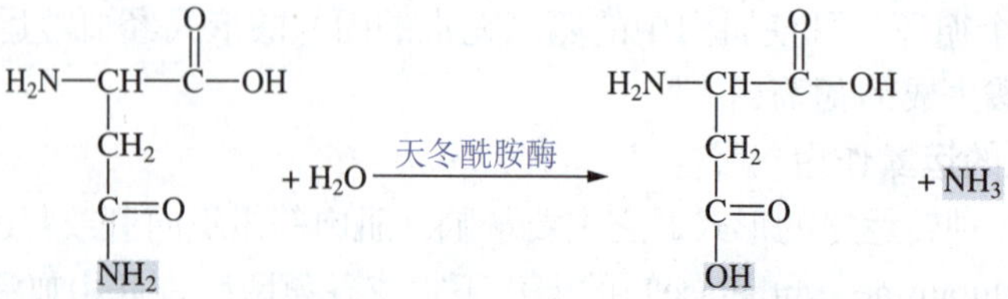

天冬酰胺　　天冬氨酸

三、尿素的生成 Urea Biosynthesis

如上所述，正常情况下体内的氨主要在肝中合成尿素而解毒；只有少部分氨在肾以铵盐形式由尿排出。正常成人尿素占排氮总量的 80% ~ 90%，可见肝在氨解毒中起着重要作用。体内氨的来源与去路保持动态平衡，使血氨浓度相对稳定。

（一）肝是尿素合成的主要器官

实验证明，将动物（犬）的肝切除，则血液及尿中尿素含量明显降低。若给此动物输入或饲喂氨基酸，则大部分氨基酸积存于血液中，也有一部分随尿排出，另有一小部分氨基酸脱去氨基而变成α-酮酸及氨，因而血氨增高。若只切除犬的肾而保留肝，则尿素仍然可以合成，但不能排出，因此血中尿素浓度明显升高。若将犬的肝、肾同时切除，则血中尿素的含量可以维持在较低水平，而血氨浓度显著升高。此外，临床上可见急性肝坏死患者血及尿中几乎不含尿素而氨基酸含量增多。这些实验与临床观察充分证明，肝是合成尿素的最主要器官。肾及脑等其他组织虽然也能合成尿素，但合成量甚微。

（二）尿素合成的鸟氨酸循环学说

肝如何合成尿素？早在 1932 年，Hans Krebs 和 Kurt Henseleit 根据一系列实验，首次提出了鸟氨酸循环（ornithine cycle）学说，又称尿素循环（urea cycle）或 Krebs-Henseleit 循环。Krebs 一生中提出了两个循环学说（另一为三羧酸循环），为生物化学的发展做出了重大贡献。鸟氨酸循环学说的实验根据如下：将大鼠肝的薄切片放在有氧条件下加铵盐保温数小时后，铵盐的含量减少，而同时尿素增多。在此切片中，分别加入各种化合物，并观察它们对尿素生成速度的影响。发现鸟氨酸、瓜氨酸或精氨酸能够大大加速尿素的合成。根据这三种氨基酸的结构推断，它们彼此相关，即鸟氨酸可能是瓜氨酸的前体，而瓜氨酸又是精氨酸的前体（见结构式）。实验还观察到，当大量鸟氨酸与肝切片及 NH_4^+ 保温时，确有瓜氨酸的积存。此外，早已证实肝含有精氨酸酶，此酶催化精氨酸水解生成鸟氨酸及尿素。

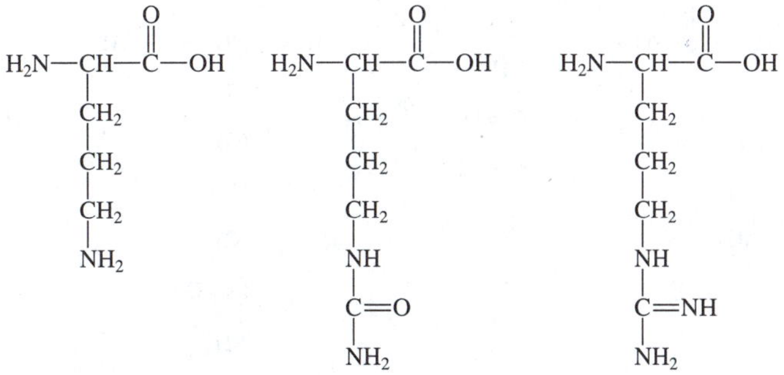

鸟氨酸　　瓜氨酸　　精氨酸

基于以上事实，Krebs 和 Henseleit 提出了一个循环机制，第一，鸟氨酸与氨及 CO_2 结合生成瓜氨酸；第二，瓜氨酸再接受 1 分子氨而生成精氨酸；第三，精氨酸进一步水解产生尿素，并重新生成鸟氨酸。接着，鸟氨酸参与第二轮循环。由此可见，在这个循环过程中，鸟氨酸所起的作用与三羧酸循环中草酰乙酸所起的作用类似。总的来看，通过鸟氨酸循环（Fig. 9-9），2 分子氨与 1 分子 CO_2 结合生成 1 分子尿素及 1 分子水。尿素是中性、无毒、水溶性很强的物

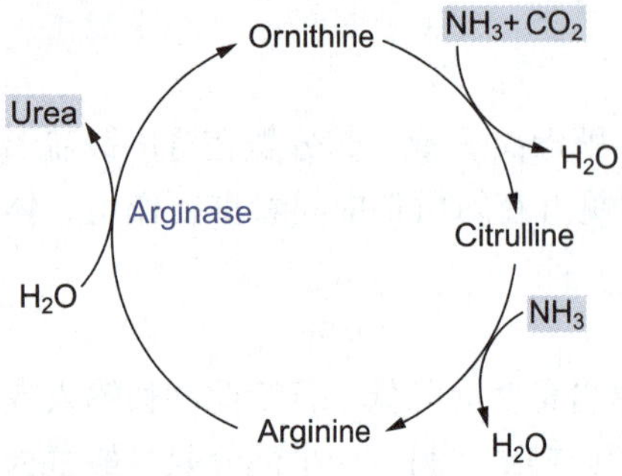

Fig. 9-9　The urea cycle

质，由血液运输至肾，从尿中排出。

其后，用同位素标记的 $^{15}NH_4Cl$ 或含 ^{15}N 的氨基酸饲喂犬，则发现随尿排出的尿素含有 ^{15}N，但鸟氨酸中不含 ^{15}N；用含 ^{14}C 标记的 $NaH^{14}CO_3$ 饲喂犬，随尿排出的尿素也含有 ^{14}C。由此进一步证实了尿素可由氨及 CO_2 合成。

（三）鸟氨酸循环的详细步骤

研究表明，鸟氨酸循环的具体过程远比上述的复杂，详细过程可分为以下 4 步。

1. 氨基甲酰磷酸(carbamoyl phosphate)的合成　在 Mg^{2+}、ATP 及 N-乙酰谷氨酸（N-acetyl glutamic acid，AGA）存在时，氨与 CO_2 可在氨基甲酰磷酸合成酶Ⅰ（carbamoyl phosphate synthetaseⅠ，CPS-Ⅰ）的催化下，合成氨基甲酰磷酸。

$$CO_2 + NH_3 + H_2O + 2ATP \xrightarrow[AGA,\ Mg^{2+}]{CPS\text{-}I} H_2N-\overset{\overset{O}{\|}}{C}-O-PO_3^{=} + 2ADP + P_i$$

此反应不可逆，消耗 2 分子 ATP。CPS-I 是一种别构酶，AGA 是此酶的别构激活剂。AGA 的确切作用尚不清楚，可能是使酶的构象改变，暴露了酶分子中的某些巯基，从而增加了酶与 ATP 的亲和力。CPS-I 和 AGA 都存在于肝细胞线粒体中。氨基甲酰磷酸是高能化合物，性质活泼，在酶的催化下易与鸟氨酸反应生成瓜氨酸。

2. 瓜氨酸的合成　在鸟氨酸氨基甲酰转移酶（ornithine carbamoyl transferase，OCT）催化下，氨基甲酰磷酸与鸟氨酸缩合生成瓜氨酸。

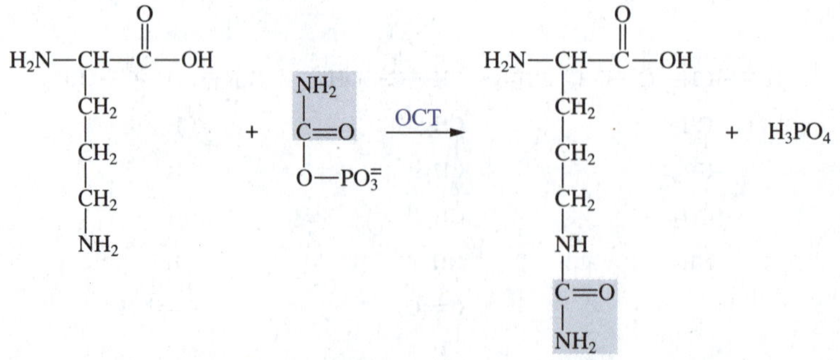

鸟氨酸　　氨基甲酰磷酸　　瓜氨酸

此反应不可逆。OCT 也存在于肝细胞的线粒体中，并通常与 CPS-I 结合成酶的复合体。

3. 精氨酸的合成　由瓜氨酸转变成精氨酸的反应分两步进行。首先，瓜氨酸在线粒体合成后，即被转运到线粒体外，在胞液中经精氨酸代琥珀酸合成酶（argininosuccinate synthetase）的催化下，与天冬氨酸反应生成精氨酸代琥珀酸，此反应由 ATP 供能。其后，精氨酸代琥珀酸再经精氨酸代琥珀酸裂解酶（argininosuccinase或argininosuccinate lyase）的催化，裂解成精氨酸及延胡索酸。

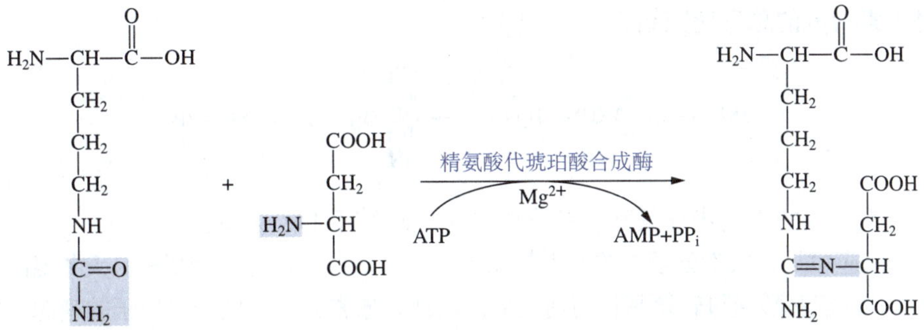

瓜氨酸　　天冬氨酸　　精氨酸代琥珀酸

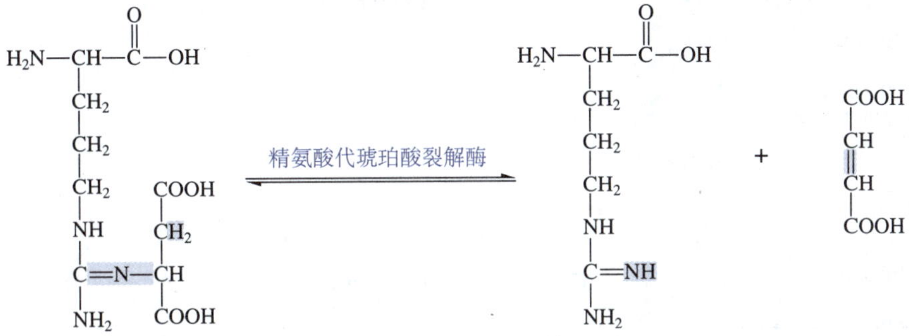

精氨酸代琥珀酸　　精氨酸　　延胡索酸

在上述反应过程中，天冬氨酸起着供给氨基的作用。天冬氨酸又可由草酰乙酸与谷氨酸经转氨基作用而生成，而谷氨酸的氨基又可来自体内多种氨基酸。由此可见，多种氨基酸的氨基也可通过天冬氨酸的形式参与尿素合成。从此图还可看出，精氨酸代琥珀酸裂解产生的延胡索酸可经过三羧酸循环的中间步骤转变成草酰乙酸，后者与谷氨酸进行转氨基反应，又可重新生成天冬氨酸。由此，通过延胡索酸和天冬氨酸，可使尿素循环与三羧酸循环联系起来（Fig. 9-10）。

4. 精氨酸水解生成尿素　在胞液中，精氨酸受精氨酸酶的作用，水解生成尿素和鸟氨酸。鸟氨酸通过线粒体内膜上运载体的转运再进入线粒体，并参与瓜氨酸合成。如此反复，完成尿素循环。

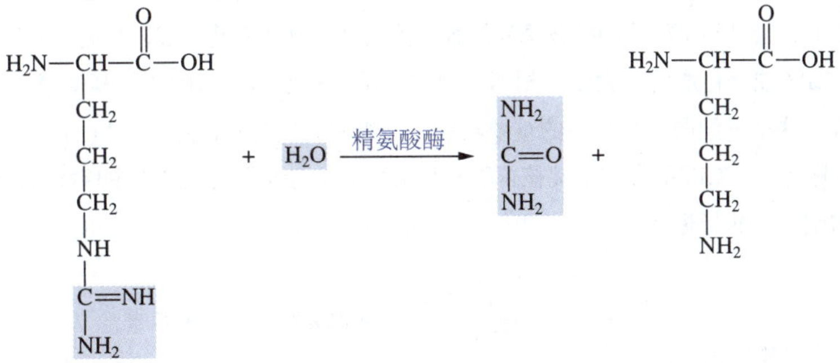

精氨酸　　尿素　　鸟氨酸

尿素只作为代谢终产物排出体外，目前尚未发现它在体内有什么其他的生理功能。综上所述，可将尿素合成的总反应归结为：

$$2NH_3 + CO_2 + 3ATP + 3H_2O \longrightarrow \begin{matrix} NH_2 \\ | \\ C{=}O \\ | \\ NH_2 \end{matrix} + 2ADP + AMP + 4P_i$$

现将尿素合成的中间步骤及其在细胞中的定位总结于 Fig. 9-10。

从上述反应可见，尿素分子中的两个氮原子，一个来自氨，另一个则来自天冬氨酸，而天冬氨酸又可由其他氨基酸通过转氨基作用而生成。由此，尿素分子中两个氮原子的来源虽然不同，但都直接或间接来自各种氨基酸。另外，还可看到，尿素合成是一个耗能的过程，合成1分子尿

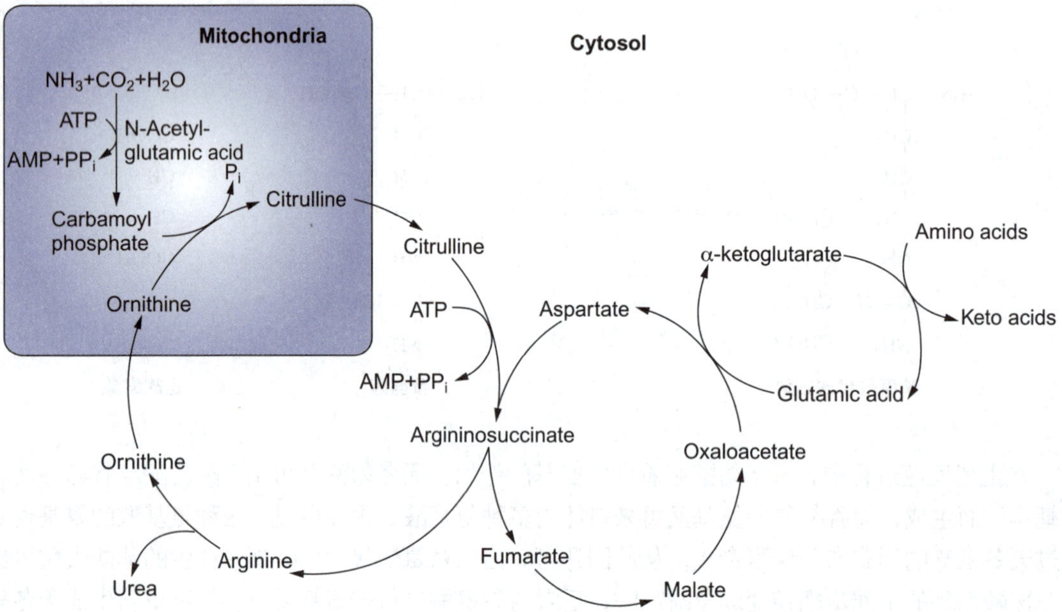

Fig. 9-10　Reactions and intermediates of urea biosynthesis

素需要由 2 分子 ATP 供给氨基甲酰磷酸的合成，1 分子 ATP 供精氨酸代琥珀酸的合成。

值得提出的是，除了线粒体中以氨为氮源通过 CPS-I 合成氨基甲酰磷酸，并进一步参与尿素合成外，在胞液中还存在 CPS-Ⅱ，它以谷氨酰胺的酰胺基为氮源，催化合成氨基甲酰磷酸，并进一步参与嘧啶的合成（参见第九章）。两种 CPS 催化合成的产物虽然相同，但它们是两种不同性质的酶，其生理意义也不相同：CPS-Ⅰ参与尿素的合成，这是肝细胞一种独特的重要功能，是细胞高度分化的结果，因而 CPS-I 的活性可作为肝细胞分化程度的指标之一； CPS-Ⅱ参与嘧啶核苷酸的从头合成，与细胞增殖过程中核酸的合成有关，因而它的活性可作为细胞增殖程度的指标之一。

氨基甲酰磷酸 { 鸟氨酸氨基甲酰转移酶（线粒体）→ 瓜氨酸 →→ 尿素
　　　　　　　 天冬氨酸氨基甲酰转移酶（胞液）→ 氨甲酰天冬氨酸 →→ 嘧啶

实验证明，当肝细胞再生时，线粒体中鸟氨酸氨基甲酰转移酶活性降低，而胞液中天冬氨酸氨基甲酰转

移酶活性增高，亦即尿素合成减少，嘧啶合成增加。当细胞再生完成时，鸟氨酸氨基甲酰转移酶活性重新增高，而天冬氨酸氨基甲酰转移酶活性降低，由此可见，上述两种氨基甲酰转移酶的活性对调节尿素合成与核酸合成起着重要作用。

（四）尿素合成的调节

正常情况下，机体通过合适的速度合成尿素，以保证及时、充分地解除氨毒。尿素合成的速度可受多种因素的调节。

1. 食物的影响　根据动物实验的观察，随着膳食的改变，肝中合成尿素酶活性的变化可达10～20倍之多。人体的情况亦可能如此。例如，高蛋白质膳食者尿素的合成速度加快，排出的含氮物中尿素约占90%；反之，低蛋白质膳食者尿素合成速度减慢，尿素的排出量只占含氮排泄物的60%或更低。极度饥饿时，肌肉蛋白质分解成氨基酸，并进一步氧化供能，此时肝中尿素合成的酶活性也相应增高，以保证氨的解毒。参与尿素合成各种酶的相对活性见表9-6。

表9-6　正常人肝尿素合成酶的相对活性

酶	相对活性
氨基甲酰磷酸合成酶	4.5
鸟氨酸氨基甲酰转移酶	163.0
精氨酸代琥珀酸合成酶	1.0
精氨酸代琥珀酸裂解酶	3.3
精氨酸酶	149.0

2. 氨基甲酰磷酸合成酶Ⅰ对尿素合成的调节　氨基甲酰磷酸的生成是调节尿素合成的重要步骤。肝线粒体中，氨基甲酰磷酸合成酶Ⅰ与谷氨酸脱氢酶偶联，有利于谷氨酸的氧化脱氨基过程；同时，α-酮戊二酸进一步氧化所产生的ATP又可被利用来合成氨基甲酰磷酸。如前所述，乙酰谷氨酸是氨基甲酰磷酸合成酶Ⅰ的别构激活剂，它可由乙酰-CoA和谷氨酸通过乙酰谷氨酸合成酶的催化而生成。精氨酸是此酶的激活剂，因此肝中精氨酸浓度增高时，乙酰谷氨酸的生成加速。

3. 其他物质对尿素合成的调节　虽然从理论上看来，鸟氨酸循环的中间产物并不被尿素合成而消耗，即每经一次循环均可使鸟氨酸完全再生，但是实际上，这些中间产物与其他物质代谢发生广泛联系，并可相互转变。因此，体内其他物质代谢的状况可以改变鸟氨酸循环中间代谢物的浓度，而后者又可影响尿素合成的速度。

氨除了主要以尿素形式排出外，还可与谷氨酸反应生成谷氨酰胺，在肾小管上皮细胞中通过谷氨酰胺酶的作用水解成氨和谷氨酸，前者由尿排出，后者被肾小管上皮细胞重吸收而进一步利用。

除此，氨还可以通过还原性加氨的方式固定在α-酮戊二酸上而生成谷氨酸；谷氨酸的氨基又可以通过转氨基作用，转移给其他α-酮酸，生成相应的氨基酸，从而合成某些非必需氨基酸。

（五）高氨血症和氨中毒

正常生理情况下，血氨的来源与去路保持动态平衡，使血氨浓度处于较低的水平。氨在肝中合成尿素是维持这种平衡的关键。当肝功能严重损伤时，尿素合成发生障碍，血氨浓度升高，称为高血氨症。一般认为，氨进入脑组织，可与脑中的α-酮戊二酸结合生成谷氨酸，氨也可与脑中的谷氨酸进一步结合生成谷氨酰胺。因此，脑中氨的增加可以使脑细胞中的α-酮戊二酸减少，导致三羧酸循环减弱，从而使脑组织中ATP生成减少，引起大脑功能障碍，严重时可发生昏迷，这就是肝昏迷氨中毒学说的基础。尿素合成酶的遗传性缺陷也可导致高血氨症。

第五节　个别氨基酸的代谢

Section 5　METABOLISM OF INDIVIDUAL AMINO ACIDS

上节讨论了氨基酸代谢的共同途径（或称一般过程）——即脱氨基作用。此外，有些氨基酸还有其特殊的代谢途径，并具有重要的病理生理学意义（见表9-7）。本节首先介绍氨基酸的另一些代谢方式，例如氨基酸的脱羧基作用和一碳单位的代谢，然后分别介绍含硫氨基酸、芳香族氨基酸及支链氨基酸的代谢。

表9-7　先天性氨基酸代谢缺陷症

病　　名	涉及的氨基酸代谢途径	临床症状	代谢缺陷
精氨酸血和高血氨症（argininemia and hyperammonemia）	精氨酸与尿素循环	智力迟钝，血中出现精氨酸及氨	缺乏精氨酸酶
鸟氨酸血和高血氨症（ornithinemia and hyperammonemia）	尿素循环	新生儿死亡、昏睡、惊厥、智力迟钝	缺乏氨甲酰磷酸合成酶、鸟氨酸脱羧酶
高同型半胱氨酸尿症（homocystinuria）	甲硫氨酸循环	智力迟钝、眼疾患、血栓、骨质疏松、骨结构不良	胱硫醚-β-合酶缺乏
苯酮酸尿症和高苯丙氨酸尿症（phenylketonuria and hyperphenylalaninemia）	苯丙氨酸	新生儿呕吐、智力迟钝以及其他神经疾患	缺乏苯丙氨酸羟化酶
尿黑酸症（alkaptonuria）	酪氨酸	尿中含有尿黑酸，在碱性条件下与空气中变黑。成人皮肤和软骨变黑，发展成关节炎	缺乏尿黑酸氧化酶
白化病（albinism）	酪氨酸	眼、皮肤白化，头发变为白色，皮肤呈粉色。不畏光，眼睛缺乏色素	黑色素细胞内缺乏酪氨酸酶

一、氨基酸的脱羧基作用 Decarboxylation of Amino Acids

体内部分氨基酸也可进行脱羧基作用（decarboxylation），生成相应的胺。催化这些反应的是氨基酸脱羧酶（decarboxylase）。例如，组氨酸脱羧基生成组胺，谷氨酸脱羧基生成γ-氨基丁酸等。也有的氨基酸先经过羟化等变化之后再脱羧基而生成胺。氨基酸脱羧酶的辅酶是磷酸吡哆醛。

氨基酸脱羧基后生成的胺虽然含量不高，但具有重要的生理功用。体内广泛存在着胺氧化酶（amine oxidase），能将这些胺类氧化成为相应的醛类，再进一步氧化成羧酸，从而避免胺类在体内蓄积。胺氧化酶属于黄素蛋白酶，在肝中活性最强。

下面列举几种氨基酸脱羧基产生的重要胺类物质。

（一）γ-氨基丁酸

谷氨酸脱羧基生成γ-氨基丁酸（γ-aminobutyric acid，GABA），催化此反应的酶是谷氨酸脱羧酶，此酶在脑、肾组织中活性很高，所以脑中GABA的含量较多。GABA是抑制性神经递质，对中枢神经有抑制作用。

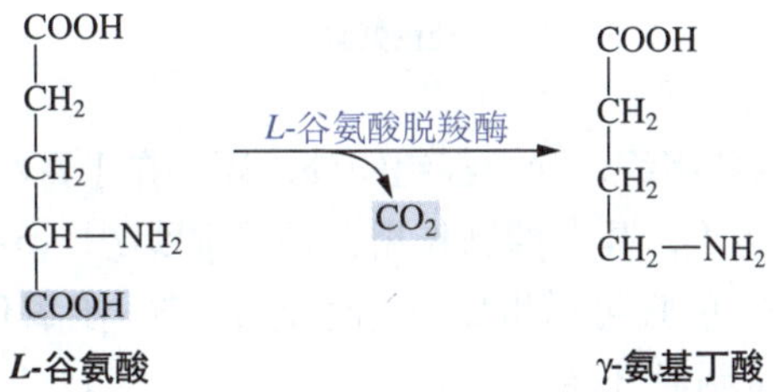

（二）牛磺酸

体内牛磺酸（taurine）由半胱氨酸代谢转变而来。半胱氨酸首先氧化成磺酸丙氨酸，再脱去羧基生成牛磺酸。牛磺酸是结合胆汁酸的组成成分。

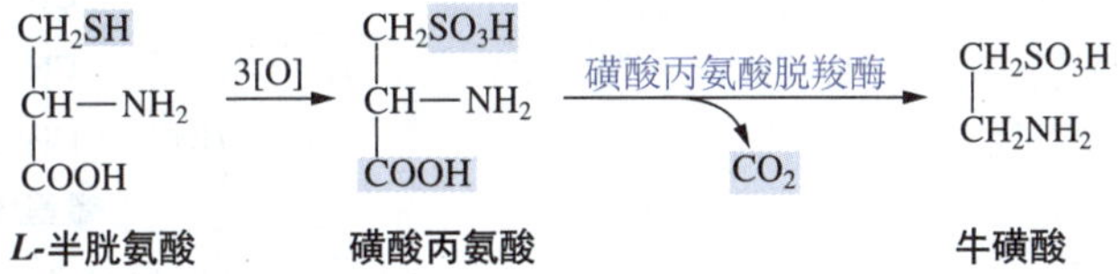

此外，活性硫酸根（见含硫氨基酸代谢）转移也可产生牛磺酸。已发现脑组织中含有较多的牛磺酸，表明它可能具有更为重要的生理功能。

（三）组胺

组氨酸通过组氨酸脱羧酶催化，生成组胺（histamine）。组胺在体内分布广泛。乳腺、肺、肝、肌肉及胃黏膜中组胺含量较高，更主要存在于肥大细胞中。

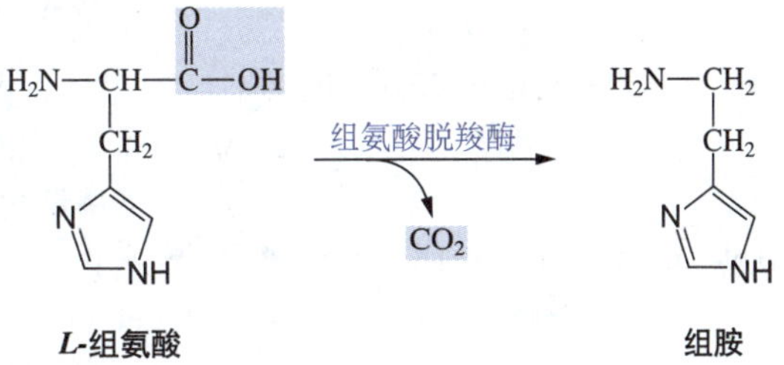

组胺是一种强烈的血管舒张剂，并能增加毛细血管的通透性。创伤性休克或炎症病变部位可有组胺的释放。组胺还可以刺激胃蛋白酶及胃酸的分泌，可被利用为研究胃活动的物质。

（四）5-羟色胺

色氨酸首先通过色氨酸羟化酶的作用生成5-羟色氨酸，再经脱羧酶作用生成5-羟色胺（5-hydroxytryptamine, 5-HT）。

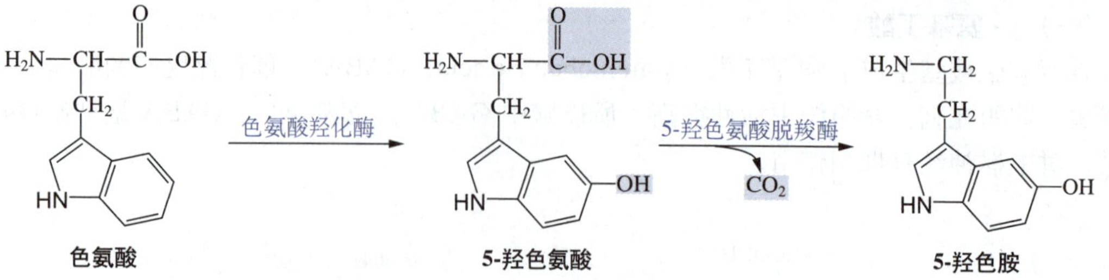

5-羟色胺广泛分布于体内各组织，除神经组织外，还存在于胃肠道、血小板及乳腺细胞中。脑内的5-羟色胺可作为神经递质，具有抑制作用；在外周组织，5-羟色胺有收缩血管的作用。

经单胺氧化酶作用，5-羟色胺可以生成5-羟色醛，进一步氧化而成5-羟吲哚乙酸。类癌患者尿中5-羟吲哚乙酸排出量明显升高。

（五）多胺

某些氨基酸的脱羧基作用可以产生多胺（polyamines）类物质。例如，鸟氨酸脱羧基生成腐胺，然后再转变成精脒（spermidine）和精胺（spermine）。

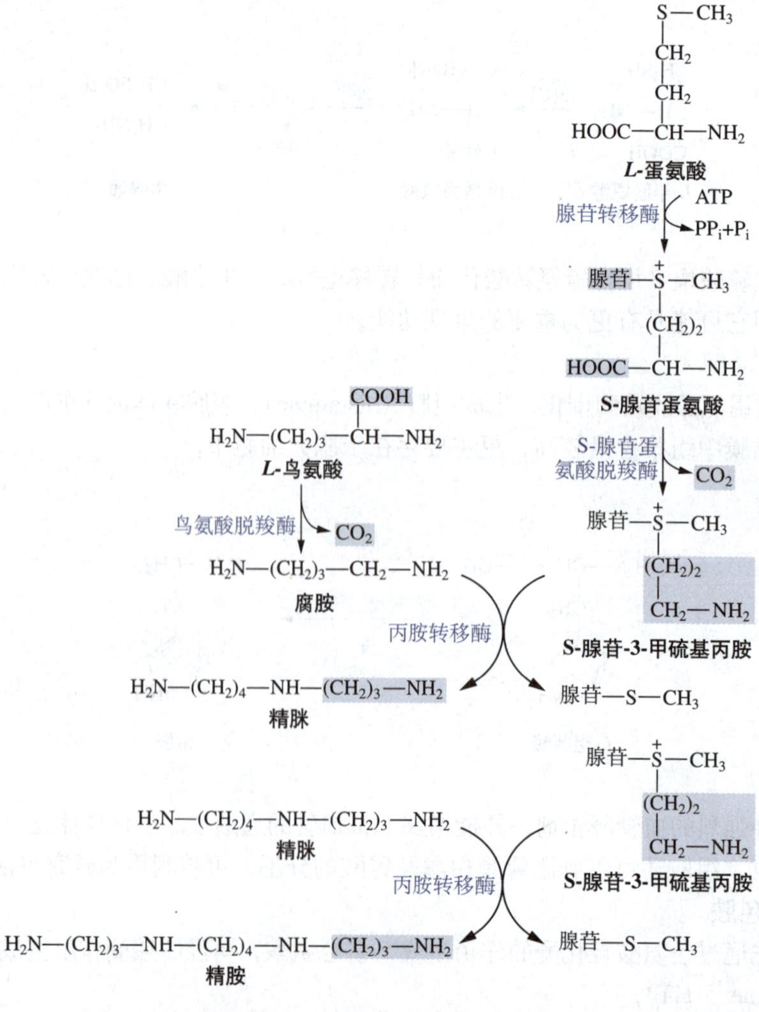

精脒与精胺是调节细胞生长的重要物质。凡生长旺盛的组织中，如胚胎、再生肝、生长激素作用的细胞及癌瘤组织等，作为多胺合成限速酶的鸟氨酸脱羧酶（ornithine decarboxylase, ODC）活性均较强，多胺的含量也较高。多胺促进细胞增殖的机理可能与其稳定细胞结构、与核酸分子结合，并增强核酸与蛋白质合成有关。目前临床上利用测定癌瘤病人血、尿中多胺含量作为观察病情的指标之一。

二、一碳单位的代谢 Transient Carrier of One Carbon Units

某些氨基酸在分解代谢过程中可以产生含有一个碳原子的基团，称为一碳单位（one carbon units）。体内的一碳单位有：甲基（$-CH_3$, methyl）、甲烯基（$-CH_2-$, methylene）。甲炔基（$-CH=$, methenyl）、甲酰基（$-CHO$, formyl）及亚氨甲基（$-CH=NH$, formimino）等。一碳单位不能游离存在，常与四氢叶酸（tetrahydrofolic acid, FH_4 或 THFA）结合而转运和参加代谢。但是，CO_2不属于这种类型的一碳单位。

（一）一碳单位与四氢叶酸

四氢叶酸（tetrahydrofolic acid, FH_4）是一碳单位的运载体，实际上可以认为，四氢叶酸就是一碳单位代谢的辅酶。哺乳类动物体内，四氢叶酸可由叶酸经二氢叶酸还原酶（dihydrofolate reductase）的催化，通过两步还原反应而生成。

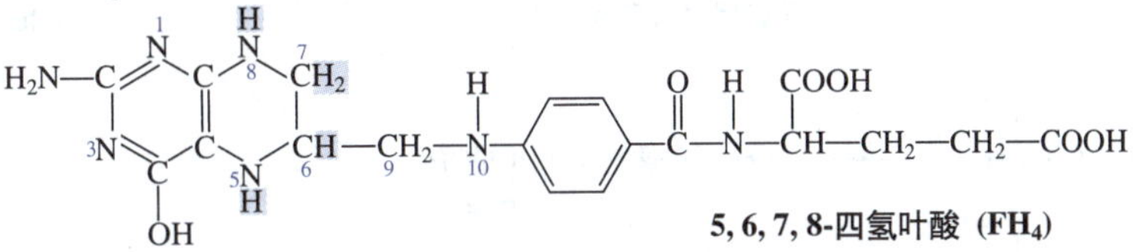

5, 6, 7, 8-四氢叶酸（FH_4）

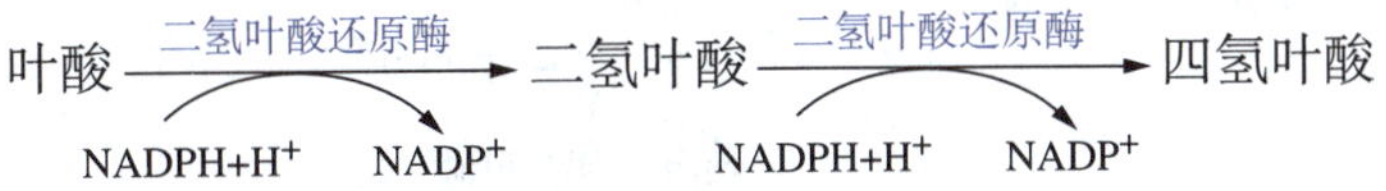

一碳单位通常结合在 FH_4 分子的 N_5、N_{10} 位上。FH_4 携带一碳单位的形式如下：

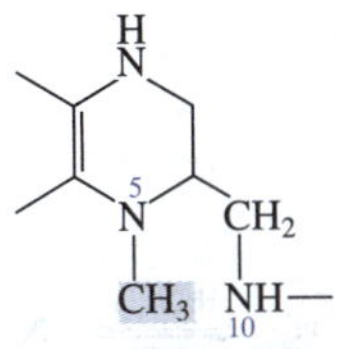

N_5-甲基四氢叶酸
($N_5-CH_3-FH_4$)

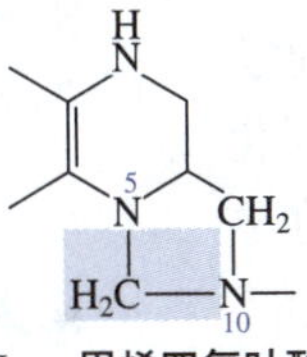

N_5,N_{10}-甲烯四氢叶酸
($N_5,N_{10}-CH_2-FH_4$)

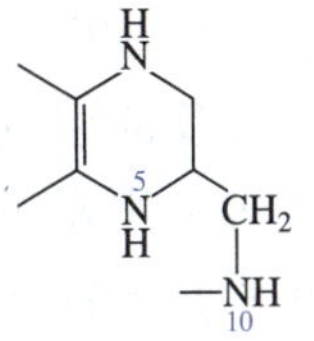

代表FH_4的部分结构

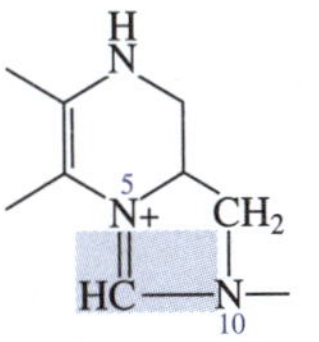

N_5,N_{10}-甲炔四氢叶酸
($N_5,N_{10}-CH=FH_4$)

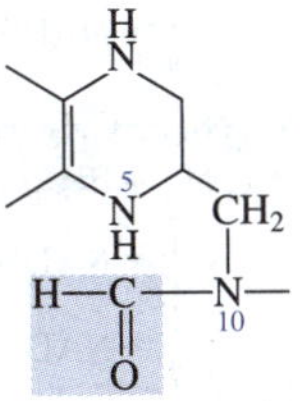

N_{10}-甲酰四氢叶酸
($N_{10}-CHO-FH_4$)

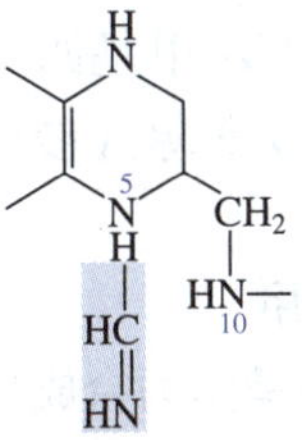

N_5-亚氨甲基四氢叶酸
($N_5-CH=NH-FH_4$)

（二）一碳单位与氨基酸代谢

一碳单位主要来源于丝氨酸、甘氨酸、组氨酸及色氨酸的代谢。从量上看，丝氨酸是一碳单位的主要来源。下列反应式表示这些氨基酸与一碳单位的关系。

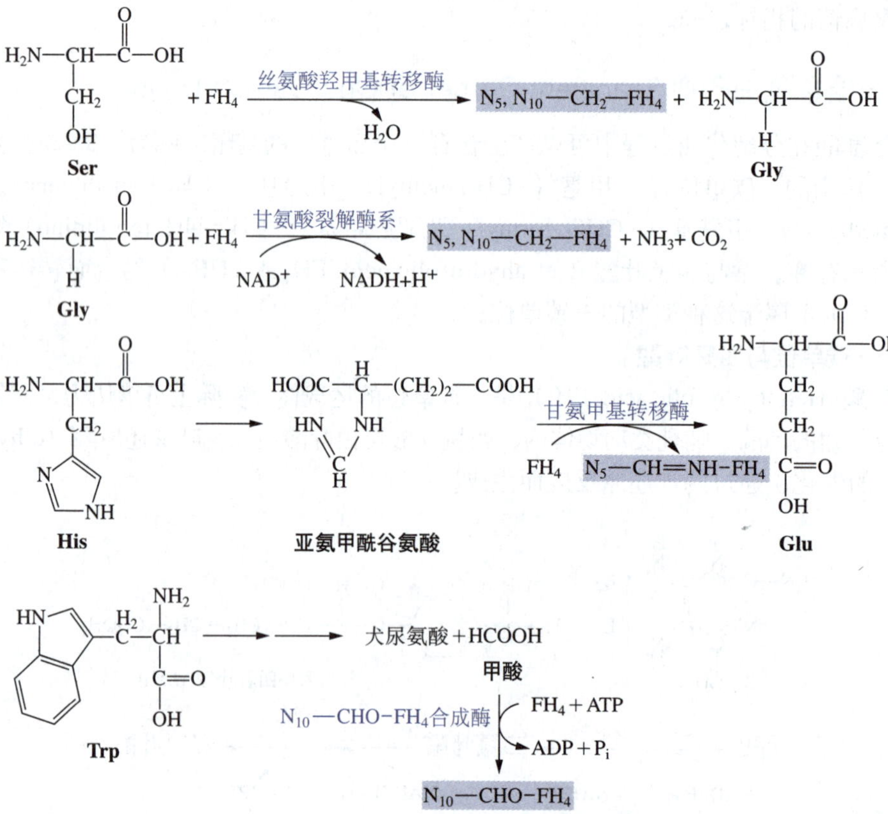

（三）一碳单位的相互转变

各种形式的一碳单位中碳原子的氧化状态不同。在适当条件下，它们可以通过氧化还原反应而彼此转变。但是，应该注意在这些反应中，N_5-甲基四氢叶酸的生成基本是不可逆的。N_5-甲基四氢叶酸可将甲基转移给同型半胱氨酸生成蛋氨酸。活性蛋氨酸是体内最重要的甲基供给体，而 N_5-甲基四氢叶酸则可看作是体内甲基的间接来源（参见蛋氨酸代谢）。

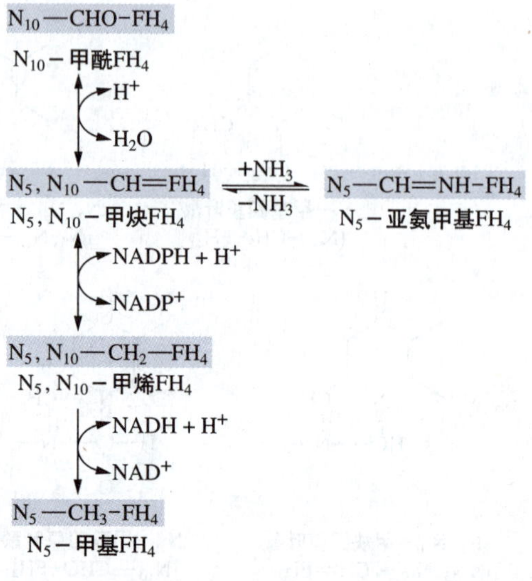

（四）一碳单位的生理功用

一碳单位的主要生理功用是作为合成嘌呤及嘧啶的原料，故在核酸生物合成中占有重要地位。例如，N_{10}-甲酰四氢叶酸提供嘌呤合成时 C_2 与 C_8 的来源；N_5, N_{10}-甲烯四氢叶酸提供脱氧胸苷酸（dTMP）合成时甲基的来源（第十章）。由此可见，与乙酰 -CoA（二碳化合物）在联系糖、脂、氨基酸代谢中所起的枢纽作用相类似，一碳单位将氨基酸与核酸代谢密切联系起来。一碳单位代谢的障碍可造成某些病理情况，例如巨幼红细胞贫血等。磺胺药及某些抗癌药（氨甲蝶呤等）也正是分别通过干扰细菌及癌瘤细胞的叶酸、四氢叶酸合成，进一步影响一碳单位代谢与核酸合成而发挥其药理作用的。

三、含硫氨基酸的代谢 Metabolism of Sulfur-containing Amino Acids

体内的含硫氨基酸有三种，即蛋氨酸（甲硫氨酸）、半胱氨酸和胱氨酸。这三种氨基酸的代谢是相互联系的，蛋氨酸可以转变为半胱氨酸和胱氨酸，半胱氨酸和胱氨酸也可以互变，但后二者不能变为蛋氨酸，所以蛋氨酸是必需氨基酸。

（一）蛋氨酸的代谢

1. 蛋氨酸与转甲基作用　蛋氨酸分子中有含 S-甲基，通过各种转甲基作用可以生成多种含甲基的重要生理活性物质，如肾上腺素、肌酸、肉毒碱等。但是，蛋氨酸在转甲基之前，首先必须与 ATP 作用，生成 S-腺苷蛋氨酸（S-adenosylmethionine, SAM）。此反应由蛋氨酸腺苷转移酶催化。SAM 中的甲基是高度活化的，称为活性甲基，SAM 称为活性蛋氨酸。

活性蛋氨酸的性质活泼，在甲基转移酶（methyl transferase）的作用下，可将甲基转移至另一种物质（RH）上，使其甲基化（methylation），而活性蛋氨酸即变成 S- 腺苷同型半胱氨酸，后者进一步脱去腺苷，生成同型半胱氨酸（homocysteine）。

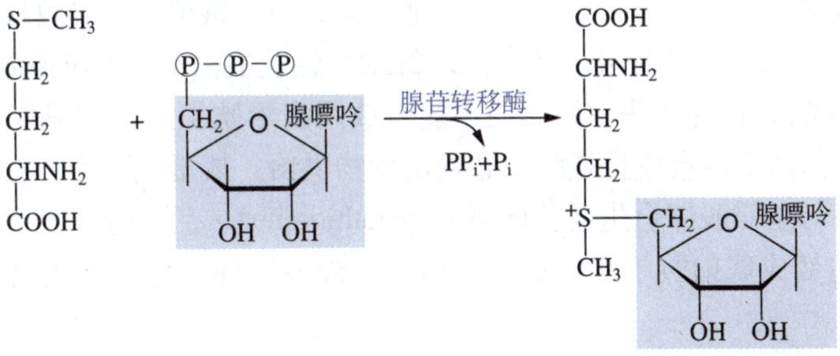

蛋氨酸　　ATP　　S-腺苷蛋氨酸

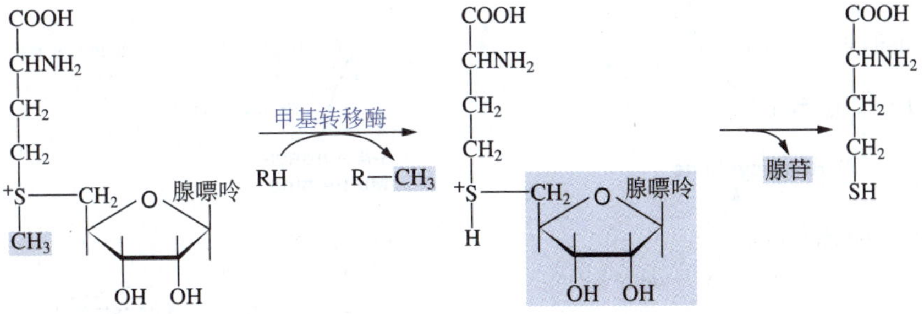

S-腺苷蛋氨酸　　S-腺苷同型半胱氨酸　　同型半胱氨酸

据统计，体内约有 50 多种物质需要 SAM 提供甲基，生成相应甲基化合物。表 9-8 就是其中的一些实例。甲基化作用是重要的代谢反应，具有广泛的生理意义，而SAM则是体内最重要的甲基直接供给体。

表 9-8 由SAM参加的一些转甲基作用

甲基接受体	甲基化产物	甲基接受体	甲基化产物
去甲肾上腺素	肾上腺素	RNA	甲基化的RNA
胍乙酸	肌酸	DNA	甲基化的DNA
磷脂酰乙醇胺	磷脂酰胆碱	蛋白质	甲基化的蛋白质
γ-氨基丁酸	肉毒碱	尼克酰胺	N-甲基尼克酰胺

2. 蛋氨酸循环　蛋氨酸在体内最主要的分解代谢途径是通过上述转甲基作用而提供甲基，与此同时产生的S-腺苷同型半胱氨酸进一步转变成同型半胱氨酸。同型半胱氨酸可以接受N_5-甲基四氢叶酸提供的甲基，重新生成蛋氨酸，形成一个循环过程，称为蛋氨酸（甲硫氨酸）循环（methionine cycle）（Fig. 9-11）。这个循环的生理意义是由N_5-甲基四氢叶酸供给甲基合成蛋氨酸，再通过此循环的SAM提供甲基，以进行体内广泛存在的甲基化反应。由此，N_5-甲基四氢叶酸可看成是体内甲基的间接供体。

由N_5-甲基四氢叶酸提供甲基使同型半胱氨酸转变成蛋氨酸的反应是目前已知体内能利用N_5-甲基四氢叶酸的唯一反应。催化此反应的N_5-甲基四氢叶酸转甲基酶，又称蛋氨酸合成酶，其辅酶是Vit B_{12}，它参与甲基的转移。Vit B_{12}缺乏时，N_5-甲基四氢叶酸上的甲基不能转移，这不仅不利于蛋氨酸的生成，同时也影响四氢叶酸的再生（参见一碳单位的相互转变），使组织中游离的四氢叶酸含量减少，不能重新利用它来转运其他一碳单位，导致核酸合成障碍，影响细胞分裂。因此，Vit B_{12}不足时可以产生巨幼红细胞性贫血（megaloblastic anemia）。

尽管上述循环可以生成蛋氨酸，但体内不能合成同型半胱氨酸，它只能由蛋氨酸转变而来，所以实际上体内仍然不能合成蛋氨酸，必须由食物供给。故蛋氨酸为营养必需氨基酸。由于同型半胱氨酸还可与丝氨酸缩合生成胱硫醚（cystathionine），后者进一步生成半胱氨酸和α-酮丁酸。α-酮丁酸转变成琥珀酸单酰辅酶A，通过三羧酸循环，可以生成葡萄糖，所以蛋氨酸是生糖氨基酸。

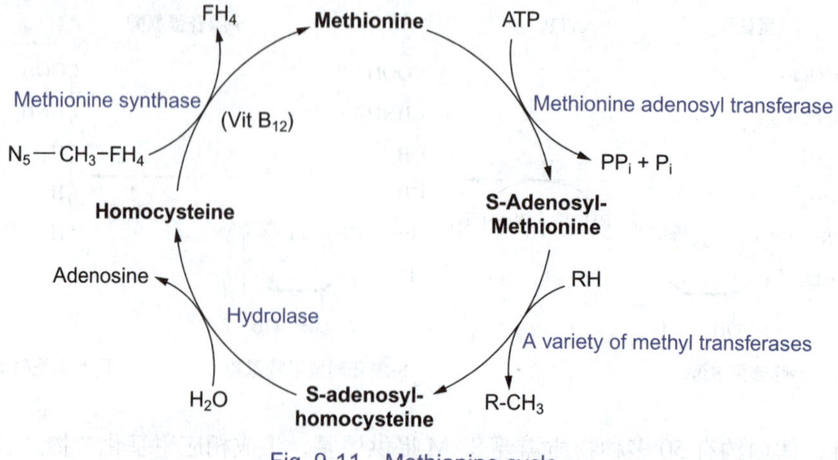

Fig. 9-11　Methionine cycle

3. 肌酸的合成　肌酸（creatine）和磷酸肌酸（creatine phosphate）是能量储存、利用的重要化合物。肌酸以甘氨酸为骨架，由精氨酸提供脒基与S-腺苷蛋氨酸供给甲基而合成（Fig. 9-12）。肝是合成肌酸的主要器官。在肌酸激酶（creatine kinase, CK或creatine phosphokinase，CPK）催化下，肌酸转变成磷酸肌酸，并储存能量。磷酸肌酸在心肌、骨骼肌及大脑中含量丰富。

肌酸激酶由两种亚基组成，即M亚基（肌型）与B亚基（脑型），有3种同工酶：MM型、MB型及BB型。它们在体内各组织中的分布不同，MM型主要在骨骼肌，MB型主要在心肌，BB型主要在脑。心肌梗死时，血中MB型肌酸激酶活性增高，可作为辅助诊断的指标之一。

肌酸和磷酸肌酸代谢的终产物是肌酸酐（creatinine）。肌酸酐主要在肌肉中通过磷酸肌酸的非酶促反应而生成。正常成人，每日尿中肌酸酐的排出量恒定。肾严重病变时，肌酸酐排泄受阻，血中肌酸酐浓度升高。

上述肌酸的代谢过程总结于Fig. 9-12。

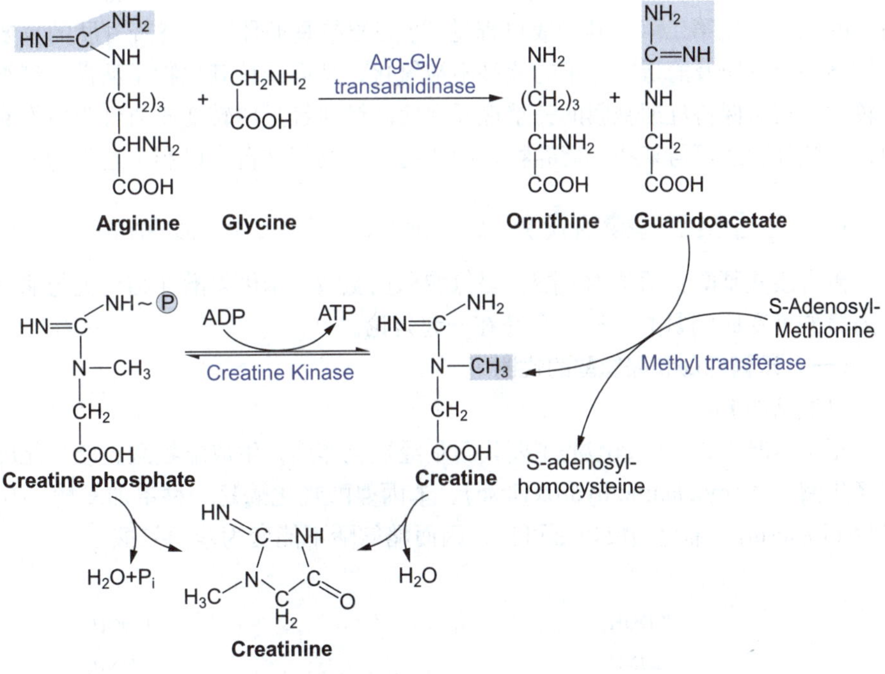

Fig. 9-12　Biosynthesis of creatine and creatinine

（二）半胱氨酸与胱氨酸的代谢

1. 半胱氨酸与胱氨酸的互变　半胱氨酸含有巯基（−SH），胱氨酸含有二硫键（−S−S−），二者可以相互转变。

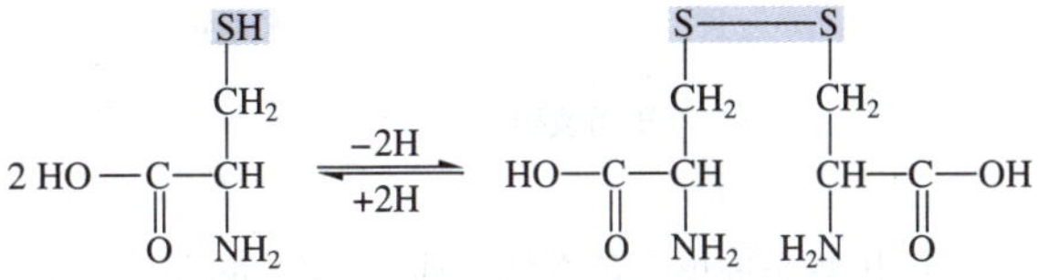

2. 硫酸根的代谢　含硫氨基酸氧化分

解均可以产生硫酸根；半胱氨酸是体内硫酸根的主要来源。例如，半胱氨酸直接脱去巯基和氨基，生成丙酮酸、NH_3和H_2S；H_2S再经氧化而生成H_2SO_4。半胱氨酸中的巯基也可先氧化成亚磺基，然后再生成硫酸。

体内的硫酸根一部分以无机盐形式随尿排出，另一部分则经ATP活化成活性硫酸根，即3′-磷酸腺苷-5′-磷酸硫酸（3′-phosphoadenosine-5′-phosphosulfate，PAPS）。

PAPS的性质比较活泼，可使某些物质形成硫酸酯。例如，类固醇激素可形成硫酸酯而被灭活，一些外源性酚类化合物也可以形成硫酸酯而排出体外（第二十一章）。这些反应在肝内生物转化作用中有重要意义。此外，PAPS还可参与硫酸角质素及硫酸软骨素等分子中硫酸化氨基糖的合成（第二十二章）。上述反应总称为转硫酸基作用，由硫酸转移酶催化。

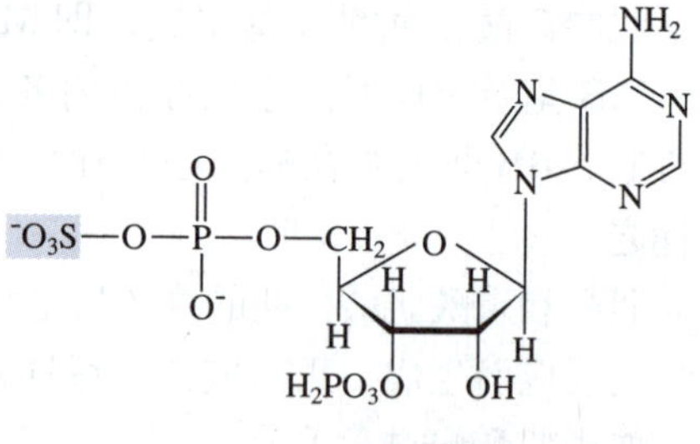

PAPS结构

（三）谷胱甘肽的生成及功用

谷胱甘肽（glutathione，即γ-glutamylcysteinylglycine）是由谷氨酸、半胱氨酸及甘氨酸所组成的三肽（见第二章，其合成过程见“γ-谷氨酰基循环”）。谷胱甘肽的重要生理功用之一是保护某些蛋白质及酶蛋白分子的巯基不被氧化，从而维持其生物学活性。红细胞中谷胱甘肽含量较多，它对保持红细胞膜的完整性及促使高铁血红蛋白转变成血红蛋白均有重要作用。在肝中，谷胱甘肽还可与某些非营养物，如药物、毒物等结合，以利于这类物质的生物转化作用。

四、芳香族氨基酸的代谢 Metabolism of Aromatic Amino Acids

芳香族氨基酸包括苯丙氨酸、酪氨酸和色氨酸。苯丙氨酸在结构上与酪氨酸相似，在体内苯丙氨酸可变成酪氨酸，所以合并在一起讨论。

（一）苯丙氨酸和酪氨酸的代谢

可概括如Fig. 9-13。

正常情况下，苯丙氨酸的主要代谢是经羟化作用，生成酪氨酸。催化此反应的酶是苯丙氨酸羟化酶（phenylalanine hydroxylase）。苯丙氨酸羟化酶是一种单加氧酶，其辅酶是四氢生物蝶呤(biopterin)，催化的反应不可逆，因而酪氨酸不能变为苯丙氨酸。

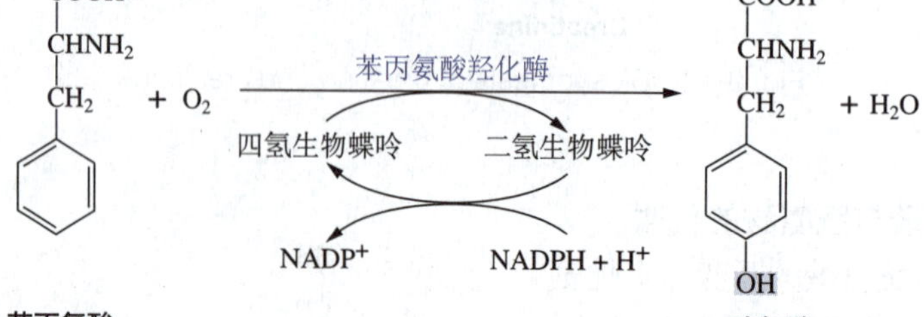

1. 儿茶酚胺与黑色素的合成　酪氨酸的进一步代谢与合成某些神经递质、激素及黑色素有关。

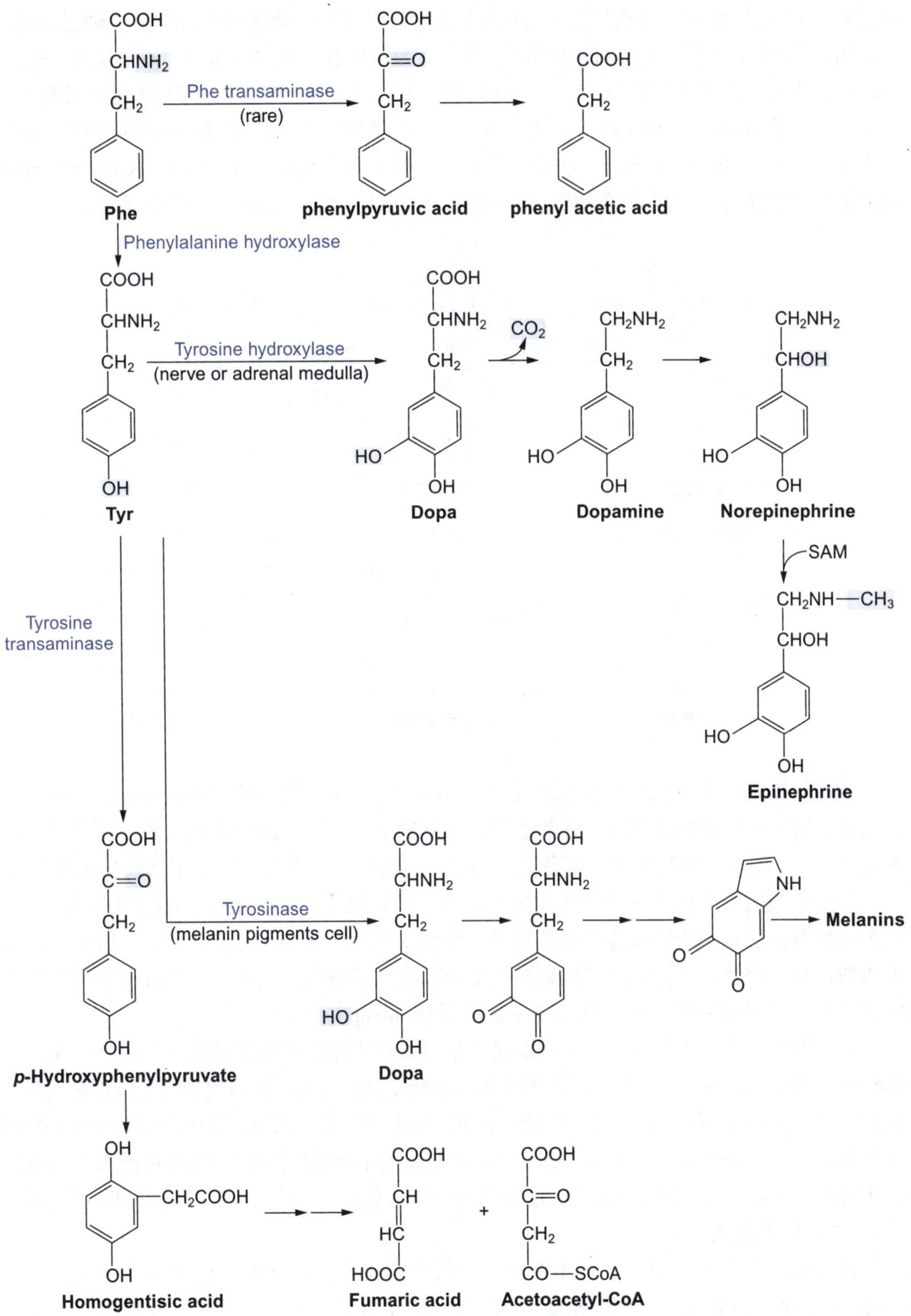

Fig. 9-13　The normal pathway for conversion of phenylalanine and tyrosine

酪氨酸经酪氨酸羟化酶作用，生成3,4-二羟苯丙氨酸（3,4-dihydroxyphenylalanine，dopa，多巴）。与苯丙氨酸羟化酶相似，此酶也是以四氢生物蝶呤为辅酶的单加氧酶。通过多巴脱羧酶的作用，多巴转变成多巴胺（dopamine）。多巴胺是脑中的一种神经递质，帕金森病（Parkinson's disease）患者，多巴胺生成减少。在肾上腺髓质中，多巴胺侧链的β-碳原子可再被羟化，生成去甲肾上腺素（norepinephrine），后者经N-甲基转移酶催化，由活性蛋氨酸提供甲基，转变成肾上腺素（epinephrine）。多巴胺、去甲肾上腺素、肾上腺素统称为儿茶酚胺（catecholamine），即含邻苯二酚的胺类。酪氨酸羟化酶是儿茶酚胺合成的限速酶，受终产物的反馈调节。

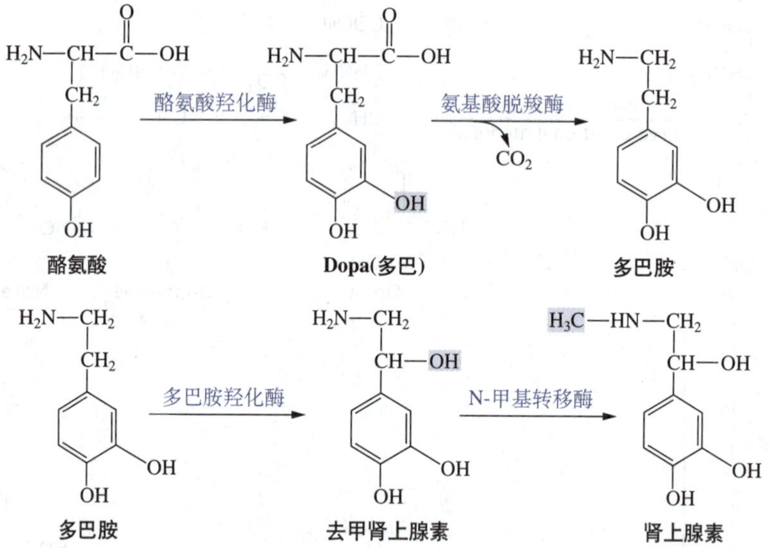

酪氨酸代谢的另一条途径是合成黑色素（melanin）。在黑色素细胞中酪氨酸酶（tyrosinase）的催化下，酪氨酸羟化生成多巴，后者经氧化、脱羧等反应转变成吲哚-5,6-醌。黑色素即是吲哚醌的聚合物。人体缺乏酪氨酸酶，黑色素合成障碍，皮肤、毛发等发“白”，称为白化病（albinism）。

2. 酪氨酸的分解代谢　除上述代谢途径外，酪氨酸还可在酪氨酸转氨酶的催化下，生成对羟苯丙酮酸，后者经尿黑酸等中间产物进一步转变成延胡索酸和乙酰乙酸，二者分别参与糖和脂肪酸代谢。因此，苯丙氨酸和酪氨酸是生糖兼生酮氨基酸。当体内尿黑酸分解代谢的酶先天性缺陷时，尿黑酸分解受阻，可出现尿黑酸尿症(alkaptonuria)。

3. 苯酮酸尿症　如上所述，正常情况下苯丙氨酸代谢的主要途径是转变成酪氨酸。当苯丙氨酸羟化酶先天性缺乏时，苯丙氨酸不能正常地转变成酪氨酸，体内的苯丙氨酸蓄积，并可经转氨基作用生成苯丙酮酸，后者进一步转变成苯乙酸等衍生物。此时，尿中出现大量苯丙酮酸等代谢产物，称为苯酮酸尿症（Phenylketonuria, PKU）。苯丙酮酸的堆积对中枢神经系统有毒性，故患儿的智力发育障碍。对此种患儿的治疗原则是早期发现，并适当控制膳食中的苯丙氨酸含量。

（二）色氨酸的代谢

色氨酸除生成5-羟色胺外，本身还可进行分解代谢。在肝中，色氨酸通过色氨酸加氧酶（tryptophan oxygenase，又称吡咯酶 pyrrolase）的作用，生成一碳单位。色氨酸分解代谢的大多数中间产物功能不明，但可产生丙酮酸与乙酰乙酰辅酶A，所以色氨酸是一种生糖兼生酮氨基酸。此外，色氨酸分解还可产生尼克酸，这是体内合成维生素的特例，但其合成量甚少，不能满足机体的需要。

五、支链氨基酸的代谢 Metabolism of Branched-chain Amino Acids

支链氨基酸包括亮氨酸、异亮氨酸和缬氨酸，它们都是必需氨基酸。这三种氨基酸分解代谢的开始阶段基本相同，即首先经转氨基作用，生成各自相应的α-酮酸；其次，通过氧化脱羧，生成相应的脂酰辅酶A；最后，经β位脱氢，生成相应的α-,β-烯脂酰辅酶A。此后，三种α-,β-烯脂酰辅酶A分别进行代谢，经过若干步骤，缬氨酸分解产生琥珀酸单酰辅酶A；亮氨酸产生乙酰辅酶A及乙酰乙酰辅酶A；异亮氨酸产生乙酰辅酶A及琥珀酸单酰辅酶A（Fig. 9-14）。所以，这三种氨基酸分别是生糖氨基酸，生酮氨基酸及生糖兼生酮氨基酸。支链氨基酸的分解代谢主要在骨骼肌中进行。

综合上述各种氨基酸的代谢途径可见，氨基酸除了作为合成蛋白质的原料外，还可以转变成其他多种含氮的生理活性物质。表9-9列举了这些重要的化合物及其生理功用。

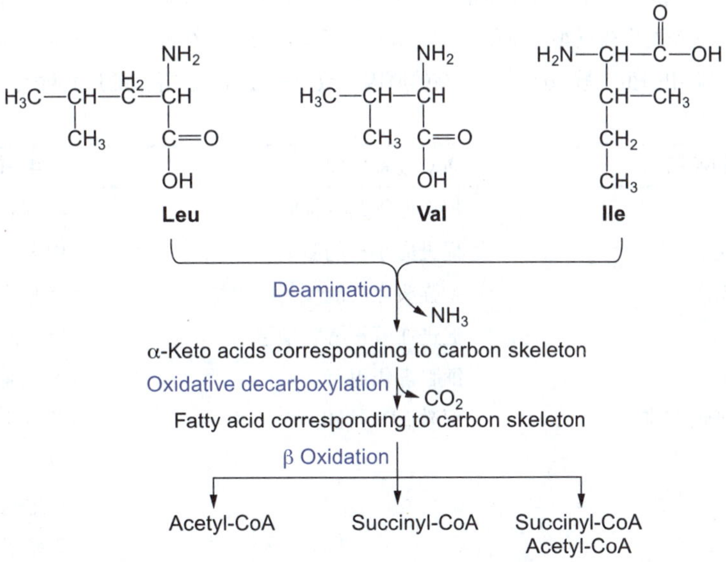

Fig. 9-14 Metabolism of the branched-chain amino acids

表9-9 氨基酸衍生的重要含氮化合物

化合物	生理功用	氨基酸前体
嘌呤碱	含氮碱基、核酸合成	天冬氨酸、谷氨酰胺、甘氨酸
嘧啶碱	含氮碱基、核酸合成	天冬氨酸
卟啉化合物	血红素、细胞色素	甘氨酸
肌酸、磷酸肌酸	能量储存	甘氨酸、精氨酸、蛋氨酸
尼克酸	维生素	色氨酸

续表

化合物	生理功用	氨基酸前体
多巴胺、肾上腺素、去甲肾上腺素	神经递质、激素	苯丙氨酸、酪氨酸
甲状腺素	激素	酪氨酸
黑色素	皮肤色素	苯丙氨酸、酪氨酸
5- 羟色胺	血管收缩剂、神经递质	色氨酸
组胺	血管舒张剂	组氨酸
γ- 氨基丁酸	神经递质	谷氨酸
精胺、精脒	细胞增殖促进剂	蛋氨酸、精（鸟）氨酸
一氧化氮（NO）	细胞信息转导分子	精氨酸

[附 -1] 同型半胱氨酸与心脑血管疾病

早在 1969 年，麦克居里（McCully）博士报道由于遗传缺陷造成蛋氨酸代谢障碍，引起体内同型半胱氨酸含量高达几百nmol/l，患儿往往由于严重的心血管疾病而早死。同型半胱氨酸（Hcy）是体内 S-腺苷蛋氨酸转甲基与脱去腺苷后代谢产生的一种氨基酸。近年来科学家将同型半胱氨酸与胆固醇一起归为导致心脏病的独立致病因子，进一步研究发现同型半胱氨酸作用机理包括刺激心血管细胞增殖等多种作用，引起更为广泛的医学问题。有关导致血中同型半胱氨酸浓度升高的原因、致病机理与可能导致的疾病种类见下列附表。

Hcy 浓度升高的原因	Hcy 致病机理	血中 Hcy 升高所致疾病
遗传性疾病	损伤血管内皮细胞	心脏病发作
B 族维生素缺乏	促进血小板的激活	中风
（叶酸、B_6 及 B_{12}）	增强凝血功能	静脉栓塞
雌激素缺乏	促进血管平滑肌增殖	反复流产
吸烟	细胞毒作用	老年性痴呆
过度摄入没过滤的咖啡	刺激 LDL 氧化	新生儿缺陷，神经管缺陷
敌意，紧张		早产
低甲状腺素		新生儿体重偏低
器官移植		先兆子痫
慢性肾功衰		骨质疏松
		老视

在体内同型半胱氨酸主要通过两条途径进行代谢，即再甲基化途径和转硫途径。再甲基化途径：约 50% 同型半胱氨酸在蛋氨酸合成酶的作用下，以维生素 B_{12} 为辅因子，以 N_5-甲基四氢叶酸为甲基供体，发生再甲基化，重新合成蛋氨酸，同 Fig. 9-12；转硫途径：另约 50% 的同型半胱氨酸经转硫途径不可逆生成半胱氨酸和 α-酮丁酸，此过程需维生素 B_6 依赖的胱硫醚 β 合成酶的参与。目前科学家们正试图用转硫途径等多种手段降低血中同型半胱氨酸浓度，达到预防心血管病等的作用。

SUMMARY

Food protein nutritional qualities are based on the composition, quantities and proportion of amino acids in the assessed protein and also on the species of organism that use this protein. Nutritional essential amino acids from dietary protein cover isoleucine, leucine, lysine, methionine, phenylalanine, threonine, tryptophan and valine for adult human beings alone. Dietary protein is digested in stomach and intestine by proteases, producing amino acids that are transported crossing cell membrane via amino acid carrier protein and γ-glutamyl cycle. Cellular proteins are degraded at widely variable rates, ranging from minutes to the life of the organism. The degradation of cellular proteins occurs through ATP or non-ATP dependent lyses; both are regulated processes requiring complex enzyme systems. Some to be degraded are conjugated with ubiquitin, a small but highly conservative protein, in a reaction driven by ATP hydrolysis. The resulting amino acids from dietary and cellular protein are assumed as a theoretic amino acid pool, providing a source of precursors for protein, nucleotide bases, and other nitrogenous compounds.

The first step in catabolism of amino acids is removal of their α-amino groups mostly by liaising deamination of glutamate-based oxidative deamination and transamination or partly by adenyl nucleotide cycle especially within skeleton muscles. The resultant ammonium, a product toxic to brains and even life-threatening, channels via harmless blood transport forms of glutamine or alanine to ultimate nontoxic and excreting metabolite urea, formed through hepatic ornithine cycle; whereas their carbon skeleton of degraded amino acids, α-keto acids, emerge as sources of energy or as substrates for carbohydrate and lipid biosynthesis. Physiologically some important products are also derived from amino acids metabolism, such as S-adenosylmethionine, 5-hydroxytryptamine, polyamines, glutathione, and more. Actually some amino acids are interchangeable to some extent. One-carbon units are important intermediates from amino acid metabolism, contributing to synthesis of some nucleotides and amino acids. In addition to deamination of amino acids, decarboxylation serves some other important role as well in regard to catabolism of those amino acids. Inborn errors of metabolism can disrupt amino acid degradation, i.e. that albinism, phenylketonuria, and alkaptonuria might be related to phenylalanine and tyrosine metabolism problems.

复 习 题

1. 写出下列氨基酸与 α- 酮戊二酸转氨基作用后生成相应 α- 酮酸的名称和结构式：

(1) 天冬氨酸 (2) 谷氨酸 (3) 丙氨酸 (4) 苯丙氨酸

2. 一个两岁患儿，频繁呕吐，发育不良，伴有白发。尿中苯丙氨酸、苯丙酮酸、苯乙酸含量明显增加。试解释：

(1) 患者何种酶缺陷？如何治疗？

（2）为什么患者尿中上述成分的含量增加？

（3）为什么患儿的毛发变白？

3. 试列出谷氨酸转变成葡萄糖及氧化生成 CO_2、水和能量的共同代谢途径。

4. 试从氨基酸代谢解释下列现象：

（1）哺乳类动物肝的转氨酶中，以天冬氨酸转氨酶活性最强。

（2）正常人血中的氨基酸，以丙氨酸和谷氨酸含量最多。

主要参考书和文献

1. 张迺蘅主编. 生物化学. 第 2 版. 北京：北京大学医学出版社，1999

2. 周爱儒主编. 生物化学. 第 6 版. 北京：人民卫生出版社，2004

3. David L. Nelson, Michael M. Cox. Lehninger Principles of Biochemistry. 4th ed. New York: W. H. Freeman and Company, 2005

4. Jeremy M. Berg, John L. Tymoczko, Lubert Stryer. Biochemistry. 5th ed. New York: W. H. Freeman and Company, 2002

5. Rorbert K. Murray, Daryl K. Granner, Peter A. Mayes, et al. Harper's Biochemistry. 26th ed. New York: McGraw Hill Company, 2003

（周爱儒　李载权）

第十章 核苷酸代谢

CHAPTER 10 METABOLISM OF NUCLEOTIDES

PRINCIPAL POINTS

Purine rings can be synthesized de novo. The purine ring is assembled from a variety of precursors: glutamine, glycine, aspartate, N_{10}-formyl-FH_4, and CO_2. The first nucleotide formed in the pathway (de novo synthesis) is inosine monophosphate (IMP), a purine ribonucleotide. AMP and GMP are formed from IMP. Purine ribonucleotides can also be synthesized by a salvage pathway in which a preformed base reacts directly with PRPP. Uric acid is the final product of purine degradation in human.

Deoxyribonucleotides, the precursors of DNA, are made up by the reduction of ribonucleoside diphosphates. These conversions are catalyzed by ribonucleotide reductase. TMP is formed by methylation of dUMP. The donor of a methylene group and a hydride in this methylation is N_5, N_{10}-methylenetetrahydrofolate, which is converted into dihydrofolate then. Tetrahydrofolate is recovered by the reduction of dihydrofolate by NADPH.

In de novo synthesis, the pyrimidine ring is assembled from bicarbonate, aspartate, and glutamine. Orotic acid is formed as the first pyrimidine. Orotic acid is processed to the uridine nucleotide (UMP). CTP is then formed by the amination of UTP. The pyrimidines are degraded to water-soluble products.

Many antineoplastic drugs interfering with nucleotide metabolism were developed. They are glutamine antagonists, structural analogs of bases of nucleotides, and antifolates.

核苷酸是核酸的基本结构单位。人体内的核苷酸虽然可以少量来自食物中核酸消化产物的吸收，但主要由机体细胞自身合成。因此，核苷酸不属于营养必需物质。

食物中的核酸多以核蛋白的形式存在。核蛋白在胃中受胃酸的作用，分解成核酸和蛋白质。核酸进入小肠后，受胰液和肠液中各种水解酶的作用逐步水解（Fig. 10-1）。核苷酸及其水解产物均可被细胞吸收，但它们的绝大部分在肠黏膜细胞中又被进一步分解。分解产生的戊糖被吸收而参加体内的戊糖代谢；嘌呤和嘧啶碱则主要被分解而排出体外。因此，实际上食物来源的嘌呤和嘧啶碱很少被机体利用。

核苷酸在体内分布广泛。细胞中主要以5′-核苷酸形式存在，其中又以5′-ATP含量最多。一般说来，细胞中核糖核苷酸的浓度远远超过脱氧核糖核苷酸，前者约在mmol范围，而后者只在μmol水平。在细胞分裂周期中，细胞内脱氧核苷酸含量波动较大，核糖核苷酸浓度则相对稳定。不同类型细胞中各种核苷酸含量差异很大。同一种细胞中，各种核苷酸含量虽也有差异，但核苷酸总含量变化不大。

有关核苷酸的生物学功能已在第三章讨论，这里不再赘述。本章重点讨论核苷酸在体内的合成过程。

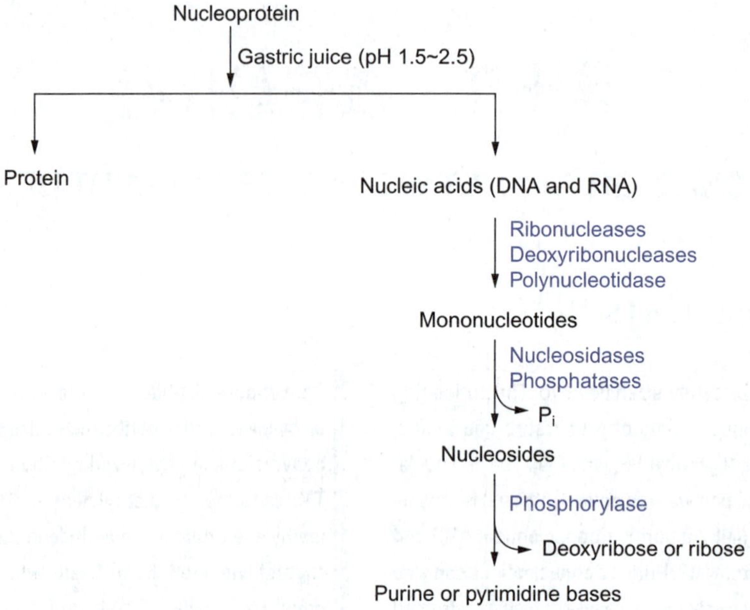

Fig. 10-1 Catabolism of nucleic acids

第一节 嘌呤核苷酸代谢

Section 1 METABOLISM OF PURINE NUCLEOTIDES

一、嘌呤核苷酸的合成代谢 Biosynthesis of Purine Nucleotides

体内嘌呤核苷酸的合成有两条途径。第一，利用磷酸核糖、氨基酸、一碳单位及 CO_2 等简单物质为原料，经过一系列酶促反应，合成嘌呤核苷酸，称为从头合成途径（de novo synthesis）。第二，利用体内游离的嘌呤或嘌呤核苷，经过简单的反应过程，合成嘌呤核苷酸，称为补救合成（或重新利用）途径（salvage pathway）。二者在不同组织中的重要性各不相同，例如肝组织进行从头合成途径，而脑、骨髓等则只能进行补救合成。一般情况下，前者是合成的主要途径。

（一）嘌呤核苷酸的从头合成

1. 从头合成途径　除某些细菌外，几乎所有生物体都能合成嘌呤碱。用鸽子及大鼠进行同位素示踪实验证明，嘌呤碱的前身物均为简单物质，例如氨基酸、CO_2 及甲酰基（来自四氢叶酸）等（Fig. 10-2）。

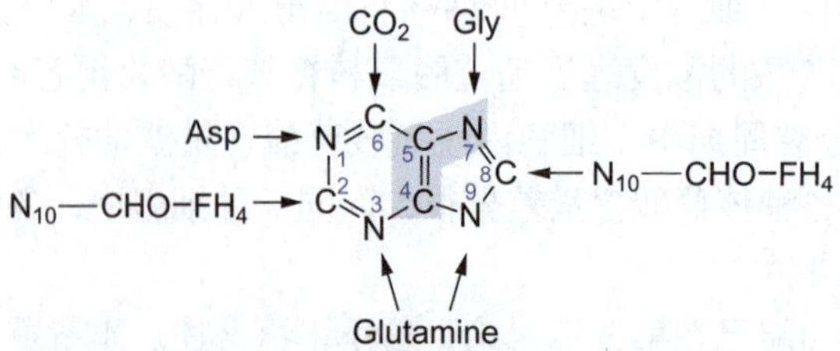

Fig. 10-2 The sources of the nitrogen and carbon atoms of the purine ring

嘌呤核苷酸的从头合成在胞液中进行。反应步骤比较复杂，可分为两个阶段：首先合成次黄嘌呤核苷酸（inosine monophosphate, IMP），然后 IMP 再转变成一磷酸腺苷（adenosine monophosphate, AMP）与鸟嘌呤核苷酸（guanosine monophosphate, GMP）。

(1) IMP 的合成：IMP 的合成经过 11 步反应完成（Fig. 10-3）。

① 5- 磷酸核糖（磷酸戊糖途径中产生） 经过磷酸核糖焦磷酸合酶作用，活化生成磷酸核糖焦磷酸（phosphoribosyl pyrophosphate, PRPP）。②谷氨酰胺提供酰胺基取代 PRPP 上的焦磷酸，形成 5- 磷酸核糖胺（PRA），此反应由磷酸核糖酰胺转移酶（amidotransferase）催化。③由 ATP 供能，甘氨酸和 PRA 加合，生成甘氨酰胺核苷酸（GAR）。④N_{10}-甲酰四氢叶酸供给甲酰基，使 GAR 甲酰化，生成甲酰甘氨酰胺核苷酸（FGAR）。⑤谷氨酰胺提供酰胺氮，使 FGAR 生成甲酰甘氨咪核苷酸（FGAM），此反应消耗一个分子 ATP。⑥ FGAM 脱水环化形成 5- 氨基咪唑核苷酸（AIR），此反应也需要 ATP 参与。至此，合成了嘌呤环中的咪唑环部分。⑦ CO_2 连接到咪唑环上，作为嘌呤碱中 C_6 的来源，生成 5- 氨基咪唑 -4- 羧酸核苷酸 （AICR）。⑧及⑨在ATP存在下，天冬氨酸与CAIR缩合，生成产物再脱去一分子延胡索酸而裂解为 5- 氨基咪唑 -4- 甲酰胺核苷酸（AICAR）。⑩ N_{10}- 甲酰四氢叶酸提供一碳单位，使 AICAR 甲酰化，生成 5- 甲酰胺基咪唑 -4- 甲酰胺核苷酸（FICAR）。③ FICAR 脱水环化，生成 IMP。

(2) AMP 和 GMP 的生成：IMP 虽然不是核酸分子的主要组成成分，但它是嘌呤核苷酸合成的重要中间产物，是 AMP 和 GMP 的前体。IMP 在腺苷酸代琥珀酸合成酶及腺苷酸代琥珀酸裂解酶的连续作用下，消耗一分子 GTP，并从天冬氨酸获得氨基以取代 C_6 上的氧、生成 AMP。另外，IMP 由 IMP 脱氢酶催化，以 NAD^+ 为受氢体，氧化成黄嘌呤核苷酸（XMP）。然后，在鸟苷酸合成酶作用下，消耗一分子 ATP，使谷氨酰胺上的酰胺基取代 XMP 中 C_2 上的氧、生成 GMP（Fig. 10-4）。

在细胞内从 ADP 到 ATP 主要经氧化磷酸化途径产生（第七章）。AMP 和 GMP 可进一步在激酶的作用下，以 ATP 为磷酸供给体，经过两步磷酸化反应，分别生成 ATP 和 GTP。

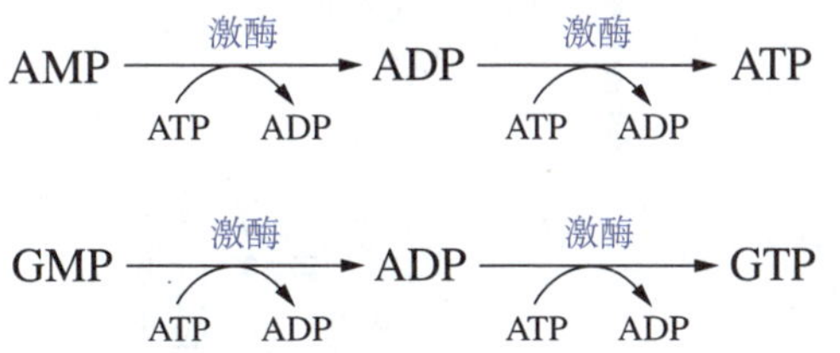

由上述反应过程可见，嘌呤碱的合成一开始就沿着合成核苷酸的途径进行，即在磷酸核糖分子上逐步合成嘌呤核苷酸，而不是首先单独合成嘌呤碱，然后再与磷酸核糖结合的。这是嘌呤核苷酸从头合成的一个重要特点。

肝是体内从头合成嘌呤核苷酸的主要器官，其次是小肠黏膜及胸腺。现已证明，并不是所有的细胞都具有从头合成嘌呤核苷酸的能力。

2. 从头合成的调节　嘌呤核苷酸的从头合成是体内提供核苷酸的主要来源，但这个过程需要消耗氨基酸等原料及大量 ATP 。机体对其合成速度进行着精确的调节，一方面以满足合成核酸对嘌呤核苷酸的需要，同时又不会“供过于求”，以节省营养物及能量的消耗。调节的机理是反馈调节，主要发生在下列几个部位（Fig. 10-5）。

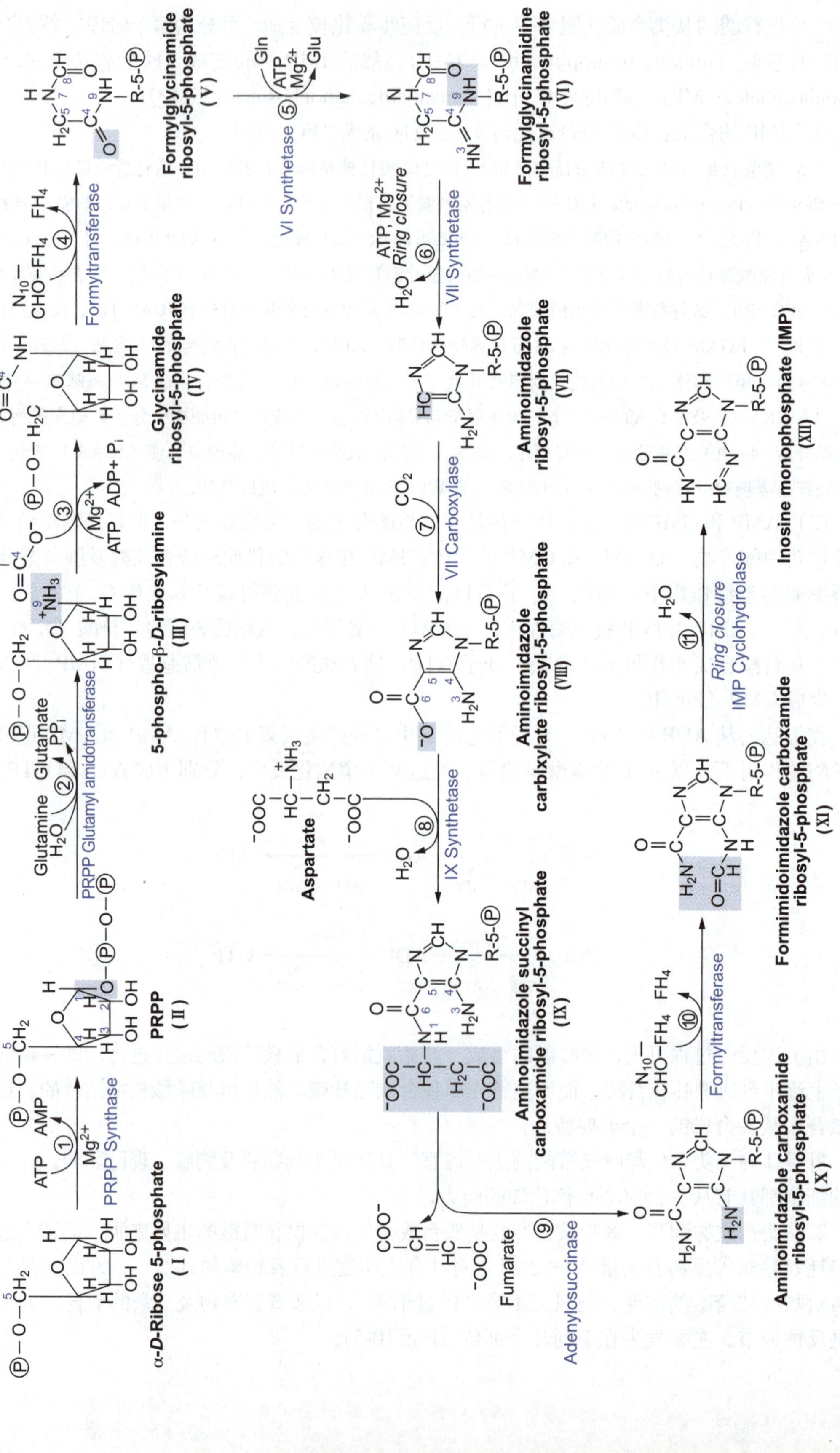

Fig. 10-3 The pathway of de novo biosynthesis from ribose 5-phosphate and ATP

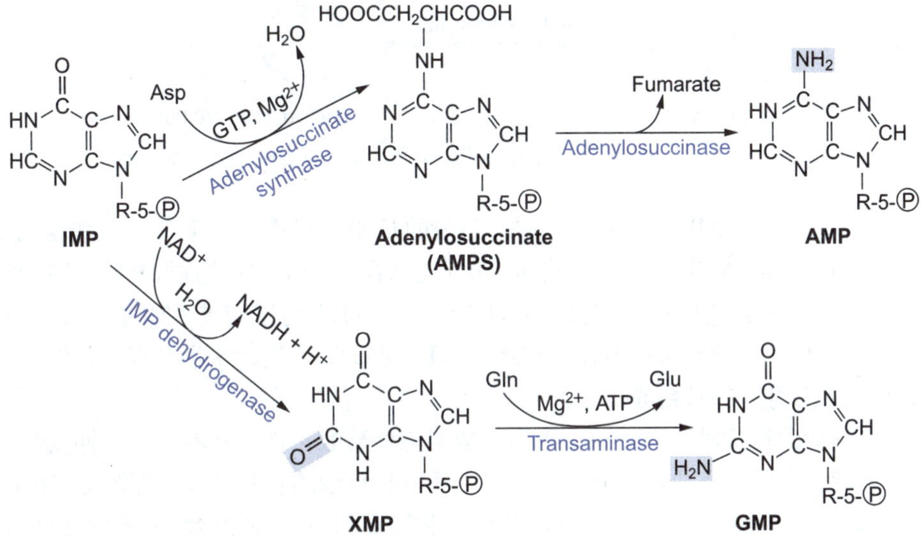

Fig. 10-4 Conversion of IMP to AMP and GMP

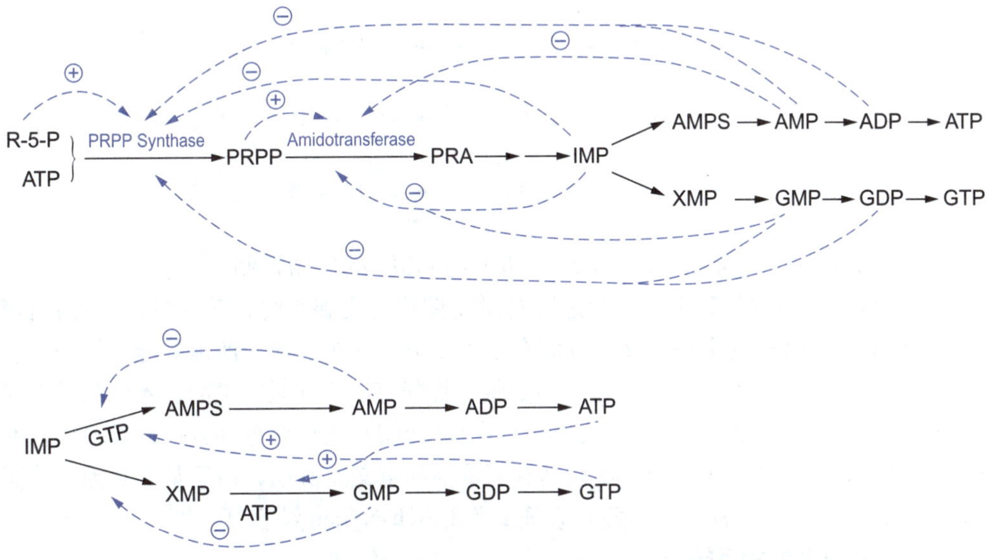

Fig. 10-5 Feedback regulation of de novo purine synthesis pathway

→ Metabolism pathway　-→ Regulation pathway

⊕ Stimulation　⊖ Inhibition

嘌呤核苷酸合起始阶段的 PRPP 合酶和 PRPP 酰胺转移酶均可被合成产物 IMP、AMP 及 GMP 等抑制。反之，PRPP 增加可以促进酰胺转移酶活性，加速 PRA 生成。PRPP 酰胺转移酶是一类别构酶，其单体形式有活性，二聚体形式无活性。IMP、AMP 及 GMP 使活性形式转变成无活性形式，而 PRPP 则相反（Fig. 10-6）。有实验表明，在嘌呤核苷酸合成调节中，PRPP 合成酶可能比酰胺转移酶起着更大的作用。合成过程中从 5-磷酸核糖胺与 IMP 之间，未发现调节步骤。但是，在形成 AMP 与 GMP 过程中，过量的 AMP 能抑制腺苷酸代琥珀酸合成酶，控制

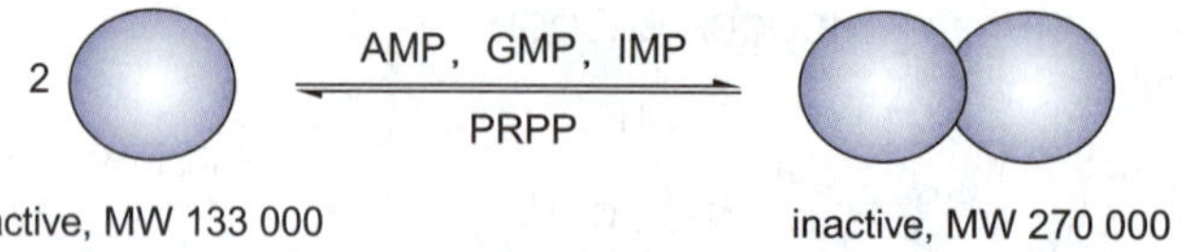

Fig. 10-6 Allosteric regulation of PRPP glutamyl amidotransferase

AMP 的生成，而不影响 GMP 的合成； 同样，过量的 GMP 能抑制次黄嘌呤核苷酸脱氢酶，控制 GMP 的生成，而不影响 AMP 的合成。从Fig. 10-5 还可看出，IMP 转变成腺嘌呤代琥珀酸时需要 GTP，而黄嘌呤核苷酸转变成 GMP 时需要 ATP。由此，GTP 可以促进 AMP 的生成，ATP 也可以促进 GMP 的生成。这种交叉调节作用对维持 ATP 与 GTP 浓度的平衡具有重要作用。

（二） 嘌呤核苷酸的补救合成

细胞利用现成的嘌呤碱或嘌呤核苷重新合成嘌呤核苷酸，称为补救合成。补救合成过程比较简单，消耗能量也少。有两种特异性的酶参与嘌呤核苷酸的补救合成，即腺嘌呤磷酸核糖转移酶（adenine phosphoribosyl transferase, APRT）和次黄嘌呤－鸟嘌呤磷酸核糖转移酶（hypoxanthine-guanine phosphoribosyl transferase, HGPRT）。由 PRPP 提供磷酸核糖，它们分别催化 AMP、IMP 和 GMP 的补救合成。

$$\text{腺嘌呤} + PRPP \xrightarrow{APRT} AMP + PP_i$$

$$\text{次黄嘌呤} + PRPP \xrightarrow{HGPRT} IMP + PP_i$$

$$\text{鸟嘌呤} + PRPP \xrightarrow{HGPRT} GMP + PP_i$$

APRT 受 AMP 的反馈抑制，HGPRT 受 IMP 与 GMP 的反馈抑制。

人体由嘌呤核苷的重新利用只有通过腺苷激酶催化，使腺嘌呤核苷生成腺嘌呤核苷酸。

嘌呤核苷酸补救合成的生理意义一方面在于可以节省从头合成时所需的能量和一些氨基酸的消耗； 另一方面，体内某些组织器官，例如脑、骨髓等由于缺乏有关酶，不能从头合成嘌呤核苷酸，它们只能利用由红细胞从肝运送来的自由嘌呤碱及嘌呤核苷补救合成嘌呤核苷酸。因此，对这些组织器官来说，补救合成途径具有更重要的意义。例如，由于某些基因缺陷而导致 HGPRT 完全缺失的患儿，表现为自毁容貌征或称 Lesch-Nyhan 综合征。

（三） 嘌呤核苷酸的相互转变

体内嘌呤核苷酸可以相互转变，以保持彼此平衡。上面已经讨论了 IMP 可以转变成 XMP、AMP 及 GMP。其实，AMP、GMP 也可以转变成 IMP。由此，AMP 和 GMP 之间也是可以相互转变的（Fig. 10-7）。

（四） 脱氧（核糖）核苷酸的生成

DNA 由各种脱氧核苷酸组成。细胞分裂旺盛时，脱氧核苷酸含量明显增加，以适应合成 DNA 的需要。脱氧核苷酸，包括嘌呤脱氧核苷酸和嘧啶脱氧核苷酸，其所含的脱氧核糖并非先形成后再结合到脱氧核苷酸分子上，而是通过相应的核糖核苷酸的直接还原作用，以氢取代其核糖分子中 C_2上的羟基而生成的。这种还原作用是在二磷酸核苷（NDP）水平上进行的（在这里 N 代表 A、G、U、C 等碱基），由核糖核苷酸还原酶（ribonucleotide reductase）催化。总

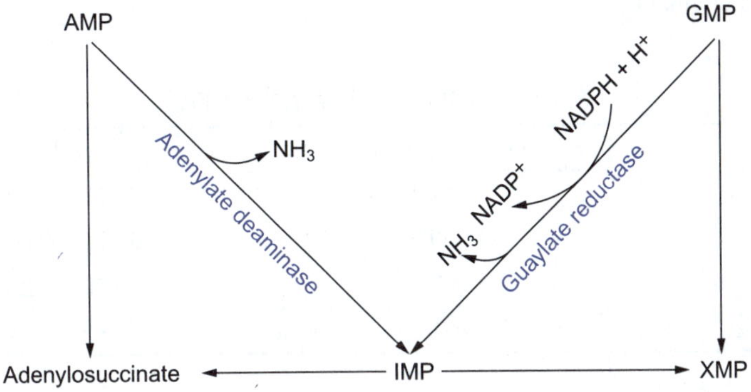

Fig. 10-7 Interchangeable pathway of IMP,GMP and AMP

反应如下：

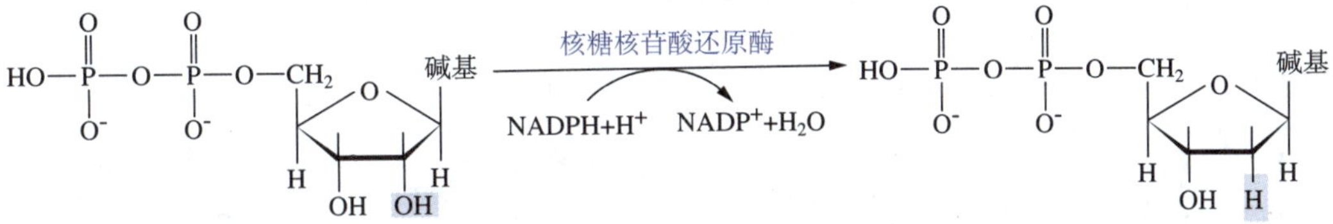

NDP **dNDP**

其实，这一反应过程比较复杂（Fig. 10-8）。核糖核苷酸还原酶从 NADPH 获得电子时，需要一种硫氧化还原蛋白（thioredoxin）作为电子载体。硫氧化还原蛋白的分子质量约为12kD，其所含的巯基在核糖核苷酸还原酶作用下氧化为二硫键。后者再与另一种称为硫氧化还原蛋白还原酶（thioredoxin reductase）（辅酶为 FAD）的催化，重新生成还原型的硫氧化还原蛋白，由此构成一个复杂的酶体系。核糖核苷酸还原酶是一种别构酶，包括 B_1、B_2两个亚基，只有 B_1 与 B_2结合时才具有酶活性。在 DNA 合成旺盛、分裂速度较快的细胞中，核糖核苷酸还原酶体系活性较强。

细胞除了通过控制还原酶活性调节脱氧核苷酸的浓度外，还可以通过各种三磷酸核苷对还原酶的别构作用来调节不同脱氧核苷酸生成。因为，某一种特定的 NDP 经还原酶作用被还原成 dNDP 时，需要特定 NTP 的促进，同时也受另一些NTP的抑制（表10-1）。通过这样的调节，使合成 DNA 的 4 种脱氧核苷酸得到适当的比例。

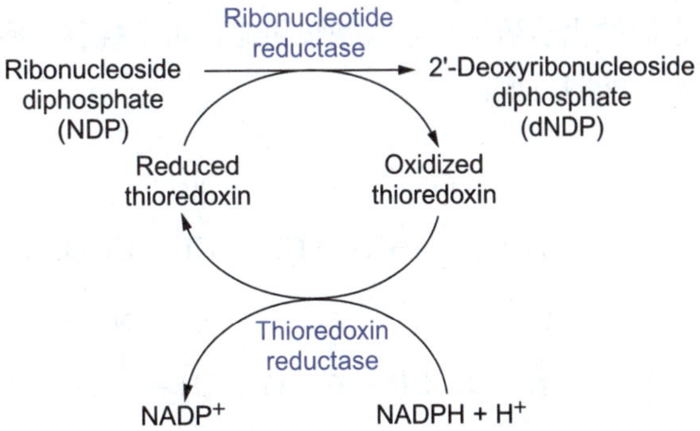

Fig. 10-8 Reduction of ribonucleoside diphosphates to 2'-deoxyribonucleoside diphosphates

如上所述，与嘌呤脱氧核苷酸的生成一样，嘧啶脱氧核苷酸（dUDP、dCDP）也是通过相应的二磷酸嘧啶核苷的直接还原而生成的。

经过激酶的作用，上述 dNDP 再磷酸化生成三磷酸脱氧核苷(dNTP)。

表 10-1　核糖核苷酸还原酶的别构调节

作用物	主要促进剂	主要抑制剂
CDP	ATP	dATP, dGTP, dTTP
UDP	ATP	dATP, dGTP
ADP	dGTP	dATP, ATP
GDP	dTTP	dATP

（五）嘌呤核苷酸的抗代谢物

嘌呤核苷酸的抗代谢物是一些嘌呤、氨基酸或叶酸等的类似物。它们主要以竞争性抑制或“以假乱真”等方式干扰或阻断嘌呤核苷酸的合成代谢，从而进一步阻止核酸以及蛋白质的生物合成。肿瘤细胞的核酸及蛋白质合成十分旺盛，由此，这些抗代谢物具有抗肿瘤作用。

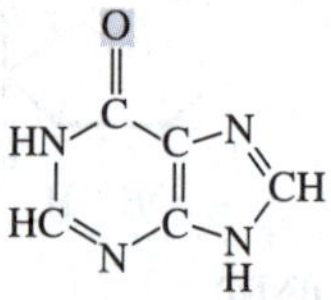
次黄嘌呤

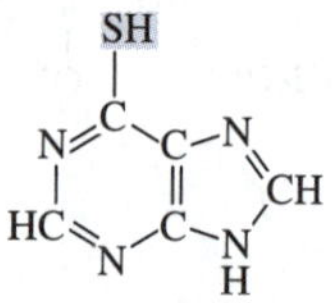
6-巯基嘌呤

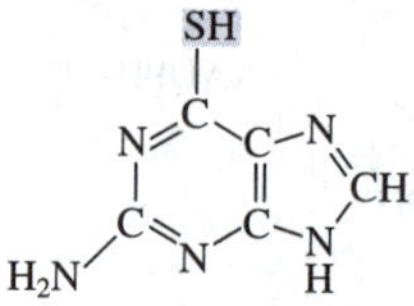
6-巯基鸟嘌呤

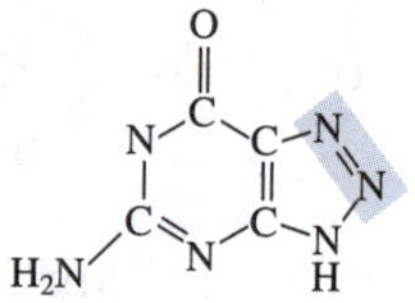
8-氮杂鸟嘌呤

嘌呤类似物有 6-巯基嘌呤（6-mercaptopurine，6-MP）、6-巯基鸟嘌呤、8-氮杂鸟嘌呤等，其中以 6-MP 在临床上应用较多。6-MP 的化学结构与次黄嘌呤相似，唯一不同的是分子中 C_6 上由巯基取代了羟基。6-MP 可在体内经磷酸核糖化而生成 6-MP 核苷酸，并以这种形式抑制 IMP 转变为 AMP 及 GMP 的反应。6-MP 还能直接通过竞争性抑制，影响次黄嘌呤—鸟嘌呤磷酸核糖转移酶（HGPRT），使 PRPP 分子中的磷酸核糖不能向鸟嘌呤及次黄嘌呤转移，阻止了补救合成途径。此外，6-MP 核苷酸由于结构与 IMP 相似，还可以反馈抑制 PRPP 酰胺转移酶而干扰磷酸核糖胺的形成，从而阻断嘌呤核苷酸的从头合成（Fig. 10-9）。

氨基酸类似物有氮杂丝氨酸（azaserine）及 6-重氮-5-氧正亮氨酸（diazanorleucine）等。它们的化学结构与谷氨酰胺相似，可干扰谷氨酰胺在嘌呤核苷酸合成中的作用，从而抑制嘌呤核苷酸的合成。

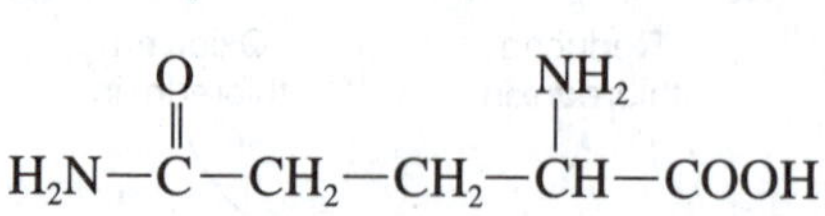
谷氨酰胺

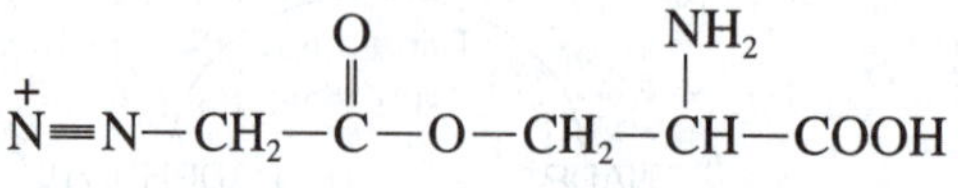
氮杂丝氨酸（重氮乙酰丝氨酸）

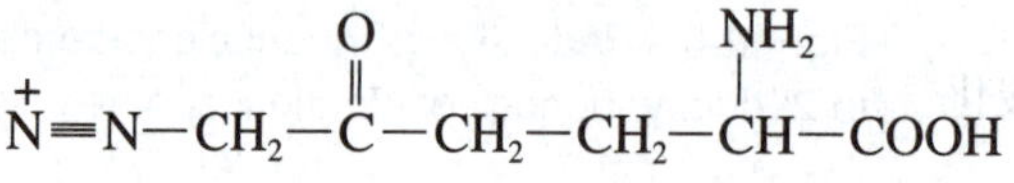
6-重氮-5-氧正亮氨酸

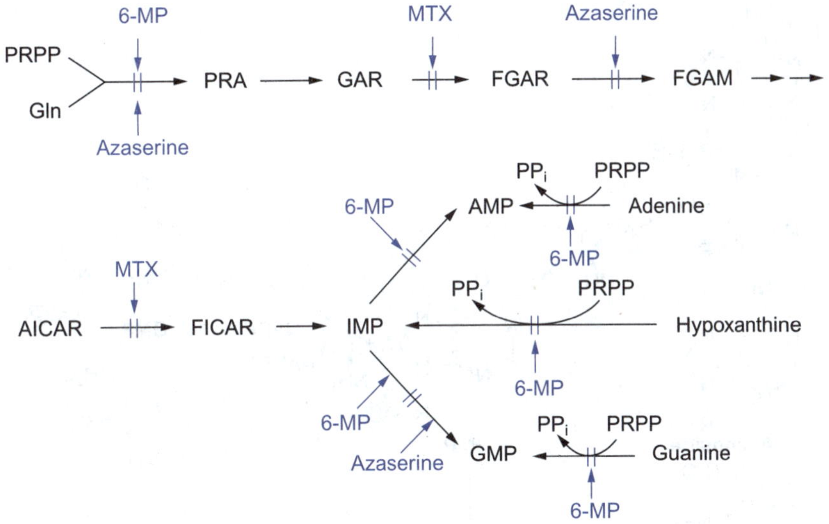

Fig. 10-9 Block sites for anti-purine nucleotide metabolism

氨蝶呤（aminopterin）及甲氨蝶呤（methotrexate, MTX）都是叶酸的类似物，能竞争性抑制二氢叶酸还原酶，使叶酸不能还原成二氢叶酸及四氢叶酸。由此，嘌呤分子中来自一碳单位的 C_8 及 C_2 均得不到供应，从而抑制了嘌呤核苷酸的合成。MTX 在临床上用于白血症等癌瘤的治疗。

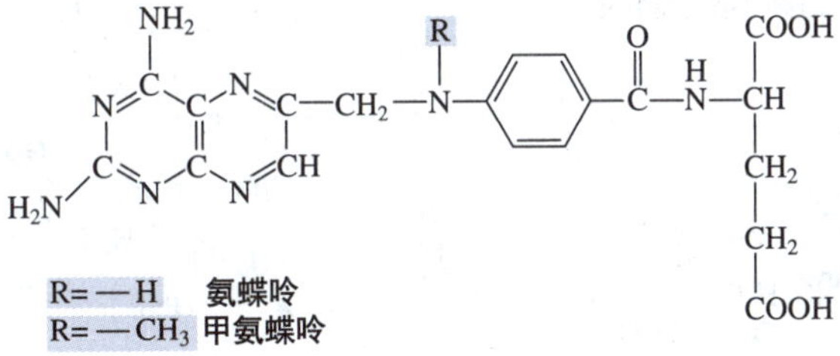

二、嘌呤核苷酸的分解代谢 Catabolism of Purine Nucleotides

体内核苷酸的分解代谢类似于食物中核酸的消化过程。首先，细胞中的核苷酸在核苷酸酶的作用下水解成核苷。核苷经核苷磷酸化酶作用，磷酸解成自由的碱基及 1-磷酸核糖。1-磷酸核糖在磷酸核糖变位酶催化下转变成 5-磷酸核糖，成为 PRPP 的原料。嘌呤碱既可以参加核苷酸的补救合成，也可进一步水解。人体内，嘌呤碱最终分解生成尿酸（uric acid），随尿排出体外。具体反应过程如 Fig. 10-10。

由图可见，腺苷依次生成次黄苷及次黄嘌呤。次黄嘌呤可在黄嘌呤氧化酶（xanthine oxidase）作用下氧化成黄嘌呤，最后生成尿酸。鸟苷生成鸟嘌呤，后者也可转变成黄嘌呤，最后也生成尿酸，嘌呤脱氧核苷经过相同途径进行分解代谢。体内嘌呤核苷酸的分解代谢主要在肝、小肠及肾中进行，黄嘌呤氧化酶在这些脏器中活性较强。

正常人血浆中尿酸含量约为 119 ~ 357μmol/L（20 ~ 60mg/L）。男性平均为 267. 7μmol/L（45mg/L）左右，女性平均为 208.2μmol/L（35mg/L）左右。痛风症患者血中尿酸含量升高，

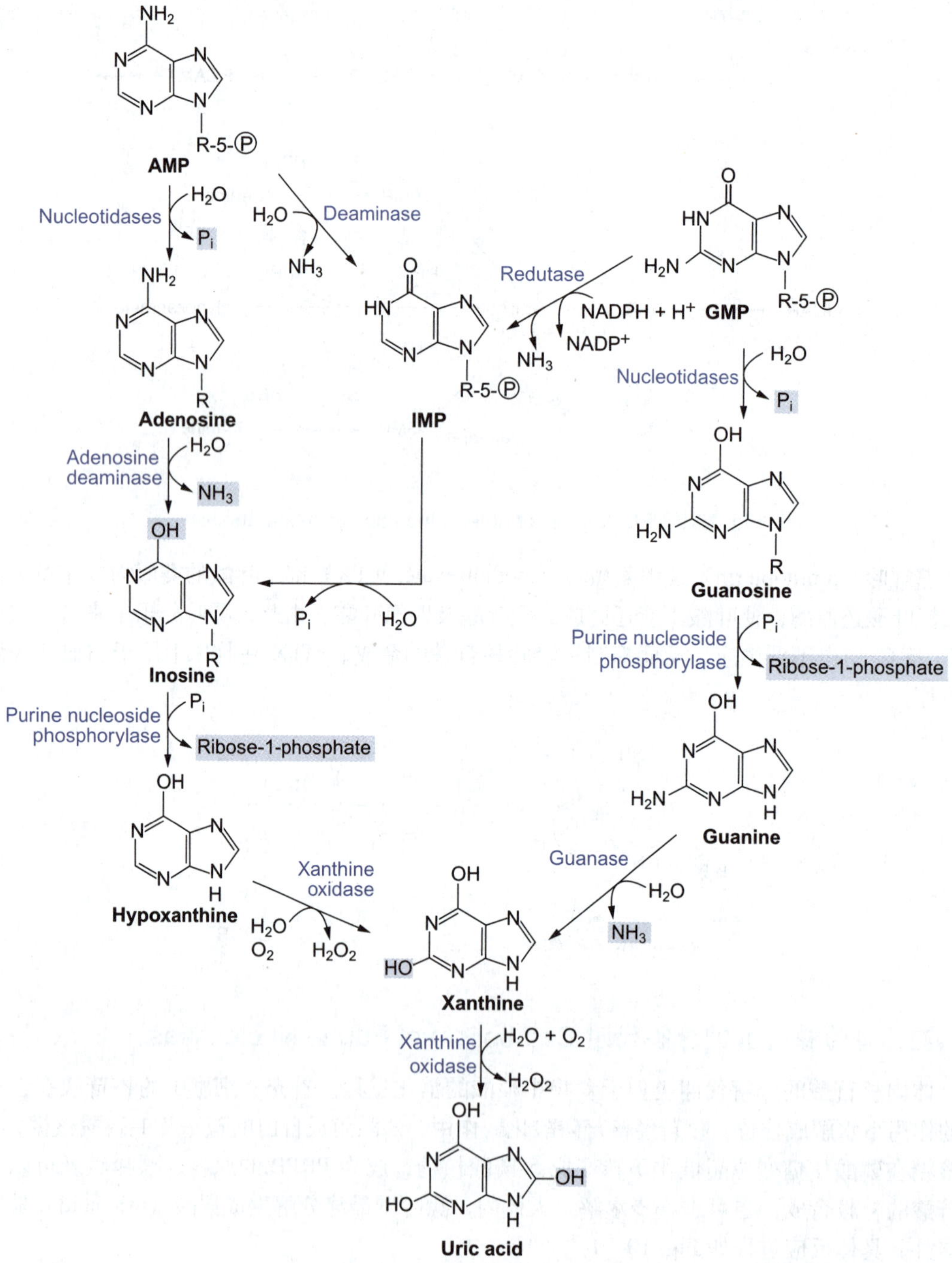

Fig. 10-10 Catabolism of purine nucleotides

当超过 80mg/L 时，尿酸盐晶体即可沉积于关节、软组织、软骨及肾等处，而导致关节炎、尿路结石及肾疾病。痛风症多见于成年男性，其原因尚不完全清楚，可能与嘌呤核苷酸代谢酶的缺陷有关。此外，当进食高嘌呤饮食、体内核酸大量分解（如白血病、恶性肿瘤等）或肾疾病而尿酸排泄障碍时，均可导致血中尿酸升高。临床上常用别嘌呤醇（allopurinol）治疗痛风症。

别嘌呤醇与次黄嘌呤结构类似，只是分子中 N_7 与 C_8 互换了位置，故可抑制黄嘌呤氧化酶，从而抑制尿酸的生成。同时，别嘌呤在体内可经过代谢转变并与 PRPP 反应生成别嘌呤核苷酸，这样一方面消耗 PRPP 而使其含量减少，另一方面别嘌呤核苷酸与 IMP 结构相似，又可反馈抑制嘌呤核苷酸从头合成的酶，这两方面的作用均可使嘌呤核苷酸的合成减少。

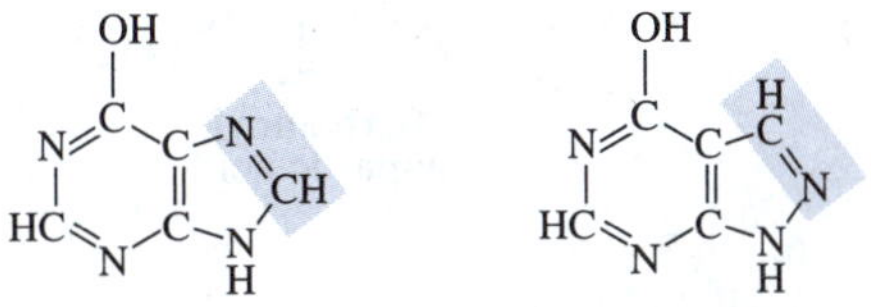

次黄嘌呤　　别嘌呤醇

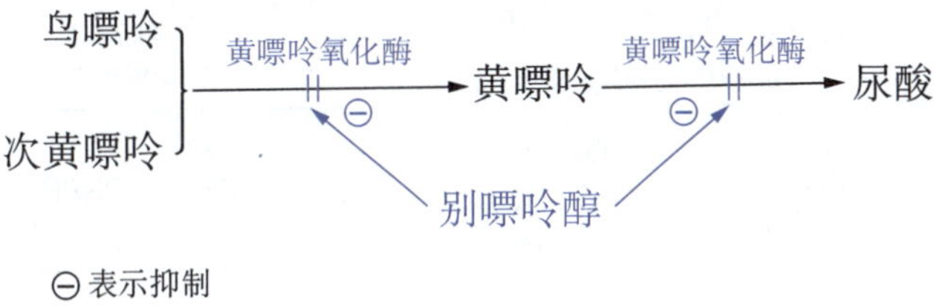

第二节　嘧啶核苷酸代谢

Section 2　METABOLISM OF PYRIMIDINE NUCLEOTIDES

一、嘧啶核苷酸的合成代谢 Biosyntheses of Pyrimidine Nucleotides

与嘌呤核苷酸一样，体内嘧啶核苷酸的合成也有两条途径，即从头合成与补救合成。

（一）嘧啶核苷酸的从头合成

1. 从头合成途径同位素示踪实验证明，嘧啶核苷酸中嘧啶碱合成的原料来自谷氨酰胺、CO_2 和天冬氨酸，如 Fig. 10-11 所示。

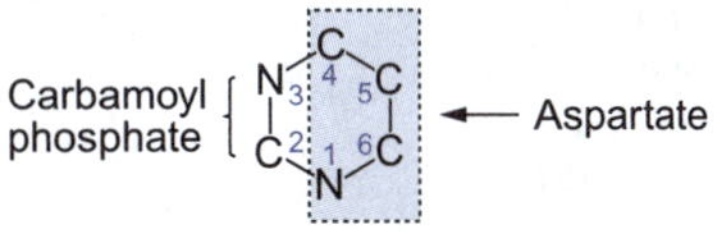

Fig. 10-11　The origins of carbon and nitrogen atoms of pyrimidine ring

与嘌呤核苷酸的从头合成途径不同，嘧啶核苷酸的合成是先合成嘧啶环，然后再与磷酸核糖相连而成的。嘧啶核苷酸合成的过程如下（Fig. 10-12）。

(1) 尿嘧啶核苷酸的合成：嘧啶环的合成开始于氨基甲酰磷酸（carbamoyl phosphate）的生成。正如氨基酸代谢一章所讨论的，氨基甲酰磷酸也是尿素合成的原料。但是，尿素合成中所需的氨基甲酰磷酸是在肝线粒体中由氨基甲酰磷酸合成酶Ⅰ催化生成的；而嘧啶合成所用的氨基甲酰磷酸则是在细胞液中用谷氨酰胺为氮源，由氨基甲酰磷酸合成酶Ⅱ催化生成的。这两种合成酶的许多性质不同（表 10-2）。

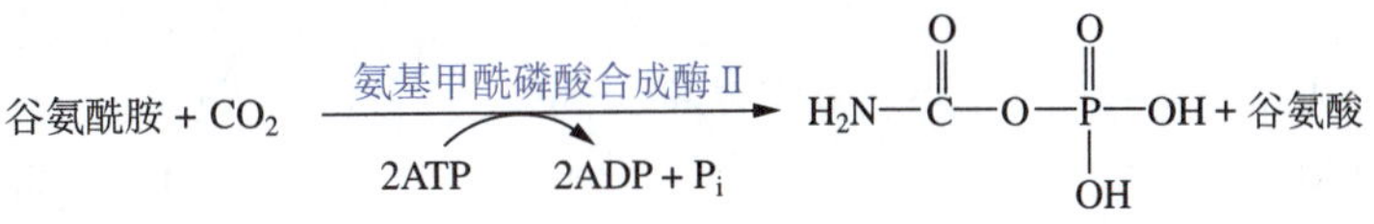

氨基甲酰磷酸

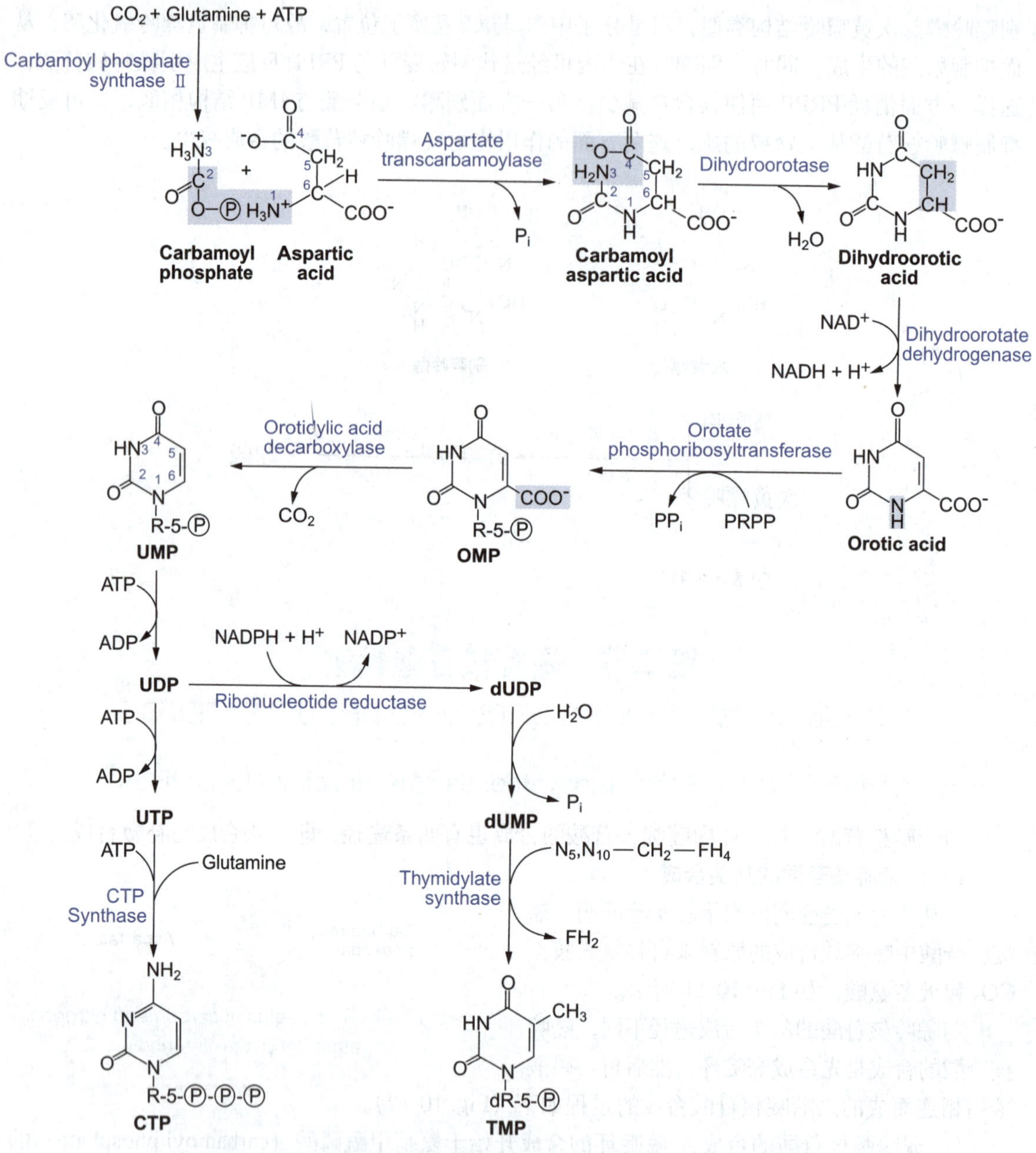

Fig. 10-12 The biosynthetic pathway for pyrimidine nucleotides

表 10-2 两种氨基甲酰磷酸合成酶的比较

	氨基甲酰磷酸合成酶Ⅰ	氨基甲酰磷酸合成酶Ⅱ
分布	线粒体（肝）	胞液（所有细胞）
氮源	氨	谷氨酰胺
别构激活剂	N-乙酰谷氨酸	无
反馈抑制剂	无	UMP（哺乳类动物）
功能	尿素合成	嘧啶合成

上述生成的氨基甲酰磷酸在胞液中天冬氨酸氨基甲酰转移酶（aspartate transcarbamoylase）的催化下，与天冬氨酸化合生成氨甲酰天冬氨酸。天冬氨酸氨基甲酰转移酶是细菌嘧啶核苷酸合成过程的关键酶，此酶受产物的反馈抑制。

氨甲酰天冬氨酸经二氢乳清酸酶催化脱水，形成具有嘧啶环的二氢乳清酸，然后再经二氢乳清酸脱氢酶的作用，脱氢成为乳清酸（orotic acid）。乳清酸不是构成核酸的嘧啶碱，但它在乳清酸磷酸核糖转移酶催化下可与 PRPP 化合，生成乳清酸核苷酸，后者再由乳清酸核苷酸脱羧酶催化脱去羧基，即是组成核酸分子的尿嘧啶核苷酸（uridine monophosphate，UMP）。嘧啶核苷酸的合成主要在肝进行。

现已阐明，在真核细胞中嘧啶核苷酸合成的前三个酶，即氨基甲酰磷酸合成酶Ⅱ，天冬氨酸氨基甲酰转移酶和二氢乳清酸酶，位于分子质量约为 200 000 的同一条多肽链上，因此是一个多功能酶；由此更有利于以均匀的速度参与嘧啶核苷酸的合成。

（2）CTP 的合成：UMP 通过尿苷酸激酶和二磷酸核苷激酶的连续作用，生成三磷酸尿苷（UTP）。UTP 在 CTP 合成酶催化下，消耗一分子 ATP，从谷氨酰胺接受氨基而成为三磷酸胞苷（CTP）。

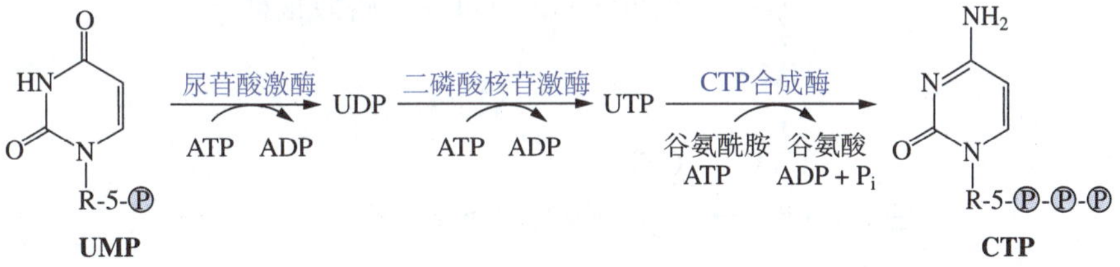

（3）脱氧胸腺嘧啶核苷酸的生成：dTMP 是由脱氧尿嘧啶核苷酸（dUMP）经甲基化而生成的，反应由胸苷酸合酶（thymidylate synthase）催化，N_5,N_{10}-甲烯四氢叶酸作为甲基供体，N^5,N^{10}-甲烯四氢叶酸提供甲基后生成的二氢叶酸又可以再经二氢叶酸还原酶的作用，重新生成四氢叶酸。dUMP 可来自两个途径：一是 dUDP 的水解，另一是 dCMP 的脱氨基，以后一种为主。显然嘧啶核苷酸合成代谢中，只有胸苷酸合成受一碳单位代谢的制约。

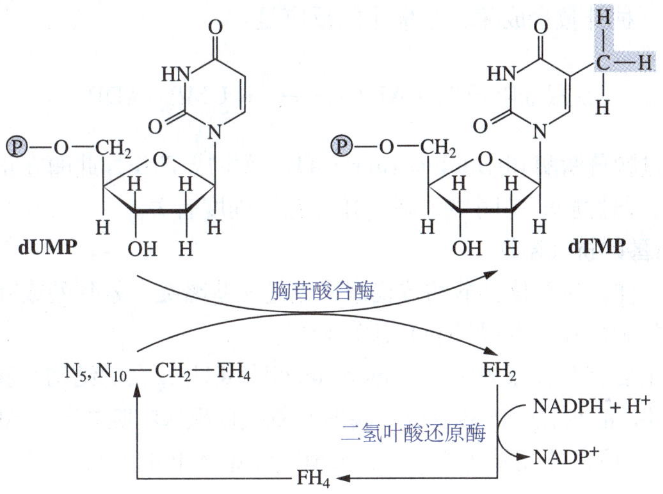

2. 从头合成的调节　细菌中，天冬氨酸氨基甲酰转移酶是嘧啶核苷酸从头合成的主要调节酶。但是，哺乳类动物细胞中，嘧啶核苷酸合成的调节酶则主要是氨基甲酰磷酸合成酶Ⅱ，它受 UMP 抑制。这两种酶均受反馈机制的调节。除此，哺乳类动物细胞中，上述 UMP 合成起始和终末的两个多功能酶还可受到阻遏或去阻遏的调节。同位素参入实验表明，嘧啶与嘌呤的合成有着协调控制关系。按摩尔计算，二者的合成速度通常是平行的。

由于 PRPP 合成酶是嘧啶与嘌呤两类核苷酸合成过程中共同需要的酶，它可同时接受嘧啶核苷酸及嘌呤核苷酸的反馈抑制。

现将嘧啶核苷酸合成的调节综合如下：

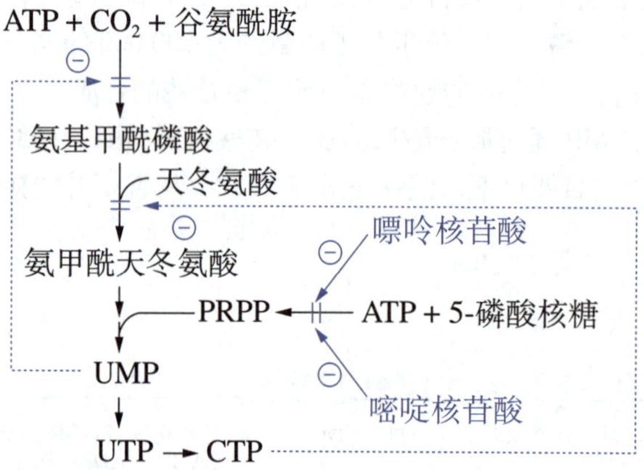

⊖表示抑制，→ 表示代谢途径，⋯→ 表示调节途径

（二）嘧啶核苷酸的补救合成

嘧啶磷酸核糖转移酶是嘧啶核苷酸补救合成的主要酶，它催化反应的通式如下：

$$\text{嘧啶} + \text{PRPP} \xrightarrow{\text{嘧啶磷酸核糖转移酶}} \text{一磷酸嘧啶核苷} + \text{PP}_i$$

此酶已从人红细胞中纯化，它能利用尿嘧啶、胸腺嘧啶及乳清酸作为作用物（实际上与前述的乳清酸磷酸核糖转移酶是同一种酶），但对胞嘧啶不起作用。

尿苷激酶也是一种补救合成酶，它催化的反应是：

$$\text{尿嘧啶核苷} + \text{ATP} \xrightarrow{\text{尿苷激酶}} \text{UMP} + \text{ADP}$$

脱氧胸苷可通过胸苷激酶 (thymidine kinase, TK) 而生成 TMP。此酶在正常肝中活性很低，再生肝中活性升高，恶性肿瘤中明显升高，并与恶性程度有关。

（三）嘧啶核苷酸的抗代谢物

与嘌呤核苷酸一样，嘧啶核苷酸的抗代谢物也是一些嘧啶、氨基酸或叶酸等的类似物。它们对代谢的影响及抗肿瘤作用与嘌呤抗代谢物相似。

嘧啶的类似物主要有 5-氟尿嘧啶（5-fluoro-uracil, 5-FU），它的结构与胸腺嘧啶相似。5-Fu 本身并无生物学活性，必须在体内转变成一磷酸脱氧核糖氟尿嘧啶核苷（FdUMP）及三磷酸氟尿嘧啶核苷（FUTP）后，才能发挥作用。FdUMP 与 dUMP 的结构相似，是胸苷酸合酶的抑制剂，可使 TMP 合成受到阻断。FUTP 可以 FUMP 的形式参入 RNA 分子，异常核苷酸的参入破坏了 RNA 的结构与功能。

氨基酸类似物、叶酸类似物已在嘌呤抗代谢物中介绍。例如，由于氮杂丝氨酸类似谷氨酰胺，可以抑制 CTP 的生成；氨甲蝶呤干扰叶酸代谢，使 dUMP 不能利用一碳单位甲基化而生成 TMP，进而影响 DNA 合成。另外，某些改变了核糖结构的核苷类似物，例如阿糖胞苷和环胞苷也是重要的抗癌药物。阿糖胞苷能抑制 CDP 还原成 dCDP，也能影响 DNA 的合成。

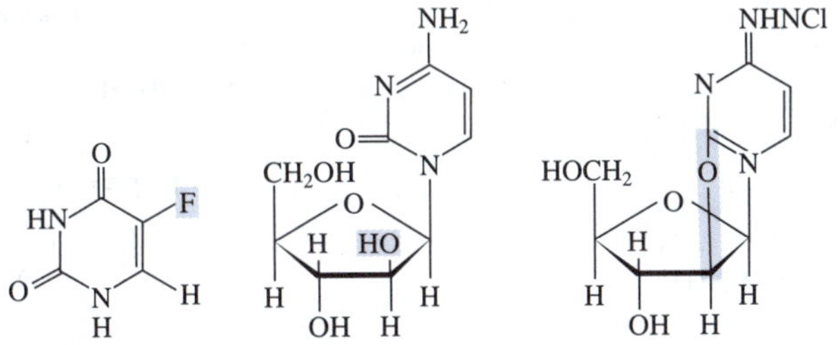

5-氟尿嘧啶　　阿糖胞苷　　环胞苷

嘧啶核苷酸类似物的作用环节可归纳如下：

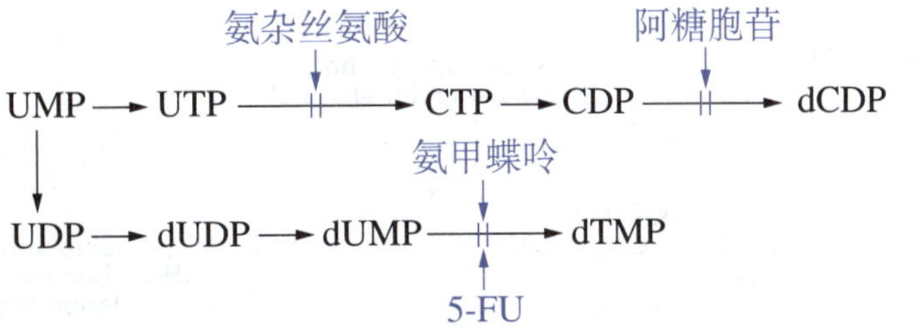

二、嘧啶核苷酸的分解代谢 Catabolism of Pyrimidine Nucleotides

嘧啶核苷酸首先通过核苷酸酶及核苷磷酸化酶的作用，分别除去磷酸及核糖，产生的嘧啶碱再进一步分解。胞嘧啶脱氨基转变成尿嘧啶。尿嘧啶还原成二氢尿嘧啶（dihydrouracil），并水解开环，生成β-脲基丙酸（β-ureidopropionate），最终生成 NH_3、CO_2 及β-丙氨酸（β-alanine）。胸腺嘧啶降解成 β-脲基异丁酸（β-ureidoisobutyrate），并最终生成 β-氨基异丁酸（β-aminoisobutyrate）（Fig. 10-13）。后者可直接随尿排出或进一步分解。食入含 DNA 丰富的食物、经放射线治疗或化学治疗的癌症病人，尿中 β-氨基异丁酸排出量增多。嘧啶碱的降解代谢主要在肝内进行。

与嘌呤碱的分解产生尿酸不同，嘧啶碱的降解产物均易溶于水。

[附 -1] 自由基反应与核苷酸代谢

自由基是任何能独立存在的含有一个或多个不配对电子的原子、分子或原子团，各种活泼氧自由基是生物体内重要的自由基形式。自由基在肾脏病、心血管疾病、糖尿病、肿瘤、老年痴呆以及衰老等多学科疾病的发生机理中均占有重要的地位。一般认为氧自由基是经 DNA 损伤、蛋白质结构的破坏、细胞膜攻击、启动脂肪过氧化反应等发挥生物效应，实际上氧自由基与核苷酸代谢也有密切联系。

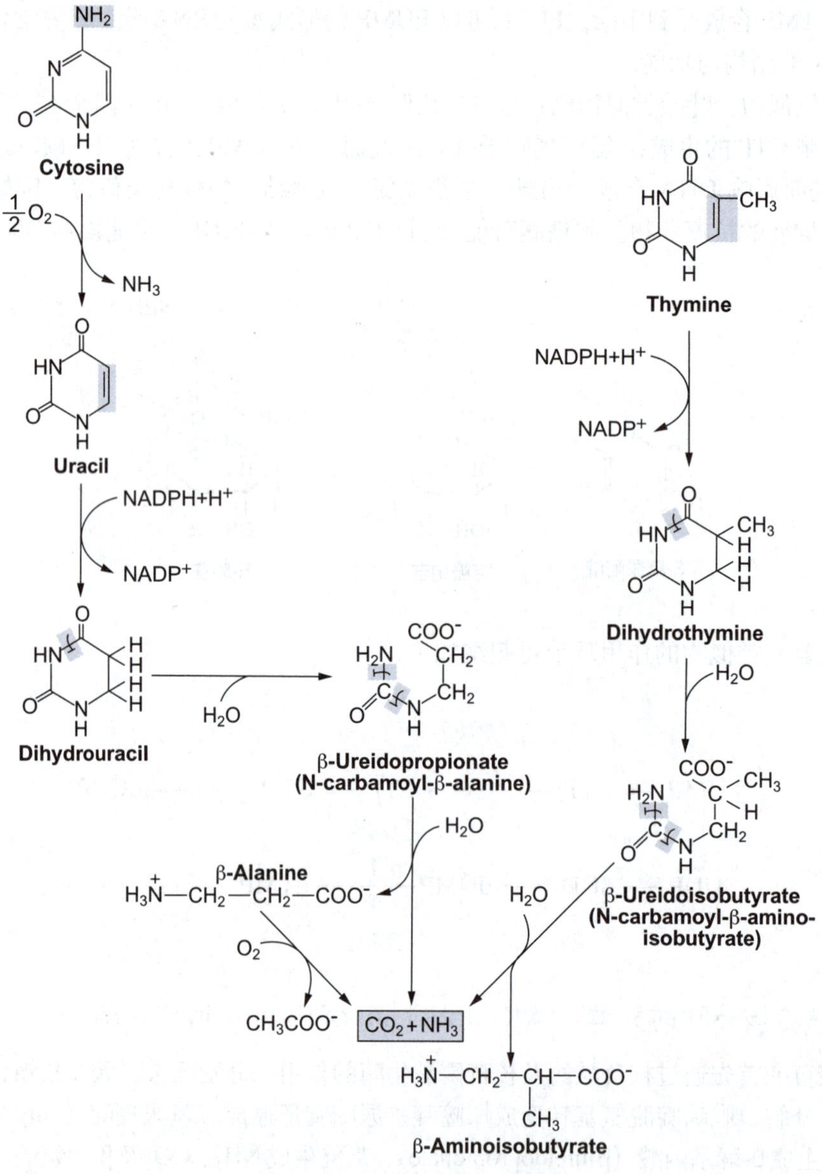

Fig. 10-13 Catabolism of pyrimidines

嘌呤核苷酸分解代谢中黄嘌呤氧化酶将次黄嘌呤与黄嘌呤分别氧化分解成黄嘌呤与尿酸，该反应中有氧自由基参加，还原产物中有过氧化氢的产生，黄嘌呤氧化酶是该反应的关键因素。别嘌呤醇在结构上与次黄嘌呤十分相似，通过竞争抑制黄嘌呤氧化酶活性而阻断尿酸生成，现作为治疗痛风病的常规药物。目前发现别嘌呤醇、尿酸等均具有较强的抗自由基氧化作用，有人也开始应用于心肌梗死病人的治疗。

生物体内DNA合成原料脱氧核糖核苷酸（dNDP）是由核糖核苷二磷酸（NDP）经核糖核苷酸还原酶系作用将其中核糖部分第2'位碳原子上的氧脱去而成的。细菌与动物组织中核糖核苷酸还原酶系由核糖核苷酸还原酶与特殊的氧还蛋白体组成。氧还蛋白体是一类巯基蛋白，提供核糖核苷酸脱氧生成水分子中的氢原子，分为硫氧还蛋白，或谷氧还蛋白。整个反应中氢最终来自NADPH。核糖核苷酸还原酶由R1与R2亚基所组成，是整个反应的核心，酶促反应中自由基的参与是推动脱氧反应的重要基础。当底物核糖核苷二磷酸（NDP）

进入酶的活性部位时，R2 亚基上的酪氨酸自由基首先发动单电子反应，导致 R1 亚基上一对巯基被氧化，同时结合在 R1 亚基上的底物核糖核苷二磷酸上 2′-羟基被还原，由氧还蛋白体上的氢取代 2′-羟基生成脱氧核糖核苷二磷酸（dNDP）和水。可见脱氧核糖核苷酸的生成离不开自由基的参与。

[附 -2] 核苷酸合成代谢与单克隆抗体细胞的 HAT 筛选

1975 年 Kohler 和 Milstein 发现将小鼠骨髓瘤细胞和绵羊红细胞免疫的小鼠脾细胞进行体外融合，形成杂交瘤细胞，通过这一技术既可产生抗体，又可无限增殖保存杂交瘤细胞，从而创立了单克隆抗体杂交瘤技术。单克隆抗体的制备包括一系列实验步骤，其中选择杂交瘤细胞的依据是根据核苷酸合成代谢原理而设计的。

核苷酸合成代谢中 HGPRT（次黄嘌呤–鸟嘌呤磷酸核糖转移酶）参与嘌呤核苷酸的补救合成；而TK（胸苷激酶）参与胸苷磷酸化生成胸苷酸的过程。单克隆抗体制备时，首先从经抗原免疫的动物体内分离出可大量分泌生产特异性抗体的 $HGPRT^{+}/TK^{-}$ 脾细胞，然后与能无限增殖的 $HGPRT^{-}/TK^{+}$ 骨髓瘤细胞（即细胞自身不能补救合成嘌呤核苷酸）相融合，产生细胞融合，即形成杂交瘤细胞，具有可无限增殖传代与可产生特异性抗体的双重特征。但融合过程中遗留下来的未融合脾细胞与骨髓瘤细胞或融合的同核细胞会严重影响杂交瘤细胞生产特异性抗体的效率，应当从融合的杂交瘤细胞中筛选出去。

在HAT筛选体系的细胞培养基中预先加有次黄嘌呤（H）、氨喋呤（A）与胸腺嘧啶核苷（T）。其中氨喋呤通过干扰一碳单位代谢使嘌呤与嘧啶从头合成过程发生障碍，而提供的现成次黄嘌呤与胸腺嘧啶核苷可绕过从头合成，通过补救途径生成嘌呤核苷酸与嘧啶核苷酸，但需要次黄嘌呤–鸟嘌呤磷酸核糖转移酶和胸苷激酶的参与。未融合的脾细胞及其同核细胞由于缺乏胸腺嘧啶核苷激酶（TK）基因而不能补救合成胸腺嘧啶核苷酸，使 DNA 合成受阻；同样由于 HGPRT 基因缺陷使未融合的骨髓瘤细胞及其同核细胞嘌呤核苷酸的从头合成与补救合成双重受阻，因此也不能获得 DNA 合成原料。这样未融合的脾细胞与骨髓瘤细胞及其他的同核细胞均由于细胞缺乏相应核酸营养而死亡，只有杂交瘤细胞巧妙地利用了脾细胞的 HGPRT 基因与骨髓瘤细胞的 TK 基因，发挥互补合成 DNA 原料的优势而生存下来。

在近年发展的某些转基因操作中，一些核苷酸代谢途径相关的酶或作用物常被用来做阳性或阴性筛选策略。

SUMMARY

Nucleotides play a variety of important roles in all cells. They are the precursors of DNA and RNA. They are essential carriers of chemical energy: the primarily role of ATP and to some extent GTP. They are components of the cofactors including NAD, FAD, S-adenosylmethionine, and coenzyme A, as well as activated biosynthetic intermediates such as UDP-glucose and CDP-diacylglycerol. Some, such as cAMP and cGMP, are also cellular second messengers. Generally speaking, dietary purine and pyrimidine bases are not used in significant amounts to synthesize cellular nucleic acids.

Two types of pathways lead to nucleotides synthesis: the de novo pathways and the salvage pathways. De novo synthesis of nucleotides begins with their metabolic precursors: amino acids, ribose -phosphate, CO_2, and NH_3. Salvage pathways recycle the free bases and nucleosides released from the nucleic acid breakdown. Both pathways are important in cellular metabolism.

Recall that ATP is synthesized from ADP and P_i during certain reactions in glycolysis and aerobic metabolism. Other NDPs and NTPs are synthesized from NMP and NDP in ATP-consuming reactions catalyzed by nucleoside monophosphate or diphosphate kinases. The nucleotides required for DNA synthesis, the 2′-deoxyribonucleotides, are produced by reducing ribonucleoside diphosphates with ribonucleotide reductase and thioredoxin reductase.

Pyrimidine biosynthesis is regulated by the feedback inhibition of aspartate transcarbamoylase, the enzyme that catalyzes the committed step, in which CTP inhibits but ATP stimulates this enzyme. The feedback inhibition of glutamine-PRPP amidotransferase by purine nucleotides is important in regulating purine biosynthesis.

Purines are degraded to urate in human beings and pyrimidines can be broken into soluble β-amino acid or further into CO_2 and water.

Gout, a disease associated with the excessive accumulation of urate, and the Lesch-Nyhan syndrome, a genetic disease caused by the absence of hypoxanthine-guanine phosphoribosyltransferase, are both related to disruption in nucleotide metabolism. Also several valuable anticancer drugs are designed to block the synthesis of nucleotides.

复习题

1. 试从原料、合成程序、反馈调节等方面，比较体内嘌呤核苷酸和嘧啶核苷酸的合成过程。
2. 简述5-氟尿嘧啶、6-巯基嘌呤、氨甲蝶呤、阿糖胞苷、别嘌呤醇等药物作用的生化机理。

主要参考书和文献

1. 张迺蘅主编. 生物化学. 第2版. 北京: 北京大学医学出版社, 1999
2. 周爱儒主编. 生物化学. 第6版. 北京: 人民卫生出版社, 2004
3. David L. Nelson, Michael M. Cox. Lehninger Principles of Biochemistry. 4th ed. New York: W. H. Freeman and Company, 2005
4. Jeremy M. Berg, John L. Tymoczko, Lubert Stryer. Biochemistry. 5th ed. New York: W. H. Freeman and Company, 2002
5. Rorbert K. Murray, Daryl K. Granner, Peter A. Mayes, et al. Harper's Biochemistry. 26th ed. New York: McGraw Hill Company, 2003

（周爱儒　李载权）

第十一章　物质代谢的联系与调节

CHAPTER 11　CONNECTION AND REGULATION OF METABOLISM

PRINCIPAL POINTS

Each organ has a unique metabolic profile. The metabolic patterns of the brain, muscle, adipose tissue, kidney, and liver are very different. Glucose is essentially the sole fuel for the brain in a well-fed person. During starvation, ketone bodies become the predominant fuel of the brain. The kidney produces urine and reabsorbs glucose. The diverse metabolic activities of the liver support the other organs. The liver can rapidly mobilize glycogen and carry out gluconeogenesis to meet the glucose needs of other organs. It plays a central role in the regulation of lipid metabolism.

Regulation of the metabolic flux through a pathway is important to ensure an appropriate supply, when required, of the products of that pathway. Regulation is achieved by control of one or more key reactions in the pathway, catalyzed by "regulatory enzymes". This complex network of reactions is controlled by allosteric interactions and reversible covalent modifications of enzymes and changes in their amounts, by compartmentation, and by interactions between metabolically distinct organs. The enzyme catalyzing the committed step in a pathway is usually the most important control site.

本章在分别讨论糖、脂类、氨基酸和核苷酸代谢途径的基础上，讨论各种物质代谢途径之间是如何联系、组成复杂的代谢途径网络，以及这些代谢途径是如何协调进行，以适应机体生命活动的需要。

第一节　体内物质代谢的特点

Section 1　THE FEATURES OF METABOLISM IN THE BODY

食物中的糖类、脂类及蛋白质经消化吸收进人体（细胞）内后进行中间代谢——分解代谢及合成代谢。通过分解代谢途径机体获得可利用的化学能和热能，通过合成代谢途径机体将外源分子转变成体内的结构成分和功能分子。体内固有的组成成分——糖、脂及蛋白质亦在不断进行分解和再合成。综合体内物质代谢有如下特点。

一、共同的代谢池 Common Metabolic Pool

在进行中间代谢时，无论何种物质分子，无论是外源的或内源的，均参加到共同的代谢池（metabolic pool）中去。在同一代谢池中，各条代谢途径在一定调节机制控制下，协调、有序地进行，组成统一的代谢网络。例如，在血糖浓度调节中，无论是消化、吸收的葡萄糖，还是由氨基酸等非糖物质经糖异生途径转变成的葡萄糖，抑或肝糖原分解释放的葡萄糖，在同一血糖代谢池中，混为一体，参与各组织的糖代谢途径。对上述不同来源的葡萄糖分子而言，代谢结局是相同的。

二、动态平衡 Dynamic Equilibrium

体内糖、脂类、氨基酸及核苷酸的代谢总是处于一种动态平衡（dynamic equilibrium）或稳态平衡状态。纵然，体内的物质分子面临多条代谢途径——或分解、或合成、或转变为其他类物质，但它们总是能适时获得补充或被耗用，使其中间代谢产物不致堆积或匮乏。例如，血糖浓度虽表观平衡，实则其成分每时每刻都在不断更新。血糖如此，体内的其他物质也均处于动态平衡之中。我国著名的生物化学家刘思职院士曾将生物化学的动态平衡，富于哲理性地归结为："生者化，化又生，生化即化生"；"新必陈，陈乃谢，新陈恒代谢"。

三、整体性 Integration

体内各物质代谢途径不是孤立进行的，而是互相联系，相互转变，彼此制约，协调一致，构成其整体性（integration）。不同的物质分子在代谢时，常可利用或共享同一代谢通路，或分享部分代谢通路。例如，从糖、脂肪酸及氨基酸分别生成的乙酰辅酶 A，均可经三羧酸循环彻底氧化；也可用以合成脂肪酸，借此可由糖转化成脂肪。另一方面，当脂肪酸分解代谢旺盛时，所生成的大量乙酰辅酶 A 及长链脂肪酰辅酶 A，则可分别抑制丙酮酸脱氢酶及柠檬酸合酶活性，制约糖的分解代谢。

四、ATP 是"通用高能化合物"
ATP Is the Common Compound with High Energy

通过氧化分解代谢产生的 ATP，可供各种代谢反应和生理活动所需的能量；其他核苷三磷酸化合物也都是由 ATP 提供能量和磷酸，由 NDP 转变而来的。所以，ATP 是体内生物能代谢或能量流通的"通用货币"。

五、NADPH 是合成代谢所需的还原当量
NADPH Is the Reductive Equivalent for Anabolism

体内合成代谢途径与分解代谢途径所需的酶及辅酶不同，其在亚细胞结构中的分布也各异。许多参与氧化分解代谢的脱氢酶常以 NAD^+ 为辅酶，而参与还原合成代谢的还原酶则多以 NADPH 为辅酶，提供还原当量。例如，糖经磷酸戊糖代谢通路生成的 NADPH，可为脂肪酸的合成提供还原当量（reductive equivalent）。

六、代谢调节 Regulation of Metabolism

体内各物质面临多条代谢途径，何去何从系由机体生理状态的需要所决定，经神经、激素及反馈调节等机制进行调控。生物体内代谢虽然千头万绪，但并非杂乱无章，而是井然有序不断进行，代谢调节的各个环节的障碍都可引起疾病。

第二节 代谢途径间的相互联系

Section 2 INTERCONNECTION BETWEEN METABOLIC PATHWAYS

各条代谢途径之间，可以通过一些枢纽性中间产物，相互联系和转变。所以，虽然膳食中提供的糖、脂类和蛋白质的比例可以千差万别，但它们在体内代谢时，除少数必需氨基酸和必需脂肪酸外，大多数可相互转变，相互补充。

一、物质代谢途径之间的协调与平衡

Regulation and Balance between the Metabolic Pathways

不同物质分子（糖、脂肪及氨基酸）、不同代谢途径（合成与分解）之间存在相互协调、制约，实现体内代谢平衡。糖、脂肪及氨基酸分解均可生成乙酰辅酶A，乙酰辅酶A通过共同的代谢途径——三羧酸循环彻底氧化生成CO_2及1分子GTP、3分子NADH和1分子$FADH_2$；随后，4对电子经呼吸链传递给O_2，生成水及ATP。这样大大节约了酶的种类、数量和反应途径；从能量供应的角度看，这三大营养素可以互相补充，并相互制约。任一供能物质分解代谢旺盛，其生成的三羧酸循环中的中间产物富集，ATP生成增多，能量生成相对过剩，均可能反馈地抑制其他供能物质的分解代谢。例如，当食物来源充足时，机体总是首先利用外源脂肪酸氧化供能。脂肪酸分解增强，生成的乙酰辅酶A、柠檬酸、ATP增加，而ADP和磷酸相对减少。一方面，ATP、柠檬酸作为别构抑制剂可反馈地抑制糖分解代谢中的限速酶——磷酸果糖激酶活性，另一方面，ATP又可作为别构激活剂反馈地激活果糖二磷酸酶，这些酶活性变化均可使糖分解代谢减缓，促进糖异生和糖原的合成。同时，乙酰辅酶A增多，激活乙酰辅酶A羧化酶，促进脂肪组织和肝的脂肪酸合成。相反，如果食物中的脂肪供能物质不足，ADP相对增加，ADP可激活6-磷酸果糖激酶，加速糖的分解代谢。可见，自由脂肪酸增多，可节约葡萄糖的氧化利用，而葡萄糖的利用反过来又可抑制脂肪的动员。糖或脂肪酸的氧化分解使乙酰辅酶A增多，合成的柠檬酸增多，使α-酮酸增加，有利于氨基化反应，抑制糖异生，减少蛋白质分解。

二、糖、脂类分解是体内主要的供能途径

Catabolisms of Glucose and Lipids: the Major Pathway for Energy Supply

从供应能量的能源物质看，应尽可能节约蛋白质的耗用。因为体内固有的蛋白质多为组成细胞的重要结构成分，通常并无多余的储存；且大量分解氨基酸会产生大量含氮废物，加重肾排泄的负担。所以，糖及脂肪的大量氧化分解，可以抑制糖异生，节约氨基酸的消耗。而脂肪酸的大量氧化，又必须有适量糖代谢的配合，通过糖的分解代谢，适量补充三羧酸循环的中间代谢物，有利于乙酰辅酶A进入三羧酸循环，使三羧酸循环得以正常运转。

三、糖、脂类和氨基酸之间的联系与互变

Interconnection and Interconversion between Glucose, Lipids and Amino Acids

由糖及氨基酸的代谢生成的乙酰辅酶A，可以转变成胆固醇，合成脂肪酸，从而可将多余

的能量物质转变成脂肪储存起来，即糖和氨基酸均可转变成脂类。不同种类的氨基酸，在其脱去氨基后生成相应的α-酮酸，进而转变成某些中间代谢物，经糖异生途径转变成糖。如精氨酸、组氨酸及脯氨酸均可通过转变成谷氨酸，进一步脱氨基成α-酮戊二酸，经草酰乙酸转变成磷酸烯醇式丙酮酸，再循酵解逆行途径转变成糖（Fig. 11-1）。即这些氨基酸可转变成糖。反之，糖及脂肪中的甘油部分，也可通过某些中间代谢物，进而氨基化成某些非必需氨基酸。值得注意的是，三大营养素之间并非可以无条件的互变，某些代谢反应是不可逆的，或缺乏转变所需的酶，因而某些物质之间是不能互相转变的。如体内不能自行合成必需氨基酸和必需脂肪酸；又如双数碳原子的脂肪酸不能转化为糖或氨基酸，这是因为其β氧化的产物——乙酰辅酶A不能循氧化脱羧反应的逆行生成丙酮酸。

三大物质之间的相互联系和转变是通过一些枢纽性中间代谢产物实现的。以3-磷酸甘油

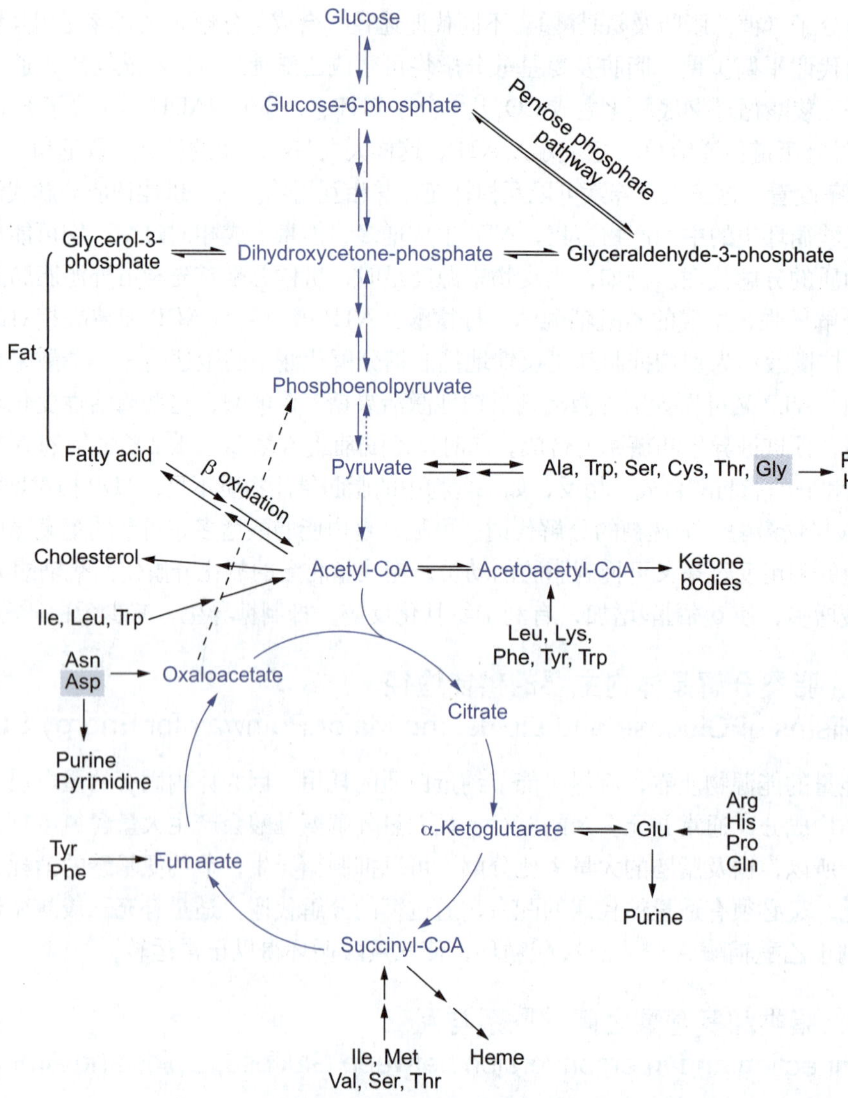

Fig. 11-1 Metabolic interrelationships among carbohydrate, lipids and amino acids

醛为例，糖酵解及磷酸戊糖途径均可生成 3- 磷酸甘油醛；甘油则可通过磷酸化及脱氢反应后转变成 3- 磷酸甘油醛；某些生糖氨基酸也可在脱氨基后转变成 3- 磷酸甘油醛；所以，通过 3 - 磷酸甘油醛这个枢纽性中间产物，可以联系糖、脂及氨基酸的代谢。同理，2 碳的乙酰辅酶A、3 碳的丙酮酸、4 碳的草酰乙酸及 5 碳的 α- 酮戊二酸，以及其他一些枢纽性中间代谢物，也均可作为沟通多条代谢通路间的重要桥梁。Fig. 11-2 以天冬氨酸代谢为例，显示已学过的各个代谢之间的相互联系。

体内很多物质的合成，均有赖于从不同的代谢途径中提供的原料。如核酸的合成，需要由磷酸戊糖途径提供 5- 磷酸核糖；由三羧酸循环脱羧生成的 CO_2，以及由氨基酸代谢所生成的一碳单位、甘氨酸、天冬氨酸及谷氨酰胺等 （参见 Fig. 11-1）。

第三节　器官间的代谢联系、特点及其调整

Section 3 INTERCONNECTION，FEATURES AND HARMONIZATION AMONG ORGANS

一、各器官间的代谢联系 Interconnection Among Organs

各器官间的代谢联系将机体构成统一的整体。换句话说，各器官的代谢并非孤立进行，而是与其他器官的代谢密切联系的。其中，肝是调节和联系全身器官代谢网络的“中枢性器官”。例如，糖类食物大多经肝转运，并以肝糖原的形式储存；肝糖原通过不断地分解成血糖，供全身各器官利用。肝外组织或器官，尤其是脑不能氧化脂肪酸，只能依赖血糖和酮体作为供能物质。糖在肌肉中通过糖酵解途径生成丙酮酸，丙酮酸可还原成乳酸，但在正常情况下主要是氨基化成丙氨酸，再经血循环运至肝，经糖异生作用转变为葡萄糖、或合成糖原。设想，如果没有肝，不仅这些肝外器官（尤其是脑）无法源源不断获得糖的供应；而且其代谢生成的不完全代谢产物（如乳酸）也不可能进一步被利用，而经肾排出，造成能源的极大浪费。又如，当体内能量匮乏时，优先动员和分解脂肪组织中的脂肪，脂肪分解代谢所生成的甘油在肝脏通过糖异生途径转变成糖；大量的脂肪酸在肝中进行氧化分解的同时生成酮体，此时酮体是能为肝外组织，如脑、心肌等利用的唯一能源物质（Fig. 11-3）。又如，肌肉和各组织中的蛋白质分解所生成的氨基酸，经脱氨基生成的氨必须运到肝中方能合成尿素以解氨毒；有的氨基酸则分别转化成丙氨酸或谷氨酰胺，经血循环运到肝异生成糖；大部分谷氨酰胺多在小肠上皮细胞中转化成丙氨酸后，方能被肝充分利用。可以说，肝在体内物质代谢中起着十分重要的作用，是调节和联系各器官间物质代谢的枢纽。

二、各器官的代谢特点 Metabolic Features of Organs

各器官代谢方式有共同之处，也有不同特点，从而实现各器官独特的生理功能。这是因为某器官、组织具有某些代谢途径的酶体系，或缺乏某些代谢途径中的关键酶之故。以甘油三酯合成为例，脂肪组织中缺乏甘油激酶，故不能利用自由的甘油分子；而是通过糖酵解所生成的磷酸二羟丙酮，接受脂肪酰辅酶 A，经还原和脱磷酸生成甘油三酯。与脂肪组织不同，肝既可利用自由的甘油分子，磷酸化成磷酸甘油，以接受脂肪酰辅酶 A，也可以磷酸二羟丙酮作为合

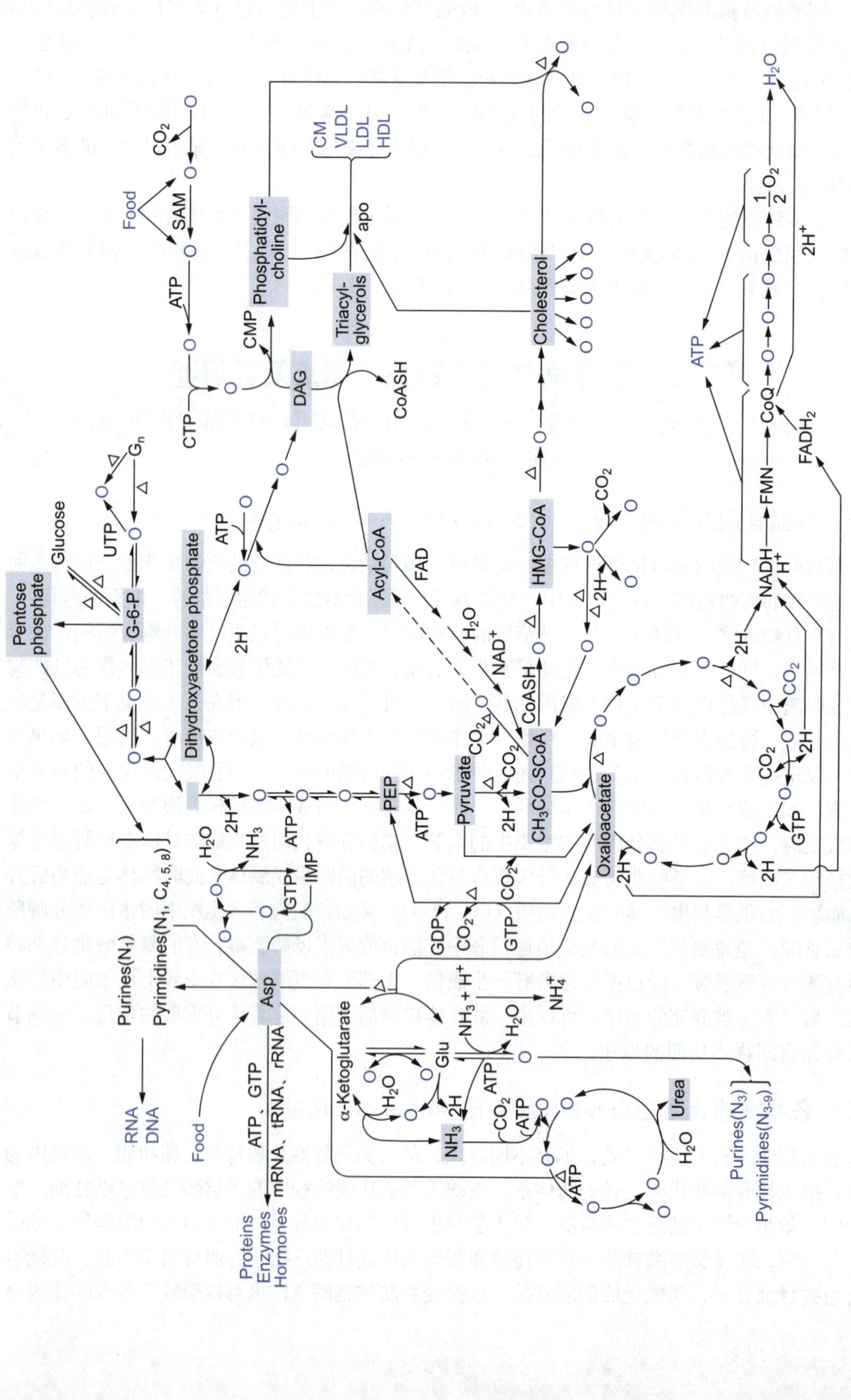

Fig. 11-2 Metabolic interrelationships between aspartic acid and other metabolites

○ Metabolite
△ Enzyme

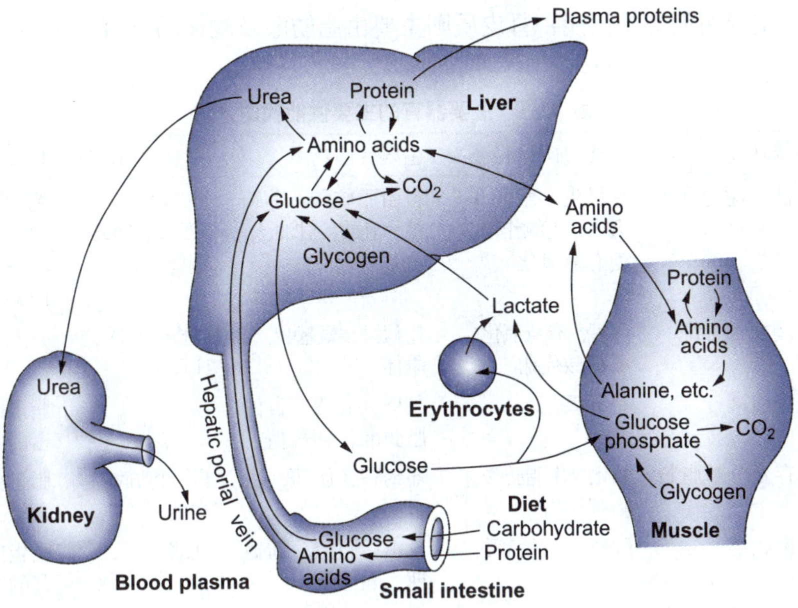

Fig. 11-3 Transport and fate of major metabolites

成甘油三酯的原料。肠黏膜细胞则主要将肠道吸收进来的甘油一酯或甘油二酯加入脂肪酰辅酶A，合成甘油三酯。

各器官在能量代谢上也各有其主要方式和特点，兹列举如下（参见表 11-1）。

（一）骨骼肌

通常以氧化脂肪（β 氧化及三羧酸循环）为主；在剧烈运动时则以糖的无氧酵解产生乳酸为主。因缺乏葡萄糖 -6- 磷酸酶，所以肌糖原不能直接生成自由葡萄糖以提供血糖。

（二）心肌

心耗用的能源物质依次为酮体、乳酸、自由脂肪酸及葡萄糖，因而即使在能源供给十分匮乏的状况下，心也能持续维持搏动功能。

（三）脑

是耗能极大的器官，其耗氧量占全身耗氧量的 20% ~ 25%，几乎以葡萄糖为唯一的供能物质；只有饥饿等能量匮乏时才利用酮体。脑无糖原的储存，所以其耗用的葡萄糖主要由血糖供给，每天约耗用 100 余克。

（四）肝

为体内代谢的枢纽机构，它的耗氧量占全身耗氧量的 20%，可以耗用葡萄糖、脂肪酸、甘油及氨基酸等以供能，但不能利用酮体。此外，它还具有糖异生、酮体生成等独特的代谢方式。

（五）红细胞

能量供应主要来自葡萄糖酵解，而不能进行有氧氧化，每天约耗用葡萄糖 30 余克。它不能利用脂肪酸或其他非糖物质供能。

（六）肾

可以进行糖异生作用和生酮作用，这是除肝以外唯一可进行此两代谢过程的器官。肾髓质因无线粒体，主要由糖酵解供能；肾皮质则主要由脂肪酸及酮体的有氧氧化供能。

表 11-1　主要器官的主要供能代谢方式

器官	主要功能	主要代谢途径	主要代谢物	主要代谢产物	特异性酶
肝	体内代谢的枢纽机构	糖异生、脂酸β氧化、生酮作用、糖有氧氧化	自由脂肪酸、葡萄糖、乳酸、甘油、氨基酸	葡萄糖、VLDL、HDL、酮体	葡萄糖激酶、葡萄糖-6-磷酸酶、甘油激酶、磷酸烯醇式丙酮酸羧激酶
脑	协调神经系统	酵解、有氧氧化、氨基酸代谢	葡萄糖、氨基酸、酮体	乳酸、CO_2、H_2O	
心脏	泵出血液	有氧氧化	酮体、乳酸、自由脂肪酸、葡萄糖		脂蛋白脂肪酶、丰富的呼吸链
脂肪组织	储存及分解脂肪	酯化自由脂肪酸、脂解作用	葡萄糖、脂肪、脂蛋白	自由脂肪酸、甘油	脂蛋白脂肪酶、激素敏感性脂肪酶
肌肉	肌肉收缩	酵解、有氧氧化	自由脂肪酸、葡萄糖、酮体	乳酸	脂蛋白脂肪酶、丰富的呼吸链
肾	排泄、糖异生	糖异生、酮体生成	自由脂肪酸、葡萄糖、乳酸、甘油	葡萄糖	甘油激酶、磷酸烯醇式丙酮酸羧激酶
红细胞	运输氧	糖酵解	葡萄糖	乳酸	

三、不同生理或病理状态时代谢的调整
Metabolic Harmonization in the Physical and Pathological Condition

各器官组织的代谢方式可因生理状况的变化（如运动、饥饿），或病理状况而作适应性调整。例如，骨骼肌在休整时，或长跑等有氧运动时，以利用自由脂肪酸的有氧氧化供能为主；但在举重、短程疾跑等缺氧运动时，则以糖酵解为主。酵解产生大量乳酸，涌入血中为肝摄取，促使肝内加速进行糖异生。候鸟在空中可连续飞行 60 h，航程 2 400 km，主要依赖储存的脂肪氧化供能。飞行前，候鸟积极进行储脂的合成，每天每克体重可合成脂肪 0.15 g；飞行后，三分之二的体脂被消耗。又如，在一般情况下，脑主要以葡萄糖为唯一的供能物质；但在饥饿时则因糖的供应短缺，而血脑屏障又不允许自由脂肪酸透入。幸而，肝可将脂肪酸大量转变成酮体，酮体可透过血脑屏障，代替葡萄糖，在脑内进行有氧氧化供能。随着禁食时间的延长，肝糖原储存急剧下降，血中葡萄糖水平也逐渐降低，而酮体及自由脂肪酸水平则逐渐增加（Fig.11- 4）。

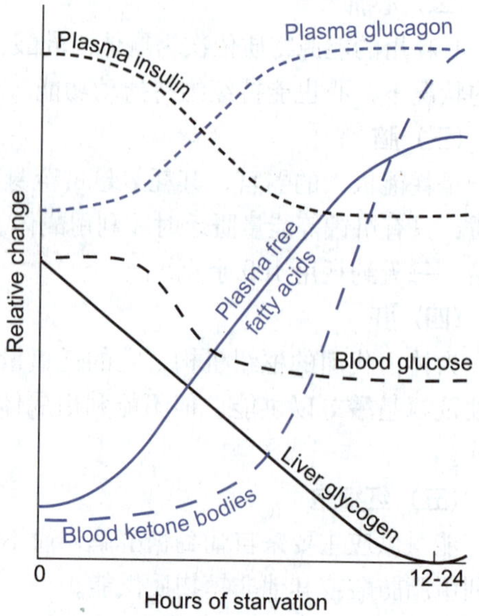

Fig. 11-4　Relative changes in metabolic parameters during the onset of starvation

病理状态时，例如酗酒者，摄入的乙醇分别经醇脱氢酶及醛脱氢酶催化的脱氢反应而生成乙酰辅酶 A。两种脱氢酶均以 NAD^+ 为辅酶，乙醇大量代谢会生成过多的 NADH。还原型 NADH 不仅抑制脂肪酸的氧化，促进丙酮酸转变成乳酸，更抑制乳酸通过糖异生成糖。在肝功能缺陷或肝糖原储存不足时，将会造成低血糖及乳酸血症，并使脂肪在肝中积聚而发展成脂肪肝。NADH 的积聚还可抑制需要 NAD^+ 的一切反应，包括三羧酸循环，使整体的能量代谢受阻。又如，在胰岛素缺乏所致的糖尿病中，因胰岛素的缺乏，使葡萄糖不易透入细胞中被利用，故血糖水平增高，严重者可高达 2 000mg/dl，大量由尿排出。因为糖利用受阻，并由尿大量丢失，所以有组织蛋白质大量分解，通过糖异生转化成糖。因胰岛素缺乏，磷酸烯醇式丙酮酸羧激酶的抑制减弱，致使糖异生作用增强。另一方面又有大量动员脂肪分解供能，血中自由脂肪酸水平升高。脂肪酸在肝中大量转变成酮体，血中酮体含量增高。更有甚者，由于细胞内糖代谢障碍，使三羧酸循环中间产物补充不足，导致三羧酸循环的运转不畅，严重影响整体的能量代谢，表现为全身代谢的严重紊乱。

第四节　代谢调节
Section 4　REGULATION OF METABOLISM

生物体内各种组织、器官的各种物质代谢途径协调一致，井然有序地进行，保持代谢的动态平衡，这是因为体内存在复杂、精确的调节机制。这种动态平衡是维持正常生命活动的基本条件之一。生物体内的代谢调节可在不同层次进行。其中细胞水平的调节，即细胞内酶的调节是最原始、最基本的调节。这种调节方式在单细胞生物中即已存在。其次是激素的调节，可以协调细胞、组织以及器官之间的代谢。激素的调节是较为复杂的生物才具有的。包括人在内的哺乳类动物等高等生物，则出现了更复杂、更高级的由细胞内酶、激素以及神经系统共同构成的综合调节网络，即整体调节。

一、细胞水平的调节 Regulation at the Cellular Level

细胞内的作用物浓度对酶促反应速度有重要影响，作用物浓度与细胞膜的通透性有关。此外，发生在细胞内的酶促反应速度与其他影响酶促反应动力学的多种因素有关。其中，酶是影响细胞内物质代谢途径的关键因素。当然，辅酶或辅助因子的存在量也对代谢速度具有重要影响。

（一）酶调节的概念

物质代谢在细胞水平的调节，实质上就是酶的调节，细胞内酶的调节是一切代谢调节的基础。酶的调节，说到底是酶活性的调节。虽然影响酶活性的因素很多，可是仅就酶本身而言，影响酶活性的因素有三个方面——酶的结构、酶的数量和酶在细胞内的分布。因为酶的分布是固定的，所以细胞内酶的调节主要指酶结构的调节和酶量的调节。酶结构的调节是改变酶的结构，使固有酶的活性发生变化，从而调节代谢。这类调节方式发挥作用快（发生在分秒之间），但不持久。酶量的调节则是通过影响酶的生成或降解速度，改变酶的数量，以改变酶的总活性。在哺乳类动物中，酶量的调节此方式产生效应比酶的结构调节慢，约需几小时至数天，但较为持久。

细胞内的酶种类很多，各个代谢途径都有多种酶的参与。其中有些酶，称为关键酶（key enzyme）（表 11-2）。所谓关键酶就是控制代谢途径中关键反应（key points）的酶。这类酶催化的反应常为不可逆反应（非平衡反应）——是酶，而非作用物浓度决定反应的速度，这就是限速反应；催化限速反应的酶就是关键酶，又称限速酶（rate-limiting enzyme）。也有人主张，一条反应途径可以有两个以上的关键酶，但只有一个真正意义上的限速酶。这些酶常常是催化代谢途径分叉点反应的酶。限速酶催化的代谢反应往往是代谢调节中的枢纽步骤。

表 11-2 代谢途径的关键酶

代谢途径	关键酶	代谢途径	关键酶
糖原分解	磷酸化酶	**脂肪酸合成**	乙酰 -CoA 羧化酶
糖酵解	磷酸果糖激酶、已糖激酶 丙酮酸激酶	**胆固醇合成**	HMG-CoA 还原酶
		尿素合成	精氨酸代琥珀酸合成酶、氨基甲酰磷酸合成酶 I
糖有氧氧化	丙酮酸脱氢酶系、异柠檬酸脱氢酶、柠檬酸合酶、α- 酮戊二酸脱氢酶	**多胺合成**	鸟氨酸脱羧酶
		儿茶酚胺合成	酪氨酸羟化酶
糖原合成	糖原合酶	**嘌呤核苷酸合成**	PRPP 合成酶、酰胺转移酶
糖异生	丙酮酸羧化酶、磷酸烯醇式丙酮酸羧激酶、果糖二磷酸酶、葡萄糖 -6- 磷酸酶	**嘧啶核苷酸合成**	天冬氨酸转氨基甲酰酶、氨基甲酰磷酸合成酶 II 、PRPP 合成酶
		脱氧核苷酸生成	核糖核苷酸还原酶
脂肪动员	激素敏感性脂肪酶	**血红素合成**	ALA 合酶
脂肪酸分解	肉毒碱酰基转移酶	**胆汁酸合成**	7α- 羟化酶

（二）酶在细胞内的分布

即酶的区域化（compartmentation）分布。细胞内有关的酶多组成各种多酶体系。同一多酶体系的酶，又多集中存在同一亚细胞结构中。如糖酵解、糖原合成、脂肪酸合成酶等酶系在胞液，而三羧酸循环、脂肪酸 β 氧化、呼吸链集中在线粒体，核酸合成则在细胞核内（表11-3）。区域化不仅可避免代谢途径之间相互干扰，还有利于调节因素对不同代谢途径的特异调节。

表 11-3 多酶体系在细胞内的分布部位

多酶体系	分布	多酶体系	分布
核酸合成	细胞核	**尿素合成**	线粒体及胞液
糖酵解	胞液	**血红素合成**	线粒体及胞液
磷酸戊糖途径	胞液	**三羧酸循环**	线粒体
糖原合成	胞液	**氧化磷酸化**	线粒体
脂肪酸合成	胞液	**脂肪酸氧化**	线粒体
蛋白质合成	内质网、胞液	**水解酶**	溶酶体
胆固醇合成	内质网、胞液		

由于各种酶系在细胞内的分布不同，因而在细胞内各区域的代谢物浓度对代谢速度有重要影响。例如，脂肪酸β氧化在线粒体内进行，线粒体内脂肪酰辅酶A浓度就会影响脂肪酸β氧化的速度。脂肪酰辅酶A从胞液进入线粒体有赖于肉碱的存在。线粒体内、外代谢物的转移，往往通过载体来完成，因而肉碱等载体在代谢调节中起重要作用。

体内代谢终末阶段的某一产物常可影响代谢过程开始阶段的某步反应，从而对代谢过程起调控作用。此种作用称为反馈（feedback）控制。若该代谢途径的速度由于反馈调节而加速，称为正反馈；如该代谢速度由于反馈而减慢，则称为负反馈。反馈控制的基础是别构调节以及诱导或阻遏（见下）。

（三）酶结构的调节

包括别构调节和化学修饰调节。别构调节无共价键的改变，而化学修饰调节则引起酶蛋白共价键的变化。

1. 别构调节　又称别构调节（allosteric regulation）。别构调节是指某些小分子物质（如代谢物）可与酶蛋白的调节亚基或调节部位进行非共价键结合，引起酶构象（conformation）变化，由此改变其酶活性。这种调节方式称别构调节，受别构调节的酶称为别构酶或变构酶（allosteric enzyme）。小分子调节物质称为效应物（剂）（effector）。别构酶多是关键酶或限速酶；就结构而论，别构酶常为多亚基组成的寡聚体，其中至少有一个调节（R）亚基、一个催化（C）亚基。别构后常引起亚基－亚基之间的聚合状态改变，这是调节酶活性的基础。别构调节的特点是①效应物与酶相互作用引起酶分子构象变化，而非构型（configuration）变化，也不涉及共价键变化。②这种分子构象变化发生快，因此调节效应发生快。③效应物与酶分子的结合是可逆的。一旦效应物与酶解离，酶分子恢复原来构象，酶即恢复原来的活性状态。④此类酶所催化的反应常是不可逆反应或限速反应。⑤与其他酶调节方式比较，作用较短暂。⑥这类酶调节的别构剂（又称效应物）多为代谢物，因此是反馈调节的重要方式。⑦别构酶反应动力学不遵循米－曼方程。在代谢途径中常与化学修饰调节结合，组成整个通路的更精细、更有效的调节。

现将别构剂举例列于表11-4。

表11-4　糖、脂代谢酶系的别构剂

酶系	激活剂	抑制剂
糖分解与氧化：		
糖原磷酸化酶	AMP/P_i	ATP、葡萄糖、6-磷酸葡萄糖
己糖激酶	——	6-磷酸葡萄糖
磷酸果糖激酶	AMP、ADP、P_i、二磷酸果糖	ATP、柠檬酸、异柠檬酸
丙酮酸激酶	AMP、二磷酸果糖	ATP、乙酰-CoA
柠檬酸合酶	AMP、ADP	ATP、NADH、长链脂酰-CoA
异柠檬酸脱氢酶	AMP、ADP	ATP
糖异生与糖原合成：		
丙酮酸羧化酶	ATP、乙酰-CoA	——
果糖二磷酸酶	ATP	AMP、6-磷酸果糖
糖原合酶	6-磷酸葡萄糖	——
脂肪酸合成：		
乙酰-CoA羧化酶	乙酰-CoA、柠檬酸、异柠檬酸	长链脂酰-CoA

别构调节的意义在于，代谢物可以作为效应物，以别构调节方式进行反馈调节，使代谢物不致过多，亦不致过少。例如，葡萄糖可抑制糖原磷酸化酶，6-磷酸葡萄糖可抑制己糖激酶和糖原磷酸化酶。CTP能反馈抑制嘧啶核苷酸合成途径中的天冬氨酸转氨基甲酰酶。嘧啶核苷酸与嘌呤核苷酸都可抑制其合成途径中的磷酸核糖焦磷酸激酶（即PRPP合成酶）等。这一调节机制使能量得以有效利用，不致浪费。例如，6-磷酸葡萄糖抑制糖原磷酸化酶以阻断酵解使能量不致产生过多，但又活化糖原合酶，使多余的磷酸葡萄糖合成糖原，能量得以有效储存；ATP可抑制磷酸果糖激酶以阻断糖酵解途径，使能量不致产生过多。这类代谢调节中，负反馈作用更为多见。这是因为过量生成多余产物，不仅浪费，而且可能有害。别构调节还使不同代谢途径相互协调。例如，柠檬酸既可别构抑制磷酸果糖激酶，又可活化乙酰CoA-羧化酶，促进多余的乙酰辅酶A合成脂肪酸。

关于效应物如何引起酶活性的变化，可解释为效应物与别构酶的特定部位以非共价键结合后，使酶蛋白的立体结构发生变化，出现次级键的改变，或同时引起亚基之间缔合状态的变化。这一构象变化如有利于酶的催化部位发挥作用，则引起酶的活化；如妨碍其发挥作用，则引起酶活性的抑制。例如，天冬氨酸转氨基甲酰酶可催化氨基甲酰磷酸与天冬氨酸合成为氨基甲酰天冬氨酸。这步反应是合成嘧啶核苷酸的第一步。该酶由6个催化亚基与6个调节亚基构成。催化亚基与作用物结合，调节亚基与别构抑制剂CTP结合。CTP与调节亚基的结合，使其构象改变。这一改变可传至催化亚基，使催化亚基转变为无活性构象，使酶活性降低。CTP结合越多，使酶活性降低越多，直至完全丧失活性。相反，ATP作为该酶的别构激活剂，可通过调节亚基使酶的构象有利于催化作用，提高酶活性。又例如，依赖cAMP的蛋白激酶（A激酶）由两个催化亚基（C）与两个调节亚基（R）构成。调节亚基（R）与催化亚基（C）的结合，可抑制催化活性。cAMP（别构剂）与调节亚基（R）的结合可使两亚基分离。游离状态的催化亚基（C），即具有催化活性（Fig.18-6）

不同别构酶的具体别构方式可有所不同。有的别构酶其催化亚基与调节亚基分离后呈现活性；而另一些别构酶其催化亚基与调节亚基结合状态呈现活性。

别构酶多由两个以上亚基构成，所以是寡聚酶。催化亚基具有作用物的结合位点，调节亚基具有与别构剂非共价结合的特定位点。但个别别构酶，如依赖cGMP的蛋白激酶，其催化部位与调节部位处于同一亚基。不少别构酶的作用物即是其别构激活剂。例如，乙酰-CoA是乙酰-CoA羧化酶的别构激活剂。反之，反应产物或代谢终末产物常是别构酶的别构抑制剂。例如，6-磷酸葡萄糖可别构抑制己糖激酶，葡萄糖可反馈抑制糖原磷酸化酶等。

别构酶的反应动力学不符合米－曼方程式，低浓度的作用物即对反应速度有很大影响。体内的代谢物（作用物）浓度一般较低，即使如此，其浓度稍有变化，即可能对反应速度产生很大影响。达到最大反应速度一半时的作用物浓度称为$K_{0.5s}$。

2. 化学修饰　调节酶在另一种酶的催化下，发生共价修饰，从而引起酶活性变化，称化学修饰（chemical modification），又称共价修饰（covalent modification）。化学修饰调节的特点是①调节酶所发生的共价修饰有多种形式，如磷酸化、甲基化、乙酰化等，其中以磷酸化修饰为最多见。②化学修饰的酶促反应进行较快，因此调节效应发生也较快。③调节酶在酶催化下所发生的化学修饰是不可逆反应。如果逆行（去修饰），需在另一种酶催化下方可进行。④酶分子发生共价修饰后或引起亚基（亚单位）的聚合或解聚，或改变酶分子与其他相互作用分子的识别、结合能力，影响代谢信号通路功能。⑤此类酶所催化的反应较别构酶广泛，可以是限速反应，也可以是限速反应以外反应。⑥因为这类酶发生的共价修饰属酶促反应，催化效率高，此外一种化学修饰调节的酶常与其他化学修饰酶组合在一起，形成级联反应，所以有放大效应，也使代谢调节变得更加精细、准确。化学修饰调节在代谢途径调节的信号通路中具有广泛的意义（见第十八章）。

酶蛋白中带羟基的氨基酸残基 Thr、Ser 和 Tyr 残基可作为磷酸化修饰位点。在特异蛋白激酶（protein kinase）作用下，由 ATP 提供磷酸基，使 Thr、Ser 和 Tyr 残基发生磷酸化修饰：

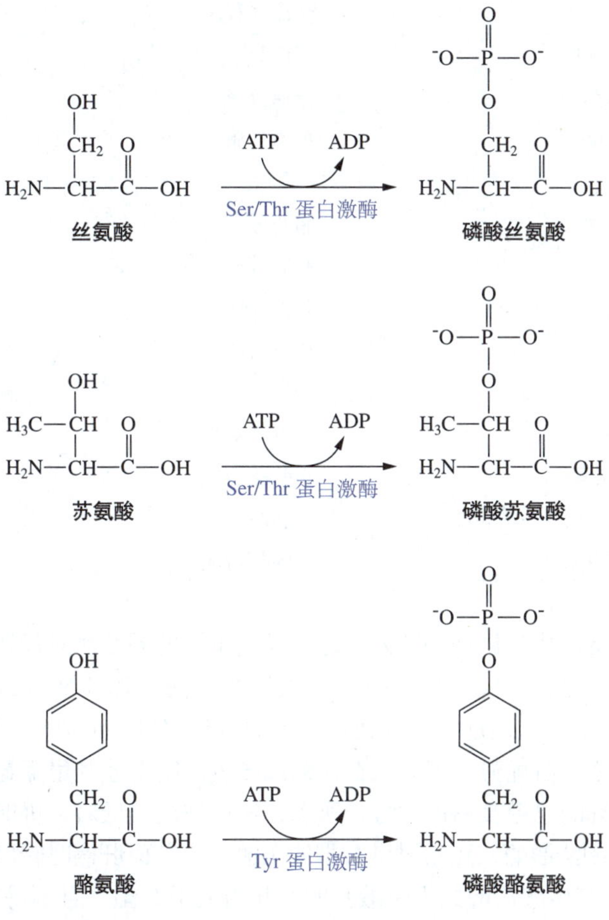

代谢途径中大多数酶以磷酸化形式作为其活性形式（见表11-5），但并非所有的酶都如此。例如，催化糖原合成的酶，其活性形式是糖原合酶 I（a），就是以非磷酸化形式存在的；非活性形式称为糖原合酶 D（b），却是以磷酸化形式存在（Fig. 6-9）。

酶的别构调节和化学修饰调节都是通过改变现有酶的结构转而调节其活性。但是在是否需要其他酶的参与、酶分子有无共价键的改变、有无组成改变等方面，它们是不同的。此外，在调节作用上，别构调节大多以影响关键酶（代谢转折点的酶）使代谢发生方向性的变化；化学修饰调节则以放大效应调节代谢强度为主要作用。但也应看到它们的作用是相辅相成的，不可截然划分。有时这两种调节方式并存。有些酶具有别构与化学修饰双重调节。例如，肝中的糖原合酶不但可在蛋白激酶，磷酸化酶磷酸酶等催化下发生化学修饰调节，还可受6-磷酸葡萄糖等小分子物质的别构调节。其磷酸化形式之所以称为糖原合酶D（即dependent），因其有赖于6-磷酸葡萄糖的存在才显现活性；而非磷酸化形式之所以称为糖原合酶I（independent），因其不需要6-磷酸葡萄糖即表现活性。再如丙酮酸激酶在磷酸化后，不仅活性下降，且对其别构抑制剂ATP更为敏感。

表 11-5　酶的磷酸化修饰

酶	代谢途径	活性形式
糖原磷酸化酶 a/b	糖原分解	磷酸化
磷酸化酶 b 激酶	糖原分解	磷酸化
磷酸化酶磷酸酶	糖原分解	磷酸化
果糖二磷酸酶	糖异生	磷酸化
脂肪细胞脂肪酶	脂肪分解	磷酸化
胆固醇酯酶	胆固醇酯化	磷酸化
酪氨酸羟化酶	儿茶酚胺合成	磷酸化
糖原合酶 D/I	糖原合成	去磷酸化
丙酮酸激酶	糖酵解	去磷酸化
丙酮酸脱氢酶	糖有氧氧化	去磷酸化
乙酰-CoA 羧化酶	脂肪酸合成	去磷酸化
脂肪酸合酶	脂肪酸合成	去磷酸化
HMG-CoA 还原酶	胆固醇合成	去磷酸化

除别构调节与酶蛋白化学修饰调节外，近年发现不同的同工酶对代谢也有调节作用。例如己糖激酶有Ⅰ到Ⅳ 4型同工酶。Ⅳ型酶又称葡萄糖激酶。葡萄糖激酶对作用物的亲和力较低，其 K_m（10mml/L左右）远远大于其他己糖激酶（K_m<0.1mmol/L），且不受6-磷酸葡萄糖的抑制。肝中葡萄糖激酶占优势，因而仅在血糖浓度较高时，才利用葡萄糖合成糖原。相反，大脑以葡萄糖激酶以外的己糖激酶占优势，所以在血糖浓度较低时，仍能利用葡萄糖。再如，肝具有K和L两型丙酮酸激酶，正常时以L型同工酶为主，而肝癌时转以K型为主（>90%）。K型对作用物（ADP与磷酸烯醇式丙酮酸）的亲和力大于L型，且不易被ATP抑制。因而肝癌时糖酵解旺盛，ADP为酵解消耗，输入线粒体减少。这可能是癌细胞内酵解抑制有氧氧化，引起所谓克雷布特里效应（Crabtree effect）的原因。

（四）酶量的调节

酶量的调节主要涉及酶的合成和降解。

1. 诱导和阻遏　机体可通过调节细胞内酶的合成途径，使酶的含量发生相应变化，调节酶活性。调节酶的合成有两种方式——酶的诱导（induction）和阻遏（repression）（第十五章）。酶的诱导是指在刺激的作用下，使酶的编码基因激活或表达增强，酶的生物合成增多，酶活性增加的现象；酶的阻遏则指酶的编码基因关闭或表达减弱，酶的生物合成停止或减少，酶活性降低的现象。某些小分子物质，如代谢物（常是酶的作用物）、激素、药物等对酶有诱导作用，使酶蛋白合成增加，由此使酶量增多，该酶催化的代谢反应速度随之加快。例如，加单氧酶系易被诱导。久服苯巴比妥等安眠药会引起耐药，因苯巴比妥不仅可使细胞色素P- 450与NADPH细胞色素 P-450 还原酶的合成增加，还可诱导葡萄糖醛酸转移酶的生成，使肝的生物转化（第二十一章）能力增强。酶的阻遏可由代谢物引起。小分子的代谢途径终产物常对关键酶进行反馈阻遏。HMG-CoA 还原酶是胆固醇合成中的关键酶，肝中该酶可被胆固醇反馈阻遏。不同脏器、组织存在不同的同工酶。肠黏膜的该限速酶不受胆固醇的反馈阻遏，因而食物胆固醇引起血胆固醇浓度升高的作用仍不容忽视。

酶的诱导与阻遏引起代谢变化不如酶结构的调节快，但较为持久。

2. 酶的降解　通过酶的降解如何调节酶量，还不十分清楚。酶的本质是蛋白质，所以酶的降解就是蛋白质的降解。各种蛋白质均有一定的半寿期，有些蛋白质分子比较稳定，半寿期较长；有些蛋白质分子不稳定，半寿期较短。大多数酶蛋白的半寿期都比较短，这有利于酶的调节。包括酶在内的蛋白质降解是通过蛋白酶的水解作用实现的。细胞内的蛋白酶主要存在溶酶体中，因而似与溶酶体中蛋白酶的释出速度有关。氯化铵对溶酶体蛋白酶的释放有抑制作用。

除溶酶体外，细胞中还存在一种 26S、称为蛋白酶体（proteasome）的蛋白水解酶复合物。蛋白酶体由多种蛋白水解酶组成。它在靶蛋白与泛素（ubiquitin）结合后，即可将酶蛋白降解。泛素是进化上高度保守、普遍存在于真核细胞中的一种小分子蛋白质，由 76 个氨基酸残基组成，分子质量为 8.5kD。泛素与靶蛋白的结合过程称为多泛素化（polyubiquitinylation）。多泛素化分三步进行：首先，由一种称为E1 的酶分子巯基与泛素 C 末端的甘氨酸羧基以硫酯键结合在一起。该反应类似氨基酸或脂肪酸活化，由 ATP 提供能量，使泛素激活。第二步，被激活的泛素与 E1 分离，以同样硫酯键结合另一酶分子 E2。第三步，在酶分子 E3 的催化下，泛素从 E2 转移到待降解的靶蛋白分子上，泛素 C末端的甘氨酸羧基与靶蛋白赖氨酸 ε- 氨基形成异肽键（isopeptide bond）结合。此后，已结合靶蛋白的泛素再以其自身的 Lys48 残基的 ε- 氨基与第二个游离泛素共价结合。经多泛素化的靶蛋白即可被蛋白酶体迅速降解。E1 是一类识别蛋白，可能有多种，各自识别不同类别的靶蛋白质；E3 是一种连接酶，可催化不同靶蛋白与泛素共价结合。

过去一直认为蛋白质的降解是一个被动、自发的过程。自从 Giechanover、Rock 和 Varshavsky 提出泛素在蛋白质降解中的作用后，科学家们开始认识到，蛋白质降解过程也是一个主动调节的过程。参与细胞周期调控的周期蛋白（cyclin），其数量呈现周期性变化就是一个典型的主动调节过程（第十九章）。各种酶蛋白的降解是如何被调控的终将被揭示。

二、激素的调节 Regulation of Hormone

激素对代谢往往有多方面调节作用。同一激素可使某些代谢加强，使另一些代谢削弱。微量的激素即可产生强烈的代谢效应。

激素的作用需有其受体介导。激素的受体是靶细胞中与激素（配体）特异结合的蛋白质类物质，常是糖蛋白或脂蛋白。受体对其配体具有高度特异性亲和力。所以，唯有含相应受体的细胞或组织才是该激素的靶细胞、靶组织。例如，垂体促肾上腺皮质激素（ACTH）可作用于肾上腺皮质，性激素可作用于性器官等。

按受体位置的不同，激素分为两大类，即膜受体激素（membrane receptor binding hormone）和非膜受体激素。后者又称为胞内受体激素。膜受体激素的受体分布在细胞表面的质膜上，这类激素多是水溶性物质，而非膜受体激素的受体在细胞内，这类激素多是脂溶性物质。

膜受体激素包括胰岛素、甲状旁腺素、生长因子等肽和蛋白质类激素及肾上腺素等儿茶酚胺类激素。这些激素都是亲水的，难以越过由脂双层构成的细胞表面的质膜。这类激素（作为第一信使）常通过跨膜转导途径将信息转导到细胞内。然后通过第二信使，将信号逐级放大，产生显著代谢效应。跨膜信息转导途径不止一条，于后将专章讨论。

非膜受体激素包括类固醇激素、前列腺素等疏水性激素，以及甲状腺素、活性维生素 D、视黄酸。这些激素可透过细胞膜进入细胞，与其胞内受体结合。它们的受体大多数在细胞核内，亦有在胞液中者，在与激素结合后再进入核内。一般说来，激素进入细胞后，可与其胞核内的特异受体结合，引起受体的构象变化。然后两个激素－受体复合物共同形成二聚体，作为转录因子，与 DNA 上特异基因邻近的激素反应元件（hormone response element, HRE）结合（见第十九章，表19-1)。由此使邻近基因易于（或难于）被 RNA 聚合酶转录，以促进（或阻止）这些基因的mRNA合成。受该激素调节的基因产物（酶或蛋白质）的合成因而增多（或减少)。随着酶的诱导生成（或阻遏)，即可产生代谢效应。

总之，激素可通过 cAMP，磷酸化等途径间接地以别构调节、化学修饰调节等方式改变现有酶的结构以调节酶的活性，亦可作用于染色质中的基因，通过对基因表达的调控调节酶量，由此调节代谢。

三、整体调节 General Regulation

为适应内、外环境变化，人体接受相应刺激后，将其转换成各种信息，通过神经体液途径将代谢过程适当调整，以保持内环境的相对恒定。这种整体调节在饥饿及应激状态时表现尤为明显。在整体调节中神经系统的主导作用，十分重要。神经系统可通过协调各内分泌腺的功能状态间接调节代谢，也可以直接影响器官、组织的代谢。例如，饱食时，血糖浓度升高，刺激胰岛 β 细胞分泌胰岛素，胰岛素使血糖浓度回落，过低的血糖又可刺激间脑的糖中枢，通过交感神经刺激肾上腺素分泌，使血糖浓度有所回升。在神经系统的协调下，通过激素的交互作用、达到血糖浓度的相对恒定。神经系统可影响多种激素的分泌。生长素、胰岛素、甲状腺素等都有促进氨基酸进入细胞的功能，氨基酸量的增多，可使蛋白质合成速率加快。可的松类激素可抑制氨基酸进入肌肉、淋巴结等肝外的组织、细胞，从而间接抑制这组织的蛋白质合成，造成其蛋白质分解大于合成的现象。

（一）饥饿

随着饥饿（如禁食）时间的延长，血浆胰岛素浓度下降，胰高血糖素浓度上升。

1. 短期饥饿

饥饿 1 天后肝糖原耗竭，胰岛素分泌减少，胰高血糖素分泌增多。此时糖异生增强以补充血糖，供脑与红细胞等利用。禁食 36 小时后，肝所提供的葡萄糖 75% 来自糖异生。此时肌肉蛋白质分解、释出的氨基酸增多（Fig. 11-5)，大部分氨基酸转变为丙氨酸与谷氨酰胺进入血液循环。在胰高血糖素作用下，肝细胞摄取丙氨酸异生为糖。同时脂肪分解及酮体生成增多。饥饿两天后，血中游离脂肪酸与酮体含量大为增高（Fig. 11-6)。酮体可作为心、肌肉、脑、肾

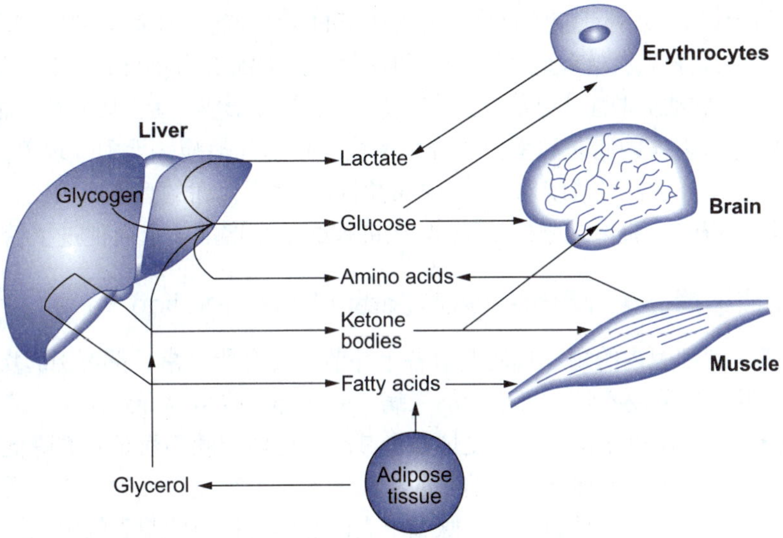

Fig. 11-5　Metabolism under starved state

的重要供能物质。这时能量来源主要是蛋白质和脂肪，脂肪占能量来源 85% 以上。如此时补充葡萄糖可减少酮体生成，减少酮中毒的可能，节约大量蛋白质。据估计补充 100mg 葡萄糖可节省体内蛋白质 50g。

2. 长期饥饿

饥饿一周以上为长期饥饿。如有水供应，常可支持 1～2 个月。此时蛋白质降解减少，以保证人体基本生理功能。脂肪分解与酮体生成进一步增多（表 11-6）。脑组织甚至以酮体为主要能源。肌肉则以脂肪酸为主要能源。此时肾的糖异生作用亦明显增强。

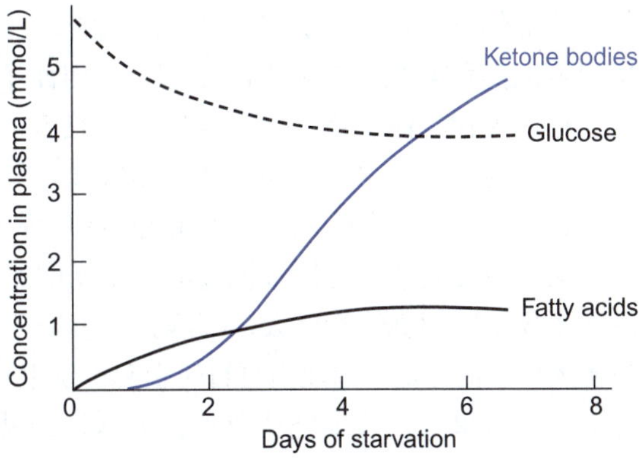

Fig. 11-6　The concentrations of glucose, fatty acids and ketone bodies in plasma during the onset of starvation

表 11-6　饥饿时的代谢变化

血浆代谢物浓度（mmol/L）	饥饿时间		
	1 夜	3 天	28～42天
葡萄糖	4.8	3.8	3.8
乙酰乙酸与 β- 羟丁酸	0.1	1.8	7.4
丙氨酸	344	321	140
亮氨酸	112	152	72

（二）应激

应激（stress）是人体受到创伤、严寒、缺氧、中毒、烧伤、严重感染等强刺激时及恐慌、强烈情绪激动等所作出一系列反应的总称。应激状态的人体交感神经系统兴奋，肾上腺髓质与皮质激素分泌增多。血浆胰高血糖素及生长素水平有所增高，胰岛素分泌反而减少，引起血糖升高，基础代谢率升高，脂肪动员增强，血浆脂肪酸浓度升高，酮体形成，蛋白质分解加强等代谢变化。

长期应激状态，因体内脂肪和蛋白质分解增快，可引起消瘦、无力等现象。

除饥饿与应激以外，神经系统对其所支配的器官、组织代谢的直接影响也有很多例子。例如，在运动神经兴奋时，肌肉细胞内 ADP 与无机磷酸浓度增加，从而促进了糖的氧化。

四、代谢调节障碍 Abnormality of Metabolic Regulation

从神经、激素到细胞内的酶，代谢调节各个环节只要有所异常，都可引起疾病。胰岛素 β 细胞功能减退，胰岛素分泌不足，可引起糖尿病。受体异常也可以导致疾病。某些抗胰岛素糖尿病患者的血液胰岛素浓度正常，但有受体数量减少，受体与胰岛素亲和力降低现象。个别抗胰岛素糖尿病患者是由于其受体 β 链的酪氨酸激酶区发生了突变，丧失了激酶活性所致。某些先天性甲状腺机能减退患者，是因其甲状腺细胞表面受体对促甲状腺素的敏感性低于正常。甲状腺素分泌过多可引起能代谢紊乱等甲状腺功能亢进的症状。有些代谢疾病是由于先天性缺乏某种酶而引起的。例如，黑色素是毛发、皮肤等组织的色素，由酪氨酸氧化生成。酪氨酸在酪氨酸酶催化下，首先转变成二羟苯丙氨酸，二羟苯丙氨酸继续氧化，最后聚合为黑色素。白化病患者的黑色素细胞中缺乏酪氨酸酶，因而不能生成黑色素。

体脂存积，体重超过标准 20% 者，临床上称为肥胖症。肥胖有诱发心血管疾病、糖尿病、胆石症等的危险。常见肥胖原因是热量摄入多于消耗，引起体脂堆积。此时，脂肪细胞数虽不增加，但体积增大。人血浆中存在肥胖（obese）基因产物瘦蛋白（leptin, 分子质量 16 000）。据认为该蛋白质分子可使食欲减退、耗能增加，部分肥胖症即由其基因缺陷所致。年幼肥胖症患者不仅脂肪细胞体积增大，细胞数亦有增多。减肥的基本原则是节食，增加体力活动，使热量摄入低于消耗量。由此虽可暂时引起三碘甲腺原氨酸（T_3）合成减少，以致基础代谢率降低，影响减肥效果。但长期坚持节食、锻炼，必见成效。

SUMMARY

It is evident that the complex network of reactions constituting intermediary metabolism must be rigorously regulated. At the same time, metabolic control must be flexible, because the external environments of cells are not constant. Metabolism is regulated by controlling (1) the amounts of enzymes, (2) their catalytic activities, and (3) the accessibility of substrates. The amount of a particular enzyme depends on both its rate of synthesis and its rate of degradation. The level of most enzymes is adjusted primarily by changing the rate of transcription of the genes encoding them. In *E. coli*, the presence of lactose, for example, induces within minutes a more than 50- fold increase in the rate of synthesis of β-galactosidase, an enzyme required for the breakdown of this disaccharide.

The catalytic activity of enzymes is controlled in several ways. Reversible allosteric control is especially important. For example, the first reaction in many biosynthetic pathways is allosterically inhibited by the ultimate product of the pathway. The inhibition of aspartate transcarbarmoylase by cytidine triphosphate is a well-understood example of feedback inhibition. This type of control can be almost instantaneous. Another recurring mechanism is reversible covalent modification. For example, glycogen phosphorylase, the enzyme catalyzing the breakdown of glycogen, a storage form of sugar, is activated by phosphorylation of a particular serine residue when glucose is scarce.

Hormones coordinate metabolic relations between different tissues, often by regulating the reversible modification of key enzymes. Hormones such as epinephrine trigger signal transduction cascades that lead to highly amplified changes in metabolic patterns in target tissues such as the muscle. The hormone insulin promotes the entry of glucose into many kinds of cells. As will be discussed again in coming chapter, many hormones act through intracellular messengers, such as cyclic AMP and calcium ion, that coordinate the activities of many target proteins.

Controlling the flux of substrates also regulates metabolism. The transfer of substrates from one compartment of a cell to another (e.g., from the cytosol to mitochondria) can serve as a control point.

An important general principle of metabolism is that biosynthetic and degradative pathways are almost always distinct. This separation is necessary for energetic reasons, as will be evident in subsequent chapters. It also facilitates the control of metabolism. In eukaryotes, metabolic regulation and flexibility also are enhanced by compartmentalization. For example, fatty acid oxidation takes place in mitochondria, whereas fatty acid synthesis takes place in the cytosol. Compartmentalization segregates opposed reactions.

复 习 题

1. 哪些化合物是联系糖、脂、氨基酸代谢的枢纽物质。
2. 试以糖尿病为例，讨论体内物质代谢的紊乱情况。除了提供胰岛素外，还有何种措施可以改善其病情?
3. 试述饥饿 12 小时、24 小时及 1 星期后，体内物质代谢各有何调整。
4. 糖代谢过程中，哪些酶是限速酶? 它们是如何受体内代谢状况调节的?
5. 脑组织为什么对低血糖及高血氨特别敏感，可导致昏迷，试从代谢角度论述之。
6. 若肝中含有大量 6-磷酸葡萄糖，试述其主要去路。
7. 试述别构调节与化学修饰调节的异同。
8. 磷酸化酶、磷酸酶、磷酸激酶与蛋白激酶有何区别? 试各举一例说明。
9. 抑制与阻遏有何区别? 什么叫反馈抑制，什么叫反馈阻遏? 请举例说明。
10. 阐明膜受体激素与非膜受体激素作用的不同点。

主要参考书和文献

1. 张迺蘅主编. 生物化学.(第 2 版). 北京: 北京大学医学出版社, 1999
2. 周爱儒主编. 生物化学.(第 6 版). 北京: 人民卫生出版社, 2004
3. 姜涌明, 戴祝英, 陈俊刚, 胡健著. 分子酶学导论. 北京: 中国农业大学出版社, 2000
4. 张迺蘅主编. 医学分子生物学. 北京: 北京医科大学出版社, 1999
5. David L. Nelson, Michael M.Cox. Lehninger Principles of Biochemistry. 4th ed. New York: W. H. Freeman and Company, 2005
6. Jeremy M. Berg, John L. Tymoczko, Lubert Stryer. Biochemistry. 5th ed. New York: W. H. Freeman and Company, 2002
7. Rorbert K. Murray, Daryl K. Granner, Peter A. Mayes, et al. Harper's Biochemistry. 26th ed. New York: McGraw Hill Company, 2003
8. Jeremy M. Berg. Biochemistry. 5th ed. New York: W. H. Freman and Company, 2002

（李 刚）

第十二章 DNA 生物合成

CHAPTER 12 DNA BIOSYNTHESIS

PRINCIPAL POINTS

DNA replication is catalyzed by DNA polymerases. It requires each parental DNA strand acting as a template for a new daughter strand. The synthesis is governed by the base-pairing principle, forming two new DNA molecules, each with one new strand and one old strand. This is termed as semi-conservative replication, also known as DNA directed DNA synthesis. DNA synthesis initiates at specific sites and requires primer and other proteins. DNA polymerases elongate DNA strand in the 5'→3' direction at the presence of dNTP, primer and Mg^{2+}. DNA synthesis stops at termination region.

Reverse transcription is a process of RNA directed DNA synthesis, catalyzed by reverse transcriptase. RNA strands serve as templates for DNA synthesis with dNTP as substrates. The new DNA strand is complementary to its RNA template.

DNA damage is often caused by spontaneous mutation and environmental agents. There are multiple systems for DNA damage repair. Proofreading activity of DNA polymerases can correct the errors in DNA replication. DNA damage caused by environmental agents is repaird by other systems, such as excising system, recombination event or SOS repair.

当 Watson 和 Crick 提出 DNA 双螺旋结构模型时（1953 年），他们就意识到碱基配对原则可能对遗传信息传递具有重要的意义。现代科学证明，遗传的物质基础是核酸，而且主要是 DNA。在生物界中，物种通过其自身基因组准确、完整的复制将其中蕴藏的生物遗传信息忠实地传给子代，以保证物种的延续。同时，在基因组复制过程中偶尔也会发生突变和序列重排，从而导致生物进化。基因组核酸的复制主要有四种形式，即 DNA 复制、通过 RNA 中间体的 DNA 复制（反转录作用）、RNA 复制、通过 DNA 中间体的 RNA 复制。原核生物基因组、真核生物基因组和多数 DNA 病毒基因组通过 DNA 复制完成基因组复制，少数 DNA 病毒通过 RNA 中间体复制其基因组 DNA。许多 RNA 病毒通过 RNA 复制完成其基因组复制，逆转录病毒则是通过 DNA 中间体复制其基因组 RNA。有许多因素可以造成 DNA 损伤；损伤的 DNA 可以通过修复合成，即校正错误的序列，继续进行正确的合成反应，以保证DNA结构的稳定性。

第一节 DNA 的复制

Section 1 DNA REPLICATION

在细胞分裂过程中，以亲代DNA为模板合成子代DNA分子的过程称为DNA复制（DNA

replication)。当 Watson 和 Crick 提出 DNA 双螺旋结构模型时，就揭示了 DNA 双链中碱基配对法则，即 A 与 T 配对，C 与 G 配对，所以一条 DNA 链的碱基序列可以准确地决定其互补链的序列。在 DNA 合成时，DNA 双链中的每一条链都可以作为模板，指导合成两个结构完全相同的子代 DNA 分子。

一、DNA 复制的特征 Features of DNA Replication

（一）DNA 的半保留复制

在 DNA 进行复制时，子代 DNA 链是根据碱基互补原则合成的。确定复制后子代 DNA 双链的组成可判断 DNA 复制方式。关于复制完成后子代 DNA 的双链组成曾经有两种假设，一是旧链与新链互补形成子代 DNA 分子，二是旧链与旧链/新链与新链互补形成子代 DNA 分子。

Watson 和 Crick 提出 DNA 双螺旋结构模型时曾经推测，在 DNA 复制时，DNA 双链中的互补碱基之间的氢键断裂，解为两条单链，每一条单链均可作为模板，按碱基互补原则合成互补链。新合成的两个子代 DNA 分子与亲代 DNA 分子是完全一样的。在子代分子中各有一条单链来自亲代，另一条是新合成的。这就是半保留复制（semi-conservative replication）假说。对 DNA 复制方式的另一种推测是，以亲代 DNA 的两条链为模版合成互补链后，在组成两个子代分子时，一个子代分子完全由亲代的两条母链组成，而另一个子代分子则由新合成的两条子链组成，即全保留复制（conservative replication）假说。

1957 年，Meselson 和 Stahl 证明，DNA 的复制方式为半保留复制模式。他们以大肠杆菌（*E. coli*）作为实验材料。*E.coli* 可利用 NH_4Cl 作为氮源合成DNA。将细菌置于以 ^{15}N–NH_4Cl 为唯一氮源的培养基（重培养基）中培养15代（每一代约 20 ～ 30 分钟），分离出的 DNA 是含 ^{15}N 的“重”DNA。然后，将细菌转移到含有 ^{14}N-NH_4Cl 作为唯一氮源的培养基（轻培养基）中培养，新合成的DNA将有 ^{14}N 的参入。在培养不同时间收集细菌、提取 DNA 进行氯化铯（CsCl）密度梯度离心分析。实验结果表明，细菌在重培养基中生长繁殖时合成的 ^{15}N-DNA 集中分布在高密度带；转入轻培养基中繁殖两代，在第一代时得到一条中密度带，提示其为 ^{15}N-DNA 链与 ^{14}N-DNA 链的杂交分子；在第二代时可见中密度和低密度两个区带，表明它们分别为 ^{15}N-DNA链/^{14}N-DNA链、^{14}N-DNA 链/^{14}N-DNA 链的组成的分子。随着在轻培养基中培养代数的增加，低密度带增强，而中密度带保持不变。这一实验结果符合半保留复制方式（Fig. 12-1）。

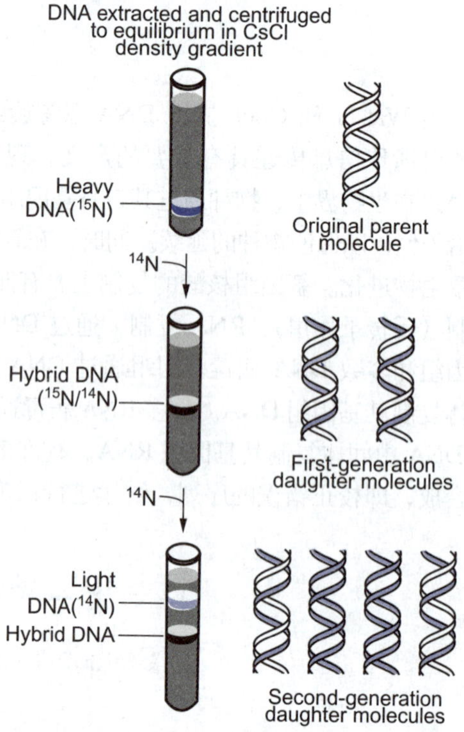

Fig. 12-1 The Meselson-Stahl experiment

为证明第一代杂交分子确实是 ^{15}N-DNA

链/^{14}N-DNA 链组成的 DNA，将杂交分子经 100℃加热变性，再对变性前、后的 DNA 分别进行 CsCl 密度梯度离心。变性前密度梯度离心仅得一条中密度带；变性后则分为两条带，即高密度带和低密度带。结果说明杂交分子中一条为 ^{15}N-DNA 链，另一条为 ^{14}N-DNA 链，进一步证实了 DNA 的半保留复制。

因为 DNA 分子中两股单链有碱基互补关系，所以由一股链可以确定其对应链的碱基序列，遗传信息按这种方式忠实地从亲代传给子代。

（二）DNA 复制的起始点和方向

当DNA进行复制时，在亲代分子一个特定区域内双螺旋链打开，形成一种“Y”字形的结构，称为复制叉（replication fork）（Fig. 12-2）；随后以两股单链为模板合成 DNA 新链。在复制进行过程中，复制叉不断地向前移动。

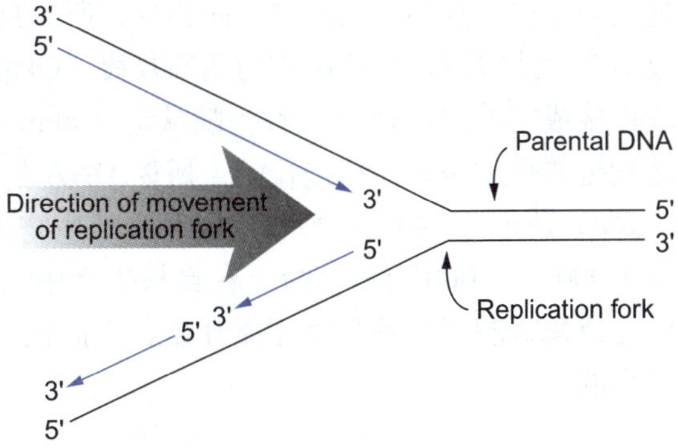

Fig. 12-2 Diagram of replication fork

1. 复制的起始点 复制是从 DNA 的特定部位——复制起始点（origin of replication，*ori*）——开始的。在原核生物中，*ori* 通常位于染色体的一个特定部位，即只有一个起始点。例如，*E.coli* 染色体是一个含有 4×10^6 碱基对（bp）的 DNA 分子，其中有一个 245 bp 的片段为复制起始点，称为 *ori* C。通过对大肠杆菌、鼠伤寒沙门氏菌及肠道产气杆菌等数十种细菌的 *ori* C 进行分析，得知它们的结构有相似之处。

真核生物的 DNA 复制是在染色体的多个特定部位起始进行的，因此具有多个复制起始点。例如，啤酒酵母（*S. cerevisiae*）的 17 号染色体中约有 400 个起始点，在每个起始点中至少有 100 ～ 200 个碱基与复制功能有关。

2. 复制的方向 在电子显微镜下，或利用放射自显影可以观察到，DNA 复制过程中形成的类似于眼睛状的结构，称为复制眼（replication eye）。复制眼的两端即复制叉。复制可以有一个复制叉，即单向复制（unidirectional replication），也可以有两个复制叉，即双向复制（bidirectional replication）。双向复制是最为常见、也是最为重要的复制方式（Fig. 12-3）。

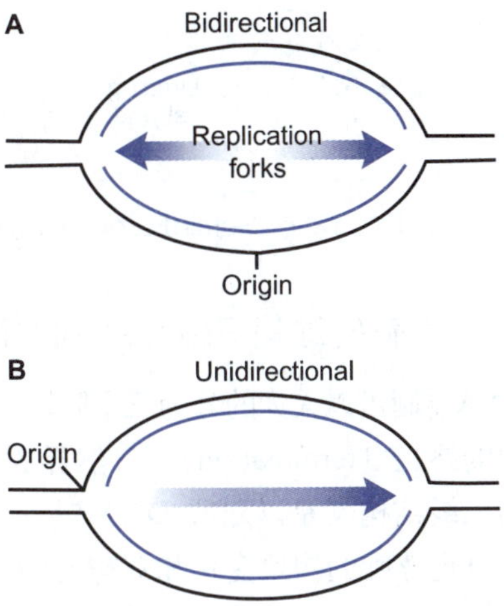

Fig. 12-3 Extension direction of newly synthesized DNA strand

（三）DNA 的半不连续复制

DNA 双螺旋的两条链是反向平行的。如果从 DNA 的一个端点出发，一条链是 5′→3′方向，另一条是 3′→5′方向，两条链都能作为模板合成新的互补链。那么，DNA合成的方向似乎是一条为3′→5′，另一条是5′→3′，其实不然。因为生物体内所有DNA聚合酶（DNA polymerase, DNA pol）的催化聚合方向只能是5′→3′，所以两条子链的合成一条是连续的，另一条是不连续的。在复制过程中，DNA聚合酶以3′→5′方向的DNA链为模板，随着复制叉向前移动，沿5′→3′方向连续合成新的互补链，称为前导链（leading strand）。但是，DNA聚合酶不能逆着复制叉移动方向连续合成另一条模板链的互补链。另一条互补链是如何合成的呢？1968年，在美国的日本学者冈崎等利用电子显微镜和放射自显影技术，观察到DNA复制过程中存在不连续复制现象。因为以5′→3′方向的亲代DNA链为模板、新合成的互补DNA链延伸方向与复制叉的前进方向相反，所以只能随着复制叉的移动、分阶段沿5′→3′方向合成多个短片段，这些片段称为冈崎片段（Okazaki fragment）。然后，由DNA连接酶将冈崎片段连接成完整的DNA链，称为随从链（lagging strand）。由于前导链的合成是连续进行的，而随从链的合成是不连续进行的，所以DNA的复制是半不连续复制（semi-discontinuous replication）（Fig. 12-4）。在原核生物和真核生物中，冈崎片段的长短有所不同：在原核生物中约为1 000 ~ 2 000个核苷酸，在真核生物中约为100 ~ 200个核苷酸。另外，随从链的合成要等待模板解开足够长度才能开始，因此比前导链迟一些，所以两条互补链的合成是不对称进行的。

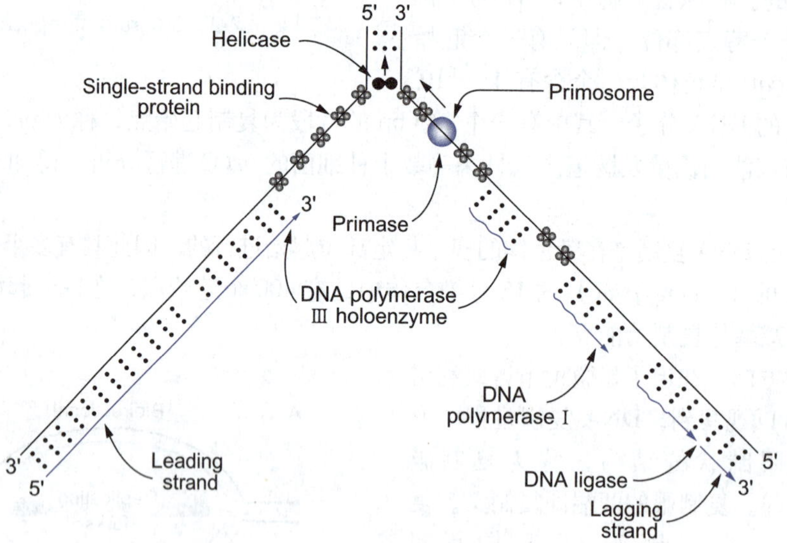

Fig. 12-4 Semi-discontinuous replication and the synthesis of lagging strand

二、复制的过程 Process of DNA Replication

DNA复制可以人为的分为三个阶段，即复制的引发（priming）、DNA链的延长（elongation）和复制的终止（termination）。自然界的绝大多数DNA分子都是以超螺旋结构存在，而且DNA分子的二级结构又是以双股DNA链形成的螺旋结构。因此在DNA复制开始前亲代DNA分子要经过超螺旋的构象变化和双螺旋的解链，将复制的模板展现出来。在复制的引发阶段，有RNA引物（primer）的合成。在引物RNA合成的基础上，进行DNA链的合成。前导链连续地合成出一条长链，随从链则合成许多冈崎片段；在切除RNA引物后、DNA链又继续合成填补缺口、随后相邻DNA片段连接成为一条长链。复制叉行进到一定部位就停止前进，DNA合成停止，最后前导链与随从链分别与各自的模板形成两个子代DNA分子，至此复制过程完成。原核生物与真核生物的 DNA 复制有所不同，但是它们都需要在复制开始前，进行 DNA 链的解旋和双链的解链。

（一）DNA 螺旋的构象变化和解链

Watson 和 Crick 在提出 DNA 双螺旋结构时指出，双螺旋的每一条 DNA 链都可以作为模板合成一条与其互补的DNA链，从而形成两条与其完全相同的子链。根据这一推测，人们首先提出的问题是：DNA分子只有在松弛螺旋、解开双链、使碱基暴露后，才能在DNA聚合酶催化下以 DNA 为模板按碱基互补原则进行复制。那么，在复制过程中 DNA 双螺旋如何解旋将双链打开？按照每10个碱基一个螺旋推测，仅大肠杆菌的基因组DNA就有几十万次螺旋。很难想像在 DNA 进行复制时这些螺旋如何打开。为此人们在最初甚至对 DNA 双螺旋的模型发生质疑。1954 年，Delbrück 首次提出“断裂 – 连接”模型（breakage-and-reunion model），试图解释 DNA 双螺旋的解旋过程。但是直到 20 世纪 70 年代末拓扑异构酶被发现之后，人们才对这一过程有了真正的了解。目前已知参与松弛螺旋、解链的酶和蛋白质主要有拓扑异构酶、解链酶及DNA单链结合蛋白等。

1. 拓扑异构酶　DNA 具有拓扑性质。拓扑性质是指物体或图像作弹性移动而又保持物体不变的性质。碱基序列相同、但连环数 / 拓扑环绕数不同的两个双链 DNA 分子称为拓扑异构体。能催化DNA拓扑异构体互变的一类酶称为拓扑异构酶（topoisomerase, Topo）。在DNA复制时，复制叉行进的前方DNA分子部分产生正超螺旋，拓扑异构酶可以使其松弛，还可以引入负超螺旋，有利于复制叉的行进及DNA的合成。在复制完成后，拓扑异构酶又可以将DNA分子引入超螺旋，有利于DNA缠绕、折叠、压缩以及形成染色质。拓扑异构酶有多种，主要有两类，一类是拓扑异构酶Ⅰ（TopoⅠ）(Fig. 12-5)，另一类是拓扑异构酶Ⅱ（TopoⅡ）(Fig. 12-6)，它们广泛存在于原核生物及真核生物中。

（1）拓扑异构酶Ⅰ　TopoⅠ能使超螺旋松弛。其作用机制是：①切断 DNA 双螺旋中的一股，酶与 DNA 断端结合形成磷酸酪氨酸键；②互补链通过缺口；③断端连接，使双股的单环DNA转变成松弛的双链环。作用结果使分子内张力释放，DNA 解链旋转时不致于缠结。TopoⅠ催化的反应不需要 ATP。原核生物 TopoⅠ对负超螺旋的松弛作用要大于对正超螺旋的作用；真核生物的 TopoⅠ则对去除正超螺旋和负超螺旋均有作用。

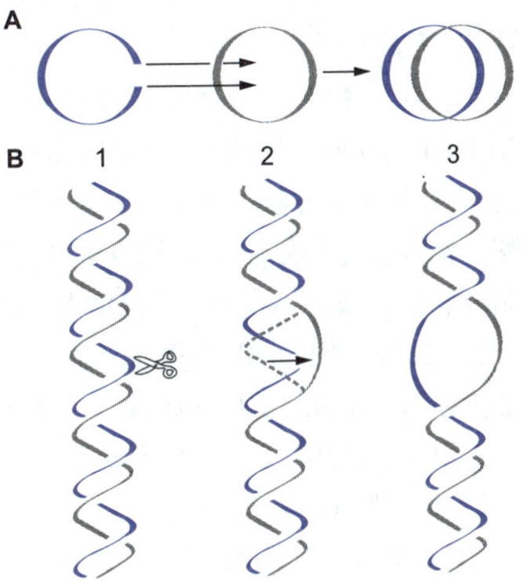

Fig. 12-5　Effects of topoisomerases Ⅰ

（2）拓扑异构酶Ⅱ　TopoⅡ是在大肠杆菌中发现的，又称旋转酶（gyrase），它的作用特点是可以切开环状双链DNA的两条链。有两个α亚基和两个β亚基。α亚基具有磷酸二酯酶活性，β亚基具有DNA依赖的ATP酶活性。TopoⅡ在无ATP时，切断处于超螺旋状态DNA

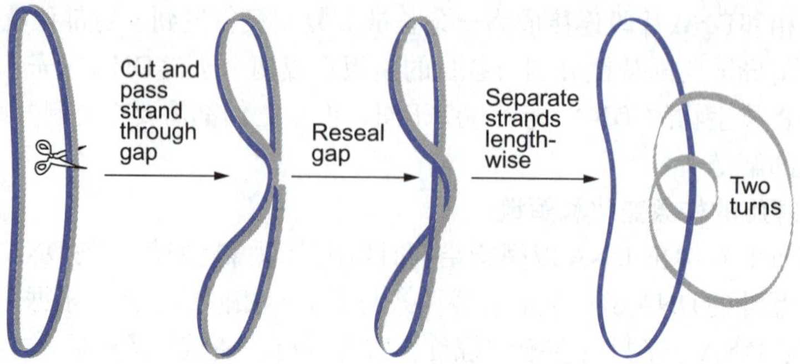

Fig. 12-6 Effects of topoisomerase Ⅱ

分子某一部位的两条链，末端的DNA双链穿过缺口，使超螺旋松弛；有ATP时，水解ATP提供能量，使已松弛的DNA分子转变为负螺旋，增加超螺旋的稳定性。此外Topo Ⅱ还具有环连或解环连，以及打结和解结的作用。

2. DNA 解链酶　DNA 解链酶（DNA helicase）的作用是解开DNA双链，需要有ATP为能源。解链酶有多种，包括大肠杆菌解链酶Ⅱ、Ⅲ，大肠杆菌 Rep 蛋白等。复制时大部分解链酶可以沿着随从链的模板以 5′→ 3′方向随复制叉的前进而移动，并连续地解开DNA 双链。只有 Rep 蛋白是沿着前导链的模板以 3′→ 5′移动。Rep 蛋白在初发现时被称为复制蛋白 Rep，后来发现它在有 ATP 存在时能解开 DNA 双链，每解开 1 对碱基，需消耗 2 分子 ATP，因而又定名为解链蛋白。在DNA 复制时，Rep 蛋白与一些解链酶分别在两条 DNA 模板链上协同作用，使 DNA 双链得以解开（Fig. 12-7）。

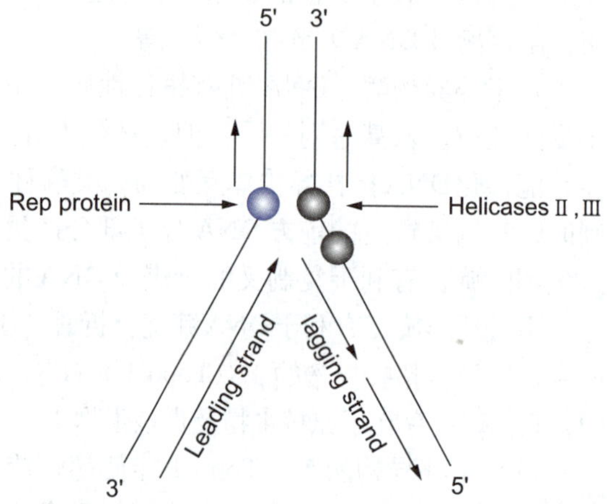

Fig. 12-7 Coordinate effect of helicase and Rep protein

3. 单链结合蛋白　单链结合蛋白（single strand binding protein, SSB）又称 DNA 结合蛋白（DNA binding protein, DBP），在原核和真核细胞中均有发现，它能与解链酶解开的 DNA 单链紧密结合，维持单链状态，以利于其发挥模板作用。一分子 SSB 可以覆盖 DNA 单链上 7 ~ 10 个核苷酸。SSB 还能与复制新生的DNA单链结合，保护其免被核酸酶水解。SSB 在复制过程中，可以循环利用，发挥其保护单链DNA的作用。

（二）原核生物 DNA 的复制

如上所述，DNA复制开始前，在拓扑异构酶的作用下，DNA的拓扑构象有所变化；在解链酶的作用下，DNA双链解开为两条单链，SSB结合在单链模板上保护其免于被核酸酶水解，复制才能开始进行。在复制过程开始时，要经过引发阶段，然后才能进入 DNA 的合成。

1. 引发　DNA 复制开始时，先要经过引发阶段，即引物 RNA 的合成。前导链的引发比较简单，在引发酶的催化下，合成一个短的 RNA 引物（primer）（10 ~ 60 个核苷酸），继而从 RNA 引物的 3′末端开始连续地进行 DNA 链的合成。因为随从链的合成是不连续的，所以引发阶段复杂，有多种蛋白及酶的参与。

（1）起始复合物的形成　原核生物（如 *E.coli*）DNA 的复制是从固定的复制起始点 *ori* C 开始的。大肠杆菌 *ori* C 的 DNA 片段约含 245 bp，其中有两个区域在复制起始中起关键作用，一处是 9 个核苷酸的 4 次重复结构，另一处是 13 个核苷酸的 3 次重复序列（Fig. 12-8）。*ori* C 中 9 核苷酸重复序列可被 DnaA 蛋白识别并结合，形成含有 20～30 亚基的起始复合物（initiation complex）。与 9 核苷酸重复序列结合的 DnaA 可促使 *ori* C 中的 13 核苷酸重复序列局部发生解链，形成解链复合物。这一过程的确切机制尚不清楚。由于 DnaA 并不具有解链的酶活性，推测可能与 DnaA 结合后引入的扭转力有关。

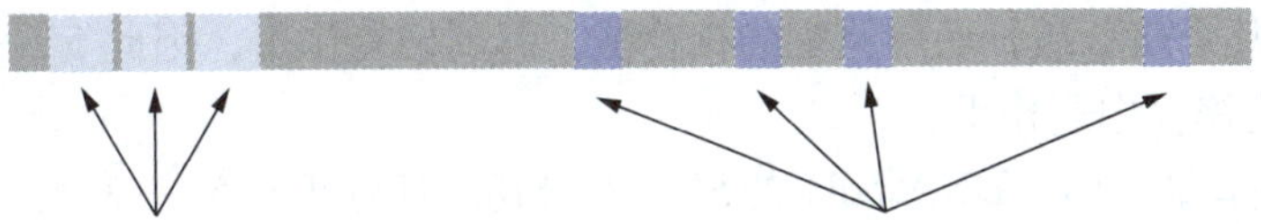

Fig. 12-8　A diagram for the *Ori* C structure of *E. Coli*

（2）引发前体的形成　引发前体（prepriming complex）包含多种蛋白质因子。ϕX174 DNA 复制时，其引发前体中至少有 6 种因子 PriA, PriB, PriC, DnaB, DnaC 及 DnaT 等。与 9 核苷酸重复序列结合的 DnaA 引导了另外两种蛋白质 DnaB/DnaC 的复合物进入局部解链区，形成引发前体复合物。DnaC 的作用短暂，很快从引发前体复合物上脱落，它的作用可能是协助 DnaB 的结合。DnaB 是一种解链酶，能使双链 DNA 进一步解链。解链是一种高速的反向旋转，其下游势必发生打结现象，此时 DNA 拓扑异构酶起到调节作用，促进复制叉前方的 DNA 不断解链。双链解开后，SSB 结合到开放的单链上，起稳定和保护单链模板的作用，同时有利于参与 DNA 链延长的各种酶结合到打开的单链上，开始 DNA 复制过程的延长阶段。

（3）引物的合成　复制过程需要引物，引物是由引物酶（primase, 即 DnaG 蛋白）催化合成的短链 RNA 分子。引物酶是一种特殊的 RNA 聚合酶，它不同于催化转录过程的聚合酶。高度解链的模板和 DnaB/DnaC 蛋白复合体促进引物酶加入进来，形成引发体（primosome）。引发体的蛋白质部分在 DNA 链上可以移动，并需要 ATP 供给能量。引发体到达适当位置后，以 4 种 NTP 为原料，以解开的 DNA 链为模板，按 5′→3′方向合成 RNA 引物。不同生物 RNA 引物的长短不同，从十数个至数十个核苷酸不等。引物上游的 3′-OH 成为进一步合成 DNA 的起点。

2. DNA 链的延长　DNA 链的延长是在 DNA 聚合酶（DNA polymerase, DNA pol）催化下，以 4 种三磷酸脱氧核苷（dNTP）为原料进行的聚合反应。聚合反应自引物的 3′-OH 端开始，以 5′→3′方向逐个加入 dNMP，脱下焦磷酸 PP_i，使 DNA 链得以延长。原核生物 DNA 链的延长速度很快，在大肠杆菌中以每秒 500 个脱氧核苷酸聚合速度进行。有几种不同的 DNA 聚合酶和连接酶参与 DNA 复制过程中链的延长，下面分别进行介绍。

（1）DNA 聚合酶 I　DNA pol I 的全称是依赖 DNA 的 DNA 聚合酶（DNA dependent DNA polymerase）。50 年代末，Kornberg 首次从大肠杆菌中提取出 DNA pol I，并在实验中证实加

入模板、引物和底物，提取出来的DNA聚合酶可催化新链DNA的生成。这是一个具有重大意义的发现。当时曾把这种酶称为复制酶（replicase），以后随着其他种类DNA聚合酶的发现，这种最先发现的酶就被称为DNA pol I。DNA pol I 有三种功能：① 5′→3′聚合作用，即在模板指导下，以dNTP为原料，在DNA或引物RNA的3′-OH末端逐个加上脱氧单核苷酸，形成3′,5′-磷酸二酯键，使DNA链沿5′→3′方向延伸；② 3′→5′外切酶活性，即能从DNA链的3′端开始沿3′→5′方向进行水解反应，产生5′单核苷酸。在DNA复制时，当3′末端出现错配的碱基时，DNA pol I 的3′→5′外切酶活性能识别和切除错配的碱基，纠正复制过程中的错误，保证DNA复制的正确性，因而具有校对（proofreading）功能，这种功能对保证DNA复制的准确性具有重要的作用；③ 5′→3′外切酶活性，即能从5′→3′方向水解DNA链，产生5′单核苷酸。DNA复制过程中的RNA引物切除就是由该酶的5′→3′水解活性完成的。另外，它还能跳过几个核苷酸，切除错配的核苷酸，起到修复作用，因此5′→3′外切酶活性可能在DNA的损伤修复中起作用。

当DNA单链有缺口时，DNA pol I 的5′→3′外切酶活性可与5′→3′聚合活性同时发生作用。切口处产生的3′末端可作为引物，在DNA pol I 的5′→3′聚合活性的催化下，以互补的DNA单链为模板，依次将dNTP连接到切口的3′-OH末端，合成新的DNA单链；同时DNA pol I 的5′→3′外切酶活性在切口处将旧链从5′逐步切除，所以缺口沿着合成方向在DNA分子上移动，这种移动称为缺口平移（nick translation）（Fig. 12-9），是分子生物学中一项重要的实验技术。

用特异的蛋白酶可将DNA pol I 水解为大、小两个片段。小片段具有5′→3′外切酶活性，大片段（又称为Klenow片段）具有3′→5′外切酶活性和聚合活性（Fig. 12-10）。Klenow片段是进行分子生物学研究的常用工具酶。

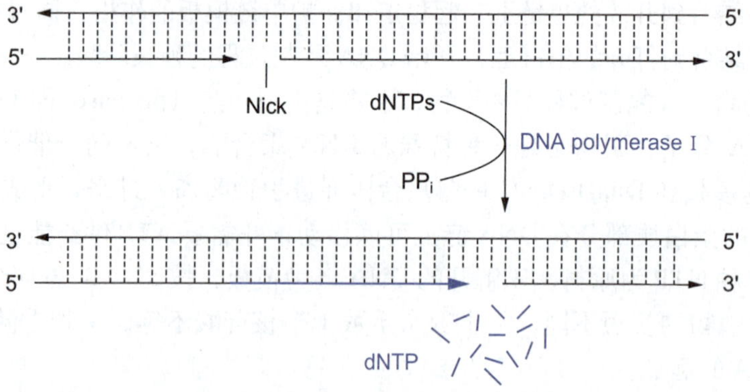

Fig. 12-9　A diagram for nick translation

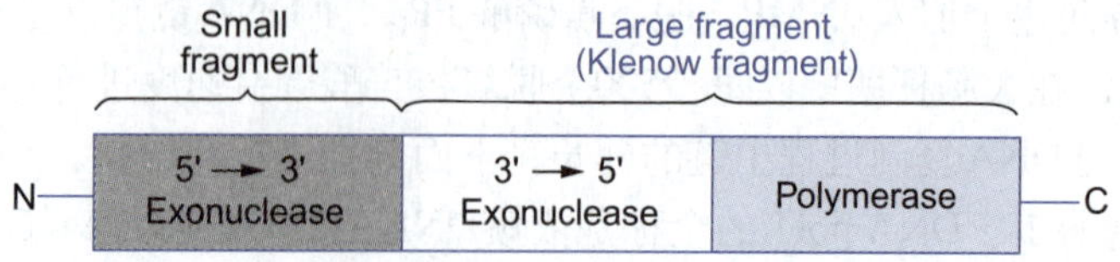

Fig. 12-10　Enzymatic domains of DNA polymerase I

DNA pol I 的聚合反应可以连续进行，但 DNA 链延长 20 个核苷酸后，酶就脱离了模板，故反应属于中等程度的连续聚合反应。DNA pol I 催化的聚合反应速度慢，每秒钟约加入10个核苷酸。因此，DNA pol I 在*E.coli*的主要功能不是催化DNA的复制，而是切除引物，填补冈崎片段间的空隙以及 DNA 损伤的修复。

1969 年，DeLucia 和 Cairns 分离到一株 *E.coli* 突变株，其 DNA pol I 的活性仅为正常大肠杆菌的1%。这株突变菌的生长速度与正常菌无明显差异，但是在紫外线照射后，突变菌极易死亡。他们推测突变菌DNA复制功能正常，但DNA损伤后的修复机制缺失。这就意味着DNA pol I 在DNA合成过程中的聚合作用可能是次要的，而它的外切酶活性在DNA损伤修复中发挥主要作用。他们提出可能有不同于 DNA pol I 的聚合酶的存在，负责 DNA 合成过程中的聚合反应。这一推测随后导致了 DNA 聚合酶Ⅱ和Ⅲ的发现。

(2) DNA聚合酶Ⅱ　DNA聚合酶Ⅱ（DNA polⅡ）具有 5′→3′ DNA 聚合酶活性及 3′→5′ 外切酶活性，只是在没有pol I 和polⅢ的情况下起作用。它在体内的生物学功能还不完全清楚，可能与 DNA 的损伤、修复有关。

(3) DNA聚合酶Ⅲ　DNA聚合酶Ⅲ（DNA polⅢ）是由 10 种亚基组成的不对称二聚体(Fig. 12-11)。这 10 种亚基分别为 α、ε、θ、τ、δ、δ′、β、γ、χ 及 ψ，其中 α、ε 和 θ 组成核心酶，α亚基具有催化合成DNA的功能，ε 亚基有 3′→5′ 外切酶活性；θ 则为装配所必需。两边的β亚基起着夹住模板又能使酶沿模板链滑动的作用。其余的亚基通称为 γ 复合物，可能协同 β 亚基发挥作用。

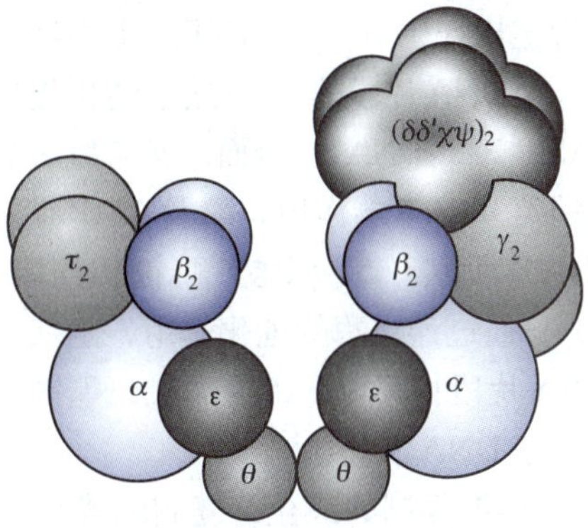

Fig. 12-11　A model for holoenzyme of DNA polymerase Ⅲ

DNA pol Ⅲ催化的聚合反应具有高度连续性，可沿模板连续地移动，一般在加入 5 000 个以上的核苷酸后才脱离模板，因此其催化的聚合反应速度快，大约每秒加入 150 个脱氧核苷酸，在原核生物细胞内是真正起复制作用的酶。其 3′→5′ 外切酶活性可阻止错误核苷酸的进入或除去错误的核苷酸，然后连续加入正确的核苷酸，因而具有编辑和校对功能。pol Ⅲ 与 pol I 协同作用可使复制的错误率大大降低，从 10^{-4} 降为 10^{-6} 或更低。

DNA polⅢ 可以分别催化前导链和随从链的合成，自引物的3′-OH端开始，沿5′→3′方向逐个地加入脱氧核苷酸，使 DNA 链延长(Fig. 12-12)。复制叉前进时，前导链几乎可以

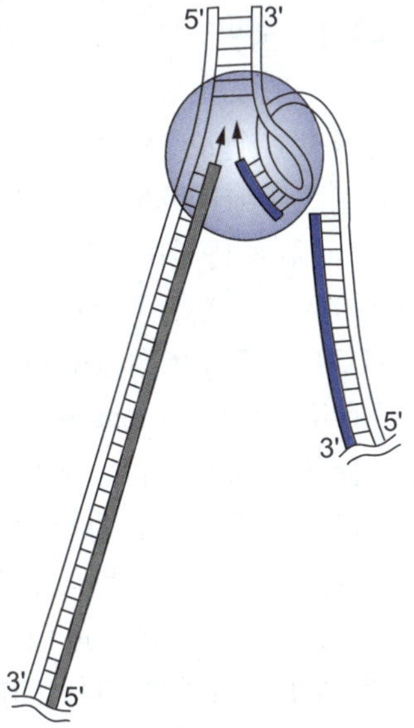

Fig. 12-12　Coordinated DNA synthesis between leading and lagging strands

不间断地延长，而随从链是分段（冈崎片段）合成的。合成冈崎片段时，随从链的模板先形成一个环形结构，DNA pol Ⅲ 全酶二聚体中的另一个亚单位与其结合并发挥催化作用。由于模板的成环，使得随从链片段在 5′→3′合成时也保持了与复制叉行进方向一致。当 DNA 链延长至下一个引物前方的 5′末端时，模板被释放，模板上的环形结构消除，合成出的随从链片段 5′→3′方向转变为与复制叉行进方向相反。在合成下一个片段时，模板再次成环进行复制。当合成的片段接近前方片段时，DNA pol Ⅰ 发挥5′→3′外切酶功能，切除引物，同时发挥催化 5′→3′方向的聚合作用，继续延长 DNA 链，填满切除引物后形成的空隙。最后，DNA 连接酶通过生成磷酸二酯键将两个片段连接起来，封闭缺口，成为完整的随从链。

（4）DNA 连接酶　DNA 连接酶（DNA ligase）能催化相邻 DNA 片段的 3′–OH 与 5′–磷酸形成磷酸二酯键。连接反应机制涉及酶–腺苷酸复合物、DNA–腺苷酸复合物形成，因而需要ATP或NAD^+参与。连接酶先与ATP作用，以共价键相连生成“酶-AMP”中间体。中间体与一个DNA片段的5′-磷酸末端相连接形成“酶-AMP-P_i-5′-DNA”。继而，又与另一个DNA片段的3′–OH末端作用，酶及AMP脱下，两个DNA片段以3′,5′-磷酸二酯键相连接（Fig. 12-13）。通过连接酶的催化作用，随从链的各个 DNA 片段均可以 3′,5′- 磷酸二酯键连接，生成一条 DNA 长链。

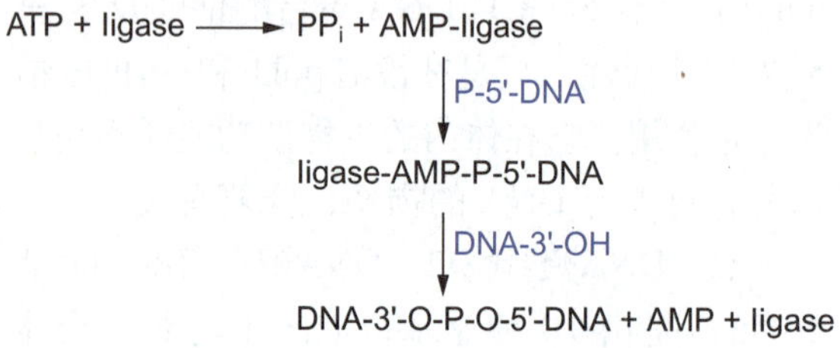

Fig. 12-13　Ligation reaction

3. DNA 复制的终止　复制的终止与 DNA 分子的形状有关。对于线性 DNA，当复制叉到达分子末端时，复制即终止。一般说来，DNA 链复制的终止不需要特定的信号。对于环状 DNA，其复制形式多为双向复制，两个复制叉向不同方向行进 180°，同时到达一个特定部位，也可能其中一个复制叉先到达此处停止，“等待”另一个移动较慢的复制叉，先行到达的复制叉并不会越过这一特定部位继续复制，这意味着此处有一个特异的终止信号。大肠杆菌的两个复制叉的终止一般发生在位于 *ori* C 的相对处的区域，称为终止区（termination region, *ter*）。目前已发现至少 6 个 *ter* 序列，分别称为 *ter*E、*ter*D、*ter*A 和 *ter*C、*ter*B、*ter*F, 它们分别位于复制叉汇合点两侧约100kb处，*ter*E、*ter*D、*ter*A是一个复制叉特异的终止位点，*ter*C、*ter*B、*ter*F是另一个复制叉特异的终止位点，先行到达的复制叉必须越过另一个复制叉的终止位点才能到达自己的终止位点（Fig. 12-14）。6 个 *ter* 序列中都含有 1 个 20bp 的共有序列（GTGTGGTGT）。Tus 蛋白（terminus utilization substance）识别和结合于终止位点的 20bp 共有序列，具有反解旋酶（contra-helicase）活性，能阻止 DnaB 蛋白的解旋作用，从而抑制复制叉的前进，促使复制的终止。DNA复制完成后，又可在拓扑导构酶的作用下，将DNA分子引入超螺旋结构，进行进一步的装配。

DNA复制过程非常复杂，有多种酶和蛋白质的参与，各自发挥不同的作用。现将参与 *E.coli* DNA 复制过程的酶与蛋白总结于表 12-1 ~ 12-2。

（三）真核生物染色体 DNA 的复制

基本上与原核生物相似，但是更为复杂。真核生物DNA的结构形式有一些特点：首先，真核生物 DNA 分子较大，通常在 10^8 到 10^9 bp 以上，而原核生物 DNA 分子较小，一般在

表 12-1　*E.coli* DNA 聚合酶

	pol Ⅰ	pol Ⅱ	pol Ⅲ
5′→3′聚合作用	+	+	+
3′→5′外切酶活性	+	+	+
5′→3′外切酶活性	+	-	-
构成（亚基数）	1	≥4	≥10
分子大小（$\times 10^3$）	103	88	830
聚合速度（核苷酸/秒）	16～20	40	250～1000
分子数/细胞	300		20
功能	去除引物、填补空隙、修复合成	损伤修复	复制

表 12-2　*E.coli* DNA 复制相关的主要蛋白

蛋白质名称	功　能	分子质量（M_r）	分子数/细胞
解链酶	开始解链	300 000	20
引发酶	合成引物	60 000	50
Rep 蛋白	解开双链	65 000	50
单链结合蛋白（SSB）	稳定单链区	75 600	300
DNA 聚合酶Ⅲ	合成 DNA	900 000	20
DNA 聚合酶Ⅰ	切除引物、填补空隙	103 000	300
DNA 连接酶	连接 DNA 片段	74 000	300

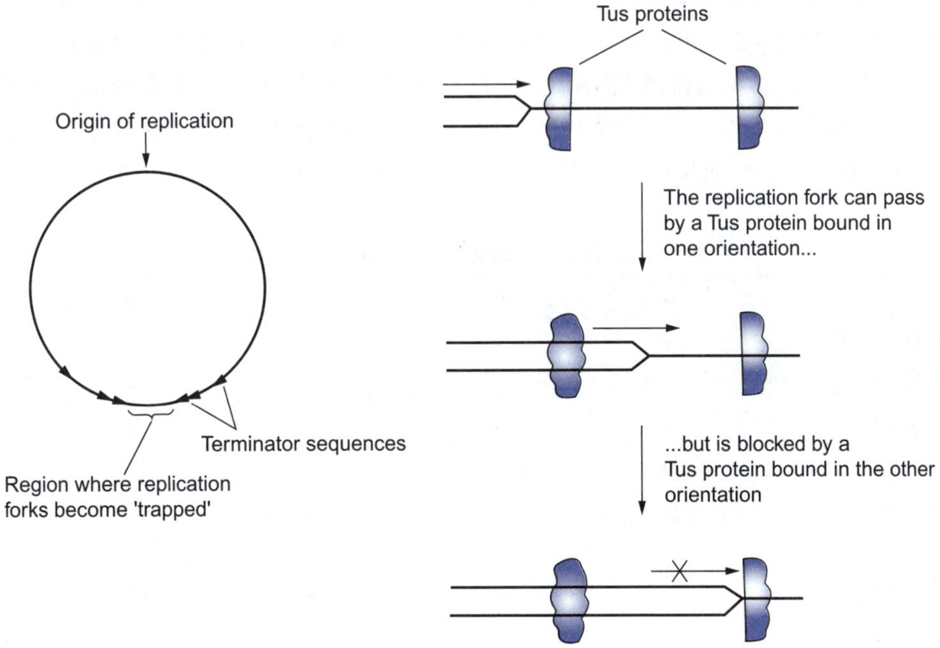

Fig. 12-14　Termination of DNA replication in *E.Coli*

10^6 bp 左右；其次，与原核不同，真核生物的 DNA 与组蛋白紧密结合，以染色质核小体的形式存在，DNA复制时需将核小体解开，因而减慢了复制叉行进的速度。真核生物的DNA复制还有其他一些特点，将从下面几个方面进行介绍。

1. 复制起始点及方向　原核生物的线性DNA复制通常是从一个特定的复制起始点开始，即只有一个起始点，而且是形成一个复制叉进行单向复制；真核生物染色体上有多个复制起始点，它们相距约 30 ~ 300kb，两个起始点之间的DNA片段称为一个复制子（replicon）。真核生物可以在几个复制点上同时进行复制，而且是形成两个复制叉进行双向复制。例如，人的染色体上平均有 100 个复制点，可以同时在 200 个复制叉上进行 DNA 的复制。尽管真核生物 DNA 分子很大，由于复制点多、双向复制，总体上仍可快速进行 DNA 合成。

根据真核生物DNA复制速度推算，如果所有复制子同时开始复制的话，在一小时内基因组就可以复制完毕。事实上，典型的体细胞 DNA 合成期（S 期）可持续 6 个小时以上。也就是说，在S期的不同时间有不同的复制子进行复制起始。这种选择性的起始机制仍在探讨之中。

2. DNA 聚合酶　真核生物 DNA 聚合酶有 α、β、γ、δ 及 ε 五种，都具有 5′→ 3′聚合活性（表 12-3）。其中 pol α 具有引物酶和聚合酶的活性，通过合成冈崎片段和起始 DNA 参与 DNA 链合成的引发。pol α 不具有外切酶活性，因此无法修补合成过程中出现的错误。pol δ在增殖性细胞核抗原（proliferating cell nuclear antigen, PCNA）及复制因子C（replication factor C，RFC）的存在下取代 pol α，延伸起始 DNA、催化 DNA 链的延长及填补切除引物后的空隙。PCNA 是一种细胞周期蛋白，在增殖细胞的细胞核内大量存在，具有类似于大肠杆菌 pol Ⅲβ 亚基样的结构和功能，可以有效地增强 DNA pol δ 催化合成的效率及连续性。RFC 有装载 DNA pol δ 和 PCNA 的作用。DNA pol ε 的性质与 pol δ 有相似之处。但是 pol ε 催化的聚合作用不受 PCNA 的影响。在某些情况下，它可以代替 pol δ 起作用，例如在 DNA 损伤时，催化修复合成。DNA pol δ 和 ε 都具有 3′→ 5′外切核酸酶活性，可能具有修复和校正作用。pol γ 存在于线粒体，参与线粒体 DNA 的复制。真核生物 DNA 聚合酶的聚合速度比原核生物 DNA 聚合酶的聚合速度慢，大约为 50 个核苷酸 / 秒，仅为原核生物的 1/10。但真核生物 DNA 聚合酶的分子数量多，一般超过20 000个分子，而大肠杆菌中的DNA聚合酶仅有几十个分子。

表 12-3　真核生物 DNA 聚合酶

	α	β	γ	δ	ε
5′→ 3′聚合作用	+	+	+	+	+
3′→ 5′外切酶活性	−	−	+	+	+
构成（亚基数）	4	4	4	2	5
分子大小（× 10^3）	300	36 ~ 38	160 ~ 300	170	250
细胞内定位	核	核	线粒体	核	核
抑制作用					
双脱氧胸苷	−	+	+	弱	弱
真菌二类萜烯	+	−	−	+	+
功能	引发	修复	复制	复制	修复

近年研究表明，真核生物DNA复制过程中冈崎片段与前导链的合成起始机制明显相似，都是由 pol α 合成 RNA 引物及起始 DNA，形成 RNA–DNA 引物，然后由 pol δ 负责延伸冈崎片段及前导链。真核生物 DNA 复制过程中 RNA 引物的长度仅约 10 个核苷酸，而原核生物的引物可长达数十个。真核生物冈崎片段长约 100 ~ 200 个核苷酸，而原核生物可达 1 000 ~ 2 000 个。真核生物 RNA 引物的切除可能是利用 RNase H1 和 FEN1（flap endonuclease）或 Dna2 解旋酶和 FEN1。DNA 聚合酶 ε 也可能在切除 RNA 引物中发挥作用。

在真核生物 DNA 复制过程中，还有复制因子 A（replication factor A, RFA；又称复制蛋白 A, replication protein A, RPA）的参与。RFA 是一种可与单股 DNA 链结合的因子，类似于原核生物的 SSB，起到保护单链 DNA 的作用。

3. DNA 复制与细胞周期　真核生物 DNA 复制与细胞周期密切相关，基因组 DNA 的复制只发生在细胞周期的合成期（S 期），在 S 期的前后有 G_1 期和 G_2 期，将 S 期与 M 期（细胞分裂期）分开（见第十九章）。另外，每个细胞周期仅进行一次DNA合成（once per cell cycle），新的DNA复制必须待细胞分裂结束后才重新开始；而原核生物DNA复制时，一个复制过程没有结束，第二个复制过程就可以开始。关于细胞周期与 DNA 复制调控参见第十九章。

4. 末端复制与端粒酶　真核生物线性 DNA 复制时，随从链合成的各片段去除引物后，由 DNA pol δ 来填补空隙。但是最后的片段去除引物后，由于 DNA pol δ 不能催化 3′→ 5′ 合成反应，以至于线性DNA末端的空隙无法补充，这样会造成子代DNA分子上有一条不完整的5′末端，DNA 链也会随不断的复制而逐渐地缩短（Fig. 12-15）。

但事实并非如此，这是因为真核生物线性染色体的末端有一种特殊结构，称为端粒（telomere），又称端区。端粒的结构中有核苷酸重复序列，该序列富含鸟嘌呤碱基，一般在一条链上是 $G_y(T/A)_x$，互补链为 $C_y(A/T)_x$；其中 Y>1，X 为 1 ~ 4。例如，人的 DNA 端粒含有 TTAGGG 重复序列。端区具有特殊的生物学作用，在端粒酶（telomerase）参与下，确保

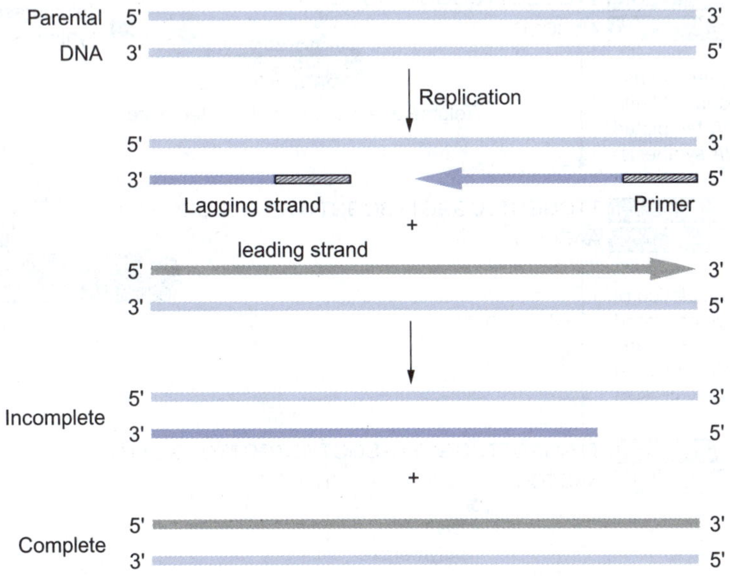

Fig. 12-15　Incomplete synthesis of linear DNA end in eukaryotes

染色体 DNA 复制的完整。端粒酶是一种由 RNA 和蛋白质组成的复合体，其 RNA 组分在不同生物中有所不同（表12-4）。在端粒合成过程中，端粒酶以其自身携带的富含胞嘧啶的 RNA 为模板合成互补链。故端粒酶可看作是一种特殊的携带模板的逆转录酶。端粒 DNA 的合成过程可分为三步：① 端粒酶结合在 DNA 的 TG 引物及端粒酶内部 RNA 模板上；② 端粒酶以 RNA 为模板，以 dGTP 和 dTTP 为原料在染色体 DNA 末端进行聚合作用；③ 伸长的 DNA 末端与RNA模板配对解开，重新定位于模板的 3′ 部位，开始下一轮的聚合作用（Fig. 12-16）。经过多次移位、聚合的重复循环，直至端区的TG链合成达到一定长度后终止。至于端区的CA链如何合成目前尚不清楚。但富含 G 的序列有一特点，它能以非标准的 G−G 配对而折叠起来，为合成端区的CA互补链提供了引物，继而进行聚合反应（Fig. 12-17）。

表 12-4　端粒酶 RNA 组成

种属	端粒序列	RNA 模板序列	RNA 大小
四膜虫	TTGGGG	CAACCCCAA	160
人	TTAGGG	CUAACCCUAAC	450
小鼠	TTAGGG	CCUAACCCU	450

研究表明，端区的平均长度随着细胞分裂次数的增加及年龄的增长而变短。端区 DNA逐

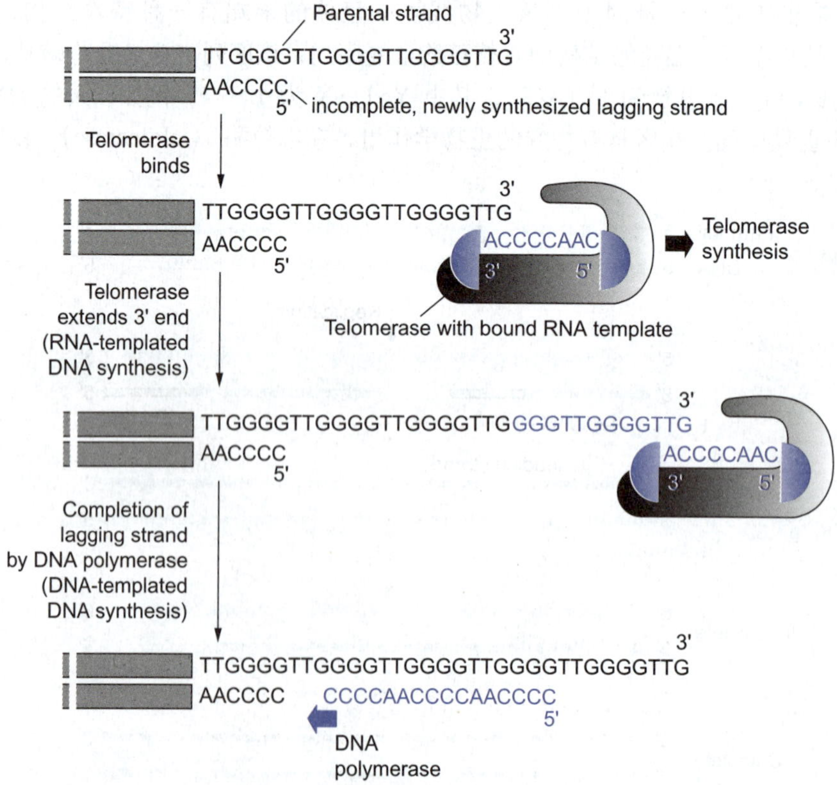

Fig. 12-16　TG strand synthesis in telomere

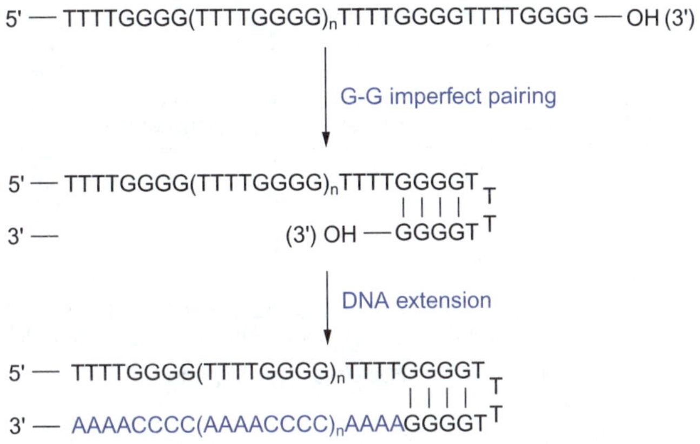

Fig. 12-17 Proposed CA strand synthesis of telomere

渐变短，导致染色体稳定性的下降，这可能是引起衰老的一个重要原因。端粒酶可以刺激细胞的分裂，其表达可促使肿瘤细胞的无限分裂。因此对端粒酶活性调节的研究对衰老、肿瘤以及增殖均有重要意义。

第二节 反转录作用

Section 2 REVERSE TRANSCRIPTION

反转录作用（reverse transcription）或称为反向转录、逆转录，是指RNA指导下的DNA合成，即以RNA为模板，利用4种dNTP为原料，在引物的3′端以5′→3′方向合成与RNA互补的DNA链的过程。大多数生物体的遗传信息储存在DNA分子中，DNA分子上储存的信息通过RNA，指导蛋白质的合成而体现其生物学功能，被视为中心法则。遗传信息从DNA转移到RNA的过程称为转录，既由DNA指导的RNA合成。这里讨论的RNA复制过程与中心法则方向相反，故称为反转录。在反转录过程中以RNA指导的DNA聚合酶称为反转录酶（reverse transcriptase）。反转录并非转录，而是一种复制形式，必须有引物存在才能完成。

一、反转录作用和反转录酶

Reverse Transcription and Reverse Transcriptase

反转录作用是从禽类肉瘤病毒（Rous sarcoma virus, RSV）中发现的。RSV是一种能引发禽类肉瘤的RNA病毒。1963年，Termin观察到RSV的增殖可被DNA合成抑制剂所阻断。于是，他推测在RSV的生活周期中可能有DNA中间产物的存在，并提出原病毒（provirus）假说。1970年，Termin在RSV、Baltimore在白血病病毒中各自发现了一种特异的酶，可催化以单链RNA为模板合成双链DNA的反应，称为反转录酶。以后发现，所有RNA肿瘤病毒中都含有反转录酶。反转录酶以病毒基因组RNA为模板，首先催化合成一条单链DNA并与模板形成DNA-RNA杂交体。杂交体中的RNA被水解后，再以单链DNA为模板，合成另一条单链DNA，后者与DNA模板结合形成双链DNA分子（Fig. 12-18）。新生成的DNA分子

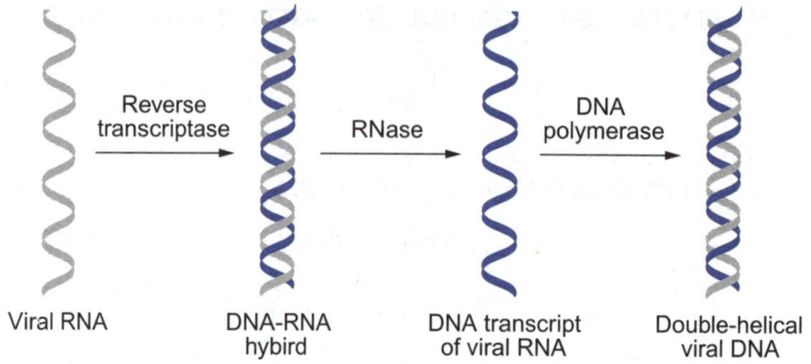

Fig. 12-18 Reverse transcription

中存在着病毒RNA基因组的遗传信息。

反转录酶由反转录病毒RNA编码，是多功能酶，具有以下活性：①具有RNA指导的DNA聚合酶活性，能和其他DNA聚合酶一样，沿5′→3′方向合成DNA。反应体系中需要Zn^{2+}的存在，并需要引物提供3′–OH，引物为存在于病毒颗粒中的tRNA；②具有RNA酶H活性，能特异性水解RNA-DNA杂交体的RNA；③具有DNA指导的DNA聚合酶活性，以反转录合成的单链DNA为模板合成互补DNA链；④ 5′末端位点特异性RNA切割酶活性；⑤整合酶（integrase）活性。

反转录酶没有3′→5′外切酶活性，因此它没有校对功能，合成的错误率相对较高，这可能是致瘤病毒较快出现新病毒株的一个原因。反转录酶的发现对于遗传工程的发展起了重要的作用，它已成为分子生物学实验中一种重要的工具酶。反转录酶以mRNA为模板催化合成互补的DNA，称之为cDNA（complementary DNA）（详见第十六章）。

二、反转录病毒 Retroviruses

反转录病毒（retroviruses）由美国的Rous博士首先发现。1911年，他从母鸡的一种肿瘤浸出液中分离到一种RNA病毒，可使小鸡产生肿瘤，命名为禽类肉瘤病毒（Rous sarcoma virus，RSV）。以后又陆续发现了其他种类的RNA肿瘤病毒，由于它们都含有反转录酶，又被称为反转录病毒。

反转录病毒颗粒有蛋白质外壳及携带遗传信息的基因组核酸—— RNA。反转录病毒的生活周期可以简单的分为两个阶段。在早期阶段，病毒感染宿主细胞，释放出病毒RNA。病毒的反转录酶以病毒RNA为模板，合成线性单链DNA，随后又以单链DNA为模板，合成互补链DNA，形成双链DNA分子。双链DNA分子可以形成环状病毒DNA，并整合到宿主细胞染色体DNA中。在病毒生活周期的后期阶段，病毒DNA经转录生成病毒基因组RNA，还可以转录生成病毒mRNA，从而翻译生成病毒蛋白质。病毒基因组RNA和病毒蛋白质组装成为子代病毒（Fig. 12-19）。

反转录病毒基因组比较小，约7 000 ~ 10 000个碱基，包含几个基因。以RSV为例，其基因组为10 000个碱基长，含有4个基因*gag*、*pol*、*env*和*sre*。其中*gag*编码4种病毒核心的结构蛋白质；*pol*编码反转录酶；*env*编码病毒外壳蛋白；*sre*编码的蛋白质是引起细胞转化和保持细胞转化状态所必需的，也就是一种癌基因（oncogene）。在基因组的两端各有长末端重

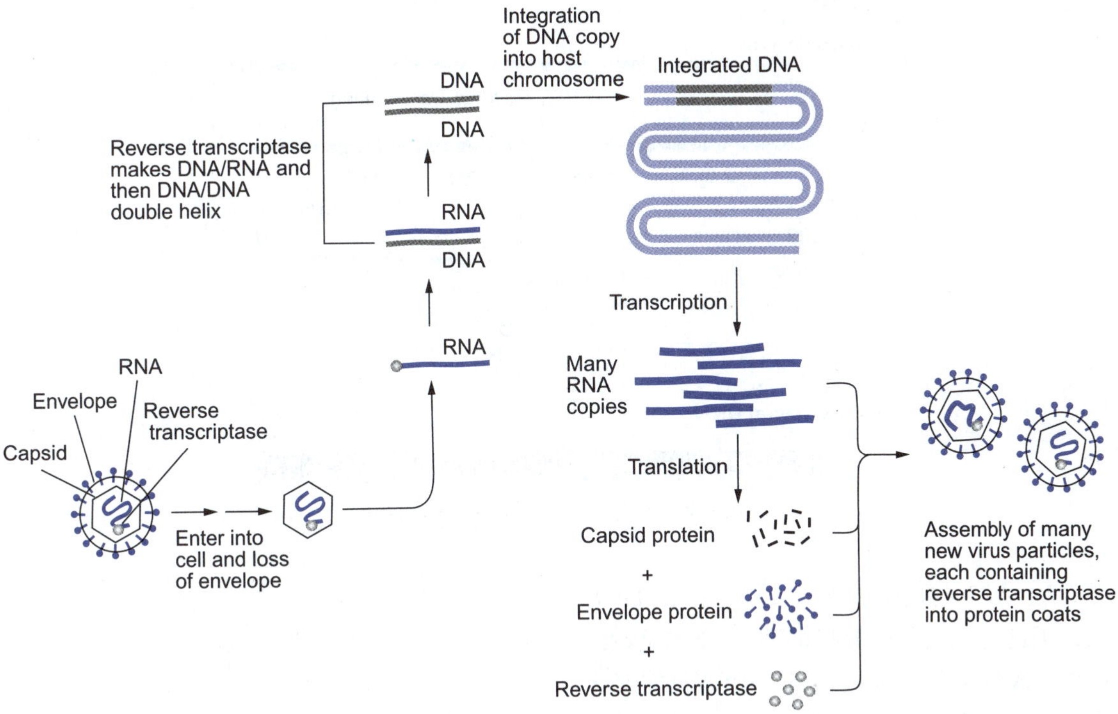

Fig. 12-19 Life cycle of retroviruses

复序列（long terminal repeat, LTR），其中含有启动子和增强子等，对反转录病毒的基因表达有调节作用。

自从在 RSV 基因组中发现癌基因后，又陆续从其他反转录病毒中发现数十种癌基因，统称为病毒癌基因（virus-oncogene, *v-onc*）。出乎意料的是，人们发现在动物细胞内也存在与 *v-onc* 同源性极高的基因，称为细胞原癌基因（proto-oncogene, *pro-onc*）。这些基因通常与动物的生长、发育及分化密切相关，在某些特定的条件下可以被激活，称为细胞癌基因（cell-oncogene, *c-onc*）。反转录病毒中的癌基因并非病毒正常结构的必需部分，而是病毒在动物体内复制时，细胞的原癌基因附加于病毒基因组，通过某种途径被活化成为癌基因。通过对反转录病毒的研究，引导出癌基因和原癌基因的发现，并推动了对癌基因编码产物的研究，例如酪氨酸激酶、生长因子及受体、G蛋白等。这些研究对揭示细胞生长调控及肿瘤发生机制具有重要意义（见第十九章）。

人类免疫缺陷病毒（human immuno-deficiency virus, HIV）也是一种反转录病毒，它可引起艾滋病（acquired immuno-deficiency syndrome, AIDS）。HIV 基因组为 9.7kb 长，结构与 RSV 基因组相似，但更为复杂（Fig. 12-20）。基因组中具有 *gag*、*pol* 和 *env* 基因，两端也有 LTR 序列。HIV 中还有 4 种特有的基因 *sor*、*trs*、*tat* 及 3′ *orf*。*env* 基因发生变异的频率很高；HIV 反转录酶催化复制的准确性仅为已知的其他反转录酶的 1/10。这些为研制 HIV 疫苗带来了难度。

AZT（3′-叠氮-2′,3′-双脱氧胸苷；3′-azido-2′,3′-dideoxythymidine）是临床治疗艾滋病使用的一种药物。它是 HIV 反转录酶的抑制剂。AZT 的结构与双脱氧胸苷相似（Fig. 12-21）。

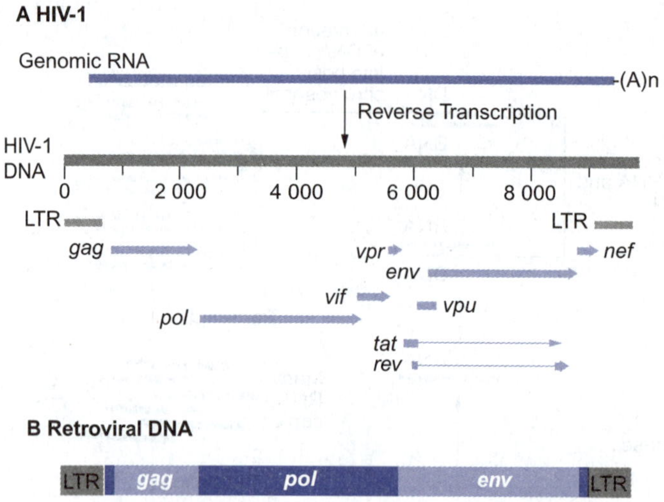

Fig. 12-20 Genomic structure of HIV

三磷酸-AZT与反转录酶的亲和力比dTTP要强，因此可以竞争性抑制dTTP与酶的结合。此外，AZT可加入到合成中的RNA链的3′末端，由于AZT没有3′−OH，RNA链延伸提前终止，病毒RNA的合成也因而迅速停止。此外，其他核苷类似物对反转录酶也有类似作用。

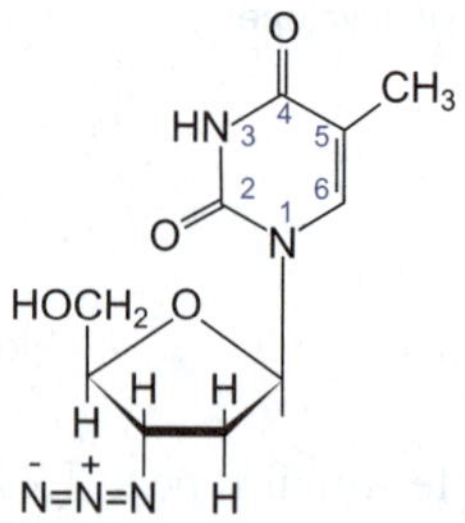

Fig. 12-21 Structure of 3'-azido-2', 3'-dideoxythymidine

第三节 DNA的损伤及修复

Section 3 DNA DAMAGE AND REPAIR

DNA作为遗传物质其完整性极其重要。遗传信息的忠实传递是物种遗传保守性的分子基础。但在生物进化过程中，生物体的内、外环境中的许多因素可能造成DNA的损伤（DNA damage），引起基因突变（gene mutation）。基因突变导致生物体的变异，这是生物进化的基础，但基因突变又是衰老和疾病发生的原因。1988年，Vilhelm等人提出人类有些遗传性疾病是DNA损伤修复缺陷引起的，并提出免疫系统是对机体整体水平的监管，而DNA损伤修复能力是对机体分子水平的监管。为了保持遗传的稳定性，保证物种的繁衍，经过长期进化，生物体建立起完整的DNA损伤修复的机制。

一、DNA损伤、突变的意义和类型

Significance and Type of DNA Damage and Mutation

（一）突变的意义

在环境物理、化学或生物学因素作用下，或生物体DNA复制功能异常均可引起DNA损伤。DNA 损伤是经常发生的。如果损伤不能得到及时或正确修复，即可发生突变。突变是生物界普遍存在的现象，一方面突变可以引起疾病，另一方面突变也有积极的生物学意义。

1. 突变是生物进化的分子基础　从生物的进化史看，进化过程是突变的不断发生所造成的。没有突变就不可能有如今多彩的生物世界。人类在漫长的生物进化过程中不可能看到某一物种的自然演变，而只是见到长时期突变积累的结果。就同一物种而言，个体差异总是存在的。当只有基因型改变的突变发生时，没有可以觉察到的表型改变。例如，在简并密码子上第三位碱基的改变，蛋白质非功能区上编码序列的改变，非编码序列的改变等，这些改变或变异形成了个体之间的多态性（polymorphism）。自然界中大量的突变都属于这种类型，但目前对其发生的真正原因尚不清楚，因而命名为自发突变或自然突变（spontaneous mutation）。

2. 突变是某些疾病的发病基础　当突变发生在对生命活动过程至关重要的基因上时，就可能引起疾病、甚至导致个体的死亡。有些遗传病、肿瘤以及有遗传倾向的疾病就是由基因突变而引起的。但是，仅有少数这类疾病的遗传缺陷是已知的，如血友病、地中海贫血等。还有一些疾病可能与基因的变异有关，但涉及的基因不是一个，而是多基因与环境因素相互作用的结果。

（二）突变的类型

根据 DNA 分子的改变，DNA 的损伤、突变有以下几种常见类型。

1. 点突变　点突变（point mutation）是指单个碱基的改变，DNA 其他部分的结构不受影响。转换（transition）和颠换（transversion）都属于点突变。转换即碱基脱氨基，通常由一种嘧啶变成另一种嘧啶，或一种嘌呤变成另一种嘌呤。例如，胞嘧啶氧化脱氨转变为尿嘧啶，腺嘌呤氧化脱氨转变为次黄嘌呤，从而改变了碱基配对关系。颠换为嘧啶突变后换成嘌呤，或嘌呤换成嘧啶。

2. 移码突变　丢失或插入一个或几个核苷酸，都可能使下游DNA的编码发生改变，称为移码突变（frame shift mutation）。移码突变造成蛋白质氨基酸的排列顺序发生改变，翻译出的蛋白质可能完全不同。3 个或 3n 个的核苷酸插入或缺失，虽然不会引起移码突变，可是由于编码多肽链中加入或缺失 1 个或 n 个氨基酸可能引起功能异常，视具体情况而定。

3. 二聚体的形成　是指DNA 分子链内或链间发生的共价连结，如紫外线能使DNA 分子中同一条链相邻嘧啶碱基之间形成二聚体，最易形成的是T ~ T，其次是C ~ T和C ~ C二聚体（Fig. 12-22）。嘧啶二聚体的形成影响了 DNA 的双螺旋结构，使其复制和转录功能均受到阻碍。

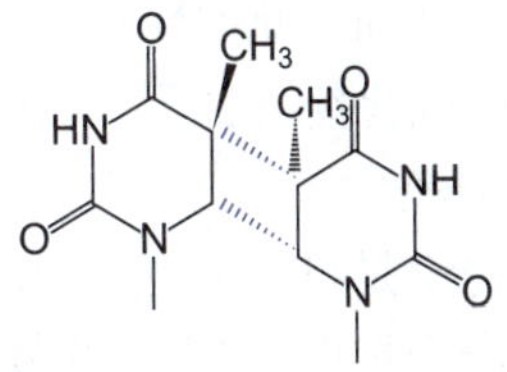

Fig. 12-22　Thymine dimer formation

二、DNA 损伤、突变的引发因素 Factors Involved in DNA Damage and Mutation

DNA 分子结构的任何异常改变都可以看作是 DNA 的损伤。根据引发因素 DNA 损伤可以分为自发性损伤和环境因素引起的损伤，但有时两者很难区分。

（一）DNA 的自发性损伤

1. DNA复制错误　DNA的自发性损伤通常发生在复制过程中。如果复制过程中碱基发生错误配对，就可引起DNA损伤。DNA聚合酶催化DNA合成的准确性受某些因素影响，如以Mn^{2+}或Ca^{2+}代替Mg^{2+}可以使DNA聚合酶催化DNA合成的准确性降低。对大肠杆菌的研究表明，碱基配对的错误率为10^{-1}到10^{-2}。但由于体内修复校正机制的存在，DNA复制的实际错误率很低，通常可以降到10^{-9}甚至更低。

2. DNA的修复合成　DNA损伤后修复系统将损伤部位DNA链上的一段DNA切除，再以互补链为模板重新合成DNA。这种DNA合成不同于DNA复制，称为DNA修复合成，又称为DNA非程序合成（unscheduled DNA synthesis, UDS）。参与DNA修复合成的DNA聚合酶所催化的DNA合成同样可以发生碱基配对错误，造成DNA损伤。

3. 碱基的自发突变　包括脱氨基和碱基丢失。脱氨基即上述突变类型中的“转换”突变。胞嘧啶、腺嘌呤和鸟嘌呤含有环外氨基，脱氨基后分别转变为尿嘧啶、次黄嘌呤及黄嘌呤。这种突变可以影响到DNA复制。如腺嘌呤脱氨后生成次黄嘌呤（I），复制时与C配对而不是与T配对，由原来的A–T对变成I–C对，进而在第三代变为G–C对，由此造成突变。所谓碱基丢失是指脱嘌呤或脱嘧啶作用，即从DNA上丢掉了嘌呤碱或嘧啶碱，形成无碱基位点，称为AP部位（apurine, apyrimidine site, AP）。嘧啶碱与脱氧核糖相连的糖苷键比嘌呤碱相应糖苷键稳定，所以脱嘌呤比较多见。丢掉碱基的脱氧核糖3′端的磷酸二酯键容易被水解，造成DNA链断裂。

4. 正常代谢产物对DNA的损伤　细胞进行生物氧化代谢时不断产生各种活泼氧及氧自由基（如单线态氧、超氧阴离子、过氧化氢等），这些活泼氧可以引起DNA的氧化损伤，造成DNA链断裂。其产物有胸腺嘧啶乙二醇，胸苷嘧啶乙二醇和羟甲基尿嘧啶等。这些损伤产物可以从尿中排出体外，因而测定尿中这些产物的量就可以推测受损伤DNA的清除率。

（二）环境造成的DNA损伤

环境中许多物理和化学因素都能造成DNA分子结构的损伤，如电离辐射、紫外线、烷化剂、氧化剂等。一种因素可能造成多种类型的损伤，一种类型的损伤也可能来自不同因素的作用。对紫外线引起的DNA损伤研究得比较广泛。波长260nm紫外线（ultra violet, UV）可以引起DNA链上相邻的两个嘧啶通过5、6双键的饱和作用形成共价结合的4元环结构，生成嘧啶二聚体，从而影响DNA的复制。此外，波长254nm紫外线还可引起DNA链的断裂。不少化学物质如烷化剂、农药、各种工业排放物、食品防腐剂、添加剂以及汽车排放的废气等均可引起DNA损伤。

总之，无论是自发突变还是环境因素造成的DNA损伤，其发生的频率相当可观。这些损伤如不修复会严重影响DNA的复制和转录。生物在进化过程中，产生了一整套十分有效的修复系统，以保证遗传物质的稳定性。

三、DNA损伤的修复 DNA Damage Repair

DNA损伤和修复是细胞内同时并存的两个过程，是保证遗传物质稳定性的重要机制。在DNA复制过程中，DNA聚合酶的3′→5′端外切活性可以随时纠正合成过程中发生的错误（proofreading），保证DNA复制的准确性。下面所述的DNA修复（DNA repair）是指针对已发生了的缺陷而实施的补救措施。

（一）光修复

1949 年，Kellner 首先发现可见光可以保护微生物避免死于致死剂量的紫外线照射。1958 年，Rupert 等人称之为光复活修复（light repairing）。光复活修复是通过生物体内的光复活酶（photolyase）完成的。已发现多种生物含有光复活酶，但未发现人有此类酶。在大肠杆菌中，光复活酶是由一单基因（*phr*）所编码的、含有471个氨基酸残基的蛋白质，被光激活后能利用可见光所提供的能量使紫外线照射引起的嘧啶二聚体分开，恢复原来的两个核苷酸。

（二）切除修复

切除修复（excision repairing）是细胞内主要的修复方式。其作用机制是通过一种特殊的内切核酸酶将 DNA 分子中的损伤部分切除，同时以另一条完整的DNA链为模板，由DNA聚合酶 I 催化填补切除部分的空隙，再由DNA连接酶封口，使DNA恢复正常结构。切除修复包括核苷酸切除修复（nucleotide excision repair, NER）和碱基切除修复（base excision repair, BER）。BER只是在酶（如糖苷酶）的作用下将受损碱基切去，不影响 DNA 的多核苷酸链骨架。NER 则涉及到受损DNA片段的切除、新链的合成、连接等一系列反应。

1. 糖基化酶起始的切除修复　大肠杆菌中含有糖基化酶（glycosylase），它可以识别损伤或错误的碱基而水解糖苷键，造成 DNA 骨架中的 AP 部位（如前所述）。特异的 AP 内切酶识别AP部位，切断它与DNA骨架的连接，继而在外切酶的作用下，切除AP部位的核苷酸，随后在 DNA 聚合酶 I 的作用下，以未受损的DNA链为模板合成正确的碱基，补充此缺口，最后在连接酶作用下连成一条完整的 DNA 链（Fig. 12-23）。

2. UvrABC介导的切除修复　紫外线照射引起的胸腺嘧啶二聚体在大肠杆菌中主要是以UvrABC系统进行切除修复的，有多种蛋白和酶参与这一修复。当 DNA 损伤时，UvrA 和 UvrB 识别并结合到损伤部位，在ATP的参与下促使 DNA 解链；随后，UvrC 蛋白结合到损伤部位的复合物上，在损伤部位相邻的12个核苷酸间距的两端，切开 DNA 链，在 UvrD 的解链作用下，使损伤部位的12-核苷酸片段脱出；DNA 聚合酶 I 填补空隙，最后在连接

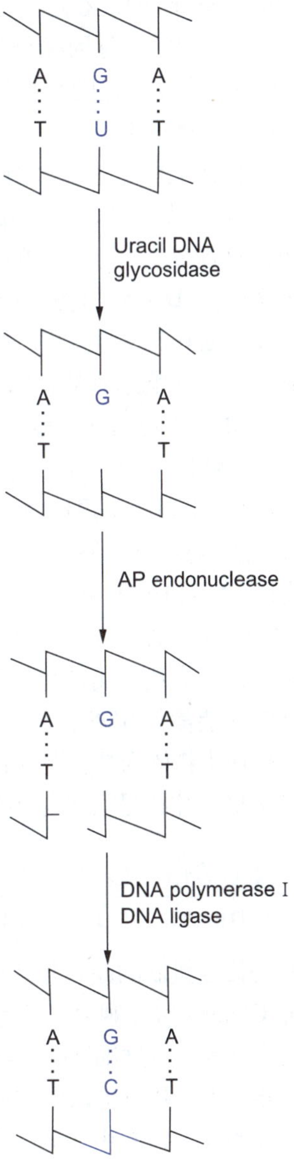

Fig. 12-23　Excision repair initiated by glycosylase

酶作用下完成修复（Fig. 12-24）。UvrABC 等在蛋白水解酶作用下被水解破坏。

真核生物的核苷酸切除修复十分复杂，需要 30 多种基因产物、蛋白因子的参与。

（三）重组修复

当 DNA 分子的损伤范围较大、还来不及修复就进行复制时，损伤部位因没有模板指引，复制出来的子链就会出现缺口，这时可利用 DNA 重组过程进行修复，称为重组修复（recombination repairing）。在这个过程中激活一种关键酶，即由 *RecA* 基因编码的 RecA 蛋白。RecA 蛋白结合在子链的空缺处，引发对侧正常模板链与子链重组，从而将子链修复成完整子链。模板链上留下的空缺由 DNA 聚合酶 I 合成 DNA 片段填补，最后由连接酶连接，使模板链重新成为一条完整的 DNA 链。通过重组过程后，DNA 损伤可能仍保存下来，但随着多次复制及重组修复，损伤链所占比例越来越少，不影响细胞的正常功能。RecA 是一种多功能酶，一旦重组修复完成，诱导信号消失，RecA蛋白不再活化，修复过程即被终止。

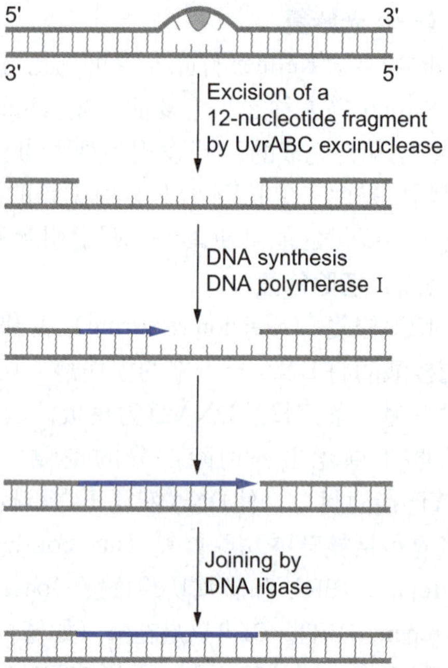

Fig. 12-24　Excision repair by UvrABC in *E. Coli*

（四）SOS 修复

当DNA分子受到严重损伤时，细胞处于危险状态，正常修复机制均已被抑制，此时只能进行SOS方式的修复。这种修复的机制是：DNA受到严重损伤时，RecA蛋白的蛋白酶活性被活化，使得LexA蛋白被水解。LexA蛋白是一种抑制蛋白，抑制与SOS修复有关的基因（*RecA* 基因、*UvrABC* 基因以及其他 SOS 基因）的表达，当它被水解后，这些基因的抑制被解除，于是修复酶系大量表达。由此可知RecA蛋白不仅作为重组酶的功能参与重组修复，而且作为蛋白水解酶的功能参与 SOS 修复。

修复过程在生物体内是普遍存在的，也是正常的生理过程。细胞内修复机制障碍，DNA损伤不能及时修复，往往是衰老与疾病发生的原因。

四、DNA 损伤、修复与人类疾病
DNA Damage, Repair and Human Diseases

DNA损伤修复机制的缺陷与多种人类疾病有关，同时与肿瘤的发生以及衰老也有密切的关系。1968 年 Cleaver 首先观察到着色性干皮病（xeroderma pigmentosum, XP）患者对紫外线造成的损伤无法修复。通过细胞融合实验发现，来源于不同患者的皮肤成纤维细胞对紫外线损伤的修复有互补作用，甚至可以使核苷酸切除修复的能力恢复正常。现在已知，核苷酸切除修复需要多个基因的参加，其中任何一个基因突变都可以引起 XP 病。表 12-5 列举了与 DNA 修复系统缺陷有关的一些疾病。

表 12-5 与 DNA 修复缺陷有关的疾病

病 名	灵敏性	肿瘤易感性	症 状
着色性干皮病	UV 辐射烷化作用	皮肤癌、黑色素瘤	皮肤及眼对光敏感
毛细血管扩张性失调	γ 射线	淋巴瘤	不稳定的步态(运动失调)、皮肤及腿血管扩张(毛细血管扩张)、染色体失常
Fanconi 贫血	交联剂	白血病	血细胞数减少、先天畸形
Bloom 综合征	UV 辐射	白血病	光敏感、DNA 连接酶缺陷

SUMMARY

Genetic information stored in DNA molecules is passed from one generation to another through a process termed as DNA replication. Both strands of parental DNA can serve as templates. DNA replication is catalyzed by DNA dependent DNA polymerases in the 5′→3′ direction at the presence of dNTP and RNA primer. Newly synthesized DNA strand is complementary to the template strand.

DNA replication is semi-conservative. Each strand serves as a template for the synthesis of a new strand, producing two new DNA molecules, each with one new strand and one old strand. DNA synthesis always proceeds in the 5′→3′ direction. The strand serving as the template is read from its 3′ end toward its 5' end. One DNA strand can be synthesized continuously, while other strand is synthesized in short pieces, called Okazaki fragments. The Okazaki fragments are ligated to form lagging strand.

To access DNA templates requires the two parental strands to separate. This is accomplished by topoisomerases, helicase and single strand binding protein.

Prokaryotic DNA leading strand synthesis is initiated with a RNA primer formation catalyzed by primase. DNA polymerase Ⅲ elongates DNA strands continuously. Synthesis of lagging strand is more complex. Several enzymes and proteins are involved in the process. Primase synthesizes RNA primer. DNA pol Ⅲ catalyzes the formation of Okazaki fragments from primer's 3′-OH end. RNA primers are removed by the 5′→3′ exonuclease activity of DNA pol I and replaced with DNA by the same enzyme. The remaining nick is sealed by DNA ligase.

Elongation of eukaryotic DNA strand is similar with prokaryotes. DNA pol α and δ catalyze synthesis coordinately with other proteins' assistance. RNA primers can be removed by 5′→3′ exonuclease activity of FEN1 (flap endonuclease) with RNase HⅠ together. DNA pol ε may also involve in removing RNA primers.

DNA pol Ⅰ, δ and ε have proofreading 3′→5′ exonuclease activity to ensure high-fidelity DNA replication.

RNA can also serve as templates for DNA synthesis. Reverse transcriptase catalyzes the synthesis of DNA strand that is complementary to a RNA template. The new DNA strand serves as a template to synthesize second DNA strand to form double strands DNA molecules. Reverse transcriptase was discovered from tumor inducing RNA viruses. Telomerase is a protein and RNA complex and has reverse transcriptase activity. Its RNA component serves as templates for telomere synthesis on chromosomal ends.

Several mechanisms are involved repairing of DNA damage. Spontaneous mutation occurred during DNA replication can be corrected with exonuclease activity of DNA polymerases. Environmental based DNA damage can be repaired by different repair systems, including excision repair, recombination repair and SOS repair.

复 习 题

1. 根据 Meselson-Stahl 实验，说明 DNA 的半保留复制。
2. 叙述原核生物和真核生物中 DNA 聚合酶的种类、特性及生物学作用。
3. 说明 DNA 复制的半不连续复制及大肠杆菌的前导链与随从链的合成特点。
4. 比较原核生物和真核生物 DNA 的异同。
5. 简述大肠杆菌 DNA 的复制过程，参与的酶和因子，以及它们在复制中的作用。
6. 何谓反转录作用？它具有哪些生物学意义？反转录酶的酶活性包括哪些方面？
7. 简述端粒酶的作用及生物学意义。
8. 引起 DNA 损伤的因素有哪些？如何进行修复？

主要参考书和文献

1. 张迺蘅主编. 生物化学. 第 2 版. 北京: 北京大学医学出版社, 1999
2. 周爱儒主编. 生物化学. 第 6 版. 北京: 人民卫生出版社, 2004
3. 张迺蘅主编. 医学分子生物学. 北京: 北京医科大学出版社, 1999
4. David L. Nelson, Michael M. Cox. Lehninger Principles of Biochemistry. 4th ed. New York: W. H. Freeman and Company, 2005
5. Jeremy M. Berg, John L. Tymoczko, Lubert Stryer. Biochemistry. 5th ed. New York: W. H. Freeman and Company, 2002
6. Rorbert K. Murray, Daryl K. Granner, Peter A. Mayes, et al. Harper's Biochemistry. 26th ed. New York: McGrow Hill Company, 2003
7. Benjamin Lewin. Genes Ⅷ. Upper Saddle River, New Jersey: Pearson Education Inc., 2004
8. Donald Voet, Judith J. Voet. Biochemistry. 2nd ed. New York: John Wiley & Sons Inc., 1995

（周春燕）

第十三章　RNA 生物合成

CHAPTER 13　RNA BIOSYNTHESIS

PRINCIPAL POINTS

> Transcription is the enzymatic process whereby the genetic information contained in one strand of DNA is used to specify a complementary sequence of bases in an mRNA chain.

> DNA-directed RNA polymerase that synthesizes an RNA strand complementary to a DNA template requires all four ribonucleotide 5'-triphosphates (ATP, GTP, CTP and UTP) as precursors of the nucleotide units of RNA, as well as DNA template and Mg^{2+}.

RNA 生物合成包括 RNA 的复制合成、转录合成两种方式。RNA 复制合成是 RNA 病毒基因组的复制方式之一，需要依赖 RNA 的 RNA 聚合酶（RNA-dependent RNA polymerase）。RNA 转录合成是生物体的遗传信息从染色体 DNA 传递给蛋白质分子——“中心法则”的重要环节，需要依赖 DNA 的 RNA 聚合酶（DNA-dependent RNA polymerase）。转录合成在自然界具有普遍意义。

在生物体的遗传信息从DNA传递给蛋白质的过程中，直接的传递中介体RNA是mRNA。首先，体内进行 DNA 指导的 RNA 合成，将 DNA 分子中储存的信息转到 RNA 分子中，称为转录（transcription）。随后，mRNA分子以其信息指导蛋白质的合成，称为翻译。除mRNA，参与翻译过程的还有 tRNA 和 rRNA。转录生成的初级转录本（primary transcript）为 RNA 前体（RNA precursor），前体经过加工过程（processing）变为成熟 RNA（mature RNA）。本章重点介绍转录作用及加工过程。

第一节　转录作用

Section 1　TRANSCRIPTION

一、转录作用及其特点 Definition of Transcription

转录作用又称 DNA 指导的 RNA 合成，即在 RNA 聚合酶催化下，以 DNA 为模板、以 4 种三磷酸核苷（ATP、GTP、CTP、UTP）为原料进行的 RNA 聚合反应。在 RNA 聚合反应中，参入的一磷酸核苷以 3′,5′-磷酸二酯键相连，合成反应的方向为 5′→ 3′。反应体系中还有 Mg^{2+}、Mn^{2+} 等参与，反应中不需要引物参与。

产物RNA的序列是由模板DNA的序列决定的，也是根据DNA结构中碱基互补原则（A–T、G–C 配对），只是 DNA 模板上的 A 转录 RNA 时为 A–U 互补，即在 RNA 分子中由 U 代替 T 与模板 DNA 的 A 互补。

在自然界，DNA分子多为双链分子。在转录作用进行时，DNA双链中有一条链作为模板，指导合成与其互补的 RNA。此 DNA 链称为模板链（template strand）；与模板链互补的另一条链称为非模板链（nontemplate strand）。因为非模板链的序列与转录本 RNA 的序列基本相同，只是编码链上的T在转录本的对应碱基为U，所以非模板链又称编码链（coding strand）。相对某个基因而言，编码链/模板链在DNA双链上的分布是固定的，但对不同基因而言，编码链/模板链并不是全都定位在同一 DNA 单链上，即一条 DNA 单链对于某基因是编码链，但对于另一个基因则可能是模板链。无论何种转录本，其 RNA 序列与其 DNA 模板链序列是互补的；换而言之，转录本RNA的序列与 DNA 中编码链序列基本上是相同的。当一个基因DNA片段进行转录时，双链DNA分子中只有一条链作为转录的模板，所以这种转录方式称为不对称转录（asymmetric transcription）（Fig. 13-1）。

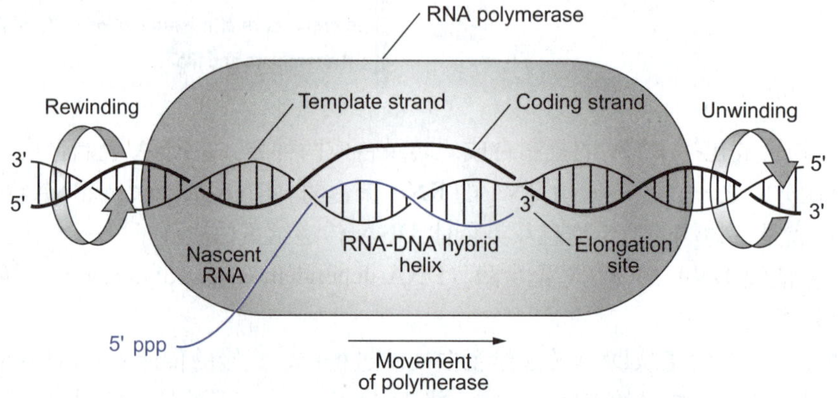

Fig. 13-1　Transcription

转录作用开始时，RNA 聚合酶结合于基因的特定部位，在此附近 DNA 双链打开约 17 个碱基对，形成一转录泡（transcription bubble），进行核苷酸聚合反应。随着 RNA 聚合酶沿着DNA模板链向5′末端的方向移动，核苷酸的聚合反应继续进行。

二、RNA 聚合酶 RNA Polymerase

催化转录作用的酶是RNA 聚合酶（RNA polymerase，RNA pol），也称依赖DNA的RNA聚合酶（DNA-dependent RNA polymerase）。

（一）原核生物 RNA 聚合酶

多种细菌的RNA 聚合酶具有高度保守性，在组成、分子质量及功能上极其相似。大肠杆菌（*E.coli*）的 RNA 聚合酶由 6 条肽链，即 6 个亚基组成。6 个亚基分别为 2 个 α 亚基、一个 β 亚基、一个 β′ 亚基、一个 ω 亚基和一个 σ 亚基（又称 σ 因子，sigma factor）。$\alpha_2\beta\beta'\omega$ 组成核心酶（core enzyme），分子质量为682kD。加上σ因子后成为全酶$\alpha_2\beta\beta'\omega\sigma$（holoenzyme）。σ 因子有多种，根据分子质量不同分别命名为 σ^{32}、σ^{70} 等；σ 因子与核心酶的结合不紧密，容易脱落。

RNA 聚合酶 β、β′ 亚基形成酶的活性位点，促进聚合反应中磷酸二酯键生成的作用。β′ 亚基是酶与模板结合时的主要部分。RNA 聚合酶在体外催化聚合不需要 ω 亚基，ω 亚基在体内转录中的作用尚不清楚。σ 因子可识别 DNA 模板上转录的起始部位，对 RNA 聚合酶活性的启动十分重要。在 *E.coli* 中最常用的是 σ^{70} 因子。

RNA 聚合酶具有多种功能：①从 DNA 分子中识别转录的起始部位。例如，从大肠杆菌 DNA 分子的 4×10^6 碱基对中识别 2 000 个转录起始部位。②促使与酶结合的 DNA 双链分子打开 17 个碱基对。③催化聚合的核苷酸以 3′,5′-磷酸二酯键相连接，如此连续地沿 5′→3′方向进行聚合反应、完成一条 RNA 转录本的合成。这种聚合反应是在同一 RNA 聚合酶分子催化下完成的。④识别 DNA 分子中的转录终止信号，使聚合酶反应在模板适当位置停止。鉴于 RNA pol 有上述功能，所以直接或间接改变 RNA 聚合酶活性可调节 RNA 的转录水平。

转录时的聚合反应速率为 30～85 核苷酸/秒（nt/s），比 DNA 复制的聚合反应速率（～500 脱氧核苷酸/秒）要慢。RNA 聚合酶缺乏 3′→5′外切酶活性，所以它没有校对功能。RNA 合成的错误率约为 10^{-4}～10^{-5}，较 DNA 合成的错误率（10^{-9}～10^{-10}）要高很多。

原核生物RNA聚合酶的活性可被利福霉素（rifamycin）、利福平（rifampicin）抑制，这是由于它们可与 RNA 聚合酶的 β 亚基结合，影响酶的作用。利福平可作为抗结核药物，就是因为它抑制细菌的 RNA 聚合酶活性。

（二）真核生物 RNA 聚合酶

真核生物 RNA 聚合酶比原核生物 RNA 聚合酶复杂，细胞核 RNA 聚合酶有Ⅰ、Ⅱ和Ⅲ3 种类型，线粒体 RNA 聚合酶称 Mt 型，每一种类型中又有几种不同亚基的同工酶。现对各种类型的 RNA 聚合酶根据它们的分子质量、细胞内的定位、转录产物、酶活性及敏感性等方面作一比较，见表 13-1。

表 13-1　真核生物的 RNA 聚合酶

	Ⅰ	Ⅱ	Ⅲ	Mt
分子质量	5.5×10^5	6×10^5	6×10^5	6.4×10^4～6.8×10^4
定位	核仁	核质	核质	线粒体
拷贝数/细胞	4×10^4	4×10^4	2×10^4	
转录产物	5.8S/18S/28S rRNA 前体	mRNA 前体 U1、U2 U4、U5 snRNA 前体	tRNA 前体 5S rRNA 前体 U6 snRNA 前体	线粒体 RNAs
酶活性/细胞	50%～70%	20%～40%	10%	
α-蝇蕈碱	不敏感	较敏感	中等敏感	不敏感
利福平	不敏感	不敏感	不敏感	敏感
利福霉素	不敏感	不敏感	不敏感	

从表 13-1 可看出，真核生物 RNA 聚合酶对利福平不敏感，而原核生物 RNA 聚合酶对利福平敏感。因此，这一差异对临床治疗很有意义，利福平对结核菌的 RNA 聚合酶活性有抑制作用，而对人体则无毒性作用。

三、启动子及终止子 Promoter and Terminator

RNA转录受多种因素调节（第十五章）。基因结构决定基因的转录特性和基因产物特性。在 DNA 分子中，启动子结构和终止子结构是极具特点的。

（一）启动子

RNA 聚合酶结合、导致转录起始的特异 DNA 序列称为启动子（promoter），它包括 RNA 聚合酶结合位点和转录起始点（initiation start site）。每一个基因均有自己特有的启动子。

1. 原核生物的启动子（序列） 原核生物的启动子（序列）大约有55bp长，其中包含有转录起始点和两个区——结合部位及识别部位。

起始点（start site）是 DNA 模板链上开始进行转录作用的位点，通常在其互补的编码链对应位点（碱基）标以 +1。从起始点转录出的第一个核苷酸常为嘌呤核苷酸，即 A 或 G。转录是从起始点开始向模板链的5′末端方向，即编码链3′末端方向行进。DNA分子从起始点开始顺转录方向的序列称为下游（downstream）；从起始点逆转录方向的序列称为上游（upstream）。

结合部位是指在 DNA 分子上可与 RNA 聚合酶结合的核心序列。*E.coli* 的 RNA 聚合酶分子质量很大，与DNA结合发生在转录起始点下游及上游100bp范围内（+30 ~ −70之间），结合部位的核心DNA序列位于起始点上游−10 bp处，因此将此部位称为−10区（−10 region）。多种启动子的 −10 区序列高度保守，其一致序列或共有序列（consensus sequence）为 5′−TATAAT−3′，又称 Pribnow 盒（Pribnow box）。因为 Pribnow 盒中碱基组成全是 A−T 配对，缺少 G−C 配对，所以 T_m 较低，该区域的 DNA 双链容易解开，利于 RNA 聚合酶进入而促使转录起始。

在 DNA 分子上被 RNA 聚合酶 σ 因子特异识别的序列称为识别部位。识别部位约有 6 个 bp，其中心位于上游 −35 处。所以这个部位称为 −35 区（−35 region）。多种启动子的 −35 区序列也高度保守，一致或共同序列为 5′−TTGACA−3′。在 −35 区与 −10 区之间大约间隔有 17bp（Fig. 13-2）。

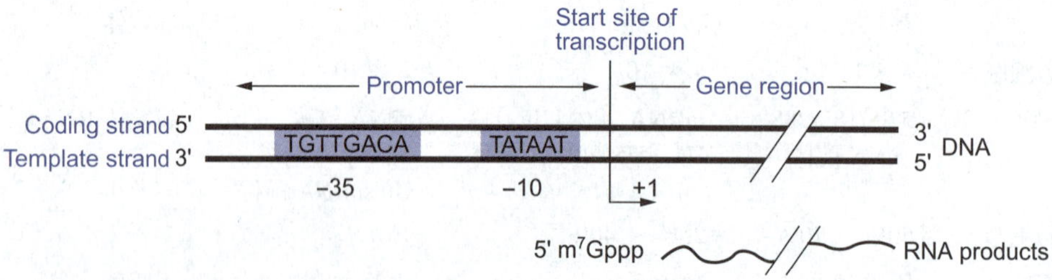

Fig. 13-2 Diagram of prokaryotic promote

2. 真核生物的启动子 真核生物基因启动子功能与原核基因启动子（序列）相似，不过其结构更复杂、多样化。

一个真核基因按功能可分为两部分，即调节区和结构区（结构基因）。结构基因的 DNA 序列指导 RNAs 转录；如果该 DNA 序列转录产物为 mRNA，则最终翻译为蛋白质。调节区由两类元件组成，一类元件决定基因的基础表达，又称为启动子；另一类元件决定组织特异性表达或对外环境变化及刺激应答。两者共同调节表达（Fig. 13-3）。

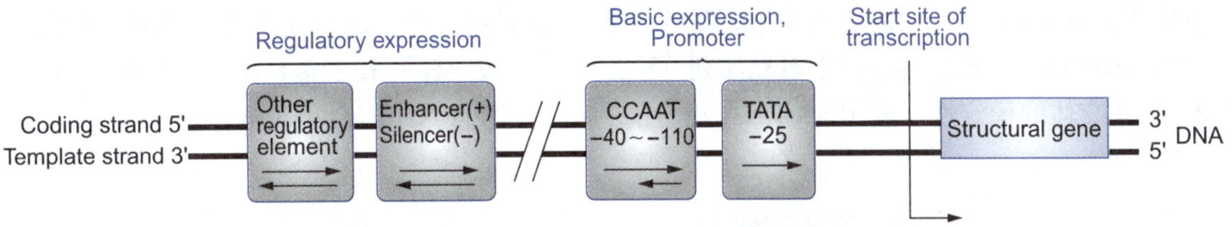

Fig. 13-3 Upstream sequences of eukaryotic gene

与原核生物的启动子相似，典型的真核RNA polⅡ转录基因（即蛋白质编码基因）的启动子也具有某些高度保守的共同序列。最多见的在 −25 附近的一段 AT 富集序列，其共同序列是 TATAAA，称为 TATA 盒（TATA box），又称 Hogness 盒。TATA 盒与原核生物启动子的 Pribnow 盒相似，是转录因子与 DNA 分子的结合部位。此外，某些 polⅡ转录基因在转录起始点上游 −70 附近存在有共同序列 CCAAT，称为 CAAT 盒；有些基因启动子上游中含有 GC 盒。GC 盒与 CAAT 盒多位于 −40 ～ −110 之间，它们可影响转录起始的频率。另外，有些基因缺乏 TATA 盒，而由起始序列（initiator sequence, Inr）与 RNA 聚合酶Ⅱ直接作用启动基因转录。Inr 位于 −3 到 +5 之间，它由一个保守序列 $PyPyA_{+1}NT/APyPy$ 构成（Py 表示嘧啶，A_{+1} 为转录起始点）。一般说，在各种启动子中，同时含有 TATA 盒和 Inr 序列的启动子的转录活性要比仅含其中一个序列的启动子要强。启动子决定了被转录基因的启动频率与精确性，同时启动子在 DNA 序列中的位置和方向是严格固定的，是由 5′ 到 3′ 方向排列。

第二类元件中一部分 DNA 序列能增强或减弱真核基因转录起始的频率，调节基因的时间、空间特异性表达（第十五章），这些区域称为增强子（enhancer）和静息子（silencer）。增强子是长约 100 ～ 200bp 的序列，它们与启动子不同，可以位于转录起始位点的上游，也可位于下游。有些增强子和静息子在 DNA 序列中的方向是严格由 5′ 到 3′ 方向排列，而另外一些则是自 3′ 向 5′ 方向排列。还有一部分 DNA 序列能调节对各种信号的反应，其中包括对激素、各种金属离子、不同化学物质信号，因而将其统称为反应元件。第二类元件中的增强子和静息子与其他调节元件的 DNA 序列是互相重叠的。

RNA 聚合酶Ⅱ识别的启动子对于 mRNA 的生成起着重要的作用。启动子与增强子都可视为基因表达调控中的顺式作用元件（*cis*-acting elements），还有一些蛋白质因子可结合这些顺式作用元件，调节RNA聚合酶与启动子的结合能力，统称为转录因子（transcription factors, TF），是基因表达调控中的反式作用因子（*trans*-acting factors）。

RNA 聚合酶Ⅰ转录基因的启动子与 RNA 聚合酶Ⅱ所识别的启动子相比，有较大的差异。但是位于 −30 区都有高度保守的 TTA；在 −16 位还有 G。RNA 聚合酶Ⅲ识别的启动子比较特殊，启动子不位于编码基因的上游，而在编码基因的转录区内。

有关三种 RNA 聚合酶转录基因的调控序列及其作用机制将在第十五章详细介绍。

（二）终止信号

在基因单位中，具有停止转录作用的 DNA 序列，称为终止信号（stop signal）或终止子（terminator）。原核基因转录终止方式有两种，一种方式不依赖 ρ 因子，另一种依赖 ρ 因子。

前一方式只与终止信号有关。终止信号是具有特殊结构的 DNA 序列，其中有一 GC 富集区，随后是 AT 富集区。在 GC 区内有一段反向重复序列（inverted repeat sequence），导致转录作用生成的 mRNA 在其相应序列中形成互补的发夹式结构；对应 DNA 的 AT 富集区，转录生成的 mRNA 的 3′ 末端中有一连串 U 序列（Fig. 13-4）。发夹结构和多聚 U 的形成破坏了 DNA-RNA 杂交体的稳定性、或 RNA-RNA 聚合酶的结合，使 RNA 聚合酶脱落。

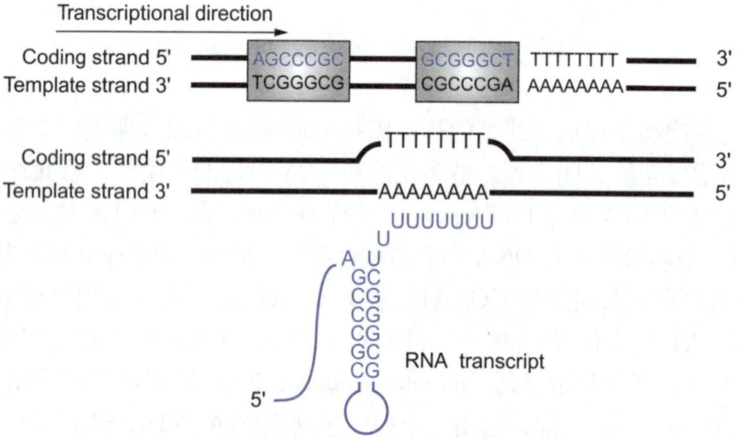

Fig. 13-4 Stop signal of prokaryotic transcription

另外，某些基因的转录终止需要 ρ 因子（又称为终止蛋白）参与，它具有辅助 RNA 聚合酶识别某些特殊终止信号的功能。ρ 因子是依赖 ATP 的解旋酶，仅在与单链 RNA 结合时具有水解 ATP 活性，一方面使 RNA-DNA 的杂化螺旋链解链，同时将新合成的 RNA 链从 RNA 聚合酶和 DNA 模板上拖下来，使转录终止。

四、转录过程 Transcription Process

转录过程可以分为 3 个阶段——起始、延长及终止。

（一）起始

在大肠杆菌基因转录起始阶段，RNA 聚合酶的 σ 因子首先识别基因启动子的识别部位，RNA聚合酶核心酶则结合在启动子的结合部位。在此 DNA 双链分子的局部区域发生构象变化，结构变得较为松散，在 RNA 聚合酶核心酶结合的 Pribnow 盒附近，双链暂时打开约 17 个碱基对长度，展示出 DNA 模板链，有利于 RNA 聚合反应的进行及 DNA-RNA 杂交体的形成。

转录作用开始时，根据 DNA 模板链上核苷酸的序列，合成原料三磷酸核苷（NTP）按碱基互补原则依次进入反应体系。在 RNA 聚合酶的催化下，起始点处相邻的前两个 NTP 以 3′, 5′- 磷酸二酯键相连接。其中第一个核苷酸为嘌呤核苷酸 A 或 G，而 pppG 比 pppA 的机遇要更多一些。

随后，σ 因子从模板及 RNA 聚合酶上脱落，RNA 聚合酶的核心酶沿着模板向下游移动，转录作用进入延长阶段。脱落下的 σ 因子可再次与核心酶结合而循环使用。

真核生物的转录起始比原核生物复杂，需要RNA聚合酶、多种转录因子参与，其间涉及复杂的DNA-蛋白质（顺式作用元件与反式作用因子）、蛋白质－蛋白质（转录因子与转录因子、RNA 聚合酶）相互作用。参与 RNA pol Ⅰ、pol Ⅱ 和 pol Ⅲ 催化的转录过程的转录因子分别称为 TFⅠ、TFⅡ、TFⅢ。目前研究较多的是 TFⅡ，它们包括 TFⅡ A、B、D、E、F 等。

真核生物 mRNA 转录起始，主要是 RNA pol、转录因子（TFⅡ）与 DNA 模板形成转录起始前复合物（pre-initiation-complex，PIC）的过程（Fig. 13-5）。

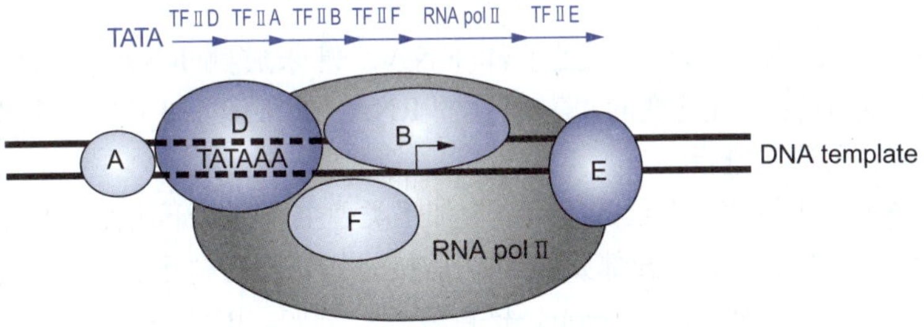

Fig. 13-5　Formation of pre-initiation-complex

（二）链的延长

在起始阶段第一个磷酸二酯键形成后，σ 因子脱离 DNA 模板及 RNA 聚合酶。RNA 聚合酶核心酶沿着 DNA 模板向下游移动，转录泡也向下游移动。在 RNA 聚合酶的催化下，与 DNA 模板链碱基互补的核苷酸逐一进入反应体系，以 5′ 磷酸基与延伸中的 RNA 末端核苷酸的 3′- 羟基形成 3′,5′- 磷酸二酯键，使合成中的 RNA 链沿 5′→ 3′方向逐步地延长。

转录泡内的 DNA 双链解离（17bp）是瞬时的。随着聚合反应进行，转录泡前方的 DNA 解旋、解链，转录本 RNA 向 3′方向延伸，即与 DNA 模板链形成的 8bp 长的 DNA-RNA 杂交体向前方移动；转录泡后方的 DNA 两条单链迅速恢复为双链螺旋构象。所以，随着 RNA 聚合酶的移动，酶和转录泡前方的 DNA 解旋、解链，后方 DNA 恢复螺旋连续进行，贯穿于延长过程的始终。

（三）链的终止

在原核 RNA 延长过程中，当 RNA 聚合酶行进到 DNA 模板的特定部位——终止信号时，由于转录生成的 mRNA 发卡结构形成，或有 ρ 因子参与，使 RNA 聚合酶脱离模板，聚合作用也在此停止。

在体外转录实验中发现，如仅有 RNA 聚合酶存在时，合成的某些 RNA 分子比体内转录的要长，说明体内有一种因子参与某些基因转录终止，这种转录终止蛋白就是 ρ 因子。例如，有人利用体外 RNA 转录体系进行实验——分别在启动转录开始阶段，转录开始后 30 秒，转录后两分钟加入 ρ 因子，与转录后不加 ρ 因子做比较，结果显示，不加 ρ 因子的反应产物为 23S RNA；转录起始时加入 ρ 因子产生 10S RNA；转录后 30 秒、两分钟后加入 ρ 因子分别得到 13S RNA 和 17S RNA。由此证明，ρ 因子可识别终止信号；在 RNA 聚合酶单独存在时是无法识别的。

除了 ρ 因子，还有一些蛋白质参与、调节转录终止。例如，大肠杆菌的 nusA 蛋白能协助 RNA聚合酶识别某些有特性的终止位点——衰减子，细胞通过对衰减子的调节来实现对环境中营养物质的需求调控。各种终止蛋白共有的特性是，它所识别的终止信号，位于新合成的RNA分子中，而并非在 DNA 模板上。

第二节 转录后的加工过程
Section 2 RNA PROCESSING

经转录作用产生的 RNA 转录本是前体 RNA，既未成熟 RNA；它们还需经过加工（processing）过程才能转变为成熟的、有活性的 RNA。RNA 的加工过程主要在细胞核内进行，也有少数反应在胞质中进行。

尽管各种RNA的加工过程有自己的特点，但加工类型主要有以下几种。①剪切（cleavage）及剪接（splicing）——剪切就是剪去部分序列；剪接是指切除内含子后再将断续的外显子序列连接起来。②末端添加（terminal addition）核苷酸——例如，tRNA 的 3′末端添加 -CCA。③修饰（modification）——在碱基及核糖分子上发生化学修饰反应。例如，tRNA分子中尿苷经化学修饰变为假尿苷。④ RNA 编辑（RNA editing）——某些 RNA，尤指 mRNA 前体在转录后经特异加工使遗传密码发生改变的过程。

一、信使 RNA（mRNA）前体的加工 Processing of mRNAs Precursor

为认识 mRNA 前体的加工过程，首先介绍 mRNA 结构及生成特点。

（一）mRNA 生成的特点

1. 原核生物mRNA的结构及生成特点　原核生物mRNA是多顺反子（或多作用子）mRNA（polycistronic mRNA），即几个结构基因利用共同的启动子及共同的终止信号，经转录作用生成的 mRNA 分子可编码几种不同的蛋白质。例如，乳糖操纵子上的 Z、Y 及 A 基因共同转录、生成的mRNA前体含有编码 3 种酶——半乳糖苷酶、透酶及乙酰基转移酶——的信息。又如，参与组氨酸合成过程有 10 种酶，它们的编码信息在转录后全部存在于一个 mRNA 前体分子上。

原核生物中，细胞内没有细胞核，染色质存在于胞质中，所以转录与翻译的进行没有明显的阶段性——在转录尚未完成时，翻译就已开始了。因此，mRNA寿命短暂，例如大肠杆菌的 mRNA 半寿期仅为几分钟。

2. 真核生物mRNA的结构及生成特点　真核生物的mRNA为单顺反子（或单作用子）mRNA（monocistronic mRNA），即一个 mRNA 分子只编码一种多肽链。真核生物 mRNA 这一结构和功能特性与其基因结构有关。真核生物的结构基因中包含有编码多肽链或蛋白质的序列，称为外显子（exon）；还含有非编码序列，即内含子（intron）。由于内含子插在外显子之间，所以又称为间隔序列（intervening sequence）。转录生成的 mRNA 前体既含有外显子、又含有内含子转录序列，而成熟的mRNA不含有内含子转录序列，因此在加工时前体要进行剪接作用。

此外，真核生物成熟的mRNA有特殊的“帽”、“尾”结构，这是在转录后加工过程形成的。

（二）mRNA前体的加工

mRNA 前体又称不均一核 RNA（heterogeneous nuclear RNA，hnRNA）。原核生物转录生成的初级转录本 mRNA 不需经过复杂的加工就表现有活性。唯一的加工作用是多顺反子

mRNA 在 RNase Ⅲ的催化下，裂解为单独的顺反子（cistron）。

真核生物转录生成的hnRNA要经过较复杂的加工过程。包括① 5′末端加“帽”，② 3′末端加“尾”，③剪接去除内含子并连接外显子，④甲基化修饰以及⑤核苷酸编辑。

1. 5′末端“帽”结构生成　真核生物转录生成的 mRNA 其 5′末端为 pppNp-，在成熟过程中，经磷酸酶催化水解，释放出P_i，成为ppNp-。然后在鸟苷酸转移酶催化下，与另一分子三磷酸鸟苷（Gppp）反应，末端成为 GpppNp-。继而在甲基转移酶催化下，由S-腺苷蛋氨酸（SAM）供给甲基，首先在鸟嘌呤的N_7上甲基化，然后在连接鸟苷酸的第一个（或第二个）核苷酸2′−OH上再进行甲基化，最后成为m^7GpppNmp，这就是“加帽”过程（capping）（Fig. 13-6）。

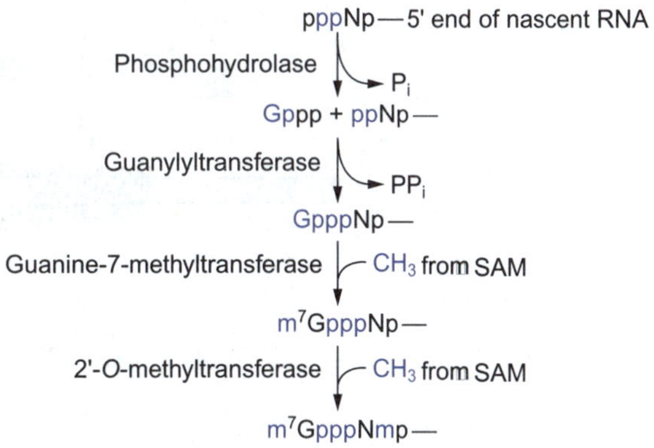

Fig. 13-6　Capping of the 5′ end of nascent RNA

5′末端“加帽”是在细胞核内进行的，但胞质中也有反应酶体系，动物病毒mRNA就是在宿主细胞的细胞质中进行的。“帽”结构与 mRNA 的稳定性及翻译过程的起始有关。

2. 3′末端多聚A“尾”的生成　真核生物mRNA前体（hnRNA）分子中3′末端有多聚A序列，说明多聚A的生成是在核中发生的。但是，在胞质中也有反应的酶体系，所以在胞质中还可继续进行“加尾”。

多聚 A 尾的生成是在多聚 A 聚合酶的催化下，由 ATP 聚合而成。反应如下：

$$\text{RNA} + \text{nATP} \longrightarrow \text{RNA (AMP)}_n + \text{nPP}_i$$

其中 n 可为 20 ～ 250。但多聚 A 尾形成并不是简单地加入 A，而是先在 mRNA 前体的3′末端切除一些附加的核苷酸，然后再加入多聚 A。在 mRNA 前体 3′末端 11 ～ 30 核苷酸处有一段 AAUAA 保守序列，在 U7 snRNP 的协助下识别，由一种特异的核酸内切酶催化切除多余的核苷酸。随后，在多聚 A 聚合酶催化下，发生聚合反应，形成 3′末端多聚 A 尾（Fig. 13-7）。

3. 剪接作用　真核生物的结构基因中含有为肽链的部分片段编码的外显子，还含有非编码的内含子。转录时，外显子及内含子均转录到hnRNA。在细胞核中，hnRNA经剪接作用，首先在核酸内切酶作用下切掉内含子；然后在连接酶作用下，将外显子各部分连接起来，加工成为成熟的mRNA，这就是剪接作用（splicing）。也有少数基因的hnRNA不需要进行剪接作用，例如 α- 干扰素基因。Fig. 13-8 以卵清蛋白基因为例，介绍一个典型的转录及加工过程。

在剪接作用过程中有如下一些共同特点：

（1）剪接部位的结构特点：mRNA 前体的剪切部位是在内含子末端的特定序列。通过数百种内含子−外显子连接点的分析，得知真核生物中从酵母到哺乳类动物均有共同特点，即内含子的序列中起始为 GU，终止于 AG（表 13-2）。

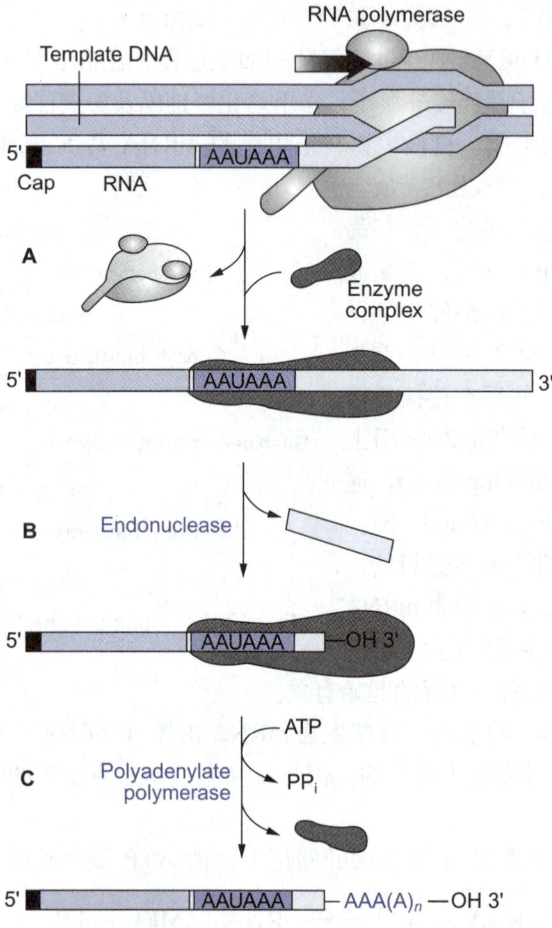

Fig. 13-7 Addition of the poly (A) tail to the primary RNA transcript of eukaryotes

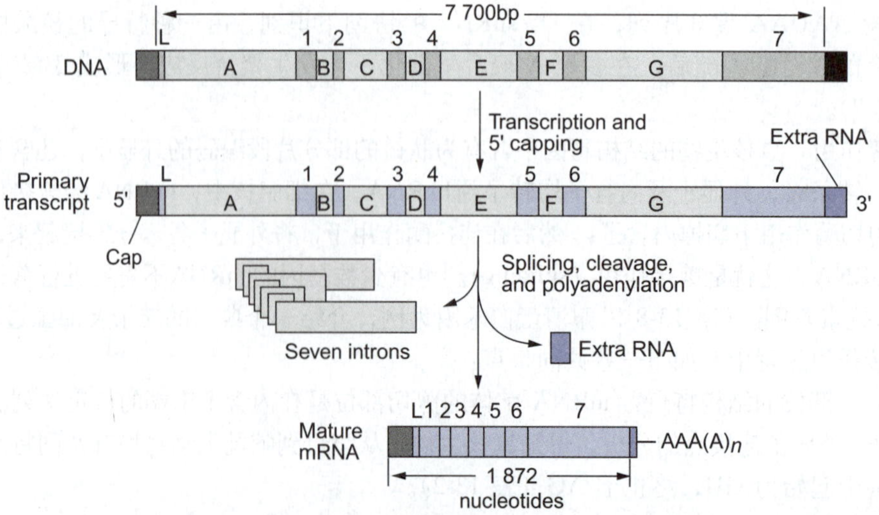

Fig. 13-8 Overview of the processing of a eukaryotic mRNA (Ovalbumin as an example)

表 13-2 mRNA 前体剪接序列

基因	外显子	内含子	外显子
卵清蛋白内含子 2	UAAGGUGAGC	------------------	UUACAGGUUG
卵清蛋白内含子 3	UCAGGUACAG	------------------	AUUCAGUCUG
β- 球蛋白内含子 1	GCAGGUUGGU	------------------	CCUUAGGCUG
β- 球蛋白内含子 2	CAGGGUGAGU	------------------	CCACAGUCUC
免疫球蛋白 γ_1 内含子 1	UCAGGUCAGC	------------------	UUGCAGGGGC
SV40 病毒 T 抗原	UAAGGUAAAU	------------------	UUUUAGAUUC

真核生物 mRNA 前体中内含子的末端交界处具有一段共同序列，其 5′端交界处为 AGGUAAGU；3′端交界处为 $(Py)_n$NCAGG，Py 指嘧啶（U 或 C），n 大约为 10 个，N 指任意的碱基。其 5′端及 3′端剪接点如 Fig. 13-9 所示。

在内含子 3′端剪接点的上游 20 ~ 50 核苷酸范围内，还有一个在剪接中有重要作用的位点，其序列中含有 A，称为分支部位，对其作用下面将有所介绍。

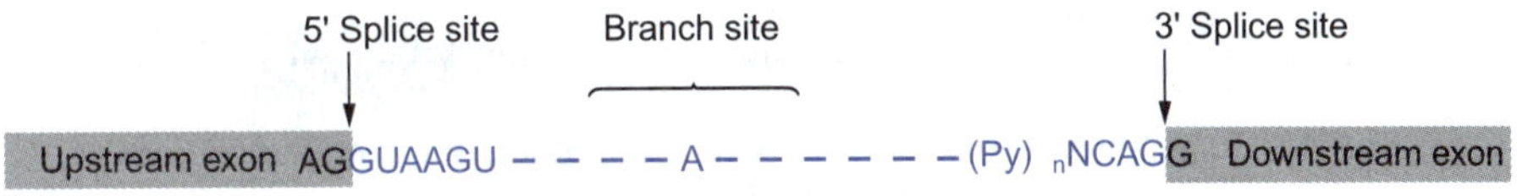

Fig. 13-9 Splicing signal

内含子序列中，除了 5′端、3′端及分支部位以外，其他部分的序列对于剪接的重要性较小。内含子的长度可从 50 至 10 000 核苷酸，如果其中发生部分丢失，不一定会对剪接产生影响；如果在 5′端、3′端或分支部位处发生变异，则会导致错误的剪接。但是有时变异发生在剪接部位以外处，也有可能会导致不正常的剪接。例如在一例 β- 地中海贫血患者的 β- 珠蛋白基因中，第一个内含子序列发生了由 G 变 A，导致产生了新的 3′端剪接部位，错误剪接的结果使 mRNA 中密码子发生了改变。剪接后第 7 个密码子出现了肽链合成的终止信号，于是蛋白质合成提前终止，产生了错误的蛋白质。

（2）套索的形成及剪除：mRNA前体剪接过程，又称为二次转酯反应，先剪切下内含子，然后各个外显子互相连接起来。剪接的过程分两步反应进行：①内含子序列中分支部位中腺苷酸残基（A）的 2′–OH 攻击内含子 5′端与外显子 1 连接的磷酸二酯键，剪下外显子 1，而腺苷酸原来已有以 3′, 5′- 磷酸二酯键相连的两个相邻的核苷酸残基，加上此 2′, 5′- 磷酸二酯键的连接后，在腺苷酸处则出现一个分支，形成“套索”（lariat）中间产物。②已被剪切下的外显子 1 的 3′端 –OH 攻击内含子 3′端与外显子 2 之间的 3′, 5′- 磷酸二酯键，链断裂，内含子以套索形式被剪切下来，同时外显子 1 与外显子 2 连接起来（Fig. 13-10）。

（3）剪接体的生成：在酵母和人体的mRNA前体剪接过程去除内含子时，还发现有多种成分的 RNA-蛋白质复合体的存在，其大小约为 60S，是由几种非特异的小核核（糖体）蛋白（unspecific small nuclear ribonucleoprotein，UsnRNP）与 mRNA 前体结合而成，称为剪接体（spliceosome）。UsnRNP 是一族 snRNA，参与剪接作用的有多种 UsnRNPs。

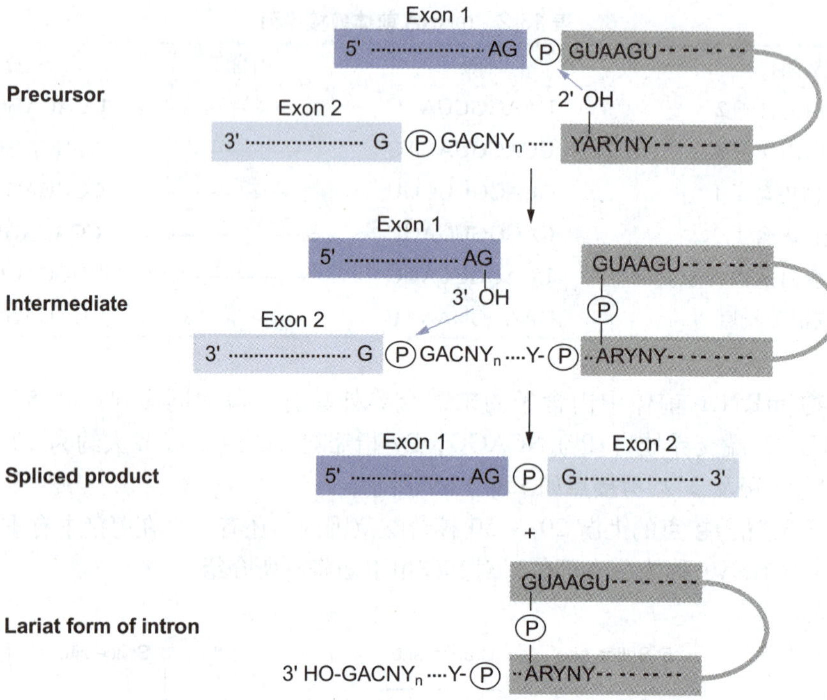

Fig. 13-10 Mechanism of splicing of mRNA precursors in eukaryotic nuclei

P: Purine, Y: Pyrimidine, N: Any nucleoside

真核生物 mRNA 前体内含子序列中有 3 个保守序列区，5′端剪接点、3′端剪接点及含有 A 序列的分支点。U1 snRNP 通过互补序列可识别结合内含子的 5′端剪接点序列；U5 snRNP 识别、结合内含子 3′端剪接点；U2 snRNP 识别并结合 A 序列的分支点。U4 及 U6 snRNP 也参与剪接体组成（Fig. 13-11）。

（4）可变剪接方式的意义 一个相同的初级转录本，在不同的组织中由于剪接作用的差异，可产生不同编码的 mRNA，导致翻译生成不同的蛋白质产物。例如甲状腺中降钙素（calcitonin）及脑中的降钙素基因相关肽（calcitonin gene-related peptide, CGRP）就是来自一个相同的初级转录本（Fig. 13-12）。在甲状腺中，初级转录本进行剪接作用后，由外显子 1、2、3和4连接而成的mRNA，翻译的产物为降钙素。而在脑中，初级转录本进行剪接作用时，由外显子 1、2、3、5、6 连接而成的 mRNA，翻译后的产物为 CGRP。

4. 甲基化作用 原核生物 mRNA 分子中不含有稀有碱基，但真核生物的 mRNA 中则含有甲基化核苷酸。除了在 hnRNA 的 5′端帽子结构中含有 2 ~ 3 个甲基化核苷外，在分子内部的非编码区还含有 1 ~ 2 个 m^6A。在序列中，m^6A 总是位于胞苷之后，形成… NCm^6AN …序列。m^6A 的生成是在 hnRNA 的剪接作用之前发生的。

5. RNA 编辑 近年发现，某些 mRNA 前体的核苷酸序列尚需加以改编，在转录产物中插入、删除或取代一些核苷酸残基，方能生成具有正确翻译功能的模板，此即 mRNA 的编辑（editing）。编辑加工在原生动物和植物叶绿体中多见，在哺乳类动物也有发现。

载脂蛋白 B（apoB）mRNA 中存在的 C → U 转换就是哺乳类动物 RNA 编辑加工的结果。

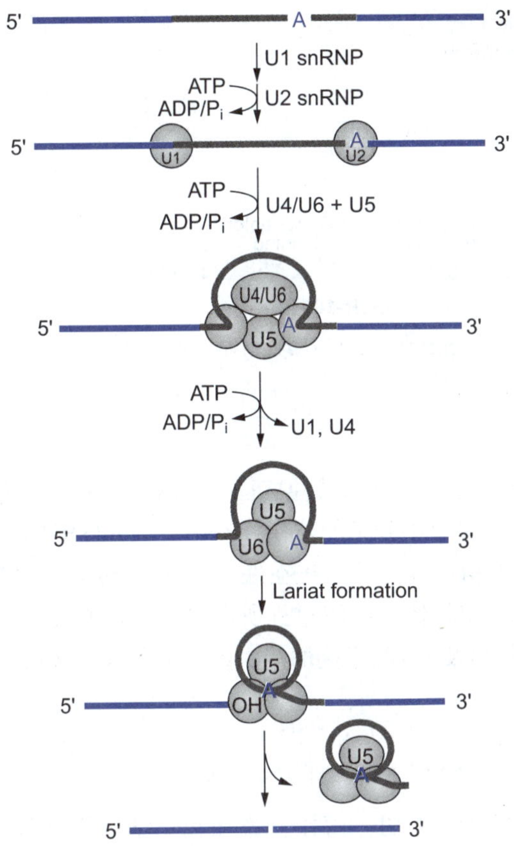

Fig. 13-11　Assembly of spliceosomes occurs in several steps

载脂蛋白B有两种存在形式——apoB-100（分子质量为 512 000）和 apoB-48（分子质量 240 000）。较大的蛋白质分子含4 536个氨基酸残基，是在肝内合成的；较小的apoB-48含有与 apoB-100 完全相同的 N 端 2 152 个氨基酸残基，是在小肠中合成的。apoB 基因在小肠转录生成的 mRNA 核苷酸序列中特异位点的胞苷经脱氨基后变成尿苷，使原来2 153位上谷氨酰胺的密码子由CAA变为终止密码子UAA，从而导致较短的apoB-48的生成（Fig. 13-13）。催化这一反应的脱氨酶仅存在于小肠，肝不含此酶。典型的编辑作用还见于谷氨酸受体——α-氨基-3-羟基-5-甲基-4-异恶唑丙酸（α-amino-3-hydroxy-5-methyl-4-isoxazolepropionic acid，AMPA）受体——的 GluR2 亚基。在 GluR2 (Glutamate receptor 2) 初级转录本编码离子通道第二个跨膜区（M2 区）有个 Q/R 位点，谷胺酰胺密码子（CAG）经编辑过程转变为精氨酸密码子（CIG），这种编辑作用是由腺苷酸脱氨酶催化腺苷脱氨反应完成的。经这种编辑作用产生的 AMPA 受体钙离子通透性低，相反未

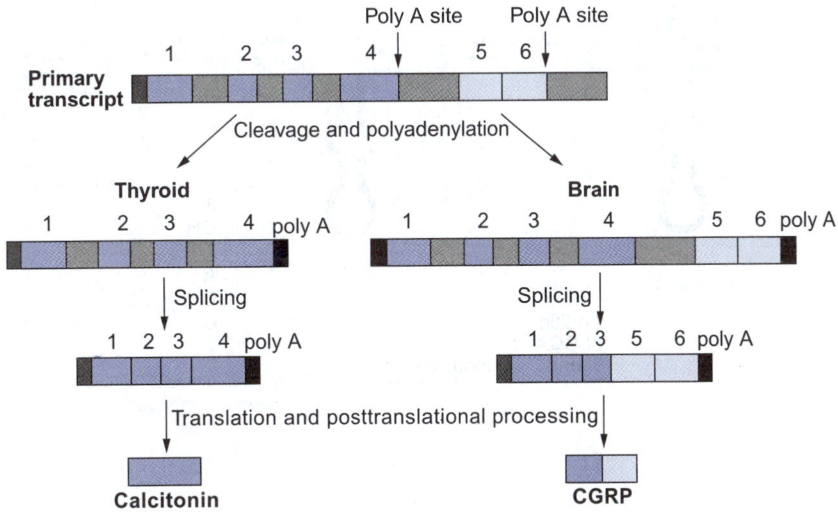

Fig. 13-12　Alternative processing of the calcitonin gene transcript in rats

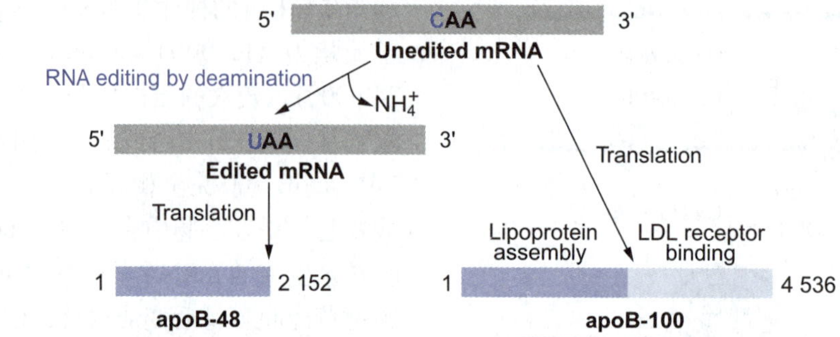

Fig. 13-13 RNA editing of apolipoprotein B mRNA

编辑的受体通道具有高钙通透性。

编辑过程主要是在多核苷酸链的某些位点改变、插入或删除某种核苷酸。以尿苷酸编辑为例，在某些基因中何处插入或剔除尿苷酸，由一个或多个小分子的“指导RNA”（guide RNA，gRNA）提供mRNA的编辑信息，并作为模板指导编辑过程。该过程在编辑体（editosome）的帮助下，由3′端向5′端进行尿苷酸的插入或剔除。编辑体由编辑过程所需要的各种酶及蛋白因子组成，包括特异的核酸内切酶、UTP末端转移酶及RNA连接酶等。gRNA由基因转录产生，它为获得正确的翻译活性提供保证。

二、转运RNA（tRNA）前体的加工 Processing of tRNAs Precursor

细菌和真核tRNA前体的加工过程包括特殊序列的剪切、剪接、添加和化学修饰（Fig. 13-14）。

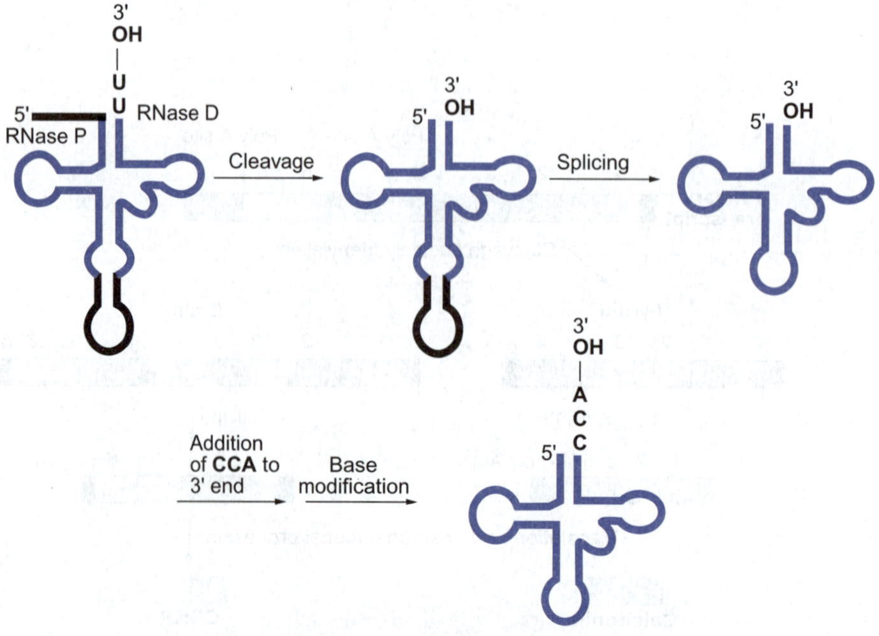

Fig. 13-14 Processing of tRNA precursor

剪切（cleavage）是指在酶的作用下从5′端及3′端切除多余的核苷酸。tRNA初级转录本 5′端多余核苷酸的切除是在一种核酸内切酶—— RNase P 催化下进行的；3′端多余核苷酸（例如，真核生物中 3′末端的 UU）则是在核酸外切酶 RNase D 的作用下，从末端逐个地将核苷酸切下。RNase P是一种核酶，存在于从细菌至人类的各种生物体内，其组成包含蛋白质及 RNA，具有自我剪切和剪接的能力。有些初级转录本含有两个或以上的不同 tRNA，则需通过酶切作用将初级转录本中连续的不同tRNA彼此分离，成为单个的tRNA，也是一种剪切形式。

剪接（splicing）发生在有内含子的某些tRNA前体的加工过程中。内含子序列可通过剪接作用而被去除，即由核酸内切酶催化进行剪切反应，并通过连接酶将外显子部分连接起来。

在 tRNA 前体的 3′末端添加（addition）CCA−OH 是 tRNA 前体加工过程的特有反应。反应是在核苷酸基转移酶的催化下进行的。

tRNA前体的加工还有化学修饰（chemical modification）作用，包括碱基的甲基化反应、脱氨基反应及还原反应等。反应发生在 tRNA 中特定的核苷酸上。

三、核糖体 RNA（rRNA）前体的加工 Processing of rRNAs Precursor

染色体DNA 中rRNA基因是多拷贝的。例如，细菌的基因中rRNA基因有 5 ~ 10 拷贝。真核生物中rRNA基因的拷贝数更多。例如，果蝇为260个拷贝，HeLa细胞可达1 100拷贝。这些 rRNA 的多拷贝基因纵向串联、重复排列，在这些重复单位之间，由非转录的间隔区（spacer）将它们隔开。在每一个 rRNA 基因内，包含 3 ~ 4 段 rRNA 的编码区，其间也有间隔区。间隔区中有些是无转录功能的，另外有些间隔区的转录产物是 tRNA。

（一）原核核糖体 RNA 的加工

原核生物的核糖体中有 16S、23S 及 5S 三种 rRNA，这三种 rRNA 均存在于 30S 的 rRNA 前体中。在16S与23S rRNA的间隔区中还包含有1 ~ 2个tRNA。转录作用完成后，在RNase Ⅲ催化下，将 rRNA 前体切开、产生 17S、25S 及 5S rRNA 的中间体。中间体进一步在核酸酶的作用下，切去部分间隔序列，产生成熟的16S、23S及5S rRNA，还有成熟的tRNA。rRNA的成熟过程中，在16S rRNA组成的特异碱基上进行甲基化修饰，生成稀有碱基，反应发生于早期。在前体加工过程中 5S rRNA 的变化不大（Fig. 13-15）。

（二）真核核糖体 RNA 的加工

真核生物的核糖体中有 18S、5.8S、28S 及 5S rRNA。5S rRNA 自己独立成体系，在成熟过程中加工甚少，不进行修饰和剪切。45S rRNA 前体中包含有 18S、5.8S 及 28S rRNA。在加工过程中，在 28S、18S 及 5.8S rRNA 分子中广泛地进行甲基化修饰。甲基化作用多发生于核糖上，较少在碱基上。真核生物rRNA的甲基化修饰加工，由各种修饰酶催化完成，而决定被修饰碱基的具体位置的定位，需要一些 snoRNA 的参与。这些 snoRNA 分子的大小由 70 ~ 100 个核苷酸组成，snoRNA 中的某些序列可与被修饰的 rRNA 的序列互补结合，从而使修饰酶识别这些位点并进行加工。甲基化修饰后，45S rRNA 前体在细胞核酸酶的催化下，经过一系列剪切，成为成熟的 18S rRNA、28S rRNA 及 5.8S rRNA（Fig. 13-16）。

研究发现，四膜虫rRNA前体的加工，可以通过“自我剪接”的方式进行，最终成为成熟的 rRNA。四膜虫26S rRNA前体在剪接后产生了内含子“L-19 IVS”，L-19 IVS是一种核酶，

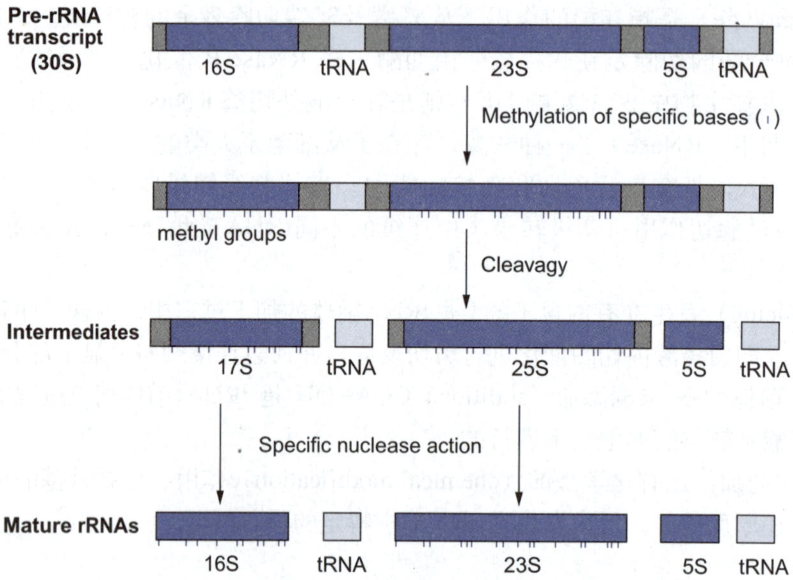

Fig. 13-15 Processing of pre-rRNA transcripts in *E. coli*

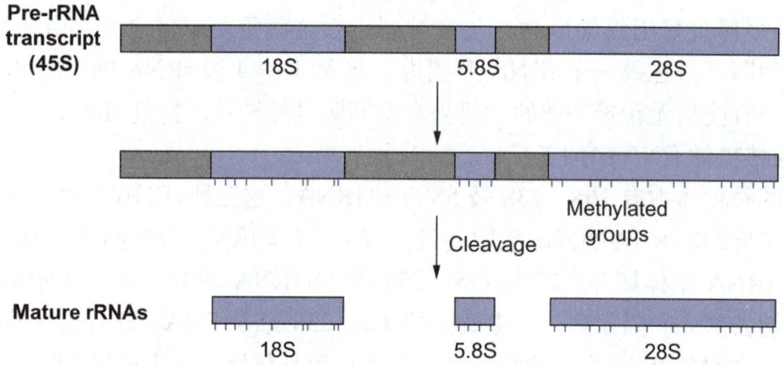

Fig. 13-16 Processing of pre-rRNA transcripts in vertebrates

它可以催化数种以 RNA 为作用物的反应。

第三节 核 酶
Section 3 RIBOZYMES

多年来，人们认为生物体内的各种代谢反应全是在酶的催化下进行的，而酶的化学本质是蛋白质。但是从 20 世纪 80 年代以来，人们发现有些 RNA 分子也可以催化自身或其他 RNA 分子进行的生化反应，这一发现是对催化活性分子认识的发展。区别于通常的核糖核酸酶（RNases），这类具有催化活性的 RNA 分子是一类 RNA 酶（RNA enzymes），称为核酶

(ribozymes)。

1982 年，T. Cech 等从四膜虫（*Tetrahymena*）rRNA 前体的加工研究中首先发现 rRNA 前体有自我剪接作用，即 RNA 本身也有催化作用，提出了 ribozyme 一词。1983 年，S. Altman 等发现 RNase P 中的 RNA 组分可催化 tRNA 前体的加工。继而，Symons 等又在核酶作用机理研究中发现，核酶的自我剪接活性与这类分子的特异空间构象——锤头结构有关。

至今发现的所有核酶作用方式较简单，归纳起来主要有以下几种类型：①剪切型，这类核酶能催化自身 RNA 或异体 RNA 分子剪掉一段多聚核苷酸片段，其催化功能相当于内切核酸酶（蛋白质酶）的作用。②剪接型，这类核酶主要催化自身RNA进行化学反应，即首先切去自身RNA内部一个核苷酸片段，再将剩余的两个片段连接起来；它的作用是既剪又接，相当于内切核酸酶及连接酶（均为蛋白质酶）的联合作用。③其他类型，这类核酶与①型相似、但又不同于①型。

一、rRNA 前体的自我剪接作用 Self-splicing of rRNA Precursor

Cech 等研究了四膜虫 rRNA 前体的加工过程。当从四膜虫的细胞核提取液中分离出 6.4kb 大小的 rRNA 前体（26S rRNA 前体），去除杂蛋白后，发现 rRNA 前体仍能迅速被剪接。此时，反应体系并没有酶的存在，rRNA 前体是通过一种所谓“自我剪接”（self splicing）作用机制，变为成熟 rRNA 的。四膜虫 rRNA 前体自我剪接过程经历了两次剪接作用（Fig. 13-17）。第一次剪接时，有鸟苷或其衍生物（GMP、GDP、GTP）作为辅助因子，

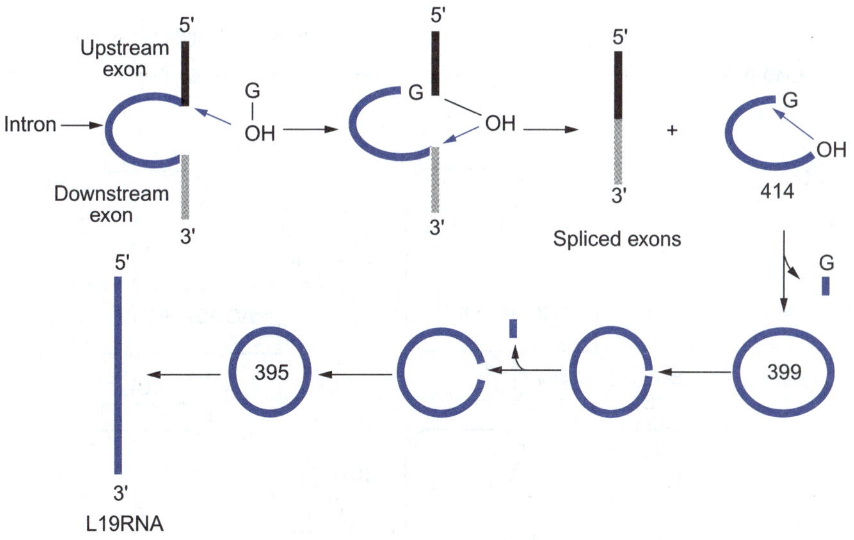

Fig. 13-17 Self-splicing of a rRNA precursor from *Tetrahymena*

首先由鸟苷的 3′−OH 向 5′外显子与内含子的 5′剪接点进行攻击，发生磷酸酯转移反应，于是 5′外显子脱落。第二次剪接时，5′外显子的 3′−OH 基向 3′外显子与内含子的 3′剪接点进攻，发生磷酸酯转移反应。于是由 414 核苷酸组成的内含子脱落下来；而 5′外显子与 3′外显子相连接，成为 26S rRNA。脱落下来的内含子（414nt）可以进行自身环化，即由 3′

-OH 攻击 5′末端附近的磷酸二酯键，结果从含有 G 的 5′末端脱下 15 个核苷酸的片段，剩余部分两端以 3′,5′-磷酸二酯键连接成含有 399nt 的环状中间产物。环状中间产物开环后，剪切下 4 个 nt，剩余部分两端又以 3′,5′-磷酸二酯键相连，环化成为含有 395nt 的环状分子。此环状分子再经过开环，最后得到一丢失了19个核苷酸的线形内含子序列，即 L-19 IVS（linear minus 19 intervening sequence）（Fig.13-18A）。此 L-19 IVS 是具有催化活性的。上述两次自我剪接作用就是由内含子本身的催化性质所决定。

L-19 IVS是一种核酶，它可以催化数种以RNA为作用物的反应：①核苷酸转移反应，相当于核苷酸转移酶的作用；②水解反应，相当于磷酸二酯酶的作用；③磷酸转移反应，当于磷酸转移酶的作用；④脱磷酸反应，相当于酸性磷酸酶的作用；⑤RNA限制性内切反应，相当于 RNA 限制性内切酶的作用。L-19 IVS 催化的水解反应是水解磷酸二酯键，它可以使核苷酸链上五胞苷酸（CCCCC，即（C）$_5$）降解为（C）$_4$ 和（C）$_3$，同时 L-19 IVS 也可催化磷酸二酯键的生成，因此也可使核苷酸链上（C）$_5$ 变为（C）$_6$ 或更长（Fig. 13-18B）。所以 L-19 IVS 既有 RNase 的作用，又有 RNA 聚合酶的作用。但是 L-19 IVS 对于（U）$_6$ 的作用则小于对（C）$_6$ 的作用，而对于（A）$_6$ 和（G）$_6$ 则根本没有作用。

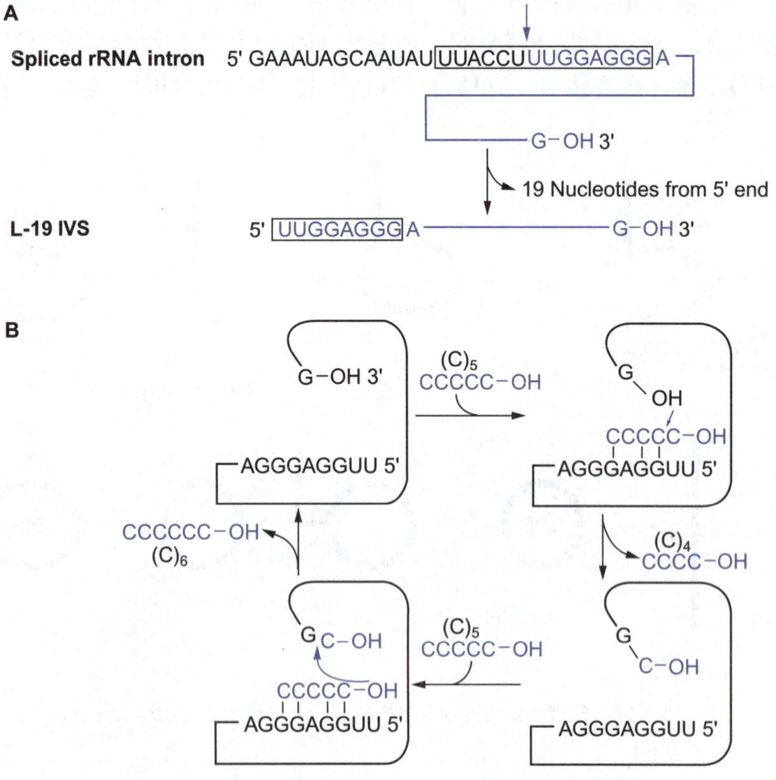

Fig. 13-18 *In vitro* catalytic activities of L-19 IVS

自我剪接过程中并非所有的中间产物全是环状结构，也有的中间产物为套索结构，且反应初也不需有 G 参与，例如酵母线粒体某些 RNA 前体的剪接作用。

二、核糖核酸酶 P RNase P

在 tRNA 前体的加工过程中，RNase P 可特异地水解由 RNA 前体 5′端前导序列中的核苷酸，即催化剪切作用。

RNase P 由蛋白质及 M_1RNA 两部分组成，其中蛋白质分子质量为 20 000，M_1RNA 由 377nt组成。高度纯化这两个组成部分，若两者单独存在时均无生物学活性； 只有混合后才有活性。在特定条件下，例如加入高浓度Mg^{2+}后，单独存在的M_1RNA也可表现催化活性，而单独存在的蛋白质仍无催化活性。M_1RNA 分子结构的完整性对维持其活性是重要的，特别是其 5′端序列部分。可见，RNase P 可特异地催化各种 tRNA 前体 5′前导序列的裂解过程（Fig. 13-14）主要依赖M_1RNA的核酶识别功能及催化活性。

四膜虫 rRNA 前体内含子及 RNase P 中 M_1 RNA 核酶功能的发现说明，RNA 不仅是遗传信息传递的中介物，而且还是生物催化剂。这不仅扩展了人们对催化活性分子的认识，而且为生命起源和进化中关于“先有蛋白质还是先有核酸”的讨论扩大了线索。核酶的发现为那些主张“先有核酸”的假说提供了新的有力依据。但是，目前发现的RNA 酶种类较少，约有数十种，而蛋白质酶则有多种多样。持这种观点的人认为，这可能是生物进化过程中演变的结果，大多RNA 的酶活性已丧失，而为蛋白质所取代，所以现在核酶只是辅助参与生物体内多种催化作用。

三、锤（头）状核酶 Hammerhead Ribozyme

Symons 及其同事在多种植物病毒卫星 RNA 以及病毒 RNA 的自我剪接研究中，观察到自我切割区内的 RNA 二级结构形状犹如锤头结构（hammerhead structure）(Fig. 4-15A)，故名锤（头）状核酶（hammerhead ribozyme）。在锤状核酶发挥自我剪切所需要的基本结构中有 3 个茎区，即局部双链结构，茎区之间有些高度保守的核苷酸（详见第四章）。在GUX的外侧（3′侧）存在一个自我剪切的位点，X 可以是 C、U 或 A，但不能是 G。不同的锤状核酶保守序列以外的序列不同。

自从发现了锤头结构后，人们根据其自我剪切的结构特点，设计并合成剪切序列特异的核酶，用以破坏一些有害基因转录出的 mRNA 或其前体，试图为抗癌及抗病毒作用探索新的途径。因此，核酶的发现不仅具有理论意义，而且也有应用潜能。

第四节 RNA 的复制

Section 4 RNA REPLICATION

有些病毒如噬菌体 f2、MS2、R17 和 Q β 等均具有 RNA 基因组。这些 RNA 病毒的染色体为单链 RNA，在病毒蛋白质的合成中具有 mRNA 的功能。病毒 RNA 进入宿主细胞后，还可进行复制，即在 RNA 指导的 RNA 聚合酶（RNA-directed RNA polymerase） 或称 RNA 复制酶（RNA replicase）催化下进行 RNA 合成反应。

RNA 复制酶分子质量约为 210 000，由 4 个亚基组成。其中只有一个分子质量为 65 000

的亚基，是病毒RNA复制酶基因的产物，其结构中具有复制酶的活性部位。其他的3个亚基全是宿主细胞中正常合成的蛋白质。

RNA复制酶还需要有宿主细胞中的三种蛋白质因子协助其发挥作用。它们是延长因子Tu（分子质量为30 000）、Ts（45 000）以及S_1（70 000）。这些因子可以帮助RNA复制酶定位并结合于病毒的RNA 3′末端，引发RNA的复制。

RNA复制酶催化的合成反应是以RNA为模板，由5′→3′方向进行RNA链的合成。反应机制与其他核酸模板指导的核酸合成反应相似。RNA复制酶缺乏校对功能的内切酶活性，因此RNA复制的错误率较高，这与DNA指导的RNA聚合反应情况是相类似的。RNA复制酶只是特异地对病毒的RNA起作用，而宿主细胞RNA一般并不进行复制。这就可以解释在宿主细胞中虽含有数种类型的RNA，但病毒RNA是优先进行复制的。

SUMMARY

All cellular RNA molecules are synthesized by RNA polymerases according to instruction given by DNA templates. The activated monomer substrates are ribonucleoside triphosphates.The direction of RNA synthesis is 5′→ 3′as in DNA synthesis. RNA polymerases, unlike DNA polymerases, do not possess proofreading nuclease activity.

RNA polymerase in *E.coli* is a multi-subunit enzyme. The subunit composition of the ～500kd holoenzyme is $\alpha_2\beta\beta'\omega\sigma$ and that of the core enzyme is $\alpha_2\beta\beta'\omega$. Transcription is initiated at promoter sites consisting of two sequences, one centered near −10 and the other near −35; that is, 10 and 35 nucleotides away from the start sites in the 5′(upstream) direction respectively. The consensus sequence of the −10 region is TATAAT. The σ subunit enables the holoenzyme to recognize promoter site. RNA polymerase must unwind the template double helix for transcription to take place. Unwinding exposes some 17 bases on the template strand and sets the stage for the formation of the first phosphodiester bond. RNA chains usually start with pppG or pppA. Elongation takes place at transcription bubbles that move along the DNA template at a rate of about 50 nucleotides per second. The nascent RNA chain contains stop signals that end transcription. One stop signal is an RNA hairpin. A different stop signal is read by the Rho protein, an ATPase.

There are four types of RNA polymerases in eukaryotes: RNA polymerase Ⅰ makes ribosomal RNA precursors, Ⅱ makes messenger RNA precursors, Ⅲ makes transfer RNA precursors, and Mt makes mitochondrial RNA precursors. Eukaryotic promoters are complex, being composed of several different elements. Promoters for RNA polymerase Ⅱ are located on the 5′side of the start site for transcription. Each consists of a TATA box centered between −30 and −100 and additional upstream sequences. They are recognized by transcription factors rather than by RNA polymerase Ⅱ.

The transcription products of all three eukaryotic polymerases are processed. The 5′ends of mRNA precursors become capped and methylated in the course of transcription. A 3′poly (A) tail is added to most mRNA precursors after the nascent chain has been cleaved by an endonuclease. RNA editing processes alter the nucleotide sequence of some mRNAs. The splicing of mRNA precursors is carried out by spliceosomes, which consist of small nuclear ribonucleoprotein particles (snRNPs).

复 习 题

1. 转录作用在遗传信息流动中的重要性为何?
2. 何谓不对称转录?
3. 试说明 DNA 聚合酶、RNA 聚合酶、逆转录酶及 RNA 复制酶催化不同的核酸生物合成作用有哪些共性?
4. 原核生物与真核生物的 RNA 聚合作用有何异同?
5. 说明启动子的结构特点及功能。
6. RNA 的加工过程主要有几种类型的反应?举例说明之。
7. 何谓单顺反子及多顺反子 mRNA?
8. 试述 mRNA 前体剪接作用中有哪些反应发生?套索结构的生成及作用为何?
9. 在 RNA 的剪接作用中剪接体的组成与作用为何?
10. 什么是核酶? 有何生物学意义?

主要参考书和文献

1. 张迺蘅主编. 生物化学. 第 2 版. 北京: 北京大学医学出版社, 1999
2. 周爱儒主编. 生物化学. 第 6 版. 北京: 人民卫生出版社, 2004
3. David L. Nelson, Michael M. Cox. Lehninger Principles of Biochemistry. 4th ed. New York: W. H. Freeman and Company, 2005
4. Jeremy M. Berg, John L. Tymoczko, Lubert Stryer. Biochemistry. 5th ed. New York: W. H. Freeman and Company, 2002
5. Rorbert K. Murray, Daryl K. Granner, Peter A. Mayes, et al. Harper's Biochemistry. 26th ed. New York: McGraw Hill Company, 2003

（马康涛　张迺蘅）

第十四章　蛋白质生物合成

CHAPTER 14　PROTEIN BIOSYNTHESIS

PRINCIPAL POINTS

The overall process of mRNA-guided protein synthesis is often simply referred to as translation.

The machinery of protein synthesis includes hundred molecular components, especially mRNA, tRNA and ribosome which all play key roles in translation. mRNA contains genetic information which determines the sequence of the amino acids in the protein which is produced. tRNA is the adaptor molecule which translates the code words of mRNA into amino acid sequence of a protein, and carries amino acid to the ribosomal site of protein synthesis. The ribosome is the cellular component where peptide bond formation and protein synthesis occur.

In bacteria, the protein biosynthesis occurs in four phases. As preliminary step of the biosynthesis (first phase), amino acids are activated by specific aminoacyl-tRNA synthetases in the cytosol. Then the ribosome cycle follows, which can be described in 3 phases: Initiation (2nd phase) which involves the formation of an initiation complex between the 30S ribosomal subunit, mRNA, GTP, fMet-$tRNA_i^{Met}$, initiation factors and 50S subunit for starting the ribosome cycle. Elongation of the polypeptide chain (3rd phase) which encompasses four steps including incoming, transferring, dissociating and moving. The final 4th phase is the termination of peptide synthesis. Although mammalian protein synthesis is similar to that of *E. coli*, there are notable differences.

蛋白质是生命活动的物质基础（第二章）。蛋白质由基因编码，是遗传信息传递（途径）的主要终产物（区别于 rRNA 和 tRNA）。*E.coli* 基因组大约编码 4 300 种蛋白质，酵母基因组编码6 200多种，哺乳类动物细胞基因组编码数万种蛋白质。就酵母而言，17% 的编码蛋白质与代谢、细胞构件分子的合成及降解有关；30% 参与细胞器和膜的组成；10% 参与跨膜转运。一个典型的哺乳类活细胞在某一特定时刻，其生存、活动大约需要数千种不同的蛋白质。这些结构和功能分子处于不断合成或分解过程。蛋白质降解过程是依赖蛋白酶的复杂过程，也是主动调节的过程。细菌可以利用小分子物质合成氨基酸，进而合成蛋白质。与细菌不同，人类细胞不能合成必需氨基酸或合成不足，需从食物摄取。然而，食物中所含的各种蛋白质与人体的不同，不能被人体直接利用，它们需经消化、分解成氨基酸，才能被吸收，用以合成人体自身的各种蛋白质。人体不仅在胚胎或胎儿期、出生后的生长、发育期合成蛋白质，而且在成年后、即使体内的蛋白质量虽无明显增加，仍需不断合成蛋白质（约 400g/d）。

mRNA 带有来自 DNA 的遗传信息，是合成蛋白质的“模板”，各种蛋白质就是以相应的mRNA为“模板”，以各种氨基酸为原料合成的。所以蛋白质生物合成的过程，实际上就是从DNA分子到蛋白质分子之间遗传信息的传递和体现的过程。mRNA合成后，遗传信息由mRNA传递给新合成的蛋白质，此时 mRNA 分子中的遗传信息被具体地翻译成为蛋白质的氨基酸排列顺序，因此这一过程亦称为翻译（translation）。翻译的基本原理如Fig. 14-1所示，这是本章将要讨论的核心内容。经翻译过程合成的多肽链不一定具有生物学活性，有些翻译产物需转移、定位在特殊的亚细胞结构或区域，有的需经一定的剪切、化学修饰处理，有的需与其他成分（别的多肽链、糖、脂等）结合才能形成活性蛋白质，这就是翻译后的加工、修饰过程。

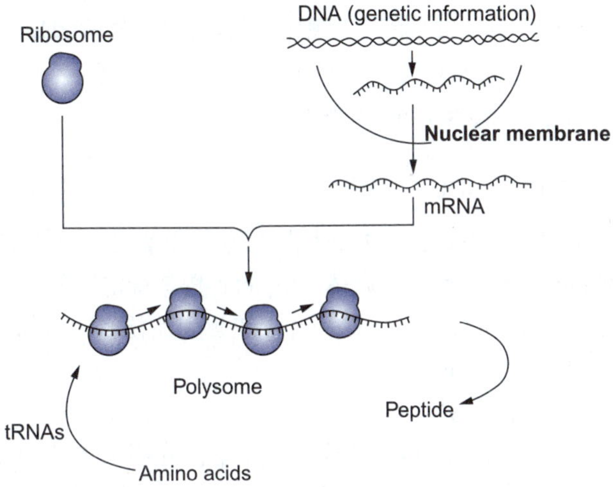

Fig. 14-1　Outline of protein synthesis

第一节　蛋白质合成体系

Section 1　THE MACHINERY OF PROTEIN SYNTHESIS

仅就合成体系所涉及的蛋白质分子而言，就有70多种核糖体蛋白质，20多种氨基酸活化酶，10多种肽链合成起始、延长和终止因子。如果考虑合成后加工所需的100多种酶、40多种转运及核糖体RNA，几乎有近300种分子参与多肽链的合成。从能量角度考虑，蛋白质合成所消耗的能量几乎占细胞合成反应总耗能的90%。可见，蛋白质合成是一复杂的耗能过程，合成体系十分复杂。概括讲，除作为原料的氨基酸外，合成体系还有mRNA（"模板"）、tRNA（"特异的搬运工具"）、核糖体（"装配机"）、有关的酶和蛋白质因子，ATP、GTP等供能物质以及必要的无机离子等。

一、蛋白质合成机制的演绎史

Three Advances for Deducing Protein Synthesis

组成人体的蛋白质有十多万种，组成人体蛋白质的氨基酸却只有20种。这20种氨基酸是如何排列组合，形成了形形色色的蛋白质的？科学家认识蛋白质合成机制主要是基于生物化学家和遗传学家三大成就。

第一个成就是核糖体功能的阐明。上世纪50年代初，Zamecnik及其同事给大鼠注射同位素标记的各种氨基酸后，在数小时或数天后处死大鼠，分离、分析肝细胞不同亚细胞器的蛋白质，发现细胞所有亚细胞器均有同位素标记的蛋白质；如果在注射标记氨基酸数分钟后处死动物，只有肝细胞核糖体蛋白质颗粒才有同位素标记的蛋白质，说明位于内质网上的核糖体是蛋白质合成场所。

第二个成就是Hoagland和Zamecnik发现了“活化”的氨基酸——氨基酰-tRNAs（aminoacyl-tRNAs）。后来证明，生成氨基酰-tRNAs需有氨基酰-tRNA合成酶（aminoacyl-tRNA synthetase）。

第三个成就是确定RNA在蛋白质合成中的信息转换作用。1953年Watson和Crick提出DNA双螺旋模型时指出，DNA中的碱基配对原则，可能与遗传物质的复制机理有关。此后，Crick提出设想：由DNA的“4-字符语言”翻译成为蛋白质的“20-字符语言”必须有转换分子，以后证明这些转换分子就是tRNA和mRNA。

二、遗传密码 Genetic Code

在Crick和很多科学家的努力下，终于在20世纪60年代解决了遗传密码问题。在mRNA分子内，每3个相互邻接的核苷酸（称为三联体，triplet）按其特定排列顺序，在蛋白质生物合成中可被体现某种氨基酸或蛋白质合成终止信号者，统称为遗传密码（genetic code）。其中的某一单个密码字，亦称密码子（codon）。

（一）三联体密码与密码子的简并

密码子共有64个（表14-1），其中61个代表氨基酸。在组成人体的20种氨基酸中，每一种氨基酸少的只有一个密码子，多的可有6个，以2个和4个的居多。一种氨基酸有多个密码子，这种现象称为简并(degenerate)，如UUU和UUC是苯丙氨酸的密码子，UCU、UCC、UCA、UCG、AGU和AGC是丝氨酸的密码子。同一氨基酸的不同密码子称为同义词(synonyms)。

（二）起动信号与终止信号

在64个密码子中，除外61个氨基酸密码子，其余3个密码子(UAA、UAG、UGA）不代表任何氨基酸，为肽链合成的终止信号或终止密码子（terminator codon）。密码子AUG不仅代表蛋氨酸（甲硫氨酸），如果位于mRNA起动部位，它还代表肽链合成的起动信号，即起始密码子（initiator codon）。起动信号位于mRNA的5′端附近。作为起动信号的AUG与其局部构象有关，而局部构象常取决于AUG邻近的核苷酸序列。例如真核生物起动信号AUG周围最合适的上下文顺序为$CC\frac{A}{G}CC$ [AUG] G。这种上下文顺序如有改动，会使起动效率降低。非起动部位的AUG不作为起动信号，只代表蛋氨酸。

（三）方向性与无间隔性

mRNA的起动信号到终止信号的排列是有一定方向性（polarity）的。起动信号总是位于mRNA的5′侧，终止信号总是在3′侧。mRNA分子中遗传信息具有方向性（从5′端至3′端）的排列，决定了翻译过程肽链从N端向C端合成的方向性。mRNA的密码子之间无标点符号隔开，所以在相应基因的DNA链上，如因突变插入一个碱基或缺失一个碱基，都会引起mRNA的阅读框移位（frame shift），使其编码的蛋白质丧失功能。

（四）通用性

从细菌到人，遗传密码可以通用，这不仅为地球上的生物来自同一起源的进化学说提供有力依据，而且使我们有可能利用细菌等生物制造人类蛋白质。但遗传密码的通用性有个别例外。如哺乳动物线粒体的蛋白质合成体系中，UAG不代表终止信号而代表色氨酸，由AGA与

AGG代表终止信号，CUA、AUA不代表亮氨酸和异亮氨酸，却分别代表苏氨酸和蛋氨酸等。

表 14-1 遗传密码

第一个核苷酸（5′）	第二个核苷酸 U	C	A	G	第三个核苷酸（3′）
U	苯丙氨酸	丝氨酸	酪氨酸	半胱氨酸	U
	苯丙氨酸	丝氨酸	酪氨酸	半胱氨酸	C
	亮氨酸	丝氨酸	终止信号	终止信号	A
	亮氨酸	丝氨酸	终止信号	色氨酸	G
C	亮氨酸	脯氨酸	组氨酸	精氨酸	U
	亮氨酸	脯氨酸	组氨酸	精氨酸	C
	亮氨酸	脯氨酸	谷氨酰胺	精氨酸	A
	亮氨酸	脯氨酸	谷氨酰胺	精氨酸	G
A	异亮氨酸	苏氨酸	天冬酰胺	丝氨酸	U
	异亮氨酸	苏氨酸	天冬酰胺	丝氨酸	C
	异亮氨酸	苏氨酸	赖氨酸	精氨酸	A
	蛋氨酸 *	苏氨酸	赖氨酸	精氨酸	G
G	缬氨酸	丙氨酸	天冬氨酸	甘氨酸	U
	缬氨酸	丙氨酸	天冬氨酸	甘氨酸	C
	缬氨酸	丙氨酸	谷氨酸	甘氨酸	A
	缬氨酸	丙氨酸	谷氨酸	甘氨酸	G

* 位于 mRNA 起动部位的 AUG 为肽链合成的起动信号。作为起动信号的 AUG 具有特殊性，在细菌中此密码子代表甲酰蛋氨酸，在高等动物中则代表蛋氨酸。

三、tRNA 是氨基酸与密码子之间的“特异接头”
tRNA, The Adaptor of An Amino Acid to Its Codon

体内的 20 种氨基酸都各有其特定的 tRNA，而且一种氨基酸常有数种 tRNA，在 ATP 和酶的存在下，它可与特定的氨基酸结合。每个 tRNA 都有 1 个由 3 个核苷酸编成的特殊的反密码子（anticodon）。反密码子可以根据碱基配对的原则，与mRNA上对应的密码子配对。tRNA 上的反密码子，只有与 mRNA 上的密码子相对应时，才能结合。因此，在翻译时，带着不同氨基酸的各个 tRNA 就能准确地在核糖体上与 mRNA 的密码子对号入座。

（一）密码子与反密码子的不稳定配对

第三章已经介绍，DNA 双螺旋结构中两股核苷酸链间严格按 A 与 T，G 与 C 的碱基配对原则组合。但 tRNA 的反密码子中的第 1 个核苷酸与 mRNA 的第 3 个核苷酸（由 5′端向 3′端方向计数）配对时，并不严格遵循这一原则，除 A－U（相当于 DNA 中的 T）、G－C 配对外，U－G，I－C，I－A亦可相配（表14-2），此种配对称为不稳定配对或摆动配对（wobble base pair）。

近年发现在哺乳类动物胞浆内的含硒蛋白质（如谷胱甘肽过氧化物酶）及大肠杆菌中的某

些脱氢酶皆含有硒半胱氨酸（selenocysteine）。硒半胱氨酸在大肠杆菌中的密码子为UGA，可为特殊的 tRNA（$tRNA^{Sel}$）所识别。

表 14-2　密码子与反密码子的不稳定配对

反密码子的第 1 个碱基	密码子的第 3 个碱基
G	C 或 U
C	G
A	U
U	A 或 G
I	A、U 或 C

（二）起动 tRNA 与普通 tRNA

普通 tRNA 只在肽链延长阶段起作用。例如 $tRNA^{Met}$ 就是普通 tRNA 中的一员，上标“Met”表示它是蛋氨酸的 tRNA，可携带蛋氨酸，识别 mRNA 非起动部位的 AUG。

起动tRNA（$tRNA_f^{Met}$）与众不同，它所携带的蛋氨酸可被甲酰化，所以下标“f”（formyl代表甲酰化，有时下标“i”，代表“起动”）。它是识别 mRNA 起动部位 AUG 的 tRNA，在蛋白质合成的起动中起重要作用。此 tRNA 在真核生物携带蛋氨酸，在原核生物携带甲酰蛋氨酸。甲酰蛋氨酰-$tRNA_f^{Met}$ 是蛋氨酰-$tRNA_f^{Met}$ 在原核生物中经蛋氨酰-tRNA转甲酰基酶催化后的产物。

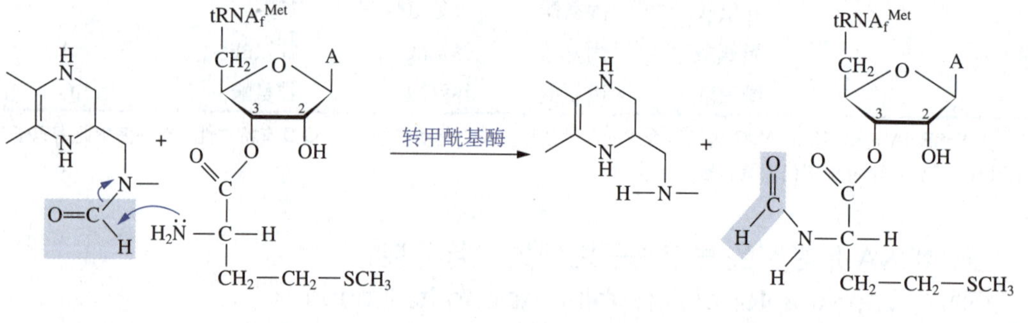

N_{10}—CHO-FH_4　　Met-$tRNA_f^{Met}$　　FH_4　　fMet-$tRNA_f^{Met}$

四、核糖体是肽链合成的“装配机”
Ribosome, the Machinery for Synthesis of Peptide Chain

核糖体由大小不同的两个亚基组成，这两个亚基则是由不同的rRNA分子与多种蛋白分子共同构成的。胞质中的核糖体一般可分为两类，一类附着于粗面内质网，主要参与清蛋白，胰岛素等分泌蛋白的合成；另一类游离于胞质，主要参与细胞固有蛋白质的合成。核糖体相当于“装配机”，能够促进tRNA所携的氨基酸缩合成肽。小亚基（原核生物为30S，真核生物为40S）的外形像哺乳类动物的胚胎，长轴上有一下凹的颈沟将其分为头、体两部（Fig. 14-2）。大亚基（原核生物为50S，真核生物为60S）外形似有三个角，中央部分凹陷，呈船形。大、小亚基缔合时，其间形成一个腔，像隧道一样贯穿整个核糖体（原核生物为70S，真核生物为80S）。蛋白质的合成过程就在其中进行。

真核生物核糖体比原核生物的大。其主要原因是所含的蛋白质量多，核糖体的rRNA也较大。例如，原核生物的大亚基所含 23S rRNA，在真核生物为 28S rRNA（见第三章）。

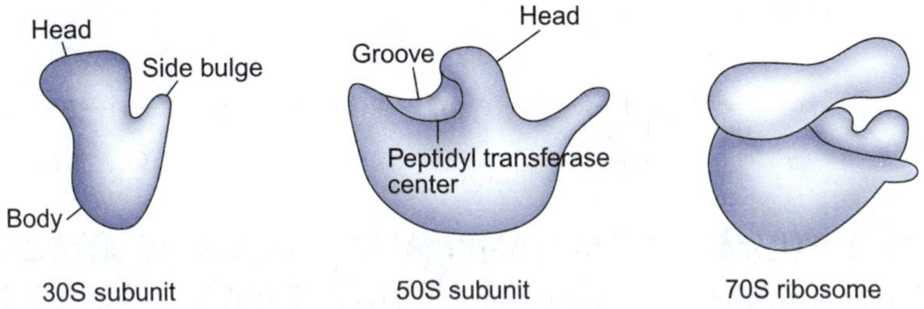

Fig. 14-2　Structural model for prokaryotic ribosome

（一）转肽酶、给位与受位

核糖体有 2 个位置分别称为给位（donor site）和受位（acceptor site），供携带氨基酸或新生肽链的 tRNA 附着。给位又称 P 位（peptidyl site，肽酰位）；受位有时又称 A 位（aminoacyl site，氨基酰位）。核糖体的大亚基具有转肽酶（transpeptidase）活性，可使附着于给位上的肽酰-tRNA 转移到受位上 tRNA 所带氨基酸上，使两者缩合，形成肽键。现知转肽酶的活性中心位于原核生物 23S rRNA 或真核生物 28S rRNA。

（二）多核糖体

在细胞内合成蛋白质时，并不是单个核糖体、而是多个核糖体聚在一起的多核糖体（polysome）。多核糖体中的各个核糖体可在同一时间内与同一个 mRNA 相连（Fig. 14-1），在一条 mRNA 上可以同时合成多条同种多肽链。多核糖体合成肽链的效率甚高，每一个核糖体每秒钟可翻译约 40 个密码子，即每秒钟可以合成相当于一个由40个左右氨基酸残基组成的，分子质量约为 4 000 的多肽链。

第二节　蛋白质的合成过程

Section 2　PROCESS OF PROTEIN SYNTHESIS

蛋白质生物合成的具体步骤包括：①氨基酸的活化；②活化氨基酸的转运；③活化氨基酸在核糖体上的缩合。前二者是后者的准备阶段，后者是蛋白质合成的中心环节。

一、氨基酸的活化与转运 Activation and Transfer of Amino Acids

在蛋白质分子中，氨基酸藉 $-NH_2$ 基及 $-COOH$ 基互相联结形成肽链。氨基酸的活化及其活化后与相应 tRNA 的结合过程，都是由同一类酶所催化；此类酶称为氨基酰-tRNA 合成酶（aminoacyl-tRNA synthetase）。

（一）氨基酸的活化与转运是酶促需能反应

氨基酰-tRNA 合成酶催化的反应必须有 ATP 参加，其反应步骤如下：

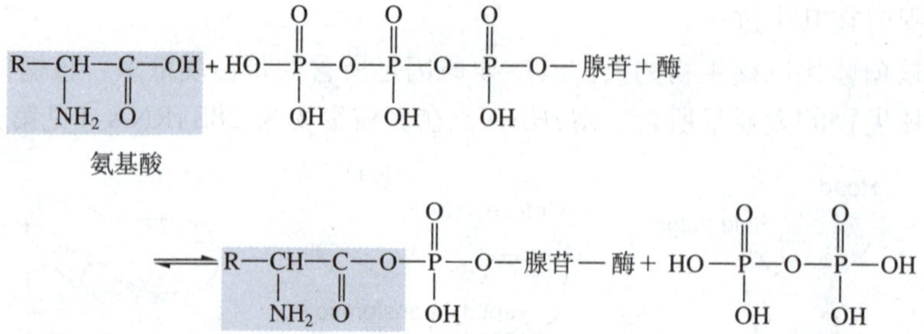

首先，在酶促下ATP分解为焦磷酸与AMP；AMP、酶及氨基酸三者结合成为一种中间复合体。在复合体中，氨基酸的羧基与磷酸腺苷的磷酸以酐键相连，变为活化的氨基酸。中间复合体中的活化氨基酸可进一步转移到 tRNA 分子。各种 tRNA 的 3′端具有同样的 3 核苷酸序列（−CCA）。活化的氨基酸即与 tRNA 的 3′末端腺苷酸（A）的核糖 2′或 3′位的游离 −OH 以酯键相结合，形成相应的氨基酰 -tRNA（Fig. 14-3）。

以氨基酰-tRNA形式存在的活化氨基酸，即可投入氨基酸缩合成肽的过程；此过程亦称为"核糖体循环"（ribosome cycle）。在生理条件下，活化和转运反应可能是一步进行完成的，即

$$\text{tRNA} + \text{氨基酸} + \text{ATP} \xrightleftharpoons{\text{氨基酰-tRNA合成酶}} \text{氨基酰-tRNA} + \text{AMP} + \text{PP}_i$$

氨基酰-tRNA 合成酶催化的这一反应是可逆反应。不同的氨基酰 -tRNA 合成酶分子质量不同，以 10 万左右为多。真核生物中的这类酶常以多聚体形式存在。氨基酰-tRNA 合成酶的活性中心含有巯基，对破坏 −SH 基的试剂很敏感。催化作用需 Mg^{2+} 和 Mn^{2+}。

（二）氨基酰-tRNA 合成酶保证翻译的忠实性

氨基酰-tRNA合成酶在胞液中存在，具有高度专一性。它们既能识别特异的氨基酸，又能

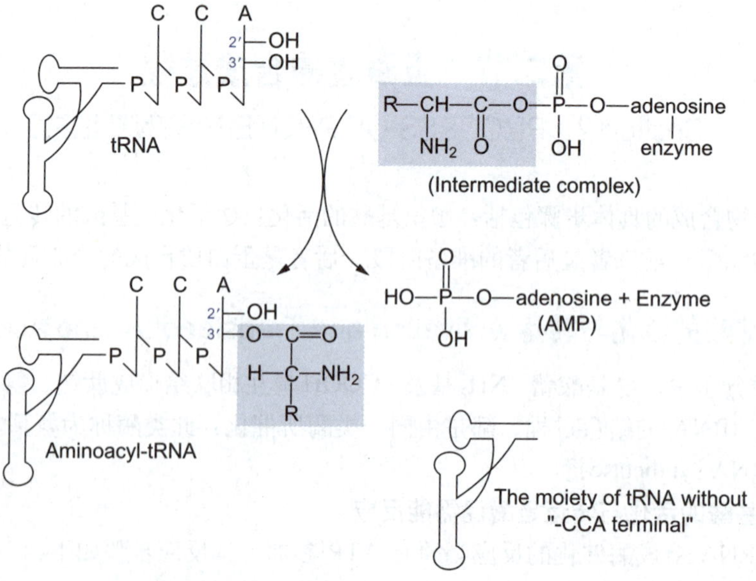

Fig. 14-3 Formation of aminoacyl-tRNA

辨认该氨基酸的专一tRNA分子。氨基酰-tRNA合成酶分子中有两个位点，一个位点从多种氨基酸中选出与其对应的一种，与专一的tRNA结合；另一位点为水解位点，在酶与专一tRNA分子结合后，起校对作用，将错误结合的氨基酸水解释放。氨基酰-tRNA合成酶对氨基酸的高度特异性是保证遗传信息准确翻译的重要因素之一。

tRNA所携带的氨基酸是通过“核糖体循环”在核糖体上缩合成肽，完成翻译过程的。现以*E.coli*蛋白质生物合成为例，将核糖体循环人为地分为起动（initiation）、肽链延长（elongation）和终止（termination）三阶段进行介绍。

二、肽链合成的起动 Initiation in Ribosome Cycle

在蛋白质生物合成的起动阶段中，核糖体的大、小亚基，mRNA 与甲酰蛋氨酰 -$tRNA_f^{Met}$共同构成70S起动复合体。这一过程需要一些称为起动因子（initiation factors，简称IF）的蛋白质以及 GTP、镁离子参与（Fig. 14-4）。

已知原核生物中的起动因子有3种，IF-1辅助另外两种起动因子IF-2、IF-3起作用（表14-3）。IF-3可使核糖体30S亚基不与50S亚基结合，而与mRNA结合，其实际作用是对抗大、小亚基的过早缔合。IF-2特异识别甲酰蛋氨酰-$tRNA_f^{Met}$，可促进30S亚基与甲酰蛋氨酰-tRNA（fMet-$tRNA_f^{Met}$）结合，在核糖体存在时有 GTP 酶活性。

起动阶段可分两步：先形成 30S 起动复合体，再形成 70S 起动复合体。

表 14-3 参与原核生物核糖体循环的蛋白质因子

作用阶段	名称	主要功能
起动	IF-1	协助 IF-3 和 IF-2 起作用
	IF-2	有 GTP 酶的活性，促使甲酰蛋氨酰 -$tRNA_f^{Met}$ 与小亚基结合
	IF-3	促进小亚基与 mRNA 特异结合，在终止阶段促使已脱落的核糖体解离为亚基
肽链延长	EF-Tu, EF-Ts	促进氨基酰 -tRNA 进入核糖体的“受位”，具有 GTP 酶的活性
	EF-G	具有 GTP 酶的活性，使转肽后，失去肽链(或蛋氨酰)的 tRNA 从“给位”上脱落，并促进移位
终止	终止因子（RF-1、RF-2、RF-3）	识别终止信号，使大亚基的转肽酶将“给位”上已合成的多肽链水解释放。RF-3 的作用需要 GTP

（一）30S 起动复合体的形成

原核生物 mRNA 的 5′端与起动信号相距约25个核苷酸，此处存在富含嘌呤区（如 AGGA 或 GAGG），称为 Shine-Dalgarno（SD）序列。核糖体 30S 亚基的 16S rRNA 有一相应的富含嘧啶区可与 SD 序列互补。由此，30S 亚基在 IF-3 与 IF-1 的促进下，与 mRNA 的起动部位结合。

IF-2 在 GTP 参与下可特异与甲酰蛋氨酰 -$tRNA_f^{Met}$ 结合，形成三元复合物，并使此三元复合物中 tRNA 的反密码子与 30S 亚基上 mRNA 的起动密码子互补结合，形成 30S 起动复合体（Fig. 14-4）。30S 起动复合体是由 30S 亚基、mRNA、甲酰蛋氨酰 -$tRNA_f^{Met}$ 及 IF-1、IF-2、IF-3 与 GTP 共同构成。

（二）70S 起动复合体的形成

30S 起动复合体一旦形成，IF-3 脱落，50S 亚基随即与其结合。此时复合体中的 GTP 水解释出 GDP 与无机磷酸，IF-2、IF-1 也随之脱落，形成 70S 起动复合体。70S 起动复合体的形成表明蛋白质生物合成的起动阶段完成，即可进入肽链延长阶段。

70S 起动复合体由大、小亚基，mRNA 与甲酰蛋氨酰 -$tRNA_f^{Met}$ 共同构成。其中甲酰蛋氨酰-$tRNA_f^{Met}$ 的反密码子 CAU 恰好与 mRNA 中的起动信号 AUG 互补结合。由 Fig. 14-4 可见，复合体中 mRNA 的起动信号 AUG 位于核糖体的给位侧，所以与起动信号对应的甲酰蛋氨酰-$tRNA_f^{Met}$ 也就定位在给位。应该指出，除起动tRNA 外，所有氨基酰-tRNA 与核糖体结合时均在受位。

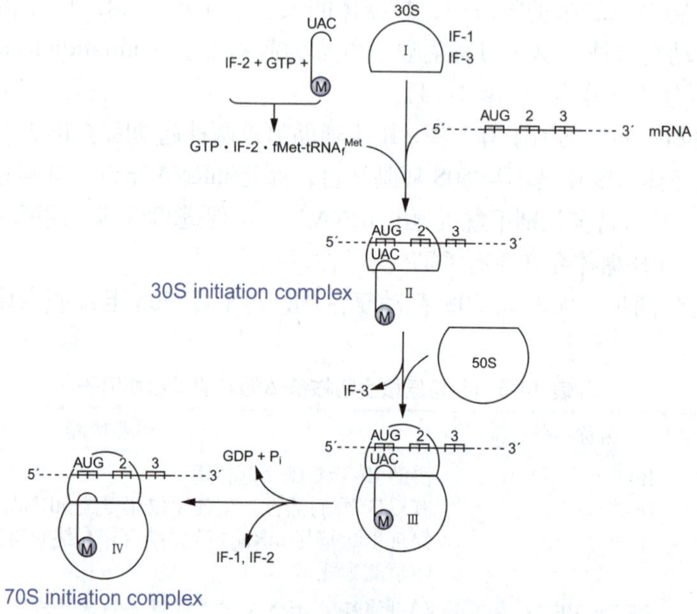

Fig. 14-4 Translation initiation of prokaryote

IF: Initiation factor, M: Formylmethionyl

三、肽链延长 Elongation in Ribosome Cycle

这一阶段，与 mRNA 上的密码子相适应，新的氨基酸不断被相应特异的 tRNA 运至核糖体的受位，形成肽链。同时，核糖体从 mRNA 的 5′端向 3′端不断移位以推进翻译过程（Fig. 14-5）。肽链延长阶段需要称为延长因子（elongation factors）的蛋白质因子、GTP、Mg^{2+}及 K^+ 的参与。这类延长因子在真核细胞中称为 eEF1、eEF2，在原核生物中则分别为 EF-Tu、EF-Ts 和 EF-G。EF-Tu 与 EF-Ts 相当于 eEF1，EF-G 相当于 eEF2。

肽链延长阶段的具体步骤如下。

（一）进位

与上一阶段所产生的复合物（Fig. 14-4 中的复合物Ⅳ）受位上 mRNA 密码子对应的氨基酰 -tRNA（Fig. 14-5）进入受位，生成复合体Ⅴ。此步需要 GTP、Mg^{2+} 和肽链延长因子 EF-Tu 与 EF-Ts。

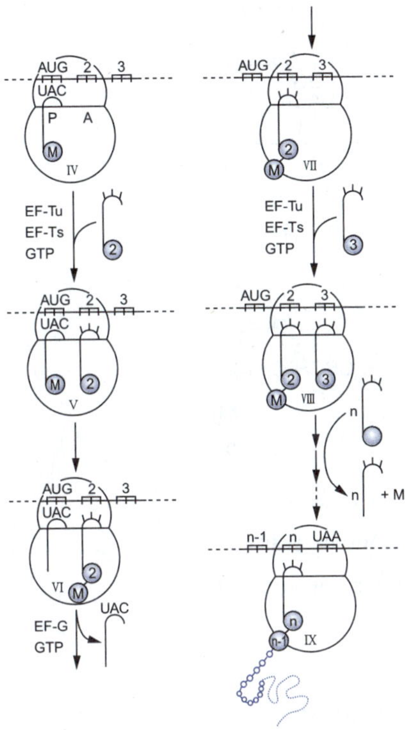

Fig. 14-5 Translation elongation of prokaryotes

P: Peptidyl site, A: Aminoacyl site, EF: Elongation factor, n: Number, M: Formylmethionine

EF-Tu 的作用是促进氨基酰-tRNA 与核糖体的受位结合，而 EF-Ts 是促进 EF-Tu 的再利用。EF-Tu 可与氨基酰-tRNA 及 GTP 形成三元复合物（氨基酰-tRNA-EF-Tu-GTP），使氨基酰-tRNA进入核糖体的受位。EF-Tu 有 GTP 酶活性，可使三元复合物中 GTP 水解。GTP 水解后，EF-Tu-GDP 即由核糖体脱落。EF-Ts 可替代 GDP 与 EF-Tu 结合。EF-Ts又可被 GTP 替代，形成 EFTu-GTP。EFTu-GTP 可与新的氨基酰-tRNA形成新的三元复合物（Fig. 14-6）。

（二）转肽

50S亚基的给位有转肽酶存在，可催化肽键形成。在转肽酶的催化下，将给位上 tRNA 所携的甲酰蛋氨酰（或肽酰）转移给受位上新进入的氨基酰- tRNA，与其所携带的氨基酰的氨基以肽键结合，形成 Fig. 14-5 图中的复合物Ⅵ。此步需要 Mg^{2+}、K^{+} 存在（Fig. 14-7）。

（三）脱落

原在给位上的脱去甲酰蛋氨酰的 $tRNA_f^{Met}$，从复合物Ⅵ上脱落。

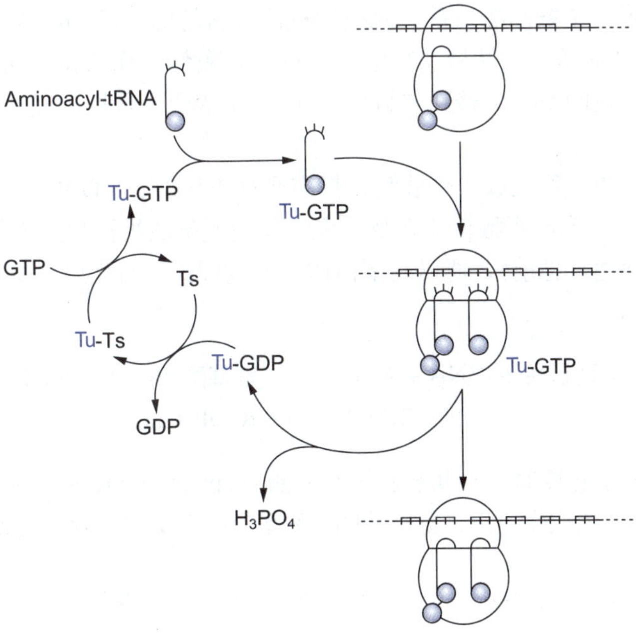

Fig. 14-6 The roles of EF-Tu and EF-Ts in translation elongation

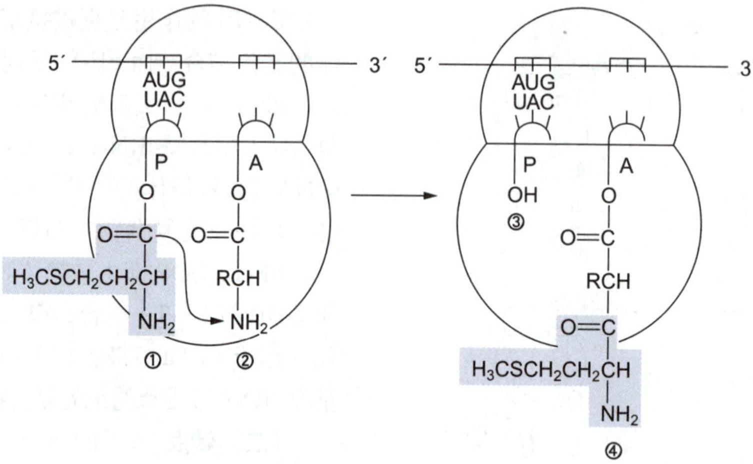

Fig. 14-7 Formation of peptide bond in translation elongation

① Formylmethionyl-tRNA on P site

② Entry of new aa-tRNA

③ The discharged tRNA on P site

④ After peptidyl transfer, the newly formed peptidyl-tRNA

（四）移位

核糖体向 mRNA 的 3′端移动一个密码子的距离，使下一个密码子（Fig. 14-5 中，复合物Ⅵ的密码子 3）准确定位在受位，同时带有肽链的 tRNA 由受位移至给位，生成复合物Ⅶ，此步需有肽链延长因子 EF-G（又称转位酶，translocase）、GTP 和 Mg^{2+}。

此后，肽链每增一个氨基酸残基，就按①进位（新的氨基酰-tRNA 进入“受位”）；②转肽（形成新肽键）；③脱落（转肽后“给位”上 tRNA 脱落）；④移位（核糖体移动的同时，原处于“受位”带有肽链的 tRNA 转到“给位”）四个步骤依次重复，直到肽链增长到必要的长度（如复合物Ⅸ）。

在肽链延长阶段中，每生成一个肽键，都需要直接从 2 分子 GTP（移位时与进位时各 1）获得能量，即消耗 2 个高能磷酸键化合物；但考虑到氨基酸被活化生成氨基酰-tRNA 时，已消耗了 2 个高能磷酸键（见前），所以在蛋白质合成过程中，每生成一个肽键，实际上共消耗 4 个高能磷酸键。

$$\text{氨基酸} + \text{tRNA} + \text{ATP} \longrightarrow \text{氨基酰-tRNA} + \text{AMP} + \text{PP}_i$$

$$2\text{GTP} \longrightarrow 2\text{GDP} + 2\text{P}_i$$

当肽链合成到一定长度时，在肽链脱甲酰基酶 (peptide deformylase) 和一种对蛋氨酸残基比较特异的氨基肽酶的依次作用下，氨基端的甲酰蛋氨酸残基即从肽链上水解脱落 (Fig. 14-5)。

四、肽链合成的终止 Termination in Ribosome Cycle

多肽链合成以 mRNA 为模板、逐渐向 3′方向移动，肽链逐渐延长。当“受位”上出现终止信号（UAA）时，合成即转入终止阶段（Fig. 14-8）。终止阶段包括已合成完毕的肽链被水解释放，以及核糖体、tRNA 从 mRNA 上脱落的过程。这一阶段需要 GTP 与一种起终止作用的蛋白质因子——终止因子（或称释放因子，release factor，RF）。

终止因子（RF）可与 GTP 结合，水解 GTP 成为 GDP 和磷酸，并使大亚基“给位”的转肽酶不起转肽作用，而起水解作用。转肽酶水解“给位”上tRNA与多肽链之间的酯键，使多肽链脱落。RF 自身、核糖体及 tRNA 亦渐次脱离，使复合物 X 转变为复合物XI。

从 mRNA 上脱落的核糖体分解为大小两个亚基，重新进入核糖体循环，核糖体的解离需要 IF-3 的参与。

Fig. 14-8 表示的只是单个核糖体的循环。其实在细胞内合成蛋白质并不是单个核糖体，而是多核糖体。多核糖体中的核糖体数，视其所附着的 mRNA 大小，可由数个到数十个不等。例如血红蛋白多肽链的 mRNA 分子较小，只能附着 5～6 个核糖体，而合成肌球蛋白肽链（重链）的 mRNA 较大，可以附着 60 个左右核糖体。

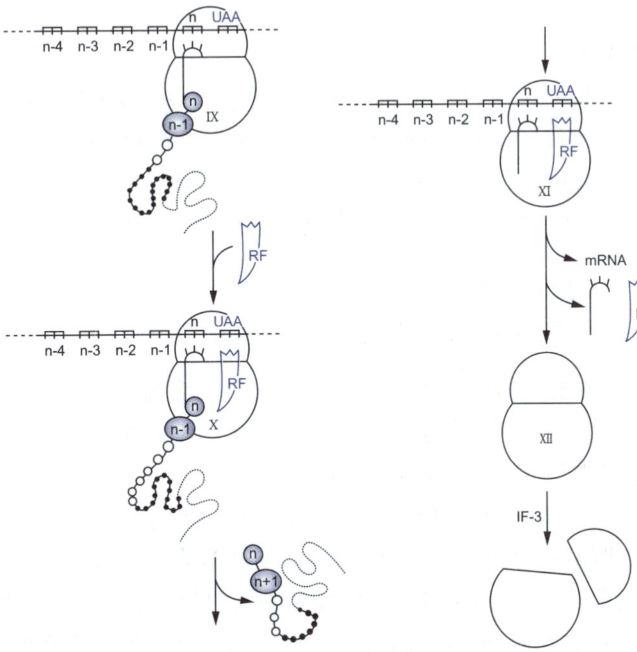

Fig. 14-8　Translation termination of prokaryotes

核糖体给位与受位的确定

核糖体上的给位与受位，可用嘌呤霉素（puromycin）来确定。嘌呤霉素是一种抗生素，与氨基酰- tRNA 携有氨基酰的 3′ 端极为相似。嘌呤霉素可与受位结合。在给位上的肽酰（或蛋氨酰）-tRNA 可由大亚基上的转肽酶催化，将肽酰（或蛋氨酰）转移给在受位上的嘌呤霉素的氨基上，生成肽酰（或蛋氨酰）嘌呤霉素，而导致肽链合成过早终止。然而在受位的氨基酰-tRNA不与嘌呤霉素起反应。蛋白质合成时生成的起动复合体，其起动 tRNA 的蛋氨酰可转移给嘌呤霉素，因此可以确定肽链合成起动时，起动 tRNA 处于给位，而不是在受位。

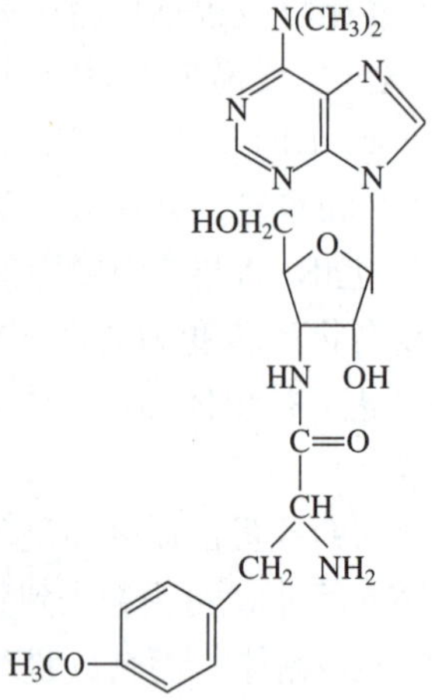

嘌呤霉素

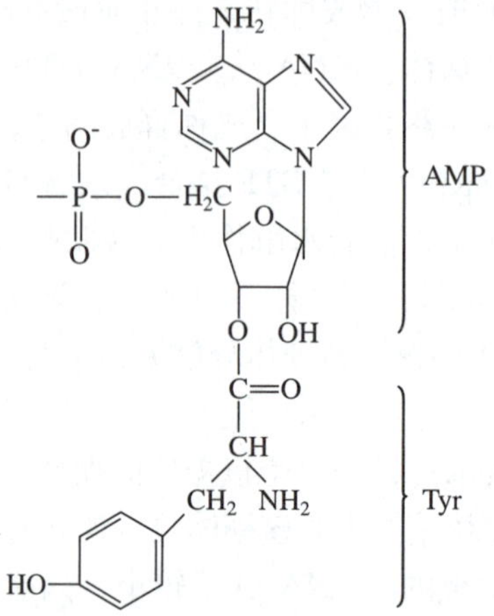

Tyr-tRNA^{Tyr}的3′端

新发现的核糖体功能部位

核糖体至少有四个功能部位：（1）容纳 mRNA 的部位。（2）结合氨基酰 -tRNA 的部位（A 位）。（3）与肽酰 -tRNA 结合的部位（P 位）。（4）转肽酶所在的部位。最近发现核糖体可以与三个 tRNA 同时结合。在受（A）、给（P）位外，核糖体上还有 tRNA 的另一结合位置，即 tRNA“排出位（exit site, E 位）”。E 位可与氨基酰脱落后的 tRNA 特异结合。当 A 位进入新的氨基酰-tRNA 后，E 位上空载的 tRNA 始随之脱落。

五、真核生物蛋白质合成的特点
Characteristics of Protein Synthesis in Eukaryotes

以哺乳类动物为代表的真核生物的蛋白质合成，与以细菌为代表的原核生物的蛋白质合成有很多共同点，但亦有差别，这些差别有些已应用于医药学方面。相同点是：遗传密码相同，各种组分相似，亦有核糖体、tRNA 及各种蛋白质因子，总的合成途径也相像。不同之处是：①真核生物的蛋白质合成与 mRNA 的转录生成不偶联，mRNA 在细胞核内以前体形式合成，合成后需经加工修饰才成熟为mRNA，从细胞核内输往胞质指导蛋白质合成，转录和翻译的间隔约 15 分钟；而原核生物的 mRNA 转录与翻译几乎同时进行；②真核细胞蛋白质合成机构比原核生物复杂；③真核生物的合成起动过程与原核生物的蛋白质合成有所不同；④真核生物蛋白质合成的调控更复杂；⑤真核生物与原核生物的蛋白质合成可为不同的抑制剂所抑制。

哺乳类动物等真核生物的线粒体中，存在着自 DNA 到 RNA 及各种有关因子的独立的蛋白质生物合成体系，以合成线粒体本身的某些多肽，真核生物的该体系与胞质中一般蛋白质合成体系不同，而与原核生物的近似。因而可被抑制原核生物蛋白质生物合成的某些抗生素抑制。这可能是某些抗生素药物副作用的原因。

下面详细介绍真核生物的细胞质蛋白质合成的特点。

（一）翻译起动因子多

真核生物与原核生物的翻译相关的蛋白质因子有所不同。其中尤以起动因子的差别最为突出。原核生物的起动因子只有 3 种，真核生物的起动因子不下 10 种，现列于表14-4，以供参考。

表 14-4 真核生物蛋白质合成起动因子

起动因子	分子质量	功能
eIF1	15 000	促进 40S 亚基与 mRNA 结合并稳定之
eIF2	122 000	与起动tRNA 及 GTP 形成三元复合物，为起动tRNA 与 40S 亚基结合所必需
eIF3	724 000	促进起动 tRNA 与 mRNA 结合，促使 80S 核糖体保持解离为亚基状态
eIF4A	49 000	促进 40S 亚基与 mRNA 结合，具有 ATP 酶活性
eIF4B	80 000	促进 40S 亚基与 mRNA 结合
eIF4C	17 500	使 80S 核糖体解离为亚基，使起动tRNA 与小亚基稳定地结合
eIF4D	16 500	促进蛋氨酰－嘌呤霉素合成，但在正常合成时有何功能，尚不清楚
eIF4E	24 000	与 mRNA 帽结合，又称帽结合蛋白 I
eIF4F	300 000	与 mRNA 帽结合，为主要的帽结合蛋白，具有使 mRNA 与 5′端起动部分解旋作用，具有 ATP 酶活性，又称帽结合蛋白 II
eIF5	150 000	为与大亚基结合成 80S 起动复合体所必需，促使 GTP 水解

（二）mRNA 为单顺反子

真核生物的 mRNA 前体在细胞核内合成，合成后需经加工，才成熟为 mRNA，从细胞核内输入胞浆，参与蛋白质合成过程。而原核生物的 mRNA 常在其自身的合成尚未结束时，已被利用，开始翻译。真核生物的mRNA含有7-甲基三磷酸鸟苷形成的“帽”，有聚腺苷酸（poly A）形成的“尾”，为单顺反子（monocistron），只含一条多肽链的编码信息，合成蛋白质时只有一个合成的起始点，一个终止点；而原核生物的 mRNA 为多顺反子（polycistron），含有蛋白质合成的多个起始点和终止点，且不带有类似“帽”与“尾”的结构，在 5′端方向起动信号的上游存在富含嘌呤的 SD 区段。真核生物的 mRNA 无此区段。真核生物的 mRNA 代谢慢，哺乳类动物 mRNA 典型半寿期为 4 ～ 6h，而细菌的 mRNA 半寿期仅为 1 ～ 3min。此外，真核生物的mRNA前体多含插入顺序，相当于基因中的内含子，需加工切除，已于RNA合成有关章节述及。

（三）核糖体大而复杂

真核生物的核糖体（80S）大于原核生物（70S）。小亚基为 40S，含有一种 rRNA（18S rRNA）；大亚基为 60S，含有 3 种 rRNA（28S rRNA、5.8S rRNA 和 5S rRNA）。所含的核糖体蛋白质亦多于原核生物。原核生物小亚基 16S rRNA 的 3′端有一富含嘧啶的区段，可与其mRNA起始部位富含嘌呤的 SD 区互补结合。但在真核生物相应的rRNA（18S rRNA）中，无此互补区。

（四）起动 tRNA 不经过甲酰化

真核生物的 Met-tRNA$_i^{Met}$ 不需甲酰化即有起始功能，而原核生物中的 Met-tRNA$_f^{Met}$ 需经蛋氨酰-tRNA 转甲酰基酶催化、成为 fMet-tRNA$_f^{Met}$ 方有起始功能。

（五）合成过程需要 ATP，起动因子种类多，肽链延长因子、终止因子种类少

1. 起动　真核生物的起动因子（eIF）有 9 ～ 10 种，真核生物核糖体小亚基先与 Met-tRNA$_i^{Met}$ 结合，此时需要一分子 ATP。

2. 肽链延长　真核生物中催化氨基酰-tRNA进入受位的延长因子只有一种（eEF1）。催化肽酰-tRNA 移位的因子称为 eEF2，可为白喉毒素所抑制。

3. 终止　真核生物只需一种终止因子（eRF），此终止因子可识别3种终止密码子（UAA、UAG 与 UGA）。原核生物的终止因子有 3 种（RF-1 识别 UAA 或 UAG，RF-2 识别 UAA 或 UGA，RF-3 协助两者起作用）。

第三节　翻译后加工与蛋白质合成后分泌

Section 3　POSTTRANSLATIONAL PROCESSING AND SECRETORY PROTEINS

肽链合成的结束并不一定意味着具有正常生理功能的蛋白质分子已经生成。已知很多蛋白质在肽链合成后还需经过一定的加工（processing）或修饰，由几条肽链构成的蛋白质和带有辅基的蛋白质，其各个亚单位必须互相聚合才能成为完整的蛋白质分子。例如，胶原蛋白的前体在细胞内合成后，需经羟化、三股肽链彼此聚合，并带上糖链，再转入细胞外并去掉部分肽段，才能用以构成结缔组织中的胶原纤维（见第二十二章）。

一、肽链合成后的加工与修饰 Posttranslational Processing and Modification

翻译后的蛋白质或肽链加工、修饰主要有下述形式。

（一）二硫键的形成

在折叠成天然构象后，某些蛋白质可能在链内或链间由两个半胱氨酸残基形成二硫键，对维持蛋白质立体结构起重要作用。如核糖核酸酶合成后，肽链中8个半胱氨酸残基间形成4对二硫键，此4对二硫键对它的酶活性是必要的。胰岛素由 A、B 两条肽链组成，两链之间也是靠二硫键联系在一起的。

（二）个别氨基酸残基的化学修饰

有些蛋白质前体需经一定的化学修饰才能成为生物活性产物而参与正常的生理活动。有些酶的活性中心含有磷酸化的丝氨酸、苏氨酸或酪氨酸残基。这些磷酸化的氨基酸残基都是在肽链合成后相应残基的 −OH 被磷酸化而形成的。除磷酸化外，有时蛋白质前体需要乙酰化（如组蛋白）、甲基化、ADP-核糖化、羟化等。

（三）蛋白质前体中肽段的切除

无活性的酶原转变为有活性的酶，常需要去掉一部分肽链。现知其他蛋白质也存在类似过程，虽然转变的场所不同；酶原多是在细胞外转变为酶，而蛋白质前体中部分肽段的切除是在细胞内进行的。

例如，胰岛素在合成结束时，并非是具有正常生理活性的胰岛素，而是其前体——胰岛素原（proinsulin）。胰岛素原变为胰岛素时，尚需去掉部分肽段。甲状旁腺素及生长素等多种蛋白质类激素，由其前身物转变为具有正常生理活性的激素时，也需去掉部分肽段。血浆清蛋白在细胞中合成结束时的前体称清蛋白原。清蛋白原需在氨基端去掉由 5 ～ 6 个氨基酸残基组成的肽段，才能成为清蛋白。因而此种合成后的加工，是分泌蛋白生成过程的一种普遍规律（见后）。

二、复合蛋白质的形成和亚单位的聚合 Formation of Complex Proteins or Multi-subunit Proteins

蛋白质的高级结构是由一级结构中各个氨基酸残基的侧链共同决定的。一级结构形成后，多肽链卷曲折叠形成 α 螺旋、β 折叠等二级结构，并借副键（盐键、氢键、疏水键等）维持一定空间构象。由一条以上肽链构成的蛋白质和带有辅基的结合蛋白质，肽链之间或多肽链与辅基之间需要聚合。结合蛋白质如糖蛋白、脂蛋白和色素蛋白分别需加糖、加脂、加辅基等才成为活性蛋白质。

（一）亚单位的聚合

指导蛋白质亚基相互聚合的信息蕴藏在肽链的氨基酸序列中，而且这种聚合过程往往又有一定顺序，前一步骤常可促进后一聚合步骤的进行。HbA 由两条 α 链、两条 β 链及 4 个血红素分子组成。α 链在多核糖体合成后即被释放。从多核糖体释放后的自由 α 链可与尚未从多核糖体释放的 β 链相连，然后一并从多核糖体上脱下，变成游离的 α、β 二聚体。此二聚体又与线粒体内生成的两个血红素相结合。最后，两个结合了血红素的二聚体聚合、形成一个由 4 条肽链和 4 个血红素构成的血红蛋白功能分子。

（二）结合蛋白质的合成

结合蛋白质的合成比较复杂，HbA 的聚合过程即是一例。有些结合蛋白质的形成更复杂，在肽链合成阶段就开始，在肽链合成结束后继续加工。现以糖蛋白的合成为例说明之。

游离的核糖体合成的多肽链不带糖链，膜结合的核糖体所合成的多肽链常带糖链。糖蛋白的多肽链在粗糙内质网上核糖体合成。合成时，其新生肽链伸入内质网腔。粗糙内质网可合成寡糖链。此寡糖链经膜脂磷酸长萜醇介导，在内质网膜的糖转移酶催化下，即可转移给新生的多肽链。所以多肽链的糖苷化与肽链合成是同时进行的。在内质网腔中形成的这种糖蛋白，糖链连接在肽链中天冬酰胺的酰胺氮（N）上。长萜醇（dolichol）是由 20 个左右的异戊间二烯构成的，是带有羟基的长链脂类物质。在内质网膜上的磷酸长萜醇先与 UDP-氨基（乙酰）葡萄糖相互作用，形成长萜醇－磷酸－磷酸－氨基（乙酰）葡萄糖。然后，糖链逐步增长。最后，长萜醇以二磷酸长萜醇的形式与糖链脱离，将糖链转移给新生多肽的天冬酰胺的酰胺氮。

糖蛋白从粗面内质网腔经光滑内质网腔，运至高尔基体后，在高尔基体中经进一步改造，有的糖链可由与N（氮）相连、转变为与丝氨酸、苏氨酸或酪氨酸羟基上的O（氧）相连。糖链与肽的连结点亦可由与 N 相连的N-乙酰葡萄糖转变成为与 O 相连的 N-乙酰半乳糖。

三、分泌蛋白的合成与分泌 Synthesis and Secretion of Secretory Proteins

胞质中的核糖体一般可分为两类。一类附着于粗面内质网，主要参与分泌蛋白的合成，这类核糖体在肝细胞内约占 3/4。另一类游离于胞质，主要参与细胞固有蛋白质的合成，在肝细胞内约占 1/4。

分泌型蛋白质，如清蛋白、免疫球蛋白和催乳素（pro1actin）等，在合成时都带有一段称为信号肽（signal peptide）的肽段。信号肽段约由 15～30 个氨基酸残基构成。它们都含有 2 个特殊区域，其氨基酸端有一亲水区段，紧接着亲水区的是信号肽的中心区，中心区以疏水氨基酸为主。信号肽段在肽链合成结束前已被切除。亲水区常为1~7 个氨基酸。中心区即疏水核心，在分泌时起决定作用，约由15~19个氨基酸残基构成。细胞内一种识别信号肽段的颗粒，即识别颗粒（signal recognition particle）（由6条多肽链与1分子7S RNA共同构成）可识别信号肽段，有助于信号肽段找到粗面内质网。分泌蛋白（如胰岛素原）合成完毕后，全部进入内质网腔。在腔中由粗面内质网向滑面内质网移行，最后进入高尔基体。并在此作进一步加工（胰岛素原转变为胰岛素）后，储于分泌液泡。然后液泡与质膜融合，形成出口，将分泌蛋白排出胞外。

除分泌蛋白外，有一定比例的细胞固有蛋白质(housekeeping protein)，主要是膜蛋白，亦在膜结合的核糖体上合成。它们在合成时也突入粗面内质网的内腔，由此被导入特定的亚细胞间隔。

第四节　蛋白质合成与某些医学问题
Section 4　PROTEIN SYNTHESIS IN BIOMEDICAL IMPORTANCE

一、分子病 Molecular Diseases

蛋白质生物合成的信息系统主要包括DNA和mRNA。DNA分子可比作一卷遗传“设计书”。DNA分子如有缺陷，则细胞内RNA与蛋白质的合成将会出现异常，机体的某些结构与功能随之发生变异。DNA分子的此种异常，可以随着个体繁殖而传给后代。

DNA分子上基因的缺陷，造成人体结构与功能障碍的机理，如镰状红细胞贫血症。“分子病”常用以称呼蛋白质分子氨基酸序列异常的遗传病。镰状红细胞贫血症是由于患者合成血红蛋白的基因异常所造成的贫血性疾患。患者的血红蛋白在氧分压较低的情况下容易在红细胞中析出，而使红细胞呈镰刀形并极易破裂。这是因为在DNA分子相当于此基因的片段中出现了一个碱基的变异。DNA分子上的这一遗传信息的异常，最终造成蛋白质分子组成的改变。某一氨基酸的密码突变为另一氨基酸的密码的现象，称为误义突变（missense mutation），镰状红细胞贫血症的血红蛋白（HbS）即属于这一类。在我国人群中，已发现异常血红蛋白数十种，有的是我国特有的。除误义突变外，其他遗传变异也可造成分子病。

影响终止密码子的突变也可以引起遗传病

血红蛋白的β链由146个氨基酸残基组成。正常血红蛋白β链第145位酪氨酸的密码子是UAU或UAC。当此酪氨酸密码子突变为蛋白质合成的终止信号UAA或UAG，导致β链截短（144个氨基酸残基组成），可引起另一类血红蛋白病（Hb Mckees Rocks病）。此异常Hb与氧的亲和力远高于正常Hb，氧释出能力减弱。为补偿此种缺陷，红细胞代偿性增生，从而表现为红细胞增生症（erythrocythemia）。

某些地中海贫血与终止密码子的突变有关

另一类因突变导致终止信号形成的遗传性疾病是某些地中海贫血（thalassemia）。地中海贫血主要由于珠蛋白合成的化学计量不平衡引起。β-地中海贫血患者缺乏β-珠蛋白，因而α-珠蛋白得不到足够与它配对的β-珠蛋白、以形成HbA。过剩的α-珠蛋白在红细胞或其母细胞中聚积并沉淀。此种沉淀可损伤红细胞膜造成溶血性贫血，并干扰红细胞的生成。其中一类称β°地中海贫血，它是β-珠蛋白基因上第17个氨基酸的（赖氨酸）密码子AAG突变成为终止密码子UAG而引起的。这种血红蛋白病与Hb Mckees Rocks病不同。Hb Mckees Rocks病的β-珠蛋白只少了最末两个氨基酸残基，仍具有生物学作用，而β°地中海贫血的β-珠蛋白mRNA在头一段就出现异常，所以不能合成有功能的β-珠蛋白。

α-地中海贫血由α-珠蛋白缺乏引起。正常的α-链由141个氨基酸残基组成。部分α-地中海贫血患者由于原 142 位的终止密码子 UAA 的某一碱基突变，导致 α 链延长达 172 个氨基酸残基。这是因为在这种异常的 α-珠蛋白 mRNA 上进行翻译时，“通读”了 142 位突变密码子而继续翻译，直至另一终止信号（173 位的密码子）出现，才停止翻译，以致肽链过长。过长的α链，或合成速度低，或其分解速度高，由此造成了 α-珠蛋白的缺乏。在我国 α-地中海贫血与 β-地中海贫血都有发现，以南方多见。

二、蛋白质生物合成的阻断剂 Inhibitors of Protein Biosynthesis

蛋白质生物合成的阻断剂很多，其作用部位也各有不同，或作用于翻译过程，直接影响蛋白质生物合成（如多数抗生素），或作用于转录过程，对蛋白质的生物合成间接产生影响。此外也有作用于复制过程的（如多数抗肿瘤药物），由于它们能影响细胞分裂而间接影响蛋白质的生物合成。此外，各种阻断剂的作用对象亦有所不同，如链霉素、氯霉素（chloramphenicol）等阻断剂主要作用于细菌，故可用作抗菌药物；环己酰亚胺作用于哺乳类动物，故对人体是一种毒物。多种细菌毒素、植物毒素也是通过抑制人体蛋白质合成而致病。

（一）抗生素类阻断剂

阻碍翻译的因素是蛋白质合成最直接的阻断剂；这类因素多是抗生素。某些抗生素能与核糖体结合，妨碍翻译。核糖体由大、小两亚基组成。四环素族（tetracyclines）抗生素（包括四环素、金霉素、土霉素等）及链霉素可与小亚基结合；氯霉素能与大亚基结合。亚基被结合使核糖体不能发挥正常功能，或使翻译障碍；或引起错译（如链霉素），将一种密码子误译成另一种氨基酸，合成异常蛋白质。这都会使生命活动难以维持。多种抗生素对哺乳类动物与细菌的影响不同。细菌核糖体与哺乳类动物的普通核糖体不同，与哺乳类线粒体的核糖体相近。氯霉素及链霉素能特异地与细菌核糖体结合，所以也能与哺乳类线粒体的核糖体结合，影响人体。有人认为，这是氯霉素造成再生不良性贫血，链霉素引起神经性耳聋等毒、副作用的原因，尽管它们对细菌的生长有较强的选择性抑制作用。四环素虽然与细菌、哺乳类动物两类核糖体都能结合，但因为它进入菌体比进入哺乳类动物的细胞容易，所以对细菌也有选择作用（表 14-5）。

表 14-5　抗生素对蛋白质生物合成的抑制作用

抗生素	作用原理	作用点
四环素族	阻碍氨基酰 -tRNA 与小亚基结合；易进入菌体，但不易透入哺乳动物细胞	30S 亚基、40S 亚基
链霉素、卡那霉素、新霉素	抑制起动，造成误译等	30S 亚基
氯霉素	抑制转肽酶，干扰 mRNA 与核糖体结合等	50S 亚基
红霉素	抑制转肽酶，妨碍移位等	50S 亚基
嘌呤霉素	使核糖体上肽链过早脱落	50S 亚基、60S 亚基
环己酰亚胺	抑制转肽酶、妨碍肽链延长	60S 亚基
链梭孢酸 (fusidic acid)	妨碍肽链延长、防止 GTP 水解后，延长因子 EF-G（或 eEF2）与 GDP 的复合物由核糖体上释下	EF-G, eFT2

个别抗生素如环己酰亚胺（cycloheximide, 又名放线菌酮）可特异抑制真核生物核糖体，

因此对人体是一种毒物。此外，嘌呤霉素可使核糖体给位上的tRNA所带肽链过早脱落，因而对真核生物与原核生物的蛋白质合成都有抑制作用。

（二）作为蛋白质合成阻断剂的毒素

抑制人体蛋白质合成的天然蛋白质，常见的为细菌毒素与植物毒蛋白。

1. 细菌毒素　白喉毒素是白喉杆菌产生的毒蛋白，由A、B两链组成，它可致eEF2失活，抑制真核生物蛋白质合成。A链有催化作用；B链可与细胞表面特异受体结合，帮助A链进入细胞。进入胞质的A链可使辅酶I(NAD^+)与延长因子eEF2产生反应，造成eEF2失活。

$$NAD^+ + eEF2\text{(有活性)} \xrightleftharpoons{\text{白喉毒素A链}} eEF2\text{-核糖-}ADP\text{(无活性)} + \text{尼克酰胺}$$

eEF2在合成后经加工形成一种称为白喉酰胺（diphthamide）的组氨酸的衍生物。此白喉酰胺可与NAD^+中核糖的$C_{1'}$在白喉毒素A链催化下结合成eEF2-核糖-ADP。结合后的eEF2-核糖-ADP，仍可附着于核糖体，并与GTP结合，但不能促进移位。白喉毒素作为有催化活性的酶，毒性甚大，一只豚鼠注入0.05μg，足以致命。

绿脓杆菌外毒素A及志贺氏杆菌产生的毒素与白喉毒素作用相似而不完全相同。绿脓杆菌也是毒力很强的细菌，它的外毒素A（exotoxin A）与白喉毒素相似，通过分子中的糖链与细胞表面相作用，进入细胞，裂解为A、B两链。A链具有酶活性，以白喉毒素A链同样方式起抑制作用。

志贺氏杆菌可引起肠伤寒，其毒素也可抑制脊椎动物的肽链延长，作用机理与白喉毒素有所不同。志贺菌毒素（Shigella toxin）不含糖，由一条A链与6条B链构成。B链介导毒素与靶细胞受体结合，帮助A链进入细胞。A链进入细胞后裂解为A1与A2。A1具有酶活性，使60S亚基灭活，tRNA进位或移位发生障碍。

2. 植物毒蛋白　某些植物毒蛋白也是肽链延长的抑制剂。红豆（亦称“相思子”）所含的红豆碱（abrin）与蓖麻籽所含的蓖麻蛋白（ricin）都可与真核生物核糖体60S亚基结合，抑制其肽链延伸阶段。

植物蛋白的毒性及其利用

蓖麻蛋白毒力很强，对某些动物体每公斤仅0.1μg，即足以致死，曾被用作生化武器。该蛋白质亦由A、B两链组成。两者籍二硫键相连。B链是凝集素，可与细胞膜上含半乳糖苷的糖蛋白（或糖脂）结合。结合后，二硫键还原，A链具有核糖苷酶的活性，进入细胞与60S亚基结合，切除28S rRNA的4 324位腺苷酸，间接抑制eEF2的作用，使肽链延长障碍。A链在蛋白质合成的无细胞体系中可直接作用，但对完整细胞则必须有B链同在才能进入细胞，抑制蛋白质合成。

蓖麻蛋白与白喉毒素均由两条肽链组成，二条链相互配合的作用模式赋予人们启示。人们设想以抗肿瘤抗体代替起引导作用的肽链，与这类毒素的毒性肽结合。然后将其引入人体，藉抗肿瘤抗体的导向作用，以定向附着于癌细胞而杀灭之。这种经人工改造的毒素称为免疫毒素（immunotoxin）。由于对传染病的预防注射，人体内常具有白喉毒素的抗毒素。所以用白喉毒素制备免疫毒素的使用效果，可因人体内白喉抗毒素的存在而受影响。通常人体内并无对抗蓖麻蛋白的抗毒素。所以，用蓖麻蛋白制备免疫毒素，可能优于白喉毒素。

除蓖麻蛋白等由两条肽链组成的核糖体灭活蛋白（ribosome-inactivating protein）外，植物毒素中还有一类单肽链的核糖体灭活蛋白，是一类分子质量30kD左右的碱性蛋白质。天花粉蛋白（trichosanthin）、肥皂草素（saporin）、苦瓜素（nomorcharin）都属于这一类。这类毒素具有RNA N-糖苷酶的活性，使真核生物核糖体60S亚基失活，作用原理与蓖麻蛋白A链相同。

（三）作为蛋白质合成阻断剂的其他蛋白质类物质

干扰素（interferon）是细胞感染病毒后产生的一类蛋白质。干扰素可抑制病毒繁殖，保护宿主。现知其原理之一是干扰素在双股RNA（如某些病毒RNA）存在时，可使细胞的蛋白质生物合成受抑制，病毒因而无法繁殖，其机理如下（Fig. 14-9）。

1. 活化一种蛋白激酶 这种激酶可使哺乳类动物的起动因子 eIF2 磷酸化，由此抑制蛋白质生物合成。

2. 间接活化一种核酸内切酶 这种活化作用是通过一种寡核苷酸的媒介而引起的。这种寡核苷酸是由数个腺苷酸构成的多腺苷酸。但这种多腺苷酸中核苷酸之间的联结方式与一般多核苷酸的 3′,5′-磷酸二酯键不同，而是以 2′,5′-磷酸二酯键相连，简称为 2′,5′-A。干扰素与双链 RNA 可共同活化 2′,5′-A 合成酶，2′,5′-A 合成酶可使多个 ATP 转变为 2′,5′-A。2′,5′-A 则可活化核酸内切酶，使mRNA降解。

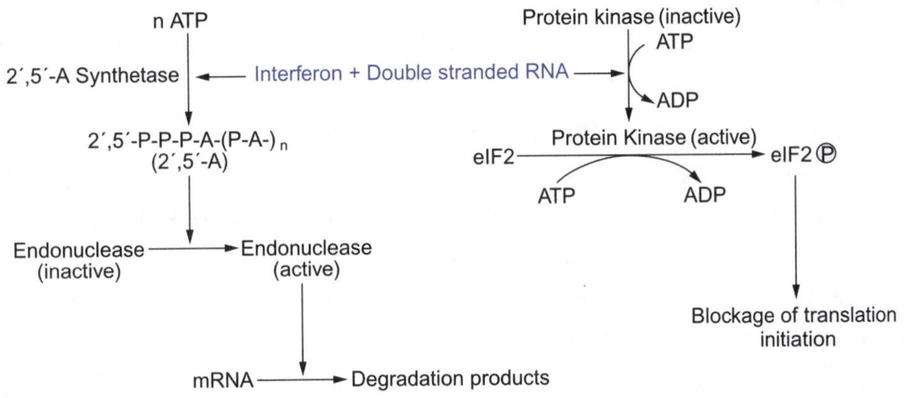

Fig. 14-9 Mechanism of interferon action

三、某些疾病时的蛋白质合成障碍（举例）Abnormalities of Protein Synthesis in Disorders

（一）缺铁性贫血

缺铁时，血红素合成减少；血红素不足可引起网织红细胞中蛋白质合成障碍，其机理如 Fig. 14-10。这种缺铁性网织红细胞蛋白质合成障碍与 eIF2 磷酸化有关。

哺乳类动物起动因子 eIF2 与原核生物起动因子 IF-2 相似，发挥功能时需与 GTP、蛋氨酰 -$tRNA_i$ 形成三元复合物，从而使起动tRNA 与 40S 亚基结合，形成 40S 起动前复合体。此复合体在与 60S 亚基缔合成 80S 起动复合体前，所携的 GTP 水解为 GDP。GDP 与 eIF2 两者一起，以非活性的结合状态由 40S 起动前复合体共同释下。eIF2 如需重新投入起动过程，其所携的 GDP 必须为 GTP 所取代，成为 eIF2-GTP，才具有活性。

eIF2 上 GDP 与 GTP 的交换由鸟苷酸交换因子（guanine nucleotide exchange factor，简称 GEF，又称 eIF2B）催化。网织红细胞中，eIF2-GDP 可被 eIF2 蛋白激酶磷酸化。该蛋白激酶平时无活性，缺乏血红素可使其活化。eIF2 磷酸化后与 GEF 的亲和力大为增强，两者粘着，互不分离，妨碍 GEF 发挥催化作用，因而 eIF2-GDP 难以转变为 eIF2-GTP。由于网织红细胞所含 GEF 较少，所以只要有 30% 的 eIF2 被磷酸化，GEF 即失去活性，使包括血红蛋白在内的所有蛋白质合成完全停止。

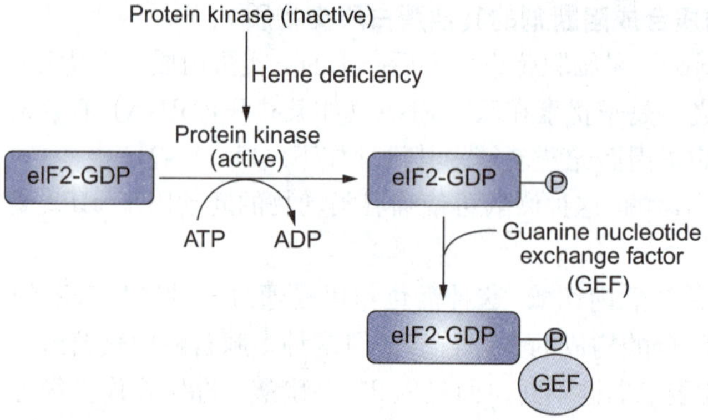

Fig. 14-10 Relationship of heme deficiency to the retardation of translation initiation

（二）小儿麻痹症

该病因脊髓灰质炎病毒感染引起，涉及一种翻译起动因子组成成分的降解，阻碍宿主细胞蛋白质合成。

脊髓灰质炎病毒曾造成千百万儿童的残疾。现在人类已可用疫苗成功地控制小儿麻痹症的发生。但引起该病的脊髓灰质炎病毒感染细胞的致病机理，仍是一个有待回答的问题。研究发现，该病毒感染细胞后可有效地抑制宿主细胞的蛋白质合成，这种抑制发生在翻译水平。抑制机制不是mRNA被病毒降解，而是宿主细胞中一种翻译起动因子（eIF4F, 为一种帽结合蛋白）中的一个亚基（分子质量为22万）被降解了。该起动因子的功能是促使mRNA 5′起始端解旋，以利翻译的起动。真核细胞大多数mRNA分子5′端带有帽结构；这些有“帽”mRNA的翻译需要起动因子eIF4F的参加。脊髓灰质炎病毒属于RNA病毒，它的mRNA较特殊，无帽结构，在5′端内部有一个核糖体进入序列（简称IRES, internal ribosome entry site）。因此不少学者认为：该病毒感染细胞后，使帽结合蛋白质失去作用，从而特异地抑制了宿主细胞的蛋白质合成。病毒自身的mRNA无帽，无帽的mRNA的翻译起动，不依赖于eIF4F的存在，仍可进行翻译，使病毒能有效地利用宿主细胞的能量及蛋白质合成机构得以生存和繁殖。

SUMMARY

Protein synthesis known as translation is a process, in which the information contained in the mRNA in the form of genetic code is translated into amino acid sequence in a protein. Activation of amino acids is the preliminary step of protein synthesis, then the ribosomal cycle follows, which can be divided into 3 phases, such as initiation, elongation, and termination.

In addition to mRNA and ribosome, the protein synthesis requires the functioning of tRNA, amino acyl-tRNA synthetases and many protein factors. The information in the form of genetic code in the mRNA is each three-base sequence serving as the codon for a single amino acid. The translation of the mRNA starts near its 5′end with the formation of the corresponding amino end of the protein molecule. The message is read from 5′ to 3′, completing with the formation of carboxyl end of the nascent protein.

The first step in protein synthesis is the activation of amino acids by reaction with ATP. Then the activated amino acid is transferred to the terminal adenosine residue on the tRNA specific for that amino acid. Amino acyl-tRNA synthetase catalyzes both of these reactions, which are specific to a single amino acid and to a tRNA. tRNA and the amino acyl-tRNA synthetases serve as the translators of the language of amino acids and that of nucleotides.

The ribosomal cycle includes initiation, elongation and termination. The binding of mRNA to the ribosome requires initiation factors, and the initiation codon AUG sited toward the 5' end of the mRNA will be located exactly in the peptidyl (P) site of the ribosome. The first amino acyl tRNA binding to the P site of the ribosome is initiator tRNA, a special methionine tRNA. In prokaryote, methionine bound to the initiator tRNA is formylated. This amino acyl-tRNA interacts with GTP and an initiation factor to form a complex. This triplet complex attaches the anticodon of the tRNA to the first codon of the message to form another complex with the small ribosomal subunit. Then large ribosomal subunit attaches and the GTP is hydrolyzed, and the initiation complex is formed completely.

After initiation, peptide chain elongation upon the ribosomal mRNA employs peptidyl transferase after codon-specific binding of amino acyl-tRNA to form peptide bond. The tRNA carrying the next amino acid of the protein binds to the ribosome in the amino acyl (A) site, which is selected by hydrogen bond between the three nucleotide codon of the mRNA and the three nucleotide anticodon located in the tRNA. This binding requires energy from GTP and the function of additional protein factors, the elongation factors. The ribosome provides the peptidyl transferase and the site on which the synthesis of peptide chain takes place. After peptide bond formation, the empty tRNA is released. Then the mRNA and the ribosome are moved relative to one another so that the tRNA carrying peptide is located in the P site, as the next codon in the mRNA is placed correctly in A site. This translocation requires GTP and other elongation factor. The new codon in A site selects the appropriate aminoacyl-tRNA by pairing with the complementary triplet, i.e. codon against anticodon, and the cycle of peptide bond formation and translocation is repeated.

Elongation of the peptide chain continues until one of termination codon appears in the A site. After binding of release factor to A site, the peptidyl transferase hydrolyses the complete peptide from the tRNA in P site. Then the tRNA and the ribosome are released, and ribosome dissociates as subunits, which may participate in other ribosomal cycle.

In cells, each mRNA carries several ribosomes known as polysome. Though the basic mechanism for protein synthesis is the same, there are different types of mRNA, ribosome, initiator tRNA, and translation protein factors in prokaryote as those of eukaryote cells. Many antibiotics exploit the difference between the protein-synthesizing systems of bacteria and human cell cytoplasm.

Sickle-cell anemia is one of molecular diseases. This inherited disorder is caused by mutant β-globin gene, so that a valine residue replaces glutamic acid residue at position 6 of β-globin. The single amino acid substitution results in insolubility of the hemoglobin in deoxygenated state.

复习题

1. 蛋白质生物合成体系由哪些物质组成，它们各起何作用？

2. 何谓遗传密码？哪些密码子不代表氨基酸？是否在 mRNA 任何部位的 AUG 都代表起动信号？

3. 何谓不稳定碱基对，不稳定碱基对见于反密码子与密码子的哪个碱基配对时？

4. 起起动作用的 tRNA 与一般的蛋氨酰-tRNA 有何差别？真核生物的起动 tRNA 与原核生物的起动 tRNA 有何不同？

5. 真核生物与原核生物的蛋白质合成体系及合成过程有何差别？哪些物质可以特异地抑制真核生物的蛋白质合成？

6. 简述肽链合成的起动、肽链延长、及终止的重要步骤。IF-2、IF-3与肽链延长因子在其中起何作用？

7. 肽链合成时，每合成一个肽键，需消耗多少高能磷酸键。并说明在哪个步骤，以什么形式消耗的。

8. 何谓分子病？请举例说明之。

9. 氯霉素可否抑制真核细胞及其线粒体的蛋白质合成？

主要参考书和文献

1. 张迺蘅主编. 生物化学. 第 2 版. 北京：北京大学医学出版社, 1999

2. 周爱儒主编. 生物化学. 第 6 版. 北京: 人民卫生出版社, 2004

3. 童坦君主编. 生物化学. 北京: 北京大学医学出版社, 2003

4. 张迺蘅主编. 医学分子生物学. 北京: 北京医科大学出版社, 1999

5. Rorbert K. Murray, Daryl K. Granner, Peter A. Mayes, et al. Harper's Biochemistry. 26th ed. New York: McGraw Hill Company, 2003

6. David L. Nelson, Michael M. Cox. Lehninger Principles of Biochemistry. 4th ed. New York: W. H. Freeman and Company, 2005

（童坦君）

第十五章　基因表达调控

CHAPTER 15　REGULATION OF GENE EXPRESSION

PRINCIPAL POINTS

Transcription, and in the case of proteins, translation, to yield the product of gene is known as gene expression. The expressions are found only in specific cells or situation. Gene expression must be regulated, which is required for adaptation, development and differentiation. Transcription control can result in tissue-specific gene expression. In addition to transcription level controls, gene expression can also be modulated by chromatin remodeling, posttranscriptional modification, RNA stabilization, translation and etc..

Genes for products that are required at all time, are expressed at a more or less constant level in virtually every cell of a species or organism. Such genes are often referred to as housekeeping genes, the expressions of which are called constutive gene expression. For other gene products, cellular levels rise and fall in response to molecular signals, which are referred to as induction and repression, respectively. The positive regulation and negative regulation result from changes in the interaction of *trans*-acting factors with cis-acting elements.

The gene cluster and promoter, plus additional sequences that function together in regulation, are called operon. The *E. coli lac* operon undergoes positive regulation by the cAMP binding protein (CAP). The Lac repressor, and the presence of glucose and lactose are involved in the regulation.

In eukaryotes, positive regulation is more common than negative regulation. Promoters for pol Ⅱ typically have a TATA box, as well as mutiple binding sites for trans-acting factors, the latter sites, sometimes located far away from TATA box, are called enhancers in higher eukaryotes.

20 世纪 50 年代末，生物科学家们揭示了遗传信息从 DNA 传递到蛋白质的规律——中心法则。此后，令科学家们感兴趣的问题是，究竟是何种机制控制着遗传信息的传递规律？一个特定基因究竟应该在什么时候、什么组织器官开启或关闭？ 1961 年，Francis Jacob 和 Jacques Monod 提出了著名的操纵子学说，开创了基因表达调控研究的新纪元。

第一节　基因表达调控相关概念

Section 1　CORRELATIVE CONCEPTS OF GENE CONTROL

基因表达调控是分子生物学及分子遗传学发展的新领域，涉及很多基本概念和原理，这是认识原核、真核基因表达调控的基础。

一、基因 Gene

从遗传学角度讲，基因（gene）就是遗传的基本单位或单元，含有编码一种RNA，大多数情况是编码一种多肽的信息单位；从分子生物学角度看，基因是负载特定遗传信息的DNA片段，其结构包括由 DNA 编码序列、非编码调节序列和内含子组成的 DNA 区域。cDNA（complementary DNA）是人为地由 mRNA 通过反转录而得（自然界 RNA 病毒感染宿主也可进行此种方式的 DNA 合成），即与 mRNA 互补的 DNA，人们习惯地也将其称为“基因”，这是非严格定义。

二、基因组 Genome

基因组（genome）是指来自一个遗传体系的一整套遗传信息。对所有原核细胞（如细菌）和噬菌体而言，它们的基因组就是单个的环状染色体所含的全部基因；对真核生物而言，基因组就是指一个生物体的染色体所包含的全部 DNA，通常又称为染色体基因组。染色体基因组与配子或配子体的功能有关，是真核生物主要的遗传物质基础。此外，真核细胞还有线粒体或叶绿体，分别含有线粒体 DNA 或叶绿体 DNA，属核外遗传物质。与染色体 DNA 不同的是，线粒体 DNA 或叶绿体 DNA 是在生殖细胞融合时由一个亲本（卵细胞）细胞质提供的，而与减数分裂无关，分别称为线粒体基因组或叶绿体基因组。

三、基因表达 Gene Expression

不同生物的基因组含有不同数量的基因。细菌的基因组约含4 000个基因；多细胞生物基因达数万个。人类基因组含约 3 万个基因。在某一特定时期或生长阶段，基因组中只有一小部分基因处于表达状态。例如，大肠杆菌通常只有约5%的基因处于高水平转录活性状态，其余大多数基因不表达，或表达水平极低。就是这些少数表达的“活动”基因也不是固定不变的。例如，平时与细菌蛋白质生物合成有关的延长因子编码基因表达十分活跃，而参与 DNA损伤修复有关的酶分子编码基因却极少表达；当有紫外线照射引起 DNA损伤时，这些修复酶编码基因表达异常活跃。可见，在个体不同生长时期、不同生活环境下，某种功能的基因产物在细胞中的数量会随时间、环境而变化。这是因为基因表达是在一定调节机制控制下进行的，生物体随时调整不同基因的表达状态，以适应环境、维持生长和发育的需要。

基因表达（gene expression）就是基因转录及翻译的过程。在一定调节机制控制下，大多数基因经历基因激活、转录及翻译等过程，产生具有特异生物学功能的蛋白质分子，赋予细胞或个体一定的功能或形态表型。但并非所有基因表达过程都产生蛋白质。rRNA、tRNA 编码基因转录产生 RNA 的过程也属于基因表达。

四、基因表达的时间性及空间性 The Temporal and Spatial Specificities of Gene Expression

无论是病毒、细菌，还是多细胞生物，乃至高等哺乳类动物及人，基因表达表现为严格的规律性，即时间、空间特异性。生物物种愈高级，基因表达规律愈复杂、愈精细，这是生物进化的需要。基因表达的时间、空间特异性由特异基因的启动子（序列）和/或增强子与调节蛋白相互作用决定。

（一）时间特异性

噬菌体、病毒或细菌侵入宿主后，呈现一定的感染阶段。随感染阶段发展、生长环境变化，有些基因开启，有些基因关闭。按功能需要，某一特定基因的表达严格按一定的时间顺序发生，这就是基因表达的时间特异性（temporal specificity）。

多细胞生物从受精卵发育成为个体，经历很多不同的发育阶段。在每个不同的发育阶段，都会有不同的基因严格按自己特定的时间顺序开启或关闭，表现为与分化、发育阶段一致的时间性。因此，多细胞生物基因表达的时间特异性又称阶段特异性（stage specificity）。与生命周期其他阶段比较，早期发育阶段有较多基因表达。例如，在海胆卵母细胞中有约 18 500 种不同的 mRNA 分子，而在海胆分化组织细胞中仅有 6 000 种 mRNA。

（二）空间特异性

在多细胞生物个体某一发育、生长阶段，同一基因产物在不同的组织器官表达多少是不一样的。在个体生长、发育全过程，一种基因产物在个体的不同组织或器官表达，即在个体的不同空间出现，这就是基因表达的空间特异性（spatial specificity）。基因表达伴随时间或阶段顺序所表现出的这种空间分布差异，实际上是由细胞在器官的分布决定的，因此基因表达的空间特异性又称细胞特异性（cell specificity）或组织特异性（tissue specificity）。

五、基因表达的方式 The Patterns of Gene Expression

不同种类的生物遗传背景不同，同种生物不同个体生活环境不完全相同，不同的基因功能和性质也不相同。因此，不同的基因对内、外环境信号刺激的反应性不同。按对刺激的反应性，基因表达的方式或调节类型存在很大差异。

（一）基本表达

有些基因产物对生命全过程都是必需的或必不可少的。这类基因在一个生物个体的几乎所有细胞中持续表达，通常被称为管家基因（housekeeping gene）。例如，三羧酸循环是一中枢性代谢途径，催化该途径各阶段反应的酶编码基因就属这类基因。根据基因功能不同，有的管家基因表达水平高，有的低。无论水平高低，管家基因受环境因素影响较小，而是在个体各个生长阶段的大多数、或几乎全部组织中持续表达，或变化很小。分子遗传学家将这类基因表达称为基本的（或组成性）基因表达（constitutive gene expression）。基本的基因表达只受启动序列或启动子与 RNA 聚合酶相互作用的影响，而不受其他机制调节。但实际上，基本的基因表达水平并非绝对“一成不变”，所谓“不变”是相对的。

（二）诱导和阻遏

与管家基因不同，另有一些基因表达很容易受环境变化影响。随外环境信号变化，这类基因表达水平可以出现升高或降低的现象。在特定环境信号刺激下，相应的基因被激活，基因表达产物增加，这就是说这种基因是可诱导的。可诱导基因在一定的环境中表达增强的过程称为诱导（induction）。例如有DNA损伤时，修复酶基因就会在细菌内被激活，使修复酶被诱导而反应性地增加。相反，如果基因对环境信号应答时被抑制，这种基因称为可阻遏基因。可阻遏基因表达产物水平降低的过程称为阻遏（repression）。例如，当培养基中色氨酸供应充分时，在细菌内与色氨酸合成有关的酶编码基因表达就会被抑制。可诱导或可阻遏基因除受启动序列或启动子与 RNA 聚合酶相互作用的影响外，尚受其他机制调节，这类基因的调控序列通常含有特异刺激的反应元件。

诱导和阻遏是同一事物的两种表现形式，在生物界普遍存在，也是生物体适应环境的基本途径。乳糖操纵子机制是认识诱导和阻遏表达的典型模型（详见本章第三节）。

在生物体内，一个代谢途径通常是由一系列化学反应组成，需要多种酶参与；此外，还需要很多其他蛋白质参与作用物在细胞内、外区间的转运。这些酶及转运蛋白等编码基因被统一调节，使参与同一代谢途径的所有蛋白质（包括酶）分子比例适当，以确保代谢途径有条不紊地进行。在一定机制控制下，机能上相关的一组基因，无论其为何种表达方式，均需协调一致、共同表达，即为协调表达（coordinate expression）。这种调节称为协调调节（coordinate regulation）。

六、基因表达调控的生物学意义
The Biological Significance of Gene Control

生物体所处的内、外环境是在不断变化的。从低等生物到高等生物、乃至人体中的所有活细胞都必须对内、外环境的变化做出适当反应，以使生物体能更好地适应变化着的环境状态。生物体这种适应环境的能力总是与某种或某些蛋白质分子的功能有关。细胞内某种功能蛋白质分子的有或无、多或少的变化则由编码这些蛋白质分子的基因表达与否、表达水平高低等状况决定。通过一定的程序调控基因的表达，可使生物体表达出合适的蛋白质分子，以便更好地适应环境，维持其生长。

生物体调节基因表达、适应环境是普遍存在的。原核生物、单细胞生物调节基因的表达就是为适应环境、维持生长和细胞分裂。例如，当葡萄糖供应充足时，细菌中与葡萄糖代谢有关的酶编码基因表达增强，其他与糖类代谢有关的酶基因关闭；当葡萄糖耗尽而有乳糖存在时，则与乳糖代谢有关的酶编码基因表达，此时细菌可利用乳糖作碳源，维持生长和增殖。高等生物也普遍存在适应性表达方式。经常饮酒者体内醇氧化酶活性较高即与相应基因表达水平升高有关。

在多细胞生物，基因表达调控的意义还在于维持个体的发育与分化。在多细胞个体生长、发育的不同阶段，细胞中的蛋白质分子种类和含量变化很大；即使在同一生长发育阶段，不同组织器官内蛋白质分子分布也存在很大差异，这些差异是调节细胞表型的关键。例如，果蝇幼虫（蛹）最早期只有一组“母亲效应基因”（maternal effect genes）表达，使受精卵发生头尾轴和背腹轴固定，以后三组“分节基因”（segmentation genes）顺序表达、控制蛹的“分节”发育过程，最后这些“节”分别发育为成虫的头、胸、翅膀、肢体、腹及尾等。高等哺乳类动物各种组织、器官的发育、分化都是由一些特定基因控制的。当某种基因缺陷或表达异常时，则会出现相应组织或器官的发育异常。

第二节　基因表达调控的基本原理
Section 2　THE GENERAL PRINCIPLES OF GENE CONTROL

一、基因表达调控的多层次和复杂性
Gene Control Is a Complicate Event at Multiple Levels of Gene Expression

理论上讲，改变遗传信息传递过程的任何环节均会导致基因表达的变化。首先，遗传信息

以基因的形式储存于DNA分子中，基因拷贝数越多，其表达产物也会越多，因此基因组DNA的部分扩增（amplification）可影响基因表达。在多细胞生物，某一特定类型细胞的选择性扩增可能就是通过这种机制使某种或某些蛋白质分子高表达的结果。为适应某种特定需要而进行的DNA 重排（rearrangement），以及 DNA 甲基化（methylation）等均可在遗传信息水平上影响基因表达。

遗传信息经转录由 DNA 传向 RNA 过程中的许多环节，是基因表达调控最重要、最复杂的一个层次。在真核细胞，初始转录产物需经转录后加工修饰才能成为有功能的成熟 RNA，并由细胞核转运至细胞浆，对这些转录后过程的控制也是调节某些基因表达的重要方式。蛋白质生物合成即翻译是基因表达的最后一步，影响蛋白质合成的因素同样也能调节基因表达。并且，翻译与翻译后加工可直接、快速地改变蛋白质的结构与功能，因而对此过程的调控是细胞对外环境变化或某些特异刺激应答时的快速反应机制。总之，在遗传信息传递的各个水平上均可进行基因表达调控。

迄今为止，已在原核和真核细胞中研究分析了多种多样基因的表达情况，尽管基因表达调控可发生在遗传信息传递过程的任何环节，但实际上发生在转录水平，尤其是转录起始水平的调节，对基因表达起着至关重要的作用，即转录起始是基因表达的基本控制点。以下将重点介绍基因转录起始水平的调节机制。

二、基因转录激活调节基本要素
The General Factors of Gene Transcription Activation

基因表达的调节与基因的结构、性质，生物个体或细胞所处的内、外环境，以及细胞内所存在的转录调节蛋白均有关。仅就基因转录激活而言，其调节与下列基本要素有关。

（一）特异 DNA 序列

某种基因特异的表达方式与基因结构有关，这里主要指具有调节功能的DNA序列。原核生物大多数基因表达调控是通过操纵子机制实现的（详见本章第三节）。操纵子（operon）通常由2个以上的编码序列（coding sequence）与启动序列（promoter）、操纵序列（operator）以及其他调节序列在基因组中成簇串联组成。启动序列是RNA聚合酶结合并起动转录的特异DNA 序列。各种原核基因启动序列特定区域内，通常在转录起始点上游 −10 及 −35 区域存在一些相似序列，称为共有序列（consensus sequence）。*E.coli* 及一些细菌启动序列的共有序列在 −10 区域是 TATAAT，又称 Pribnow 盒（Pribnow box），在 −35 区域为 TTGACA（Fig. 15-1）。这些共有序列中的任一碱基突变或变异都会影响RNA聚合酶与启动序列的结合及转录起始。因此，共有序列决定启动序列的转录活性大小。操纵序列与启动序列毗邻或接近，其DNA序列常与启动序列交错、重叠，它是原核阻遏蛋白的结合位点。当操纵序列结合有阻遏蛋白时会阻碍 RNA 聚合酶与启动序列的结合，或使 RNA 聚合酶不能沿 DNA 向前移动，阻遏转录，介导负性调节。原核操纵子调节序列中还有一种特异 DNA 序列可结合激活蛋白，此时 RNA 聚合酶活性增强，使转录激活，介导正性调节。

真核基因组结构庞大，参与真核生物基因转录激活调节的 DNA 序列比原核更为复杂。绝大多数真核基因调控机制几乎普遍涉及编码基因两侧的 DNA 序列——顺式作用元件。在分子遗传学中，相对同一分子或染色体而言谓顺式（*cis*），相对不同分子或染色体而言谓反式

(*trans*)。所谓顺式作用元件（*cis*-acting element）就是指可影响自身基因表达活性的DNA序列。Fig. 15-2中，A、B分别代表同一DNA分子中的两段特异DNA序列。B序列通过一定机制影响A序列，并通过A序列控制该基因的转录起始的准确性及频率。A、B序列就是调节这个基因转录活性的顺式作用元件。不同基因具有各自特异的顺式作用元件。与原核基因类似，在不同真核基因的顺式作用元件中也会时常发现一些共有序列，如TATA盒、CCAAT盒等。这些共有序列就是顺式作用元件的核心序列，它们是真核RNA聚合酶或特异转录因子的结合位点。顺式作用元件通常是非编码序列。顺式作用元件并非都位于转录起始点上游（5′端）。根据顺式作用元件在基因中的位置、转录激活作用的性质及发挥作用的方式，可将真核基因的这些功能元件分为启动子（promoter）、增强子(enhancer)及沉默子(silencer)等（详见本章第四节）。

	−35 region	space	−10 region	space	+1
trp	TTGACA	N_{17}	TTAACT	N_7	A
$tRNA^{Tyr}$	TTTACA	N_{16}	TATGAT	N_7	A
lac	TTTACA	N_{17}	TATGTT	N_6	A
recA	TTGATA	N_{16}	TATAAT	N_7	A
ara B A D	CTGACG	N_{18}	TACTGT	N_6	A
Consensus sequence	TTGACA		TATAAT		

Fig. 15-1 Consensus sequences of promoters of *E.Coli*

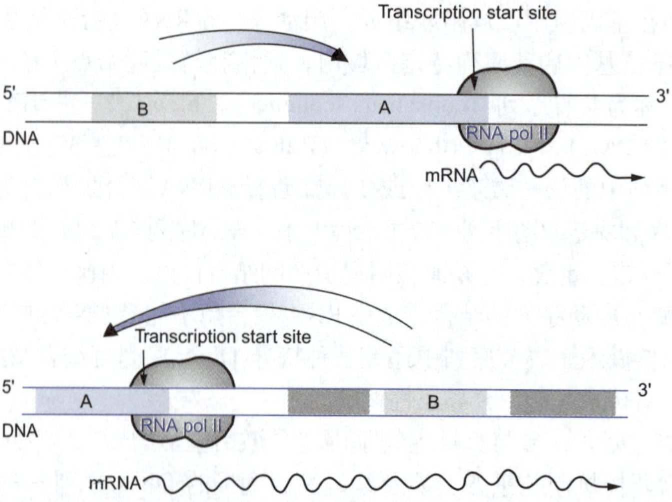

Fig. 15-2 *cis*-Acting element

（二）调节蛋白

原核生物基因调节蛋白分为三类：特异因子、阻遏蛋白和激活蛋白。特异因子(special factor)决定RNA聚合酶对一个或一套启动序列的特异性识别和结合能力。阻遏蛋白（repressor）可以识别、结合特异DNA序列——操纵序列，抑制基因转录，所以阻遏蛋白介导负性调节。阻遏蛋白介导的负性调节机制在原核生物中普遍存在。激活蛋白（activator）可结合启动序列邻近的 DNA 序列，提高 RNA 聚合酶与启动序列的结合能力，从而增强 RNA 聚合酶的转录活性。分解（代谢）物基因激活蛋白（catabolite gene activation protein，CAP）就是一种典型的激活蛋白。有些基因在没有激活蛋白存在时，RNA聚合酶很少或根本不能结合启动序列，所以基因不能转录。特异因子、阻遏蛋白和激活蛋白等原核调节蛋白都是一些DNA结合蛋白。

真核基因调节蛋白又称转录调节因子或转录因子（transcription factors）。绝大多数真核转录调节因子由它的编码基因表达后，通过与特异的顺式作用元件的识别、结合（即 DNA- 蛋白质相互作用）反式激活另一基因的转录，故称反式作用蛋白或反式作用因子（*trans*-acting factor）。并不是所有真核调节蛋白都起反式作用，有些基因产物可特异识别、结合自身基因的调节序列，调节自身基因的开启或关闭，这就是顺式作用。具有这种调节方式的调节蛋白称为顺式作用蛋白(*cis*-acting factor)(Fig. 15-3)。大多数反式作用因子是 DNA 结合蛋白；还有一些真核基因调节蛋白不能直接结合 DNA，而是通过蛋白质 - 蛋白质相互作用参与 DNA- 蛋白质复合物的形成、调节基因转录。

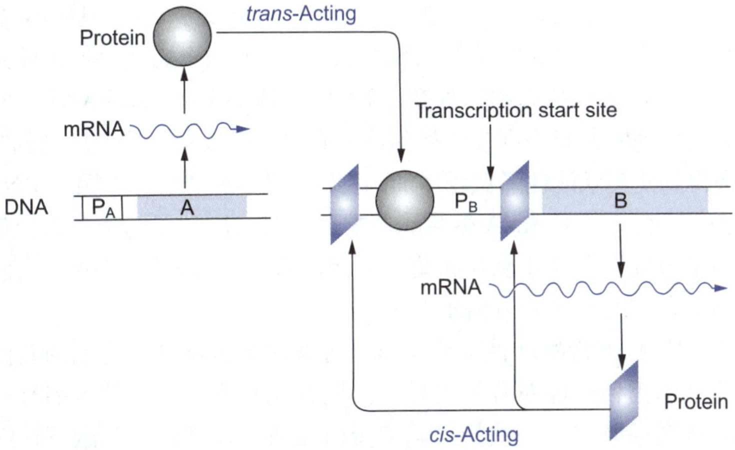

Fig. 15-3 *trans*-Acting and *cis*-acting proteins

（三）DNA- 蛋白质、蛋白质 - 蛋白质相互作用

DNA-蛋白质相互作用（DNA-protein interaction）指反式调节因子与顺式作用元件之间的特异识别及结合。这种结合通常是非共价结合，被调节蛋白识别的DNA结合位点通常呈对称、或不完全对称结构。这种蛋白质结合位点所在的双螺旋DNA的大沟和小沟暴露的碱基侧缘不同，当调节蛋白的一段 α 螺旋落入 DNA 的大沟或小沟时，螺旋中某些氨基酸残基的侧链（R 基团）就会指向 DNA 中的某些碱基，形成氨基酸与碱基之间的相互联系，即形成 DNA- 蛋白质复合物。

在蛋白质结合 DNA 前，需要通过蛋白质－蛋白质相互作用（protein-protein interaction）形成二聚体（dimer）或多聚体（polymer）。所谓二聚化（dimerization）就是指两个分子单体（monomer）通过一定结构域结合成二聚体，它是调节蛋白结合DNA时最常见的形式。只要具有适当的结构或分子界面，两个相同、或不同的分子就可以形成二聚体。由两个相同的分子形成的二聚体称同（质）二聚体（homodimer），由两个不同的分子形成的二聚体称异（质）二聚体（heterodimer）。一般来说，异（质）二聚体比同（质）二聚体具有更强的 DNA 结合能力；有时，由于调节蛋白结构不同，二聚化后可能丧失结合 DNA 的能力。调节蛋白的二聚化或多聚化在原核、真核都有存在。除二聚化或多聚化反应，还有一些调节蛋白不能直接结合 DNA，而是通过蛋白质－蛋白质相互作用间接结合 DNA，调节基因转录，这在真核生物中很常见。因为不同的真核细胞中所存在的转录调节因子种类不同，即使有相同的因子但其浓度不同，所以同一基因在不同细胞中的表达状态不同。

（四）RNA 聚合酶

DNA 元件与调节蛋白对转录激活的调节最终是由 RNA 聚合酶 (RNA polymerase) 活性体现的。启动序列/启动子的结构、调节蛋白的性质对 RNA 聚合酶活性影响很大。

1. 启动序列/启动子与 RNA 聚合酶活性　原核启动序列或真核启动子是由转录起始点、RNA聚合酶结合位点及控制转录的调节组件组成。真核启动子比原核启动序列结构更复杂，不同基因的启动序列或启动子核苷酸序列也存在差异。启动序列或启动子核苷酸序列会影响其与 RNA 聚合酶的亲和力，而亲和力大小则直接影响转录起动的频率。例如，*E.coli* 的某些基因每秒钟转录一次，而另一些基因转录频率在一代细胞中可能低于一次，这种差异被认为是启动序列不同所致。在缺乏调节蛋白的情况下，不同碱基序列的两个启动序列转录频率可能相差10^3倍以上。前已述及，很多 *E.coli* 启动序列在 −10 和 −35 区域有 TATAAT 和 TTGACA 共有序列。如果一个启动序列的共有序列被置换为非共有序列，或将一启动序列的非共有序列代之以共有序列，则会得到使转录活性降低或增加两种截然不同的结果。可见，RNA聚合酶与启动序列或启动子有关。当然，真核 RNA 聚合酶单独存在时与启动子的亲和力极低或无亲和力，必须与基本转录因子形成复合物才能与启动子结合。因此，对真核 RNA 聚合酶活性来说，除启动子序列，尚与所存在的转录调节因子有关。

2. 调节蛋白与 RNA 聚合酶活性　许多基因与管家基因不同，它们的基因产物浓度随环境信号而变化。这些基因何以能对分子信号做出应答呢？原来这些基因都有一个由启动序列或启动子决定的基础转录频率，一些特异调节蛋白在适当环境信号刺激下在细胞内表达，随后这些调节蛋白通过 DNA－蛋白质相互作用或蛋白质－蛋白质相互作用影响 RNA 聚合酶活性，从而使基础转录频率发生改变，出现表达水平变化。诱导剂、阻遏剂等小分子信号所引起的基因表达都是通过使调节蛋白分子构象改变，直接（DNA－蛋白质相互作用）或间接（蛋白质－蛋白质相互作用）调节RNA聚合酶转录起动过程。原核特异因子σ可以改变RNA聚合酶识别启动序列的特异性，这是调节蛋白调节 RNA 聚合酶活性的实例。当细菌发生热应激时，全酶中通常的 σ^{70} 被 σ^{32} 取代，这时 RNA 聚合酶就会改变其对常规启动序列的识别、结合另一套启动序列，起动另一套基因表达。这就是所谓的热休克反应（heat shock response）。

第三节 原核基因表达调节

Section 3 PROKARYOTIC GENE REGULATION

原核基因表达调控与真核存在很多共同之处。但因原核生物没有细胞核，亚细胞结构及其基因组结构要比真核简单得多，所以原核基因表达调控尚有自己的特点。

一、原核基因转录调节特点 The Characteristics of Prokaryotic Gene Regulation

原则上讲，原核特异基因的表达也受多级调控，如转录起始、转录终止、翻译调控、及RNA、蛋白质的稳定性等，但其表达开、关调控的关键机制主要发生在转录起始。概括原核基因转录调节有以下特点。

（一）σ 因子决定 RNA 聚合酶识别特异性

前已述及，原核生物细胞仅含有一种RNA聚合酶，核心酶参与转录延长，全酶司转录起始。在转录起始阶段，σ 亚基（又称 σ 因子）识别特异启动序列；不同的 σ 因子决定特异基因的转录激活，决定 mRNA、rRNA 和 tRNA 基因的转录。

（二）操纵子模型的普遍性

除个别基因外，原核生物绝大多数基因按功能相关性成簇地串联、密集于染色体上，共同组成一个转录单位——操纵子（operon），如乳糖操纵子（*lac* operon）、阿拉伯糖操纵子（*ara* operon）及色氨酸操纵子（*trp* operon）等。因此，操纵子机制在原核基因调控中具有较普遍的意义。一个操纵子只含一个启动序列（promoter，在原核细胞因其隶属于操纵子，故译为启动序列）及数个可转录的编码基因。通常，这些编码基因为 2 ~ 6 个，有的多达 20 个以上，在同一启动序列控制下，可转录出多顺反子mRNA（polycistronic mRNA）。原核基因的协调表达就是通过调控单个启动序列的活性来完成的。

（三）阻遏蛋白与阻遏机制的普遍性

在很多原核操纵子系统，特异的阻遏蛋白 (repressor) 是控制原核启动序列活性的重要因素。当阻遏蛋白与操纵序列结合或解聚时，就会发生特异基因的阻遏或去阻遏。原核基因调控普遍涉及特异阻遏蛋白参与的开、关调节机制。

二、原核生物转录起始调节 Transcriptional Initiation Control of Prokaryotic Gene Expression

操纵子机制在原核基因表达调控中具有普遍意义。大多数原核生物的多个功能相关基因串联在一起，依赖同一调控序列对其转录进行调节，使这些相关基因实现协调表达。1961年，Francis Jacob 和 Jacques Monod 通过研究大肠杆菌乳糖代谢相关酶的表达提出了著名的操纵子学说，从此开创了基因表达调控研究的新纪元。以下即以乳糖操纵子 (*lac* operon) 为例介绍原核生物的操纵子调控模式。

（一）乳糖操纵子的结构

E.coli 的乳糖操纵子含 Z、Y 及 A 三个结构基因，分别编码 β- 半乳糖苷酶、透酶和乙酰基转移酶，此外还有一个操纵序列 O（operator, O）、一个启动序列 P（promoter, P）及一个调

节基因 I（Fig. 15-4）。I 基因编码一种阻遏蛋白，后者与 O 序列结合，使操纵子受阻遏而处于关闭状态。在启动序列 P 上游还有一个分解（代谢）物基因激活蛋白（catabolite gene activation protein, CAP）结合位点。由 P 序列、O 序列和 CAP 结合位点共同构成 *lac* 操纵子的调控区，三个酶的编码基因即由同一调控区调节，实现基因产物的协调表达。

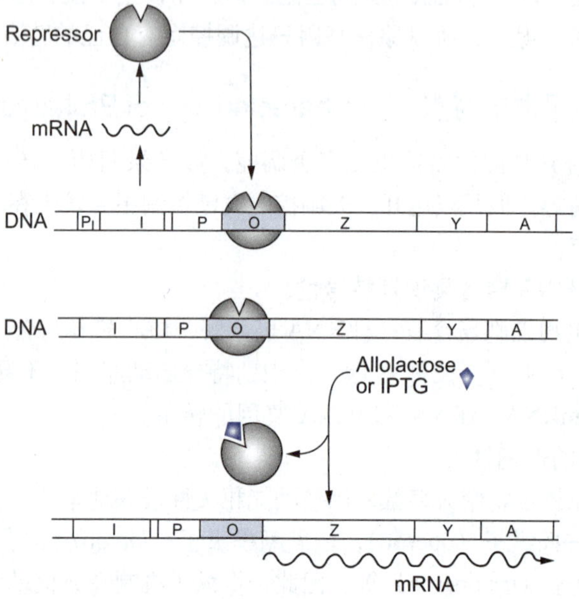

Fig. 15-4 Structure and negative regulation of *lac* operon

（二）乳糖操纵子的调节机制

1. 阻遏蛋白的负性调节　在没有乳糖存在时，*lac* 操纵子处于阻遏状态。此时，I 序列在 P_I 启动序列作用下表达的 Lac 阻遏蛋白与 O 序列结合，阻碍 RNA 聚合酶与 P 序列结合，抑制转录起动。阻遏蛋白的阻遏作用并非绝对，偶有阻遏蛋白与 O 序列解聚。因此，每个细胞中可能会有寥寥数分子 β-半乳糖苷酶、透酶生成。

当有乳糖存在时，*lac* 操纵子即可被诱导。在这个操纵子体系中，真正的诱导剂并非乳糖本身。乳糖经透酶催化、转运进入细胞，再经原先存在于细胞中的少数β-半乳糖苷酶催化，转变为别乳糖（allolactose）。后者作为一种诱导剂分子结合阻遏蛋白，使蛋白构象变化，导致阻遏蛋白与 O 序列解离、发生转录，使 β- 半乳糖苷酶分子增加 1 000 倍。异丙基硫代半乳糖苷（isopropylthio-galactoside, IPTG）是一种作用极强的诱导剂，不被细菌代谢而十分稳定，因此被实验室广泛应用。

2. CAP的正性调节　分解（代谢）物基因激活蛋白CAP是同二聚体，在其分子内有DNA结合区及 cAMP 结合位点。当没有葡萄糖及 cAMP 浓度较高时，cAMP 与 CAP 结合，这时 CAP 结合在 *lac* 启动序列附近的 CAP 位点，可刺激 RNA 转录活性，使之提高约 50 倍；当有葡萄糖存在时，cAMP 浓度降低，cAMP 与 CAP 结合受阻，因此 *lac* 操纵子表达下降。

由此可见，对 *lac* 操纵子来说 CAP 是正性调节因素，Lac 阻遏蛋白是负性调节因素。两种调节机制根据存在的碳源性质及水平协调调节 *lac* 操纵子的表达。

3. 协调调节　Lac 阻遏蛋白负性调节与 CAP 正性调节两种机制协调合作：当 Lac 阻遏蛋白封闭转录时，CAP 对该系统不能发挥作用；但是如果没有 CAP 存在来加强转录活性，即使阻遏蛋白从操纵序列上解聚仍几无转录活性。可见，两种机制相辅相成、互相协调、相互制约。由于野生型 *lac* 启动序列作用很弱，所以 CAP 是必不可少的。

lac 操纵子的负性调节能很好地解释单纯乳糖存在时，细菌是如何利用乳糖作碳源的。然而，细菌生长环境是复杂的，倘若有葡萄糖或葡萄糖/乳糖共同存在时，细菌首先利用葡萄糖才是最节能的。这时，葡萄糖通过降低 cAMP 浓度，阻碍 cAMP 与 CAP 结合而抑制 *lac* 操纵子转录，使细菌只能利用葡萄糖（Fig. 15-5A, B）。葡萄糖对 *lac* 操纵子的阻遏作用称分解代谢阻遏（catabolic repression）。*lac* 操纵子强的诱导作用既需要乳糖存在又需缺乏葡萄糖（Fig. 15-5C）。

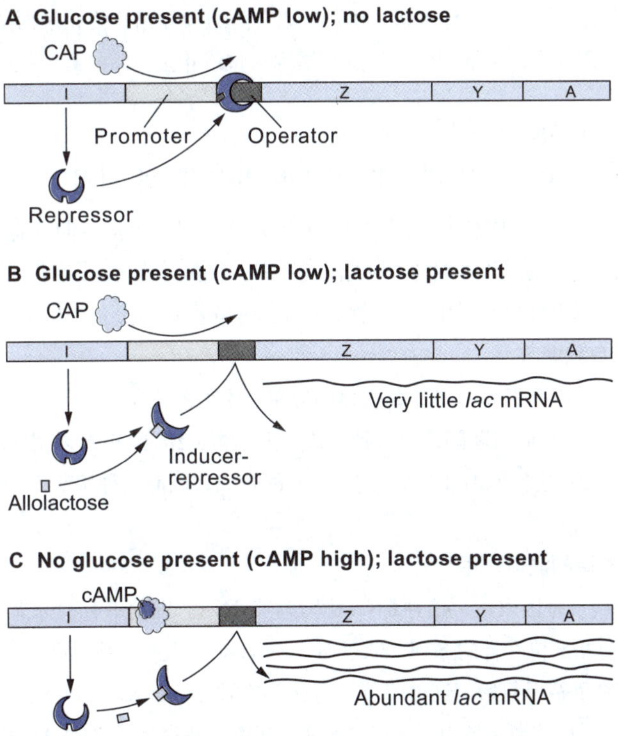

Fig. 15-5　Negative and positive transcriptional control of the *lac* operon by the *lac* repressor and cAMP-CAP, respectively

三、原核生物转录终止调节
Transcriptional Termination Control of Prokaryotic Gene Expression

目前已知，大肠杆菌中存在两种主要转录终止机制。一种只需RNA聚合酶而不需其他蛋白质成分，称为不依赖 Rho 因子(Rho factor)的转录终止；另一种除 RNA 聚合酶外还需转录终止因子 Rho 因子，称为依赖 Rho 因子的转录终止。不依赖 Rho 因子的终止子序列在结构上有两个显著特征：(1) 两段富含 GC 的反向重复序列，中间间隔若干核苷酸；(2) 下游含一系列T序列。这种特殊结构使转录生成的RNA分子形成发夹结构及下游的多个 U 序列，从而使转录终止。依赖 Rho 因子的转录终止常见于噬菌体中，其结构特征尚不清楚。

转录终止也可在距转录起始点较近的位置（约几百bp）发生，阻止下游基因的转录。这种过早终止受一定机制控制。在大肠杆菌存在两种终止调节方式，一种为衰减（attenuation），另一种为抗终止。前者导致RNA链的过早终止，后者则阻止前者的发生，使下游基因得以表达。

（一）衰减引起转录终止的提早出现

衰减作用与位于转录单位开始位置的终止子有关，这种终止子又称衰减子，属不依赖Rho因子型。其作用特征是由外部因素控制发夹结构的形成：形成发夹时，终止提前出现；不能形成发夹时，RNA聚合酶则能继续转录而完成下游结构基因的转录。许多操纵子的转录不仅通过转录起始机制调节，而且受衰减机制的调节。衰减首先是在色氨酸操纵子中发现的。

（二）抗终止调节依赖特异位点和特异蛋白质

噬菌体感染宿主（细菌）时各种基因的调控有一个共同特征，即少数基因（早期基因）可由宿主RNA聚合酶转录，这些基因产物的功能之一是导致宿主 RNA 聚合酶通读噬菌体终止子而继续下游另一套基因的转录。能够促进RNA聚合酶通过终止子继续转录的蛋白质称为抗终止蛋白。抗终止机制最早发现于λ噬菌体。

四、原核生物翻译水平调节
Translational Control of Prokaryotic Gene Expression

翻译过程是原核细胞调控某些基因表达的重要环节。与转录类似，翻译一般在起始和终止阶段受到调节，尤其是起始阶段。翻译起始的调节主要靠调节分子，调节分子可直接或间接决定翻译起始位点能否为核糖体所利用。调节分子可以是蛋白质，也可以是RNA。

（一）蛋白质分子的自我调节

无论是单顺反子还是多顺反子 mRNA，许多体系应用了类似的机制：调节蛋白结合 mRNA 靶位点，阻止核蛋白体识别翻译起始区，从而阻断翻译。这种方式与阻遏蛋白结合 DNA 以阻止 RNA 聚合酶利用启动区的情况类似。调节蛋白一般作用于自身mRNA，抑制自身的合成，因而这种调节方式称自我控制（autogenous control）。

（二）反义 RNA 对翻译的调节作用

某些RNA分子也可调节基因表达，这种RNA称为调节RNA。细菌中有种称为反义RNA的调节RNA，含有与特定 mRNA 翻译起始部位互补的序列，通过与 mRNA 杂交阻断 30S 小亚基对起始密码子的识别及与SD 序列的结合，从而抑制了翻译起始。这种调节称为反义控制（antisense control）。

翻译控制策略已被用于真核细胞基因表达抑制的实验研究。将表达反义RNA的重组载体导入真核细胞，某些情况下可使靶基因失活，但这种抑制并不像细菌中那样直接阻断翻译起始，反义RNA主要与靶基因转录产物杂交，干扰了RNA在核内的加工过程。有些情况下，反义表达载体并不能抑制靶基因编码蛋白的活性，也许是因为这些蛋白质（如酶）在很低水平就能发挥其应有的作用。

第四节 真核基因表达调节
Section 4 EUKARYOTIC GENE CONTROL

真核细胞结构及基因组结构远比原核复杂，其基因表达调控机制发生在染色质活化、基因转录激活、转录后加工、翻译及翻译后加工等水平的调节事件也要复杂得多。应该说，环境信息转导－染色质活化－基因转录激活偶联网络途径是特定条件下（如刺激或应激）某种基因产物表达调控过程的核心途径，其间涉及很多复杂的细胞、分子过程。

一、真核基因组结构特点 The Structure Characteristics of Eukaryotic Genome

（一）真核基因组结构庞大

哺乳类动物基因组DNA由约3×10^9 bp（碱基对）的核苷酸组成。人类基因组计划（human genome project, HGP）测定人的基因组大约有3万个基因。按每个编码基因含1 500个核苷酸计算，这些基因约占全部基因组的6%。此外尚有5%～10%的重复基因，其余80%～90%的哺乳类基因组可能没有直接的遗传学功能，这是真核基因组与原核截然不同的。此外，真核细胞DNA与组蛋白结合形成复杂的染色质结构，基因表达调控机制更加复杂。

（二）单顺反子

与原核不同，真核基因转录产物为单顺反子（monocistron），即一个编码基因转录生成一个mRNA分子、经翻译生成一条多肽链。很多真核蛋白质由几条不同的多肽链组成，因此在真核细胞存在多个基因协调表达的问题。

（三）重复序列

在原核、真核DNA中都有重复出现的核苷酸序列，但在真核更普遍。重复序列(repeated sequence)长短不一，短的在10个核苷酸以下，长的达数百、乃至上千。重复频率也不尽相同。根据重复频率可将重复序列区分为高度重复序列（10^6次）、中度重复序列（10^3～10^4次）及单拷贝序列。高度、中度重复序列统称多拷贝序列；单拷贝序列在整个基因组中只出现一次或很少的几次。还有一种重复序列是由两个互补序列、在同一DNA链上反向排列而成，称为反转重复序列（inverted repeat）。重复序列有种属特异性，基因组愈大、重复序列含量愈丰富。真核基因比原核重复序列多就是这个道理。

重复序列及基因重组均与生物进化有关。某些重复序列发生在调控区，如转录终止区、衰减调控区及某些酶或蛋白因子结合位点，则可能对DNA复制、转录调控具有重要意义。

（四）基因不连续性

真核结构基因两侧存在有不被转录的非编码序列，往往是基因表达的调控区。在编码基因内部尚有一些不为蛋白质编码的间隔序列，称内含子（intron），而编码序列称外显子（exon），因此真核基因是不连续的。内含子与外显子相间排列，同时被转录。内含子在转录后经一定规律的剪接（splicing）机制从转录本被去除、使外显子转录本连接在一起，形成成熟的mRNA（见第十三章）。不同剪接方式可形成不同的mRNA，翻译出不同的多肽链，因此转录后的剪接过程是真核基因表达调控的另一重要环节。

二、真核基因表达调控特点 The Characteristics of Eukaryotic Gene Control

同原核一样，转录起始仍是真核基因表达调控的最基本环节，而且某些机制是一样的。但在下述方面与原核存在明显差别。

（一）RNA聚合酶

如前所述，真核RNA聚合酶有三种，即RNA pol Ⅰ、Ⅱ及Ⅲ，分别负责三种RNA转录。每种RNA聚合酶由大约10个亚基组成，其中有些亚基是相同的，有些为特有的。例如，TATA

盒结合蛋白（TBP）就为三种聚合酶所共有；对pol Ⅱ催化的mRNA转录来说，转录因子D（TFⅡD）起核心作用。TFⅡD 是一种由 TBP 和 TBP 相关因子（TBP-associated factor, TAF）组成的多蛋白质复合物，TBP (TATA binding protein) 相关因子对传递上游激活序列（UAS）的信息至关重要。

（二）活性染色体结构变化

当基因被激活时，可观察到染色体相应区域发生某些结构和性质变化。

1. 对核酸酶敏感　活化基因一个明显特性是对核酸酶极度敏感，当用DNaseI 处理时染色质 DNA 会出现一些 DNaseI 超敏位点（hypersensitive site）。超敏位点常发生在基因的 5′侧翼区、3′侧翼区，甚至可在转录区内，通常位于调节蛋白结合位点附近。

2. DNA 拓扑结构变化　几乎所有天然状态的双链 DNA 均以负性超螺旋构象存在。当基因活化时，RNA 聚合酶前方的转录区 DNA 拓扑结构为正性超螺旋构象，而在其后面的 DNA 则为负性超螺旋构象。负性超螺旋构象有利于核小体结构的再形成，而正性超螺旋构象不仅阻碍核小体结构形成，而且促进组蛋白 H2A · H2B 二聚体的释放，使 RNA 聚合酶有可能向前移动，进行转录。

3. DNA 碱基修饰变化　在真核 DNA 有约 5% 的胞嘧啶被甲基化为 5- 甲基胞嘧啶，这种甲基化最常发生在某些基因的 5′侧翼区的 CpG 序列（又称“CpG 岛”）。甲基化范围与基因表达程度呈反比关系。处于转录活化状态的基因 CpG 序列一般是低甲基化的。

4. 组蛋白变化　其中包括：富含 Lys 组蛋白水平降低，亦即 H1 样组蛋白减少；H2A · H2B 二聚体不稳定性增加，易于从核心组蛋白中被置换出来；组蛋白H3、H4发生乙酰化、磷酸化及泛素化修饰，使核小体结构变得不稳定或松弛。

（三）正性调节占主导

真核 RNA 聚合酶对启动子的亲和力极小或根本没有实质性的亲和力，必须依赖一种或多种激活蛋白的作用。尽管已发现某些基因含有负性顺式作用元件存在，很多真核调节因子既可作为激活蛋白又可作为阻遏蛋白发挥调节作用，但负性调节元件并不普遍存在。较大真核基因组广泛存在正性调节机制，其原因有两方面：①采用正性调节机制更精确：真核基因组结构庞大，在不适当位点出现特异结合序列机会增多，使 DNA– 蛋白质相互作用特异性降低。如果采用多种调节蛋白可提高调节蛋白与 DNA 相互作用的特异性，这是因为机能上并列、相关的几种蛋白质结合位点重复发生的概率是极小的。一个负性调节元件的结合足可阻断 RNA 聚合酶的结合，因此同时采用几个负性调节元件一般不会改变特异性；相反，如果采用多种正性调节元件、正性调节蛋白可提高基因表达调节的特异性和精确性。②采用负性调节不经济：试想，人类基因组3万个基因都采用负性调节，那么每个细胞至少必须合成3万个阻遏蛋白，这显然是不经济、且无法实现的。在正性调节中，大多数基因不结合调节蛋白，所以是没有活性的；只要细胞表达一组激活蛋白时，相关靶基因即可被激活。

（四）转录与翻译分隔进行

真核细胞有细胞核及胞浆等区间分布，转录与翻译在不同细胞部位进行，转录在细胞核，翻译在细胞浆。

（五）转录后修饰、加工

鉴于真核基因结构特点，转录后剪接及修饰等过程比原核复杂。

三、RNA pol Ⅰ 和 pol Ⅲ 的转录调节
Transcriptional Control of RNA pol Ⅰ and pol Ⅲ

RNA pol Ⅰ 转录产物为rRNA前体，RNA pol Ⅲ 转录产物为tRNA前体及5S rRNA等。rRNA和tRNA直接参与蛋白质合成过程，它们的表达水平将直接影响蛋白质编码基因的表达。

（一）RNA pol Ⅰ 转录体系的控制

基因组中存在多套rRNA前体转录单位，在DNA分子上成簇排列。RNA pol Ⅰ 转录功能相对单一，其转录产物只有rRNA前体，转录起始所需的调控序列及转录因子的种类也相对较少。

人rRNA前体基因的启动子只有两个元件，一个位于转录起始点附近（−45 ~ +20bp），它的存在足以起始转录，因而称核心元件（core element）或核心启动子（core promoter）。另一个元件位于起始点上游−156 ~ −107bp，可大大提高转录起始效率，称上游控制元件（upstream control element, UCE）。

RNA pol Ⅰ 需两种转录因子来正确有效的帮助起始转录。上游结合因子1（upstream binding factor 1, UBF1）既能与UCE结合又能与核心元件特异结合。选择性因子1（selectivity factor 1, SL1）继UBF1后与两个元件结合，结合无序列特异性，可能与蛋白质间的相互作用有关。上述结合完成后，RNA pol Ⅰ 即与启动子结合而起始转录。

（二）RNA pol Ⅲ 转录体系的控制

RNA pol Ⅲ 转录多种RNA的基因，这里主要讨论tRNA和5S rRNA基因的转录调节。这两类基因结构方面颇具特色，其启动子位于转录起始点下游即转录区内，称内部控制区（internal control regions, ICR）。

tRNA基因的ICR主要由A盒（TGGCNNAGTGG）和B盒（GGTTCGANNCC）两个元件组成。RNA pol Ⅲ 转录起始需两种转录因子TFⅢC和TFⅢB，二者均为多亚基结构。转录起始首先由TFⅢC结合A盒和B盒开始，然后TFⅢB结合于A盒上游，这一结合主要通过TFⅢC和TFⅢB相互作用实现，而非TFⅢB对DNA序列的特异识别。一旦TFⅢB结合，RNA pol Ⅲ 即可结合于转录起始点附近开始转录。TFⅢB结合后TFⅢC即可脱落，对转录起始无影响。因此TFⅢB是必需的转录因子，而TFⅢC是帮助结合的辅助因子。

5S rRNA的转录起始需三种转录因子，除上述两种外尚需TFⅢA。TFⅢA首先与ICR结合，而后TFⅢC，其余过程与tRNA基因的转录相同。TFⅢA与TFⅢC均起辅助因子的作用，无论是tRNA还是5S rRNA基因，真正的转录起始因子为TFⅢB。TFⅢA和TFⅢC的作用在于协助TFⅢB，使RNA pol Ⅲ 结合于转录起始点。TFⅢB与SL1一样，在定位RNA pol方面起重要作用。

四、RNA pol Ⅱ 转录起始的调节
Transcriptional Initiation Control of RNA pol Ⅱ

RNA pol Ⅱ 转录生成所有mRNA前体及大部分snRNA。同RNA pol Ⅰ 和RNA pol Ⅲ 一样，RNA pol Ⅱ 需要转录因子协助才能结合转录起始点并起始转录过程。但相比前二者，参与RNA pol Ⅱ 转录起始的DNA调控序列及转录因子要复杂得多，以满足RNA pol Ⅱ 转录成千上万种，处于不同表达水平的基因的需要。

（一）顺式作用元件

按功能特性，真核基因顺式作用元件分为启动子、增强子及沉默子。

1. 启动子　真核基因启动子是原核操纵子中启动序列（promoter）的同义语，指的是RNA聚合酶结合位点周围的一组转录控制组件（module），每一组件含7 ~ 20bp的DNA序列。启

动子包括至少一个转录起始点（transcription start site, initiation site）以及一个以上的机能组件。在这些机能组件中最具典型意义的就是 TATA 盒，它的共有序列是 TATAAAA。TATA 盒通常位于转录起始点上游 −25 ~ −30bp，控制转录起始的准确性及频率。TATA 盒是基本转录因子 TFⅡD 结合位点（见后）。除 TATA 盒外，GC 盒（GGGCGG）和CAAT盒（GCCAAT）也是很多基因常见的，它们通常位于转录起始点上游 −30 ~ −110bp 区域。此外，还发现很多其他类型的机能组件。由 TATA 盒及转录起始点即可构成最简单的启动子。典型的启动子则由 TATA 盒及上游的 CAAT 盒和/或 GC 盒组成（Fig. 15-6），这类启动子通常具有一个转录起始点及较高的转录活性。然而，还有很多启动子并不含 TATA 盒，这类启动子分为两类：一类为富含 GC 的启动子，最初发现于一些管家基因，这类启动子一般含数个分离的转录起始点；另一类启动子既不含 TATA 盒，也没有 GC 富含区，这类启动子可有一个、或多个转录起始点，大多转录活性很低或根本没有转录活性，而是在胚胎发育、组织分化，或再生过程中受调节。

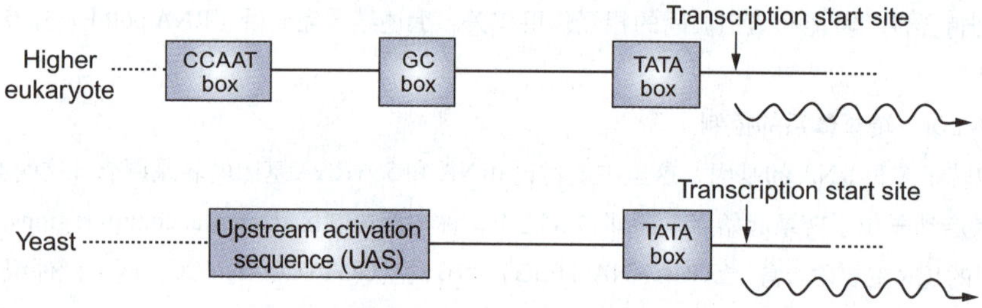

Fig. 15-6 The typical structure of eukaryotic promoter

2. 增强子 所谓增强子（enhancer）就是远离转录起始点（1 ~ 30 kb）、决定基因的时间、空间特异性表达、增强启动子转录活性的DNA序列，其发挥作用的方式通常与方向、距离无关。增强子也是由若干机能组件——增强体（enhanson）组成，有些机能组件既可在增强子、也可在启动子中出现。这些机能组件是特异转录因子结合DNA的核心序列。增强子和启动子常交错覆盖或连续。从机能上讲，没有增强子存在，启动子通常不能表现活性；没有启动子时，增强子也无法发挥作用。有时，对结构密切联系而无法区分的启动子、增强子样结构统称启动子。通常在文献中描述的、具有独立的转录活性和决定基因时间、空间特异性表达能力的启动子就是这类定义的启动子。在酵母基因，有一种类似高等真核增强子样作用的序列，称为上游激活序列（upstream activator sequences，UASs），其在转录激活中的作用及方式与增强子类似（Fig. 15-6）。

3. 沉默子 某些基因含有负性调节元件——沉默子（silencer），当其结合特异蛋白因子时，对基因转录起阻遏作用。还有些DNA序列既可作为正性、又可作为负性调节元件发挥顺式调节作用，这取决于细胞内存在的 DNA 结合因子的性质。

（二）反式作用因子

除少数顺式作用蛋白，大多数转录调节因子以反式作用调节基因转录。

1. 转录调节因子的分类 转录调节因子简称转录因子（transcription factors，TF）。按功能特性可将其分为两类：①基本转录因子（general transcription factors）——是RNA聚合酶结合启动子所必需的一组蛋白因子，决定三种RNA（tRNA、mRNA及rRNA）转录的类别。有人将其视为RNA聚合酶的组成成分或亚基，故称基本转录因子。对三种RNA聚合酶来说，除个别基本转录因子成分是通用的，如TFⅡD；而大多数成分是不同RNA聚合酶所特有的。例如TFⅡA、TFⅡB、TFⅡE、TFⅡF及TFⅡH为RNA聚合酶Ⅱ催化所有mRNA转录所必需。②特异转录因子（special transcription factors）——为个别基因转录所必需，决定该基因的时间、空间特异性表达，故称特异转录因子。此类特异因子有的起转录激活作用，有的起转录抑制作用。前者称转录激活因子（transcription activators），后者称转录抑制因子（transcription inhibitors）。转录激活因子通常是一些增强子结合蛋白（enhancer binding protein, EBP）；多数转录抑制因子是沉默子结合蛋白，但也有抑制因子以不依赖DNA的方式起作用，而是通过蛋白质－蛋白质相互作用、“中和”转录激活因子或TFⅡD，降低它们在细胞内的有效浓度，抑制基因转录。因为在不同的组织或细胞中各种特异转录因子分布不同，所以基因表达状态、方式不同。

2. 转录调节因子的结构　所有转录因子至少包括两个不同的结构域：DNA结合域（DNA binding domain）和转录激活域（activation domain）；此外，很多转录因子还包含一个介导蛋白质－蛋白质相互作用的结构域，最常见的是二聚化结构域。① DNA结合域——通常由含60～100个氨基酸残基组成。最常见的DNA结合域结构形式是锌指（zinc finger）结构及碱性氨基酸残基形成的α螺旋。锌指结构最早发现于结合GC盒的SP1转录因子，由30个氨基酸残基组成，其中有2个Cys和2个His，4个氨基酸残基分别位于正四面体的顶角，与四面体中心的锌离子配价结合，稳定锌指结构。在Cys和His之间有12个氨基酸残基，其中数个为保守的碱性残基（Fig. 15-7）。识别CAAT盒的转录因子CTF1 DNA结合域是碱性α螺旋。类似的碱性DNA结合域还见于碱性亮氨酸拉链（basic leucine zipper, bZIP）（Fig. 15-8）和碱性螺旋－环－螺旋（basic helix-loop-helix, bHLH）结构的碱性氨基酸区域。②转录激活域——由30～100个氨基酸组成。根据氨基酸组成特点，转录激活域又有酸性激活域（acidic activation domain）、谷氨酰胺富含域（glutamine-rich domain）及脯氨酸富含域（proline-rich domain）。③二聚化结构域——二聚化作用与bZIP的亮氨酸拉链、bHLH的螺旋－环－螺旋结构有关。

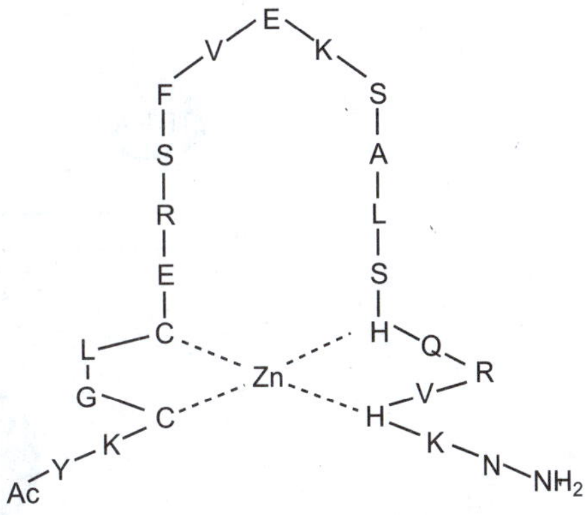

Fig. 15-7　The structure of zinc finger

上面介绍的各种功能结构形式都是最典型、最常见的。此外尚有一些独特的结构形式。

（三）mRNA转录激活及其调节

真核RNA聚合酶Ⅱ不能单独识别、结合启动子，而是先由基本转录因子TFⅡD组成成分TBP识别TATA盒或启动元件（initiator, Inr），并有TAF参与结合，形成TFⅡD-启动子复合物；继而在TFⅡA～F等基本转录因子的参与下，RNA聚合酶Ⅱ与TFⅡD、TFⅡB聚合，形成一个功能性的前起始复合物PIC。在几种基本转录因子中，TFⅡD是唯一具有位点特异的

DNA 结合能力的因子，在上述有序的组装过程起关键性指导作用。这样形成的前起始复合物尚不稳定，也不能有效起动 mRNA 转录。在迂回折叠的 DNA 构象中，结合了增强子的转录激活因子与前起始复合物中的 TFⅡD 接近，或通过特异的中介因子—— TBP 相关因子（TBP-associated factors, TAF）与TFⅡD联系，形成稳定的转录起始复合物（Fig. 15-9）。此时，RNA 聚合酶Ⅱ才能真正起始mRNA转录。TBP相关因子也是细胞特异的，与转录激活因子共同决定组织特异性转录。

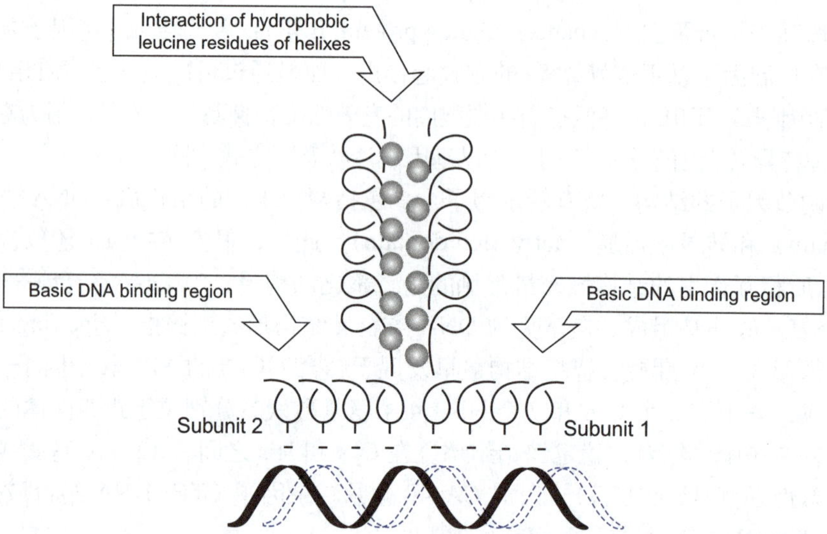

Fig. 15-8 The structure of basic leucine zipper

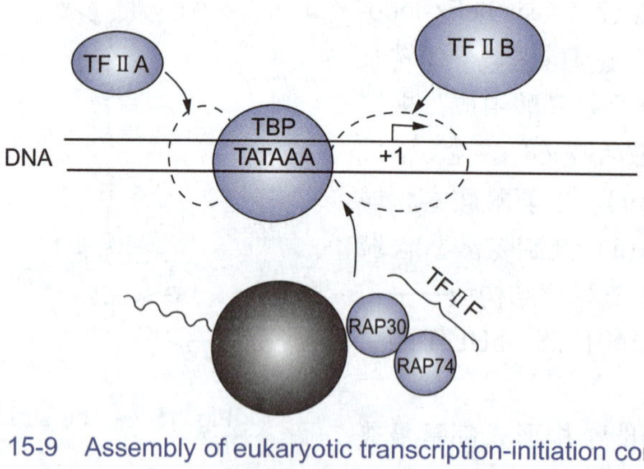

Fig. 15-9 Assembly of eukaryotic transcription-initiation complex

真核基因转录激活调节是复杂的、多样的。不同的DNA元件组合可产生多种类型的转录调节方式；多种转录因子又可结合相同或不同的 DNA 元件。结合 DNA 前，特异转录因子常需通过蛋白质-蛋白质相互作用形成二聚体复合物。组成二聚体的单体不同，所形成的二聚体结合DNA的能力不同，对转录激活过程所产生的效果各异，有正性调节或负性调节之分。这样，基因调节元件不同，存在于细胞内的因子种类、性质及浓度不同，所发生的 DNA-蛋白质、蛋白质-蛋白质相互作用类型不同，产生协同、竞争或拮抗，调节基因的转录激活方式。

五、RNA polⅡ 转录终止的调节
Transcriptional Termination Control of RNA polⅡ

真核细胞转录终止机制所知甚少。在大多数哺乳类动物转录单位，RNA polⅡ转录终止于poly A 添加点以下（3′端）0.5 ～ 2kb 范围内的多处可能位点，而不是想像中的理应在 poly A添加点以上。有证据表明一些真核基因及感染细胞中的病毒基因可以靠抗终止方式调节其转录水平。

（一）HIV 基因组转录终止调节

HIV为了解真核细胞转录终止调节提供了很好的例子。HIV基因的有效表达需要病毒蛋白Tat，它是一种抗终止蛋白，可使RNA polⅡ通过转录终止点，其作用方式是通过Tat与转录产物5′端特异RNA序列结合，并与宿主蛋白质、RNA polⅡ相互作用，使延长中的RNA形成一定的二级结构，阻止HIV基因组转录过程的提早终止。HIV的这种抗转录终止机制为抑制HIV病毒的繁殖提供了有意义的启示。

（二）热休克蛋白基因的转录终止调节

真核细胞与原核一样，在环境温度升高或其他应激条件下可做出一系列的反应，包括暂时性停止大多数基因的转录和翻译，启动一套能够提高细胞生存能力的蛋白质即热休克蛋白（heat shock protein, HSP）基因的转录。在果蝇，热休克刺激可使 HSP70 和其他热休克蛋白的转录在数秒钟内即可由极低水平提高到最高水平。这是因为在正常情况下，RNA polⅡ起始热休克蛋白转录后只合成约25个核苷酸即停止；热休克时，热休克转录因子（heat shock transcription factor, HSTF）快速地由无活性转变为活性状态，结合热休克基因启动子的热休克反应元件（heat shock element, HSE），使RNA polⅡ由停顿处释放而继续向下游转录。HSTF的结合不仅起抗终止作用，还能激活另外的 RNA polⅡ的转录起始，因此 HSTF 同时也是转录激活蛋白（Fig. 15-10）。这种类型的调节对基因快速诱导表达极其适用，或许在其他基因的表达调节中也有存在。

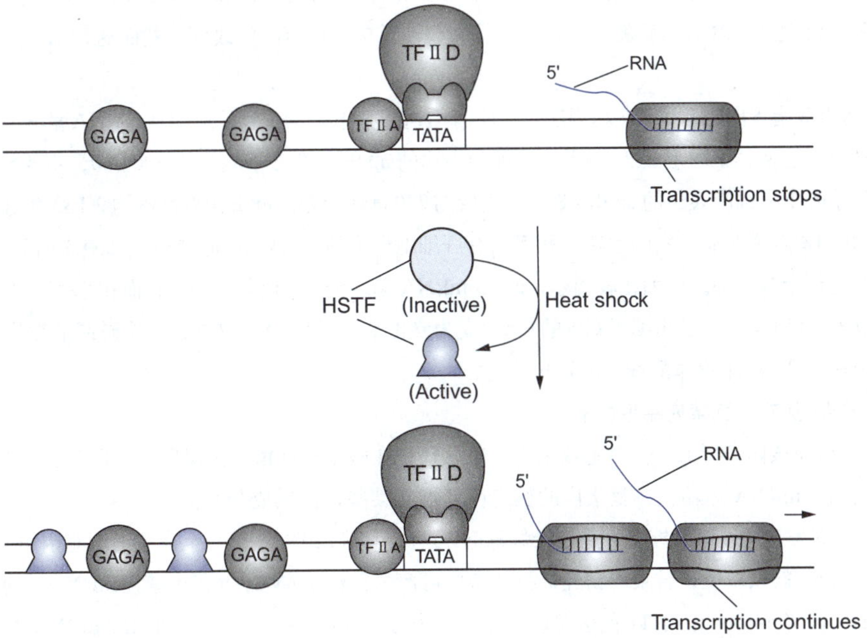

Fig. 15-10 Control of RNA-chain elongation in *Drosophila* gene *hsp70*

六、转录后水平的调节
Post-transcriptional Control of Eukaryotic Gene Expression

mRNA前体hnRNA需经历转录后加工、由胞核转至胞浆等过程，方能作为模板参加蛋白质生物合成。对这一系列过程的调节也可控制某些基因的表达。

（一）hnRNA加工成熟的调节

hnRNA是在核内进行加工修饰的。加工过程包括加帽、加尾、剪接、碱基修饰和编辑等。其中剪接和RNA编辑对某些基因的调节有一定的意义。

1. 剪接过程控制一些蛋白质的表达　真核细胞转录单位有单纯型和复合型。复合型转录单位的转录产物可以进行不同方式的剪接，产生不同的成熟mRNA。复合型转录单位在高等真核生物细胞中约占5%，其选择性剪接常常在一定机制调节下以细胞类型特异性方式进行，即一种mRNA在一种细胞或组织表达，而另一种mRNA在另外一种细胞或组织表达。

纤维粘连蛋白（fibronectin, FN）基因表达75kb的初始转录本，包括多个外显子和内含子，初始转录产物经过不同方式剪接表达不同形式的蛋白质。如在肝细胞剪接产生的成熟FN mRNA不含有EⅢA和EⅢB两个外显子，而纤维细胞中的FN mRNA则包括这两个外显子。EⅢA和EⅢB编码FN中与其受体相互作用的结构区，因此由纤维细胞分泌的FN为一种纤维蛋白，可与细胞外基质及细胞膜受体结合，附着于细胞表面。而在肝细胞，缺少EⅢA和EⅢB的mRNA编码的FN因缺乏相应结构区而不能有效地与细胞表面结合，进入血液循环。

2. RNA编辑调节某些蛋白质的功能　20世纪80年代中期发现的一种称为RNA编辑（RNA editing）的转录后加工过程是mRNA前体加工过程中另一可调节点。通过RNA编辑，成熟mRNA的序列已与基因组DNA相应外显子部分有所区别，指导生成的蛋白质结构不再完全由基因中的核苷酸序列决定。RNA编辑在一些较低等真核生物，如原生动物线粒体、植物及其叶绿体中广泛存在，而且有些mRNA经过编辑序列改变可达50%以上。在高等真核生物，RNA编辑较少见，而且编辑仅涉及单个核苷酸的改变，然而这种细微的变化却有重要意义。

哺乳类动物载脂蛋白B（apoB）基因序列在所有组织细胞中完全一致，然而通过RNA编辑，肝细胞和小肠上皮细胞却能表达两种不同形式的apoB。肝细胞表达的apoB-100分子质量约500 000，由4 563个氨基酸残基组成，而小肠上皮细胞表达的apoB-48分子质量约240 000，仅由apoB-100 N端的2 152个氨基酸残基组成。两种apoB均参与血浆脂蛋白的运输，然而只有肝细胞产生的apoB-100能与所有细胞表面的LDL受体结合，将胆固醇运至全身各部。序列比较显示，apoB mRNA第6 666个核苷酸为C，而在小肠上皮细胞却被编辑为U，导致第2 153个密码子由编码Gln的CAA变为终止密码子UAA。这样，一个碱基的置换就导致肽链合成终止，形成含2 152个氨基酸残基的较短肽链。

（二）mRNA运输、胞浆内稳定性的调节

RNA无论是在核内进行加工、由胞核运至胞浆，还是在胞浆内停留（至降解），都是与蛋白质结合形成核蛋白体复合物。mRNA运输、在胞浆内的稳定性等均与某些蛋白质成分有关。

1. 病毒mRNA转运过程的控制　逆转录病毒HIV可将其病毒DNA整合至宿主细胞基因组（前病毒）。此病毒DNA含单一转录单位，转录产物经选择性剪接可产生三种mRNA：9kb未剪接mRNA、约4kb的去除一个内含子的单剪接mRNA和约2kb的去除两个或更多内含子的mRNA。所有三种HIV mRNA被转运至胞浆中并被翻译成病毒蛋白质，部分9kb未剪接mRNA可作为新病毒颗粒基因组RNA。病毒蛋白Rev是未剪接和

单剪接mRNA转运所必需的，它需与HIV RNA中的特异Rev反应元件结合方可发挥促进转运的作用。Rev蛋白的上述作用已引起高度重视，如果能发现一种能进入被感染细胞并阻断Rev作用的新药，将能抑制HIV病毒的复制，从而有效地治疗HIV感染的艾滋病患者。

2. mRNA胞浆内稳定性的调节　所有类型RNA分子中，mRNA寿命最短。mRNA稳定性是由合成速率和降解速率共同决定的。多细胞生物中的绝大多数细胞存在于一个相对稳定的环境，并在相当长的时间内（几天、几个月甚至生物的整个生命过程）履行特定的一套功能。因而大多数高等真核细胞mRNA半衰期较原核为长，一般为几个小时。mRNA的半衰期可影响蛋白质合成的量，通过调节某些mRNA的稳定性，即可使相应蛋白质合成量受到一定程度的控制。

铁转运蛋白受体（transferrin receptor, TfR）mRNA的降解速率受胞浆内某些蛋白质成分的调节，并与mRNA自身结构有关。铁在血液循环中运输需与铁转运蛋白结合，任何生长、增殖细胞的膜上都有TfR。结合有铁的铁转运蛋白与受体结合，经内吞进入细胞，铁为细胞所利用。当细胞内铁足量时，TfR mRNA降解速度加快，致使TfR水平很快下降，铁－铁转运蛋白进入细胞的量减少。当细胞内铁不足时，TfR mRNA稳定性增加，受体蛋白合成增多。TfR mRNA稳定性的调节决定于mRNA分子中特定的重复序列，它位于3′UTR，称为铁反应元件（iron-response element, IRE）。每个IRE大约30bp长，可形成柄－环结构，环上有5个特异的核苷酸，并富含A–U序列。当铁浓度高时，A–U富含序列通过目前尚不得知的机制促进TfR mRNA降解；当铁浓度下降时，一种IRE结合蛋白（IRE-BP）通过识别环的特异序列及柄的二级结构结合IRE。IRE-BP的结合可能破坏了某些机制对TfR mRNA的降解作用，使TfR mRNA的寿命延长。这一发现提示，其他稳定性可调节的mRNA可能也含有与特异蛋白质相互作用的反应元件，致降解速率变慢。

七、翻译水平的调节 Translational Control of Eukaryotic Gene Expression

蛋白质生物合成过程复杂，涉及众多成分。有证据表明可通过调节许多参与成分的作用而控制翻译水平。目前发现的一些调节点主要在起始阶段和延长阶段，尤其是起始阶段。如起始因子活性的调节、Met-tRNA$_i^{Met}$与小亚基结合的调节、mRNA与小亚基结合的调节等。其中通过磷酸化作用改变起始因子活性这一点备受关注，mRNA与小亚基结合的调节对某些mRNA的翻译控制也具有重要意义。

（一）翻译起始因子（eIF）活性的调节

蛋白质合成速率的快速变化很大程度上取决于起始水平，通过磷酸化调节起始因子活性对起始阶段有重要的控制作用。如eIF2α亚单位的磷酸化可阻碍eIF的正常运行，从而抑制蛋白质合成的起始。eIF2α亚单位的磷酸化由特异蛋白激酶催化。在病毒感染的细胞中，细胞抗病毒机制之一即是通过双链RNA激活一种蛋白激酶，使eIF2α磷酸化，从而抑制蛋白质合成起始。

（二）RNA结合蛋白对翻译起始的调节

所谓RNA结合蛋白（RNA binding protein, RBP），是指那些能够与RNA特异序列结合的蛋白质。基因表达许多调节环节都有RBP的参与，如前述转录终止、RNA剪接、RNA转运、RNA胞浆内稳定性控制以及翻译起始等。铁蛋白相关基因的mRNA翻译调节就是RBP参与基因表达调控的典型例子。

如前所述，IRE结合蛋白（IRE-BP）作为特异RNA结合蛋白，在调节铁转运蛋白受体（TfR）mRNA稳定性方面起重要作用。同时，它还能调节另外两个与铁代谢有关的蛋白质的合成，这两种蛋白质是铁蛋白和ALA合酶。铁蛋白与铁结合，是体内铁的储存形式，ALA合酶是血红素合成的限速酶（见第二十章）。与TfR mRNA不同，IRE位于铁蛋白及ALA合酶mRNA的5′UTR，而且无A–U富含区，不促进mRNA降解。

当细胞内铁浓度低时，IRE-BP 处于活化状态，结合 IRE 而阻碍 40S 小亚基与 mRNA 5′端起始点部位结合，抑制翻译起始；铁浓度偏高时，IRE-BP 不能与 IRE 结合，两种 mRNA 的翻译起始可以进行（Fig. 15-11）。

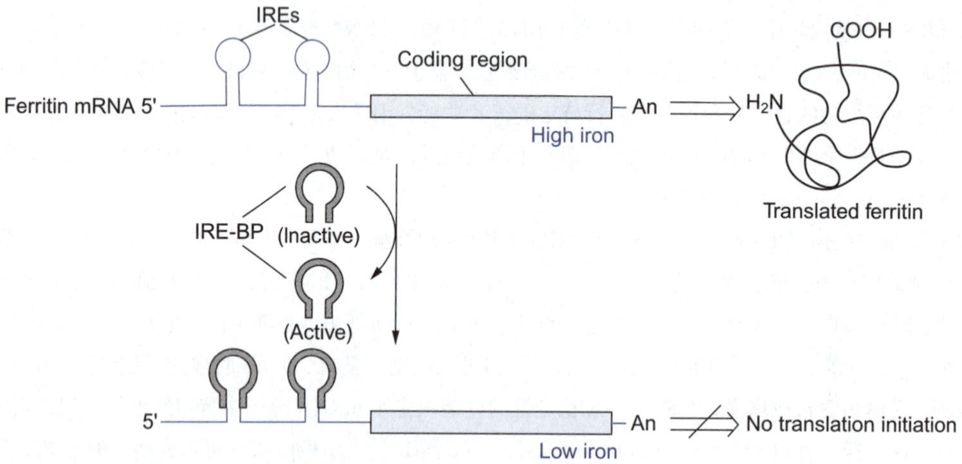

Fig. 15-11　Iron-dependent regulation of translation of ferritin mRNA

八、染色质结构对基因表达的影响
Chromatin Structure Influences Gene Expression

细胞核中的 DNA 与组蛋白形成核小体，进一步折叠并与非组蛋白等一起形成染色质结构。由组蛋白化学修饰、非组蛋白成分改变引起的染色质结构变化，以及一些对DNA状态的修饰无疑也会影响基因表达，尤其是转录过程。

（一）DNA 装配（packing）

在高等真核细胞，转录活跃基因一个显著特征是对核酸酶高度敏感，且敏感区域扩展至转录单位上、下游几个 kb 范围。如通常情况下经 DNaseI 处理的染色质 DNA 降解成 200bp、400bp、600bp……等差片段，反映了规则的核小体重复结构，而活化的转录区DNA降解片段较小且不均一，说明这些区域对DNase 高度敏感，出现一些DNaseI 高敏位点。这些高敏位点常位于基因的5′侧翼区。DNaseI 高敏位点的测定可能有助于发现转录因子结合位点（转录调控区）。对DNA核酸酶敏感性不同的结构基础并不十分清楚，有证据表明转录活跃基因部位的核小体 H1 组蛋白含量偏低，而含丰富的乙酰化和泛素化组蛋白，且与几种高度酸性蛋白（HMG 蛋白）一起存在。这些修饰作用可能改变了组蛋白与DNA的结合状态，使核小体间隔区呈现非正常形式，提高了DNA对核酸酶的敏感性。基因活化的早期，可能通过上述一些结构上的变化使得染色质去压缩、松散，转录因子得以与基因的转录调控序列接触。

（二）DNA 甲基化

脊椎类动物一些基因的表达与位于调控区或其周围的特定的胞嘧啶甲基化状态有关。甲基化使基因表达失活，相应地非甲基化或低甲基化却能活化基因的表达。DNA 甲基化的一个特点是它们经过细胞许多代分裂之后仍保持稳定。因此进行组织特异性表达的基因在整个胚胎发育过程中除特定组织外，在其他所有组织中均保持甲基化状态；相反，管家基因在所有组织发育过程中保持低甲基化，使得管家基因持续表达。

几乎所有甲基化均发生于二核苷酸序列中5′-CpG-3′的C上，即5′-mCpG-3′。在脊椎类动物基因组中，CpG 二核苷酸序列中有 50% ~ 90% 的 C 被甲基化。实际甲基化程度随组织、发育阶段以及 DNA 区域的不同而不同。尽管CpG中C的甲基化程度频率很高，但有些成簇的、稳定地非甲基化CpG存在于整个基因组中，这类CpG称为“CpG岛”。“CpG岛”的特征包括比其他部位DNA有较高的G+C含量以及大部分的CpG二核苷酸缺乏甲基化等。约70%的“CpG岛”属管家基因，其他为组织特异表达基因。“CpG岛”通常位于转录起始点周围，可以从起始点上游延伸至转录区内（至第一外显子和内含子）。绝大多数管家基因在其5′端含有“CpG岛”，“CpG岛”为这些基因转录的重要启动子元件。由试验表明甲基化的CpG不能与转录因子结合，只有非甲基化CpG才能与转录因子结合，这一点可能对启动子中含CpG序列的基因的转录非常重要。

（三）组蛋白化学修饰

核小体是真核生物染色质的基本结构单位，其核心组蛋白（H2A、H2B、H3、H4）尾部区域（氨基末端）常常发生各种形式的化学修饰，如乙酰化，磷酸化，甲基化，泛素化等。Strahl和Allis等针对组蛋白的化学修饰提出一种假说，认为组蛋白N末端的多种修饰形成的立体构象好似一种“语言”，即组蛋白语言（histone language）或组蛋白密码（histone codon）。组蛋白尾部的不同修饰方式可影响染色质的结构重塑，例如，组蛋白尾部的乙酰化修饰可中和核小体表面的正电荷，磷酸化修饰则增加负电荷，从而引起染色质纤维丝的解聚。不同的化学修饰引起的立体构象变化可被相应的分子识别，发生特异的蛋白质－蛋白质相互作用，识别分子即可解开“密码”语言，引起转录激活等核内过程。存在于组蛋白尾部的多种修饰共同作用，能够放大上游信号，使得N末端整体的电荷密度变化更为明显，导致靶基因所在区域染色质结构发生巨大改变，使得组蛋白与DNA之间的相互作用减弱，核小体难以形成有序排列的高级染色质结构（有序而致密的染色质结构可阻碍转录调节因子对特异DNA序列的识别），转录调节因子靠近目的区域，基因转录得以进行。

SUMMARY

Gene, as a functional unit of heredity, carries information encoding for RNAs and/or polypeptides. In molecular terms, gene is defined as the entire nucleic acid sequence carrying specific heredity information. The total DNA in the chromosomes of an organism is referred to as its genome, which contains all of genetic information of an organism. Prokaryotic genomes contain total genes of single circle chromosome. Eukaryotic genomes are referred to total DNA of all chromosome of an organism, and they are also called chromosome genome.

Gene expression is overall process including transcription and translation. Different gene is expressed in different manner, the stage specificity and the tissue specificity. The manner of gene expression is determined by the interactions of promoter/enhancer and regulation factor. If the product of a gene is necessary for all process of a life, this gene is housekeeping gene. Housekeeping genes are expressed almost in all types of cells in organisms through a life, which is constitutive expression. If the level of a gene product changes with the environmental change, this gene is inducible or repressible. The up-regulatory expression of an inducible gene is induction, and the down-regulatory expression of a repressible gene is repression. In bacteria, gene control serves mainly to allow a single cell to adjust to changes in its nutritional environment so that its growth and division can be optimized. Although gene control in multicellular organisms often involves response to environmental changes, its most characteristic and biologically far-reaching purpose is the regulation of a genetic program that underlies embryological development and tissue differentiation. The regulation of gene expression is a complex event at multiple levels of gene action, transcriptional activation is the general control point. Regulation of transcriptional activation of gene is related to DNA sequence, regulatory protein and RNA polymerase activity. The gene control also occurs at another levels, such as gene activation, RNA processing, translation and polypeptide processing.

In most prokaryotes, the gene expression is controlled by operon mechanism. The *lac* operon of *E. coli* includes three genes, *lacZ, lacY* and *lacA* and the control region including an operator and a promoter, and the *lacI* gene encoding for the *lac* repressor, mappeds adjacent to the *lac* control region. Binding of regulatory proteins, *lac* repressor and CAP, to sites in the control region regulates its transcription.

As prokaryotes, regulation of eukaryotic gene depends on *cis*-acting DNA sequences and *trans*-acting proteins. The *cis*-acting elements of a eukaryotic gene include promoter, enhancer and silencer. Promoter is a DNA sequence that determines the site of transcription initiation for an RNA polymerase. Enhancer is a regulatory sequence in eukaryotic DNA that may be located at a great distance from the gene, it controls and determines the temporal and special specificity of gene expression. *Trans*-acting proteins, i.e. transcription factors (TFs), include general factors and specific factors. The general transcription factors are necessary for binding RNA polymerase to promoter and determine which RNA (mRNA, tRNA or rRNA) is synthesized. The specific transcription factors stimulate or repress transcription of particular genes by binding to their regulatory sequences. Transcription control of all genes is involved in formation of the transcription-initiation complex including RNA polymerase, the general factors, TBP associated factors and transcription activators.

复 习 题

1. 叙述基因、基因组、基因表达的概念。
2. 基因表达有何规律？基因表达有几种方式？
3. 为什么说 mRNA 转录起始调节是基因表达调控的中心环节？ mRNA 转录激活调节的基本要素是什么？
4. 简述乳糖操纵子的结构及调控原理。
5. 真核基因转录调节与原核基因有何差别？为什么？
6. 描述真核基因启动子、增强子及转录因子的概念、结构及功能。

主要参考书和文献

1. 张迺蘅主编. 生物化学. 第 2 版. 北京: 北京大学医学出版社, 1999
2. 周爱儒主编. 生物化学. 第 6 版. 北京: 人民卫生出版社, 2004

3. 张迺蘅主编. 医学分子生物学. 北京: 北京医科大学出版社, 1999
4. David L. Nelson, Michael M. Cox. Lehninger Principles of Biochemistry. 4th ed. New York: W. H. Freeman and Company, 2005
5. Jeremy M. Berg, John L. Tymoczko, Lubert Stryer. Biochemistry. 5th ed. New York: W. H. Freeman and Company, 2002
6. Rorbert K. Murray, Daryl K. Granner, Peter A. Mayes, et al. Harper's Biochemistry. 26th ed. New York: McGraw Hill Company, 2003
7. Harvey Lodish, Arnold Berk, S. Lawrence Zipursky, et al. Molecular Cell Biology. 4th ed. New York: W. H. Freeman and Company, 2000

（倪菊华　贾弘禔）

第十六章　重组 DNA 技术学

CHAPTER 16　RECOMBINANT DNA TECHNOLOGY

PRINCIPAL POINTS

Cloning in the molecular biology sense is making many copies of a segment of DNA such a gene. Cloning makes it possible to generate large amounts of pure DNA for manipulation. DNA is cloned by splicing a DNA fragment into a cloning vector (a DNA molecule capable of replication in a host organism) to make a recombinant DNA molecule and then introducing that molecule into a host cell in which it will replicate. Essential to cloning are restriction enzymes. These enzymes recognize specific nucleotide pair sequences in DNA and cleave at a specific point within the sequence.

Genomic libraries are collections of clones that contain one copy of every DNA sequence in an organism's genome. Genomic libraries are useful for isolating specific genes and studying the organization of the genome.

The polymerase chain reaction (PCR)) is a technique which is used to amplify the number of copies of a specific region of DNA. This technique uses synthetic oligonucleotide primers to amplify a specific segment of DNA thousandfold in an automated procedure. A major benefit of PCR is that small amounts of DNA are needed. Thus, DNA from a single cell can be amplified using PCR.

cDNA libraries are collections of clones of DNA copies of mRNA isolated from cells. DNA copies, called complementary DNA (cDNA), can be made from all mRNA molecules presented in a population of cells at a particular time. cDNA libraries are important for studies of gene activity and gene expression in different cell type and cell differentiation during development .....

在 20 世纪 70 年代，许多 DNA 新技术的发展使得基因分离和操作取得了巨大成就。1973 年，Stanley Cohen 等人首次获得体外重组 DNA 的分子克隆（很多 DNA 分子的“拷贝”），宣告了重组 DNA 技术（recombinant DNA technique）的建立，并展示了它在生命科学领域的巨大潜能。1975 年，Fred Sanger 发明了“加 － 减法”（plus-minus method）直接 DNA 测序。1977 年，Allan Maxam 和 Walter Gilbert 的化学裂解（chemical cleavage）DNA 测序问世；不久，Sanger 及其同事又提出他们的第二种 DNA 序列分析技术——双脱氧测序法（dideoxy sequencing 或 dideoxy method）。DNA 克隆和测序技术相结合，使当代科学家可以从数千个、甚至数万个基因中分离、鉴定某一特定基因；并且可使任一基因在一定的受体细胞或宿主体内表达具有生物学功能的蛋白质。在 DNA 克隆和测序技术基础上，重组 DNA 技术日臻完善，为 20 世纪 90 年代启动人类基因组计划（human genome project, HGP）奠定了基础。通过 HGP 的实施，科学家们已经成功地完成了人类基因组的全序列测定。如今，重组 DNA 技术已被广泛应用于基因修饰和改造，克隆动物，培育抗病植物，开发新药及临床诊断。同时，重组 DNA 技术也是分子遗传学、分子生物学、分子医学等很多当代生命学科发展、融合的桥梁；这些学科的融合、发展又促进了重组 DNA 技术的成熟，使其发展为一个专门学科——重组 DNA 技术学（recombinant DNA technology）。

重组DNA技术学包含技术领域极广。因为学时和学科领域限制，这里重点介绍以基因克隆为目的的重组 DNA 技术，即重组 DNA 克隆技术（recombinant DNA cloning techniques）。

第一节 概 述

Section 1 GENERAL

重组 DNA 技术是基于现代生物学领域理论上的三大发现、技术上的三大发明诞生的。1944 年，Avery 证明生物的遗传物质基础是 DNA；1953 年，Waston 和 Crick 揭示了 DNA 的双螺旋结构；1968年确定了遗传信息的传递方式及操纵子学说，这些都为重组DNA技术的产生奠定了理论基础。限制性内切酶、DNA 连接酶的发现，载体的研究、应用以及逆转录酶的发现，又为重组 DNA 技术提供了技术基础。1973 年，斯坦福大学 Stanley Cohen 领导的研究组利用质粒作为基因工程的载体，在体外构建出含有四环素和链霉素两个抗性基因的重组质粒分子，将之导入大肠杆菌后，该重组质粒得以稳定复制，并赋予受体细胞相应的抗生素抗性。由此宣告了基因工程的诞生。

一、重组 DNA 技术相关概念

Concept Associated to Recombinant DNA Technology

（一）重组 DNA 技术

亦称分子克隆（molecular cloning）。克隆（clone）是指同一副本或拷贝的集合，获取大量单一拷贝的过程称为克隆化（cloning），也称无性繁殖。在重组DNA技术中，克隆指的是来自于同一始祖的一群相同分子、细胞或动、植物。克隆技术可以用在基因、细胞和个体等不同的层次。在分子生物学及分子遗传学领域所谈的分子克隆专指DNA克隆。DNA克隆就是应用酶学的方法，在体外将各种不同来源的 DNA 与载体 DNA 连接成具有自我复制能力的 DNA 分子，进而通过转化、转染或感染宿主细胞，筛选出含有目的基因的转化子，再进行扩增、提取获得大量同一的 DNA 分子，即 DNA 克隆，又称为基因克隆（gene cloning）、基因工程（genetic engineering）。实现基因克隆所采用的方法、相关工作及理论统称为重组 DNA 技术学。

（二）目的基因

进行 DNA 重组的目的主要有两方面：一是获得足够的特异基因或 DNA 序列以分析、改造它们的结构；二是获得某一基因的表达产物，即编码肽链或蛋白质。这些使我们感兴趣的基因或 DNA 序列就是目的基因，又称目的 DNA（target DNA）。目的基因有两种类型：cDNA 和基因组 DNA。cDNA（complementary DNA）是指在体外经反转录合成的、与 mRNA 互补的 DNA。实际上，自然界 RNA 病毒感染宿主也可进行此种方式的 DNA 合成（第十二章）。通常，人们习惯地将其称为“基因”，这是非严格定义，应该将其称为“编码序列”（coding sequence)。基因组DNA（genomic DNA）是指代表一个细胞或生物体整套遗传信息的所有DNA序列。进行 DNA 克隆时，将目的基因与载体连接构成重组体，相对于载体 DNA 而言，这些目的基因又称为外源 DNA。

（三）载体

在重组DNA技术中，常用基因载体有两种类型，一种是表达载体，一种是克隆载体。用于分离基因为目的的载体称为克隆载体（cloning vector）是指可以携带目的基因进入宿主细胞、实现扩增目的基因的 DNA 分子。有时，克隆载体也可用于蛋白质表达。用于重组 DNA 的理想载体应该符合以下条件：(1) 具有自主复制能力，保证重组DNA分子可以在宿主细胞内得到扩增；(2) 具有较多的拷贝数，易与宿主细胞的染色体DNA分开，便于分离提纯；(3) 分子质量相对较小，易于操作，并能够容纳较大分子质量的目的基因；(4) 具多个单一限制性内切酶位点，便于目的基因的克隆；(5) 有一个或多个筛选标记（如对抗生素的抗性、营养缺陷型或显色表型反应等）；(6) 具有较高的遗传稳定性。

二、主要工具酶 Essential Enzymes

重组 DNA 技术主要是人工进行基因的剪切、拼接和组合，因此酶是重组 DNA 技术必不可少的工具。重组DNA技术所使用的酶统称为工具酶。常用的工具酶包括以下几类：

（一）限制性内切核酸酶

所谓限制性内切核酸酶（restriction endonuclease）是能够识别和切割双链 DNA 分子内部特异核苷酸序列的一类核酸酶，简称为限制性内切酶或限制酶。限制性内切酶存在于细菌内，与相伴存在的甲基化酶共同构成细菌的限制修饰体系，以限制外源DNA和保护自身DNA，对细菌性状的稳定遗传具有重要意义。

限制性内切核酸酶采用 Smith 和 Nathane 提出的属名与种名相结合的命名法，即采取酶来源的细菌属名的第一个字母及细菌种名的前两个字母组成的略语、用斜体表示。遇有株名，再加于其后。如果同一菌株中存在几个不同的限制酶，则按发现先后用罗马数字加以区分。例如，从流感嗜血杆菌 d 株（*Haemophilus influenzae* d）中先后分离到 3 种限制酶，它们分别被命名为 *Hin*dⅠ、*Hin*dⅡ和 *Hin*dⅢ。同一属名的细菌，当种名的头两个字母完全相同时，其中一个菌的酶可改取种名词头后的第一个字母来代替三个字母中的最后一个字母。例如，副流感嗜血杆菌（*Haemophilus Parainfluenzae*）的酶表示为 *Hpa*Ⅰ和 *Hpa*Ⅱ，而副溶血嗜血杆菌（*Haemophilus Parahaemolyticus*）的酶则表示为 *Hph*Ⅰ。

限制性内切核酸酶数量很多。根据酶的结构、所需辅助因子及裂解DNA的方式不同，可将酶分为Ⅰ类酶、Ⅱ类酶和Ⅲ类酶 3 大类。重组 DNA 技术中常用的限制酶为Ⅱ类酶，此类酶由一种亚基组成，切割 DNA 时仅需 Mg^{2+} 为辅助因子；切割 DNA 发生在识别范围内或相邻的特异位点。与Ⅰ类酶、Ⅲ类酶比较，Ⅱ类酶切割DNA特异性强，对基因操作意义大。通常所说的限制性内切核酸酶即指此类酶而言。

重组 DNA 技术中所用的Ⅱ类限制性内切酶识别的特异核苷酸序列通常为 4 ～ 8 个碱基对。如果DNA序列是随机的，那么识别 4 核苷酸序列的限制酶切位点可能在每 256bp 出现一次；6 核苷酸序列出现的可能间隔是 4kb，8 核苷酸序列是 65kb。这种概率随 GC 含量变化而变化，认识这一点对基因操作十分重要。Ⅱ类酶识别的序列多数为回文结构（palindrome）——

DNA 的两条链呈旋转对称，即中心轴两侧的碱基序列为互补序列。限制性内切酶在识别位点或其周围切割双链DNA，不同的限制性内切酶切割DNA后可产生不同的末端。如果断端没有单链突出，称为平端（blunt end），如 *Sma*I 切割 DNA 后产生的末端：

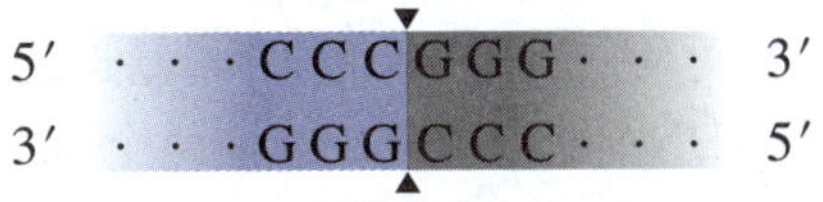

如果断端有单链突出，称为粘性末端（cohesive end）。粘性末端中有5′突出的粘性末端，如 *Bam*HI 酶切后产生的末端：

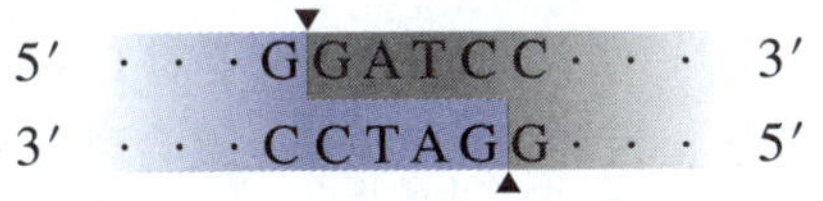

也有 3′突出的粘性末端，如 *Pst*I 酶切后产生的末端：

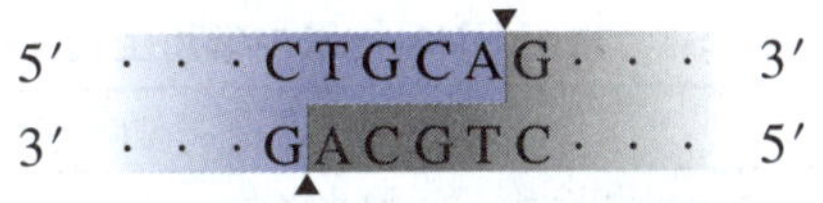

由相同的限制性内切酶切割的不同DNA断（末）端可以互相再连接。有些限制性内切酶虽然识别的序列不完全相同，但切割DNA后可以产生相同的粘性末端，称为配伍末端（compatible end），可以相互连接。例如，*Bam*HI 和 *Bgl*II 分别水解 DNA 分子后产生相同的粘性末端——5′GATC 突出，彼此可互相连接，但是连接后的 DNA 序列中不再含有原来的酶切位点，因此不能再被 *Bam*HI 和 *Bgl*II 识别：

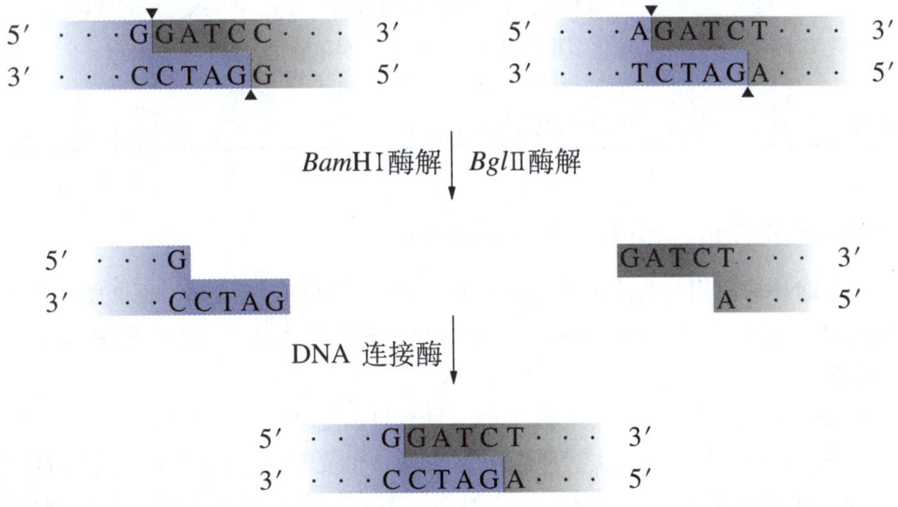

产生平端的不同酶切割DNA 后均可彼此连接，但再连接效率较粘性末端要低得多。除配伍酶，还有一个重要概念——同识异切酶（isoschizomer）。尽管这类限制酶识别序列相同，有些酶切

割 DNA 时的具体碱基位置也相同，但具体反应条件不同、对甲基化敏感程度不同（如 *Msp*Ⅰ与 *Hpa*Ⅱ），切割速率也不相同（*Xho*Ⅰ与 *Pae*R7Ⅰ），甚至切割位点完全不同（*Xma*Ⅰ与 *Sma*Ⅰ），故称同识异切酶。在基因操作时，同识异切酶可解决一些棘手的困难。

（二）DNA 连接酶

DNA 连接酶（DNA ligase）可使一段 DNA 的3′-羟基末端与另一段 DNA 的5′-磷酸末端生成3′, 5′-磷酸二酯键，使单链DNA缺口封合，或使两个 DNA 片段连接成一个片段。DNA 连接酶有 T4 DNA 连接酶和 *E.coli* DNA 连接酶两种。前者以 ATP 为辅助因子，后者以 NAD^+ 为辅助因子。在基因工程技术中最常使用的是 T4 DNA 连接酶。它的连接效率高，既可用于粘性末端的连接，也可用于平末端的连接。

（三）其他工具酶

在重组 DNA 的过程中，还有一些其他的酶可用于对 DNA 或 RNA 进行必要的操作，以利于克隆的进行，如 DNA 聚合酶、反转录酶、RNA 聚合酶、外切核酸酶（关于它们的结构或功能特性见第十二、十三和第二章）、末端转移酶、碱性磷酸酶等。现将一些常用的工具酶概括于表 16-1。

表 16-1　重组 DNA 技术中常用工具酶

酶	功　能
限制性内切酶	识别特异序列、切割 DNA
DNA 连接酶	催化 DNA 中相邻的 5′- 磷酸和 3′- 羟基末端之间形成磷酸二酯键，使 DNA 切口封合或使两个 DNA 分子或片段连接
DNA 聚合酶Ⅰ	① 合成双链 cDNA 的第二链 ② 缺口平移制作高比活探针 ③ DNA 序列分析 ④ 填补 3′ 末端
反转录酶	① 合成 cDNA ② 替代 DNA 聚合酶Ⅰ进行填补，标记或 DNA 序列分析
多聚核苷酸激酶	催化多聚核苷酸 5′- 羟基末端磷酸化，或标记探针
末端转移酶	在 3′- 羟基末端进行多聚物加尾
碱性磷酸酶	切除末端磷酸基

三、常用载体 Common Cloning Vectors

目前在重组DNA中常用的载体包括质粒（plasmid）、噬菌体（phage）、柯斯质粒载体（cosmid vector）、病毒和人工染色体（artificial chromosome）等类型。其中最常用的是质粒。

（一）质粒

质粒（plasmid）是存在于细菌染色体外的、具有自主复制能力的闭合环状双链 DNA 分子。分子质量大小从 1kb 到 200kb 以上。质粒分子含有一个复制起始点（*ori*）及与 DNA 复制有关的序列，使质粒能在宿主细胞内独立自主地进行复制，并在细胞分裂时恒定地传给子代细胞。质粒带有某些特殊的、不同于宿主细胞的遗传信息（如 amp^r、tet^r 和 kan^r 等），从而赋予宿主细胞一些新的遗传性状，如对某些抗生素或重金属产生抗性等。根据质粒赋予宿主菌的抗性表型可识别质粒的存在，这一性质被用于筛选和鉴定转化细菌。

质粒复制时利用宿主细胞复制自身染色体的同一组酶系。质粒可分为“严紧型”质粒和“松弛型”质粒。“严紧型”质粒的复制是同宿主细胞染色体复制同步进行的，每个细胞中只有1～5个拷贝；“松弛型”质粒可有10～200个拷贝，更重要的是其拷贝数在宿主细胞蛋白质合成及染色体复制停止的情况下，可继续扩增。在扩增松弛型质粒时，加入氯霉素抑制大肠杆菌蛋白质合成正是基于这个原理。因此，松弛型质粒是基因工程中常用的质粒载体。经改造的、携带目的基因的某些质粒载体不仅在细菌中，也可以在酵母、哺乳动物细胞和昆虫细胞进行扩增和表达，这类质粒称为穿梭质粒（shuttle vectors）。常用的质粒载体有 pBR322 和 pUC 系列等多种（Fig. 16-1）。

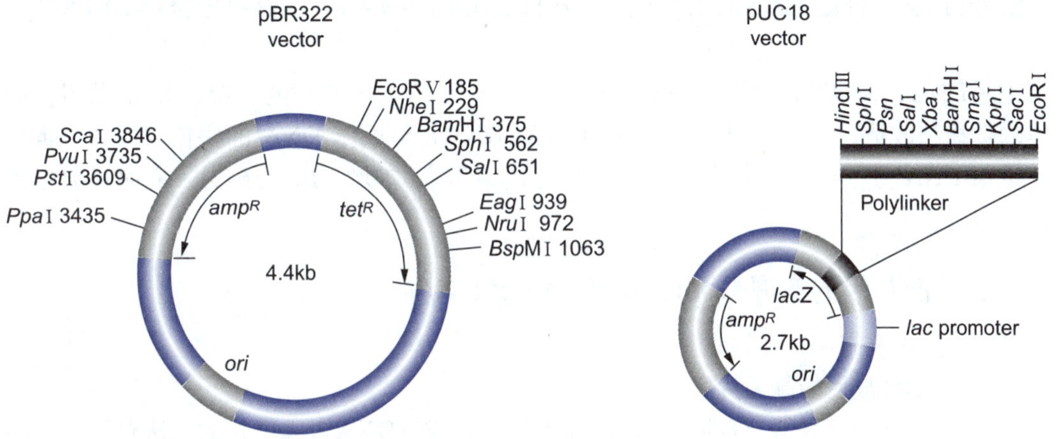

Fig. 16-1　Plasmid vector

（二）噬菌体

噬菌体（phage）是一类细菌病毒，有双链噬菌体和单链丝状噬菌体两大类。前者为λ噬菌体类，后者包括M13噬菌体和f1噬菌体。λ噬菌体是早期分子遗传学家使用的主要研究工具之一。由于它能够携带的外源DNA片段长度较大，而且其感染能力也大于质粒转化细菌的能力，所以λ噬菌体一直被作为基因组文库和cDNA文库的克隆载体。λ噬菌体的基因组DNA长约48kb，可在宿主体外与蛋白质结合包装为含有双链线状DNA分子的病毒颗粒。根据克隆的方式不同，λ噬菌体载体可分为插入型载体和取代（置换）型载体两类。M13噬菌体曾经被广泛用于制备单链DNA以进行DNA序列分析、体外定点突变等。自从DNA自动测序仪及PCR技术问世后，代替了M13在测序和定点突变等中的应用。可用于克隆和测序的pUC载体系列就是利用质粒和M13DNA改造的。

（三）柯斯质粒

柯斯质粒（cosmid）是由质粒和λ噬菌体的cos粘性末端构建而成的载体系列。其基因组中含有质粒的 *ori*、一个或多个限制性内切酶位点、抗药性基因和λ噬菌体的cos粘性末端。cos粘性末端（cohesive end, cos）是指λ噬菌体线状分子两端分别存在的12个核苷酸的单链结构。柯斯质粒兼有λ噬菌体和质粒两方面的优点，大小约为4～6kb，能够携带的外源DNA

片段长度为31～45kb，而且能被包装成为具有感染能力的噬菌体颗粒。柯斯质粒主要用于真核细胞基因组文库的构建。

（四）人工染色体

人工染色体（artificial chromosomes）是为了克隆更大的DNA片段而发展起来的新型载体，包括酵母人工染色体（yeast artificial chromosome, YAC）、细菌人工染色体（bacterial artificial chromosome，BAC）和哺乳动物人工染色体（mammalian artificial chromosome，MAC）。其中YAC和BAC在人类基因组计划和其他基因组项目的实施中发挥了关键性作用。

第二节　重组DNA基本原理

Section 2　THE BASIC STEPS OF RECOMBINANT DNA TECHNOLOGY

重组DNA，即DNA克隆主要包括以下步骤：(1) 含目的基因的外源DNA的获得；(2) 载体的选择和改造；(3) 外源DNA（包括目的DNA）与载体DNA的拼接（即体外重组）；(4) 重组DNA分子导入受体菌、筛选转化（子）细菌，扩增（Fig. 16-2）。有时还包括目的基因的表达。

一、目的基因的来源 Sources of Target DNA

目的基因主要有以下几种来源。

（一）化学合成目的基因片段

如果已知目的基因的核苷酸序列，可以用化学合成（DNA合成仪）的方法获得。一些分子量很小的多肽，也可以根据其氨基酸序列，按照对应的密码子推导出DNA序列，然后用化学合成方法合成。对于较大的基因，可以分段合成DNA短片段，再经过DNA连接酶作用依次连接成一个完整的基因。人们曾经采用化学合成方法得到人胰岛素基因和生长激素释放抑制因子基因等，并在大肠杆菌内成功表达。但是，这种方法的成本很高，尤其是大片段DNA的合成。

（二）基因组DNA

直接从组织或细胞中提取大分子质量DNA，用合适的限制性内切酶将DNA酶解为相当于基因大小（一般基因组DNA为20～40kb，甚至更大）的许多片段，将所有的DNA片段与载体连接，并引入宿主细胞进行扩增，得到含有所有的DNA克隆的混合体，即基因组文库(genomic library)。在这个文库中，不同的细菌所携带的重组DNA分子可能为不同的基因组DNA片段，经过筛选、鉴定，即可找到我们感兴趣的目的基因。理想的基因组文库中所有克隆的DNA片段的总和应为整个基因组DNA序列的2～3倍，克隆与克隆之间应有重叠序列，以保证从文库中筛选得到完整的基因。

（三）cDNA

以细胞或组织中提取的总mRNA为模板，利用反转录酶合成与其互补的cDNA，再复制成双链cDNA片段，然后与适当载体连接，转入受体菌扩增后，即可得到cDNA文库（cDNA library)。cDNA文库包含某种细胞或组织在特定条件下的全部cDNA克隆，因此从中可以筛选我们感兴趣的 cDNA 片段。近年来将反转录反应和 PCR 反应联合应用，利用已知基因的 DNA 序列设计引物，可以从 mRNA 中直接获得某种特定 cDNA（见后），而不用筛选 cDNA 文库。

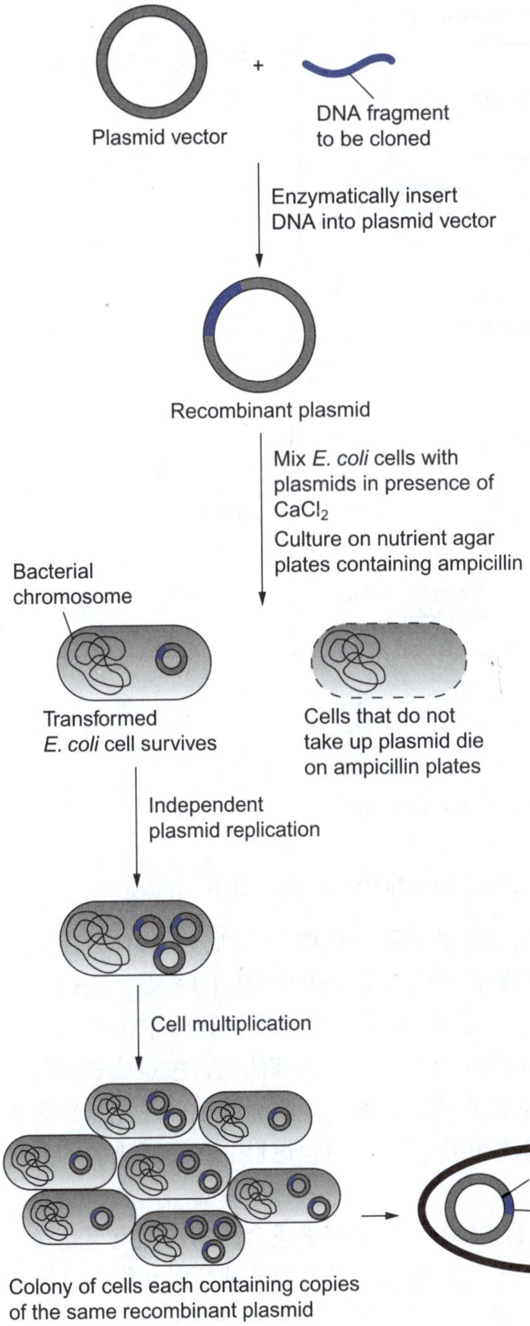

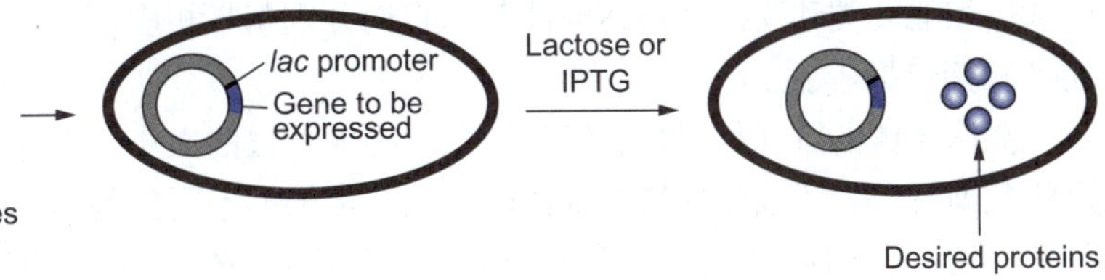

Fig. 16-2　Procedures for cloning a gene in a bacterial plasmid

（四）聚合酶链式反应

聚合酶链式反应（polymerase chain reaction, PCR）技术是一种在体外对已知基因进行特异性扩增的方法。此法要求对目的基因片段两侧的序列已知，依据已知区域设计特定的DNA引物，在热稳定 DNA 聚合酶（如 *Taq* 酶）催化下，将 DNA 经反复变性、退火和延长进行循环式合成。在很短的时间里，几个拷贝的基因就可以合成到数百万个拷贝。Fig. 16-3 简单概括了PCR的基本工作原理。根据已知基因的 DNA 序列设计引物，利用基因组DNA或cDNA为模板，用 PCR 技术可以直接获取目的基因。

有时，根据同源序列设计引物或间并引物，采用 PCR 技术也可获得未知基因。在人类基因组计划完成后，通过有关途径，如美国国家人类基因组研究中心网站 http://www.genome.gov/ 参考核苷酸序列资料库（GenBank/EMBL/DDBJ nucleotide sequence data bases）或蛋白质序列资料库等所提供的各种生物信息学资料（见第二十五章），结合适当的实验室策略，设计引物，几乎可获得任何基因或核苷酸序列。

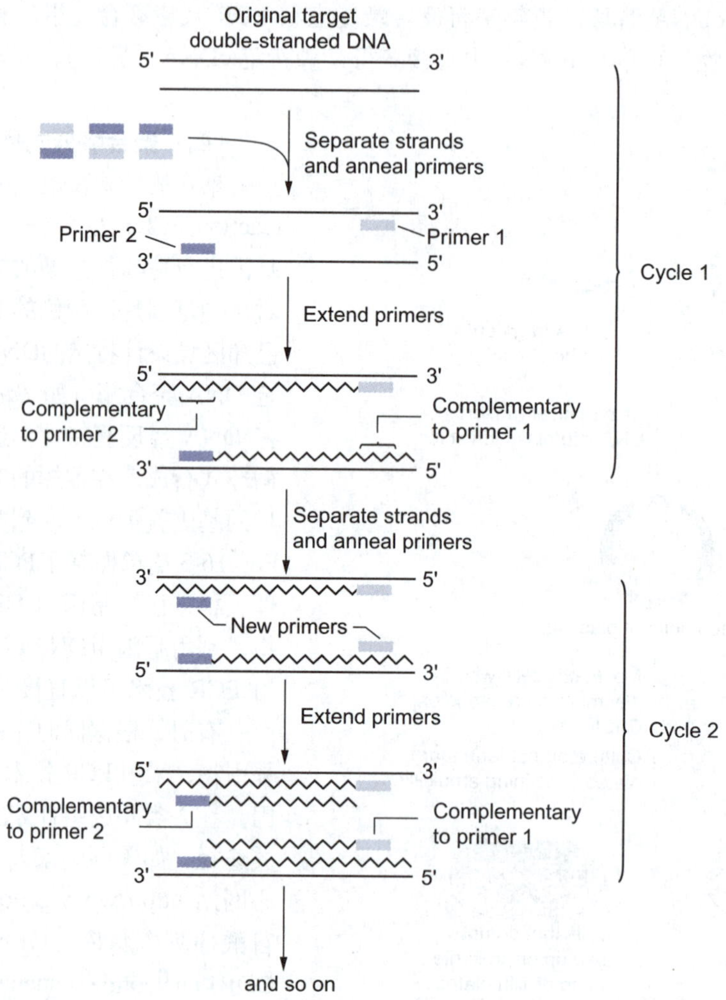

Fig. 16-3 The polymerase chain reaction

二、载体的选择与修饰 Selection and Construction of Vectors

载体的选择要根据具体的实验需要。用于目的基因的克隆、扩增、序列分析和体外定点突变等，通常选用克隆载体（cloning vector）；为了在宿主细胞中表达外源目的基因，获得大量表达产物可以选用表达载体（expression vector）。表达载体除了含有克隆载体中主要元件以外，还含有表达目的基因所需要的各种元件，例如特殊的启动子、核糖体结合位点或表达标志等。根据宿主细胞不同，表达载体可分为原核细胞表达载体、酵母细胞表达载体、昆虫细胞表达载体和哺乳类动物细胞表达载体等，它们分别携带相应宿主细胞表达目的基因所需要的各种元件和筛选标志。

克隆载体的选择相对比较容易，只要插入片段的大小与载体容量适合，酶切位点与克隆位点相配即可。表达载体的选择则比较复杂，需根据不同的基因选择不同的载体以获得最佳表达效率。此外，还应考虑基因产物修饰特性、表达后的分离纯化策略，以及特殊目的需要。例如，如果表达蛋白质是为用作抗原，制备抗体，选择原核表达载体即可；如果是为获得有生物学功能的蛋白质，还需考虑适当的蛋白质折叠、化学修饰，这时采用适当的真核表达载体十分必要；考虑分离、纯化方便，融合蛋白表达载体是经常采用的策略。近些年，绿色荧光蛋白（green fluorescence protein, GFP）融合表达载体应用十分广泛，表达后在荧光显微镜下可直接观察GFP，示踪目的蛋白的表达、分布或动态过程。红色荧光蛋白融合表达载体的设计与 GFP 融合表达载体目的相同。有时将目的蛋白与标志蛋白（tag）融合表达，采用已有的tag抗体检测融合蛋白，间接分析目的蛋白，可以解决缺乏目的蛋白抗体的困难。

无论是克隆载体还是表达载体，有时都需要进行一些必要的改造，或者经过几个中间过渡载体才能获得符合特定目的基因克隆和表达的载体。

三、DNA 分子的体外重组 Joining DNA Fragments

前已述及，载体本身是一种复制子（replicon)，能在细胞中自我复制并稳定遗传下去。要使目的基因随载体一起进入受体细胞，并使目的基因实现无性繁殖，需将目的基因连接到载体上，即DNA分子的体外重组。体外重组包括两部分工作：目的基因和载体的限制性内切酶酶切 / DNA 片段纯化和连接。

目的基因与载体 DNA 片段的连接方式有以下几种。

（一）粘性末端连接

互相匹配的粘性末端在 DNA 连接酶的作用下形成共价键，结合成重组 DNA 分子，即为粘性末端连接。互相匹配的粘性末端可由同一限制性内切酶切割不同 DNA 片段产生，也可由不同的限制性内切酶切割产生（即配伍末端)。粘性末端连接效率比较高，是目前最常用的连接方式。

（二）平端连接

即利用 DNA 连接酶将具有平末端的双链 DNA 片段连接起来。可以利用相同或不同的限制性内切酶使DNA片段产生平端，也可以将粘性末端经特殊酶的处理，使单链突出补齐或削平，变成平端，进行连接。虽然平端连接要求较高的插入物（insert）浓度，连接效率比较低，可是在缺乏合适的粘性末端时却是不得不采用的策略。

（三）同聚物加尾连接

即利用同聚物序列，如多聚A与多聚T之间的互补作用完成连接。利用末端转移酶（terminal transferase）在 DNA 片段末端制造出粘性末端而进行连接。这是一种人工提高连接效率的方法，也属于粘性末端连接。

（四）人工接头连接

对平端DNA片段或载体DNA，可在连接前将磷酸化的、含有适当的限制性内切酶位点的人工接头（linker）或DNA分子连到平末端，使产生新的限制性内切酶位点。再用识别这一位点的限制性内切酶切除接头的远端，产生粘性末端。

同聚物加尾、人工接头连接均为在克隆初期曾经采用过的策略，目前这种策略已被T载体的发明所取代。无论如何，学习这些策略的科学思维仍然必要。

四、重组 DNA 分子的无性繁殖 Recombinant DNA Cloning

含有目的基因的 DNA 片段与载体在体外连接成重组 DNA 分子后，需要将其导入受体细菌或细胞（宿主细胞)，得到复制、扩增，这是一个无性繁殖的过程。这个过程包括重组体的导入、转化子的筛选和重组子的鉴定。

（一）重组体的导入

重组体必须被导入受体细胞后才能进行无性繁殖。受体细胞一般应具备以下性能：(1) 受体细胞应具备接受外源DNA的能力，即是感受态细胞；(2) 受体细胞应为限制性酶缺陷型，即外源 DNA 进入受体细胞后不被限制酶降解；(3) 受体细胞一般应为 DNA 重组缺陷型，这样可保持外源DNA在受体细胞中的完整性；(4) 受体细胞（细菌）不宜在非培养条件下生存，以保证安全，即安全宿主菌。重组体导入受体细胞的方式主要有。

1. 转化　将质粒或重组质粒DNA导入大肠杆菌和酵母细胞并使其获得新的表型的过程称为转化（transformation）。转化常用的细胞是大肠杆菌，是从K-12改造的安全宿主菌，在人的肠道几乎不能存活或存活率极低。大肠杆菌经过一定的处理后，处于容易接受外源DNA的状态，称为感受态细胞（competent cell）。制备感受态细胞的方法是 $CaCl_2$ 处理法。感受态细胞与 DNA 温育，在短暂的"热休克"处理瞬间，DNA 进入菌体内，具体机制不明。

2. 转染　将质粒或重组质粒DNA导入真核细胞的过程被称为转染（transfection）。已经接受了外源基因的细胞称为转染细胞（transfectant）。进入细胞的DNA可以被整合到受体细胞的基因组中，也可以在染色体外存在。前者称为稳定转染（stable transfection），后者为瞬时转染（transient transfection）。目前使用较多的细胞转染方法有磷酸钙转染、DEAE-Dextran 转染、电穿孔转染、脂质体转染和多聚赖氨酸转染等。

3. 感染　以噬菌体、柯斯质粒和病毒为载体的重组DNA分子，在体外经过包装成具有感染能力的病毒或噬菌体颗粒，感染适当的细胞，并在细胞内扩增。这一过程称为感染（infection），也称为转导（transduction）。

（二）转化子的筛选和重组子的鉴定

因为重组体所含外源 DNA 并非都是目的 DNA，而且含目的 DNA 的重组体转化子（细胞）概率极低，因此必须通过适当的筛选和鉴定方法区分转化子（接受DNA的转化细胞）与非转化子（没有接受DNA的转化细胞）、含有目的DNA的重组体转化子与空载体/非目的DNA重组体转化子。筛选、鉴定方法如下。

1. 遗传标志筛选法

(1) 抗药性标志筛选　大多数克隆载体带有抗生素抗性基因，如抗四环素基因（tet^r）、抗氨苄青霉素基因（amp^r）、抗卡那霉素基因（kan^r）等。转化后，只有含有这些抗药基因的转化细胞才能够在含有相应抗生素的琼脂平皿上生长并形成菌落，这样就可以将转化子和非转化子区别开来。如果在构建重组DNA时将外源基因插入抗性基因内，抗性基因将失活，也可以通过有或无抗生素培养基的对比培养进行鉴定，将重组子和非重组子区别开来（Fig. 16-4）。

(2) 营养缺陷型的互补筛选　指由于外源基因的插入弥补了宿主菌原来的基因缺陷性状。如酵母咪唑甘油磷酸脱水酶的基因（*his*基因）表达产物与细菌或酵母的组氨酸合成有关。当该酶缺陷型细菌或酵母接受了含 *his* 基因的DNA 重组体后即可在不含组氨酸营养成分的培养基中生长。

(3) α- 互补法　许多大肠杆菌质粒载体中含有 β- 半乳糖苷酶基因（*lac* Z）的调控序列及其 N 端 146 个氨基酸的编码基因，其编码产物为 β- 半乳糖苷酶的 α 片段。突变型（Lac^-）大肠杆菌可以表达该酶的 ω 片段（β- 半乳糖苷酶基因的 C 端）。单独的 α 及 ω 片段均无 β- 半乳糖苷酶活性，当载体质粒转化突变型细菌后，质粒表达后可补充菌株缺失的 α 肽，使其产生有活性的β- 半乳糖苷酶，分解半乳糖。这些细菌在加入了β- 半乳糖苷酶基因表达诱导剂 IPTG (异丙基硫代-β-*D*-半乳糖苷) 和 β- 半乳糖苷酶作用底物 X-gal (5-溴-4 -氯-3-吲哚-β-*D*-半乳糖苷) 的培养基上生长的菌落呈现蓝色。这种现象被称为α互补效应。如果将外源DNA 片段克隆到上述载体的这个区段后，使 *lac* Z 基因失活，不再产生 α 肽，也不再产生有活性的 β- 半乳糖苷酶。这些细菌在加入 IPTG 和 X-gal 的平板上不再出现蓝色菌落，而是白色菌落 (Fig. 16-5)。用这种方法可以鉴别重组子和非重组子。

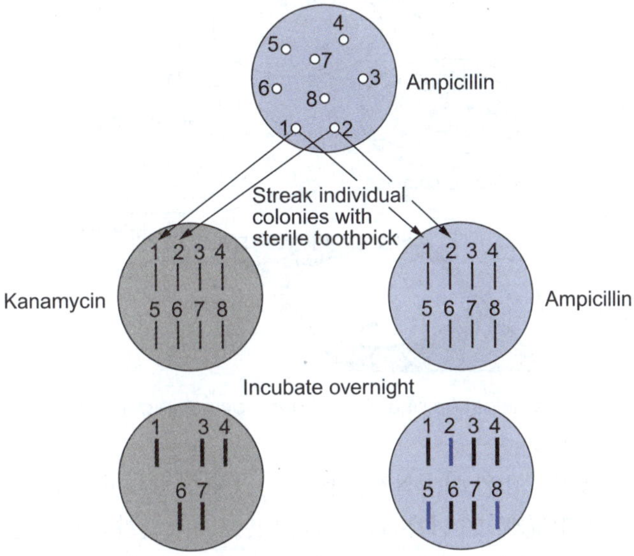

Fig. 16-4 Screening for desired recombinants by antibiotic resistant genes (clones 2, 5, and 8)

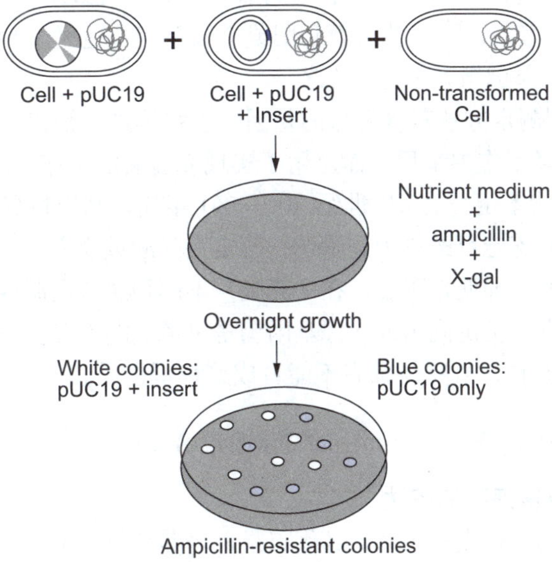

Fig. 16-5 Detection of transformed cells carrying recombinant DNA by alpha complementation

2. 核酸杂交筛选法　以上方法只能区别转化子，不能鉴定目的 DNA。与以上筛选方法不同，核酸杂交法是利用放射性核素或生物素标记的探针与目的 DNA 杂交，从基因组文库、cDNA 文库或重组质粒中直接筛选目的基因的方法。探针序列可由已知的蛋白质或多肽（部分）序列演绎、设计而成。Fig. 16-6 是菌落原位杂交的示意图。凡是含有与探针 DNA 互补序列的菌落或噬菌斑，在放射自显影后，都会在X光片上产生阳性斑点，根据斑点在平板上的相应位点，就可以挑选出含有目的基因的克隆。

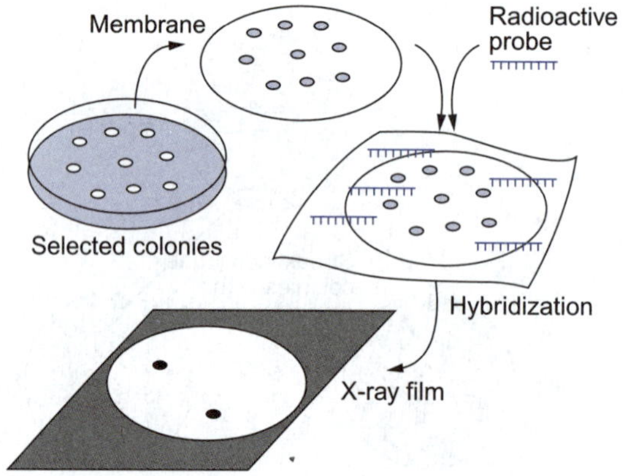

Fig. 16-6　Identification of a cloned gene by nucleic acid hybridization

3. PCR/DNA 序列测定　在外源 DNA 片段大小及限制性酶切图谱已知的情况下，经抗药性筛选转化子，从转化子中提取质粒 DNA，并采用适当的限制性内切酶进行消化，然后根据电泳图谱分析重组质粒的酶切图谱，进行酶切鉴定。这是目前在实验室中对亚克隆（subclone）进行鉴定的常用方法，但不适用对未知基因克隆的鉴定。基因往往成簇存在，或以“家族”（family）形式存在。如果已掌握邻近或家族中的部分成员、或部分序列，巧妙设计引物，进行 PCR 并结合DNA测序的策略，可以获得新基因或全长基因。这是一种获得、鉴定克隆合二而一的方法，也是实施人类基因组计划的策略之一。

可以利用DNA序列测定方法对含有目的基因的重组体进行筛选、鉴定。但工作量大、不经济，一般不在普通克隆工作中采用，而是用于实现克隆后的工作。

4. 外源基因表达产物鉴定　在 20 世纪 70 ~ 80 年代，利用特异性抗体，通过检测外源基因编码蛋白质，筛选和鉴定目的基因是筛选、鉴定克隆的重要方法。因为那时许多蛋白质是已知的，而基因是未知的。即便是现在，在“克隆”不同种属的同源或同名基因时，利用已有的异源蛋白质的抗体筛选、鉴定同名或同源基因仍是可考虑的方法。使用这种方法的前提是外源基因必须表达其编码产物，且受体细胞不能合成这种蛋白质。

五、目的基因的表达 Expressing a Target Gene

（一）外源基因在原核细胞的表达

大肠杆菌是最常用的原核表达体系，其优点是，培养简单、迅速、经济而又适合大规模生产。但是，大肠杆菌表达系统缺乏适当的转录后和翻译后加工机制，因此其只能表达cDNA，不能表达基因组 DNA，而且真核细胞来源的蛋白质在其中无法正确折叠或进行糖基化修饰，表达的蛋白质常常形成不溶性的包涵体（inclusion body），为后续纯化带来一定的困难。

运用大肠杆菌表达蛋白质的表达载体除了一般克隆载体所有的元件以外，还要具有能调控转录、产生大量 mRNA 的强启动子和 SD 序列。常用的启动子有 *trp-lac* 启动子、噬菌体 P_L 启动子和 T7 噬菌体启动子等。SD 序列是原核系统中核糖体结合位点（ribosome-binding site, RBS），是表达载体中另一必不可少的元件。在构建重组体时，一般将目的基因的5′端连在SD序列的 3′端下游，以融合蛋白或非融合蛋白的形式进行表达。

（二）目的基因在真核细胞的表达

依据宿主细胞的不同，真核表达系统可分为酵母、昆虫以及哺乳类动物细胞表达系统等。这些表达系统与原核表达体系相比，具有更多的优越性。其表达产物的结构更接近真核细胞来源的天然蛋白质结构，因而在重组DNA药物、疫苗生产及其他生物制剂生产上都获得了一些成功，另外在研究各种蛋白质分子在细胞中的功能方面也得到了非常广泛的应用。

真核细胞表达载体一方面应能够在原核细胞中进行目的基因的重组和载体的扩增，同时又要具有真核宿主细胞中表达重组基因所需的各种转录和翻译调控元件。因此，真核细胞表达载体既要含有原核生物克隆载体中的复制子、抗性筛选基因和多克隆位点等序列，又要含有真核细胞的表达元件组件，如启动子、增强子、转录终止信号、poly A 加尾信号序列以及适合真核宿主细胞的药物抗性基因等。大部分真核细胞表达载体所携带的DNA 整合到宿主的染色体中，然后随着宿主细胞DNA 的复制而得以扩增。由于编码真核蛋白的目的基因在真核细胞中表达时，表达产物对细胞本身的影响不大，蛋白质也很少降解，真核表达载体的启动子大多是可以持续表达的，无须诱导。

第三节　重组 DNA 技术在医学中的应用

Section 3　APPLICATIONS OF RECOMBINANT DNA TECHNOLOGY IN MEDICINE

重组 DNA 技术学的理论和方法学为生命科学、基础医学和临床医学研究，以及临床疾病诊断和治疗奠定了的基础，使得医学领域新的分支——分子医学（molecular medicine）发生和发展。

一、DNA 诊断 DNA Diagnosis

（一）DNA 诊断的概念和常用方法

DNA 诊断（DNA diagnosis）又称基因诊断（gene diagnosis）。DNA 诊断是利用分子生物学和分子遗传学的技术原理，在DNA 水平分析、鉴定遗传性疾病所涉及的基因结构及表达水平异常，从而对人体状态和疾病做出诊断。根据现代遗传病诊断标准判断，一种可靠的 DNA 诊断方法必须符合：①能正确扩增靶基因；②能准确区分单个碱基的差别；③本底或噪声低，不干扰 DNA 的鉴定；④便于自动化操作，适合大面积、大人群普查。

目前用于 DNA 诊断的方法很多，但其基本过程是一致的。首先分离扩增待测的 DNA 片段，然后利用不同的分析手段区分或鉴定 DNA 的异常。在 PCR 反应和连接酶链反应（ligase chain reaction, LCR）问世前，待检基因的分离和扩增多用基因工程技术来完成。目前PCR技术是基因诊断极其重要的技术。通过设计特异性的引物，即可在成千上万个基因中特异地扩增出目的DNA片段，进而对致病基因做出诊断。此方法快速简便，所需样品量少，检测灵敏度高。此外，利用核酸分子杂交，可以定性、定量的检测DNA及RNA的变化；利用限制性片段长度多态性（restriction fragment length polymorphism, RFLP）、单链构象多态性（single-strand conformational polymorphism, SSCP），限制性内切酶酶谱及基因测序来检测DNA的序列变异，以及应用分子荧光标记、染色体原位杂交（fluorescence *in situ* hybridization, FISH）来分析染色体断裂和异常移位，这些都是在基因诊断（严格讲，FISH属染色体诊断、而非DNA诊断）中常用的技术。

（二）DNA诊断的应用

随着基因诊断方法学的不断改进和更新，它已被广泛应用于遗传病的诊断，尤其是胎儿的产前诊断和携带致病基因者的预防性检测。以下简要叙述利用DNA诊断方法对几种遗传病的诊断。

1. 杜氏肌营养不良　杜氏肌营养不良（Duchenne muscular dystrophy, DMD）主要因受累基因缺失所致。导致DMD一半以上的受累基因突变是大片段缺失或重复，另有较多突变与上述突变的末端相关联，称缺失热点（deletion hot sports）。采用多对PCR引物同时进行PCR的多重PCR技术，可同时对不同缺失热点的片段扩增，经凝胶电泳分离发现，DMD基因中有一个或几个片段的缺失。该法采血样量极少，检出迅速，DMD基因缺失检出率高达98%，目前已在世界各国广泛应用。

2. Leber遗传性神经病　该病系因线粒体DNA第11 778位碱基突变（G → A）所致。其诊断多采用PCR/SSCP法，相同长度的单链DNA因其碱基序列不同，甚至单个碱基不同，可能形成不同的空间构象，导致电泳时泳动速率不同。用PCR扩增患者线粒体DNA相应片段，变性后经聚丙烯酰胺凝胶电泳分离，变异基因与正常基因迁移位置不同，即可对患者做出诊断。

3. 苯酮酸尿症　是一种隐性遗传性疾病，因苯丙氨酸羟化酶（phenylalanine hydroxylase, PH）缺陷引起（第九章）。这类酶的缺陷往往是由于基因突变所致，突变类型有种族特异性。苯酮酸尿症（PKU）的诊断可利用RFLP分析。

此外，目前DNA诊断还应用于感染性疾病的快速诊断、器官移植供体的选择和法医学鉴定等方面。

二、基因治疗 Gene Therapy

（一）基因治疗的概念

基因治疗（gene therapy）是指从基因水平调控细胞中缺陷基因、修补有缺陷的基因、或以正常基因矫正、替代缺陷的基因，从而达到治疗疾病目的。进行基因治疗的先决条件是该病在DNA水平的发病机制已明确，能获得正常的目的基因用于弥补缺陷基因，有适当的方法将目的基因转移入体内，转移的基因在体内能有效地适度表达，以代替缺陷基因的表达产物，或调控缺陷基因的表达。基因治疗可看作是运用遗传学原理，治疗人类疾病的治疗手段。它所需的基础技术是重组DNA技术。

基因矫正治疗按矫正的方式可分为基因增补、基因替换及基因修复三种类型。基因增补对缺陷的基因本身不作处理，而是对机体输入正常的目的基因，通过增补基因的表达产物，调控或纠正细胞的某些功能，从而改善症状或消除疾病。基因替换是以同源重组，以正常的目的基因取代缺陷的基因。基因修复是在突变基因的原位进行特异修复，达到治疗目的。由于基因替换和基因修复尚有许多技术问题未能克服，目前仍以基因增补最常用。基因矫正治疗按被矫正细胞的类型，可分为生殖细胞基因治疗和体细胞基因治疗。生殖细胞基因治疗仅限于动物实验研究，以测试基因矫正是否有效；个别疾病的体细胞基因治疗已进入临床试验研究阶段。

除技术问题，基因治疗还涉及很多社会、伦理、法律等问题，临床研究和试验工作必须在国家行政和专业管理部门批准和指导下进行。

（二）基因治疗的基本策略

欲实现基因治疗必须考虑适应证、目的基因选择，这些可通过基因诊断、基因克隆实现。在此基础上，结合重组 DNA 技术进行载体构建和基因转移是当前开展基因治疗的核心研究工作。

1. 载体构建　目前使用的有病毒载体和非病毒载体两大类。当前基因治疗的临床试验（clinical trial）研究中，被用作基因转移载体的病毒有反转录病毒（retrovirus, RV）、腺病毒（adenovirus, AV）和腺病毒相关病毒（adenoassociated virus, AAV）等。

2. 基因转移　如何有效的将外源治疗性基因导入受体体细胞，是基因治疗的一个重要环节。体细胞基因治疗导入基因的方式有两种：一种是间接体内疗法（*ex vivo*），即在体外将外源基因导入靶细胞内，再将这种基因修饰过的细胞回输病人体内，使带有外源基因的细胞表达相应产物，以达到治疗目的。另一种是直接体内疗法（*in vivo*），即将外源基因直接导入体内有关的组织器官，使其进入相应的细胞并进行表达。

3. 基因治疗和肿瘤　目前，基因治疗尝试较成功的例子是重症联合免疫缺陷症（severe combined immunodeficiency, SCID）。此外，基因治疗的临床试验研究开展较多的是肿瘤。肿瘤的发生发展受多因素影响（第十九章）。由于肿瘤的常规治疗尚未有较满意的方法，病人和家属容易接受基因治疗，加上肿瘤的动物模型易得，能用于治疗的基因克隆研究得较多，从而肿瘤的基因治疗研究要比遗传病发展得较为迅速。肿瘤基因治疗临床试验开展较多的是黑素瘤，其他多为动物实验。

实验中常采用以下策略。多数肿瘤是由于原癌基因被激活或抑癌基因的失活而引起。导入原癌基因的反义 RNA（antisense RNA）可抑制原癌基因的表达，导入有活性的抑癌基因即可抑制肿瘤的发生。肿瘤基因治疗研究的一种新的尝试是导入选择性杀伤肿瘤细胞基因。这类基因目前已知多为毒性蛋白，因此克隆基因必须对肿瘤细胞具有靶向性，使正常细胞不被杀伤。结合外科手术将基因转移到靶组织、确保这些基因只表达于肿瘤细胞可能是一种选择。另一类对肿瘤细胞的专一性杀伤是通过“自杀”性基因疗法（suicide gene therapy）来实现的。这类自杀基因的特点是其表达产物能够将无毒性药物转变成细胞毒性药物，从而达到对肿瘤细胞的杀伤作用。这种杀伤还有“旁观者效应”，即不仅可杀死携带有自杀基因的肿瘤细胞，也可杀死邻近未携带自杀基因的肿瘤细胞。已知的自杀基因有Ⅰ型和Ⅱ型单纯疱疹病毒胸苷激酶基因（HSV1-tk, HSV2-tk）、水痘带状疱疹病毒胸苷激酶基因（PNP）、大肠杆菌黄嘌呤-鸟嘌呤磷酸核糖转移酶基因（EC-XGPRT）。目前研究得最多并已进入临床试验的自杀基因是 HSV1-tk 基因，它能将无毒的药物前体丙氧鸟苷（GCV）转变为细胞毒性药物丙氧鸟苷（GCVTP）。GCVTP的毒性是它可进入 DNA 合成途径，妨碍 DNA 合成而杀伤细胞。

肿瘤基因治疗的另外一种方法是提高免疫系统对肿瘤的自然杀伤，可能需要一种基因能使肿瘤细胞合成能被免疫系统有效识别的强抗原。

基因治疗作为一种新的治疗手段，为许多疑难病症的治疗带来了希望和潜力。然而，现在就说基因治疗可真正应用于临床还为时过早。基因治疗还处于试验研究阶段，有很多技术和理论问题需要解决。

SUMMARY

The recombinant DNA technology is rooted in the repertoire of enzymes that act on nucleic acids. Restriction enzymes and DNA ligases are key members among them. Restriction enzymes recognize specific DNA sequences and cleave both strands of DNA to produce defined fragments. Restriction fragments often have sticky ends, enabling them to be inserted into a vector to produce recombinant DNA molecules by DNA ligases. Constructed DNA molecules can be introduced into variety of host cells and expressed. Specific DNA fragments can also be obtained by polymerase chain reaction (PCR), or isolated from a genomic or cDNA library. The recombinant DNA technology has wide-ranging benefits in medicine. DNA diagnosis can be made more accurate in an earlier stage and some diseases can be treated by gene therapy. The new opportunities opened by the recombinant DNA technology promise to have broad effects.

复 习 题

1. 何谓 DNA 克隆？ DNA 克隆常用的工具酶有哪些，各有何作用？
2. 简述重组 DNA 的基本过程。
3. 简述获取目的基因的方法。
4. 如何选择重组 DNA 载体？
5. 简述 PCR 的基本工作原理及应用。
6. 如何筛选含有目的基因的重组子？

主要参考书和文献

1. 张迺蘅主编. 生物化学. 第 2 版. 北京: 北京大学医学出版社, 1999
2. 周爱儒主编. 生物化学. 第 6 版. 北京: 人民卫生出版社, 2004
3. 张迺蘅主编. 医学分子生物学. 北京: 北京医科大学出版社, 1999

4. David L. Nelson, Michael M. Cox. Lehninger Principles of Biochemistry. 4th ed. New York: W. H. Freeman and Company, 2005
5. Jeremy M. Berg, John L. Tymoczko, Lubert Stryer. Biochemistry. 5th ed. New York: W. H. Freeman and Company, 2002
6. Rorbert K. Murray, Daryl K. Granner, Peter A. Mayes, et al. Harper's Biochemistry. 26th ed. New York: McGraw Hill Company, 2003
7. Janes D. Waston, Michael Gilmen. Recombinant DNA. 2nd ed. New York: W.H. Freeman and Company, 1992
8. Harvey Lodish, Arnold Berk, S. Lawrence Zipursky, et al. Molecular Cell Biology. 4th ed. New York: W. H. Freeman and Company, 2000
9. Terence A. Brown. Gene Cloning and DNA Analysis. 4th ed. UK: Blackwell Science, 2001

（王春梅　周春燕）

第十七章 基因组学与医学

CHAPTER 17 GENOMICS AND MEDICINE

PRINCIPAL POINTS

Genomics refers to a new scientific discipline of mapping, sequencing and using computational procedures to analyze the structure and function of the entire genome of organisms.

Genomics can be divided into three distinct subfields: structural genomics, functional genomics and comparative genomic. Structural genomics includes genetic mapping, physical mapping, and sequencing of entire genomes, as well as predicting the three-dimensional structure of genes. Functional genomics determines the biological function of genes and their products, including identifying putative genes and other important sequences within a genome, searching homologous sequences in databases to determine the degree of matching, assigning gene function experimentally by gene knock-out or knock-in, describing the patterns and control of gene expressions. Comparative genomics aims at the comparison of entire genomes between different species with the goal of enhancing our understanding to the functions of each genome and evolutionary relationships.

Patterns of gene expression are analyzed at two levels: the mRNA transcripts, called the transcriptome, and proteins, called the proteome. Gene Chip (DNA microarrays)are used, for example, to generate a gene expression profile for a cell in which the mRNA transcripts are described qualitatively and quantitatively.

Identification of genes involved in human diseases is the basis of the understanding of the pathophysiology of diseases. An important step is to develop a catalog of human DNA variations, for example, single nucleotide polymorphisms (SNPs).

Gene tests involve direct examination of DNA molecules and are often combined with other genetic tests. Gene tests can be applied in (1) forensic/identity testing, (2) carrier screening, (3) presymptomatic testing for predicting adult-onset disorders or for estimating the risk of developing adult-onset disorders, (4) confirmational diagnosis and treatment of a symptomatic individual, (5) prenatal diagnostic testing and newborn screening, etc.

基因组（genome）泛指一个细胞或病毒的全部遗传信息。在真核生物，基因组是指一套（单倍体）染色体 DNA。人类基因组是指人的 24 条染色体（22 条常染色体和 2 条性染色体）内的全部DNA 和线粒体 DNA，其中蕴藏的信息决定了人类个体发育、生殖、生长、疾病、衰老、死亡等所有生命现象。随着 DNA 重组技术的进步，自 20 世纪 70 年代起，Sanger 等开始进行病毒的全基因组 DNA 测序。至 1984 年，科学家们已先后完成了噬菌体 φX174 基因组（5 386bp）、人线粒体基因组（16kb）和 Epstein-Barr 病毒基因组（172 kb）的全部序列测定。随后，诺贝尔奖获得者 R. Dulbecco 提出人类全基因组序列测定，这就是美国政府于1990年10月正式启动的所谓人类基因组计划（human genome project, HGP）。这一计划旨在阐明人类基因组DNA长达3×10^9碱基对（bp）的序列，发掘所有人类基因，确定其在染色体上的位置，从而破译人类基因组的全部遗传信息。HGP 还对包括大肠杆菌、酵母、线虫、果蝇、小鼠以及拟南芥等在内的一系列模式生物（model organisms）基因组的测序。这些生物体代表了生物进化的不同阶段，可以协助认识人类基因组结构和功能；同时模式生物基因组研究还可为人类基因组测序提供技术储备和经验。1992 年以后，HGP 逐渐成为多国科学家参与的国际协作项目，其中我国承担了人类第 3 号染色体短臂的部分测序任务。国际测序协作组于 1994 年绘制完成了人类基因组遗传图，同时增加了病原微生物基因组计划。1995 年提前 3 年完成高分辨率人类基因组物理图。随后，根据制定的DNA克隆国际测序协作组策略，大规模测序开始并逐渐向高通量（high throughput）、自动化方向发展。一批重要的模式生物全基因组序列相继完成。2000 年 6 月获得了人类基因组“草图”，次年公布了人类基因组图谱及初步分析结果，确定了人类基因组 90% 以上的序列。在此基础上继续加大测序覆盖率，填补“缝隙”（gap）。2003 年 4 月，美、英、日、法、德和中国科学家共同宣布，提前两年绘制完成了人类基因组序列图，人类基因组计划的所有目标基本实现。这是生命科学领域一个新的里程碑。现在，对基因组的研究方向已由DNA分子结构转向功能，即鉴定基因组全部基因的功能以及各个基因的表达和调控模式，又被称为后人类基因组计划（post-human genome project, PHGP）。所有这些研究将对生物学、人类遗传学、医药学，乃至人类社会生活产生巨大影响，同时蕴涵着无比巨大的产业化潜能和经济效益。

第一节　基因组学概念及研究范畴

Section 1　THE CONCEPT AND RESEARCH CATEGORIES OF GENOMICS

包括人体在内的复杂生物体是由细胞组成的多层次的复杂系统，其生长、发育和各种功能活动均属系统行为。因此，欲真正了解生命现象（包括疾病）的本质，必须重视对复杂系统的分析，这是未来生物学和医学发展的大趋势。无疑，重组DNA技术极大地加速了新基因的发现和功能研究，但对一个复杂的生命现象而言，绝不是只通过对一个或几个基因的研究就能阐明的，更何况人们还要揭示生物进化和生物多样性、人类复杂的行为、疾病的机制等。因此，除需要继续研究个别基因的结构和功能外，更应该了解整个基因组及其产物是如何协同作用、调节一个生物整体或细胞活动的。基因组学作为一门高度综合和跨学科的科学就此应运而生。

一、基因组学概念 The Concept of Genomics

1986 年，美国著名人类遗传学家和内科学教授 McKusick 创造了基因组学（genomics）一词，意指广泛致力于揭示细胞和生物体基因组的科学。由于 HGP 的顺利实施确定了基因组学的研究方向和方法，这一学科得以迅速发展。所谓基因组学，是指发展和应用 DNA 制图、测序新技术以及计算机程序，分析生命体（包括人类）全部基因组结构及功能。研究内容主要包括结构基因组学（structural genomics）、功能基因组学（functional genomics）和比较基因组学（comparative genomics）。结构基因组学是通过对生物体基因组作图（遗传图和物理图）和大规模全基因组 DNA 测序，揭示人类基因组 DNA 长达 3×10^9 碱基对（bp）的全部序列。功能基因组学是基因分析的后续阶段，即利用结构基因组学提供的信息，进行基因和非基因序列功能的研究。比较基因组学研究不同生物种属之间基因和基因组结构的差异，目的是增进对基因功能的了解、阐明物种进化关系。

近年来，随着基因组学研究的不断深入，环境基因组学（environmental genomics）、药物基因组学（pharmacogenomics）、植物基因组学（plant genomics）、营养基因组学（nutritional genomics）等纷纷出现。这些衍生的所谓“-组学”（“-omics”）实质上是基因组学与相应生命学科交叉、融合所出现的该学科领域新的研究方向，是基因组学原理、技术在其他学科的应用，这些“组学”分别从能源、环境、制药、保健、农业、食品业等各个方面揭示生命物质世界的各种前所未知的规律，进而为人类的社会经济服务。

二、基因组学主要研究技术 Approaches Used in Genomics

在 HGP 实施过程中，由于许多学科包括数学、物理、化学、计算机、信息学等的渗透，以及工业化管理模式的引进，促进了生物信息学（bioinformatics）的诞生和发展，推动了生物芯片（DNA芯片、蛋白质或肽芯片等）、二维蛋白质凝胶电泳（two dimensional gel electrophoresis, 2-DGE）、飞行质谱等技术的研究和开发。这些进展使得人们对复杂生物体的整体生命活动及其协调机制的认识成为可能，也为揭示生物进化、基因组多样性、疾病机制等研究提供了新技术、新方法。

第二节　结构基因组学
Section 2　STRUCTURAL GENOMICS

结构基因组学是通过 HGP 的实施来完成的。HGP 的内容就是制作高分辨率的人类遗传图和物理图，最终完成人类和其他重要模式生物全部基因组DNA序列测定和基因分析，因此HGP属于结构基因组学范畴。

一、人类基因组作图 Human Genome Mapping

人类染色体不能直接用来进行测序，必须先将基因组这一巨大的研究对象进行分解、标记，使之成为较易操作的小的结构区域，这个过程简称为作图。根据使用的标记和手段不同，作图可分为两种类型，一类是遗传作图（genetic mapping）：即通过计算连锁的遗传标志（genetic markers）之间重组频率、确定它们的相对距离，一般用厘摩尔根（centi-Morgan，cM，即每次减数分裂的重组频率为 1%）来表示；另一类是物理作图（physical mapping）：即确定各遗传标志之间物理距离，一般用碱基对（bp）、千碱基对（kb）或兆碱基对（Mb）来表示。1cM的遗传距离大致相当于 1Mb 的物理距离。

（一）遗传作图

遗传图（genetic map）又称连锁图（linkage map）。两个或更多的基因出现在同一染色体上，称“连锁”。在HGP中，遗传作图是指确定连锁的遗传标志位点在一条染色体上的线性排列顺序和它们之间的相对遗传距离。因此，寻找适当的遗传标志是建立高分辨率遗传图的先决条件。最早应用的遗传标志是基因标志（gene markers），如等位基因（alleles），但因其数量少、跨距大而无法满足 HGP 的要求。随后，利用DNA分子多态性特征建立起来了 DNA 标志（DNA markers)。第一代 DNA 标志为限制性片段长度多态性（restriction fragment length polymorphisms, RFLPs）(Fig. 17-1) 这些 RFLP 片段可被某些限制性内切酶特异识别并切割。DNA 序列的改变甚至是一个碱基的改变，将会引起限制性内切酶酶切片段的长度变化，并可通过凝胶电泳的方法来显示这种长度的“多态性”。RFLP 在整个基因组中都存在，但提供的信息量有限。第二代 DNA 标志是可变数目串联重复序列（variable number of tandem repeats，VNTRs；又称小卫星，mini-satellite）(Fig. 17-2) 和短串联重复序列（short tandem repeats STRs；又称微卫星，micro-satellite, MS）。人类基因组中存在很多拷贝的DNA重复序列，它们可以头对头，或头对尾地串联成簇，分布于基因组的各个位点。VNTRs的重复序列较长（5 ~ 50bp）、重复次数可变，而 STRs 重复序列较短（1 ~ 4bp），主要为二核苷酸重复序列如 $(CA)_n$，较 VNTRs 出现的频率更高，因而成为遗传连锁分析极为有用的标志。1996 年初，所建立的遗传图已含有近 6 000 个以 STR 为主体的遗传标记，平均分辨率、即两个遗传标记间的平均距离为 0.7cM。第三代 DNA 标志称为单核苷酸多态性（single nucleotide polymorphisms, SNPs，读作“snips”）。目前已知，两条同源染色体间大约每 500 ~ 1 000bp 有一个碱基差异。如果一个碱基位置发生的变异在 1% 以上的人群中存在，这个位点就被定义为 SNP 位点，位于编码区的 SNP 称为 cSNP。人类基因组中估计有 300 万个 SNPs 位点，代表了约 98% 的 DNA 多态性，远远多于其他种类的 DNA 标志。这种多态性的意义已超出了遗传作图的范畴，成为研究基因组多样性和识别、定位疾病相关基因的一种新手段。

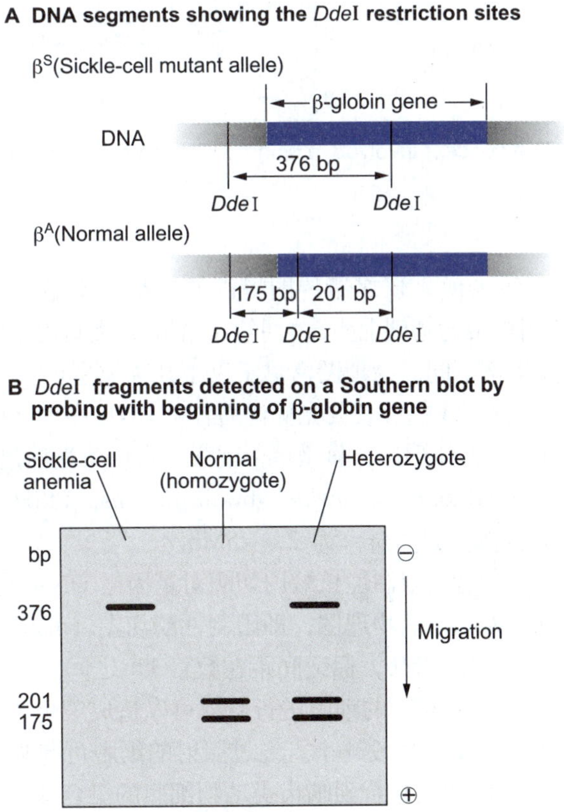

Fig. 17-1 Detection of sickle-cell gene by the *Dde*I RFLP

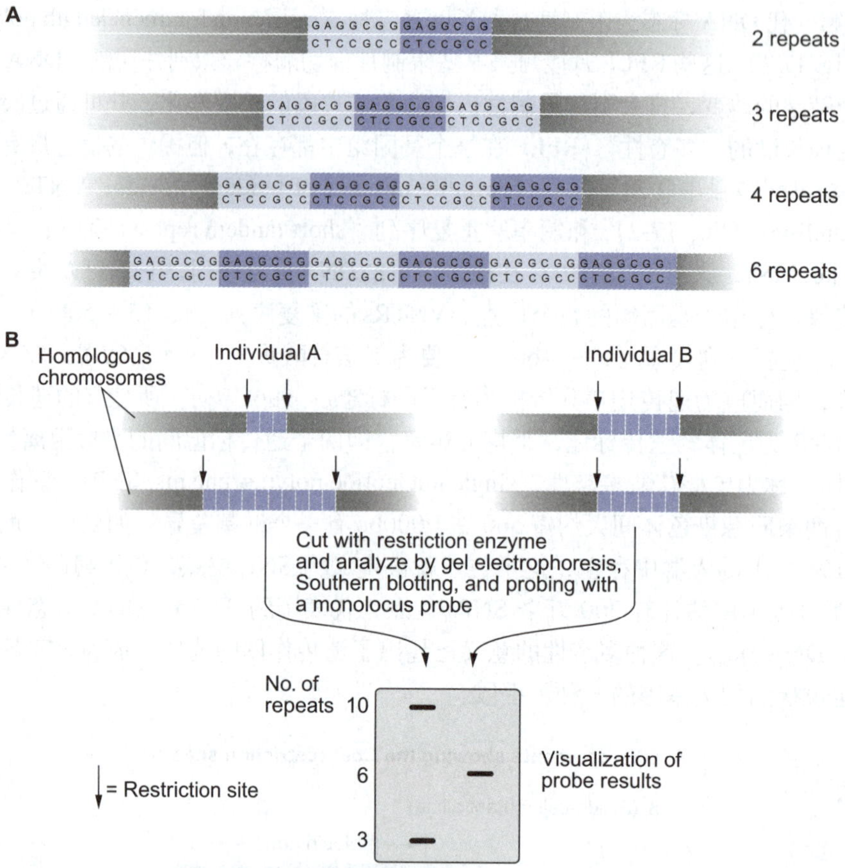

Fig. 17-2 The concept involved in using STRs or VNTRs as DNA markers

（二）物理作图

对于庞大的人类基因组来说，仅靠遗传图提供的资料尚不足以进行序列测定。物理图（physical map）是在遗传图框架的基础上构建的更为详细的人类基因组图谱，为直接测定DNA序列奠定基础。由于作图策略不同，物理图常见于以下几种类型：

1. 荧光原位杂交图　就是用不同波长荧光标记的各种DNA序列（探针），与染色体上的互补序列杂交而不破坏染色体的整体形态，显微镜下观察、辨认荧光标记在染色体上的定位并绘制图谱，即荧光原位杂交图（fluorescent *in situ* hybridization map, FISH map）。常选用细胞有丝分裂中期（metaphase）染色体，其分辨率为 2 ～ 5Mb。

2. 限制性酶切图　选用合适的限制性核酸内切酶对基因组 DNA 或部分基因组 DNA 进行酶切，所得到的以酶切位点为标记的物理图，即限制性酶切图（restriction map）。如 21 号染色体 *Not* I 限制性酶切图，总长 37Mb，标记间距在数百 kb 之间。

3. 辐射杂交图　利用 X 射线对人的细胞进行照射可以造成染色体的随机断裂，X 射线的剂量越高，染色体随机断裂形成的片段越小。经过照射的细胞可与啮齿类动物细胞形成杂交（细胞）克隆，人的染色体片段便被整合到啮齿类动物细胞的染色体上。在染色体上两个相邻基因或DNA标志的距离越近，它们在照射后出现在同一片段上的几率就越大，因此便有可能进入同一杂交细胞。获得带有不同长度人染色体片段的杂交细胞克隆后，通过识别、定位技术和统计学分析，计算人类基因组 DNA 标志分布和在染色体上的排列，即可获得辐射杂交图（radiation hybrid map, RH map）。

4. 连续克隆系图　是最重要的一种物理图。连续克隆系（clone contig）作图的第一步是获得尽可能多的分布于整个基因组的序列标签位点（sequence tagged sites, STSs，即在染色体上定位明确，而且可以通过 PCR 扩增的单拷贝序列，通常为 200 ～ 500bp）。至 1998 年已鉴定出5万余种STSs，平均间距为100kb。其中大部分标志属于表达序列标签（expressed sequence tags, ESTs），EST 是源于 cDNA 的 STSs。作图的第二步是利用限制性内切酶或高频声波将人类基因组 DNA 分解成若干大片段，构建酵母人工染色体（yeast artificial chromosome, YAC）或细菌人工染色体（bacterial artificial chromosome, BAC）克隆。在此基础上，利用克隆之间存在部分重叠的STSs标志来筛选覆盖每条染色体的大片段DNA克隆，排出重叠度最小的YAC或 BAC 人类染色体连续克隆系（Fig. 17-3 彩图）。以 STSs 为标志的精细物理图的构建成功，不仅为大规模测序铺平了道路，而且还绘制出了人类基因组转录图（或基因图）的雏形，进一步为 cDNA 测序做好了准备。

二、大规模测定基因组 DNA 序列 Large Scale DNA Sequencing

（一）基于 BAC 连续克隆系的测序

这是基因组 DNA 大规模测序的主要途径。基本工作步骤是，将待测 BAC 克隆随机切成小片段（约 1.5 ～ 2kb），分别将其克隆入测序载体，对每个亚克隆进行测序，由计算机分析组装形成一个连续的序列。2001年完成的人类基因组工作框架图是指通过对染色体位置明确的BAC 连续克隆系 4 ～ 5 倍覆盖率的测序。在此基础上，利用引物延伸或其他方法对 BAC 克隆中存在的缝隙进行填补，加大覆盖率，最后得到一段或一条染色体的全部序列（complete genome sequence）。

（二）全基因组的“鸟枪法”（shotgun）测序

这是一种简便快捷的测序方法。它绕过了基因组作图过程，直接将基因组DNA打断，分解成有部分重叠序列的DNA较小片段，随机克隆入测序载体并测序；利用计算机进行序列组装（Fig. 17-4）。最早使用此方法的是塞莱拉基因组学公司（Celera Genomics Company），仅用了 4 个月时间就完成了果蝇基因组 120Mb 的全序列测定和组装。它具有不存在缝隙、可进行克隆末端测序等优点，与 BAC 连续克隆系测序方法结合使用，可以显著提高测序效率。

（三）cDNA 测序

随着 EST 数据库的不断丰富，将 EST 片段在人的基因组中定位并进行全长 cDNA 测序已成为研究热点，对这一部分序列进行测定将直接导致基因的发现。目前采取的措施主要是应用 mRNA 的 5′端帽（cap）结构合成 cDNA，分离合成产物的大片段进行文库构建。此外，对基因组 DNA 序列进行基因结构预测，以指导 cDNA 的合成，也可加快全长 cDNA 克隆的步伐。

三、DNA 序列的生物信息学分析 Bioinformatics Analysis of DNA Sequences

HGP 产生了大量多态性探针资料，STSs 资料，克隆资料，遗传的、物理的和整合的图谱

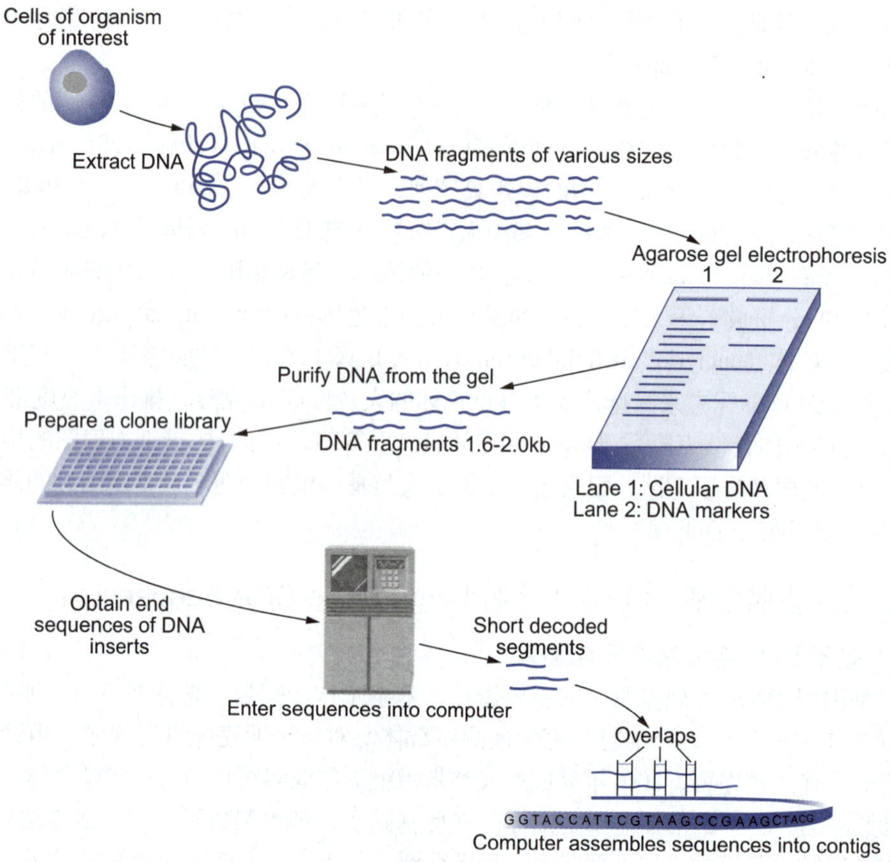

Fig. 17-4 The direct shotgun approach to obtaining the genomic DNA sequence of an organism

资料，DNA片段和DNA序列资料，这些资料需要累计和分析比较等。因此，必须建立计算机资料库和管理系统，改进自动化程序，发展生物信息学（bioinformatics）。生物信息学的主要任务就是融合生物学、数学和计算机科学的理论和方法，以计算机为主要工具，目的在于对逐日增长的DNA序列和各种类型蛋白质信息进行收集、整理、储存；在基因组序列中发现基因，将资料（数据）库中的序列进行排列、分析，确定匹配程度，预测基因产物的结构和功能，在细胞和生物体整体水平描述基因、基因产物之间的相互关系，推测序列的系统发生关系。迄今，国际上 3 个生物信息中心，即美国的国家生物技术信息中心（NCBI）、欧洲生物信息研究所（EBI）和日本DNA资料数据库（DDBJ）已经建立了源自数百种生物的DNA序列的大型数据库，并通过因特网站向公众开放。例如，研究者可通过 NCBI 网站（http://www.ncbi.nlm.nih.gov/index.html）对相关序列资料或数据进行查询和分析，其中包括关于染色体图谱的重要信息、基因组研究来源、基因识别、重复序列的鉴别、核苷酸组成和相似性的分析、蛋白质模体的鉴定、调控元件的分析等，也包括软件的使用（见第二十五章）。生物信息学改变了生命科学基础研究的传统运作方式，并将带来医学和药学的重大革命。

第三节　功能基因组学

Section 3　FUNCTIONAL GENOMICS

对基因功能研究的传统途径是从生物体某一基因表型入手，克隆控制该基因表型的基因后再研究其表达。如今，功能基因组学与生物信息学紧密结合，依靠分子实验技术和先进的计算机分析即可快速、直接地研究基因的表达及功能，包括在基因组序列中寻找未知基因；对基因序列进行分组、数据处理，分析它们的同源性；研究基因的表达及其调控模式；预测基因产物的结构和功能；描述基因与基因产物在细胞整体水平上的相互作用；细胞、生物体和群体之间生物行为的相似性以及生物进化的关系等。功能基因组学包括以下研究内容。

一、鉴定 DNA 序列中的基因 Identifying Genes in DNA Sequences

获得基因组序列后，即可对基因组序列进行“注释”（annotation），包括鉴定和描述推测的基因、非基因序列及其功能，尤其是未知的蛋白质编码基因。这项工作主要采用改进的十进制计算程序对全基因组进行扫描，寻找包括起始密码子和终止密码子在内的全长开放阅读框（open reading frames, ORFs），鉴定内含子与外显子之间的衔接，确定多肽链编码序列。例如，在酵母基因组全序列中已找到的 ORFs 总数为 6 183 个，其中约 5 800 个 ORFs 属于蛋白编码基因。

二、利用同源搜索定位基因功能 Homology Searches to Assign Gene Function

将通过ORFs搜索所获得的预测基因序列与数据库中基因序列资料进行比较，鉴定预测基因与已知基因序列的匹配程度，推测这些预测基因的某些功能，这就是同源搜索。它主要涉及计算机应用，美国国家生物技术信息中心（NCBI）的BLAST程序就是帮助研究者实现这一目的的主要工具之一。因为同源基因在进化过程来自共同的祖先，因此通过核苷酸或氨基酸序列的同源性比较，就可以推测基因组内某些未知基因可能具有与已知基因相似的功能，或者通过对部分序列如结构域（domain）相似程度的比较，来推测未知基因的部分功能域，从而大大加快对未知基因功能的认识。

三、实验性定位基因功能 Assigning Gene Function Experimentally

观察基因表达被阻断后在细胞和整体所产生的表型变化是识别基因功能的重要实验方法。在这方面，基因敲除（gene knock-out，又称基因剔除）和基因敲入（gene knock-in）的模式生物成为特别有用的工具。已经完成的酵母基因敲除工程（yeast knock-out project, YKO project）就是应用同源重组技术将酵母的已知基因和预测基因逐一敲除，构建系统性基因缺失株，然后研究各种条件下酵母表型和功能的变化，包括细胞周期事件、有丝分裂、DNA 合成、RNA 合成和加工、蛋白质合成、DNA 修复、能量代谢和分子转移机制等。现已揭示，在敲除的酵母基因中，约1/3属于必需基因（这些基因的功能是酵母生长所必需的），1/3 可引起基因表型的变化。目前，利用小鼠基因敲除模型模拟研究人类基因的功能越来越广泛。当前发展的条件化基因敲除术可实现对任何基因在不同发育阶段和不同器官、组织进行选择性敲除的目的。

四、描述基因表达模式 Describing Patterns of Gene Expression

任何生命活动都不仅仅是单一基因表达的结果，而是涉及一群基因的协同活动、程序化表达。基因表达模式（gene expression patterns）又称基因表达谱（gene expression profiles），即在细胞整体水平上全面评价基因的表达情况。从转录和翻译两个水平出发来研究基因表达模式引出了两个新概念——转录组（transcriptome）和蛋白质组（proteome）。

（一）转录组

就是指一个细胞内的一套 mRNA 转录物，包含了在某一环境条件、某一生命阶段、某一生理或病理（功能）状态下，生命体的细胞或组织所表达的基因种类和水平。对转录组的研究可以精确反映基因表达的时空性，以及细胞对内外环境变化作出的应答，阐明基因选择性表达所依赖的调控信息网络的分子机制，揭示基因组中究竟是哪（些）个基因功能与某一生命现象或病理状态相关，因此有人称之为转录组学（transcriptomics）。研究转录组学的有力工具是近年发展起来的生物芯片技术，它实际上是一种微型多参数生物传感器，通过在一微小基片（硅片、玻璃等）表面固定大量的分子识别探针，或构建微分析单元和系统，实现对标记化合物、核酸、蛋白质、细胞或其他生物组分准确、快速、大信息量的筛选或检测。基因芯片（Gene Chip）又称 DNA 微点阵（DNA microarrays），是重要的生物芯片技术之一。它的特点是以寡核苷酸或 cDNA 为探针，不仅可用于 DNA 序列测定，更适合基因组或成千上万个基因表达分析。此外，它还应用于筛选多基因病、肿瘤分类、发病机制以及开发新药物等研究，是生物科学的又一次技术革命。例如，应用这种方法对酵母增殖时基因转录变化进行研究。提取两个样品（一个样品来自酵母孢子减数分裂中期，另一来自分裂间期）的mRNA，逆转录为 cDNA 的过程中分别掺入红色或绿色荧光显色标志，混合两种不同标记的cDNA，与芯片上已知的和预测的酵母基因ORFs（数千种）探针杂交。在同一杂交斑中，如果某种mRNA的相对表达量在减数分裂期高于分裂间期则显红色，反之则显绿色；如果表达量相等，杂交结果显黄色。通过荧光显微镜或激光共聚焦显微镜扫描系统就可获得两样品转录组相对丰度的信息，经计算机分析得到酵母孢子减数分裂中期的基因转录模式差异图（Fig. 17-5 彩图）。

（二）蛋白质组

蛋白质组是指一个细胞内的全套蛋白质，反映了特殊阶段、环境、状态下细胞或组织在翻译水平的蛋白质表达谱。这一研究领域称蛋白质组学（proteomics）。其研究内容可以分为两个方面，其一是对蛋白质表达模式（或蛋白质组成）研究，包括应用二维蛋白质凝胶电泳、质谱（MS）和蛋白质生物芯片技术分离鉴定蛋白质类型及其修饰状态，建立蛋白质组数据库。其二是对蛋白质功能模式的研究，建立蛋白质相互作用网络的系统目录。目前较常用的手段是格式化、规模化的酵母双杂交体系。

五、预测基因产物的结构和功能 Predicting Structure and Function of Gene Products

蛋白质的结构是功能的基础。要想阐明蛋白质组的复杂功能以及蛋白质之间相互作用的方式，就必须了解蛋白质的完整结构，找到蛋白质的各种功能位点，如模体（motif）、结构域（domain）等。因此，由结构生物学与功能基因组学紧密结合产生了新一轮的大规模国际合作计划——结构基因组计划（structural genomics project），其科学目标就是要规模化地测定蛋白质、RNA 及其他生物大分子的三维结构。主要研究方法是利用 X 线晶体衍射、多维核磁共振波谱（NMR）进行快速大规模蛋白质三维结构解析，鉴定目前未知的蛋白质折叠子；对不能依靠实验技术测定的蛋白质进行结构计算预测，输入数据库，从而对蛋白质进行分类，预测其功能。这一计划的实现极有可能为阐明一些重要疾病的发病机制以及防治提供理论基础，在药物创新研究中占据重要地位。

第四节　比较基因组学

Section 4　COMPARATIVE GENOMICS

比较基因组学涉及比较不同物种的整个基因组，以便深入理解每个基因组中基因和非基因序列的功能和进化关系。比较基因组学是“所有当代基因组都是从一个共同的祖先基因组进化而来”这一信念的基础。因此，研究一个物种的基因功能可以为另一物种中这一基因的同源物的功能提供有意义的信息；比较不同物种基因组内基因和非基因序列的整体组织排列可揭示物种间基因组进化关系。因为直接用人做实验是不符合伦理和法律的，所以比较基因组学就为通过研究模式生物体中基因的功能来确定人类基因的功能提供了有价值的手段。在其他物种中鉴定和研究人类疾病基因是发现和认识人类基因生物化学功能和功能缺陷不可或缺的，有时甚至是唯一的可行途径。

与功能基因组学一样，比较基因组学主要聚焦在基因组水平，分析两个或两个以上的物种，目的是发现（不同物种）基因序列或非基因序列间广泛、特异的相似性和差异，揭示不同物种基因组的进化关系。

第五节　基因组学与医学

Section 5　GENOMICS AND MEDICINE

基因组学的研究进展为 21 世纪的医学实践带来了空前的机遇，极大地推动了“遗传医学”，即“分子医学”的发展。定位和克隆疾病相关（或致病）基因，研究细胞全基因组在生理和各种病理过程中表达的动态变化，将从根本上改变对疾病发病机制的认识，为人类疾病的预测、诊断、预防和治疗提供最合理和有效的方法或途径，并将产生深远的社会影响。

一、“基因病”的概念 The Concept of “Gene Disease”

先天性遗传性疾病固然与基因相关，但是在非遗传性疾病发病过程中，伴随功能（代谢、免疫力等）状态、形态变化，其基因表达谱也会发生改变。如果说吸烟可引起肺癌，但并非所有吸烟者均患肺癌，可见个体对致病因子（素）的感受性不同，有敏感性个体和不敏感性个体之分，这种差异与遗传背景即基因有关。所有这些现象提示，疾病是遗传因素、环境因素综合作用的结果。所以，现代医学正在探索各种严重疾病、一般疾病与基因的关系，愈来愈多的遗传倾向促使“基因病”概念的产生。根据这一概念，人类疾病（除外伤）可分为以下三类：

（一）单基因病

单基因病（singlegene disorders, monogenic disorders）是指某种疾病的发生主要是由一对等位基因的一个或两个基因位点存在缺陷而引起，它们在家系中的传递方式表现为遵循孟德尔遗传规律。例如，镰刀红细胞性贫血、Huntington 舞蹈病等。

（二）多基因病

多基因病（polygenic disorders）的发病机制十分复杂，涉及一个以上的等位基因以及基因与环境因素的相互作用，又称为多因子疾病（multi-factorial disorders）。这些基因在发病中的作用可能近乎等同，即“多因微效”；也可能有“主”有“次”，为“主”者为易感基因。人类大多数疾病，如肿瘤、心血管病、代谢性疾病、神经和精神类疾病、免疫性疾病等均属此类。虽然，通常几乎无人称它们为遗传性疾病，可是，很多这类疾病的发病倾向常因基因型而遗传。

（三）获得性基因病

这类疾病由病原微生物感染引起，不符合孟德尔遗传规律。因为可能发生病原微生物的基因组与人类基因组的相互作用，所以这类疾病多数涉及到人类基因组结构及表达功能的改变，例如艾滋病。

二、疾病相关基因的鉴定 Identification of Disease Related Genes

20 世纪 90 年代之前，人们一直习惯于用表型 – 蛋白质 – 基因的传统途径逐一分离和分析单个致病基因。如今，从“定位克隆”到“定位候选基因”，从“基因组差异表达”到“疾病相关基因网络”，这些基因组学的新理论和新技术更新了人们对病因学和疾病发病机制的认识。

（一）SNPs 与基因变异和突变

如前所述，SNPs 是人类 DNA 序列中最常见的变异形式，代表了人类基因组的多样性。虽然 HGP 发现人群中 DNA 序列有 99.9% 相同，但 0.1% 的多样性则包含了疾病相关基因和疾病敏感性的许多线索。当 SNP 位于基因的编码序列（即 cSNP）中，若引起蛋白质重要部位氨基酸残基的变异，可导致其功能改变；而位于基因调控序列中的 SNP 则可能影响基因表达的水平。例如，*APOE* 基因单个碱基变异与 Alzheimer 病发病相关。细胞因子受体基因 *CCR5* 中一个单纯缺失突变会导致对 HIV 病毒产生抗性。在全基因组 SNP 制图基础上，通过比较病人和对照人群之间 SNPs 的差异，可鉴定与疾病相关的 SNPs，进行连锁分析与疾病相关基因定位；同时 SNPs 也用于发病机制、个体识别、亲子鉴定和疾病关联的研究。

SNPs 的检测方法包括单链构象多态性（single-strand conformational polymorphism, SSCP）、变性梯度胶电泳（denaturing gradient gel electrophoresis, DGGE）、等位基因特异寡核苷酸杂交（allele-specific oligonucleotide, ASO）、PCR-RFLP、DNA 直接测序等。目前，应用更多的是 DNA 芯片技术。它以寡核苷酸为探针，对于检测多位点基因突变具有一般方法不可比拟的优点。例如，已知 *BRCA1* 和 *BRCA2*（breast cancer 1 and breast cancer 2）基因变异可引起约 60% 的遗传型肺癌和卵巢癌，DNA 芯片检测发现在 BRCA1 基因中至少有

500种突变类型可导致癌症。

（二）染色体制图定位及疾病相关基因克隆

在HGP遗传和物理作图带动下，90年代初出现了定位克隆（positional cloning）的思路。即应用FISH、RH等细胞遗传学连锁分析方法，将疾病基因定位于染色体的特定位置，然后采用文库筛选或消减杂交实验（subtractive hybridization）分离致病基因。包括囊性纤维化、遗传性结肠癌、乳腺癌等一大批重要疾病的基因是通过定位克隆发现的。基因组全序列图完成后，对多基因复杂性状的基因位点可进行全基因组定位扫描，结合基因组信息查询，直接鉴定出候选基因（candidate gene）。目前常采取 4 种策略猎取疾病基因，即功能基因克隆、候选基因克隆、定位基因克隆及定位–候选基因克隆。

（三）疾病相关基因网络的概念

这一概念实质上是将“基因病”概念与功能基因组学原理相结合，通过基因表达谱差异分析，鉴定与某一疾病或症候群相关的多个基因表达水平，从而了解疾病相关基因表达产物功能以及信号传导途径调节的异常。采取这一策略不仅可实现上述目的，同时可以发现一些基因新的功能、甚至新的功能基因。当前开展最多的就是DNA芯片技术。用cDNA探针制备芯片，研究不同来源、不同状态或药物处理前后细胞的基因表达谱的变化，是理解相关基因如何导致发病的有效手段。例如，在急性 B 淋巴细胞白血病中常见 t（8; 14）（q24; 32）染色体易位，导致位于 8q24 的原癌基因 MYC 过度表达，它有促进细胞分裂和转化的作用。仅有 MYC 异常表达并不足以导致肿瘤的发生，DNA芯片实验发现，急性B淋巴细胞白血病中还合并*BCL-2*、*PLM-1*、*RAS*、*ABL*、*BMI-1*、*RAF-1*等基因表达上调或下调，说明这些基因异常表达与肿瘤发生密切相关。此外，MYC 作为转录调节因子在 MYC/MAX 和 MAD/MAX 二聚体协同调节靶基因表达活性方面起重要作用，一旦调控失衡，可诱导肿瘤发生。

三、基因检测 Gene Testing

基因检测（gene testing, DNA-based tests）是适应分子医学发展需要产生的一种新型的个体基因异常检测手段，直接针对DNA分子本身。基因检测常与生化检测（biochemical testing）、细胞遗传学检测（cytogenetic testing）等一起组成范围更广的遗传检测（genetic testing），用以全面分析染色体、基因以及代谢通路的异常，为临床诊断和治疗、疾病风险预测和遗传咨询等提供支持。

（一）法医鉴定

每个人的基因组因DNA的多态性而不同，部分来自父亲，部分来自母亲，就像指纹一样特异，这就是 DNA 型（DNA typing）或 DNA 指纹图（DNA fingerprinting）分析（Fig. 17-6）进行法医鉴定的依据。利用 PCR 技术扩增基因组 DNA（大多数情况是利用一些 DNA 重复序列如微卫星 DNA 或 VNTRs），经限制性内切核酸酶切割后，电泳分离 DNA 片段，与探针杂交即可分析多态性结果。

（二）携带者检测

目的是鉴定个体是否携带隐性致病基因。主要用于有遗传病史的家族成员和高风险基因异常的人种或人群。对他们实施遗传咨询和教育尤为重要。

（三）疾病风险预测

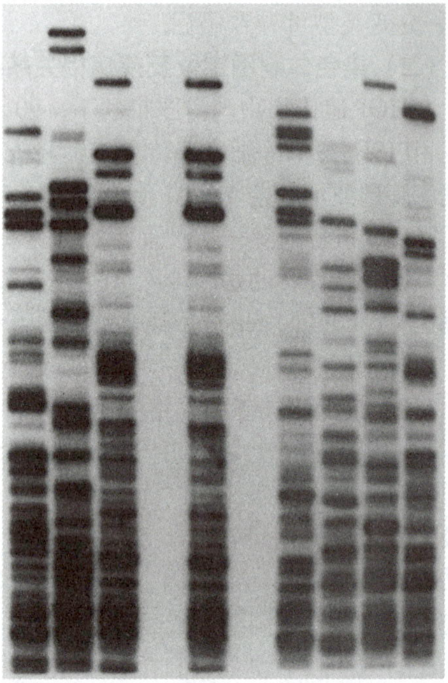

Fig. 17-6 DNA fingerprints from a bloodstain at the scene of a crime and from the blood of seven suspects

预测性基因检测适用于有特殊疾病遗传家族史的个人。一种是有基因异常，最终会进展为临床病例，如Huntington病；另一种是虽然有基因异常，但不一定转变为临床病例，如糖尿病、遗传型肺癌。检测结果有利于对这类人群定期监测，做到早期诊断、早期预防，降低发病率和死亡率。不仅如此，预测性基因检测还适用于许多常见病的个人患病风险预测，了解其易感性，以便及时实行基因干预（gene intervention），如医疗监督、调整生活方式、饮食控制或药物治疗。

（四）基因异常的诊断和治疗

基因检测可用于确诊或排除已有临床表现患者的基因异常。这种诊断技术适用于已明确遗传改变的基因病。随着疾病相关基因发现的加快，疾病检测范围会越来越广，并逐渐发展为医学的重要分支和实现产业化。基因检测已应用临床，包括一些遗传性疾病、代谢性疾病和癌症。此外，有些基因检测还用于诊断分类，并直接指导医师实施治疗。例如，基因检测发现在Ⅲ和Ⅳ型神经母细胞瘤中有*n-myc*癌基因扩增（特指DNA拷贝数增加），预后不佳；但Ⅰ、Ⅱ型极少扩增，对放射治疗或化疗反应较敏感。

（五）产前诊断和新生儿筛查

孕期基因检测的目的是评估胎儿的健康状况，避免有重大疾病的孩子出生。新生儿筛查主要是为了鉴别特定遗传性疾病的发生率，以便尽早治疗。还有人主张实行胎儿或新生儿的基因预测，这样固然为疾病的早期预防提供了便利，但同时也可能带来一系列伦理、法律和社会学问题。比如，“基因隐私”（gene privacy）和“基因歧视”（gene discrimination）是当前基因研究和应用领域面临的两个严重问题，处理不当会直接影响个人的就业、婚姻和保险等方面的权益。近年来，整体动物克隆技术的发展使得生物技术的伦理问题更趋复杂化。对此，美国HGP-ELSI（ethical, legal and social issues）项目委托专门委员会为政府制定法律提供建议，就遗传信息的使用提出自由、隐私、公正、公平和优质5个基本原则，这对后基因组时代的医疗卫生工作提出了新的要求。

四、药物靶标和药物设计 Drug Target and Drug Design

许多传统的药物治疗存在着疗效和药物毒副作用的个体差异，人们很难从中寻找规律用来指导临床。伴随着基因组学的发展和高通量筛选方法的出现，人们可以同时分析多种候选药物对疾病相关基因和基因产物的潜在影响，并针对基因组多样性设计更安全有效的个性化治疗方案。这就是药物基因组学的主要研究内容。由于人类基因组的多样性和药物开发的局限性，这一研究领域尚处于起步阶段。

（一）药物靶标

在生物化学、药理学和药物化学的基础上，结合基因组信息资料，可以深入分析药物作用的靶标，创造基于蛋白质（包括酶）、RNA分子以及疾病相关基因的药物。这将有力促进药物发现，增强药物对疾病的针对性。假设疾病靶器官是人的内皮系统，据此可通过多种途径查找治疗该疾病的可能靶标，包括搜索疾病基因组数据库，分析内皮系统疾病相关基因资料；使用DNA芯片技术或正、反向cDNA文库消减技术，比较正常和疾病状态下涉及人内皮系统的基因表达情况；根据蛋白质组数据库（或表达蛋白质的系统性研究），提供内皮细胞蛋白质的三维结构和功能信息等。常见的药物靶标是细胞特定信息传导通路中的功能生物分子，如G蛋白偶联受体家族分子、蛋白酶、蛋白激酶、磷酸酶等。许多药物就是通过刺激或阻断这些信号分子结构中的功能位点来影响特定基因表达的。此外，分泌型激素、生长因子、化学激酶、可溶性受体和诱饵（decoys）既可作为药物，又可作为药物靶标。靶标确认后，即可进行大批量的药物筛选和分析。采用这种方法将大大提高药物疗效，扩充药物种类，缩短药物开发周期并降低成本。

（二）药物设计

由于基因组多样性和个体存在的遗传变异，不同个体对于药物的应答行为有着极大的差异。药物基因组学的研究目标之一就是阐明那些决定药效和毒副作用基因的作用机制，根据基因的特性为某个群体，甚至某个人设计药物。目前，这一领域的进展主要围绕药物代谢酶、转运体、受体和其他药物靶标蛋白的编码基因在不同个体间的遗传多态性展开。虽然药物代谢能力的个体差异一般由单个基因决定，但药物最终的总体效应则由编码药物代谢、分布等多个阶段涉及的蛋白质的多个基因相互影响的综合结果决定。通过对药物作用靶基因及控制药物活性、分布、消除的基因变异体的功能鉴定，预测药物对个体的有效性和安全性，为个性化药物的研制提供了新的方法。

五、环境与疾病 Environment and Disease

绝大多数人类疾病是基因组信息与环境因素相互作用的结果。环境基因组学研究的主要目的是要了解人类遗传的多态性对环境致病因素的易感性，包括分析与环境中物理、化学或生物因素发生相互作用蛋白的编码基因（如DNA修复机制、氧化－还原反应及病毒蛋白受体等）多态性和这些基因产物参与的代谢调节、信号转导等机制。这将有助于发现特定环境因素致病的风险人群，并制定相应的预防措施和环境保护策略。

SUMMARY

The complete sequencing of the human genome, the human genome project (HGP), has led to the development of the field of Genomics. Genomics is the development and application of new mapping, sequencing, and computational procedures for the analysis of the entire genome of organisms. Genomics has three distinct subfields: structural genomics, functional genomics and comparative genomics.

Structural genomics involves the genetic mapping, physical mapping, and sequencing of entire genomes. Two general approaches have been taken to sequence genomes. The mapping approach, conceived originally for large genomes, involves creating genetic maps and physical maps of increasing levels of resolution and then sequencing the segments. The shotgun approach, originally shown to be effective with small genomes, involves making a partially overlapping library of genomic DNA fragments, sequencing each clone, and assembling the genomic sequence by computer based on the sequence overlaps. With the increased power of computers to handle large amounts of sequence data, the shotgun approach can be used with large genomes, including that of humans.

Through functional genomics analysis, the genes of each species' genome are identified and their patterns of expression described. Functional genomics involves both laboratory analysis and computer analysis (bioinformatics) to identify genes in DNA sequences (annotation), determine function by homology searches and by experimental means such as gene knock-out and knock-in, and to describe the patterns of gene expression at the mRNA and protein levels. The set of mRNA transcripts in a cell is called the transcriptome, and the complete set of proteins in a cell is called the proteome. The transcriptome is specific to the metabolic state of the cell, so by defining the transcriptome qualitatively and quantitatively, one can understand cellular function at a global level. An extremely valuable tool for studying the transcriptome is the DNA microarray. Since proteins govern the phenotypes of a cell, the study of the proteome, proteomics, will provide much more information about cellular function at global level.

Comparative genomics is the comparison of complete genomes of different species with the goal of increasing our understanding of the genes and nongene sequences of each genome and their evolutionary relationships. Comparative genomics will be particularly important for studies of the human genome because direct human experimentation is unethical. Information about a gene in closely related organisms will inform us about the function of that gene in humans.

Although the future of human genomics has the potential to dramatically improve human health, it will also raise ethical, legal and social issues. Thus, fundamental privacy issues will have to be addressed as this brave new world of genomics marches forward rapidly.

复 习 题

1. 什么是基因组学？
2. 简述人类基因组计划（HGP）的主要任务和内容？
3. 遗传作图的DNA标志有哪几种？它们在检测方法、分辨率、基因组分布等方面有哪些不同？物理作图包括哪些方法？
4. 概述功能基因组学的内容和主要研究策略。
5. 举例描述基因芯片（DNA 微点阵）的工作原理及其应用？
6. 试述 SNP 与疾病相关基因的关系？

主要参考书和文献

1. Peter J. Russell. iGenetics. San Francisco: Pearson Education, Inc., 2002

2. Alison Abbott. A post-genomic challenge to read pattern of protein synthesis. *Nature*. 1999, 402: 715-720

3. Akhilesh Pandey, Matthias Mann. Proteomics to study genes and genomes. *Nature*. 2000, 405: 837-844

4. David Baltimore. Our genome unveiled. *Nature*. 2001, 409: 814-816

5. Aravinda Chakravarti. To a future of genetic medicine. *Nature*. 2001, 409: 822-823

6. Gerardo Jimenez, et al. Human disease gene. *Nature*. 2001, 409: 853-855

（王子梅　贾弘禔）

第十八章　细胞信息转导原理

CHAPTER 18　PRINCIPLES OF CELLULAR SIGNAL TRANSDUCTION

PRINCIPAL POINTS

Signal transduction cascades mediate the sensing and processing of stimuli. These molecular circuits detect, amplify, and integrate diverse external signals to generate responses such as changes in enzyme activity, gene expression, or ion-channel activity.

The seven-transmembrane-helix (7TM) receptors are responsible for transmitting information initiated by signals as diverse as photons, odorants, tastants, hormones and neurotransmitters. As the name indicates, these receptors contain seven helices that span the membrane bilayer. The receptors are sometimes referred to as serpentine receptors because the single polypeptide chain "snakes" through the membrane seven times.

Seven-transmembrane-helix receptors operate in conjunction with heterotrimeric G proteins. The binding of hormone to a 7TM receptor triggers the exchange of GTP for GDP bound to the α subunit of the G protein. G_α proteins can transmit information in a number of ways. Gs_α-GTP activates adenylyl cyclase, an integral membrane protein that catalyzes the synthesis of cAMP.

Intrinsic tyrosine kinases are covalently incorporated in the intracellular domains of some receptors, such as epidermal growth factor receptor and the insulin receptor. A prominent component of receptor protein kinase pathway is the Ras. The Ras protein, like the G_α subunit, cycles between an inactive form bound to GDP and an active form bound to GTP.

第一节　细胞信息转导基本原理

Section 1　GENERAL PRINCIPLES OF CELL COMMUNICATION

在多细胞有机体中，与组织细胞的生长、分化、代谢一样，细胞间的信息转导与交换对细胞的生存极其重要。细胞间信息转导与交换除通过相邻细胞之间的直接作用外，主要通过细胞外的信号分子而实现。信号分子由细胞合成并释放后，通过扩散或血液运输，特异性地作用于有其相应受体的靶细胞，通过靶细胞内信息转导体系，实现对靶细胞各种生命活动的调节。机体或细胞内有很多条信息转导途径，这些信息途径彼此联系，交互作用，构成复杂的调节网络，精细调节机体的各种生命活动，实现整体功能的统一和协调。

一、细胞信息转导体系的基本要素 Elements of Cell Communication

细胞信息转导体系通常由信息分子（signaling molecule）、受体（receptor）、转导体（transducer）及效应体（effector）4个环节组成。信息分子的受体居于靶细胞的质膜上、胞浆

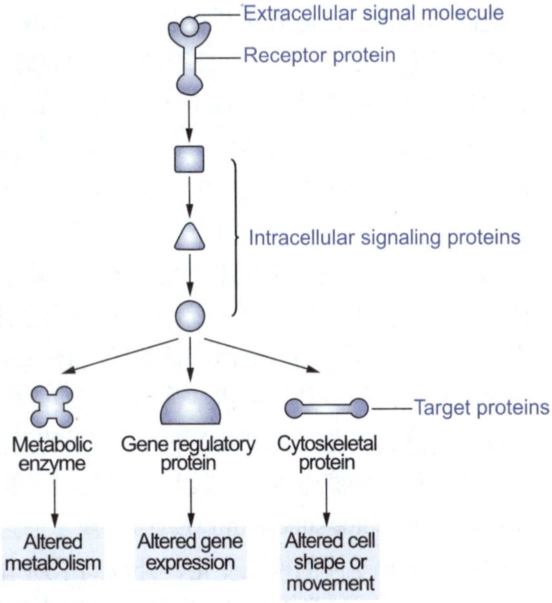

Fig. 18-1 A simple intracellular signaling pathway

或核内，与之结合的相应信息分子统称配体(ligand)。配体与受体的结合可诱导受体的构象变化，激活转导体，进而启动细胞内的信息转导途径（包括级联反应的效应体），最终导致细胞功能的改变（Fig. 18-1）。

二、信息分子 Signaling Molecules

根据产生信息分子的细胞与达到其所作用的靶细胞间的距离远近，信息分子的作用方式可分为：①内分泌，由专门的内分泌腺细胞分泌信息分子即激素，进入血循环，作用于全身远隔器官；②旁分泌，由细胞所分泌的信息分子，如生长因子、细胞因子，仅局部作用于邻近细胞；③自分泌，细胞自身分泌信息分子至胞外，再反过来作用于自身受体；④细胞间的直接接触，信息分子存在于细胞表面，并未分泌到胞外，通过细胞间的直接接触与靶细胞上相应的受体结合。

根据信息分子的溶解度及其受体在细胞中分布的不同，大致可将信息分子归纳为三类：①小分子亲脂性分子，包括所有的类固醇激素、甲状腺素、维生素 D 及维甲酸(retinoic acid)，它们可穿透质膜与核受体(nuclear receptor)结合；②亲水分子，包括肽类激素、细胞因子及小分子荷电分子。前者如胰岛素、生长激素、白细胞介素、干扰素等，其分子的大小可自几个氨基酸组成的小肽至多个氨基酸组成的蛋白质。小分子荷电分子如肾上腺素、组胺等，它们不能穿透质膜，而与质膜上的相应受体相结合。近年发现，小到像离子Ca^{2+}，质膜上也有其特异的钙受体，并有专门的转导体系在胞内转导信息。更有甚者，感受视觉的受体——视紫质(rhodopsin)，与之作用的信息分子竟是微小的光子。③亲脂分子中只与细胞膜表面受体相结合者，如前列腺素(prostaglandin)。

最近发现，气体分子 NO 也是重要的信息分子，可以调节许多细胞代谢过程。

三、受体特性 Characteristics of Receptor

受体与配体的结合是高度特异的。配体只能作用于有其受体的靶细胞，发挥其生物学作用。同一配体的受体可存在于不同的细胞，从而产生不同的生物学作用。也就是说，不同细胞对同一配体的反应可以是多种多样的。如神经元释放的乙酰胆碱作用于骨骼肌细胞可引起肌肉收缩，但作用于心肌细胞则引起心率减慢、心房肌收缩力减弱。另一方面，不同的配体–受体复合物在某些细胞可发挥同样的生物学作用。如在肝细胞，不论是胰高血糖素还是肾上腺素作用于其相应受体后，均可引起糖原分解，导致血糖增高。所有这些均与配体–受体复合物在细胞内进行的信息转导过程有关。

根据受体在细胞中所处部位不同，可将其分为细胞膜受体（membrane receptor）和核受体（nuclear receptor）。

细胞膜表面受体可分为四类：(1) 与G蛋白偶联的受体（Gprotein-coupled receptor）。当受体与配体结合后，可激活G蛋白，进而再激活或抑制某种酶，产生特殊的第二信使分子，或影响离子通道，改变膜电位。属于这类受体的激素有肾上腺素、5-羟色胺及胰高血糖素等。(2) 含有内在酶结构的受体（receptor with intrinsic enzymatic activity)。当受体与配体结合时，可激活受体胞内区的内在的酶活性，进而影响细胞内信息转导体系。受体内在的酶结构有：①酪氨酸蛋白激酶（如胰岛素、表皮生长因子)，②鸟苷酸环化酶（如心钠素)，③丝/苏氨酸激酶（如转化生长因子β)。多种生长因子与相应受体结合时，可诱导受体的二聚化（dimerization)，激活其胞内区的激酶活性，使受体的胞内区自身磷酸化。这类自身磷酸化的位点，可被细胞内的某些特异的酶或接头蛋白（adapter protein）所识别，后者可与之结合而被激活，从而诱发生物学效应。(3) 与胞浆中酪氨酸激酶偶联的受体（tyrosine kinase-linked receptor)。这类受体本身不含激酶结构域，但当其与配体结合后，可使受体二聚化。此二聚化的受体构象变化，乃与存在于胞液中的酪氨酸蛋白激酶结合并激发其激酶活性。属于这类受体的，有多种细胞因子的受体（如干扰素，促红细胞生成素）及某些生长因子的受体。这类受体有时称之为细胞因子受体超家族（cytokine-receptor superfamily)。(4) 离子通道受体（ion-channel receptor)。当该受体与配体结合时，可诱导受体的构象变化，开放离子通道，并允许特殊离子流经通道，从而改变细胞膜的电势梯度。属于这类受体的如位于神经肌肉接头的乙酰胆碱受体。

固醇类激素、甲状腺素、维生素D及维甲酸类的脂溶性信息分子的受体多居胞浆/核内。激素与受体结合成复合物，在核内可识别DNA上的调控区段，并与之结合，促进受其调控的基因的表达。

四、信息转导途径间的交互联系 Cross Talk of Signal Transduction Pathways

机体或细胞内有多条信息转导途径。各条信息转导途径不是孤立的，而是交互联系（cross talk)，构成一错综复杂的调节网络（regulatory network)，精细调节机体的各种生命活动。调节网络体现在如下几个方面。首先，一条信息转导途径中的成员，可干预另一条信息转导途径。例如受体→G蛋白→磷脂酶C→DAG/IP_3→PKC的途径中，PKC可使β-肾上腺素能受体磷酸化，而使该受体失活，乃阻断（或减弱）了β-肾上腺素能受体→G蛋白→腺苷酸环化酶→cAMP→PKA途径。其次，不同的信息转导途径可共同调控同一信息分子及基因调控区。如G蛋白偶联受体及RTK均可激活PI-3K信息转导途径。第三，一个信息分子可激活多条信息转导途径。如PDGF可激活Ras信息转导途径，也可激活PI-3K信息转导途径。或许，现在强调信息转导的网络调控还难以理解。但是，网络调控确实是生物调控的基本原则，信息转导的网络调控也不例外。待学习完本章全部内容后，会对这一基本原则有进一步的认识。

第二节 膜受体信息转导途径

Section 2 SIGNALING PATHWAYS OF MEMBRANE RECEPTORS

一、G蛋白偶联受体及其信息转导 Signaling Pathway of G-protein-coupled Receptors

哺乳类动物中很多信息分子（主要是肽类激素）均与7次跨膜受体（seven-transmembrane

receptors, 7TM）结合，通过转导体——G 蛋白的介导影响 cAMP 信息转导途径或磷脂酰肌醇信息转导途径，产生生物学效应。

（一）受体

通常与 G 蛋白偶联的受体含有 7 个跨膜 α 螺旋，每个螺旋约含 22 ~ 24 个疏水性氨基酸残基。以 β- 肾上腺素能受体为例，它含 413 个氨基酸残基，分子质量为 64kD，在近 N 端的胞外区含寡糖链。其第 5 及第 6 个 α 螺旋间的环 3 在与 G 蛋白相互作用中起重要作用（Fig. 18-2）。

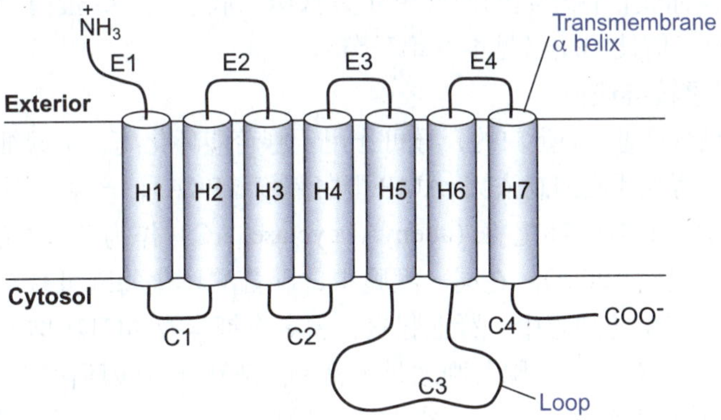

Fig. 18-2 Schematic diagram of the general structure of G-protein-linked receptors

（二）G 蛋白

G 蛋白（GTP-binding protein, G protein）因其活性与 GTP/GDP 密切相关而得名。它存在于细胞膜上，由三个亚基组成，G_α、G_β 及 G_γ。在未被激活前，G_α 与 GDP 相结合，G_α、G_β 及 G_γ 结合成一体处于无活性状态（GDP-$G_\alpha G_{\beta\gamma}$）。一旦配体与受体结合后，受体构象的变化可诱导 G 蛋白中的 G_α 与 GDP 脱离而与 GTP 相结合，呈激活状态 G_α-GTP；G_α-GTP 即与 $G_{\beta\gamma}$ 分离，转而与效应体如腺苷酸环化酶结合并激活该酶。随之，存在于 G_α 结构中的内在 GTP 酶将 GTP 水解成 GDP，使之成无活性的 G_α-GDP，G_α-GDP 复与 $G_{\beta\gamma}$ 结合成无活性的三联体 GDP-$G_\alpha G_{\beta\gamma}$（Fig. 18-3）。可见通过 G 蛋白介导的信息转导的效应是短暂的。

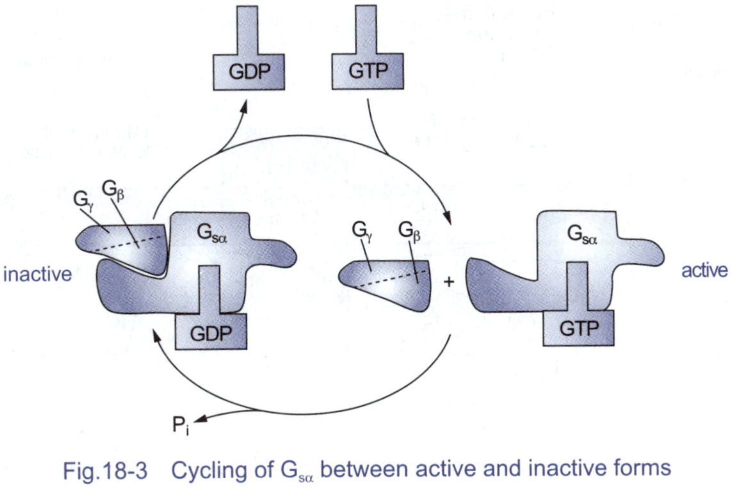

Fig.18-3 Cycling of $G_{s\alpha}$ between active and inactive forms

通过 G 蛋白介导的效应体（酶），有腺苷酸环化酶（adenylyl cyclase, AC）、磷脂酶 C（phospholipase C, PLC）、离子通道等。由于 G_α 亚基的不同，G 蛋白也有多种，分别对不同的效应体（酶）进行激活或抑制。如G_s（刺激型G蛋白）可激活腺苷酸环化酶，G_i（抑制型G蛋白）系抑制腺苷酸环化酶；吗啡可通过受体活化G_i，使腺苷酸环化酶活性降低，cAMP水平下降；当产生吗啡戒断症状时，G_s活性相对增高，cAMP水平上升。又如，与甲状旁腺素（PTH）受体偶联的G_s的 α 亚基基因突变，可使其功能减弱，表现为受体对PTH不敏感，导致血中 PTH 水平不仅不降低、反而代偿性增高的假性甲状旁腺功能低下症。G 蛋白中的 G_q 则可激活磷脂酶 Cβ 产生另一些第二信使物质（见本章第三节）。

（三）cAMP 信息转导途径

激素与膜受体结合后通过G蛋白的介导可作用于腺苷酸环化酶，引起细胞内第二信使cAMP水平增高或降低，从而激活或抑制依赖 cAMP 蛋白激酶（PKA），产生一系列生物学效应。

1. 腺苷酸环化酶　腺苷酸环化酶（adenylyl cyclase, AC）作为G蛋白的效应蛋白，多存在于质膜上，其分子质量约 120kD。在同一细胞中，腺苷酸环化酶既可被 $G_{s\alpha}$ 正调，也可被 $G_{i\alpha}$ 负调（Fig. 18-4）。如在脂肪细胞中，肾上腺素、胰高血糖素及 ACTH 均可激活 $G_{s\alpha}$，进而激活腺苷酸环化酶；而前列腺素 E_1 及腺苷则通过激活 $G_{i\alpha}$ 抑制腺苷酸环化酶。上述两种 G 蛋白中的$G_{\beta\gamma}$则无论来自G_s或G_i其结构均相同，它对腺苷酸环化酶多呈直接抑制作用。活化的腺苷酸环化酶可使细胞内 cAMP 生成量增加（Fig. 18-5）。cAMP 的降解则由磷酸二酯酶（phosphodiesterase）催化，生成 5′-AMP。

2. 蛋白激酶 A　cAMP 的作用通过蛋白激酶 A（cAMP-dependent protein kinase, PKA）实现。PKA 可将 ATP 上的 γ 磷酸基转移到效应蛋白的丝氨酸或苏氨酸羟基上，使之磷酸化以调节该效应蛋白的活性（或激活或抑制）。PKA 为四聚体，含 2 个调节亚基（R）及 2 个催化亚基（C）。以四聚体的形式存在时，PKA 处于无活性状态，只当其 R 亚基与 cAMP 结合并与 C 亚基解聚后，游离的 C 亚基方具催化活性（Fig. 18-6）。每个 R 亚基可结合 2 分子 cAMP。

由 PKA 激活的生理效应很多。以肾上腺素为例，它的化学本质是儿茶酚胺类（catecholamines）化合物。当机体接受应激刺激时，对葡萄糖及脂肪酸的能量需求增加。此时肾上腺素

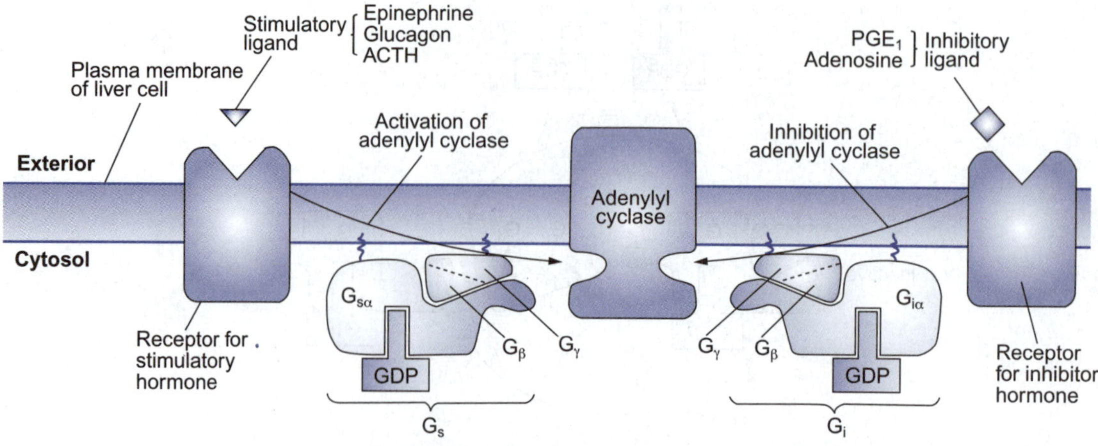

Fig. 18-4　Hormone-induced activation and inhibition of adenylyl cyclase is mediated by $G_{s\alpha}$ and $G_{i\alpha}$

的分泌增加，可与肝、脂肪细胞的β肾上腺素能受体结合，进而激活G_α（即G蛋白释出GDP而结合GTP)，活化的G_α通过激活腺苷酸环化酶使ATP水解、环化成cAMP，继而激活PKA。PKA可促进磷酸化酶b激酶的磷酸化而活化之，后者又使磷酸化酶b磷酸化而成活化的磷酸化酶a，磷酸化酶a催化肝糖原降解成1-磷酸葡萄糖，进而提供血糖。通过这一系列的酶促级联反应逐级放大，使微量的肾上腺素即可引起大量的肝糖原分解以提供血糖(Fig.18-7)。

另一方面，cAMP激活的PKA又可使糖原合酶发生磷酸化修饰而失活，抑制1-磷酸葡萄糖合成糖原。cAMP还可通过PKA激活脂肪酶，促进脂肪分解，生成脂肪酸，提供能量供给全身。

依赖cAMP的PKA的另一调节方式是直接影响基因的表达。在DNA调控区中有一类为cAMP反应元件（cAMP response element, CRE)，它可接受某些转录因子的调节。这类转录因子的活性则受cAMP依赖的PKA的激活。如转录因子CREB（cAMP response element binding protein）可被进入核内的PKA磷酸化而激活，活化的CREB与DNA上的CRE结合（CRE的同源核苷酸序列为：5′-TGACGTCA-3′)，从而激活受CREB调控的基因表达（Fig. 18-8)。

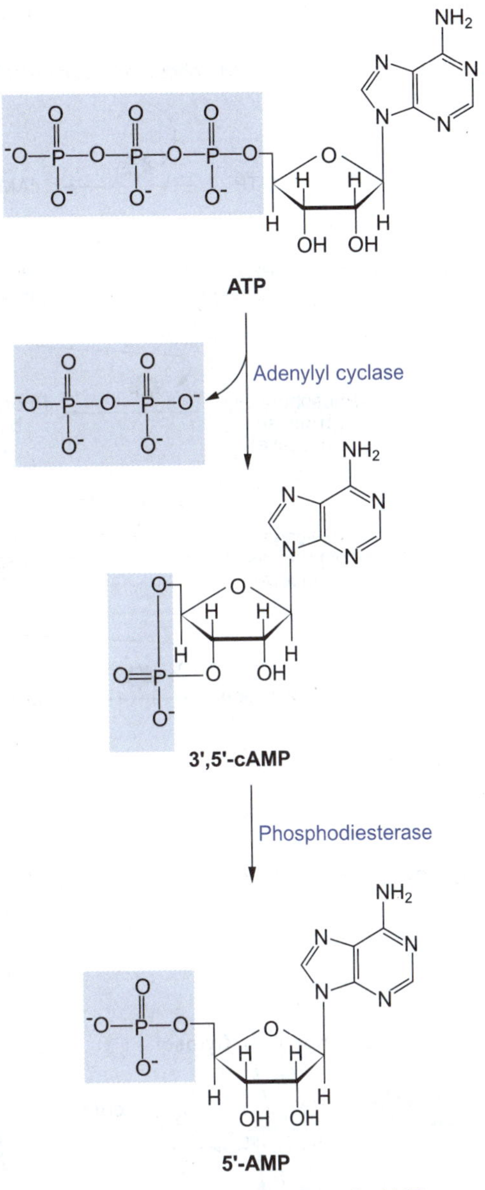

Fig. 18-5　Production of cAMP

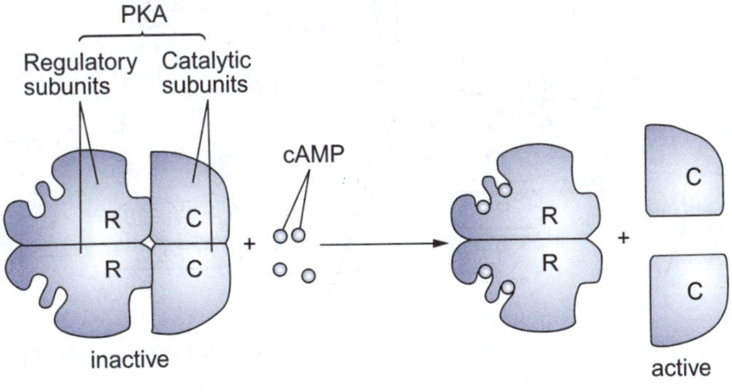

Fig. 18-6　Activation of PKA by cAMP

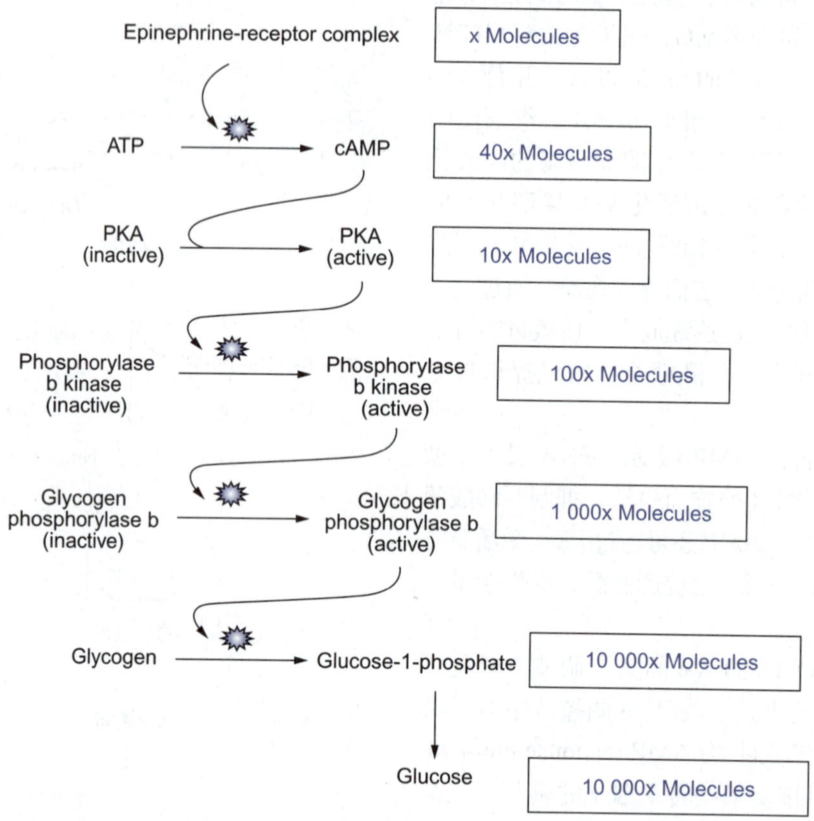

Fig. 18-7 Amplification of the intracellular signal transduction via a cascade of sequential reactions

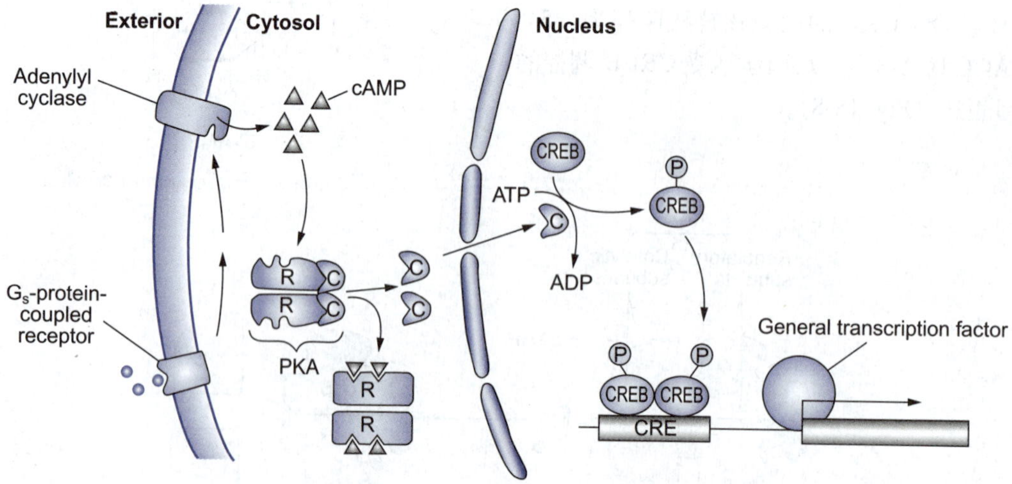

Fig. 18-8 Signaling pathways of PKA leading to activation of transcription factors and modulation of gene expression

有些细菌毒素能不可逆地修饰G蛋白而影响其功能。如霍乱弧菌所产生的霍乱毒素为一多肽，可进入细胞内，催化$G_{s\alpha}$的ADP核糖化，即催化NAD^+上的ADP-核糖部分转移到$G_{s\alpha}$上，使其失去水解GTP的内在GTP酶活性。其后果是$G_{s\alpha}$持续激活，腺苷酸环化酶活性持续增高，使cAMP大量积聚。此现象发生在小肠上皮细胞，将使某些膜蛋白构象改变，导致大量水分从血液流入肠中，导致严重腹泻，危重者因脱水而死亡。再以百日咳杆菌分泌的百日咳毒素为例，它可催化抑制型G蛋白的$G_{i\alpha}$的ADP核糖化，使其不能释出GDP，固锁于无活性的$G_{i\alpha}$-GDP状态，不能发挥抑制腺苷酸环化酶的作用，其后果也是使cAMP积聚。此现象首先使支气管对组胺及低血糖超敏感，导致阵发性咳嗽。

（四）磷脂酰肌醇信息转导途径

有些激素或配体与相应膜受体（也含7个跨膜螺旋）结合后，诱导G_q的激活，进而激活磷脂酶C_β，促进质膜上的磷脂酰肌醇二磷酸（phosphatidylinositol-4, 5-bisphosphate, PI-4, 5-P_2）水解，生成两种重要物质——甘油二酯（1, 2-diacylglycerol, DAG）及三磷酸肌醇（1, 4, 5-inositol triphosphate, IP_3），它们均为第二信使物质（Fig. 18-9）。

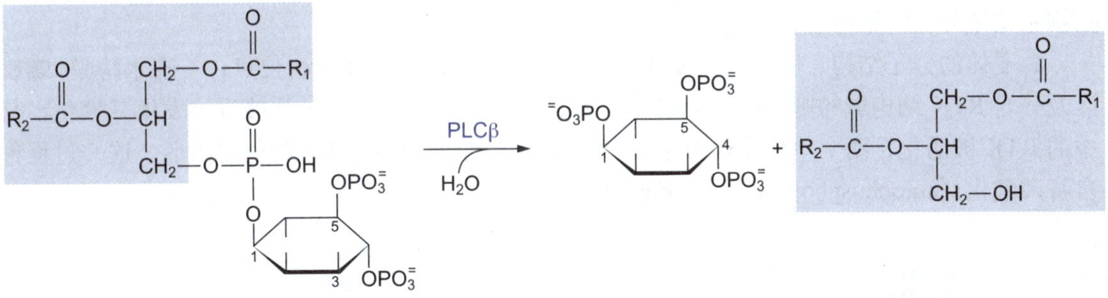

Fig. 18-9 Cleavage of PIP_2 by phospholipase C yields IP_3 and DAG

1. 三磷酸肌醇　即IP_3系水溶性小分子，它在胞浆中可识别内质网上的IP_3受体，并与之结合，继而诱导内质网Ca^{2+}通道的开放，将内质网中的Ca^{2+}释入胞液中（Fig. 18-10彩图）。

2. 钙离子　Ca^{2+}也是第二信使。

（1）Ca^{2+}与钙结合蛋白结合，使其空间构象发生改变，从而激活一系列信息转导通路，发挥生理作用。如钙调蛋白（calmodulin）就是钙结合蛋白的一种。钙调蛋白有4个Ca^{2+}结合位点。当胞浆Ca^{2+}浓度大于500nmol/L时，钙调蛋白可与4个Ca^{2+}结合，其空间构象发生改变而被活化。活化的钙调蛋白可进一步与其他蛋白质相互作用，活化后者，从而产生不同的生理作用。如可激活磷酸二酯酶、钙调蛋白激酶等。

（2）Ca^{2+}还可与胞液中的蛋白激酶C（Ca^{2+}-dependent protein kinase, PKC）结合，并聚集至质膜上，在同DAG的共同诱导下，PKC被激活，进而使相应的效应蛋白（或酶）磷酸化而调节它们的活性。

3. 甘油二酯　即DAG，系脂溶性小分子，它一生成后即留在质膜上。作为第二信使，它可与Ca^{2+}一起激活PKC。

4. 蛋白激酶C　即PKC，为一类蛋白激酶，由一条肽链组成。N端为调节区（20～70kD），

C端为催化区（45kD）。在三维空间结构上，调节区常与催化区的活性中心部分贴近或嵌合，掩盖了活性中心。一旦当调节区与DAG、磷脂酰丝氨酸及 Ca^{2+} 结合时，诱导构象变化，调节区与活性中心部位脱离，使活性中心暴露而发挥PKC的催化作用。

与PKA类同，活化的PKC可使效应蛋白中的丝氨酸/苏氨酸残基磷酸化，在不同的细胞中参与调节生长和代谢的不同环节。例如在肝细胞中，PKC可使糖原合酶磷酸化而成无活性状态。

通过7跨膜螺旋受体→G蛋白→磷脂酰肌醇途径转导信息的激素有促甲状腺素释放激素（TRH）、促性腺激素释放激素（GnRH）、血管加压素（AVP）、促甲状腺素（TSH）等。

二、含内在酶结构的受体及其信息转导
Signaling Pathway of Receptors with Intrinsic Enzymatic Activity

（一）受体酪氨酸（蛋白）激酶及其信息转导

胰岛素、生长因子类的膜受体本身含有酪氨酸蛋白激酶（receptor tyrosine kinase, RTK）结构域，因此属于酶相关受体类（enzyme-linked receptors）。当信息分子与受体结合时，RTK被激活，进而激活细胞内一系列信息转导的级联反应，引发相应的生物学效应或基因表达，包括细胞增殖分化、维持生存及代谢。

1. 受体的分子结构　所有这类受体均具有一胞外区，含配体结合位点；一疏水跨膜α螺旋区及一含RTK结构域的胞内区。当受体与生长因子结合时，受体单体接近、发生二聚化，其中的RTK被活化，两个单体受体分子彼此可使对方的酪氨酸残基磷酸化而激活，这一过程称自身磷酸化（autophosphorylation）（Fig. 18-11）。

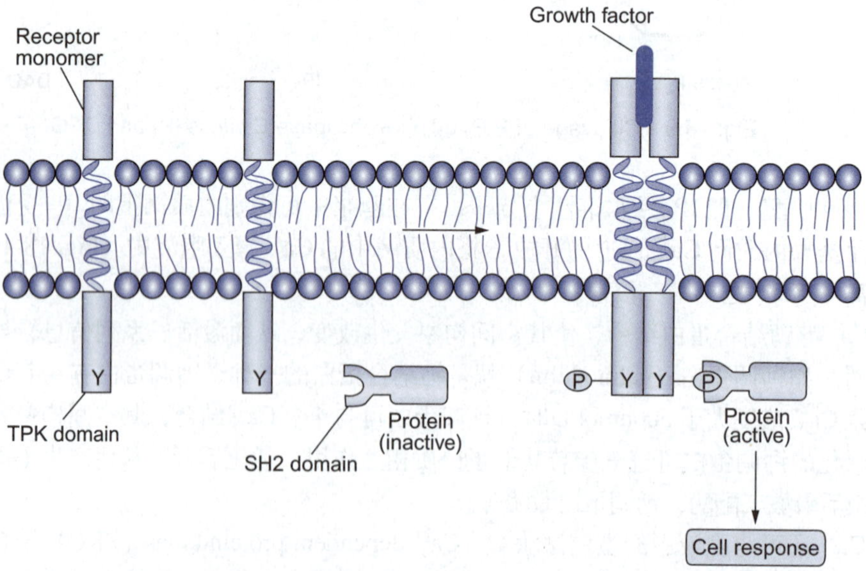

Fig. 18-11　Dimerization and autophosphorylation of growth factor receptors

2. Ras介导的信息转导途径　受体的胞内区经自身磷酸化后，可为胞液中一些专门识别磷酸化酪氨酸结构的效应蛋白所识别、结合，这类效应蛋白起中介作用，故称接头蛋白（adapter protein），如Grb2。接头蛋白识别含磷酸化酪氨酸的结构域，这种结构域高度保守，称为SH2

区（Src homology 2 domain），可识别的序列为 pTyr-X-X-H（p 为磷酸，X 为任意氨基酸，H 为疏水氨基酸）。

Ras 蛋白是 RTK 信息转导中的主要成员。Ras 类似于 G 蛋白中的 G_α 亚基，它的活性与结合 GTP 或 GDP 直接有关，其激活可影响下游效应蛋白的活性，调节细胞的生长与分化。Ras 蛋白约含 170 个氨基酸残基，小于 $G_{s\alpha}$（约含 300 个氨基酸残基），但两者的 GTP 结合区的结构则甚为相似。Ras 与 GDP 结合时呈无活性状态，另有一类鸟苷酸交换因子（guanine nucleotide exchange factor, GEF）如 Sos 可促进 GDP 从 Ras 上脱落下来，因 GTP 在细胞内的浓度较高，Ras 自发地与 GTP 结合，成为有活性的 Ras-GTP。Ras-GTP 持续的寿命仅约 1 分钟，其失活有赖于另一蛋白质的帮助，称 GTP 酶激活蛋白（GTPase-activating protein, GAP）。GAP 与 Ras-GTP 的结合可促使 GTP 水解成 GDP，从而形成无活性的 Ras-GDP。

活化的 Ras 蛋白可进一步活化 Raf 蛋白。Raf 蛋白具有丝氨酸/苏氨酸蛋白激酶活性，可激活有丝分裂原激活蛋白激酶激酶（mitogen-activated-protein kinase kinase, MAPKK），继而激活有丝分裂原激活蛋白激酶（mitogen-activated-protein kinase, MAPK）。MAPKK 是一种双重底物蛋白激酶，可使底物蛋白的丝氨酸/苏氨酸残基及酪氨酸残基均磷酸化。活化的 MAPK 可进入细胞核内使许多转录因子的丝氨酸/苏氨酸残基被磷酸化，调节基因表达（Fig. 18-12）。

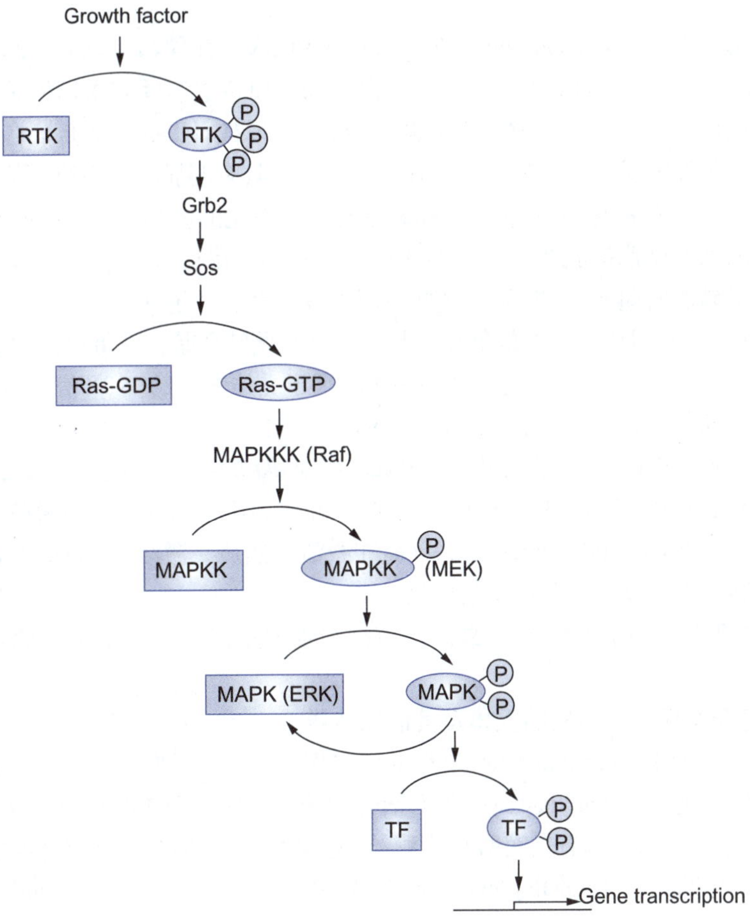

Fig. 18-12 Signaling pathway of RTK via Ras

3. PLCγ 介导的信息转导途径　当生长因子（如 PDGF）与相应受体结合时，可活化受体的酪氨酸蛋白激酶活性，使受体自身磷酸化，其中第 1 021 位磷酸化酪氨酸的邻近序列可被含 SH2 的蛋白 PLCγ 识别，并使后者磷酸化。磷酸化的 PLCγ 整合至质膜上，催化 PIP_2 水解成 DAG 及 IP_3，进一步激活 PKC（Fig. 18-13）。

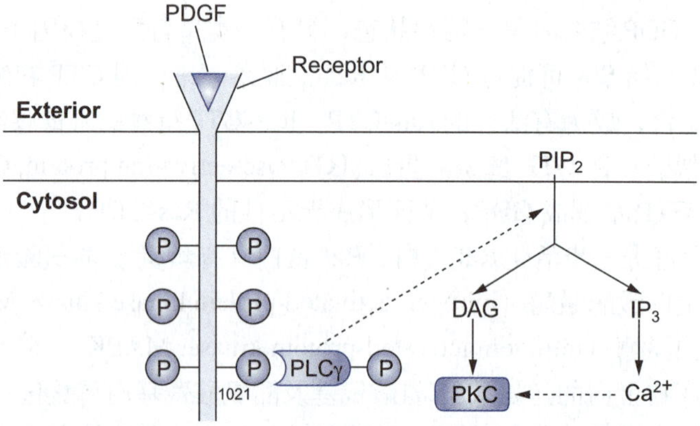

Fig. 18-13　Signaling pathway of RTK via PLCγ - PKC

4. 磷酸肌醇-3 激酶（phosphoinositide 3-kinase, PI-3K）介导的信息转导途径　在真核细胞中，PI-3K信息转导途径与细胞骨架重组、蛋白质和糖原合成等反应密切相关。通常，磷脂酰肌醇-3, 4-二磷酸（PI-3, 4-P_2）和磷脂酰肌醇-3, 4, 5-三磷酸（PI-3, 4, 5-P_3）在静息条件下的细胞内浓度很低。当细胞受到外界刺激时，其浓度升高，具有明显的胞内第二信使的性质。在肌醇磷脂代谢中，一种可催化肌醇环上的第 3 位发生磷酸化的激酶—— PI-3K 也能被多种细胞外信号激活，从而使磷脂酰肌醇-4-磷酸（PI-4-P）和磷脂酰肌醇-4, 5-二磷酸（PI-4, 5-P_2）发生磷酸化，生成磷脂酰肌醇-3, 4, 5-三磷酸（PI-3, 4, 5-P_3）（Fig. 18-14）。

PI-3K 由两个亚基组成，一个是催化亚基，一个是调节亚基。G 蛋白偶联受体及 RTK 可直接与PI-3K结合并活化之。目前认为，在多种生长因子受体激活的PI-3K信息转导过程中，蛋白激酶 B（protein kinase B, PKB）是 PI-3K 主要的下游信息转导途径。PKB 是一种丝 / 苏氨酸蛋白激酶，因与PKA、PKC家族同源而得名；PKB还是 *v-akt* 病毒癌基因表达产物，故又称为Akt。

PI-3K 催化反应的产物 PI-3, 4-P_2 和 PI-3, 4, 5-P_3 作为第二信使可将一种依赖它们的蛋白激酶—— PDK (phosphoinositide dependent kinase) 激活。然后，激活的 PDK 使 PKB/Akt 蛋白中的 Ser473 和 Thr308 磷酸化而将其完全活化。

通过 PKB 调节多种酶的活性，最后调节细胞骨架重组、蛋白质和糖原合成等细胞反应（Fig. 18-15）。

（二）含鸟苷酸环化酶结构的受体及其信息转导

心房分泌的心钠素（atrial natriuretic factor, ANF）可作用于血管平滑肌及肾小管，其受体即为具有鸟苷酸环化酶（guanylate cyclase）活性的跨膜受体。受体的跨膜区仅一条螺旋，胞外区可与 ANF 结合，胞内区具有鸟苷酸环化酶结构。ANF 与细胞膜表面受体结合后，使鸟苷酸环化酶活化，产生第二信使cGMP。cGMP继而激活蛋白激酶G（cGMP-dependent protein kinase, PKG）。蛋白激酶 G 为一条肽链，有调节区和催化区。当调节区与 cGMP 结合后，酶蛋白空间构象发生变化，催化区表现催化活性，使效应蛋白的丝氨酸/苏氨酸残基磷酸化，产生生物学效应——血管舒张，排钠利尿。

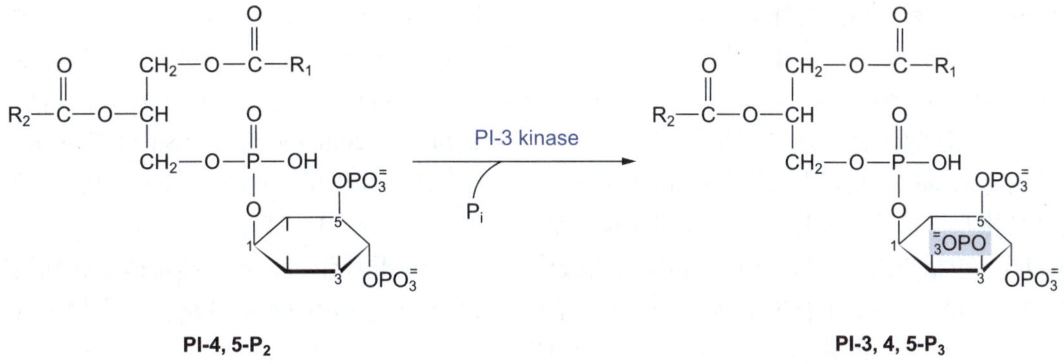

Fig. 18-14　Reactions catalyzed by PI-3 kinase

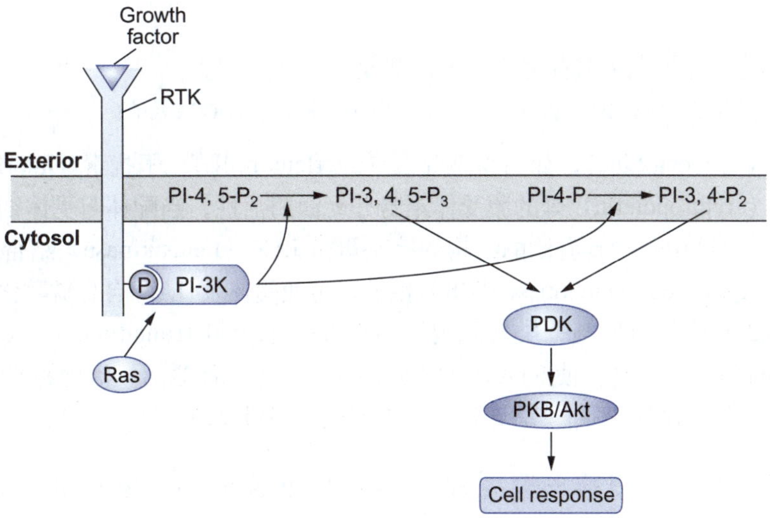

Fig. 18-15　Signaling pathway via PI-3 kinase

（三）含丝氨酸/苏氨酸激酶结构的受体及其信息转导

转化生长因子超家族，如转化生长因子β（transforming growth factor β, TGFβ）、骨形态形成蛋白（bone morphogenetic proteins, BMPs）的受体属于跨膜丝氨酸/苏氨酸蛋白激酶受体。受体分为Ⅰ型和Ⅱ型。配体与受体结合后，Ⅰ型和Ⅱ型受体聚合，Ⅱ型受体使Ⅰ型受体胞内区丝氨酸/苏氨酸残基发生磷酸化而激活，进而激活Smads。Smads分为3种类型：(1) 膜受体激活的Smads（receptor-regulated Smads, R-smads）：包括Smad1、2、3、5、8亚型，其C末端含有一个磷酸化位点SSXS（S代表Ser）；(2) 通用的Smad（common-partner Smad, Co-smad）：目前只有Smad4，其C末端没有磷酸化位点，不能与受体相互作用，但可与Smad家族中的其他成员相互作用并形成稳定的异源多聚体，调节靶基因转录；(3) 抑制性Smads（inhibitory Smads）：包括Smad6、7，其C末端缺乏磷酸化位点，能与受体结合，但不能被磷酸化和被释放，它与受体结合后阻止R-Smads与受体的结合。R-Smads与Smad4形成的活性复合物可进入细胞核内，调控基因表达，产生生物学作用（Fig. 18-16）。

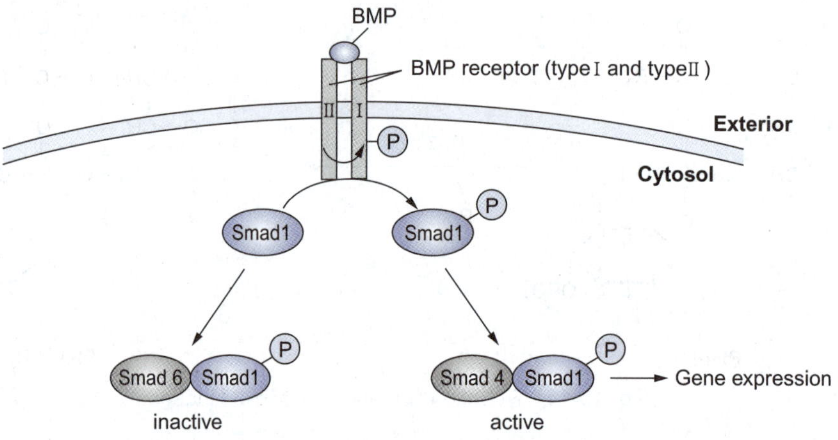

Fig. 18-16 Signaling pathway of receptor serine/threonine kinase

三、与胞浆中酪氨酸激酶偶联的受体及其信息转导 Signaling Pathway of Tyrosine Kinase-linked Receptors

许多细胞因子（cytokine），如白细胞介素（interleukin, IL）、干扰素（interferon, IFN）及红细胞生成素（erythropoietin）等的膜受体本身并无激酶活性。当配体与受体结合时，受体发生二聚化，并与胞液中一种具有激酶结构的接头蛋白JAK（Janus kinase）结合。JAK具有酪氨酸蛋白激酶（tyrosine protein kinase, TPK）活性，可使受体及JAK自身磷酸化，磷酸化的受体/JAK1/JAK2复合体进而与一类转录因子STATs（signal transducers and activators of transcription）的SH2区结合，使STATs发生磷酸化、二聚化而激活。活化的STATs二聚体进入核内，结合DNA的调控序列，诱导相应基因的表达（Fig. 18-17）。

四、一氧化氮的信息转导途径 Signaling Pathway Related with Nitric Oxide

一氧化氮（nitric oxide, NO）是一种既有第二信使又有第一信使特征的气体信息分子。NOcGMP系统在人类和动物的多种组织、细胞中广泛存在，它代表了一种细胞间和细胞内信息转导和细胞功能调节的新的信号转导机制。

乙酰胆碱、缓激肽及ATP等物质可引起细胞内 Ca^{2+} 浓度增加，继而激活细胞内一氧化氮合酶（nitric oxide synthase, NOS）。NOS催化*L*-Arg合成第二信使NO。NO通过自分泌或旁分泌方式激活胞浆可溶性鸟苷酸环化酶（soluble guanylate cyclase, sGC），继而催化细胞内cGMP增高。cGMP的作用主要通过激活PKG实现，调节心血管系统、免疫系统和神经系统的功能。

舌下含服的硝酸甘油可产生中间代谢产物NO。NO作为第一信使，进入细胞后也可激活sGC，继而催化细胞内cGMP增高。

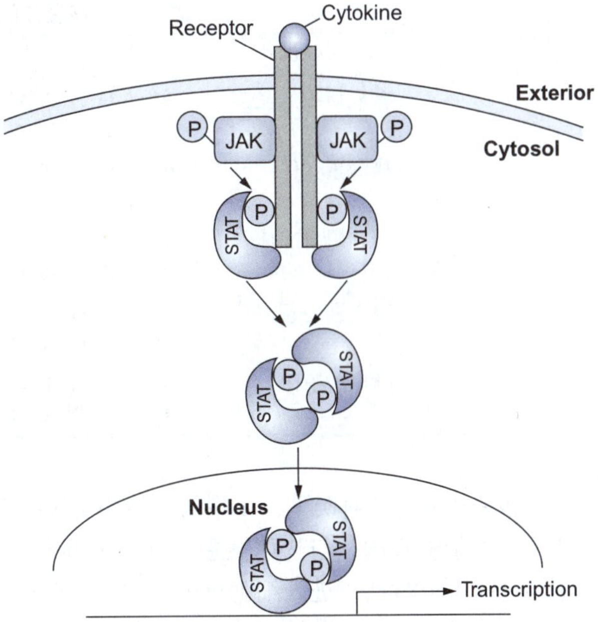

Fig.18-17　Signaling pathway of cytokines

五、蛋白磷酸酶 Protein Phosphatase

以上章节着重叙述了蛋白激酶的磷酸化作用。其实，与蛋白激酶催化的磷酸化反应相对的、蛋白磷酸酶（protein phosphatase）催化的脱磷酸化过程同样重要。脱磷酸化的蛋白磷酸酶与促磷酸化的蛋白激酶作用正好相反，也是调节细胞内信息转导和生理效应的重要的方式。

蛋白磷酸酶所催化脱磷酸化的反应类型，也有丝氨酸/苏氨酸脱磷酸化及酪氨酸脱磷酸化之分。已发现的细胞内丝氨酸/苏氨酸蛋白磷酸酶有PP1，PP2A、PP2B等数十种之多，它们的特异性各异。酪氨酸蛋白磷酸酶也有多种，如PTP1B等。

实质上，细胞内信息转导途径中的磷酸化与脱磷酸化是细胞内化学修饰调节的两个重要形式，体现了生物调控中正/负调节的协调与平衡。

第三节　核受体及其信息转导

Section 3　SIGNALING PATHWAYS OF NUCLEAR RECEPTORS

甲状腺素与类固醇激素、维生素D及维甲酸类等脂溶性信息分子可以穿过细胞膜，进入细胞内与核受体结合，发挥其调节作用。目前已知核受体不下百余种，为一超家族，在细胞的生长、发育、分化过程中起重要作用。

所有核受体结构中均有三个功能结构（区）域：N端为一可变区，不同核受体变异较大，内含转录激活区；中间有一DNA结合区，可与靶DNA上的激素反应元件结合；C端含有配体结合区，可与配体结合。通常，DNA上的类固醇激素反应元件为反向重复序列，而甲状腺素、维生素D及维甲酸反应元件为同向重复序列（表18-1）。

表 18-1 核受体的激素反应元件

核受体	激素反应元件
糖皮质激素受体	5′ A G A A C A $(N)_3$ T G T T C T 3′ 3′ T C T T G T $(N)_3$ A C A A G A 5′
雌激素受体	5′ A G G T C A $(N)_3$ T G A C C T 3′ 3′ T C C A G T $(N)_3$ A C T G G A 5′
甲状腺素受体	5′ A G G T C A $(N)_3$ A G G T C A 3′ 3′ T C C A G T $(N)_3$ T C C A G T 5′
维生素 D 受体	5′ A G G T C A $(N)_3$ A G G T C A 3′ 3′ T C C A G T $(N)_3$ T C C A G T 5′
维甲酸受体	5′ A G G T C A $(N)_3$ A G G T C A 3′ 3′ T C C A G T $(N)_3$ T C C A G T 5′

核受体分为三种类型：Ⅰ型的配体为类固醇激素，如雌激素受体等。这类核受体在与配体结合前位于胞浆内，与热休克蛋白（heat shock protein）结合，处于静止状态。只当与相应配体结合时方可激活，进入细胞核内，作用于DNA上相应的反应元件，调控下游靶基因的表达。

Ⅱ型的配体有甲状腺素、维生素 D 及维甲酸。这类受体在与配体结合前，在核内结合于DNA上相应的反应元件，使转录处于阻抑状态。一旦有相应的配体与受体结合，则受体活化，作用于与启动子结合的基本转录因子及 RNA 聚合酶Ⅱ，促进相应基因的表达。

Ⅲ型则为配体未明的一类核受体，称为孤核受体（orphan receptor）。

药物 RU486 可竞争性地与黄体酮受体的配体结合区结合，使黄体酮受体不能结合黄体酮。黄体酮为受精卵在子宫中着床的重要激素，因而 RU486 可干扰受精卵着床，成为早期终止妊娠的有效药物。药物 Tamoxifen 则竞争性地与雌激素受体结合，使雌激素不能发挥作用。临床上用以治疗雌激素敏感的乳腺癌。

SUMMARY

Extracellular signaling molecules regulate interaction between unicellular organisms and are critical regulators of physiology and development in multicellular organisms. There are many different types of signals, including membrane-anchored and secreted proteins and peptides, small lipophilic molecules, small hydrophilic molecules derived from amino acids, and gases. Signals can act at short range, long range, or both. The multitude of membrane receptors fall into four main classes: G-protein-coupled receptors, ion-channel receptors, receptors linked to cytosolic tyrosine kinases, and receptors with intrinsic catalytic activity. Binding of extracellular signaling molecules to membrane receptors trigger intracellular pathways that ultimately modulate cellular metabolism, function, or development.

Many membrane receptors are linked to trimeric G proteins. Ligand binding to these receptors, which contain seven transmembrane domains, leads to activation of an associated signal-transducing G protein. Adenylyl cyclase, which catalyzes the formation of cAMP from ATP, is the best-characterized effector regulated by trimeric G proteins. cAMP then activates protein kinase A by binding to its regulatory subunit, thus unleashing its catalytic chains. PKA, a multifunctional kinase, alters the activity of many target proteins by phosphorylating serine and threonine residues.

The phosphoinositide cascade is mediated by seven transmembrane receptors and $G_{\alpha q}$ proteins. The receptor-triggered activation of phospholipase C generates two intracellular messengers by hydrolysis of phosphatidylinositol-4, 5-bisphosphate. IP_3 opens calcium channels in the endoplasmic reticulum membranes, leading to an elevated level of Ca^{2+} in the cytosol. Ca^{2+} acts by binding to calmodulin. Ca^{2+}-calmodulin complex regulates the activity of many different proteins, including protein kinases that in turn regulate the activity of various transcription factors. Ca^{2+} and DAG coordinately activate protein kinase C, which phosphorylates serine and threonine residues in target proteins.

Receptor tyrosine kinases (RTKs) , which bind to peptide/protein hormones, may exist as dimers or dimerize during binding to ligands. Ligand binding leads to activation of the kinase activity of the receptor and autophosphorylation of tyrosine residues in its cytosolic domain. RTKs are linked indirectly to Ras via two proteins, Grb2 and Sos. The SH2 domain in Grb2, an adapter protein, binds to specific phosphotyrosines in activated RTKs. Grb2 then binds Sos, a guanine-nucleotide exchange factor, thereby bringing Sos close to membrane-bound RasGDP. Binding of Sos to inactive Ras causes a large conformational change that permits release of GDP and binding of GTP. Activated Ras promotes formation of signaling complexes at the membrane containing three sequentially acting protein kinases. Raf is recruited to the membrane by binding to Ras-GTP and then activated. It then phosphorylates MAPKK, a dual specificity kinase that phosphorylates MAP kinase. Phosphorylated MAP kinase dimerizes and translocates to the nucleus where it regulates gene expression.

Ligand binding to RTKs can also trigger the phosphoinositide signaling pathway, leading to the activation of PKC and elevation of Ca^{2+} in the cytosol.

RTKs stimulates PI-3K to generate specific phosphoinositides, leading to activation of protein kinase B.

cGMP is produced by membrane receptors with guanylate cyclase activity, which are activated by peptide hormones, and by soluble guanylate cyclase, which is activated by binding of nitric oxide.

The TGFβ and BMPs receptors include Type Ⅰ and Type Ⅱ subunits that are serine-threonine kinases that signal through the Smad family of proteins. Binding of ligand to its cell surface receptor Type Ⅱ leads to the phosphorylation of the Type Ⅰ receptor by Type Ⅱ. The Type Ⅰ receptor is then able to phosphorylate and activate Smads. Smads are then translocated to the nucleus to trigger the expression of responsive genes.

Cytokines signal through a related superfamily of membrane receptors that are associated with and activate Janus kinases (JAKs). Ligand-induced dimerization of the receptor induces the reciprocal tyrosine phosphorylation of the associated JAKs, which, in turn, phosphorylates tyrosine residues on the cytoplasmic tail of the receptor. These phosphorylated tyrosines serve as docking sites for the SH2 domain of the STAT protein, and JAK catalyzes the tyrosine phosphorylation of the receptor-bound STAT. Phosphorylation of STAT at a conserved tyrosine residue induces dimerization, followed by translocation of the STAT dimer to the nucleus. STAT dimers bind to specific DNA response elements in the promoter region of target genes to activate gene expression.

There are many kinds of protein phosphatases with different specificity. For example, PP1，PP2A, PP2B are specific for phosphorylated serine and threonine residues, and PTP1B is specific for phosphorylated tyrosine.

The activities of the nuclear-receptor superfamily are regulated by lipid-soluble hormones. Ligand binding to these receptors induces conformational changes that modify their interactions with specific DNA response elements in the promoter regions of target genes to activate transcription.

There are a lot of cross talks between signaling pathways. Interaction of different signaling pathways permits the fine-tuning of cellular activities required to carry out complex developmental and physiological processes.

复 习 题

1. 细胞信息转导途径有哪几条？
2. 试以β-肾上腺素能受体为例，阐述其信息转导过程。
3. 蛋白激酶有哪几类？根据什么原则对其进行分类？
4. 试以干扰素 IFNγ 为例，阐述其信息转导过程。
5. 类固醇激素是如何调控基因表达的？

主要参考书和文献

1. 张迺蘅主编. 生物化学. 第 2 版. 北京: 北京大学医学出版社, 1999
2. 周爱儒主编. 生物化学. 第 6 版. 北京: 人民卫生出版社, 2004
3. David L. Nelson, Michael M. Cox. Lehninger Principles of Biochemistry. 4th ed. New York: W. H. Freeman and Company, 2005
4. Jeremy M. Berg, John L. Tymoczko, Lubert Stryer. Biochemistry. 5th ed. New York: W. H. Freeman and Company, 2002
5. Rorbert K. Murray, Daryl K. Granner, Peter A. Mayes, et al. Harper's Biochemistry. 26th ed. New York: McGraw Hill Company, 2003

（李平风）

第十九章　细胞生长调控与肿瘤发生的分子基础

CHAPTER 19　THE REGULATION OF CELL GROWTH AND THE MOLECULAR BASIS FOR TUMORIGENESIS

PRINCIPAL POINTS

Cell cycle: The basic cell cycle is divided into four phases: the synthesis or S phase; mitosis or M phase; and G_1 and G_2-represent "gap" periods. When cells cease proliferation, they exit the cycle and enter a non-dividing, quiescent state known as G_0 phase.

The regulation of cell cycle: The cell cycle is executed by an array of molecules including cyclins, cyclin-dependent kinases (Cdks), Cdk substrates, and Cdk regulators through their chemical and physical interactions.

Checkpoints: The switch, or transition, between phases is a hallmark of the cell cycle, with an extremely accurate timing and order of molecular events. If something goes wrong, the cell has several systems for interrupting the cell cycle. These are the quality control points of the cell cycle and are often referred to as checkpoints.

Carcinogenesis: Cancer cells often arise from uncontrolled cell proliferation. It is a result of the alterations in the signal-transduction pathways that lead to proliferation in response to external signals. Many growth factors and their receptors, as well as their membrane, cytoplasmic and nuclear downstream effectors have been identified as oncogenes or tumor-suppressor genes.

细胞周期（cell cycle）调控是近 20 年来最引人注目的生命科学研究领域之一。20 世纪 90 年代以来，分子肿瘤学研究与细胞周期研究互相融合，对细胞周期研究产生了巨大推动作用。

自 1882 年发现细胞分裂以来，许多生物学家进行了大量相关研究。但直到 20 世纪 50 年代，随着“DNA 是遗传物质”观念的确立及 DNA 双螺旋结构的发现，细胞周期的概念才逐渐成形。早期研究集中在细胞周期的特性上，主要发现了细胞周期的有序性，并发现在G_1晚期有一个关键的限制点，又称“R 点”。通过 R 点的细胞将不可逆地进入 S 期，直至完成细胞分裂；否则，细胞将因环境或内部的不利变化而继续留在 G_1 期。科学家曾采用微生物、软体动物、昆虫、两栖类动物和哺乳类等各种模型开展研究，揭示细胞周期调控的分子机制。例如，Leland Hartwell 以单细胞生物芽殖酵母为模型，利用遗传学方法先后发现了上百个突变后会导致细胞周期异常的基因。其中一个被称作 *CDC 28* 基因（cell division cycle gene 28，细胞分裂周期基因 28），对细胞周期的启动，即细胞能否通过 R 点（在酵母中被称为“启动点”）起关键作用，因此，又被称作“启动”（START）基因。Paul Nurse 则以裂殖酵母为实验材料，发现了功能及编码蛋白质均与 *CDC 28* 非常相似的基因 *cdc2*，并从高等生物中克隆了类似的基因，从而说明细胞周期的基本调节机制在进化过程中是保守的。后来，这类基因被统称为“周期蛋白依赖性蛋白激酶”（Cyclin-dependent kinases, Cdks）基因。这些基因所编码的蛋白质通过对其他蛋白质的化学修饰驱动细胞周期。Timothy Hunt 从海胆中发现了与 Cdk 功能相关的物质——细胞周期蛋白（Cyclin），这类蛋白质因其含量在细胞周期中呈周期性变化而得名。周期蛋白与 Cdks 形成复合物，有激酶活性的 Cdks 将磷酸基团加到周期蛋白的特定氨基酸残基上（磷酸化），使后者三维构象发生变化，从而引起一系列的链式反应，控制细胞周期的进行。酵母细胞只有一种周期蛋白依赖性激酶（Cdk），但有多种周期蛋白。不同的周期蛋白在不同的时期表达，又被适时地降解。与酵母不同，高等生物有多种 Cdk，每种 Cdk 可与不同的周期蛋白结合，这种 Cdk 和周期蛋白的复杂搭配既可满足高等生物细胞周期精密度高的要求，又可适应不同细胞细胞周期调控的特异性需求；不同的 Cdk-周期蛋白复合物可能参与不同细胞的周期。细胞周期的研究为细胞生长、组织器官发育，以及其肿瘤发生机制等研究奠定了基础。因而 2001 年 10 月 8 日，瑞典卡罗林斯卡医学研究院宣布授予 Hartwell、Hunt 和 Nurse 2001 年度诺贝尔生理学 / 医学奖，以表彰他们在“细胞周期的关键调节因子”研究中的杰出贡献。

第一节 细胞周期概述

Section 1 OVERVIEW OF THE CELL CYCLE

“细胞周期”（cell cycle）又称“细胞分裂周期”，是指一个细胞经生长、分裂形成两个细胞所经历的全过程，或者说细胞周期是指细胞从一次分裂结束到下一次分裂结束所经历的全过程。1953 年 Howard 等首先将细胞周期分为 4 个阶段（Fig. 19-1），即 G_1 期（gap 1 phase）、S 期（synthesis phase）、G_2 期（gap 2 phase）和 M 期（mitosis phase）。G_1 期、S 期和 G_2 期又被统称为有丝分裂间期（interphase）。进入细胞周期的细胞是处于分裂状态的细胞，而另外一些细胞则处于不分裂状态，即 G_0 期。体外实验证明，人类细胞的整个细胞周期大约需 24 小时，其中 M 期需约 0.5 ~ 1 小时，G_1 期约 8 ~ 10 小时，S 期约 6 小时，G_2 期 4 ~ 6 小时，其具体过程如下。

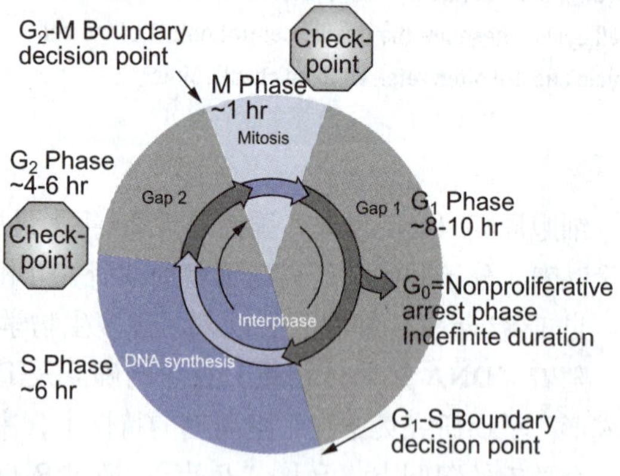

Fig. 19-1 Mammalian Cell Cycle

一、G_1 期 G_1 Phase

从有丝分裂完成到 DNA 复制前的这段间歇时间称为 G_1 期。在不同细胞中 G_1 期所需的时间差异很大。有的细胞 G_1 期很短，如卵细胞 G_1 期几乎测不出来；有的细胞 G_1 期很长，如白血病细胞可延续到十天以上。在 G_1 期，细胞完成必要的生长，并为 S 期 DNA 复制做好准备，如某些转录因子（E2F）、周期蛋白、Cdks以及DNA 聚合酶的表达或合成。此外，其他一些物质如二氢叶酸还原酶是体内四氢叶酸库稳定及 dUMP-dTMP 转化的关键酶，如果没有该酶合成，则细胞内四氢叶酸库得不到补偿，导致与一碳单位转移有关的生化反应及

DNA合成受阻。

二、S 期 S Phase

S 期是 DNA 复制的时期。DNA 含量在 S 期增加一倍，只有在这个时期氚标记的脱氧胸苷才可以掺入 DNA，提供了与其他各期明确区分的标志。

三、G_2 期 G_2 Phase

从 DNA 复制完成到有丝分裂开始的这段间歇时间称为 G_2 期。G_2 期主要是为有丝分裂作准备，表现为大量蛋白质合成。如阻断 G_2 期蛋白质合成，则可阻止 G_2 期细胞进入 M 期。G_2 期对复制的 DNA 进行必要的检测、修复，保证DNA复制的准确性。

四、M 期 M Phase

从细胞有丝分裂开始到结束的这段时间称为 M 期，也就是从染色体的浓缩、分离到平均分配到二个子细胞为止。M 期又分为前期（prophase）、中期（metaphase）、后期（anaphase）和末期（telophase）等。各期以完成染色体浓缩、中心粒移向细胞核对应的两极、核仁解体、核膜消失（前期）、纺锤体形成、核染色体排列于其间（中期）、姐妹染色体分离并移向两极（后期）、子细胞核形成和胞质分裂（cytokinesis）（末期）为特征。

五、G_0 期 G_0 Phase

哺乳动物细胞在有丝分裂完成后，可根据细胞的分裂能力不同分成 3 种类型：第一类细胞保持继续分裂的能力，可再进入细胞周期进行下一次分裂；第二类细胞则永远失去分裂能力而进行分化；第三类细胞则暂时进入休止期（G_0）期。在平常情况下，G_0期细胞是不能合成DNA或进行分裂的。但在给予适当刺激后，可以重新进入细胞周期进行分裂。G_0 期细胞不包括在细胞周期之内。

总之，细胞周期是生命活动的基本过程，细胞在周期时相的变迁中进入增殖、分化、衰老和死亡等生理状态。细胞周期的正常运行受一系列基因调控，如调控发生异常则细胞可进入无节制的增殖最终导致肿瘤的发生。

第二节　细胞周期调控的关键分子

Section 2　KEY REGULATORS IN THE CELL CYCLE

细胞增殖受细胞周期调控机制的严格控制。细胞周期调控的核心蛋白分子主要可分为 3 大类：Cdks、Cyclins 及 Cdk 抑制蛋白（Cyclin-dependent kinase inhibitors, CKIs）。其中，Cdks 是细胞周期调节的中心环节，Cyclins 是 Cdks 的正调节因子，CKIs 是 Cdks 的负调节因子。

一、细胞周期蛋白 Cyclins

细胞周期蛋白（Cyclins）是一类伴随细胞周期的不同阶段表达、累积和降解的蛋白质因子。在高等真核细胞中，Cyclins 主要包括 8 个成员（A ~ H）。根据其细胞周期的时相变化、结合的Cdks 及其主导作用不同，通常分为 4 类：G_1-Cyclin、G_1/S-Cyclin、S-Cyclin和M-Cyclin。G_1-Cyclin 主要是Cyclin D，后者又包括 3 个亚型：Cyclin D1、D2 和 D3，分别由位于 11q13的 *CCND1*、12p13 的 *CCND2* 和 6q21 的 *CCND3* 基因编码；基因同源性为 53.1% ~ 63.5%。各亚型在不同组织中的表达有一定的特异性，并受外部生长因子的调节。当细胞受到生长因子等刺激时，细胞周期自静止态的 G_0 期进入 G_1 期。此时，Cyclin D 表达增加，与 Cdk4 或 Cdk6 结合，一方面有助于细胞通过 G_1 晚期检测点，另一方面可以降解 S 期 Cdk 复合物抑制因子，活化 S 期 Cdk 复合物，为 DNA 复制准备条件。在 G_1 期末 Cyclin E 开始表达，其含量在 G_1/S 转换点达到高峰，是谓 G_1/S-Cyclin 。G_1/S-Cyclin 结合 Cdk2，在 G_1/S 转换点发挥主要作用，启动细胞周期和 DNA 的合成。Cyclin A 是 S 期的特征性细胞周期蛋白，在 S 期逐渐合成并达到高峰；其与 Cdk2 结合，为 DNA 复制所必需。M-Cyclin 主要是 Cyclin B，在 S 期即开始合成，在 G_2/M 转换点达到高峰。Cyclin B 与 Cdk1 结合，其复合物又称促有丝分裂因子（mitosis-promoting factor，MPF），主要是磷酸化特异的结构蛋白质和调控蛋白质，驱动M期进程（Fig. 19-2）。目前，对 Cyclin C 研究较少，尚未分离到与其相应的 Cdk，也无完全的证据表明它作用于细胞周期的哪个阶段。

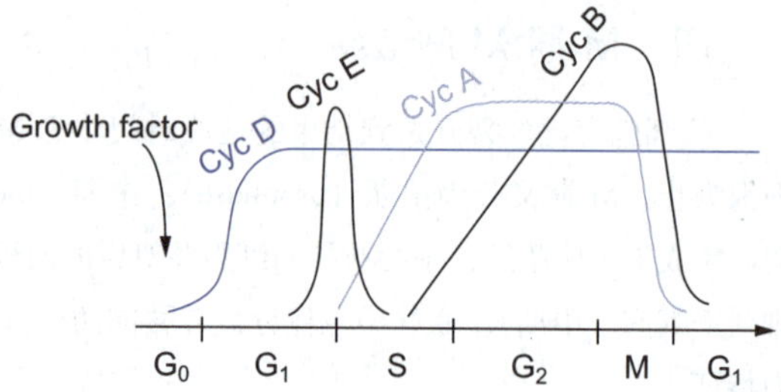

Fig. 19-2 Cell cycle-dependent expression of cyclins in mammalian cells

在结构上，所有的 Cyclin 分子均有一个由 100 多个氨基酸残基组成的相对保守区域，称之为细胞周期蛋白盒（Cyclin box）。Cyclin box的主要功能是与 Cdk 结合，激活 Cdk 的蛋白激酶活性，从而调控细胞周期进程。该区域的突变会同时导致 Cyclin 与 Cdk 的结合能力及对Cdk激活功能的丧失。另外，Cyclin 还有一毁灭盒（destruction box），在 Cyclin 的自身降解中发挥重要作用。在功能上，Cyclin 与 Cdk 形成二聚复合体，该复合体分为催化亚基和调节亚基两部分，催化亚基为 Cdk，调节亚基为 Cyclin。如前所述，Cdk 本身不具有激酶活性，只有当与 Cyclin 结合后才具有激酶活性。

二、周期蛋白依赖性蛋白激酶 Cyclin-dependent Protein Kinases

周期蛋白依赖性蛋白激酶（Cdks）是一类丝氨酸/苏氨酸蛋白激酶，在细胞周期的调节中起关键作用。通常，在单细胞真核生物中只有一种 Cdk，在芽殖酵母中是 Cdc28，在裂殖酵母中是 Cdc2。然而，在多细胞真核细胞中，参与细胞周期的 Cdk 则有多种。在人体细胞内主要有 Cdk1（Cdc2）、Cdk2、Cdk 3、Cdk4、Cdk5、Cdk6、Cdk7（CAK）和 Cdk8 等。

在结构上，Cdks 有三个重要的功能域。第一功能域是 ATP 的结合部位和该酶的活性部分；第二功能域是调节亚基（Cyclin）的结合部位；第三功能域是 P13suc1 的结合部位（P13suc1 能抑制激酶活性，阻止细胞进入或退出 M 期）。各种 Cdk 在细胞周期内特定的时间被激活，通过磷酸化底物，驱使细胞完成细胞周期。在细胞周期的整个过程中，细胞中某一 Cdk 的含量是恒定的，即活化 Cdk 与非活化 Cdk 的总量不变，不因细胞周期的进行而发生改变。增加或减少的只是活化的Cdk与非活化的Cdk的比例，该比例受以下三个方面的调节。

首先，活化Cdk与非活化Cdk的比例与调节亚基Cyclin有关。Cdk单体及Cdk-Cyclin复合体的晶体结构分析表明，人类细胞的Cdk只与特定的Cyclin 结合才有活性，同时也只有Cyclin降解才能使Cdk最终失活。这是因为，当Cdk呈单体状态时，其催化中心被掩盖在内部，因而没有活性；而Cyclin与Cdk的结合可改变Cdk的蛋白质构象，使催化中心暴露，形成有活性的Cdk。每种Cdk可与不同的周期蛋白结合，反之亦然（见表19-1）。其次，活化Cdk与非活化Cdk比例受磷酸化和脱磷酸化的调节。除必须与相应的Cyclin结合外，Cdk的激活还需要在其保守的苏氨酸和酪氨酸残基上发生磷酸化。现已证明，Wee1激酶可以通过磷酸化Cdk抑制其活性，而Cdc25磷酸酶可以使Cdk去磷酸化恢复其活性。人Cdc2的激活过程包括Thr160/Thr161和Thr14/Tyr15磷酸化；Cdc2的磷酸化会影响Cyclin的结合部位，促进Cdk-Cyclin的结合。同时，这种磷酸化又是Cyclin依赖性的，因为Cyclin与Cdk的结合可导致Cdk T环的移开。最后，活化Cdk与非活化Cdk比例受Cdk抑制蛋白（CKIs）的调节作用。当CKI与Cdk结合后，阻止Cdk磷酸化，使Cdk不能被激活。

表19-1　依赖Cyclin的蛋白激酶（Cdc/Cdk）

种属	Cdk	与之结合的Cyclin	作用的细胞周期或功能
裂殖酵母	Cdc2	CIG1	G_1
		CIG2	S
		Cdc13	G_2/M
出芽酵母	Cdc28	Cln1、Cln2、Cln3	G_1
		Clb3、Clb4、Clb5、Clb6	S
		Clb1、Clb2、Clb3、Clb4	G_2/M
哺乳动物	Cdk1	Cyclin B	G_2/M
	Cdk2	Cyclin E1, E2	G_1
		Cyclin A	S
	Cdk3	Cyclin E	G_1/S
	Cdk4	Cyclin D1、D2、D3	G_1
	Cdk5	Cyclin D1、D3	Neuronal differentiation
	Cdk6	D1、D2、D3	G_1/S
	Cdk7	Cyclin H	Cdk-activating kinase
	Cdk8	Cyclin C	Transcription regulation
	Cdk9	Cyclin T	G_1/S

三、Cdk抑制蛋白 Inhibitors of Cdks

Cdk抑制蛋白（CKIs）是Cdk的负调节因子，与Cyclin竞争性结合Cdk，拮抗Cyclin的作用，阻止细胞经过“检测点”（checkpoint），调节细胞周期。CKI可分为两大家族。第一大家族是具有广泛抑制Cdk作用的CIP/KIP家族，因其N末端和C末端分别具有不同的结构和功能，故又被称为双重特异家族。它包括p21（CIP1/WAF1/CAP20/SDI1）、p27（KIP1）和p57，它们主要与 Cyclin D、E、A 相结合，从而抑制由这些 Cyclin 所激活的 Cdk。第二大家族为具有特异性抑制作用的 INK4 家族，因其结构中含有数个具有强烈疏水性的锚蛋白（ankyrin）重复序列，故又被称为锚蛋白家族，包括 p15、p16、p18 和 p19。

大多数 CKI 直接结合 Cdk，或与 Cdk-Cyclin 复合体作用而调节细胞周期。以下将详细介绍几种 CKI 的作用方式和机理。

（一）p21

p21 基因是在 1993 年发现的第一个 CKI 基因，是目前已知的具有最广泛激酶抑制活性的细胞周期抑制蛋白，对细胞周期中各期的 Cdks 均有明显的抑制作用。*p21* 定位于 6p21，其表达蛋白质分子质量为 21kD。最初认为 p21 与野生型 p53 的生物活性有关，故命名为 $p21^{WAF1}$（Wild-type p53 Activated Fragment-1）。后又发现 p21 与细胞老化等多种因素有关，故又称 $p21^{SDL1}$、$p21^{Cip1}$、$p21^{CAP20}$ 或 $p21^{PIC1}$ 等。在正常细胞中，p21 与 Cyclin、Cdk 和增殖细胞核抗原（PCNA）组成四聚体，通过其 N 末端结构域与 Cyclin-Cdk 结合，抑制 Cyclin-Cdk 磷酸化 Rb 蛋白，阻止细胞进入 S 期。PCNA 是 DNA 聚合酶 δ 的功能亚基，当细胞在 S 期发生 DNA 损伤时，p21可通过其 C 末端结构域与 PCNA 直接结合，抑制 DNA 聚合酶 δ 活性，阻止损伤 DNA 长链的复制。但 p21 不能抑制 DNA 复制起始复合物的形成和 DNA 缺口的修补，所以，损伤 DNA 的修复不会被 p21 抑制。此外，*p21* 基因的启动子区域含有 p53 蛋白的结合位点。当用 γ 射线或化学诱变剂引起 DNA 损伤后，*p53* 被激活，继而激活 *p21* 基因转录；p21 通过抑制 Cyclin-Cdk 对 Rb 蛋白的磷酸化，使细胞滞留在 G_1 期，使损伤 DNA 有机会得以修复，从而保证进入子细胞的染色体的完整性。由于 p21能与多种 CDK-Cyclin 复合体（如 Cyclin D-Cdk4、Cyclin E-Cdk2、Cyclin A-Cdk2 等）结合而抑制多种 Cdk 的活性，故其可能作用于细胞周期的多个环节。与 p21 相同，p27、p57 也是 Cyclin-Cdk 复合物的抑制剂，它们的过表达均可使细胞阻滞在 G_1 期。

（二）p16

p16 基因定位于 9p21-22，又称 MTS_1 基因（Multiple Tumor Suppressor 1），主要抑制 Cdk4 的活性，故命名为 $p16^{INK4A}$。p16 的分子质量约为 16kD，其编码基因由 3 个外显子组成，并有 α、β 两个转录本。*p16* 基因的 N 末端含有一个与细胞周期蛋白盒的 N 端同源的序列，此外，*p16* 基因还含有 4 个锚蛋白重复序列。p16 可通过与 Cyclin D 竞争性地结合 Cdk4/6，抑制 Cdk4 或 Cdk6 的活性，使其不能对 Rb 磷酸化。未磷酸化的 Rb 与 E2F 结合，从而使依赖于 E2F 转录的基因不能转录，阻止细胞由 G_1 期进入 S 期。

p15、p18、p19 和 p16 一样均可通过抑制 Cdk4 或 Cdk6 活性，影响细胞周期的进程。正常的细胞周期需要 Cdk 的正调节因子 Cyclin 与负调控因子 CKI 的精确协同与平衡，一旦这种平衡失稳就会造成细胞的失控性增殖，发生癌变。不同的 Cyclin、Cdk、CKI 及其他相关调控蛋白精确调控细胞周期的每一个时相（表 19-2 和 Fig. 19-3）。为确保细胞周期事

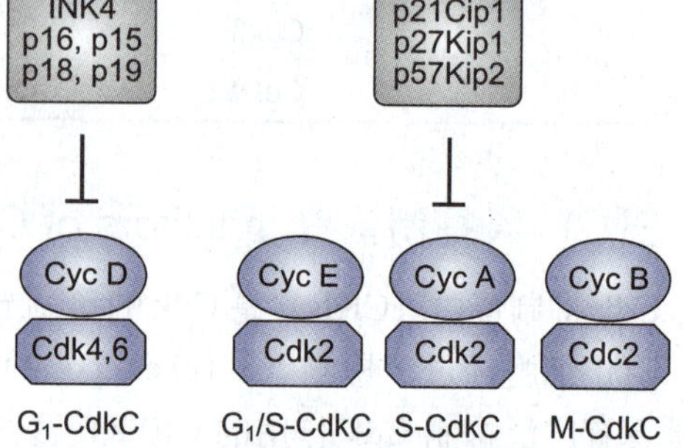

Fig. 19-3 Cdk Inhibitors（CKIs）in mammalian cells

件发生的时间性、协同性，Cdk 的时相性激活是细胞周期调控机制的核心，其主要依赖于 Cyclin 的细胞周期特异性或时相性表达、累积和降解。此外，在人类体细胞中，Cyclin 与相应的 Cdk 结合后，Cdk 的激活与否还受几种复杂因素 / 机制的严格调控，这些因素 / 机制包括 Cdk 活化蛋白激酶（Cdk activating kinase，CAK）、Cdc25、CKI、Cyclin 降解等。这些调控机制的启用取决于细胞内、外信息（如细胞的生长条件、上一细胞周期事件是否完成、下一细胞周期事件完成的条件是否具备等）的整合。

表 19-2　Cyclins-Cdks-CKIs 的相互作用关系

Cylcins	相关 Cdks	细胞周期作用	相关 CKIs
A	Cdk1, Cdk2	$S \rightarrow G_2 \rightarrow M$	p21、p27、p57
B (B1, B2)	Cdk1 (Cdc2)	$G_2 \rightarrow M$	p21、p57
C	–	–	–
D (D1 ~ 3)	Cdk4 (2, 5, 6)	G_1	p15、p16、p21、p27、p18、p19、p57
E	Cdk2	$G_0 \rightarrow G_1 \rightarrow S$	p21、p57
F	–	–	–
G	–	–	–
H	Cdk7	G_1，S，G_2，M	–

第三节　细胞周期的调节

Section 3　THE REGULATION OF THE CELL CYCLE

细胞周期的准确调控对生物的生存、繁殖、发育和遗传十分重要。对简单生物而言，调控细胞周期主要是为了适应自然环境，以便根据环境状况调节繁殖速度，保证物种的繁衍。复杂生物的细胞则需面对来自外环境的刺激和其他细胞、组织的信号影响，做出正确的应答，保证组织、器官和个体的形成、生长以及创伤愈合等过程的正常进行，因而需要精细的细胞周期调控机制。如果在这一过程中产生错误，又得不到及时纠正，就会导致基因组的不稳定和变异。对单细胞生物，其后果是导致细胞增殖能力下降或细胞死亡；对多细胞生物通常是引起肿瘤和遗传性疾病。细胞周期的精确调控依赖于细胞周期驱动、调控和细胞周期监控机制。

一、细胞周期的驱动 The Progression of the Cell Cycle

G_1期的启动是细胞周期的关键。非增殖状态的细胞处于 G_0 期，当受生长因子等刺激时，即可经由 G_1 期，通过 G_1/S 限制点，进入 S 期。在生长因子的诱导下，Cyclin D 首先被合成，于 G_1 中期达到峰值，并与 Cdk4、Cdk6 结合形成 Cyclin D-Cdk4 或 Cyclin D-Cdk6 复合物（又称G_1-CdkC），激活 Cdk4 或 Cdk6 的蛋白激酶活性，使 Rb 蛋白磷酸化。磷酸化的 Rb 蛋白与结合的（无活性）E2F 分离，释放出有活性的 E2F，E2F 作为转录因子激活与 DNA 复制相关基因的表达，使细胞进入 S 期。进入 S 期后，Cyclin D 降解；Cyclin E 和 Cyclin A 逐渐积累，并先后与 Cdk2 结合，形成 Cyclin E-Cdk2 复合物（又称 G_1/S-CdkC）及 CyclinA-Cdk2 复合物

（又称S-CdkC），使DNA复制合成得以延续。当细胞进入G_2期后，Cyclin E降解；Cyclin B合成积累，并与Cdc2相结合，形成促成熟因子（Maturation-Promoting Factor，MPF）复合体，即M-CdkC。细胞中的蛋白激酶将Cdc2的Tyr15和Thr14分别磷酸化，这种磷酸化的MPF是无活性的前MPF（pre-MPF）。未磷酸化的有活性MPF能激活磷酸酶Cdc25，进而将Cdc2的Tyr15和Thr14去磷酸化，从而激活更多的MPF，形成一个Cdc2的自催化过程，从而导致染色体浓缩，微管蛋白磷酸化，细胞骨架的重新组合，推动了细胞分裂的进程。进入M期后，Cyclin B和泛素（ubiquitin）分别被磷酸化。泛素是真核细胞内约76个氨基酸残基的一类肽，它可在一种特定的连接酶作用下，与磷酸化的Cyclin B连接，在依赖泛素的蛋白水解酶作用下，将Cyclin B降解。由于Cyclin B的降解，使Cdc2因失去调节单位而失活，细胞又回到G_1期。此后，当有新的Cyclin D合成时，细胞又开始新一轮的细胞周期。在M期，促后期复合物（Anaphase-Promoting Complex，APC）对M-Cyclin及有丝分裂期其他调控因子的泛素化和蛋白水解起重要作用（Fig. 19-4）。

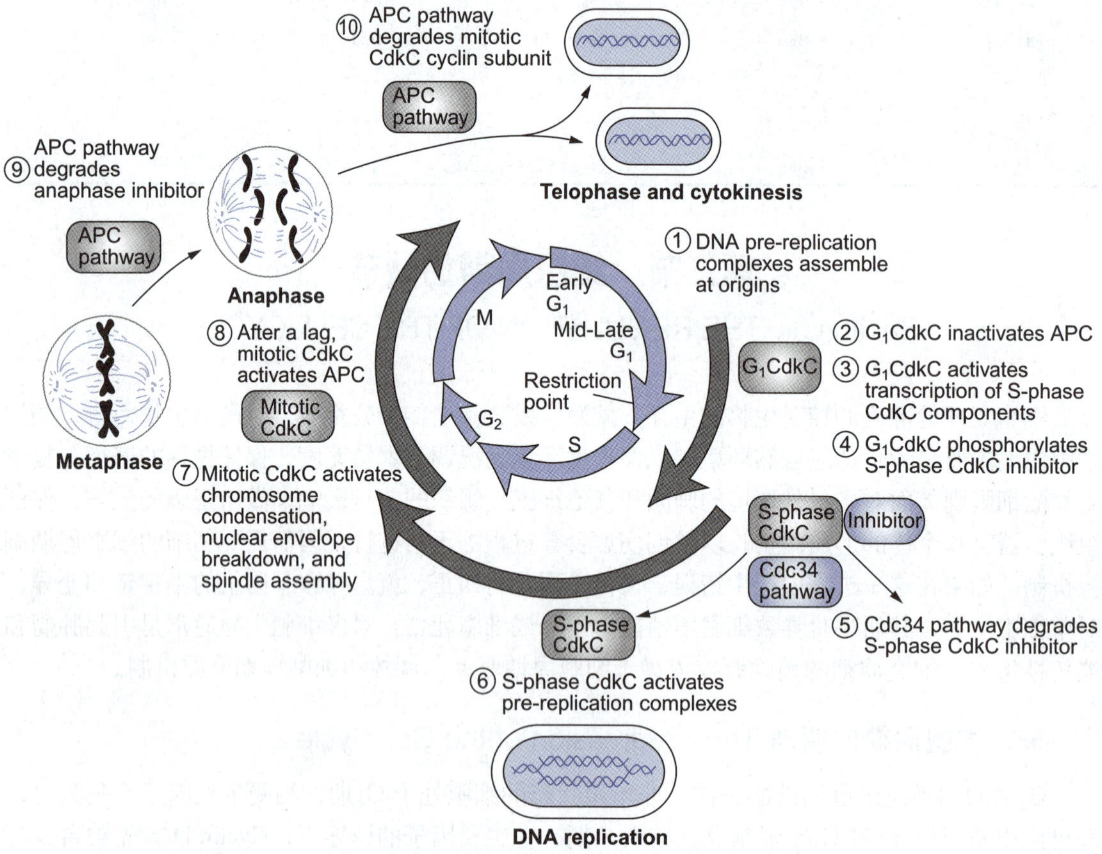

Fig. 19-4 Current model for regulation of the eukaryotic cell cycle
(from Molecular Cell Biology, the 4th Edition)

二、细胞周期的调控 The Regulation of the Cell Cycle

细胞周期如何保持精确的时相性和次序性一直是人们关注的问题。从细胞周期驱动可以看出，细胞周期调控的核心成分是 Cdks，Cdks 的活性与 Cyclins 又密切相关。不同的 Cyclin-Cdk 复合物活性的改变可以引发不同的细胞周期事件。因此，Cyclin-Cdk 复合物活性的调控决定着细胞周期的进程。该调控不依赖于细胞周期的变化，保证了细胞周期的时间性和次序性。Cyclin-Cdk 复合物活性的改变主要受几种机制影响，包括 Cdk 亚基的磷酸化、CKIs 的结合、Cyclins的蛋白质水解和编码Cdk调控因子的基因转录的调控。其中，涉及的两种关键酶复合物是 SCF（Skp1-Cdc53/cullin-F-box protein complex）和 APC。它们通过泛素化作用诱导特异细胞周期调控因子的蛋白质水解，因此，控制着细胞周期的主要事件的发生。关于 Cdk 亚基的磷酸化和 CKIs 的结合在前节已述及，编码 Cdk 调控因子的基因转录还有许多未知的问题，因此，下面主要介绍 Cyclins 的蛋白质水解。

Cyclins 降解主要是泛素依赖机制，其限速步骤是泛素连接酶（ubiquitin ligases）催化的泛素转移反应。Cyclins 和其他细胞周期调控因子的降解主要涉及两种泛素连接酶。在G_1和S期，关键的酶复合物是 SCF，作用是泛素化并降解 G_1/S-Cyclins 和一些调控 S 期起始的 CKIs。在 M 期，APC 发挥关键作用，泛素化并降解 M-Cyclins 和其他调控有丝分裂的蛋白质。这两种多亚基复合物有相似成分，但调控方式不同。在细胞周期的整个过程中，SCF 活性不变。SCF 引起的泛素化与它的靶蛋白质的磷酸化状态有关，SCF 只能识别特异的磷酸化蛋白质、使其泛素化并降解。不同于 SCF 和其他泛素连接酶、蛋白水解酶，APC 的活性随细胞周期时相的变化而改变，受其活化亚基 Cdc20 的调控。当细胞接近有丝分裂期时，M-CdkC 刺激 Cdc20 转录，Cdc20 蛋白质合成增加，与磷酸化的 APC 结合形成具有活性的 Cdc20-APC 复合物。Cdc20-APC 复合物有两种作用：一是在有丝分裂向后期的转换过程中，进一步降解 securin 蛋白质，活化separase蛋白酶，剪切和解离 cohesin 复合物，使 cohesin 复合物脱离染色体，达到姐妹染色单体分离的目的；二是泛素化并水解 M-Cyclins，失活 M-Cdk，使细胞离开 M 期。有丝分裂末期，M-Cyclins 的降解不久也导致所有 APC 的失活（Fig. 19-5）。另外，APC 的活化蛋白 Hct1 与 APC 结合，在 G_1 期维持高活性，抑制 M-Cyclins 的水平。

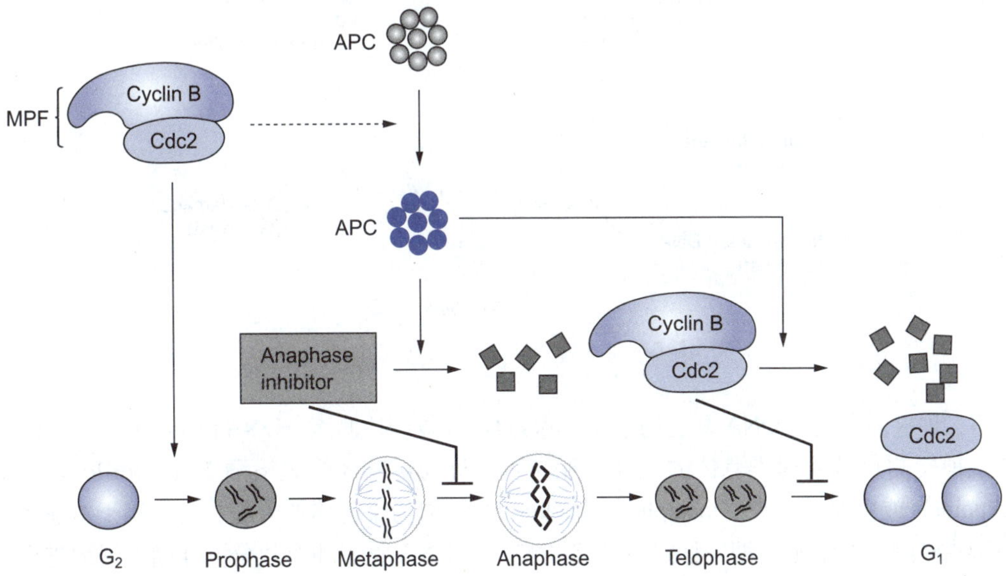

Fig. 19-5 The regulation of APC in cell cycle

三、细胞周期检测点 The Checkpoints of the Cell Cycle

细胞周期的最主要功能是将基因组 DNA 在 DNA 合成期（S 期）完整地复制成两份拷贝，而后在M期将这两份拷贝正确无误地分配给两个子代细胞。在长期进化过程中，细胞形成了一套保证细胞周期中 DNA 复制和染色体分配的检测机制，称为细胞周期检测点。细胞一旦通过了细胞周期检测点，就可以完成一个完整的细胞周期。这是一类负反馈调节机制。当细胞周期进程中出现异常事件，如 DNA 损伤或 DNA 复制受阻时，这种调节机制就被激活，及时地中断细胞周期的运行。待细胞修复或排除故障后，细胞周期才能恢复运转。

细胞周期监控是通过细胞周期时相上存在的几个检测点（checkpoint）进行的（Fig. 19-6）。从功能上，可将细胞周期检测点分为三种：第一种是 DNA 损伤检测点（DNA damage check point），负责检测 DNA 有无损伤、合成有无错误，直到检测无误，方能开始下一个细胞周期时相；其中，两个关键性的检测点是 G_1 晚期检测点和 G_2 期检测点，即 G_1/S 转换点和 G_2/M 转换点。前者控制从 G_1 期进入 S 期，决定细胞是进入细胞周期，暂时滞留在 G_1 期，或退出细胞周期。在哺乳类动物细胞中，G_1 检测点称为 R 点或限制点（restriction point），在酵母中为启动点（start）。G_2 期检测点保证细胞 DNA 复制的完整。真核生物细胞有丝分裂有两个关键过程，即 DNA 合成（$G_1 \rightarrow$ S 期）和姐妹染色单体均衡地分配到子细胞中（$G_2 \rightarrow$ M 期）。这两个过程需要细胞内多种基因的激活和关闭来进行精细调节。不同生物细胞的增殖周期时间不同主要在于 G_1 期持续时间的差异；而 G_1 期的启动又是细胞周期的关键，因此，G_1-S 期的调控尤为重要。

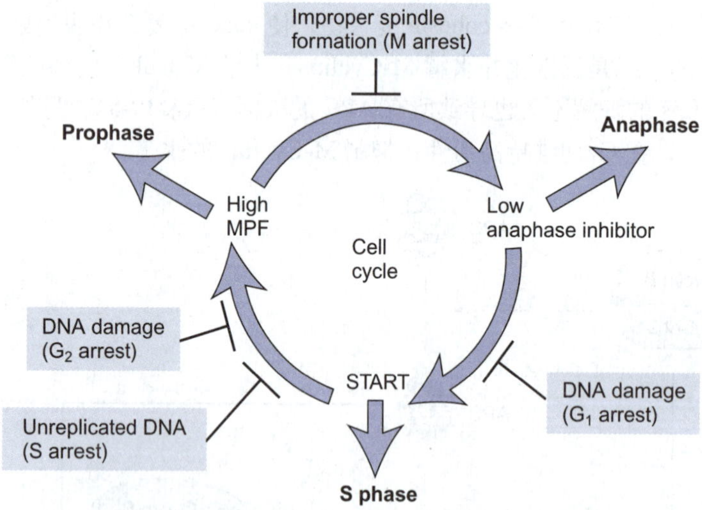

Fig. 19-6　Checkpoints in eukaryotic cell cycle

第二种检测点负责 DNA 复制的进度，称为 DNA 复制检测点（DNA replication checkpoint）；而第三种检测点是管理染色体的正确分配与否，称为纺锤体组装检测点（spindle assembly checkpoint）或中期检测点（metaphase checkpoint），因为染色体的分配主要依赖于纺锤体的作用。这些检测点对细胞周期进程进行严格监测，使 DNA 复制和有丝分裂准确无误地进行。如果细胞没有正确完成前一时相就进入了下一时相，细胞将出现严重的遗传性损伤。例如，唐氏综合征（Down syndrome）就是由第 21 条染色体形成异常的三体结构引起，表现为发育异常和智力缺陷。在有丝分裂中期，着丝粒与纺锤丝的微管相连，进入分裂后期。如果有丝分裂后期在复制染色体的着丝粒与相反极性的微管相连前就已开始，则子细胞将丢失或多出一条染色体。这个过程叫做染色体不分离，常见于卵子的减数分裂。

四、Rb 蛋白的制动作用 The Inhibitory Roles of pRb

在人类细胞增殖中，如果在细胞通过 G_1/S 限制点前去除培养基中的生长因子，细胞将不能通过 G_1/S 限制点，也不会进入 S 期；如果通过 G_1/S 限制点后去除生长因子，细胞则可进入 S 期，继续整个细胞周期。细胞能否通过 G_1/S 限制点与 E2F 转录因子的活化有关。在这过程中，许多与 DNA、脱氧寡核苷酸合成有关的基因得到表达，这些基因和编码 Cdk2、Cyclin A、Cyclin E 基因的转录都需要 E2F 转录因子。近几年研究发现，不管 Cyclin、Cdk 和 CKI，还是其他相关因子对细胞周期的作用都是通过视网膜母细胞瘤基因产物 Rb 蛋白实现的。Rb 蛋白处于细胞生长和分化调控的中心环节，控制细胞进入生长分裂周期，或使细胞脱离细胞周期进入分化状态。Rb 蛋白对细胞周期中两个关键的调控点—— G_1/S 和 G_2/M 行使“闸门”的作用。在 G_1 和 G_2 期，当 Rb 蛋白（有多个磷酸化位点）处于非磷酸化或低磷酸化状态时，则与转录因子 E2F 结合成复合体，抑制包括 Cyclin E（G_1/S-Cyclin）、Cyclin A（S-Cyclin）等在内的 S 期基因转录。当 Rb 蛋白磷酸化后，复合体释放、并解除对 E2F 转录活性的抑制，使多种进入 S 期所必需的基因被活化。Rb 蛋白至少被磷酸化三次，首先是在 G_1 中期，其次在 S 期，最后在 G_2/ M 期。每次磷酸化可能发生在 Rb 蛋白不同的结构域，表明 *Rb* 基因可能在细胞周期的多个时期都有调节生长的功能。Cdk4-Cyclin D、Cdk6-Cyclin D 和 Cdk2-Cyclin E 均能使 Rb 蛋白磷酸化。E2F 则激活上述 Cdk 和 Cyclin 的表达。因此，E2F、Cdk 和 Cyclin 共同形成了Rb蛋白磷酸化的正反馈环路。Cdk4-Cyclin D 和 Cdk6-Cyclin D 引起的 Rb 蛋白的初始磷酸化导致 Cdk2-Cyclin E 的形成，后者可以进一步加速 Rb 的磷酸化。当细胞接近 G_1-S 转折点时，E2F 和 Cdk2-CyclinE 活性进一步增加，以致在通过 S、G_2 和 M 期时，Rb 蛋白始终保持磷酸化状态。在完成有丝分裂和进入 G_1 早期和 G_0 期时，Cdk-Cyclin 水平下降，导致 Rb 蛋白去磷酸化。结果低磷酸化 Rb 蛋白在下一个细胞周期的 G_1 早期又通过与 E2F 结合而抑制后者的活性。因此，Rb 蛋白的磷酸化状态始终决定着细胞周期的进程（Fig. 19-7)。在细胞周期中，Rb 基因的活性受一系列抑癌基因如 $p16^{INK4}$、$p21^{Cip1}$、$p27^{KIP1}$ 等的调节，这些基因同属细胞周期蛋白依赖性激酶抑制物（CKI）家族。

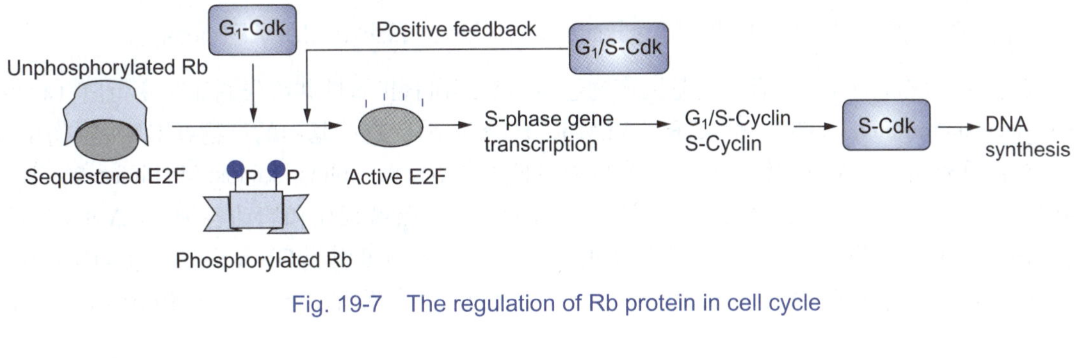

Fig. 19-7 The regulation of Rb protein in cell cycle

五、p53 蛋白的制动作用 The Inhibitory Roles of p53

G_1/S 和 G_2/M 检测点还受 p53 的调控。p53 蛋白为一转录因子。当 DNA 损伤（如放疗或化疗）、核苷酸缺失或缺氧时，p53 被活化，引起下游靶基因如 $p21^{Cip1/WAF1}$ 转录，后者可与 Cyclin D1-Cdk4/6、Cyclin E-Cdk2 或 Cyclin A-Cdk2 等复合体结合，抑制复合体活性，阻断细胞周期进入 S 或 M 期（Fig. 19-8）。p53 蛋白还可通过对 *GADD45* 基因的诱导，引起 G_1 期停滞。当细胞 DNA 受到中度损伤时，*p53* 的激活可以使细胞周期停滞于 G_1 期而使受损伤的细胞 DNA 有机会得到修复，不致于使突变的序列被传递给下一代细胞。当发生严重的 DNA 损伤，或损伤的 DNA 不能修复时，*p53* 的激活将诱导凋亡基因表达和细胞凋亡的发生。这一机理有利于维持机体的遗传稳定性，减少或避免病理性情况的产生。

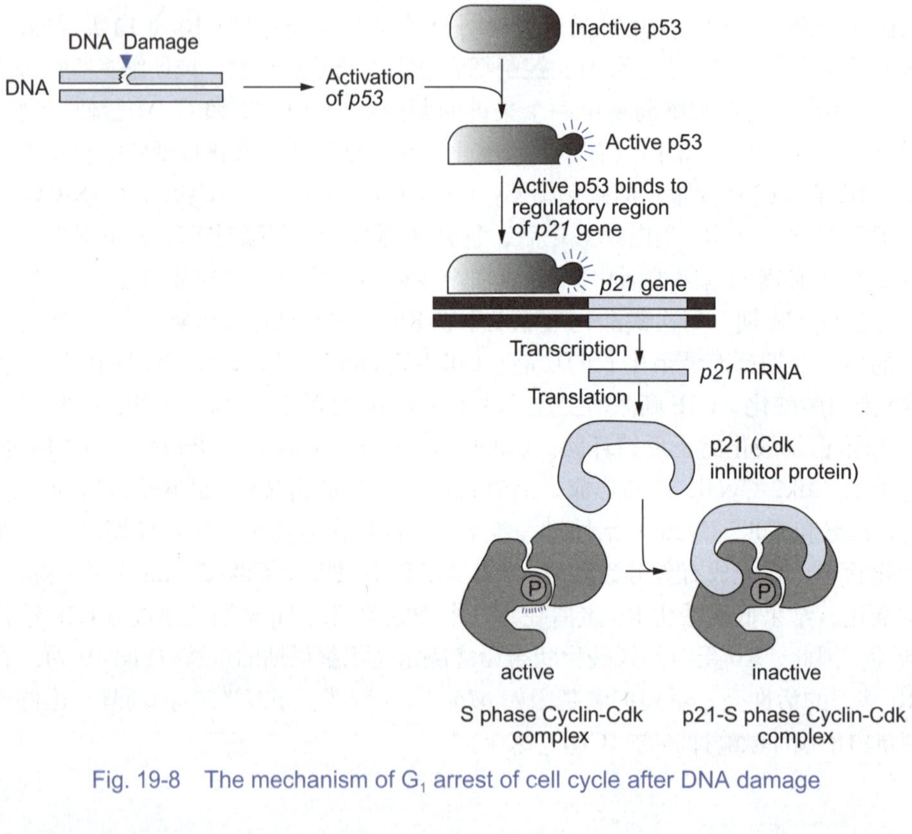

Fig. 19-8 The mechanism of G_1 arrest of cell cycle after DNA damage

六、其他调节蛋白的作用 The Roles by Other Regulatory Proteins

其他和细胞周期检测点有关的基因产物还包括毛细血管扩张性共济失调症突变蛋白（ataxia telangiectasia mutated, ATM）和 ATR（ATM-Rad3-related）。这些基因的产物在 DNA 损伤反应中也扮演重要角色。ATM 及 ATR 在结构与磷酸肌醇激酶家族（phosphoinositide kinase family）相似，但功能上属于蛋白质激酶，是直接感受 DNA 双链断裂损伤和启动各种 DNA 损伤信号反应通路的主开关分子。紫外线、离子辐射、化学物质等均可引起 DNA 损伤，使 DNA 链状结构断裂。如果细胞 DNA 发生断裂，ATM 或 ATR 就会发挥作用。ATM 通过使 p53 蛋白磷酸化、激活后者，继而激活细胞周期检测点蛋白 p21$^{WAF1/Cip1}$ 的表达。此外，人类细胞中细胞周期检测点蛋白质之一 Rad17（hRad17）必须经 ATM/ATR 催化、磷酸化后的Rad17才能参与DNA损伤的修复。在细胞周期检测的早期阶段，ATR/ATM 蛋白激酶磷酸化 hRad17 的 Ser635 和 Ser645，磷酸化后的 hRad17 将 Rad1-Rad9-Hus1 检测点复合物装载至损伤的 DNA 上，从而终止细胞周期的进程。若将这两个丝氨酸突变为丙氨酸，则 DNA 损伤引发的细胞周期检测也随之消失。受损细胞就会带着缺陷而继续分裂。可见，在 DNA 损伤的细胞中，hRad17 蛋白被 ATM/ATR 磷酸化是细胞周期检测点信息传递的重要早期步骤。

细胞周期的检测机制对维持细胞基因组的稳定性是十分必要的。如果 DNA 损伤得到完全修复，细胞周期可进入下一时相，细胞周期仍可正常完成。倘若DNA 损伤修复失败，细胞凋亡机制将被启动，损伤细胞进入凋亡，从而避免 DNA 损伤带到子代细胞，维持了遗传的稳定性，避免肿瘤发生的潜在可能。需要指出的是，关于细胞周期的许多关键细节目前仍不清楚，如 S 期 Cdk-Cyclin 复合体磷酸化发生的机制、APC 在有丝分裂后期的活化机制及与后期抑制因子的作用机制等都有待于进一步研究。

总之，细胞周期是一个复杂的过程，随着研究的深入，发现参与的因子会愈来愈多，除 Cyclin、CDK 和 CKI 外，与生长增殖有关的激素、生长因子、原癌基因及癌基因的产物，以及与细胞凋亡有关的因子，都直接或间接地作用于细胞周期。特别是对肿瘤发病机制的研究，发现有更多的因子影响细胞周期。反过来，对细胞周期、调控因子及调控机理的研究将为认识、探索胚胎有序发育、成熟、组织再生与衰老、机体健康与疾病、肿瘤的发生与发展提供理论基础，也为肿瘤的治疗提供新的思路。多数肿瘤化疗药物均是细胞周期的抑制剂，缺点是它们也抑制正常细胞周期。对细胞周期分子作用机制研究越深入，我们对生命活动本质的认识也就越深刻；还可能通过针对性的药物设计和筛选，开发出更特异、更有效的肿瘤治疗药物及治疗方法。

第四节　肿瘤的分子基础

Section 4　THE MOLECULAR BASIS FOR TUMORIGENESIS

肿瘤发生系因细胞生长/增殖失去了控制。细胞生长或增殖失控起因于病毒、化学物质、射线等致癌作用引起的基因（DNA）结构和基因表达异常变化。由于这些变化是多因素（物理，化学，病毒等）、多步骤、长期演化的结果，所以肿瘤发生也是细胞中多种基因突变累积的结果。基因的突变主要表现在两类细胞基因——癌基因（oncogene）和抑癌基因（tumor suppressor gene）。前者主要是一些与细胞生长/增殖密切相关的基因，后者包括抑制细胞生长/增殖基因和 DNA 修复基因（DNA repair gene）。其中绝大多数肿瘤基因是体细胞突变，包括点突变、缺失、扩增、重排或甲基化状态的改变。

自从 20 世纪 70 年代提出癌基因概念并克隆第一个癌基因以来，迄今已发现一百多个癌基因。研究表明，癌基因是正常细胞生长不可缺少的功能性基因，只是由于发生了某种形式的基因改变，如点突变、易位重排、基因扩增，从而扰乱了原来功能正常的原癌基因，成为对肿瘤发生发展起重要作用的癌基因。抑癌基因的概念于 20 世纪 80 年代提出，抑癌基因在正常情况下对细胞生长起负调节作用，在肿瘤发生发展过程中，多数由于发生点突变、缺失或甲基化而失活，以致丧失对细胞生长的负调节作用。原癌基因的异常和/或抑癌基因的失活引起细胞活动异常，导致细胞周期调控紊乱，细胞的增殖（生长）和分化调节失控，最终导致细胞持续分裂和癌变。因此，肿瘤又可认为是细胞周期的疾病。对细胞周期信号转导通路、传递机制，以及癌基因和抑癌基因的认识标志着肿瘤研究进入了分子肿瘤学时代。

一、癌基因 Oncogene

（一）癌基因的发现

癌基因是指其编码产物与细胞的肿瘤性转化有关的基因。它以显性的方式作用，促进细胞转化，因此又称显性癌基因。1911 年，Rous 首先发现鸡肉瘤病毒（RSV），RSV 能使体外培养的鸡胚成纤维细胞发生转化，也能接种鸡后诱发肉瘤。RSV 是一种 RNA 反转录病毒（retrovirus），除含有病毒复制所需的基因（如 *gag*、*pol* 及 *env*）外，还含有一种特殊的转化基因，能使培养的细胞转化成恶性生长表型，也能在动物中引起恶性肿瘤，这种基因被称为病毒癌基因（*v-onc*）。第一个被发现的癌基因是 RSV 的 *v-src*，编码一分子质量为 60 000 的蛋白质，是第一个被鉴定的蛋白质酪氨酸激酶，也是刺激细胞增生的信号途径的关键成分。1976 年，Varmus 和 Bishop 等证实 *src* 基因的 cDNA 探针能与正常鸡细胞的 DNA 进行杂交；脊椎动物（包括人）的正常 DNA 中亦有这种序列，说明反转录病毒癌基因来自正常细胞中的相关基因。这种正常、未改变的细胞基因被称为前或原癌基因（proto-oncogene）。它们是生物细胞基因组的正常成分，其编码的蛋白质（如 Src、Ras 及 Raf 等）参与调节正常细胞的生长与分化，在控制细胞增殖的信息转导途径中起作用。它们既可以被导入反转录病毒，成为病毒癌基因（*v-onc*），也可因突变或异常表达而成为细胞癌基因（cell-oncogene, *c-onc*）。癌基因的异常能诱导细胞的异常增殖和肿瘤发生。目前，已从许多动物中分离出 40 余种高度致癌的反转录病毒，并从中鉴定出 30 余种病毒癌基因。

癌基因在几个方面可能不同于相应的原癌基因。首先，癌基因常常比原癌基因呈更高水平的表达，有时在不适当的细胞类型中转录。其次，癌基因编码的蛋白质在结构和功能上可能不同于由原癌基因编码的蛋白质。如 *raf* 原癌基因编码的蛋白质由一个氨基末端的调节区和一个羧基末端的蛋白质激酶区组成；病毒 *raf* 癌基因（*v-raf*）蛋白质却缺少氨基末端的调节区，而由病毒的*gag*基因序列所替代，其结果是 Raf 蛋白质激酶区呈持续性激活状态，可引起细胞转化。最后，与相应的原癌基因不同，许多癌基因发生点突变，致癌基因产物中单个、或多个氨基酸残基替换，丧失正常功能。例如，*ras* 癌基因（不同于其原癌基因）由于点突变导致密码子 12 从 GGG（甘氨酸）改变成 GTG（缬氨酸），突变的 DNA 具有恶性转化能力。这是第一次在人癌中发现有生物学活性的细胞癌基因。它是由 Weinstein 和 Cooper 分别于 1981 年在转基因的实验中发现的。他们用从人肿瘤中提取的 DNA ，转染培养的小鼠 NIH/3T3 成纤维细胞，成功地诱发其转化，证明人肿瘤细胞中含有细胞癌基因。

（二）癌基因的类型

如前所述，癌基因分为病毒癌基因和细胞癌基因，病毒癌基因来源于病毒基因组，感染动物后能诱发肿瘤，冠以字母 *v*，如 *v-src*、*v-ras* 等。细胞癌基因是正常动物细胞内与病毒癌基因结构相似的基因，在癌基因前冠以字母 *c*，如 *c-src*、*c-ras* 等。根据基因产物的结构和功能不同进行分类，又可分为生长因子、生长因子受体、非受体蛋白激酶、GTP 结合蛋白、转录因子类等，表 19-3 中列出了几种常见癌基因及其与肿瘤的关系。

表 19-3 癌基因及其相关肿瘤

分 类	原癌基因作用	癌基因	活化机制	亚细胞定位	相关肿瘤
生长因子类	PDGF-β 链	*sis*	过度表达	细胞外	星形细胞、骨肉瘤，乳腺癌等
	FGF	*hst-*	过度表达	细胞外	胃癌、胶质母细胞癌等
		int-2			膀胱癌、乳腺癌、黑色素瘤等
生长因子受体（具蛋白质激酶活性）	EGFR 家族	*erb-B1*	过度表达	透膜	肺鳞癌、脑膜瘤、卵巢癌等
		erb-B2（又 *Neu* 或 *Her-2*）	扩增	透膜	乳腺癌、卵巢癌、肺癌、胃癌等 乳腺癌
		erb-B3	过度表达	透膜	
	csf-1 受体	*fms*	点突变	透膜	白血病
	酪氨酸激酶生长因子受体	*c-Met*	基因扩增 重排 过度表达	透膜	胃癌、肝细胞癌、肾乳头状细胞癌等
参与信息转导的蛋白质	结合 GTP	*H-ras*	点突变	胞膜内	甲状腺癌、膀胱癌等
		K-ras	点突变	胞膜内	结肠癌、肺癌、胰腺癌等
		N-ras	点突变	胞膜内	白血病、甲状腺癌等
	非受体酪氨酸激酶	*abl*	易位	胞膜内	慢性髓性及急性淋巴细胞性白血病等
细胞核调节性蛋白质	转录活化物	*c-myc*	易位	核内	Burkitt 淋巴瘤
		N-myc	扩增	核内	神经母细胞瘤，肺小细胞癌
		L-myc	扩增	核内	肺小细胞癌等
其他		*Bcl-2*	易位	核膜、胞膜内	结节型非霍奇金淋巴瘤等
		Mdm2	扩增 过度表达	核内	乳腺癌、骨肉瘤、神经母细胞瘤等

（三）原癌基因成为癌基因的机制

原癌基因的表达和功能在正常情况下都受到严格的控制。一旦基因突变或过量表达，基因产物的正常功能会受到影响而致癌。原癌基因成为癌基因有以下几种可能的机制。

1. 启动子插入　鸟类白血病病毒 ALV 可以致癌，原因是其强有力的启动子插入到了宿主细胞的原癌基因 *c-myc* 处，引起 B 淋巴细胞的无限增殖。

2. 点突变　细胞的原癌基因发生点突变后可以从正常基因转化为癌基因。例如，人膀胱癌 T24 和 EJ 细胞株，*H-ras* 癌基因即是由原癌基因突变所致，即编码甘氨酸的 GGC 突变为编码缬氨酸的 GTC。

3. 转座子跳跃　真核生物的转座子、逆转录病毒的原病毒都是由中间数千碱基的 DNA 片段及两端数百碱基的末端重复序列组成。转座子在染色体间跳跃，有时插入原癌基因邻近部位，引起原癌基因表达异常，导致癌症的发生。

4. 染色体易位与重排　染色体易位可影响原癌基因结构变化，也可影响原癌基因的表达和功能，使原癌基因成为癌基因。

5. 基因扩增　即基因拷贝数增加。基因扩增会导致基因过渡的表达，原癌基因会因此而成为癌基因。

二、抑癌基因 Tumor Suppressor Gene

另一类在肿瘤发生上具有重要作用的基因是抑癌基因。抑癌基因在正常情况下抑制细胞增殖和肿瘤发生，因此又称隐性癌基因。抑癌基因缺失或突变失活，导致细胞生长失去负调节，可能引发细胞的恶性转化和异常增生。

（一）抑癌基因的发现

抑癌基因的概念是20世纪80年代提出的。1987年，Dryja等克隆出第一个抑癌基因*Rb*。该基因的产物失活可导致肿瘤的发生，而*Rb*转基因治疗可使Rb失活的人肿瘤细胞恢复正常表型。1989年，Harlow和Livingston等证明，病毒癌基因产物可结合抑癌基因产物并使后者失活。例如，SV40病毒中的大T抗原可与p53蛋白或Rb蛋白结合，使其功能丧失。此后，*APC*、*p16*、*p21*等更多的抑癌基因被克隆出来。抑癌基因具有生长负调节作用，能抑制细胞的恶性生长。如果抑癌基因发生突变，则不能表达正常的产物，或者其编码蛋白产物的活性受到抑制，使细胞增殖调控失衡，导致肿瘤发生。抑癌基因的表达产物与癌基因表达产物一样，其亚细胞定位涉及细胞表面、胞质或胞核，其功能涉及信号转导、细胞周期调控等方面。抑癌基因必须具备以下几个条件：在肿瘤组织相应的正常组织中有正常表达；在恶性肿瘤中，该基因出现点突变、缺失或表达异常；向缺陷此基因的恶性肿瘤细胞中导入相应正常基因后，将部分或完全抑制其恶性表型。

（二）几种常见的抑癌基因

抑癌基因主要通过控制细胞生长/增殖发挥抗癌作用。抑癌基因研究较多的主要有*Rb*基因、*p53*基因、*p16*基因等几种。

1. *Rb*基因　该基因定位于染色体13q14，其产物功能与细胞周期调控密切相关（见前）。低磷酸化、或者非磷酸化的Rb蛋白与特异性转录因子E2F结合，抑制细胞增殖；当其突变或缺失后，细胞生长失去负调控，细胞将不断增殖。一些病毒蛋白质通过与低磷酸化的Rb蛋白竞争结合转录调控因子，也可以解除Rb蛋白的生长负调节作用。*Rb*基因异常常见于视网膜母细胞瘤、骨肉瘤、乳腺癌、膀胱癌等。

2. *p53*基因　是目前研究最多的抑癌基因，它的基因产物在DNA转录、细胞生长和增殖以及许多代谢过程中有重要作用。*p53*定位于染色体13p13.1，其表达及磷酸化状态也与细胞周期相关。p53蛋白可以阻滞DNA受损细胞不能通过G_1期，而使细胞有足够的时间修复损伤的DNA；如果损伤不能修复，则诱导细胞凋亡，从而避免产生具有癌变倾向的基因突变细胞。p53蛋白可通过多种途径诱导G_1期停滞（Fig. 19-9）。首先，p53蛋白可以通过诱导$p21^{WAP1/Cip1}$基因转录，抑制各型Cyclin-Cdk复合体对Rb的磷酸化而使Rb处于非磷酸化状态，从而抑制细胞周期由G_1期向S期过渡；其次，通过诱导*GADD45*基因引起G_1期停滞，修复DNA损伤；再次，p53蛋白还可以与TATA结合蛋白结合，抑制*c-fos*、*c-jun*、*PCNA*及*p53*基因的自身转录，抑制细胞增殖；最后，p53蛋白与复制因子A相互作用，抑制DNA复制。p53蛋白一方面抑制细胞生长，诱导细胞凋亡；另一方面在G_1期监视细胞基因组完整性，促使损伤DNA

修复，抑制肿瘤发生。*p53* 突变可促进细胞恶性转化，减少细胞凋亡。p53 的突变型有两种形式：显性副作用（dominant negative effect），即突变型 p53 蛋白能使同时表达的野生型 p53 蛋白功能受到抑制；另一种形式是显性致癌作用（dominant oncogenic effect），即某些 p53 突变体作为癌基因直接发挥致癌作用。突变的 *p53* 可使癌细胞对放疗、化疗产生抗性而导致其转移。多种人类肿瘤，如结肠癌、肺癌、乳腺癌、肝癌、食管癌、白血病等几乎都有 *p53* 基因的缺失或点突变。*p53* 突变异常见于癌及癌前期损伤，可能是散发及原位癌发生的重要原因之一。

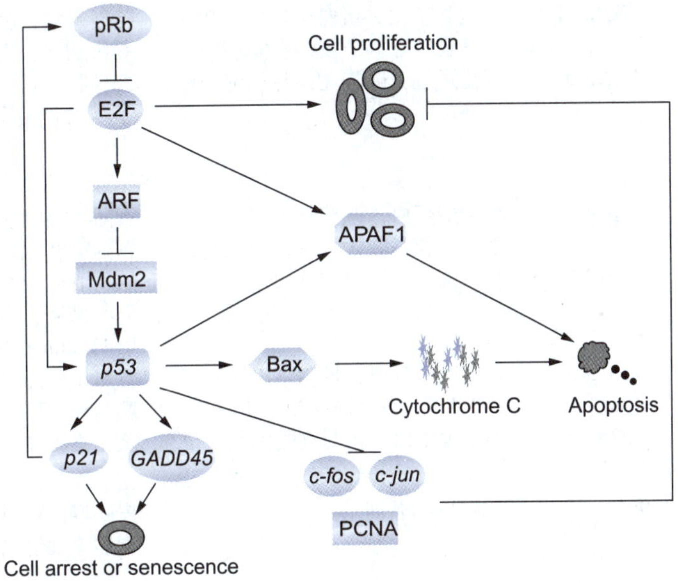

Fig. 19-9　The regulation and functions of p53 protein

3. *p16* 基因　又称 *MTS1*（multiple tumor suppressor 1）基因，是 1994 年美国冷泉港实验室 Kamb 等发现的抗癌基因。在正常情况下 p16 通过与 Cyclin D 竞争结合 Cdk4，特异性地抑制 Cdk4活性，使之不能解除 *Rb* 基因对转录因子的抑制，从而抑制细胞的增殖，阻止细胞生长。该基因发生突变时，Cdk4 与 Cyclin D 结合增多，一方面可作用于多种癌基因产物如 pp60c-Src、c-Abl，对其进行磷酸化修饰调节；另一方面亦可作用于某些抑癌基因产物如磷酸化 Rb 蛋白，使细胞从静止态进入增殖态。*p16* 基因在许多人类肿瘤细胞株中有明显异常（高达 75%），主要表现为纯合性丢失或突变。如在肺癌、乳腺癌、脑肿瘤、骨肿瘤、皮肤癌、膀胱癌、肾癌、卵巢癌和淋巴瘤、黑色素瘤中发现 *p16* 基因的纯合性缺失，无义、错义及移码突变。检测 *p16* 基因的突变对病人肿瘤易感性的预测及肿瘤的预后具有十分重要的临床意义。

4. 其他抑癌基因　*APC*、*DCC* 和 *MCC* 都是抑癌基因。除结肠癌外，它们还与其他肿瘤的发生有关。例如，*APC/MCC* 缺失在胃癌早期发生及发展起重要作用。其他抑癌基因还包括与遗传性乳腺癌发生有密切关系的 *BRCA1* 和 *BRCA2*基因，与胰腺癌有关的 *DPC4*基因，与肾细胞癌有关的 *VHL* 基因，与肝癌有关的 *M6P/IGF2R* 基因等（表 19-4）。

表 19-4 人类肿瘤中已发现和鉴定的抑癌基因

	基因	染色体定位	基因产物的功能	与基因突变有关的肿瘤
跨膜受体内	*PTCH*	9q22.3	hedgehog 的受体	基底细胞癌、基底细胞痣样综合征、成神经管细胞瘤等
	DCC	18q21.1	跨膜磷蛋白	结直肠癌、胃癌、膀胱癌、乳腺癌等
胞质调节因子或结构蛋白	*APC*	5q21	结合 β 连环蛋白，调节细胞粘附和细胞骨架的关系	结肠、胃及胰腺癌、家族性腺瘤性息肉病
	NF1	17q11	起 GAP 样作用，下调 Ras 蛋白	神经鞘瘤、Ⅰ型神经纤维瘤病
	NF2	22q12	细胞骨架相关蛋白，参与细胞骨架信息转导调节及细胞间接触	神经鞘瘤、脑膜瘤、Ⅱ型神经纤维瘤病、听神经瘤
	PTEN（又名 *MMAV1* 和 *TEP1*）	10q23.3	可能通过去磷酸化参与细胞调控	恶性胶质瘤、膀胱癌、前列腺癌、子宫内膜癌等
转录因子和转录调节因子	*Rb*	13p14	核磷酸蛋白，调节转录因子，介导细胞生长、分化、发育的控制	视网膜母细胞瘤、骨肉瘤、乳腺癌、前列腺癌、膀胱癌、小细胞肺癌等
	p53	17p13.1	转录因子、控制细胞周期和凋亡	脑、乳腺、结直肠、胃、食管、肝与肺癌、肉瘤菌、白血病、Li-Fraumeni 综合征等
	WT1	11p13	转录调节蛋白，抑制基因转录	肾母细胞瘤（Wilms 瘤）
	DPC4	18q21.1	TGFβ 调节的 MAD 相关蛋白	胰腺癌、胆管癌等
	VHL	3p25	细胞膜蛋白，参与细胞粘附与信息转导	嗜铬细胞瘤、肾癌等
细胞周期因子	*p16*（又名 *MTS1*、*CDKN2*）	9p21	Cdk4/6 抑制剂	皮肤癌、胶质瘤、黑色素瘤、食管癌、乳腺癌等
	p15	9p21	Cdk4/6 抑制剂	黑色素瘤、白血病、非小细胞肺癌、骨肉瘤等
	p21	6p21	Cdk2、3、4 和 6 的抑制剂	前列腺癌
DNA 损伤修复因子	*BRCA1*	17q21	与 RAD51 作用，DNA 修复因子	乳腺癌、卵巢癌
	BRCA2	13q12	与 RAD51 作用，DNA 修复因子	乳腺癌、胰腺癌
	MSH2	2p16	识别和修复错配 DNA	与 HNPCC 相关的大肠癌
	MLH	3p21.3	识别和修复错配 DNA	与 HNPCC 相关的大肠癌
	PMS1	2q31	错配修复基因	与 HNPCC 相关的大肠癌
	PMS2	7p22	错配修复基因	与 HNPCC 相关的大肠癌
其他	*Maspin*	18q21.3	丝氨酸蛋白酶抑制剂	乳腺癌
	FHIT	3p14.2	典型的 Ap3A 水解酶，具有去除 mRNA 帽类似体的作用	头颈部鳞状细胞癌、乳腺癌、消化道肿瘤等
	nm23	17q22	影响微管聚合以调节细胞运动，通过影响 G 蛋白的信息转导发挥负调节作用	乳腺癌、胃癌、结肠癌、直肠癌等

三、DNA修复基因与肿瘤 The Roles of DNA Repair Genes in Tumorigenesis

在内外环境因素影响下，机体细胞内 DNA 的突变是经常发生的，但由于细胞内存在DNA

修复系统，突变可以通过多种修复机制，如碱基切除修复、核苷酸切除修复、重组修复及错配修复等进行修复。DNA 损伤的修复保护了细胞基因组的完整性，因而也防止了细胞发生癌变的可能性。相反，若 DNA 修复基因有缺陷，受损的 DNA 不能修复，便会大大地增加突变率，使细胞癌变的可能性增加。例如，着色性干皮病患者因核苷酸切除修复缺陷，对阳光照射发生皮肤癌的敏感度增加 1 000 倍；而错配修复基因（*MSH2*、*MLH1*、*PMS1* 和 *PMS2* 等）的缺陷与遗传性非息肉性结肠癌（HNPCC）的发病有关。迄今为止，已克隆 10 余种 DNA 修复基因，这些基因的缺陷或突变有的可引起某些常染色体隐性遗传性疾病或诱发癌症，如着色性干皮病和皮肤病（*XP* 基因）、毛细血管扩张 – 共济失调症和恶性淋巴瘤（*ATM* 基因）、Fanconi 贫血和白血病（*FA* 基因）；有的则能引起微卫星体不稳定性（Microsatellite Instability，MSI）并导致细胞发生癌变，如错配修复基因（Mismatch Repair Genes）*hMSH2*、*hMLH1*、*hPMS1*、*hPMS2* 等。错配修复基因的突变可见于 90% 遗传性非息肉性结肠癌（HNPCC），也可见于结肠、子宫内膜、胰腺、食管和胃等内胚层组织的癌症。

四、肿瘤发生的多阶段多基因突变学说 The Theory about Tumorigenesis: Mutation in Multiple Genes and the Involvement of Multiple Processes

恶性肿瘤可视为基因的疾病，是因某些染色体上的 DNA 损伤致使基因突变的结果，导致细胞的生长失控、缺乏分化而异常增生，并可侵犯正常组织和器官，最终可散布全身。肿瘤是由基因突变而导致异常增生的单个细胞克隆发展、演变而来。然而，肿瘤的克隆性起源并不意味着产生肿瘤的原始细胞从一开始就已获得了恶性细胞的所有特征。相反，恶性肿瘤的发生是一个多因素作用、多阶段逐步演变的过程。

肿瘤细胞是通过一系列进行性的改变而逐渐变成恶性的。多种致癌因素在细胞内可引起许多基因的突变，包括原癌基因和肿瘤抑制基因。这些突变可表现为 DNA 序列简单的转换、颠倒或缺失，也可能是大的外源序列的插入、基因的扩增或两个正常基因的融合。细胞的恶变往往由关键基因的突变启动（initiation）。在此之后还需要一些其他因素的促进作用（promotion）。促进因素的作用是刺激细胞增生，而不是诱发基因突变，即促进因素本身无或仅有极微弱的致癌作用；但反复作用能促进细胞的分裂，使携带突变基因的细胞产生肿瘤发生早期所需的增生细胞群，形成良性肿瘤。肿瘤促进因素包括许多能改变基因表达的物质，最经典的例子是佛波酯（phorbol ester），其通过激活蛋白激酶 C 刺激细胞增生。动物试验证明，致癌物虽能引起基因突变，但并不发生肿瘤；当用佛波酯处理后肿瘤才会出现。其他许多合成的和自然的化学物质，如多肽、固醇类激素及生长因子等，均通过受体机制介导它们的作用，或改变基因表达的特性、或刺激细胞的增殖、或抑制细胞的凋亡而起到肿瘤促进剂的作用。癌症的发展是一个由良性肿瘤转变为恶性肿瘤的过程，当细胞开始失去维持核型稳定的能力并出现染色体异常时，表明细胞开始向恶性转变。这些细胞在遗传学和细胞生物学上往往有以下改变：染色体易位、转座子（如 *LINE-1*、*Alu*、*RSR*）移动加强、染色体内的节段缺失、基因和染色单体扩增、DNA 转染效率增强等。细胞癌变的分子生物学特征包括“胎儿基因”表达、激素和生长因子的异位表达、细胞癌基因的激活、细胞表面 MHC 抗原表达的丧失、抑癌基因功能丧失等。

总之，肿瘤的发生、发展和细胞的癌变是多种基因多种变异累积的结果。单一基因的突变往往不足以导致细胞癌变，但携带突变的细胞在克隆性演化过程中，常积累一系列其他基因的突变，包括癌基因、抑癌基因、细胞周期调节基因、细胞凋亡基因及维持细胞基因组稳定性的基因（包括DNA修复、DNA复制及染色体分离基因）等。这些基因的突变，有的是从性细胞（germ-line cells）遗传来的，有的是从体细胞（somatic cells）由环境因素引起而后天获得的，故癌症有遗传性（hereditary）和散发性（sporadic）之别。在肿瘤发展过程中，基因突变会使得一些细胞获得生长优势。这些细胞大规模的生长形成克隆群，即所谓的克隆性选择。通过克隆性选择，肿瘤更加快速地生长、肿瘤细胞的基因突变进一步累积、恶性表型进一步增加，最终有一些细胞会获得迁移的能力而引起肿瘤的转移。

五、肿瘤转移的分子基础 The Molecular Basis Involved in Metastasis

肿瘤对人体的最终危害往往是由于肿瘤细胞从原发部位转移到人体其他组织器官而引起的。肿瘤转移也是一个十分复杂的过程，包括肿瘤细胞通过表面受体和细胞外基质发生特异性黏附；肿瘤细胞本身或局部微生态系统中的宿主细胞产生细胞水解酶使细胞外基质降解；基质降解区域发生癌细胞移动和侵袭等。肿瘤转移过程除了癌基因和抑癌基因参与之外，还涉及其他多种基因产物的相互作用。并不是所有肿瘤都有转移表型，不同肿瘤细胞的转移能力不同。癌基因与抑癌基因主要调控肿瘤的恶性表型，诱发和增强癌细胞的转移潜能。目前，已发现一些可诱发和促进及抑制肿瘤转移的基因：

（一）*Ras* 基因

Ras 不仅可以导致细胞癌变，而且可以诱导癌细胞转移。*Ras* 癌基因引起的癌细胞转移与几种效应蛋白，如Ⅳ型胶原酶、组织蛋白酶L及一些细胞因子有关。

（二）*mst-1* 基因

也是一种肿瘤转移诱导基因，其基因产物可以抑制细胞内的微管聚合，还可使粘附分子活性降低，导致癌细胞从原发部位脱落。

（三）*nm23* 基因

是一种肿瘤转移抑制基因。在高转移细胞株中其mRNA表达显著降低，转染该基因的黑色素瘤细胞株转移能力下降，均说明 *nm23* 表达与癌细胞淋巴结转移呈负相关。*nm23* 的编码产物是一种二磷酸核苷酸激酶，参与G蛋白的激活，进而介导细胞内的信息转导，促进微管聚合。因为 *nm23* 与 *mst-1* 基因产物作用相反，所以 *nm23* 和 *mst-1* 功能的平衡可能决定细胞中微管的聚合状态，从而改变细胞的粘附能力和运动能力，影响肿瘤的转移。

（四）胶原酶抑制因子 TIMP

可以抑制细胞在体外的侵袭力。TIMP 还可以抑制肿瘤的血管形成。

（五）粘附因子 Cadherin

是一种钙粘连蛋白，可以介导同种细胞间的粘附反应。Cadherin 分 E-、P-、N- 三种，在肿瘤侵袭和转移中，以 E-Cadherin 钙粘连蛋白较重要，转染肿瘤细胞可抑制和逆转肿瘤细胞的侵袭行为和转移能力，若导入反义 mRNA 则可增强癌细胞的侵袭和转移能力，因此钙粘连蛋白也是一种肿瘤转移抑制基因。

六、后基因组时代的肿瘤学研究 Cancer Research in Post-genomic Era

在过去20年来，随着分子生物学、细胞生物学和遗传学的发展，人们对肿瘤分子基础的研究已取得了重大突破。通过连锁分析、定位克隆、等位基因缺失（LOH）及基因功能分析等手段已鉴定出许多与遗传性肿瘤发生有关的基因。同时，肿瘤分子生物学在肿瘤免疫、基因疫苗、基因治疗、癌细胞转移、血管生成、肿瘤基因诊断及肿瘤预防以及肿瘤分子药物设计等领域也取得了重大进展。虽然如此，关于肿瘤发生、发展的机制，甚至许多关键机制尚待阐明，例如癌基因、抑癌基因与机体内外环境平衡调控的关系，不同肿瘤细胞的信号传导差异及其与细胞分裂、分化过程的关系等。

近年来，肿瘤发生、发展的多基因突变累积模型已成为学术界的共识。随着人类基因组序列的测定和人类基因组研究的全面启动，肿瘤分子生物学的研究也从过去的单基因研究转入多基因、全基因组的研究。随着大规模、高通量的疾病基因的筛选、细胞信号传递的识别和生物芯片技术的发展，功能基因组学、环境基因组学、药物基因组学研究的进一步深入，肿瘤发生、发展、预防、诊断和治疗方面的研究必将进入一个新的阶段。

SUMMARY

The basic cell cycle is divided into four phases. During two of these phases, cells experience the two basic events in cell division: generation of a single and faithful copy of its genetic material (the synthetic or S phase) and partitioning of all the cellular components between two identical daughter cells (mitosis or M phase). The two other phases of the cycle, G_1 and G_2, represent 'gap' periods, during which cells prepare themselves for the successful completion of the S and M phases, respectively. When cells cease proliferation, either due to specific antimitogenic signals or to the absence of proper mitogenic stimulation, they exit the cycle and enter a non-dividing, quiescent state known as G_0. The cell cycle is executed by an array of molecules including cyclins, cyclin-dependent kinases (CDKs), CDK substrates, and CDK regulators through their chemical and physical interactions. The cell cycling progress is carefully regulated. Normally, there is a delicate balance between cell death (programmed cell death or apoptosis) and proliferation (cell division). Disruption of this equilibrium by loss of cell cycle control may eventually lead to tumor development. The switch, or transition, between phases is a hallmark of the cell cycle, with an extremely accurate timing and order of molecular events. If errors occur, the cell has several systems for interrupting the cell cycle. These are the quality control points of the cell cycle and are often referred to as checkpoints. At checkpoints, there are important mechanisms sensing damaged DNA before the cell enters the S phase (G_1 checkpoint) or M phase (G_2 checkpoint). Loss of checkpoint control results in genomic instability, accumulation of DNA damage, uncontrolled cell proliferation, and eventually, tumorigenesis.

Cancer cells often arise from uncontrolled cell proliferation. It is a result of the alterations in the signal-transduction pathways that lead to proliferation in response to external signals. Many growth factors and their receptors, as well as their membrane, cytoplasmic and nuclear downstream effectors have been identified as oncogenes or tumor-suppressor genes. Other genes mutated in cancer include those that inactivate apoptotic pathways, induce genomic instability and promote angiogenesis. Tumor-associated mutations in many of these molecules result in the alteration of the basic regulatory mechanisms that control the mammalian cell cycle.

复 习 题

1. 细胞周期有哪些阶段？各个阶段在分子生物学上有哪些特点？
2. 简述细胞周期调控的分子生物学机制？
3. 什么叫细胞周期检测点？细胞周期检测点的存在有什么生物学意义？
4. 肿瘤细胞产生的遗传基础是什么？细胞外界环境在肿瘤发生中起什么样的作用？
5. 癌基因和抑癌基因是怎样定义的？它们在肿瘤发生中的遗传学和分子生物学作用是什么？
6. 一些吸烟者的痰中含有带 *p53* 基因突变的细胞。吸烟引起的基因突变可能为肺癌发生的早期征兆。请问 *p53* 突变和肺癌发生上可能有什么关系？

主要参考书和文献

1. 张迺蘅主编. 医学分子生物学. 北京: 北京医科大学出版社, 1999
2. 曾益新主编. 肿瘤学. 北京: 人民卫生出版社, 1999
3. 张迺蘅主编. 生物化学. 第 2 版. 北京: 北京医科大学出版社, 2003
4. 周爱儒主编. 生物化学. 第 6 版. 北京: 人民卫生出版社, 2004
5. Alberts B, Johnson A, Lewis J, et al. Molecular Biology of the Cell. 4th ed. New York: Garland Science, 2002
6. Adams PD, Kaelin WG Jr. Negative control elements of the cell cycle in human tumors. *Curr Opin Cell Biol*. 1998, 10:791-797
7. Blagosklonny MV. Basic cell cycle and cancer research: is harmony impossible? *Cell Cycle*. 2002, 1: 3-5
8. Blagosklonny MV, Pardee AB. The restriction point of the cell cycle. *Cell Cycle*. 2002, 1: 103-110.
9. Nurse P. A long twentieth century of the cell cycle and beyond. *Cell*. 2000, 100: 71-78

（尚永丰）

第二十章　血液的化学

CHAPTER 20　THE CHEMISTRY OF BLOOD

PRINCIPAL POINTS

Hemoglobin transports oxygen in the blood and is located in the erythrocytes. Hemoglobin has quaternary structure as it is made up of four polypeptide chains: two α-chains and tow β-chains ($\alpha_2\beta_2$), each with heme prosthetic group. Heme is synthesized in bone marrow, liver and other tissues that produce heme proteins. The pathway starts with the formation of δ-aminolevulinic acid (ALA) from succinyl-CoA and glycine. This reaction is catalyzed by the enzyme ALA synthase which requires the coenzyme pyridoxal phosphate and is located in the mitochondria of eukaryotes. The synthesis of ALA synthase is feedback-inhibited by free, non-protein bound heme.

The production of red blood cells (RBCs) is regulated by erythropoietin. Because there are no mitochondria in RBCs, there is no production of ATP by oxidative phosphorylation. The RBC is highly dependent upon glucose as its energy source. Glycolysis, producing lactate, is the site of production of ATP. The pentose phosphate pathway is operative in the RBC and produces NADPH. Deficiency of the activity of glucose-6-phosphate dehydrogenase is frequent in certain areas and is an important cause of hemolytic anemia.

血液（blood）是循环系统不可或缺的成分，也是体液的重要组成部分。全血由液态成分血浆（plasma）、溶于血浆中的可溶性物质，以及混悬在血浆中的红细胞、白细胞和血小板等有形成分组成。若将离体的血液在不加抗凝剂的情况下静置，凝固后析出的淡黄色透明液体，称为血清（serum）。凝血过程中，血浆中的纤维蛋白原转变成纤维蛋白析出，故血清中无纤维蛋白原。若加入抗凝剂后使血液静置，则可见到血细胞的沉降。可溶性的纤维蛋白原和凝血因子等被消耗降解仍存留于液态部分。此时离心沉淀得到的上清就是血浆。血浆约占全血容积的55% ~ 60%。血浆、血清含有少量的胆红素、胡萝卜素等，故呈浅黄色。

将离体的血液加适当抗凝剂、防止血液凝固并保持血细胞的原有体积，离心使血细胞沉降，这样可测出红细胞在全血中所占的容积百分比，临床上称为红细胞压积。成年男子的红细胞压积约为 0.42 ~ 0.49，女子约为 0.37 ~ 0.43。其余为血浆，白细胞、血小板的容积很小、约占 0.01，故忽略不计。红细胞压积大小反映它在血液中的相对浓度。

正常人血液比重约为 1.050～1.060，此数值的大小取决于血细胞数及血浆蛋白质的浓度。在 37℃时血液的 pH 值为 7.35 ~ 7.45，渗透压约为 6.8 大气压，即 689kPa，相当于 5.168mmHg。

正常成年人的全血容量男性为 79.6ml/kg，女性为 67.8ml/kg。如果一个体重为 60kg 的人，其全血容量约为 4 ~ 5 升左右。一般健康人如果一次失血不超过总血量的 10%，对身体影响不大，当一次失血超过总血量的 20% 时则对健康有严重影响，超过总血量的 30% 时将危及生命。

第一节 血液的功能和化学成分

Section 1 BLOOD ROLES AND ITS CHEMICAL COMPONENTS

由于血液在循环系统中不断地流动，它在体内物质运输、维持内环境稳定、保护机体等方面都具有重要作用。血液的这些作用是由其所含的各种化学成分来完成。

一、血液的生理功能 Physiological Roles of Blood

（一）转运功能

血液具有运输营养物、代谢物及废物的功能，除部分小分子无机化合物及中分子有机化合物可直接溶于血液被运输，大多数物质以特异结合形式存在于血液中。例如，依靠与血细胞中血红蛋白（hemoglobin，Hb）的结合，血液可运送氧和二氧化碳。血浆中的清蛋白能与多种物质结合起运输作用。某些无机离子，如 Ca^{2+}、Cu^{2+}、Zn^{2+}、Fe^{3+} 等，以及激素等由血浆中特异的蛋白质运输，如运铁蛋白、运皮质醇蛋白等。来自体外的多种药物在血中运输时也多是与血浆中某些蛋白质相结合。

（二）维持内环境稳定

血液中的血浆蛋白质以弱酸/弱酸盐形式存在，血液中大量无机化合物如 H_2CO_3 / HCO_3^-、$H_2PO_4^-$ / HPO_4^{2-} 等构成血液的主要缓冲体系参与机体酸碱平衡的调节，维持恒定的pH值。血浆中的蛋白质，特别是清蛋白是维持血浆胶体渗透压的主要成分。另外，血液也参与体温调节，在中枢神经系统调节下，与肺、肾及皮肤等组织器官配合，共同维持体温的恒定。

（三）免疫功能

血液中的白细胞如粒细胞和单核细胞具有吞噬功能，淋巴细胞则与特异性抗体的生成和细胞免疫有关；血液中的补体系统是一蛋白酶系，被激活后参与免疫反应的效应阶段功能。因此，血液是机体免疫系统重要组成部分，参与机体防御功能。

（四）凝血与抗凝血

在不同的病理条件下，血浆的凝血与抗凝血系统保护机体，减少损伤时出血，防止循环阻塞，维持血液正常流通。

二、血液的基本成分 The Essential Components of Blood

机体内的代谢物质及营养物质不断进入血液，又不断离开血液。在生理情况下，血液的各种化学成分的含量相对恒定，仅在有限的范围内波动。但在某些病理情况时，例如在肝、肾、心、肺、胰等器官病变时，可引起血液某些化学成分的含量变动超出正常范围，则表明机体的相关代谢过程失常。所以分析血液的化学成分可以了解物质代谢状况，协助诊断疾病与估计预后。

（一）水和气体

正常人全血含水约 81% ~ 86%，其余为可溶性固体，此外还含有少量 O_2、CO_2 等，后者除极少量以物理状态存在，大多以特殊的结合形式存在。红细胞含水较少，固体成分约占35%，其中主要是血红蛋白，约为 93% ~ 95%。

（二）可溶性成分

包括水、气体以外的溶解在血液中的所有化学物质，又称可溶性固体成分。这部分化学成分十分复杂，可分为有机成分和无机成分两大类。

1. 有机物成分

（1）含氮有机物　包括蛋白质含氮化合物和非蛋白质含氮化合物两类。前者主要为各种血浆蛋白质、血红蛋白、多肽类激素以及一些血清酶类等。后者主要包括尿素、尿酸、肌酸、肌酐、氨基酸及寡肽、氨、胺和胆红素等非蛋白质含氮物质。全血或血浆可溶性固体成分中最多的就是血浆蛋白质，将在下节详细讨论。

区别于蛋白质所含的氮，非蛋白质含氮化合物所含的氮统称为非蛋白氮（non-protein-nitrogen, NPN）。其中尿素含量最多，约占 NPN 总量的一半。这些物质主要是蛋白质及核酸代谢的终产物。如尿素、尿酸、肌酸酐等，可由血液运至肾排出体外。当肾功能严重障碍时，上述物质排泄受阻，血中的 NPN 可明显升高；体内蛋白质分解代谢加强（如高热、糖尿病），消化道大量出血时，也可引起血中的 NPN 增加。因此，过去临床上测定血液中的 NPN 或尿素氮大致反映肾脏的排泄功能。因为 NPN 测定不能细致区分到底何种器官、何类物质代谢异常，近年已被尿素、尿酸、肌酸、肌酐、个别氨基酸、氨、及胆红素等单项测定所取代，为临床诊断和治疗提供更多、更具体的信息。例如，尿素在肝内合成，由肾排出，正常成人血中尿素为 1.8 ～ 7.1μmol/L，血清尿素为 2.5 ～ 6.4μmol/L；尿素含量变化不仅可反映肾功能状况，而且可帮助了解肝或体内蛋白质/氨基酸或氨代谢状况。肌酸部分来自食物（外源性肌酸），部分由肝脏合成。经血液运至肌肉组织，再合成为磷酸肌酸。肌酸脱水，磷酸肌酸脱磷酸均变为肌酸酐，故肌酸酐是肌酸代谢的最终产物，由肾脏排出。在肾功能正常条件下，血清肌酐值男为 53 ～ 106μmol /L，女为 44 ～ 97μmol /L，尿中排出量随肌肉量而异，与体重相关，每天排泄量恒定。肌肉萎缩及肝功能减退时，血及尿中含量降低；肾功能减退时，血中浓度升高。尿酸是体内嘌呤代谢的最终产物，在痛风症患者、肾功能减退者以及某些血液病（如红细胞增多症、慢性白血病等）患者血尿酸都可能升高。

（2）不含氮的有机物　包括糖类、脂类（含类固醇激素）及其他有机物等。血浆中葡萄糖、乳酸及其他酮酸、酮体、脂类等含量与糖代谢和脂代谢密切相关。血浆中的脂类全部以脂蛋白的形式存在。

2. 无机物成分　血浆中含有多种无机盐，它们主要以离子状态存在。重要的阳离子有 Na^+、K^+、Ca^{2+}、Mg^{2+}，重要的阴离子有 Cl^-、HCO_3^-、HPO_4^{2-} 等。这些离子在维持血浆晶体渗透压、酸碱平衡以及神经肌肉的正常兴奋性等方面起重要作用。

血浆中还有一些微量物质，如酶、维生素、激素等。

（三）有形成分

即混悬在血浆中的红细胞、白细胞及血小板等。

临床上经常分析血液中比较重要的组成、化学成分含量。由于血液的某些成分受食物影响较大，故常采取餐后 8 ～ 12 小时的空腹血液进行分析。血液各成分的正常值因所用测定方法不同而略异，有些成分的含量还与年龄、性别、身体的活动状况有关。临床工作者在分析化验结果时，应了解各项测定所用的方法及其正常值范围。

第二节 血浆蛋白质

Section 2 PLASMA PROTEINS

血浆蛋白质种类很多，达上百种，其中既有单纯蛋白质（如清蛋白），又有结合蛋白（如糖蛋白和脂蛋白）。血浆内各种蛋白质的含量差异很大，多者每升达数十克，少的仅为毫克水平。

一、血浆蛋白质组成、特性及功能

The Component, Characteristic and Role of Plasma Proteins

（一）血浆蛋白质组成

血浆蛋白质是血浆固体成分中含量最多的一类化合物（表 20-1）。正常成人血浆总蛋白质含量为 60 ~ 82g/L。

通常按来源、分离方法和生理功能将血浆蛋白质分类。按其来源，可以将血浆蛋白质分为两大类，一类是血浆功能蛋白质，对于血浆的功能必不可少。这类血浆蛋白质往往是由各种细胞组织分泌进入到血浆中的，如各种转运蛋白、生长调节因子、抗体、补体及凝血酶原等。这类蛋白质的量和质的改变反映了机体代谢方面的变化。另一类血浆蛋白质是在细胞组织更新或遭到破坏时漏入血浆的，如淀粉酶、转氨酶、血红蛋白等，这类蛋白质在血浆中的出现，或含量的升高，往往反映了有关细胞组织的更新、破坏或细胞膜通透性的改变。

目前分离纯化的各种血浆蛋白质及酶约有百余种，临床常用盐析法或电泳法（electrophoresis）粗略地分离并分类。

1. 按盐析法分类　用不同浓度的中性盐，如硫酸铵、硫酸钠、氯化钠等可将血浆蛋白质分为清蛋白（albumin）、优球表白、拟球蛋白、纤维蛋白原 4 个组分。被饱和硫酸铵盐析出的称为清蛋白，它溶于水、稀酸、稀碱及稀盐溶液，为简单蛋白质，分子为椭球形。优球蛋白及拟球蛋白均可被半饱和的硫酸铵沉淀，是多种球蛋白的混合物。优球蛋白和拟球蛋白的区别是前者仅溶于稀氯化钠溶液，不溶于水，后者则可溶于水。球蛋白分子也为椭圆状。纤维蛋白原也可被半饱和的硫酸铵沉淀，但它可被半饱和氯化钠沉淀，故可与一般球蛋白分离。它是纤维状蛋白质，其分子的长短径比为 20:1。临床上盐析法被用来测定清蛋白与球蛋白比值。正常的清蛋白与球蛋白含量比值（A/G）为 1.5 ~ 2.5:1。严重肝病患者由于肝合成清蛋白能力下降，A/G 比值亦下降。

2. 按电泳法分类　用醋酸纤维素薄膜电泳，以 pH 8.6 的巴比妥－巴比妥钠溶液作电泳缓冲液，可将血浆蛋白质分为清蛋白、α_1-球蛋白（globulin）、α_2-球蛋白、β-球蛋白和γ-球蛋白 5 个组分（Fig. 20-1）。用分辨率高的电泳法如聚丙烯酰胺电泳或免疫电泳可将血浆蛋白质分为数十个组分。

（二）血浆蛋白质的共同特点

血浆功能蛋白质具有以下几个共同特点。

1. 肝是血浆蛋白质的主要来源　按质量计算，血浆蛋白质大部分是在肝合成的，只有一定量的血浆蛋白质由其他组织细胞合成，如γ-球蛋白，是由浆细胞合成；还有一些蛋白质由内皮细胞合成。

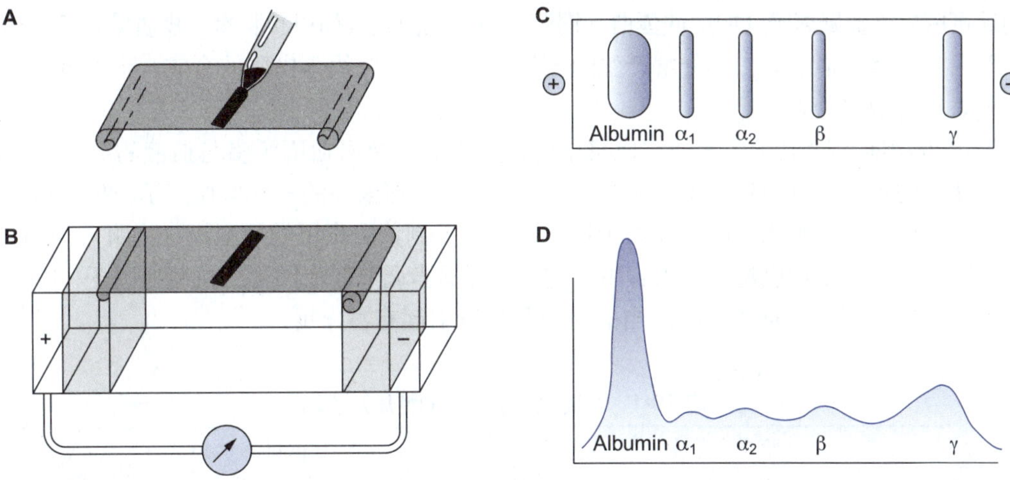

Fig. 20-1 Electrophoretic separation of plasma proteins on cellulose acetate foil at pH 8.6

2. 血浆蛋白质是分泌型蛋白质　一般在粗面内质网的多核蛋白体上合成。最初合成的蛋白质或肽链以蛋白质前体形式出现，多数经过各种翻译后修饰加工，如信号肽的酶解去除、糖基化、磷酸化等。这些是分泌型蛋白质合成的共同特点。

3. 血浆蛋白质大多是糖蛋白　大多数血浆蛋白质含有 N 和 O 连接寡聚糖链。清蛋白例外，它不含任何糖基。血浆蛋白质上的寡聚糖链具有许多功能，其存在尚与血浆蛋白质的半寿期有关。研究发现，当某些血浆蛋白质的寡聚糖链上的末端唾液酸残基被神经氨酸糖苷酶水解去除后，相应的血浆蛋白质的半寿期大大缩短。

4. 各种血浆蛋白质都有特征性的循环半寿期　例如，对正常成人而言，清蛋白的半寿期为 20 天，而结合珠蛋白的半寿期仅为 5 天。

5. 许多血浆蛋白质有多态性　所谓多态性即指在人群中，有两种以上、发生频率不低于 1% 的表现型，符合孟德尔遗传定律的单基因遗传特征（见第十七章）。最典型例子是 ABO 型血型物质。血浆蛋白质中，α_1-抗胰蛋白酶、结合珠蛋白、运铁蛋白、血浆铜蓝蛋白等都有多态性。血浆蛋白质的多态性对遗传研究和临床工作均有一定意义。

（三）血浆蛋白质主要功能

血浆蛋白质各组分的功能目前尚未充分阐明，其主要有以下几个方面（表 20-1）。

1. 维持血液胶体渗透压及 pH　血液的胶体渗透压（colloid osmotic pressure）是由血浆中的蛋白质产生的，尤其是清蛋白，因其含量高，分子质量小，单位质量的有效胶体渗透压颗粒比球蛋白多，故血浆的胶体渗透压主要取决于清蛋白的浓度。血液的胶体渗透压在维持血液和组织液两者间水分的正常分布上起重要作用。如血浆蛋白质含量减少，其胶体渗透压将降低，可导致组织间隙潴留过多液体而出现水肿。

血浆蛋白质为两性电解质，大部分的等电点（pI）在 4～6 之间，在生理条件下都是弱酸，其中部分以弱酸盐的形式存在。故血浆蛋白质可以组成缓冲体系，具有缓冲作用，可维持血浆的正常 pH 相对恒定。但与血红蛋白及其他缓冲体系相比较其作用较小。

2. 运输功能　血浆蛋白质是亲水胶体，许多难溶于水的物质与血浆蛋白质结合后就变成易溶于水的物质，如脂肪酸、胆色素、某些药物都与清蛋白结合而运输。此外，血浆中还有一些特定的球蛋白担负金属离子（如运铁蛋白、铜蓝蛋白）及激素（如甲状腺素、皮质醇）等的运输。

3. 营养功能　血浆蛋白质分解产生的氨基酸，可用于组织蛋白质的合成，也可氧化分解供应能量，维持氮平衡。

4. 其他功能　除上述功能外，血浆中的凝血因子、抗凝血因子参与血液的凝固和抗凝作用。血浆中的免疫球蛋白和补体参与机体的免疫反应。血浆中的一些凝血因子、抗凝血因子，补体都属于蛋白质水解酶，同时血浆中还存在一些抑制该酶作用的抑制物（抗酶），如α_1-抗胰蛋白酶等，这类抑制物也是蛋白水解酶，这样就可适当调节凝血因子、抗凝血因子、补体等的活性，防止凝血因子、补体在不适当的时间和场所引起有害作用。

表 20-1　主要血浆蛋白质的性质及功能

名　称	正常血浆中浓度（g/L）	分子质量	等电点	含糖量（%）	功　能
前清蛋白	0.1 ~ 0.4	54 980	4.7	0	结合甲状腺素
清蛋白	35 ~ 50	66 241	4.7	0	维持血浆渗透压，运输营养物质
球蛋白（总）	20 ~ 30				
α_1-球蛋白	3 ~ 6				
α_1-酸性糖蛋白	0.55 ~ 1.40	40 000	2.7		感染初期活性物质，抑制黄体酮等
视黄醇结合蛋白	0.03 ~ 0.06	21 000		0	运输视黄醇
甲状腺素结合蛋白	0.01 ~ 0.02	58 000		~ 13	运输甲状腺素
运皮质醇蛋白	0.030 ~ 0.035	52 000		~ 26	运输皮质醇
α_2-球蛋白	4 ~ 9				
铜蓝蛋白	0.15 ~ 0.60	~ 151 000	4.4	~ 7	运输铜调节肝的铜代谢、具有氧化酶功能
结合珠蛋白					
遗传型 1-1	1.0 ~ 2.2	~ 100 000	4.1	~ 19	结合、保持 Hb
遗传型 1-2	1.6 ~ 3.0	~ 200 000	4.1		
遗传型 2-2	1.5 ~ 4.2	~ 400 000			
β-球蛋白	6 ~ 11				
运铁蛋白	2.0 ~ 3.2	76 500	5.5	6	结合运输铁
运血红素蛋白	0.5 ~ 1.0	57 000		22	与血红素结合

二、主要的血浆蛋白质 Major Plasma Proteins

（一）清蛋白

是血浆中含量最多的蛋白质（Fig. 20-1），正常人血浆清蛋白含量为 38 ~ 48g/L，约占血浆总蛋白的 60%。肝每天约合成 12g 清蛋白，占肝分泌蛋白质的 50%。清蛋白最初是以前清蛋白形式合成的，在分泌过程中先被去除信号肽，继而有N末端的一个6肽片段被切除。成熟的清蛋白为含 585 个氨基酸残基的单一多肽链，含 17 个二硫键，分子质量约为 69 000。因其分子质量较小（血浆中多数其他蛋白质的分子质量则在 16 万～ 18 万之间），等电点偏低（为4.7），所以在中性或微碱性pH值的介质中，清蛋白所带的负电荷较多，电泳时泳动速度较其他蛋白快。清蛋白分子的外形为椭圆形，其长短轴分别为 15nm 和 38nm，比一般球蛋白及纤维蛋白原的分子都更对称些，因此清蛋白溶液的粘滞度较低。

因为清蛋白分子质量小、但含量高，血浆中其分子数量相对较大，所以人体血浆胶体渗透压的 75% ～ 80% 取决于清蛋白的浓度，即清蛋白是维持血浆胶体渗透压和血容量的主要蛋白质。血浆清蛋白浓度下降，往往伴有水肿。

清蛋白的另一重要功能是能与许多微溶于水的物质结合，形成易溶于水的复合物，便于这些物质的运输。尽管清蛋白在生理条件下带净负电荷，但它既可与带正电荷、又可与带负电荷的离子结合。清蛋白与其他物质的结合较为复杂，有的依靠静电引力，有的依靠氢键、疏水相互作用力、van der Waals 力、共价键等，故与清蛋白结合运输的物质种类较多。例如，清蛋白可结合自由脂肪酸、钙离子、铜离子、一些类固醇激素、胆红素和色氨酸等；清蛋白还能与一些药物，如磺胺、青霉素、阿司匹林等结合，帮助这类物质在血液中的转运。

清蛋白还有缓冲、营养、结合固定一些激素在血管内等作用。

临床上血浆清蛋白含量降低比较多见。减少的原因有清蛋白大量丢失（如肾病综合征及肾炎），合成原料不足（如营养不良或长期饥饿），合成能力低下（如慢性肝病、肝硬化等）。新生儿的清蛋白浓度较成人低，一岁时始达成人水平。正常人在 70 岁以上及妊娠妇女的清蛋白也可能降低。失水时清蛋白可能升高。

（二）免疫球蛋白和补体

免疫球蛋白（immunoglobulin, Ig）又称抗体，是人体或其他脊椎动物受到细菌、病毒、异种蛋白质、核酸、脂类、多糖等抗原刺激后，由浆细胞产生的一类具有特异性免疫作用的球状蛋白质。免疫球蛋白能与刺激它产生的抗原特异地结合，形成抗原抗体复合物，此复合物的形成可激活补体系统（complement system）。补体是一类以酶原形式存在的蛋白酶的总称，具有非特异性免疫功能。此蛋白酶对外来携带抗原的细胞（如细菌）膜蛋白进行水解，使细胞膜溶解，这就是所谓的杀伤作用。补体的激活、聚合和执行杀伤功能是由免疫球蛋白“触发”的，也就是说免疫球蛋白通过激活补体而将外来细菌等抗原入侵的“信息”传给补体系统。补体接受信息之后，即按一定的程序组合成“攻膜复合体”，由后者杀伤携带抗原的细菌等。因此，免疫球蛋白与补体的作用密切相关。（详见《免疫学》）

免疫球蛋白按其免疫化学特性分为五大类，即 IgG、IgA、IgM 、IgD、IgE（按正常人血浆中所含的浓度递减的顺序排列），分子质量在 150 ～ 950kD 间。它们均由两条重链（H 链）及两条轻链（L 链）组成。轻链约由 210 ～ 230 个氨基酸残基组成，重链约由 450 个氨基酸残基组成，其氨基端均各有一可变区，其余部分则为恒定区。可变区决定各种不同抗体的特异性，而Ig的其他生物学性质，如免疫原性、穿过胎盘、结合补体（或巨噬细胞的吸附）等作用则由恒定区决定。

利用电泳法分离血浆蛋白质，在清蛋白之后为球蛋白，它是多种蛋白质的混合物，其中含有免疫球蛋白和补体。免疫球蛋白主要出现在γ-球蛋白区，某些出现在β-球蛋白、α_2- 球蛋白区。

（三）糖蛋白

糖蛋白是一类含糖的结合蛋白质，其辅基部分是混合多糖。多糖链多由已糖（葡萄糖、半乳糖或甘露糖）、氨基已糖（氨基葡糖或氨基半乳糖）、甲基戊糖（岩藻糖）及N-乙酰神经氨酸组成。血浆中的糖蛋白在电泳时大都出现在 α_1、α_2 部位。

血浆中糖蛋白的种类、来源及功能复杂多样。就来源而言，有的来自肝脏，如凝血因子、运铁蛋白；有的来自浆细胞，如 Ig；有的来自内分泌腺，如甲状旁腺激素、促黄体激素、绒毛膜促性腺激素。就功能而言，大多数血浆糖蛋白起运输作用。例如，运铁蛋白运输铁离子，运血红素蛋白、结合珠蛋白分别运输血红素、血红蛋白。结合珠蛋白可与血管内溶血产生的血红蛋白结合成复合物，因为复合物分子质量大，不能通过肾小球，所以可防止游离血红蛋白滤过肾小球、在肾小管内沉积，减少肾功能损害，同时还可将血红蛋白运到单核吞噬系统进行分解。

至于含糖的激素、凝血因子、Ig 等则分别起调节、凝血、免疫等作用。

（四）金属结合蛋白

1. 运铁蛋白　运铁蛋白分子质量约为 7.6 万，含糖量为 6%，正常血清中含量约为 2.6g/L，每分子铁蛋白可与两个 Fe^{2+} 结合。正常人的运铁蛋白仅有 1/3 被铁饱和，故其运输铁的能力较大。运铁蛋白主要功能是结合、运输 Fe^{3+} 至肝、脾、骨髓等组织储存或利用，防止铁经肾丢失、或在组织过多聚积，因此有调节铁代谢的作用。在妊娠第一期、急性肝炎、缺铁等情况下，运铁蛋白含量升高。当慢性感染、各种恶性肿瘤、肝病等情况下，运铁蛋白合成减少，含量可降低。

2. 铜蓝蛋白　铜蓝蛋白含铜约 0.34%，分子质量约 15 万，因呈蓝色故称铜蓝蛋白。每分子铜蓝蛋白具有 8 个铜离子（Cu^{2+}、Cu^{+}）结合位点。当其与 Cu^{2+} 结合时呈蓝色，与 Cu^{+} 结合时无色。正常人血清含铜蓝蛋白约为 0.25 ~ 0.43g/L。血浆中 80% 的铜存于铜蓝蛋白中。这种铜是铜蓝蛋白分子的固有成分，很少与肠道吸收来的铜进行交换，故有人认为铜蓝蛋白不是铜的运输形式。血浆中其余的铜与清蛋白结合运输，这种铜可能是体内运输、交换及可利用的形式。铜蓝蛋白的作用已确知者为具有亚铁氧化酶的作用，能将 Fe^{2+} 氧化为 Fe^{3+}，利于铁的运输与动员。在应激反应时，如心肌梗死、外科大手术、感染、创伤等急性应激状态时，或矽肺施用雌激素治疗时，均可能引起血浆铜蓝蛋白含量升高，机理不明。肝豆状核变性患者由于肝利用铜合成铜蓝蛋白减少，过多的铜在肝、脑豆状核内堆积，引起病变；此时患者血浆中铜及铜蓝蛋白含量均减少，尿中排出的铜可增多。

（五）脂蛋白

脂类在血浆中几乎全部以脂蛋白的形式运输（详见第八章）。

（六）酶与抗酶

血浆中酶的种类很多，按来源及作用不同可分为两类。一类称为血浆功能性酶，这类酶或酶原经常存在于正常人血浆内，其作用物经常或间断地存在于血浆内。这类酶的作用是血液生理功能的一部分，在血浆中起催化作用，如凝血酶体系（凝血因子）、血纤维蛋白溶酶(plasmin)、脂蛋白脂肪酶及肾素（renin）等。脂蛋白脂肪酶来自某些组织的毛细血管壁，血纤维蛋白溶酶来自嗜酸性粒细胞、肾素来自近肾小球细胞，大多数血浆功能性酶都来自肝脏，故当肝功能减退时，这些酶在血浆中的活性可下降。

另一类酶称为血浆非功能性酶。这类酶在血浆中无生理作用，在正常血浆中含量很低，也无这些酶的作用物。这类酶可能来自外分泌腺，如淀粉酶（唾液腺及胰腺）、脂肪酶（胰腺）、蛋白酶（胃及胰腺）、前列腺酸性磷酸酶等。也可能来自各组织细胞，由于细胞坏死、或自然破坏（如红细胞、白细胞的正常破坏），或由于细胞质膜的通透性改变等而逸入血浆。这类酶在血浆中的活性升高与机体的病理情况有关。测定这类酶的活性在临床上可辅助诊断或估计预后（表 20-2）。

表 20-2　几种血浆酶在脏器和组织中的分布

酶	符号	分布的主要脏器或组织
淀粉酶	—	胰腺 > 腮腺 > 肝
碱性磷酸酶	AKP	小肠黏膜 > 胎盘 > 肾 > 骨 > 肝 > 肺脾
酸性磷酸酶	ACP	前列腺 > 红细胞、血小板、骨、一般细胞溶酶体
乳酸脱氢酶	LDH	肾 > 心 > 骨骼肌 > 胰 > 脾 > 肝 > 肺
天冬氨酸转氨酶	AST	心 > 肝 > 骨骼肌 > 肾 > 胰 > 脾 > 肺 > 红细胞
丙氨酸转氨酶	ALT	肝 > 肾 > 心 > 骨骼肌 > 胰 > 脾 > 肺 > 红细胞
γ-谷氨酰转肽酶	γ-GT	肾 > 胰 > 肝 > 脾 > 肠、脑

血浆中除含有各种酶外，尚含一些蛋白酶的抑制物，或称抗酶（antienzyme），它们都是些糖蛋白。这类抑制物可抑制血浆中的蛋白酶、白细胞在吞噬时或破坏时释放的组织蛋白酶、弹性蛋白酶、凝血酶体系、血纤维蛋白溶酶、补体成分等，这样就可防止蛋白酶对组织的结构蛋白（胶原蛋白、弹性蛋白）的水解破坏作用，所以抗酶对机体有保护作用。例如 α_1-抗胰蛋白酶（α_1-antitrypsin）遗传性缺乏者，或吸烟过多使 α_1-抗胰蛋白酶的活性中心的蛋（甲硫）氨酸残基被氧化时，由于白细胞释放出的蛋白酶未及时被抑制，致使肺组织中的胶原蛋白、弹性蛋白逐渐被破坏，故而易患肺气肿。补体成分 C_1 抑制因子可抑制 C_1 的活性过高或在不适当的时间或部位的作用，从而具有调节补体系统的作用。遗传性缺乏 C_1 抑制因子者，C_1 和激肽释放酶（kallikrein）、血纤维蛋白溶酶常具有一定的活性，致使局部血管扩张，可引起遗传性神经血管性水肿。激肽释放酶可使 α_2-球蛋白水解，产生舒缓激肽，后者可使血管舒张、通透性增加。

血浆中的一些蛋白酶抑制物见表 20-3。

表 20-3　人血浆中蛋白酶抑制物的特性

名称	含量（mg%）	分子质量	含糖量	作用
α_1-抗胰蛋白酶	200 ~ 400	520 000	12.5	抑制胰蛋白酶及其他蛋白酶
α_2-抗糜蛋白酶	30 ~ 40	680 000	24.6	同上
α_2-巨球蛋白	130 ~ 420	725 000	7.7	抑制血浆内及细菌的蛋白酶
C_1-抑制因子	15 ~ 35	104 000	34.7	抑制 C_1 及其他蛋白酶
抗凝血酶Ⅲ	17 ~ 30	650 000	13.4	抑制凝血酶

第三节　红细胞的代谢

Section 3　METABOLISM IN RED BLOOD CELLS

哺乳类动物的红细胞在发生过程中，产生一系列形态和代谢的改变。成熟红细胞缺乏全部细胞器，因此不能进行核酸及蛋白质的生物合成，不能进行有氧氧化，糖酵解是其主要的供能途径。在成熟红细胞中，血红蛋白（Hb）占湿重的32%（干重的97%）、而其他蛋白质及脂类等可溶性固体物质仅占湿重的3%～7%。Hb从早幼红细胞时期已开始生成，以后随发育合成量逐渐增加，直到网织红细胞仍可合成少量Hb。

因组成Hb的珠蛋白合成与一般蛋白质相同（第十四章），本节重点介绍血红素的合成、成熟红细胞糖代谢的特点。

一、血红蛋白的合成 Hemoglobin Synthesis

血红蛋白是一种色素蛋白质，其分子由4个各含一个血红素辅基的珠蛋白亚基组成(第二章)。

（一）血红素的生物合成

血红素是以琥珀酰辅酶A、甘氨酸、Fe^{2+}为原料，以磷酸吡哆醛（B_6-PO_4）、Mg^{2+}为辅助因子，经一系列酶促反应在细胞的线粒体及胞液内合成。除成熟的晚期红细胞，其他发育阶段的红细胞都能合成血红素，其中以网织红细胞及有核红细胞为主要合成场所（Fig. 20-2）

血红素是含铁卟啉衍生物，其合成过程可分为4个阶段。

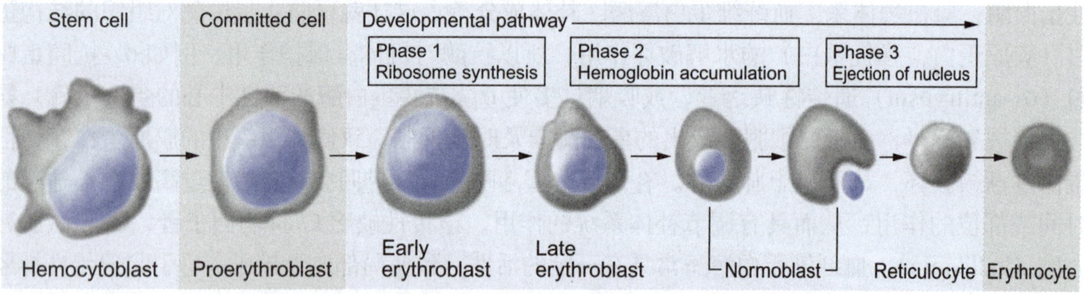

Fig. 20-2　Stage development of erythrocyte

1. δ-氨基-γ-酮戊酸生成　由甘氨酸与琥珀酰辅酶A缩合为δ-氨基-γ-酮戊酸（δ-aminolevulinic acid, ALA）。此步反应发生在线粒体内，催化反应的酶是ALA合酶，该酶辅基是磷酸吡哆醛。ALA合酶是卟啉生物合成、也是血红素生物合成的限速酶。ALA在线粒体中合成后被转运到线粒体外继续进行下一阶段反应。

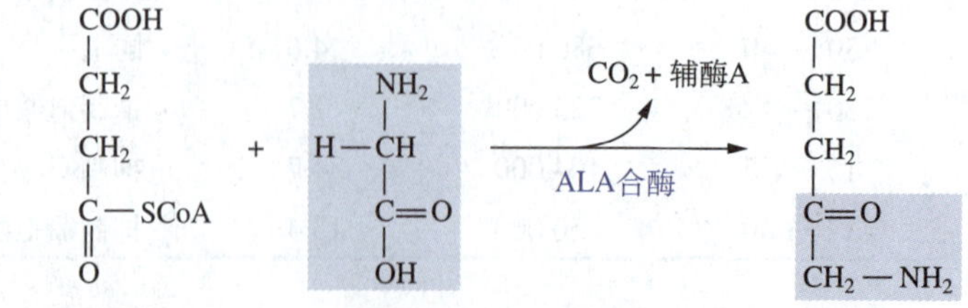

琥珀酰辅酶A　　甘氨酸　　ALA

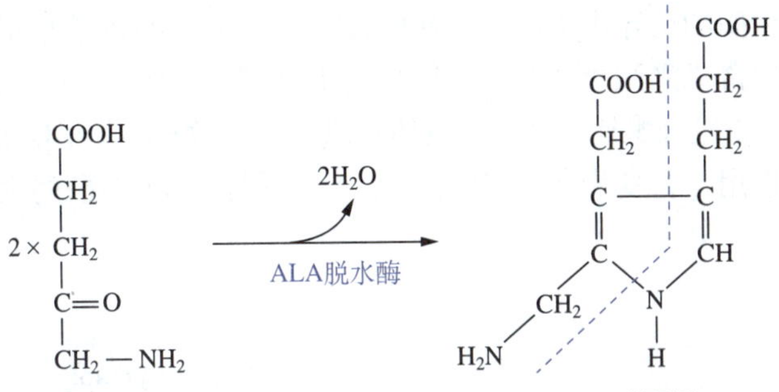

2. 卟胆原的生成　卟胆原（porphobilinogen, PBG）由两分子 ALA 脱水缩合而成。此步反应发生在胞液，催化反应的酶是 ALA 脱水酶。该酶含锌，对铅的抑制作用敏感。

3. 尿卟啉原Ⅲ的生成　4 分子卟胆原在卟胆原脱氨酶（又称尿卟啉原Ⅰ合成酶）催化下首尾相接、生成线状四吡咯。线状四吡咯在尿卟啉原Ⅲ同合成酶（uroporphyrinogen Ⅲ cosynthetase）及卟胆原脱氨酶共同作用下转变为尿卟啉原Ⅲ（uroporphyrinogen Ⅲ, UPGⅢ）及尿卟啉原Ⅰ（UPGⅠ）(二者之比为 10 000:1)。在生理情况下，以生成 UPG Ⅲ为主要途径，仅在某些病理情况下，UPGⅢ 的生成受阻，才大量生成 UPGⅠ。UPGⅠ和 UPG Ⅲ的区别是前者的第 7 位为乙酸基，第 8 位是丙酸基，而后者则恰相反第 7 位是丙酸基，第 8 位是乙酸基。

4. 血红素生成　UPG Ⅲ生成后，经 UPG Ⅲ脱羧酶催化，脱去四个乙酸基的羧基而变为甲基，这样 UPG Ⅲ即转变为粪卟啉原Ⅲ（CPG Ⅲ）。粪卟啉原Ⅲ转入线粒体，再经 CPG Ⅲ氧化脱羧酶的作用，使 2、4 两位上的丙酸基氧化脱羧，变为乙烯基而为原卟啉原Ⅸ；后者经血红素合成酶（又称亚铁螯合酶）催化，与 Fe^{2+} 螯合生成血红素，在胞液中参与血红蛋白的合成。

血红素生物合成过程概括于 Fig. 20-3。

5. 血红素生物合成的调节　血红素生物合成的限速反应是 ALA 的生成，因而限速酶是 ALA 合酶。ALA 合酶的半寿期仅为 1 小时，极易受酶合成抑制的影响。

第一，ALA 合酶的合成受血红素的反馈抑制作用调节，抑制作用与血红素浓度有关。实验证明，当血红素的浓度为 5×10^{-6}mol/L 时，不抑制此酶的合成；当血红素的浓度为 $10^{-5} \sim 10^{-4}$ mol/L 时，则有抑制此酶活性的作用。一般情况下，血红素合成后即迅速与珠蛋白结合而成 Hb，不致有过多的血红素堆积，对 ALA 合酶不引起反馈抑制。如果血红素的合成速度大于珠蛋白的合成速度，过多的血红素则对 ALA 合酶起抑制作用。目前认为，血红素在体内可与一种阻遏蛋白结合，形成有活性的阻遏蛋白。这种有活性的阻遏蛋白对ALA 合酶的合成起负调节作用。另外，血红素对 ALA 合酶有直接的负反馈调节作用，但是处于次要地位。

第二，ALA 合酶的合成还受许多其他化合物的诱导作用或阻遏作用的调控，在某些情况下，其活性可升高 50 倍。许多药物，如巴比妥、灰黄霉素等对 ALA 合酶的合成有诱导作用，因为这类化合物的代谢（生物转化）需要细胞色素 P-450，P-450 的生成需要消耗血红素，使细胞中血红素浓度下降，所以上述化合物对 ALA 合酶的合成具有去阻遏作用。其他化合物，如葡萄糖阻碍对 ALA 合酶的诱导作用；而螯合形式的铁对肝中 ALA 合酶的诱导有协同作用。

第三，ALA 合酶的合成受激素调节。肾产生的促红细胞生成素（erythropoietin, EPO）可促进 ALA 合酶的生成。当红细胞比容降低或机体缺氧时，此激素的分泌增加。雄激素（睾酮）在肝脏的5β 还原酶的作用下，变为 5β-氢睾酮，后者可诱导 ALA 合酶的生成，从而促进血红素及 Hb 的生成。

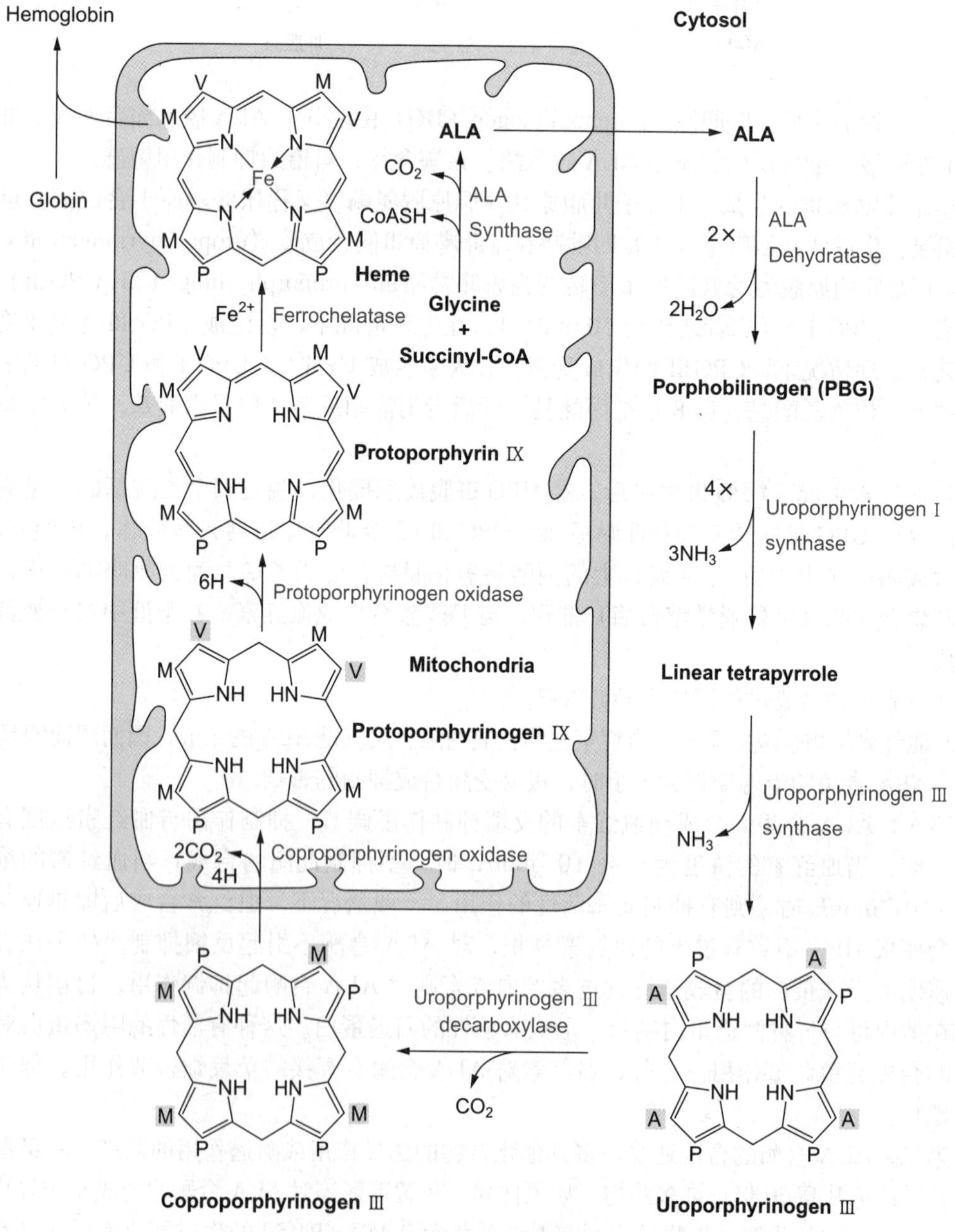

Fig. 20-3 Biosynthesis of heme

A: $-CH_2COOH$, P: $-CH_2CH_2COOH$, M: $-CH_3$, V: $-CH = CH_2$

（二）珠蛋白的合成

人珠蛋白基因有 α 族和 β 族两组，分别位于第 16 号染色体和第 11 号染色体上（Fig. 20-4）。α 族和 β 族基因按在染色体上的排列顺序在个体发育的不同阶段依序表达。胚胎期合成的是 ζ、α 链和 ε 链，胎儿期合成的是 α 链和 γ 链，成年人合成的是 α 链和 β 链。珠蛋白基因的转录、转录后修饰，以及蛋白质合成过程与其他蛋白质的表达相同。血红素对珠蛋白的合成有促进作用，可以协调两者的生成比例。

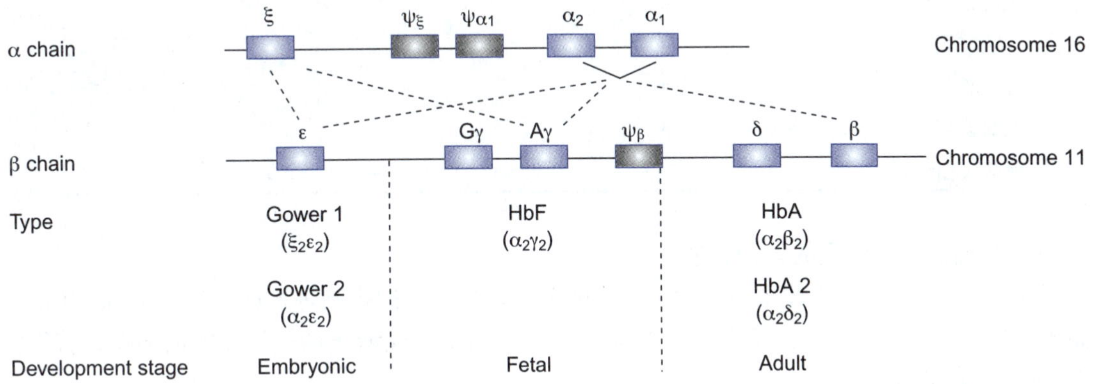

Fig. 20-4　Human globin genes and hemoglobins produced during human development

（三）血红蛋白的合成

成年型血红蛋白分子大多由二条 α 链和二条 β 链聚合而成。α 链含 141 个氨基酸残基，β链含 146 个氨基酸残基，两种肽链的氨基酸序列虽然相差很大，但它们与肌红蛋白肽链一样，都能卷曲成相似的球状立体结构，都有一个空隙容纳一个血红素。在珠蛋白肽链合成后，一旦容纳血红素的空穴形成，立刻有血红素与之结合，并使珠蛋白折叠成其最终的立体结构，再形成稳定的 αβ 二聚体，最后由两个二聚体构成有功能的 $\alpha_2\beta_2$ 四聚体——血红蛋白。

（四）促红细胞生成素对红细胞产生的调节

人类促红细胞生成素是一种含 166 个氨基酸残基的糖蛋白（3.4×10^4），是红细胞生成的主要调节因子。促红细胞生成素主要在肾生成，当机体缺氧时被释放入血并到达骨髓。进入骨髓后，通过成红细胞上的受体，与其他造血因子（如白细胞介素 3 和胰岛素样生长因子）共同促进红细胞的分化成熟。目前已有重组的促红细胞生成素（即基因工程技术）生产，可用于治疗肾功能不良引起的贫血。

此外，叶酸、维生素 B_{12} 和维生素 B_6 分别参与 DNA、ALA 的合成，对 Hb 的合成、红细胞的成熟也有影响。

二、成熟红细胞代谢的特点 Metabolic Characteristics in Matured Erythrocyte

在多染性成红细胞发育为网织红细胞，最终成为成熟红细胞的过程中，先发生细胞核的丢失，继而发生线粒体和核蛋白体等细胞器、亚细胞结构的消失，同时伴随红细胞代谢功能变化。网织红细胞中的蛋白质合成能力一直维持到线粒体和核蛋白体的消失。成熟红细胞只保留对其生存和功能发挥至关重要的糖酵解和磷酸戊糖途径两条代谢途径（表 20-4）。红细胞依赖这两条代谢途径为其提供能量和还原当量。

表 20-4　红细胞及其前体细胞的代谢能力比较

	成红细胞	网织红细胞	红细胞
DNA 合成	+		
RNA 合成	+		
蛋白质合成	+	+	
脂类合成	+	+	
血红素合成	+	+	
三羧酸循环	+	+	
有氧氧化	+	+	
无氧酵解	+	+	+
磷酸戊糖途径	+	+	+

（一）葡萄糖是主要的能源物质

葡萄糖可通过红细胞膜上不依赖胰岛素的葡萄糖易化扩散机制进入红细胞。血循环中的红细胞每天消耗约 30g 左右的葡萄糖，并通过糖酵解和磷酸戊糖途径氧化分解葡萄糖，获得能量或重要功能物质。

（二）糖酵解

在成熟红细胞消耗的总糖量中，有 90% ~ 95% 是通过糖酵解氧化分解的，可见糖酵解是红细胞获得能量的唯一途径。每分子葡萄糖通过糖酵解产生 2 分子 ATP，ATP 主要用于维持红细胞膜离子泵的正常功能、细胞膜可塑性，以及谷胱甘肽合成、核苷酸的补救合成等。如果 ATP 缺乏则红细胞膜内外的离子平衡失调，Na^+ 进入红细胞多于 K^+ 的排出，结果使红细胞膨大以致破裂。ATP 还用于维持红细胞的结构与功能。实验证明，缺乏 ATP 的红细胞可塑性下降，脆性增加，易被脾脏破坏。糖酵解途径还可提供 NADH，NADH 是高铁血红蛋白还原酶的辅助因子，高铁血红蛋白还原酶催化高铁血红蛋白还原为有载氧功能的血红蛋白。与其他细胞不同，在红细胞糖酵解途径中，经 1, 3- 二磷酸甘油酸（1, 3-bisphosphoglycerate, 1, 3-BPG）生成大量中间产物—— 2, 3- 二磷酸甘油酸（2, 3-bisphosphoglycerate, 2, 3-BPG），其浓度可达 4 ~ 5mmol/L。

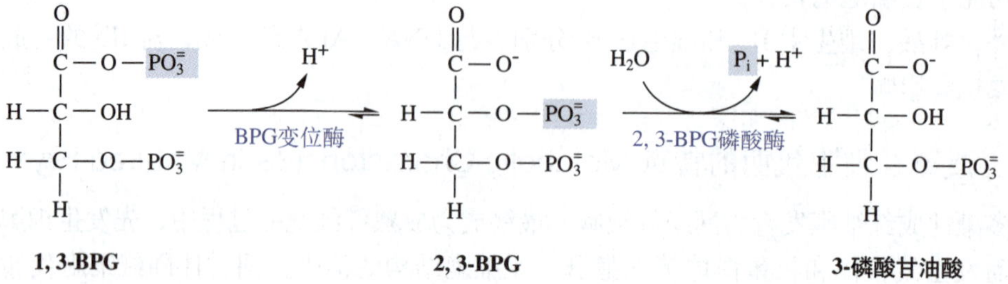

由 1, 3-BPG 经 2, 3-BPG 转变为 3- 磷酸甘油酸（3-PG）的侧支途径称为 2, 3-BPG 支路（Fig. 20-5）。2, 3-BPG可特异地与去氧血红蛋白结合：2, 3-BPG 进入 $\alpha_2\beta_2$ 四聚体中心空隙的两

个β亚单位之间，使两个β亚基保持分离状态（Fig. 2-14B），使血红蛋白处于脱氧构象，从而减低血红蛋白对氧的亲和力，对血红蛋白功能起重要调节作用。2, 3-BPG也可氧化供能，因此是红细胞的能量储存形式。

（三）磷酸戊糖途径

消耗红细胞总葡萄糖的5%～10%，为红细胞提供还原当量NADPH。在红细胞中，每天约有3%的血红蛋白自我氧化为高铁血红蛋白，高铁血红蛋白无携带氧的功能，另外在此过程还有超氧化物生成。超氧化物自发歧化，或经超氧化物歧化酶催化生成过氧化氢，过氧化氢可与超氧化物反应生成氢氧根自由基，这些氧化剂可使蛋白质中的必需巯基氧化，或使红细胞膜中的脂类过氧化，造成红细胞溶血或蛋白质沉淀。还原型谷胱甘肽（GSH）可清除这些氧化剂而被氧化为氧化型谷胱甘肽（GSSG）。NADPH的功能之一就是在谷胱甘肽还原酶催化下将GSSG还原为GSH。此外，NADPH也是NADPH-高铁血红蛋白还原酶的辅助因子，参与高铁血红蛋白还原为血红蛋白的反应。有6-磷酸葡萄糖脱氢酶功能缺陷的患者，因磷酸戊糖途径不能正常进行，NADPH生成障碍，使谷胱甘肽不能维持还原状态，因而血红蛋白、膜蛋白及酶的巯基得不到保护而被氧化，极易发生溶血。这种溶血常因6-磷酸葡萄糖脱氢酶缺陷患者服用可导致过氧化氢或超氧化物生成的药物（如喹啉、磺胺），或食用含氧化剂的食物（如新鲜蚕豆）而引起。

红细胞还含有核苷酸代谢有关的酶，如腺苷脱氨酶、嘧啶核苷酸酶、腺苷酸激酶等，这些酶的缺陷与某些严重溶血有关。

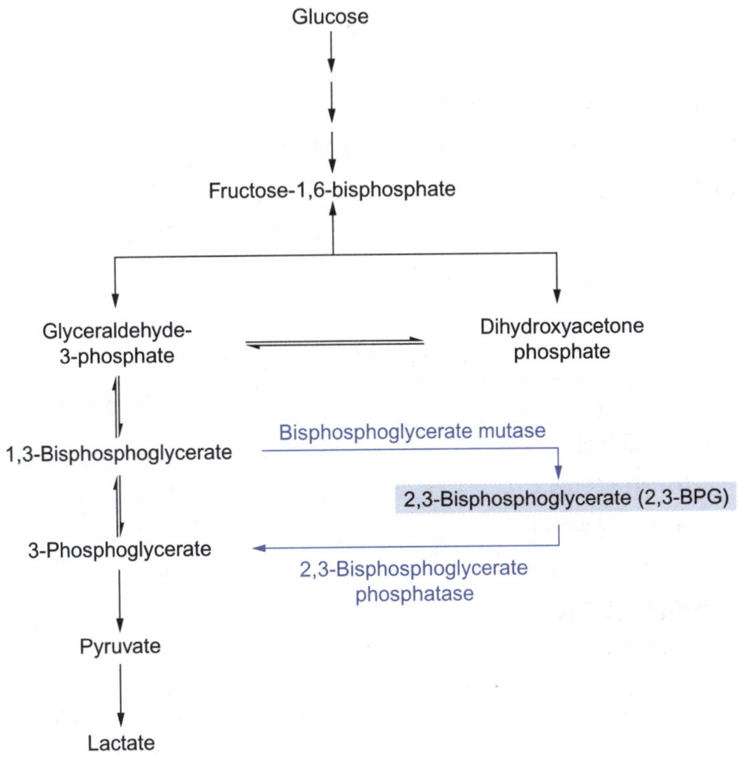

Fig. 20-5　2, 3-BPG shunt

三、红细胞的氧化还原系统 Oxidative-reductive Systems in Erythrocyte

红细胞的氧化还原系统有 NAD/NADH、NADP/NADPH 及 GSSG/GSH 等，它们具有对抗氧化剂，维持巯基酶及其他膜蛋白的还原状态，以及防止Hb氧化为高铁血红蛋白（MHb）等作用。

（一）谷胱甘肽与辅酶Ⅱ系统

人红细胞中含谷胱甘肽最多（0.7g/L 红细胞），而且几乎全为还原型（GSH），它可在红细胞中合成。

GSH 的主要生理作用是抗氧化剂，保护细胞膜中含巯基的蛋白质及含巯基的酶不被氧化。当细胞内产生少量的 H_2O_2 时，GSH 在其过氧化酶的作用下，使 H_2O_2 还原成水而自身则被氧化成氧化型的谷胱甘肽（GSSG），后者又在谷胱甘肽还原酶作用下，由 NADPH 提供氢而还原为 GSH。

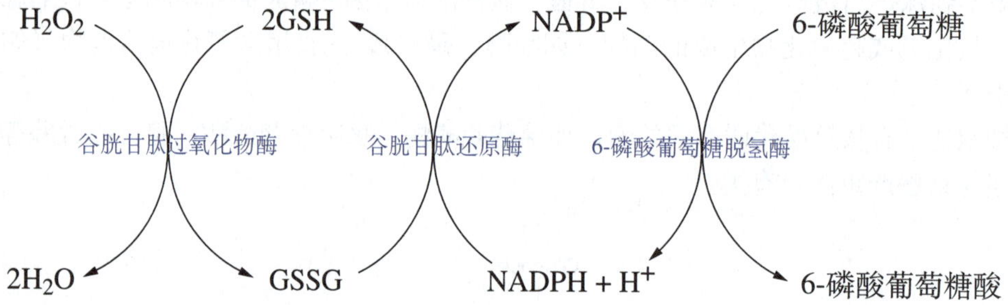

（二）高铁血红蛋白（MHb）的还原

由于各种氧化作用，红细胞内经常有少量的 MHb 产生。但因其中有一系列的酶或非酶促还原系统（表 20-5），故正常红细胞内 MHb 只占总量的 1% ～ 2%。

由表 20-5 可见，红细胞内催化 MHb 还原的酶主要是 NADH 脱氢酶，其辅酶为 NADH，其中虽然也有 NADPH 脱氢酶，但作用较小。

表 20-5　红细胞中 MHb 还原系统

还原系统	占总还原能力的百分比（%）
酶促还原系统	
NADH 脱氢酶 Ⅰ	61
NADH 脱氢酶 Ⅱ	5
NADH 脱氢酶	6
非酶促还原系统 *	
抗坏血酸	6
谷胱甘肽	12

* 非酶促还原系统中的抗坏血酸、GSH 可直接还原 MHb。抗坏血酸氧化后生成的脱氢抗坏血酸可被 GSH 再还原

正常红细胞中糖酵解产生的 NADH 主要用于还原丙酮酸为乳酸，因此用于还原 MHb 的 NADH 量并不多，现已发现红细胞中还有另一条产生 NADH 的途径，即糖醛酸循环（Fig. 20-6）。此循环由葡萄糖开始，经葡萄糖醛酸（glucuronate）等最后生成 5-磷酸木酮糖（xylulose - 5-phosphate）而与磷酸戊糖途径汇合。此乃是红细胞中提供 NADH 的主要途径。

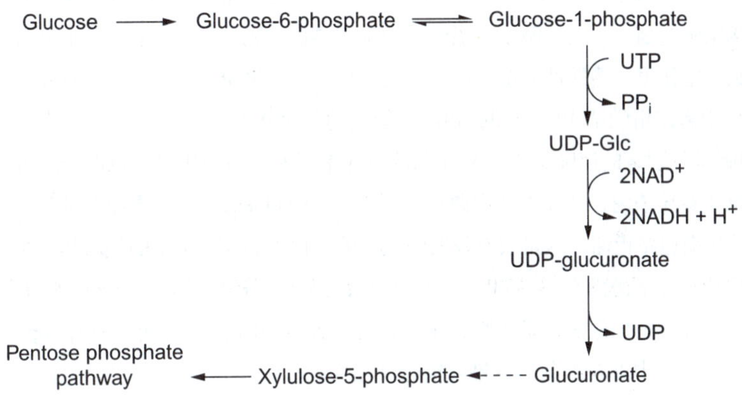

Fig. 20-6　Glucuronate pathway

四、红细胞膜的某些特殊蛋白质
The Special Proteins on Erythrocyte Membrane

人类红细胞膜是目前为止研究得最为清楚的一类细胞膜，用 SDS-PAGE 电泳可将红细胞膜上的蛋白质分离并鉴定。

红细胞膜上有一种葡萄糖转运蛋白（glucose transporter, GLUT），它是人体 5 种葡萄糖转运蛋白中的一种。与肌组织中的葡萄糖转运蛋白不同，它的作用不依赖胰岛素。由于糖酵解是红细胞的主要供能方式，此转运蛋白的作用十分重要。它约占红细胞膜上总蛋白量的 2%。

红细胞膜上最主要的蛋白质是阴离子交换蛋白（anion exchange protein）和血型糖蛋白（glycophorin）。阴离子交换蛋白也是一种糖蛋白，C 端在外，N 端在内，在红细胞膜上形成一通道，使 Cl^- 与 HCO_3^- 得以交换。组织代谢形成的 CO_2 以 HCO_3^- 的形式进入红细胞，带到肺进行气体交换。MN 血型糖蛋白也是跨膜蛋白，分A、B、C 三种，其中 A 最多，其多态性是 MN 血型分类的基础。血型糖蛋白 A 在它的 N 端含 16 个寡糖，此端伸出细胞外。它的跨膜结构为 α 螺旋，它的 C 端在细胞内，连接蛋白 4.1，此蛋白又与红细胞膜内的血影蛋白（spectrin）结合。血影蛋白是红细胞主要骨架蛋白，由 α、β 两条多肽链组成，每条链约为 106 个氨基酸残基。此蛋白决定了红细胞的形状和韧性。此蛋白上至少有4个结合位点：①自我结合位点（两条链相互结合）；②锚蛋白（ankyrin）结合位点；③肌动蛋白（actin）结合位点；④蛋白4.1结合位点。锚蛋白、肌动蛋白和蛋白 4.1 都是红细胞的骨架蛋白。血影蛋白和别的红细胞骨架蛋白的遗传性异常，可导致红细胞的形态异常、脆性增加。

到目前为止，至少已鉴定出 21 种人类血型系统，其中了解较多的有 ABO 血型系统、Rh 血型系统和 MN 血型系统。血型系统是指由不同的等位基因所编码的红细胞膜蛋白（通常带有糖基侧链）作为抗原，可被相应的抗体所识别。ABO 血型系统和 Rh 血型系统对输血配型是非常重要的，MN 系统则为上述的红细胞血型糖蛋白。此蛋白的 M 和 N 为两组不同的等位基因。M 是指第 1 位为丝氨酸和第 5 位为甘氨酸；N 是指第 1 位为亮氨酸和第 5 位为谷氨酸。MN 系统 一般不引起输血反应。有关 ABO、Rh 等血型分类请参见临床化学诊断学。

第四节　白细胞的代谢

Section 4　METABOLISM IN WHITE BLOOD CELLS

白细胞可分为淋巴细胞、单核细胞和粒细胞数种。其中淋巴细胞与免疫有关，在慢性炎症中起重要作用。而单核细胞是巨噬细胞的前体。粒细胞中，嗜碱性粒细胞类似于肥大细胞，含有组胺和肝素，在一些类型的免疫性过敏反应中起一定作用，嗜酸性粒细胞与一些变态反应和寄生虫性感染有关。这里主要介绍具有吞噬细胞能力、在急性炎症中起作用的嗜中性粒细胞和巨噬细胞的代谢特点。

嗜中性粒细胞是可游走的巨噬细胞，它在急性炎症中起着关键的作用。急性炎症时，激活的嗜中性粒细胞移行到炎症部位，吞噬杀菌，并在杀死细菌后自行消亡（suicidence）。嗜中性粒细胞中有活跃的糖无氧酵解代谢和活跃的磷酸戊糖通路代谢。但是仅有较弱的氧化磷酸化，因为细胞中的线粒体极少。因而白细胞在有氧条件下，仍然主要依靠无氧酵解获得 ATP，为细胞的活动和代谢提供能量。此外，嗜中性粒细胞富含溶酶体和大量溶酶体源的各种分解代谢酶，嗜中性粒细胞还含有独有的髓过氧化物酶（myeloperoxidase）和 NADPH 氧化酶。这些特点都与嗜中性粒细胞的生理功能密切相关。

嗜中性粒细胞和巨噬细胞吞噬细菌时，其耗氧量急剧地增加，称为呼吸爆发（respiratory burst）。随着氧的迅速利用，产生大量的反应活性衍生物，如：超氧化物（O_2^-）、过氧化氢、氢氧根自由基（OH·）和次氯酸根离子（OCl^-），这些产物均具有杀菌作用。与呼吸爆发相关的 NADPH 氧化酶递电子体系的成分有 NADPH 氧化酶、细胞色素 b_{558} 和两种胞液多肽等。这个递电子体系可将氧单电子还原为超氧阴离子（O_2^-），消耗NADPH。

$$O_2 + NADPH + H^+ \longrightarrow O_2^- + NADP^+$$
$$O_2^- \longrightarrow H_2O_2$$

因此在吞噬作用时，磷酸戊糖途径活性显著增加，上述反应产物 O_2^- 又可以自发地歧化为 H_2O_2。O_2^- 也可以被释放到细胞外面或进入巨噬细胞溶酶体中，与吞噬的细菌接触。杀死巨噬细胞溶酶体中的细菌需要升高 pH、O_2^- 和其他氧的衍生物，如：H_2O_2，OH·和 HOCl 的联合作用，以及一些杀菌肽和其他蛋白质（如组织蛋白酶 G 和一些阳离子蛋白质）的作用。任何进入巨噬细胞胞液的 O_2^- 均被超氧化物歧化酶催化转变为 H_2O_2。

$$2O_2^- + 2H^+ \xrightarrow{\text{超氧化物歧化酶}} H_2O_2 + O_2$$

而 H_2O_2 在髓过氧化物酶的催化下用于次氯酸的生成，次氯酸是强杀菌化合物，而嗜中性粒细胞的颗粒中含有大量的髓过氧化物酶。还可以在谷胱甘肽过氧化物酶，或者过氧化氢酶的作用下被清除掉。

$$H_2O_2 + Cl^- + H^+ \xrightarrow{\text{髓过氧化物酶}} HOCl + H_2O$$

$$2H_2O_2 \xrightarrow{\text{过氧化氢酶}} 2H_2O + O_2$$

$$2GSH + H_2O_2 \xrightarrow{\text{谷胱甘肽过氧化物酶}} GSSG + 2H_2O$$

静止巨噬细胞中的 NADPH 氧化酶递电子体系处于无活性状态。当细胞膜上的受体与配体结合后，经过一系列细胞内反应引起细胞内钙离子浓度升高，导致颗粒内容物分泌，细胞移行，以及 NADPH 氧化酶递电子体系活化。缺乏 NADPH 氧化酶递电子体系中的任一组分的人都会患一种慢性肉芽肿（chronic granulomatous disease），以反复感染及皮肤、肺和淋巴结中广泛分布的颗粒状结节为特征。这种结节生成的原因是，

NADPH-氧化酶递电子体系缺陷，O_2^- 和其他氧的活性衍生物生成减少，使白细胞杀菌能力下降，出现反复感染，为了包围存活的细菌，在组织中形成颗粒状结节。

[附录] 第五节 铁的代谢

Section 5 IRON METABOLISM

铁是人体所必需的微量元素之一（见第五章）。铁在红细胞、肌肉及体内各种组织细胞广泛分布，参与血红蛋白、肌红蛋白、铁硫蛋白组成，或与各种配体结合，执行多种功能。根据存在形式，体内铁基本可被分为两大类——血红蛋白铁和非血红蛋白铁。

一、铁的主要生理功能、含量和分布 Iron Role, Content and Distribution in Human Body

铁是人体合成血红蛋白的重要原料之一，也是肌红蛋白、细胞色素酶系、铁硫蛋白、过氧化物酶以及过氧化氢酶等的组成成分。正常成年男子全身总铁量约 3 ~ 4g，女子稍低。其中血红蛋白铁约占 60% ~ 70%，肌红蛋白铁 < 5%，细胞色素等酶类所含的铁约占 1%，其余为储存形式的铁（约占 25%）。人体内储存铁主要以铁蛋白和含铁血黄素形式存在。因为自由（游离）铁可诱发并产生羟自由基、超氧阴离子等，对身体有害，因此体内自由铁浓度极低。正常人体内含铁化合物的分布见表 20-6。

表 20-6 正常人体内含铁化合物的分布

含铁化合物	功能	含铁化合物量 (g)	含铁量 (g)	占全身总铁量 (%)
运铁蛋白	转运铁	14.0	0.007	
细胞色素	参与生物氧化	0.8	0.004	
过氧化氢酶	分解 H_2O_2	5.0	0.004	以上共约 1
未知铁化合物			0.20	5
肌红蛋白	储存 O_2	120	0.40	10
血铁黄素	储存铁	1.2	0.36	9
铁蛋白	储存铁	2.0	0.40	10
血红蛋白	运输 O_2	750	2.6	65

二、铁的来源与需求 Iron Source and Its Requirement

人体铁的来源有二。一是食物中的铁；二是细胞破坏释放出的血红蛋白铁。由于红细胞破坏释放出的铁绝大部分可被机体储存并重新利用，故正常成人对食物铁的需要量一般很少，或依机体丢失铁的情况而不同。成年男子和绝经期女子每天生理需要量约为 0.5 ~ 1.0mg，主要用于补充因胃肠道黏膜脱落（失铁约 0.6mg/d）、皮肤落屑（失铁约 0.2mg/d）以及泌尿道（失铁约 0.1mg/d）的失铁。妇女月经期、妊娠、哺乳以及儿童青少年生长发育阶段需补充较多量的铁。人体对铁的生理需要量参见表 20-7。

表 20-7 不同生理条件下铁的需要量

各种生理条件	每天生理需要量（mg）
最低限度需要量	
（成年男子和绝经期妇女）	0.5 ～ 1.0
额外需要量	
生长期 0 ～ 1 岁	0.7 ～ 0.8
1 ～ 11 岁	0.3
青春期男性	0.5
青春期女性	1.0 ～ 2.1
生育年龄妇女（月经量 30 ～ 80ml/ 次）	0.5 ～ 1.6
哺乳期妇女	0.5

胃肠道铁的吸收率一般在 10% 以下（妇女略高），通常每天膳食中含铁约 10 ～ 15mg，能满足人体的需要。

三、铁的吸收 Iron Absorption

铁的吸收部位主要在十二指肠和空肠上段。肠道内铁的吸收与铁的存在状态密切相关，只有溶解状态的铁才容易被吸收。影响铁的溶解性有如下因素。第一，铁的溶解性受膳食成分影响。高磷酸膳食时，铁的吸收减少，因为铁与磷酸的化合物是不溶性的；反之，若膳食中磷酸根减少，则铁的吸收明显增多。食物中植酸与草酸也以同样的原因干扰铁的吸收。第二，胃酸促进铁的吸收。铁的溶解性与铁离子状态有关，Fe^{2+} 比 Fe^{3+} 溶解度大，所以 Fe^{2+} 易吸收。食物中的铁大多以 Fe^{3+} 状态的高铁盐形式存在。胃液中的盐酸可促进铁的游离、溶解，将 Fe^{3+} 还原为 Fe^{2+}，故胃液盐酸及食物中的酸有利于铁的吸收。胃大部切除、萎缩性胃炎等因胃酸分泌减少，可导致铁的吸收障碍；口服碱性药物可降低铁化合物的溶解度，因此妨碍铁的吸收。第三，食物中的还原性物质，如巯基化合物（半胱氨酸、谷胱甘肽等）及抗坏血酸使 Fe^{3+} 还原成 Fe^{2+}，促进铁的吸收。食物蛋白质也有利于铁的吸收，可能由于蛋白质的低分子量消化产物（肽、氨基酸）能与铁形成可溶性螯合物。血红素直接被黏膜细胞吸收，在细胞内卟啉环被破坏而释放出铁。

食物中的铁可以以 Fe^{2+} 及血红素等形式进入肠黏膜细胞，在其中血红素分解并释放出铁。胞液中的铁被氧化为 Fe^{3+} 后，与脱铁铁蛋白（apoferritin）结合为铁蛋白（ferritin）而储存于黏膜细胞中，在细胞衰老脱落时，这部分铁即被丢失。当机体需要铁时，黏膜细胞中的铁即与脱铁运铁蛋白（apotransferrin）结合成为运铁蛋白（transferrin），经血液而运至需要场所，以供利用。现已肯定铁的吸收是按机体的需要进行的，在吸收过程中，Fe^{2+} 及血红素进入肠黏膜细胞并无困难，但由黏膜细胞进入毛细血管则受到控制。

铁的吸收率受体内铁的储存量及造血速度的影响。体内铁的储存量越低，或骨髓造血速度越快，则铁的吸收也越迅速。人们一直认为机体可按需要吸收食物中的铁，小肠可以调控铁的吸收。铁吸收的调控机理有两种学说：即受体学说与载体学说。受体学说认为体内铁的含量及红细胞生成速度可影响正在分裂的黏膜细胞，即影响肠绒毛的受体数目，但不影响已成熟的绒毛的受体数目。小肠绒毛的吸收细胞的寿命约为 2 ～ 4 天，故体内缺铁或铁过剩对小肠黏膜铁吸收的影响，有 2 ～ 8 天的潜伏期才能适应。载体学说认为肠黏膜细胞内有一种特殊的调控蛋白质（载体），细胞内载体含量能随机体的需铁情况而改变。如机体缺铁时，载体的含量增加，运载体的潜力增大，有利于铁的吸收，以满足机体对铁的需要。当机体内铁过多时，则细胞内的载体含量降低，其运载体的潜力也低，这样就可适当地降低铁的吸收。无论如何解释，可以这样理解：小肠黏膜细胞有一种或多种与铁结合的特异受体或载体，可根据机体需铁状况控制铁的吸收。

四、 铁的运输、储存和利用 The Transport, Storage and Usage of Iron

铁被小肠黏膜细胞吸收入血液后，在铜蓝蛋白的催化下，由 Fe^{2+} 氧化成 Fe^{3+}，然后与血浆运铁蛋白结合而运输。血中的铜蓝蛋白（又称铁氧化酶）可催化 Fe^{2+}氧化为 Fe^{3+}，增进铁掺入运铁蛋白的速度。人血清中还含有另一种黄色的铜蛋白（又称铁氧化酶Ⅱ）也催化亚铁的氧化。血浆运铁蛋白将大部分铁运到骨髓，用于血红蛋白的合成；小部分运到各组织细胞，用于合成其他含铁蛋白质，或与脱铁铁蛋白结合成铁蛋白，储存于肝、脾和骨髓等单核吞噬系统。铁的另一种储存形式是含铁血黄素。

五、 铁的排泄 Iron Excrement

正常情况下，铁的吸收与排泄维持动态平衡。体内铁主要通过胃肠道黏膜脱落（失铁约 0.6mg/d）、上皮细胞（失铁约 0.2mg/d）及泌尿道黏膜细胞（失铁约 0.1mg/d）脱落而排泄。月经期排血也是妇女失铁的重要途径之一。

体内铁代谢的途径总结于 Fig. 20-7。

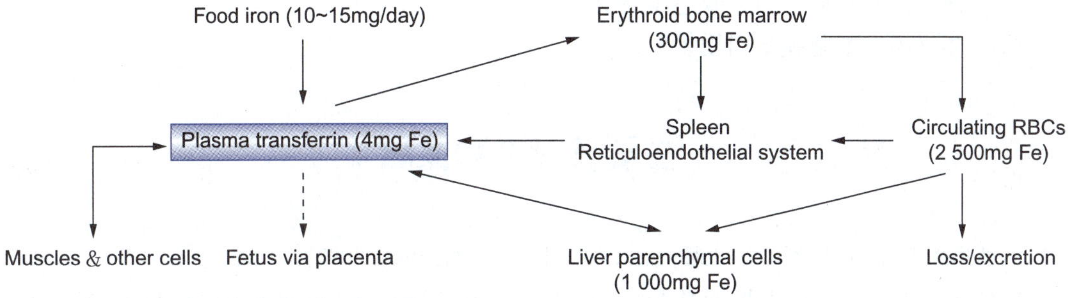

Fig. 20-7　Pathways of human iron exchange

SUMMARY

Blood is the life-maintaining fluid that circulates through the body's heart, arteries, veins, and capillaries. It carries away waste matter and carbon dioxide, and brings nourishment, electrolytes, hormones, vitamins, antibodies, heat, and oxygen to the tissues. The meaning of variation of chemical elements in blood is important for clinical.

Blood consists of solid elements including blood cells and platelet as well as liquid element of plasma. Plasma includes the debris of blood cells, hormones and other biology factors. The variation of blood elements in quality and quantity reflects the physiological and pathological conditions of the body.

Most functional proteins in blood are glycoprotein. They are synthesized in hepatocyte. Albumin is an important functional protein in blood and it is also synthesized in hepatocyte. Albumin binds to many elements for transporting them in blood circulation. NPN stands for non-protein-nitrogen. The higher NPN reflects the dysfunction of eliminating capability of the body.

Hemoglobin in blood red cells is a conjugate protein consisting of globin and heme prosthetic group. Globin contains α- and β-peptide chains in adult. The protein synthesis has been discussed in Chapter 14. The committed step of heme biosynthesis is the formation of δ-aminolevulinate (ALA) from succinyl-CoA and glycine. The enzyme catalyzing this reaction is δ-aminolevulinate synthase, the principal regulated enzyme for this synthetic pathway. Hemoglobin synthesis is regulated mainly by erythropoietin (EPO) and iron is needed. Because the matured erythrocyte has no mitochondria the glycolysis is important pathway for acquring energy.

复 习 题

1. 叙述血浆蛋白质的重要组成及功能。
2. 简要叙述血红素的合成过程及调节。
3. 珠蛋白肽链有哪些亚型，发育过程这些肽链的编码基因表达有何特点？
4. 叙述血红蛋白生成的调节。
5. 红细胞代谢有何特点，叙述其意义。
6. 简要叙述红细胞膜蛋白质组成。

主要参考书和文献

1. 张迺蘅主编. 生物化学. 第 2 版. 北京: 北京医科大学出版社, 2003
2. Gerhard Meisenberg, William H. Simmons. Principles of Medical Biochemistry. St. Louis, Missouri: Mosby Inc., 1998

（李淑艳　江洪）

第二十一章　肝的化学

CHAPTER 21　CHEMISTRY OF LIVER

PRINCIPAL POINTS

Biotransformational reactions are enzymatic conversions (oxidation, dehydrogenation, reduction and conjugation) of lipophilic foreign substances and endogenous metabolic wastes from lipophilic (non-polar) compounds into polar (water soluble and more easily excretable) compounds mainly in the liver, which can lead to considerable changes in the biological activity of xenobiotics, normally leading to less biologically activity. Two series of reactions participate in biotransformation: Phase Ⅰ reactions comprise monooxygenation, dehydrogenation, reduction, and oxidation. Phase Ⅱ reactions consist mostly of conjugation reactions.

Bile acids are synthesized within the liver from cholesterol. The key enzyme in biosynthesis of bile acids is 7α-hydroxylase.
Most of bilirubin comes from heme. Heme oxygenase is the key enzyme of bilirubin biosynthesis. The indirect bilirubin is attached to albumin and eventually arrives at the liver. In the microsomes of liver, bilirubin is conjugated with UDPGA and become direct bilirubin.

肝在人体生命活动中具有十分重要的地位，在物质代谢、分泌、排泄、储存和生物转化等多方面均具有重要作用，这些功能维持了体内环境的恒定，因此有人将肝比喻为体内的“化工厂”。

第一节　肝在物质代谢中的作用

Section 1　METABOLIC FUNCTIONS OF LIVER

一、肝在糖代谢中的作用 The Role in Carbohydrate Metabolism

肝在糖代谢中的作用主要是通过糖原合成、糖原分解及糖异生途径来维持血糖浓度的恒定，确保全身各组织，特别是大脑与红细胞的能量来源。

餐后血糖浓度增高，肝利用血糖合成肝糖原储存于肝内，从而防止血糖浓度过度升高；肝糖原的储存量可达肝重的 5% ～ 6%。空腹时血糖浓度下降，肝糖原可迅速分解为葡萄糖以补充血糖。与肝糖原比较，骨骼肌组织虽然也储存有糖原，但由于缺乏葡萄糖 -6- 磷酸酶，故肌糖原不能直接补充血糖。由于肝糖原的储存量有限，在饥饿十几小时后，肝通过糖异生途径将某些非糖物质，如甘油、丙氨酸和乳酸等转化为葡萄糖，以补充血糖不足。当肝严重损伤时，易出现空腹低血糖及餐后高血糖现象。

二、肝在脂类代谢中的作用 The Role in Lipid Metabolism

肝在脂类的消化、吸收、运输、合成及分解等过程中均起重要作用。肝可分泌胆汁酸盐，使脂类乳化，从而促进脂类的消化吸收。肝损伤时，胆汁酸盐分泌减少，易导致人体对脂类食物的消化吸收不良，产生厌油腻和脂肪泻等症状。

餐后能量供给过多时，肝能利用脂肪酸、甘油或过多的糖合成甘油三酯，促进能源储存。肝还是人体中合成胆固醇及磷脂最旺盛的器官，肝合成的胆固醇占全身合成胆固醇总量的80%以上，是血液胆固醇的主要来源。虽然人体各组织都能合成磷脂，但肝合成的磷脂量最大。甘油三酯、胆固醇、磷脂与载脂蛋白在肝内合成极低密度脂蛋白(VLDL)和初生态高密度脂蛋白(HDL)并分泌进入血液，将甘油三酯、磷脂、胆固醇等脂类物质运输至全身，供其他组织利用。当人体大量食入脂类食物时，肝合成甘油三酯的量超过其合成与分泌极低密度脂蛋白的能力；或者由于肝损伤导致载脂蛋白及磷脂的合成量减少，甘油三酯便会在肝内堆积，出现脂肪肝。

肝是脂肪酸氧化分解及酮体生成的主要场所。饥饿时脂肪动员增加，释放的脂肪酸进入肝细胞内，经β氧化生成乙酰辅酶A，随后经三羧酸循环彻底分解供能，或用于合成酮体，供肝外组织，如心、肾、肌肉等利用。

肝有很强的代谢胆固醇的能力，胆汁酸盐是胆固醇代谢转化的主要产物。肝还合成、分泌卵磷脂：胆固醇脂酰转移酶，可使血液中胆固醇转变为胆固醇酯。肝严重损伤时，血浆胆固醇及胆固醇酯的含量下降，其中血浆胆固醇酯的降低往往出现得更早和更明显。

三、肝在蛋白质代谢中的作用 The Role in Protein Metabolism

肝是蛋白质合成、分解及氨基酸代谢的重要场所。

（一）蛋白质合成代谢

蛋白质代谢在肝内十分活跃，其更新速度远远大于肌肉等组织。除合成自身的结构蛋白质外，肝还合成、分泌多种血浆蛋白质，如清蛋白、凝血酶原、纤维蛋白原、多种载脂蛋白（Apo A、B、C、E等）及某些血浆球蛋白（如α_2-、β-及部分α_1-球蛋白等）。

血浆清蛋白是合成各种组织蛋白质的原料，其半衰期约为10天。肝细胞合成清蛋白的能力很强且极迅速，从合成到分泌的全过程仅需20～30分钟；健康成人的肝每天大约合成清蛋白12克，约占全身清蛋白总量的1/20。清蛋白的合成过程具有一般分泌蛋白的共同特征：首先合成分子质量较大的前身物，称为前清蛋白原（preproalbumin）；经过翻译后加工过程切除氨基端信号肽（signal peptide）后，转变为清蛋白原（proalbumin）。清蛋白原在肝细胞内质网腔中进一步加工，切除氨基端部分肽段，最终生成成熟的清蛋白。血浆清蛋白是维持血浆胶体渗透压的主要蛋白质，每克清蛋白可使18ml水存留于血液循环。肝功能严重受损时，血浆胶体渗透压因清蛋白合成不足而降低，使水分在组织或皮下滞留。当血浆清蛋白低于3.0g/dl时，约有半数病人出现水肿或腹水。

肝还合成纤维蛋白原、凝血酶原及凝血因子Ⅷ、Ⅸ、Ⅹ等多种凝血因子，因此肝功能损伤时常导致血液凝固机能障碍，出现凝血时间延长及出血倾向。

此外，胚胎期肝可合成一种与血浆清蛋白分子质量相似的蛋白质，即甲胎蛋白（α-fetoprotein)。出生后，该蛋白质合成受到阻遏，在正常人血浆中很难检出，故甲胎蛋白被认为是血浆清蛋白的胚胎型。肝癌时，癌细胞中甲胎蛋白基因失去阻遏，血浆中可能再次检出此种蛋白，因而可辅助肝癌的早期诊断。

（二）蛋白质分解代谢

肝在分解清蛋白以外的多种血浆蛋白质，如铜蓝蛋白、α_1-抗胰蛋白酶等中起重要作用。除清蛋白外，多数血浆蛋白质结构中一般含有糖链，它们在肝细胞膜唾液酸酶的作用下，释放糖链末端的唾液酸，然后被肝细胞上的一种特异受体，即肝糖结合蛋白迅速识别，经胞饮作用进入肝细胞，在溶酶体中进行降解，因此血浆球蛋白的更新时间较短。

正常人血浆中清蛋白与球蛋白的比值（A/G）为（1.5 ~ 2.5）: 1。肝功能受损时，清蛋白合成减少，可导致 A/G 比值下降甚至发生倒置，因此检测 A/G 比值的变化可作为某些肝病的辅助诊断指标。

（三）氨基酸及其代谢产物的代谢与转换

肝细胞内氨基酸的分解十分活跃。无论从食物蛋白质消化吸收来的、还是从组织蛋白质水解产生的氨基酸，均可迅速被肝摄取，经转氨基、脱氨基、转甲基、脱硫或脱羧基等作用，转变为酮酸或其他化合物，并进一步经糖异生途径转变为糖，或彻底氧化分解供能。除亮氨酸、异亮氨酸及缬氨酸这三种支链氨基酸主要在肝外组织，如肌肉组织进行分解代谢外，其余氨基酸，特别是酪氨酸、苯丙氨酸和色氨酸等芳香族氨基酸主要在肝中进行分解代谢。因此，当肝功能障碍时，会导致血液中多种氨基酸含量升高，甚至从尿中丢失。肝细胞中转氨酶活性，特别是丙氨酸转氨酶（alanine transaminase, ALT）活性显著高于其他组织，故肝功能障碍，如急性肝炎时，由于肝细胞膜通透性增强，往往导致肝细胞内大量 ALT 逸出，引起血浆ALT 活性异常增高。所以，临床上常通过检测血清转氨酶的活性来辅助诊断肝病。

肝还是代谢氨及胺类化合物的主要解毒器官。无论是机体氨基酸代谢产生的氨，还是由肠道腐败作用产生的氨，都可在肝内通过鸟氨酸循环转变为尿素，这是体内代谢氨的主要方式。体内鸟氨酸循环有关的酶主要存在于肝细胞内，肝细胞损伤时血中可出现鸟氨酸循环有关的酶，如鸟氨酸氨基甲酰转移酶、精氨酸代琥珀酸裂解酶等活性增高，测定这些酶在血清中的活性有助于肝病的诊断。当肝功能严重损害时，肝合成尿素的能力降低，使血液中氨的浓度增高，容易导致肝昏迷。此外，肝也是胺类物质解毒的重要器官，肠道细菌作用于氨基酸产生的芳香胺类有毒物质，被吸收入血后，主要在肝细胞中进行转化以减少其毒性。当肝功不全或门体侧支循环形成时，这些芳香胺类化合物可不经代谢转变而直接进入神经组织，经 β- 羟化生成苯乙醇胺和β-羟酪胺。这两种芳胺的结构类似儿茶酚胺，具有“假神经递质”作用，可抑制儿茶酚胺的合成并取代或干扰儿茶酚胺类神经递质的正常功能，从而严重影响到中枢神经系统的功能，容易引发肝性脑病。

四、肝在维生素代谢中的作用 The Role in Vitamin Metabolism

肝在维生素的吸收、储存、运输和转化等方面都具有重要作用。肝分泌的胆汁酸可协助脂溶性维生素的吸收，故肝胆系统疾病可伴随脂溶性维生素的吸收障碍，引发相关的维生素缺乏症。例如，维生素 K 的吸收障碍可引起凝血时间延长及出血倾向，维生素A的吸收障碍可导致夜盲症。

肝是体内含维生素，如维生素A、K、B_1、B_2、B_6、B_{12}、遍多酸及叶酸等较多的器官。在人体内，维生素A、K、B_{12}等主要储存在肝，其中维生素A在肝中的储存量占其总量的95%，足够维持身体几个月的需要。但肝几乎不储存维生素D。

肝可合成视黄醇结合蛋白和维生素D结合蛋白，参与维生素A、D在血液中的运输。维生素A在血浆中与视黄醇结合蛋白、前清蛋白以1:1:1结合，肝细胞损害可使该结合物减少，造成血浆中维生素A水平降低，甚至出现夜盲症。血浆中85%的维生素D衍生物都与维生素D结合蛋白相结合运输，肝病时，维生素D结合蛋白合成减少，可造成血浆总维生素D水平降低。

肝还直接参与多种维生素的代谢。一些维生素在肝中转变为辅酶的组分，如维生素PP（尼克酰胺）转变为辅酶Ⅰ（NAD^+）、辅酶Ⅱ（$NADP^+$），泛酸转变为辅酶A，维生素B_1转变为焦磷酸硫胺素（TPP）的组分等。肝还可将维生素A原，即β-胡萝卜素转变为维生素A；将维生素D_3转变为25-羟维生素D_3。

五、肝在激素代谢中的作用 The Role in Hormone Metabolism

激素对调节人体的生理与代谢功能极为重要。多数激素在发挥其调节作用之后，主要在肝内被分解转化，从而降低或失去生物活性，此过程称为激素的灭活。灭活作用对于激素作用的时间长短及强度具有调控作用。

某些水溶性激素，如胰岛素、肾上腺素等可通过细胞的内吞作用进入肝细胞。其中，蛋白质或多肽类激素可能在溶酶体内经相关蛋白酶的作用水解为氨基酸；甲状腺素的“灭活”需经脱碘、移去氨基后，其产物与葡萄糖醛酸结合。脂溶性激素在血液中主要以结合状态存在，约有98%～99%与蛋白质结合，仅有1%～2%呈游离状态，其中游离状态的脂溶性激素可通过扩散作用进入肝细胞。在肝细胞内，类固醇激素，如雌激素、醛固醇主要通过与葡萄糖醛酸或活性硫酸结合而失活。所以，肝功能严重损害时，体内多种激素因灭活机制减弱而堆积，会不同程度地引起激素调节功能紊乱。如雌激素水平升高可出现蜘蛛痣、肝掌；抗利尿激素水平升高可出现水、钠潴留等现象。

六、肝在水盐代谢中的作用 The Role in Water-salt Metabolism

肝中钠、钾的代谢与肝糖原的合成、分解密切相关。肝糖原合成时需要钾离子参与，因而钾离子由血液进入肝细胞，细胞内钾含量升高。反之，肝糖原分解时肝细胞内钾含量减少，钠离子进入细胞。由于肝糖原合成时需要钾离子参与，所以对肝病患者通过静脉点滴葡萄糖进行保肝治疗时，常给以一定剂量的胰岛素，同时适量补充钾盐，以促进糖原合成。

如前所述，肝还可通过“灭活”相关激素及合成血浆清蛋白等影响水盐代谢。此外，肝还具有摄取、储存金属离子的作用，在周围组织需要时释放出储存的离子。如：肝中的谷胱甘肽与金属巯蛋白（metallothionein）在储存Zn、Cu、Fe等及调节金属微量元素的代谢中起重要作用。

肝损伤时可能出现的临床症状及相关的肝代谢障碍归纳如表21-1。

表 21-1 肝损伤时重要临床症状及相关的肝代谢障碍

肝功能	临床表现	相关的肝代谢障碍
糖代谢	低血糖	肝糖原储存下降，糖异生减弱
脂类代谢	厌油腻及脂肪泻	分泌胆汁酸盐的能力下降或排出障碍
	脂肪肝	极低密度脂蛋白合成减少
蛋白质代谢	肝昏迷	尿素合成能力下降
	水肿或腹水	清蛋白合成减少
	凝血时间延长及出血倾向	凝血酶原、纤维蛋白原合成减少
维生素代谢	出血倾向	维生素 K 的吸收与代谢障碍
	夜盲症	维生素 A 的吸收、转运与代谢障碍
激素代谢	蜘蛛痣、肝掌	肝对雌激素的灭活功能降低

第二节 肝的生物转化作用
Section 2 BIOTRANSFORMATION

广义而言，在生物体内所进行的各种物质的转变过程，包括各种物质代谢途径，均属“生物转化”范畴。这里所讨论的“生物转化”是一种狭义的概念，特指非营养物质的代谢转变。肝是体内主要的生物转化场所，其他组织，如肾、肠等也有一定的生物转化功能。

一、肝的生物转化概念 Introduction to Biotransformation

人体除含有各种营养物质外，还存在多种非营养物质，包括代谢终末产物、生物活性物质、由外界进入体内的异物（如药物、食物添加剂、农药及其他化学物质、毒物等），或经肠道吸收的腐败产物等。这些物质大多不能被生物体利用，其中水溶性强的物质可随尿或胆汁排出体外；但脂溶性和水溶性低的物质需经过肝的代谢作用，转变为易于排出的水溶性物质，否则可能积存体内，影响细胞代谢。各类非营养物质（主要指药物和毒物）在肝内经氧化、还原、水解和/或结合反应等过程，转变为极性较强、水溶性较大，且容易排泄的物质的过程称为肝的生物转化作用（biotransformation）。

（一）部位

在肝细胞的微粒体及胞液中，分布有生物转化所需的多种酶类，如加单氧酶系、脱氢酶系、基团转移酶等，因此肝的生物转化作用主要在肝细胞的微粒体及胞液中进行，少数反应也可发生在线粒体中。此外，其他组织，如肾、肠等也有一定的生物转化功能。

（二）转化物来源

进行生物转化的非营养性物质按来源可分为内源性和外源性两大类。内源性物质包括非蛋白质或肽类激素、神经递质及其他生物学活性物质，以及氨和胆红素等对机体有毒性的代谢产物。外源性物质包括食品添加剂、色素、药物、误食的毒物及蛋白质在肠道的腐败产物（如胺类物质）等。

（三）特点

从生物转化的反应过程和结局可归纳如下特点。

1. 反应的连续性和多样性　肝的生物转化都是由酶催化的各种反应，主要分为氧化（oxidation）、还原（reduction）、水解（hydrolysis）和结合（conjugation）4种。反应的进行具有连续性和多样性的特点。其中，多样性是指一种物质在生物转化过程中可进行多种类型的反应；连续性是指一种物质往往先进行氧化、还原或水解反应，然后进行结合反应。根据生物转化的这一特点通常将生物转化区分为“两相”反应。第一相反应（phase Ⅰ reactions）包括氧化、还原及水解反应，使被转化物的理化性质及生物学活性发生改变。第二相反应（phase Ⅱ reactions）主要指结合反应，使反应物与葡萄糖醛酸、硫酸等极性强的物质结合，以增加在水溶液中的溶解度。然而，许多物质的生物转化非常复杂，往往需要经历不同的反应。

2. “解毒”和“致毒”双重性　通常情况下，毒物或生物活性物质经过生物转化后极性增强、活性丧失，起到“解毒作用”（detoxification）或灭活作用（bioinactivation）。但也有少数情况，某些物质经过生物转化后毒性或生物活性增强，或溶解性降低而不易排出体外，起到“致毒作用”（toxification）或激活作用（bioactivation）。如对硫磷（1605）经生物转化后生成对氧磷，其水溶性虽然增加了 100 倍，但毒性也随之大大增强；药物环磷酰胺、百浪多息、水合氯醛、硫唑嘌呤和大黄等均需经生物转化后才具有生物活性。因此，生物转化的结果具有“解毒”或“致毒”的两重性。

二、反应类型 Reactions

（一）氧化反应

肝细胞内存在多种氧化酶或脱氢酶，主要分布于微粒体、线粒体或细胞液中，可催化不同类型的化合物进行氧化反应。根据亚细胞定位不同，参与生物转化的氧化酶类可分为微粒体氧化酶系、线粒体氧化酶系及胞液脱氢酶。

1. 微粒体氧化酶系　微粒体氧化酶系在生物转化的氧化反应中最重要。该酶系属于呼吸酶类，以细胞色素 P-450（cytochrome P-450, Cyt P-450）为电子传递体，催化多种脂溶性物质接受分子氧中的一个氧原子，生成羟基化合物、环氧化合物或其他含氧化合物；同时催化氧分子上的另一个氧原子被还原生成水。由于该酶催化的反应使作用物加入了一个氧原子，故称为加单氧酶系（monooxygenase）。在该反应中，氧分子上的一个氧原子被还原生成水，另一个氧原子进入作用物中，使作用物被氧化，所以加单氧酶系又称为混合功能氧化酶系（mixed-function oxidase）。

（1）加单氧酶系的组成　加单氧酶系由 NADPH 细胞色素 P-450 还原酶（NADPH cytochrome P-450 reductase）、细胞色素P-450、NADPH组成。其中还原酶的分子质量约为78kD，以黄素腺嘌呤二核苷酸（FAD）与黄素单核苷酸（FMN）为辅基，二者比例为1:1；细胞色素 P-450 以铁原卟啉Ⅸ为辅基，属 b 族细胞色素，含有氧及作用物的结合部位。

（2）加单氧酶系的反应过程　加单氧酶系催化的总反应式如下：

$$\mathrm{RH + NADPH + H^+ + O_2 \xrightarrow{\text{加单氧酶系}} NADP^+ + H_2O + ROH}$$

RH: 作用物，ROH: 氧化产物

反应过程中，NADPH 细胞色素 P-450 还原酶的辅基 FAD 接受 NADPH 提供的 2 个氢，将其解离为 2 个电子及 2 个氢离子，其中氢离子释放进入介质，而 2 个电子由 FAD 分 2 次传递给FMN。FMN 每次从 FAD 处接受 1 个电子，并将电子传递给细胞色素 P-450，使细胞色素 P-450 由氧化型转变为还原型。细胞色素 P-450 只含有 1 个血红素辅基，因此每次只能接受 1 个电子。进行氧化反应时，作用物首先与氧化型细胞色素 P-450 结合，形成氧化型复合物（P-450-Fe^{3+}-RH）；在 NADPH 细胞色素 P-450 还原酶催化下接受 NADPH 提供的 1 个电子，还原成还原型复合物（P-450-Fe^{2+}-RH）；随后，该复合物与氧分子结合，将电子传递给氧分子中的 1 个氧原子，使氧被激活；另一个氧原子从 NADPH 细胞色素 P-450 还原酶接受第 2 个电子，促使氧与细胞色素P-450的血红素辅基脱离，其中一个氧原子使作用物羟化；另一个氧原子与介质中游离的2个氢离子结合形成水。某些情况下，氧化反应的第2个电子也可能不是直接来源于 NADPH 细胞色素 P-450 还原酶系统，而是通过细胞色素 b_5 传递的。细胞色素 b_5 是一种分子质量为 16kD 的血红素蛋白，在 NADH细胞色素 b_5 还原酶的催化下接受 NADH 提供的电子，并将电子传递给氧原子。反应具体过程如 Fig. 21-1。

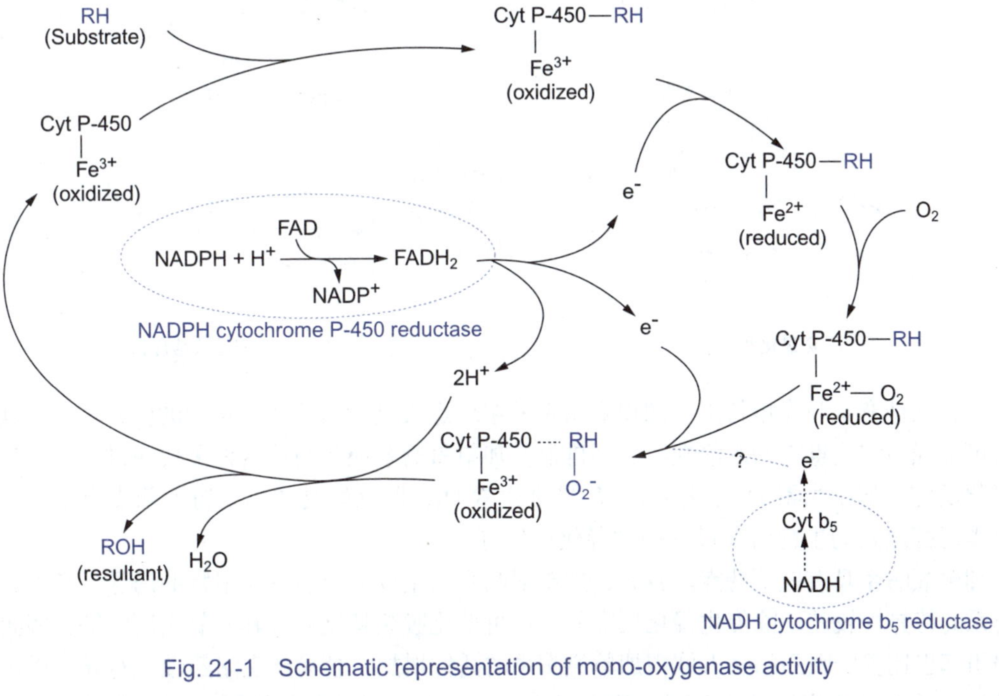

Fig. 21-1 Schematic representation of mono-oxygenase activity

例如，多环芳烃经加单氧酶催化生成不稳定的环氧化合物。多种芳烃的环氧化合物是致癌物质，可与 DNA 发生共价结合，引起基因突变而致癌。反应如下：

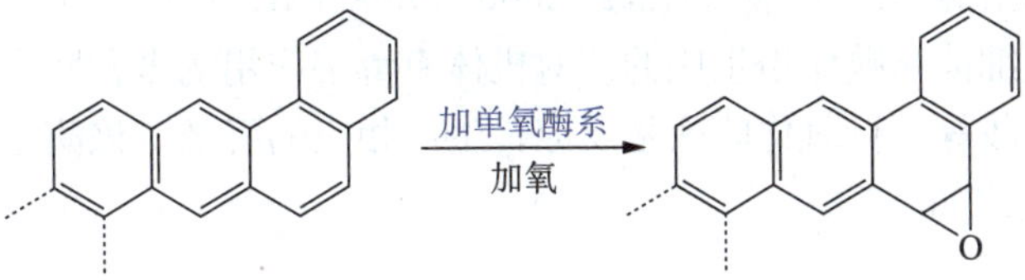

多环芳烃　　环氧化物

环氧化合物可经分子重排形成酚类，丧失致癌活性，随后与葡萄糖醛酸或硫酸结合而排出体外；或者与谷胱甘肽结合消除其致癌活性，直接或与氨基酸结合后随尿排出体外。此外，环氧化合物还可水解生成二氢二醇类化合物，丧失致癌活性，但后者可能进一步加氧形成新的可致癌的环氧化合物。环氧化合物的进一步代谢反应如下：

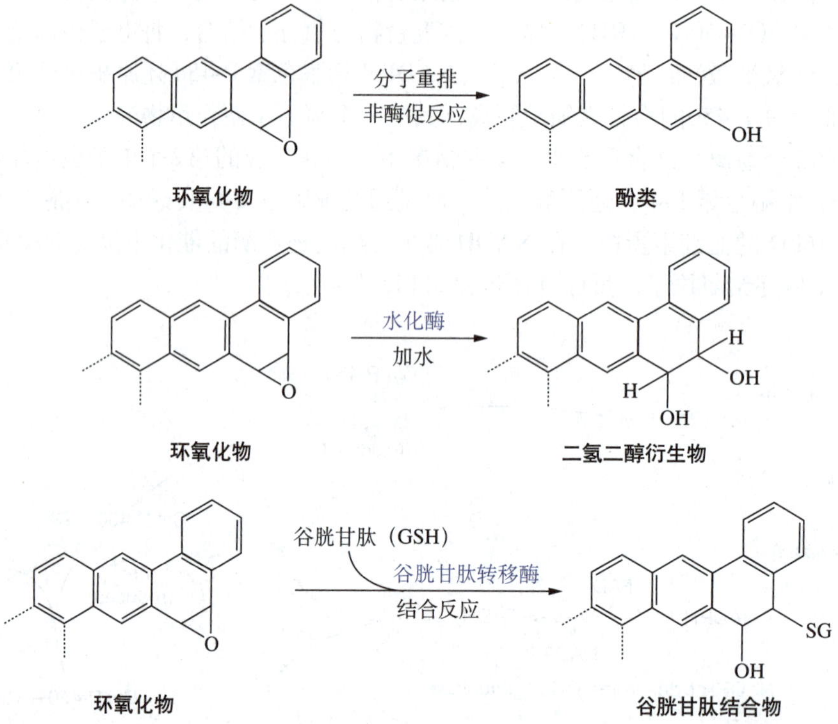

（3）生理意义与作用特点　加单氧酶系的生理意义是参与药物、毒物的生物转化，其羟化作用可加强药物或毒物的水溶性，有利排泄。加单氧酶系还参与体内许多代谢过程，催化其中的羟化反应，如维生素 D_3 羟化生成 25-羟维生素 D_3；胆汁酸合成以及肾上腺皮质激素和性激素等类固醇激素的生物合成过程中的羟化反应等。

加单氧酶系具有以下特点。首先，加单氧酶系的生成可受多种作用物的诱导。其次，加单氧酶系的特异性较差，除催化羟化反应外，还可催化脱烷基反应和其他氧化反应等。例如，长期服用苯巴比妥安眠药的病人体内加单氧酶系的活性增加，容易产生耐药性，对异戊巴比妥、氨基比林等多种药物的转化及耐受能力增强。又如，口服避孕药的妇女，如果同时服用利福平，由于利福平可诱导细胞色素 P-450 的生成，因而可促使避孕药氧化，加速避孕药的排出，降低避孕效果。

2. 线粒体单胺氧化酶系　单胺氧化酶（monoamine oxidase）是存在于线粒体的一类黄素蛋白，能催化因肠道细菌腐败作用生成的、对机体有毒害作用的多种胺类化合物，如精胺、组胺、酪胺、尸胺和腐胺等进行氧化脱氨基反应，生成相应的醛类。该酶主要存在于肠壁细胞和肝细胞中。其总反应式如下：

$$RCH_2NH_2 + O_2 + H_2O \xrightarrow{\text{单胺氧化酶}} RCHO + NH_3 + H_2O_2$$

3. 胞液中的脱氢酶系　胞液中含有以 NAD^+ 为辅酶的醇脱氢酶（alcohol dehydrogenase, ADH）和醛脱氢酶（aldehyde dehydrogenase, ALDH），可分别催化醇或醛类化合物的氧化脱氢，生成相应的醛或酸类。如苯甲醇经醇脱氢酶催化脱氢生成苯甲醛，苯甲醛经醛脱氢酶催化脱氢生成苯甲酸；人体摄入的乙醇有 90% ~ 98% 被直接运送至肝，主要通过醇脱氢酶将乙醇氧化生成乙醛，并进一步由醛脱氢酶催化转变为乙酸。

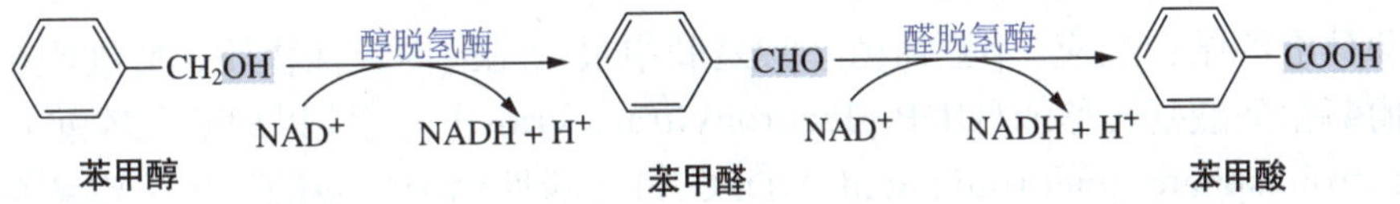

（二）还原反应

体内的硝基化合物和偶氮化合物主要由肝细胞微粒体中的硝基还原酶（nitroreductase）和偶氮还原酶（azoreductase）催化，在无氧条件下还原生成胺类化合物。这两类还原酶均属于黄素蛋白酶类，由辅酶 NADH 或 NADPH 供氢。如，硝基苯、偶氮苯分别由硝基还原酶和偶氮还原酶催化还原生成苯胺。此外，催眠药物三氯乙醛也可在肝内被还原生成三氯乙醇而失去催眠作用。

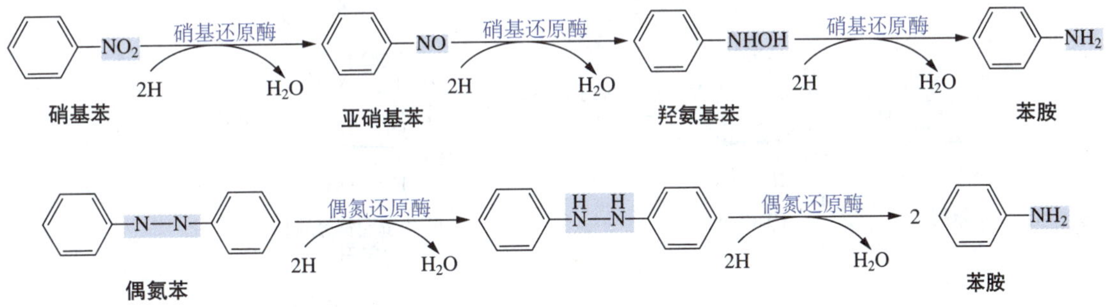

（三）水解反应

肝细胞液中含有多种水解酶类，如酯酶、酰胺酶和糖苷酶等，可催化脂类、酰胺类或糖苷类化合物的水解反应。许多物质经水解后丧失或减弱其生物活性。例如，局部麻醉药普鲁卡因、普鲁卡因酰胺可分别经酯酶或酰胺酶催化水解而丧失药效，其中普鲁卡因在肝中很快被水解而迅速失效，而普鲁卡因酰胺的水解作用较慢，可保持较长时间的药效。

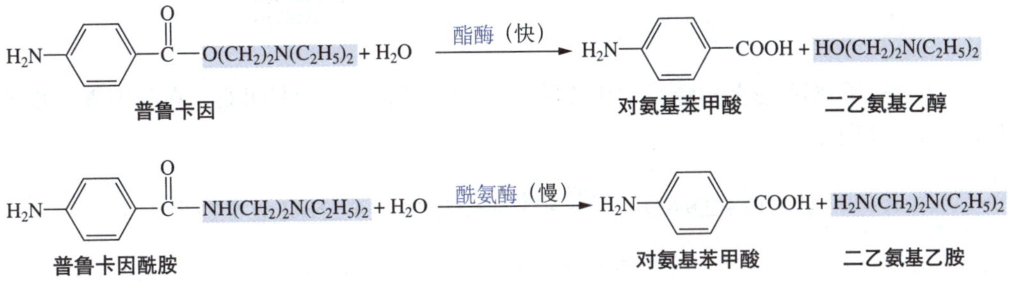

（四）结合反应

属于第二相反应，是体内最重要的生物转化方式。含有羟基、羧基或氨基等功能基团的药物、毒物或激素，其中包括某些第一相反应的产物，可在肝细胞内与某种内源性物质结合，从而增强其极性和水溶性，失去生物学活性而易于排出体外，称为结合反应。参加结合反应的内源性物质种类很多，如葡萄糖醛酸、硫酸、谷胱甘肽、甘氨酸、乙酰辅酶A及蛋氨酸等，其中以葡萄糖醛酸结合反应最为普遍。

1. 葡萄糖醛酸结合反应　β葡萄糖醛酸是肝中最常见的内源性物质。肝细胞微粒体中含有活泼的葡萄糖醛酸基转移酶(UDP-glucuronyltransferase)，它能以尿苷二磷酸 α-葡萄糖醛酸(uridine diphosphate glucuronic acid, UDPGA)为活性葡萄糖醛酸供体，将葡萄糖醛酸基转移到多种含极性基团，如 $-OH$、$-NH_2$、$-COOH$、$-SH$ 等的化合物分子上，形成葡萄糖醛酸结合物。其中，带有羟基的化合物与葡萄糖醛酸结合生成醚；带有羧基的化合物结合生成酯。凡含有羟基的药物(如酚、吗啡、苯巴比妥类药物、胆红素、类固醇激素等)或可在体内被氧化生成羟基或羧基的有毒物质(如苯)均能与葡萄糖醛酸结合，使其毒性降低，容易排出体外。临床上常用葡萄糖醛酸类制剂，如肝泰乐治疗肝病，其原理即为加强肝的生物转化功能。

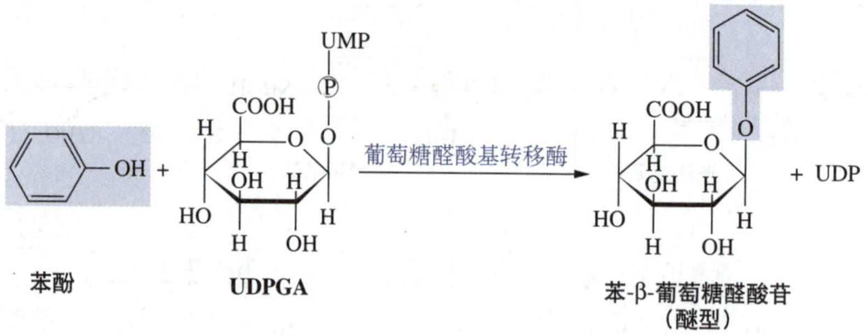

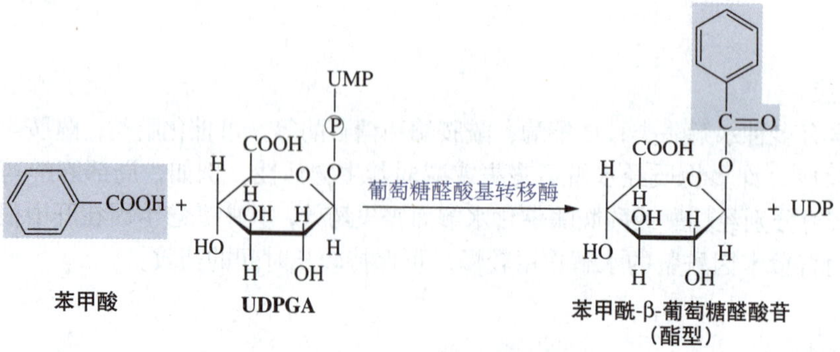

反应中的 UDPGA 主要由糖代谢生成的二磷酸尿苷葡萄糖（UDPG）在肝内进一步脱氢氧化生成。反应如下：

$$UDPG + 2NAD^+ \xrightarrow{\text{UDPG脱氢酶}} UDPGA + 2NADH + 2H^+$$

2. 硫酸结合反应　肝细胞液含有活泼的转硫酸酶（sulfotransferase），可以 3′-磷酸腺苷 -

5′- 磷酸硫酸（3′-phosphoadenosine-5′-phosphosulfate, PAPS）为活性硫酸供体，催化醇、酚或芳香族胺类化合物与硫酸结合形成硫酸酯。例如，雌酮通过与硫酸结合形成硫酸酯而灭活。

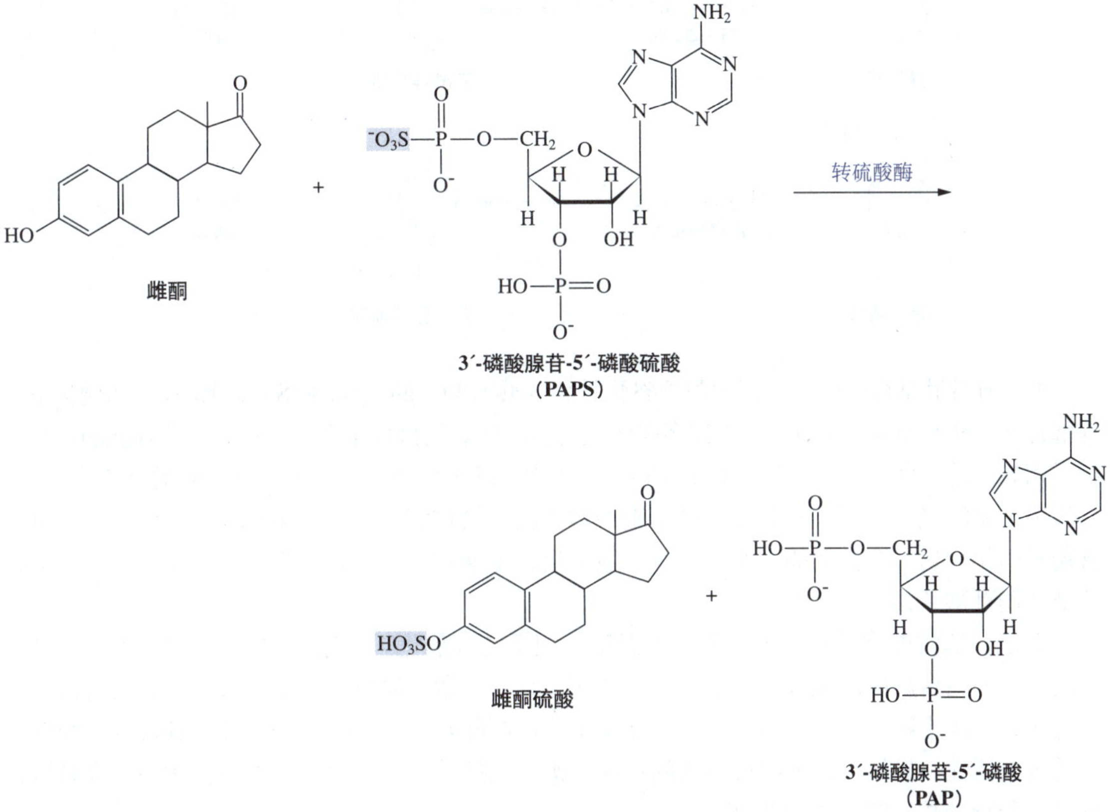

3. 甲基化与乙酰化作用　肝细胞液及微粒体中还含有多种甲基转移酶（methyltransferase），可将甲基从 S-腺苷蛋氨酸（S-adenosylmethionine, SAM）转移到某些药物、毒物或生理活性物质的羟基或氨基上，生成相应的甲基衍生物。例如，尼克酰胺可发生甲基化生成N-甲基尼克酰胺。大量服用尼克酰胺时，由于消耗甲基，可引起胆碱和卵磷脂合成障碍，容易导致脂肪肝。此外，儿茶酚胺、5-羟色胺及组胺等也可通过甲基化而失活。

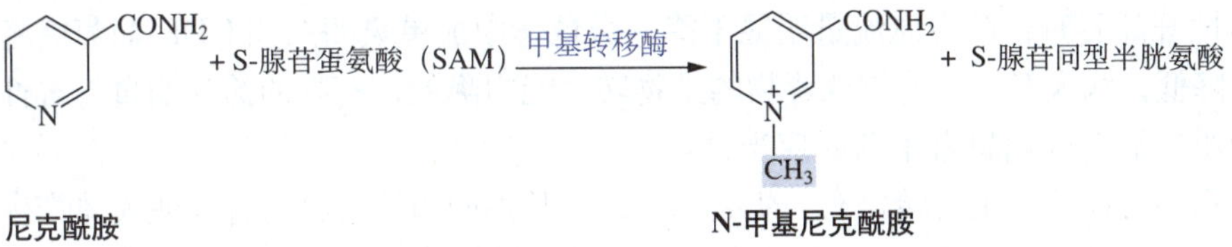

肝细胞液中还含有乙酰转移酶（N-acetyltransferase），可催化乙酰辅酶 A 上的乙酰基转移给芳香族胺类化合物，生成相应的乙酰化衍生物。例如，抗结核药异烟肼乙酰化生成乙酰异烟肼而失活。磺胺类药物通过乙酰化形成乙酰磺胺而丧失其抑菌功能，从尿中排出体外。与一般结合反应不同，磺胺药乙酰化后溶解度反而降低，在尿呈酸性时容易析出，因此需加服小苏打以利其随尿排出。

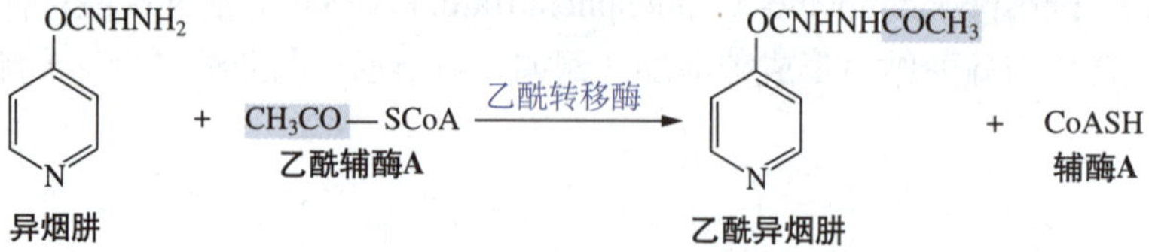

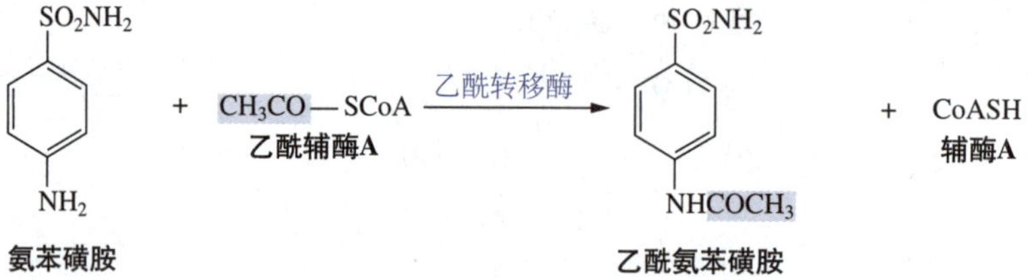

4. 谷胱甘肽结合反应　在肝细胞液谷胱甘肽-S-转移酶（glutathione-S-transferase）的催化下，谷胱甘肽（glutathione, GSH）可与许多卤代化合物或环氧化合物结合，生成含谷胱甘肽的结合产物。例如，前面介绍的多环芳烃的生物转化过程中，环氧化物的结合反应就是此类反应。

5. 甘氨酸结合反应　甘氨酸在肝细胞线粒体酰基转移酶（acyltransferase）的催化下，可与含羧基的化合物结合。例如，游离型胆汁酸可经甘氨酸结合反应转变为结合型胆汁酸（参见第三节的胆汁酸代谢）。

总之，非营养物质在肝内，或者先经第一相反应（氧化、还原、水解），然后再进行第二相反应，即结合反应，或者直接进行结合反应。只有少数物质可不经过结合反应，仅通过第一相反应即完成生物转化。生物转化后，通常毒物被解除毒性，药物失去药效，激素等生物活性物质丧失活性，机体借此来维持体内的正常平衡。当肝功能受损时，生物转化减弱，容易导致毒物、药物储积，激素平衡失调。

三、影响因素 Factors Affecting Biotransformation

生物转化经常受年龄、性别、疾病及诱导物等体内、外各种因素的影响。新生儿肝中酶体系尚不完善，对药物及毒物的耐受较差，容易发生毒素中毒；老年人对氨基比林、保泰松等的耐受能力极低，故用药后药效较强，副作用较大。此外，性别不同，生物转化能力也有一定差别，一般女性的生物转化能力较强。

实质性肝障碍时，肝内血流量明显下降，微粒体中加单氧酶系和 UDP-葡萄糖醛酸转移酶活性显著降低，病人对许多药物或毒物的生物转化能力降低，药物的治疗剂量与毒性剂量之间的差距减小，故对肝病患者用药时应当慎重。

某些药物可以诱导生物转化有关酶类的生成，长期服用该药物时容易使人体产生耐药性。例如，长期服用苯巴比妥或 D860 的病人，可诱导肝微粒体加单氧酶系等的合成，从而使机体对该药物的生物转化能力增强，产生耐药性；由于加单氧酶特异性较差，因此对非那西丁、氯霉素、氢化可的松的转化能力也大为增加。另一方面，某些药物进行生物转化反应时可能由同一酶系催化，同时服用时彼此可能发生竞争性抑制，从而导致这些药物的转化速度下降，引起药物之间的协同作用。例如，保泰松在体内可抑制双香豆素的代谢，所以两者同时服用时，人体的抗凝作用增强，易发生出血现象。因此，对肝病患者用药应慎重，注意选择用药，掌握药物剂量，避免加重肝负担。

第三节 胆汁酸代谢

Section 3 METABOLISM OF BILE ACIDS

胆汁（bile）是由肝细胞分泌的一种液体物质，储存于胆囊，经胆总管排入十二指肠。人胆汁呈黄褐色或金黄色，有苦味，比重在1.009～1.032之间。正常人每天分泌胆汁约为300～700毫升。从肝分泌出来的胆汁称为肝胆汁，比重较低；进入胆囊后因胆囊壁吸收胆汁中的水、盐和其他一些成分，同时分泌黏液渗入胆汁而逐渐浓缩，比重增高，称为胆囊胆汁（表21-2）。

表21-2 正常人肝胆汁与胆囊胆汁的组成成分比较

	肝胆汁（%）	胆囊胆汁（%）
水	97	86
胆汁酸盐	1.933	9.14
胆固醇	0.06	0.26
无机盐	0.84	0.65
黏蛋白及色素	0.53	2.98

胆汁的主要有机成分包括胆汁酸盐（bile salts）、胆色素、磷脂、脂肪、黏蛋白、胆固醇及多种酶类（如脂肪酶、磷脂酶、淀粉酶及磷酸酶等）；其中，胆汁酸盐的含量最高。除胆汁酸盐和某些酶类参与消化作用外，胆汁中的其余有机物多属排泄物质。此外，胆汁中还有多种无机盐及其他排泄物（如药物、毒物、染料及重金属盐等），它们也可随胆汁排入肠道，随后排出体外。

一、胆汁酸的种类 Sorts of Bile Acids

胆汁酸（bile acids）是体内一大类胆烷酸的总称。正常人胆汁中的胆汁酸按结构可分为两大类，一类称为游离型胆汁酸（free bile acid），包括胆酸（cholic acid）、脱氧胆酸（deoxycholic acid）、鹅脱氧胆酸（chenodeoxycholic acid）和少量的石胆酸（lithocholic acid）；另一类称为结合型胆汁酸（conjugated bile acid），包括上述各种游离型胆汁酸与甘氨酸或牛磺酸结合的产物，主要有甘氨胆酸（cholylglycine）、牛磺胆酸（cholyltaurine）、甘氨鹅脱氧胆酸（chenodeoxycholylglycine）及牛磺鹅脱氧胆酸（chenodeoxycholyltaurine）。胆汁中所含的胆汁酸主要是结合型胆汁酸，其中甘氨酸结合型胆汁酸与牛磺酸结合型胆汁酸的含量之比大约为3:1。胆汁酸的结构如Fig. 21-2。

从来源看，胆酸和鹅脱氧胆酸及其与甘氨酸或牛磺酸的结合物，都是在肝内由胆固醇生成的，称为初级胆汁酸（primary bile acids）；初级胆汁酸在肠道细菌作用下转变生成的脱氧胆酸和石胆酸及其结合型胆汁酸称为次级胆汁酸（secondary bile acids）。在胆汁中，初级胆汁酸和次级胆汁酸均以钠盐或钾盐的形式存在，即胆汁酸盐，也称胆盐（bile salts）。

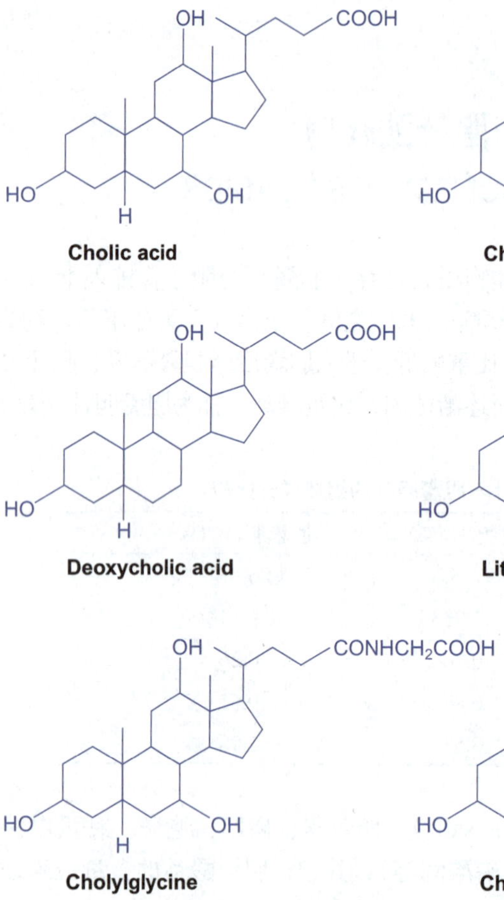

Fig. 21-2 Structures of bile acids

二、初级胆汁酸的生成 Biosynthesis of Primary Bile Acids

胆汁酸是机体内胆固醇代谢的主要终产物。人体内每天合成胆固醇约 1.0 ~ 1.5g，其中约 0.4 ~ 0.6g 在肝内转变为胆汁酸。胆固醇在肝内转变为初级胆汁酸的过程很复杂，需经过羟化、加氢及侧链氧化断裂等多步酶促反应才能完成。催化该反应途径的酶类主要分布于肝细胞的微粒体及胞液中。

胆固醇首先在肝细胞微粒体及胞液中由 7α-羟化酶（7α-hydroxylase）催化生成 7α- 羟胆固醇，然后再进行 3α（3β 羟基→3 酮→3α 羟基）及 12α 的羟化，加氢还原，最后经侧链氧化断裂，并与辅酶 A 结合形成胆酰辅酶 A。胆酰辅酶 A 水解脱离辅酶 A，形成胆酸。反应步骤如下：

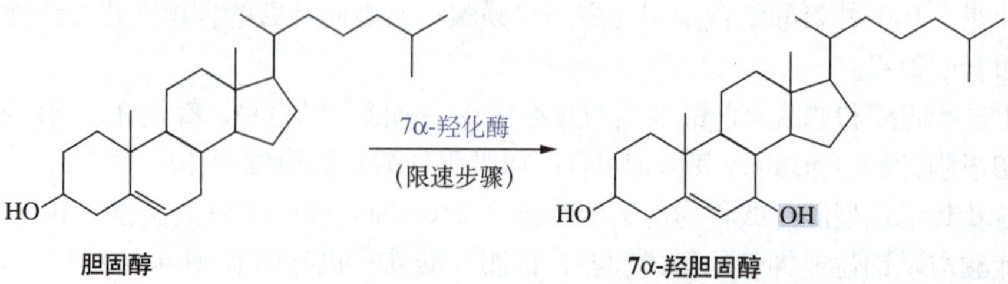

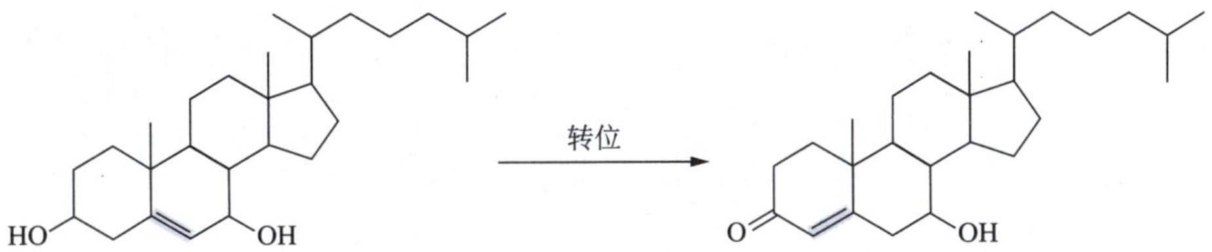

7α-羟胆固醇　　　　7α-羟-4-胆固烯-3-酮

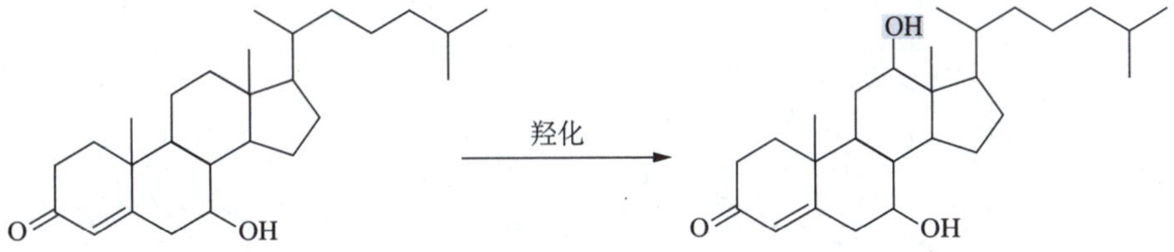

7α-羟-4-胆固烯-3-酮　　　　7α,12α-二羟-4-胆固烯-3-酮

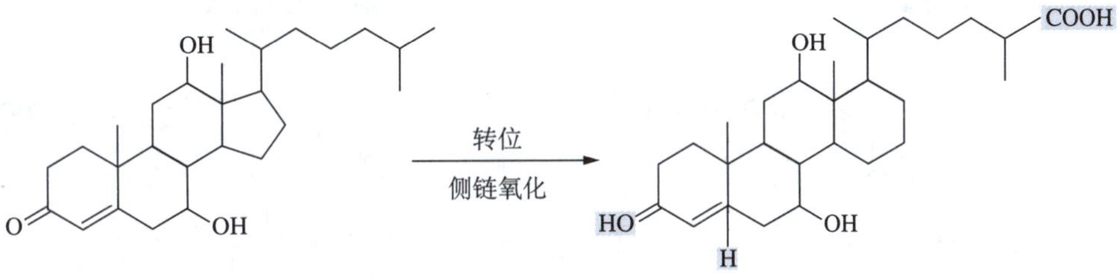

7α,12α-二羟-4-胆固烯-3-酮　　　　3α,7α,12α-三羟-5β-胆烷酸

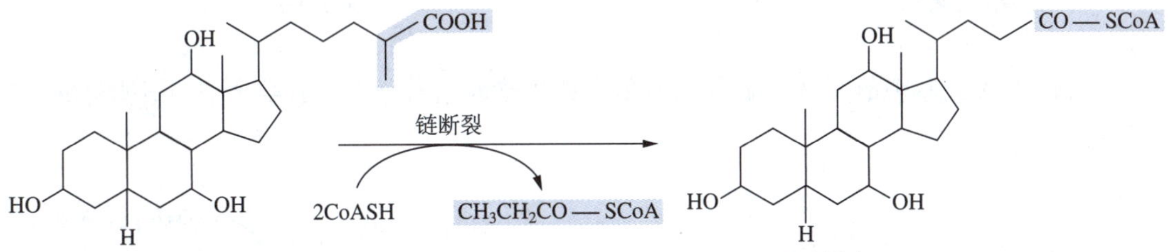

3α,7α,12α-三羟-5β-胆烷酸　　　　胆酰辅酶 A

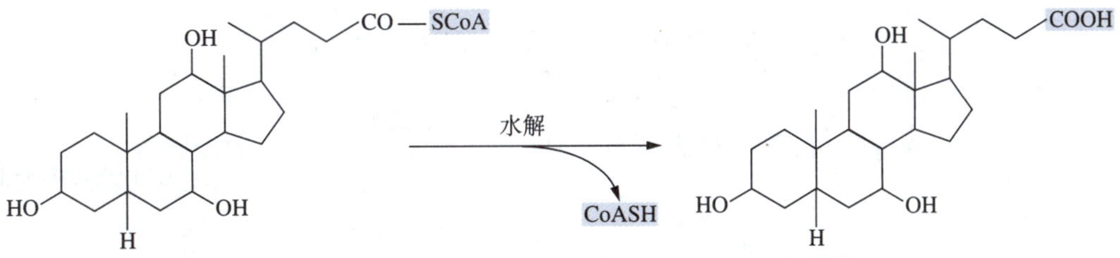

胆酰辅酶A　　　　胆酸

7α-羟胆固醇转位生成 7α-羟-4-胆固烯-3-酮后，如未进行 12α- 羟化则形成鹅脱氧胆酰辅酶 A，然后水解脱离辅酶 A，形成鹅脱氧胆酸。反应步骤如下：

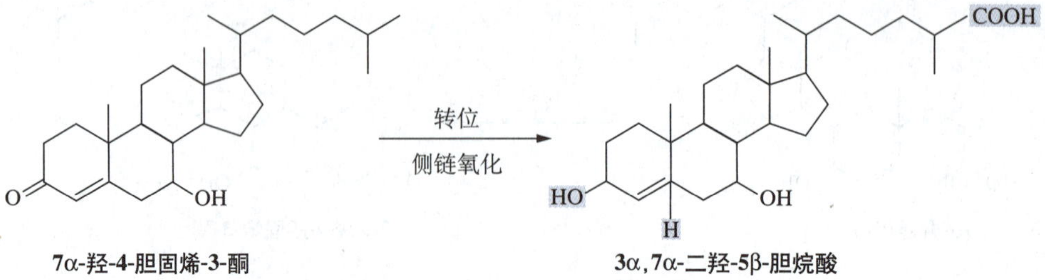

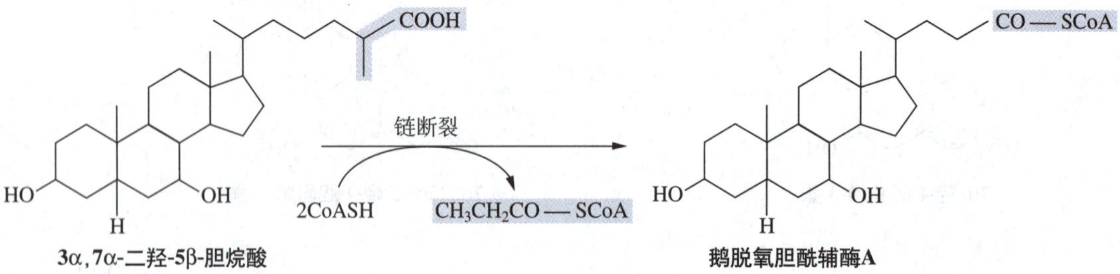

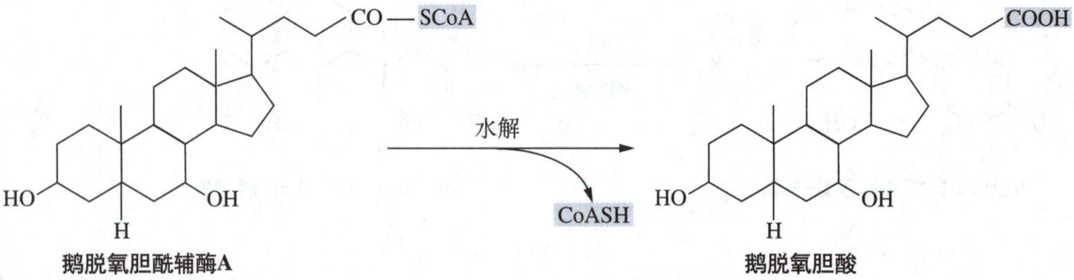

胆酰辅酶 A 或鹅脱氧胆酰辅酶 A 与甘氨酸或牛磺酸结合分别生成结合型初级胆汁酸。反应步骤如下：

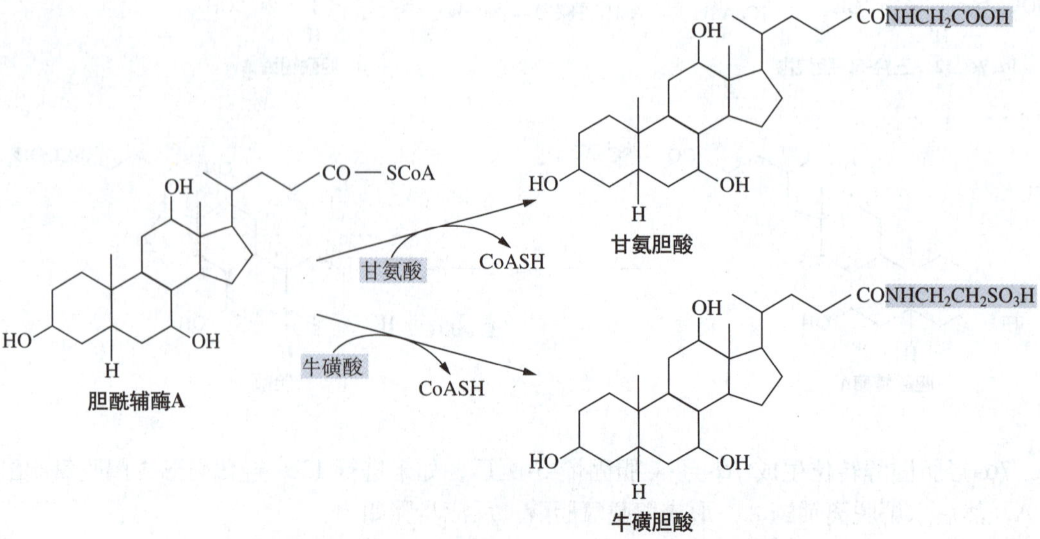

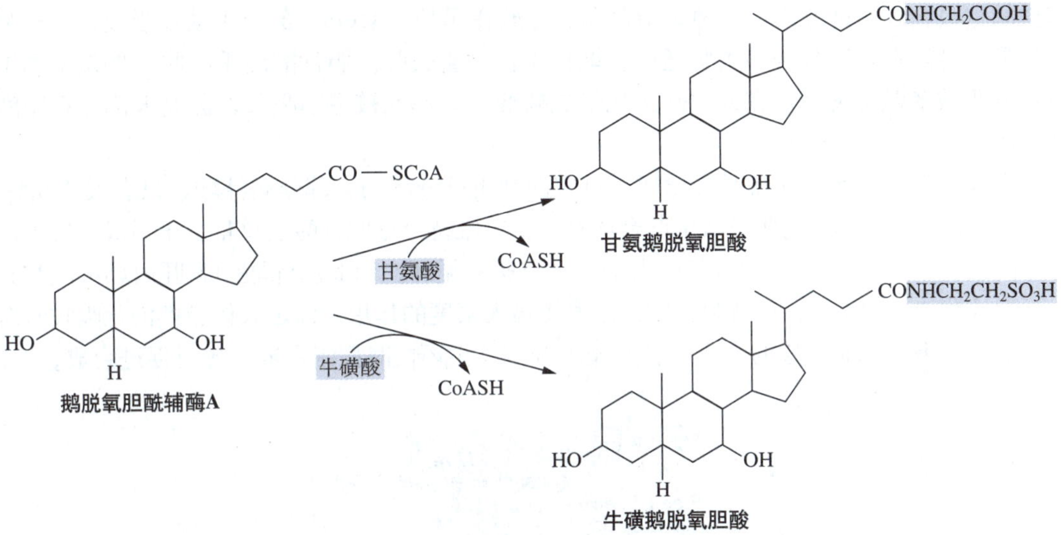

三、次级胆汁酸的生成及胆汁酸的肠肝循环
Biosynthesis of Secondary Bile Acids and Enterohepatic Circulation

结合型初级胆汁酸由肝分泌后，随胆汁流入肠道，协助脂类物质消化吸收；在小肠下端和大肠中，结合型初级胆汁酸受肠道细菌的作用，经部分水解及7位脱羟基，转变为次级胆汁酸。其中牛磺胆酸转变为脱氧胆酸，甘氨鹅脱氧胆酸转变为石胆酸。

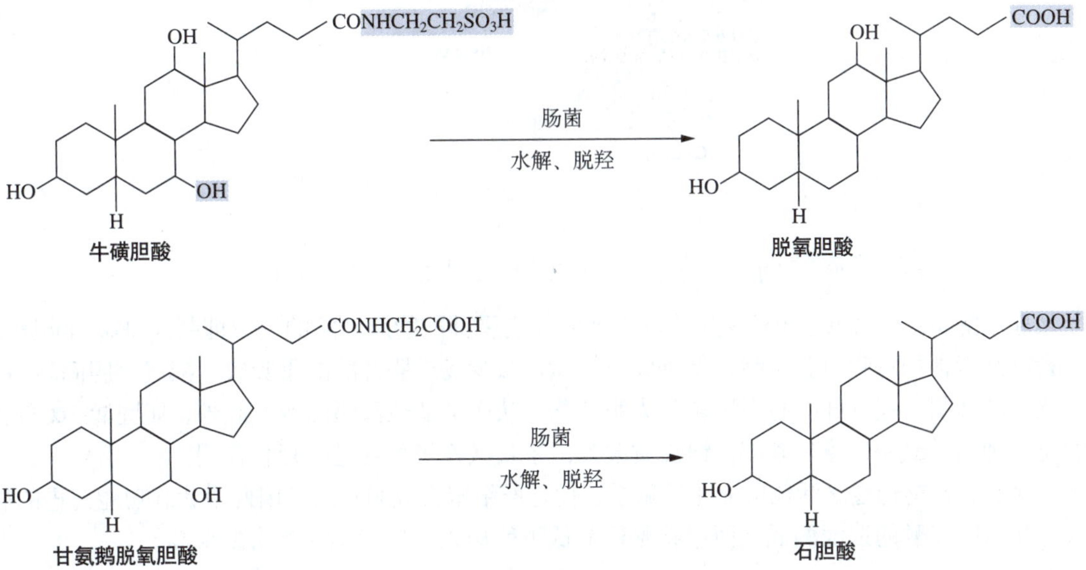

肠道里的各种胆汁酸只有少量随粪便排出体外，其余约95%的胆汁酸（包括初级的和次级的；结合型和游离型）被肠壁重新吸收，经门静脉运回肝，然后在肝内进行结合反应转变为结合胆汁酸，随同新合成的胆汁酸重新分泌进入肠道。这种由肝分泌到肠道重吸收循环进行的过程称为“胆汁酸的肠肝循环”（entero-hepatic circulation）（Fig. 21-3）。胆汁酸在肠

道里的重吸收有两种方式：一种是结合型胆汁酸在回肠（ileum）部位主动重吸收，另一种是游离型胆汁酸在小肠各部和大肠通过弥散作用被动重吸收。胆汁酸的重吸收主要是主动重吸收；石胆酸多以游离型存在或被硫酸化形成硫酸酯，不能被主动吸收，因此大部分石胆酸不被重吸收。

人体每天进行 5～15 次肠肝循环，可重新利用肝分泌的大部分胆汁酸，只有大约 0.5g 的胆汁酸排出体外；损失的胆汁酸由肝合成补充，以维持分泌胆汁酸的总量。正常成人每天由肝分泌的胆汁酸大约为 16～70g，其中大部分来自肠肝循环。因此胆汁酸的肠肝循环可以补充肝合成胆汁酸能力的不足，使有限的胆汁酸发挥最大限度的作用，满足人体脂类消化吸收时对胆汁酸的生理需要。胆汁酸的合成受肠肝循环调节，循环快时抑制合成，慢时促进合成。

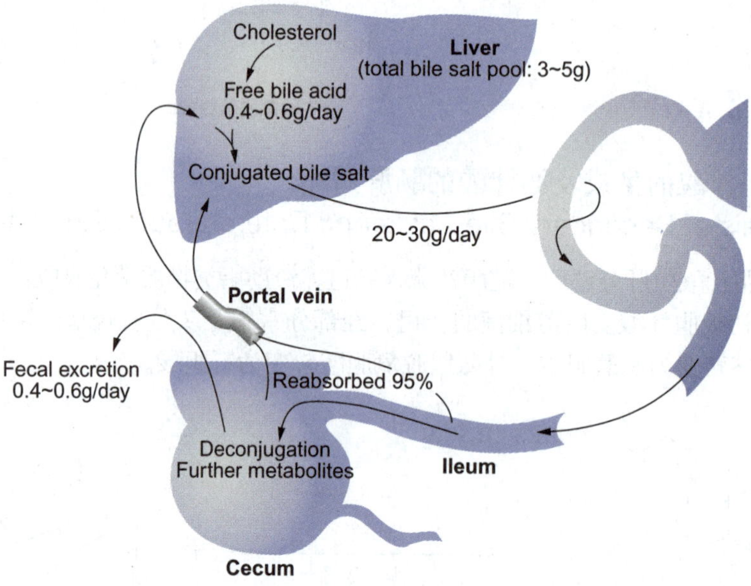

Fig. 21-3 Entero-hepatic circulation of bile acids

四、胆汁酸代谢的调节 Regulation of Bile Acid Metabolism

胆固醇 7α-羟化酶是胆汁酸生成的限速酶，它受其产物胆汁酸的反馈抑制。口服消胆胺或多食纤维素食物可吸附胆汁酸，促进肠道排泄，减少肠道胆汁酸的重吸收、减轻对胆固醇 7α-羟化酶的抑制、促进肝内胆固醇转变为胆汁酸，从而降低血清胆固醇。此外，胆固醇 7α-羟化酶是一种加单氧酶，维生素 C、糖皮质激素、生长激素等可促进其羟化作用。

甲状腺素能通过激活侧链氧化的酶系，促进肝细胞合成胆汁酸，因此甲状腺功能亢进的病人，血清胆固醇的浓度偏低；而甲状腺机能低下的病人，血清胆固醇含量偏高。

五、胆汁酸的生理功能 Functions of Bile Acids

胆汁酸分子内既含亲水的羟基和羧基，又含疏水的甲基和烃核，因此具有亲水和疏水两种特性，属于表面活性分子，能降低油和水两相之间的表面张力，促进脂类乳化。胆汁酸还具有防止胆石生成的作用。胆固醇难溶于水，随胆汁排入胆囊储存时，胆汁在胆囊中被浓缩，胆固醇易沉淀析出；但由于胆汁中含胆汁酸盐与卵磷脂，可使胆固醇分散形成可溶性微团，因而不易沉淀形成结石。不同胆汁酸对结石形成的作用不同，鹅脱氧胆酸可使胆固醇结石溶解，而胆酸及脱氧胆酸则无此功能。故临床上常用鹅脱氧脱酸及熊脱氧胆酸治疗胆固醇结石。

第四节 胆色素代谢与黄疸

Section 4 METABOLISM OF BILE PIGMENT AND JAUNDICE

胆色素（bile pigment）是卟啉类化合物在体内分解代谢生成的各种产物的总称，包括胆红素（bilirubin）、胆绿素（biliverdin）、胆素原（bilinogen）和胆素（bilin）。胆色素是一种体内的代谢废物，正常时主要随胆汁及粪便排出。胆色素代谢异常时可导致高胆红素血症，严重时出现黄疸症状。

一、胆红素的生成与转运 Formation and Transportation of Bilirubin

（一）胆红素的来源

胆红素是人胆汁的主要色素，呈橙黄色，由卟啉类化合物在体内分解代谢生成。体内含卟啉类的化合物有血红蛋白、肌红蛋白、细胞色素、过氧化氢酶及过氧化物酶等，其中血红蛋白中的血红素辅基（Fig. 21-4）是胆色素的主要来源。正常成人每天约产生 250 ~ 350mg 胆红素，其中 80% 以上来自衰老红细胞中血红蛋白的分解，其他则部分来自造血过程中某些红细胞的过早破坏（无效造血）及卟啉酶类的分解。肌红蛋白更新率低，其血红素转变为胆红素的比例很小。

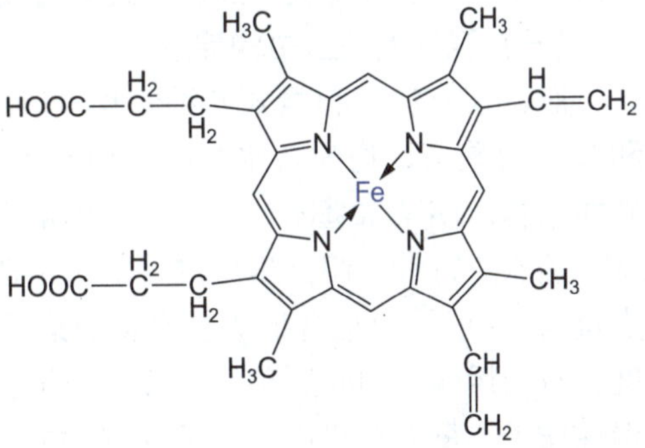

Fig. 21-4 Structure of heme

（二）胆红素的生成过程

人类红细胞的寿命平均为 120 天，衰老的红细胞由于细胞膜的变化而被肝、脾、骨髓的单核吞噬细胞系统识别并吞噬。正常成人每小时约有 $1 \times 10^8 \sim 2 \times 10^8$ 个红细胞破坏，释放出约6g血红蛋白。血红蛋白又被分解为珠蛋白和血红素，其中珠蛋白可进一步分解为氨基酸，被机体再利用；血红素则在单核吞噬细胞系统细胞微粒体血红素加氧酶（heme oxygenase）的催化下使其原卟啉IX环上的 α-次甲基桥（=CH−）碳原子两侧的共价键断裂，生成具有线状（开环）四吡咯结构的胆绿素IX（biliverdin IX）并释放CO和铁离子。该步反应需分子氧、NADPH 细胞色素 P-450 还原酶参与。随后，胆绿素在胞液胆绿素还原酶（biliverdin reductase）催化下，还原成胆红素 IX。具体过程如下：

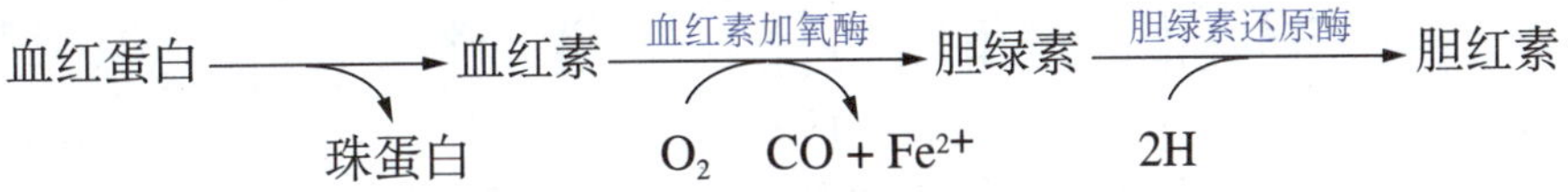

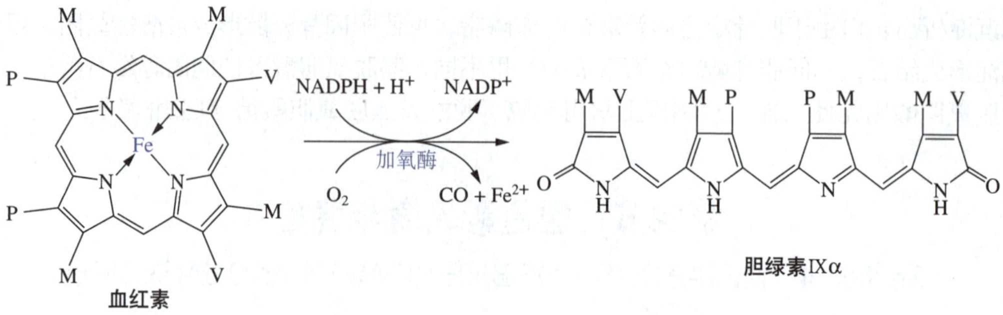

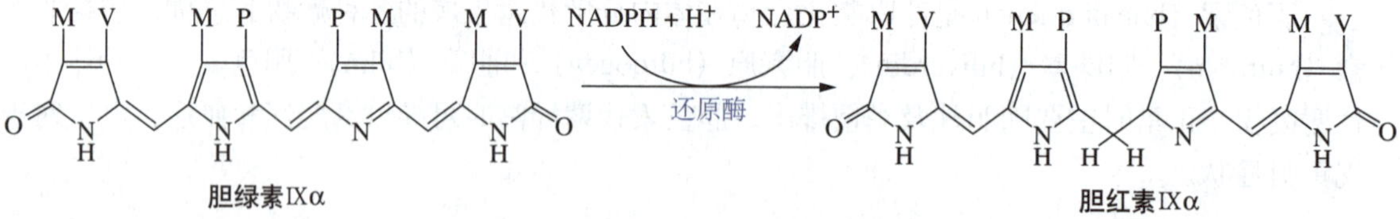

M: —CH_3,　P: —CH_2CH_2COOH,　V: —CH═CH_2

血红素加氧酶是胆红素生成的限速酶，受底物血红素的诱导。该酶还是一种应激蛋白，在应激状态下被诱导生成，加速胆红素合成，从而抵抗外来氧化因素对机体的损伤。

（三）胆红素在血中的转运

胆红素有醇式和酮式两种结构（Fig. 21-5），分子内含有 2 个羟基或酮基、4 个亚氨基和 2 个丙酸基，均为亲水基团。但在生理 pH 条件下，胆红素分子内形成氢键而呈特定的卷曲结构，使亲水基团分布在分子内部而疏水基团暴露于分子表面，因此胆红素分子具有亲脂、疏水的特性。胆红素生成后能自由透过细胞膜进入血液，主要通过与血浆清蛋白结合，少量与 α_1- 球蛋白结合形成复合物而运输。胆红素与清蛋白的结合增加了其在血浆中的溶解度，有利运输；同时这种结合又限制了胆红素自由透过生物膜，防止胆红素对组织细胞产生毒性作用。每一个清蛋白分子具有一个与胆红素高亲和力的结合部位及一个低亲和力结合部位，胆红素首先与高亲和力结合部位紧密结合；当含量超过高亲和力结合部位的结合能力时，超过的胆红素才与低亲和力结合部位松散结合。100ml 血浆中大约允许有 25mg 胆红素与清蛋白高亲和力结合部位紧密结合，但正常人 100ml 血浆中的胆红素一般不超过 0.1 ~ 1.0mg，所以正常情况下血浆中的清蛋白足以结合生物合成的全部胆红素。然而，某些有机

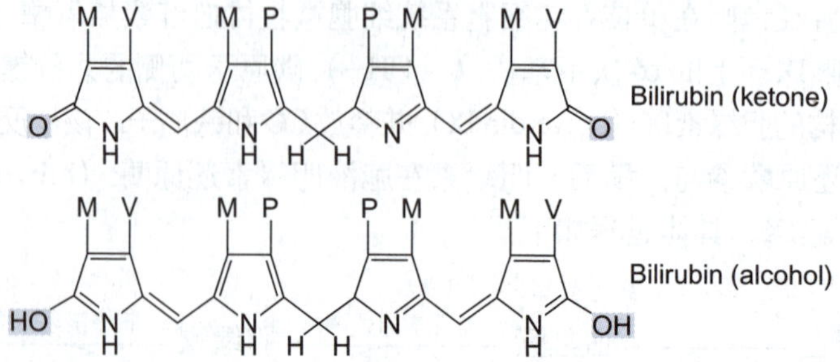

Fig. 21-5　Isomer of bilirubin

M: –CH_3,　P: –CH_2CH_2COOH,　V: –CH═CH_2

阴离子，如磺胺类药物、脂肪酸、胆汁酸、水杨酸等可与胆红素竞争清蛋白分子上的高亲和力结合部位，此时如血中胆红素过高，例如新生儿高胆红素血症时，这些有机阴离子可使胆红素与清蛋白脱离，增加血中游离胆红素的浓度。过多的游离胆红素可与脑部基底核的脂类结合，并干扰脑的正常功能，引起胆红素脑病或核黄疸。因此，对于新生儿高胆红素血症，必需慎用有机阴离子类药物。

二、胆红素在肝细胞内的转化 Biotransformation of Bilirubin in Liver

（一）肝细胞对胆红素的摄取

胆红素的进一步代谢主要在肝内进行。血浆清蛋白运输的胆红素首先在肝血窦中与肝细胞上的特殊载体蛋白结合，使其从清蛋白分子上脱离，并迅速被转运到肝细胞内。肝细胞内存在两种连接蛋白（或称配体蛋白，ligandin），即 Y 与 Z 蛋白，可与进入肝细胞的胆红素结合形成复合物，这种结合使胆红素不能返流入血，从而使胆红素不断摄入肝细胞。Y 蛋白对胆红素的亲和力比 Z 蛋白强，故胆红素优先与 Y 蛋白结合，只有 Y 蛋白结合达饱和时，Z 蛋白的结合量才增多。溴磺酞纳、甲状腺素等可竞争与 Y 蛋白结合，从而影响肝细胞对胆红素的摄取。由于新生儿出生 7 周后 Y 蛋白才能达到成人水平（Z 蛋白的水平在新生儿与成人之间相差不多），故容易缺少 Y 蛋白，产生生理性新生儿非溶血性黄疸。许多药物，如苯巴比妥能诱导 Y 蛋白的生成，加强胆红素的摄取，临床上常用于消除生理性新生儿黄疸。

胆红素与连接蛋白结合后，在肝细胞内以“胆红素–Y 蛋白”或“胆红素–Z 蛋白”的形式运送至滑面内质网。这是一个耗能的过程，而且是可逆的。如果肝细胞代谢胆红素的能力下降，或者生成胆红素过多，超过了肝细胞代谢胆红素的能力，则已进入肝细胞的胆红素还可返流入血，使血中胆红素水平增高。

（二）胆红素在肝中的结合

在肝细胞滑面内质网中，葡萄糖醛酸基转移酶（glucuronyl-transferase）催化胆红素与连接蛋白脱离，主要与葡萄糖醛酸以酯键结合，生成胆红素葡萄糖醛酸酯（bilirubin glucuronide）。因胆红素有两个自由羧基，故可和二分子葡萄糖醛酸结合，生成胆红素葡萄糖醛酸二酯（bilirubin diglucuronide）。在人胆汁中的结合胆红素主要是胆红素葡萄糖醛酸二酯（占 70%～80%），其次为胆红素葡萄糖醛酸一酯（占 20%～30%）。此外，也有小部分胆红素与硫酸根、甲基、乙酰基、甘氨酸等结合。胆红素与葡萄糖醛酸的这种结合反应也可在肾与小肠黏膜中进行。当肝内缺乏连接蛋白，或葡萄糖醛酸来源不足，或葡萄糖醛酸转移酶缺乏或受抑制时，胆红素的摄取及结合均可受影响，从而引起血液中游离胆红素浓度升高。苯巴比妥类药物可诱导葡萄糖醛酸基转移酶的生成。糖皮质激素不仅能诱导葡萄糖醛酸转移酶的生成，促进胆红素与葡萄糖醛酸结合，而且对结合胆红素的排出也有促进作用。因此，可用此类激素治疗高胆红素血症。胆红素的结合反应步骤如下：

$$\text{胆红素} + \text{UDPGA} \xrightarrow{\text{UDP-葡萄糖醛酸基转移酶}} \text{胆红素葡萄糖醛酸一酯} + \text{UDP}$$

$$\text{胆红素葡萄糖醛酸一酯} + \text{UDPGA} \xrightarrow{\text{UDP-葡萄糖醛酸基转移酶}} \text{胆红素葡萄糖醛酸二酯} + \text{UDP}$$

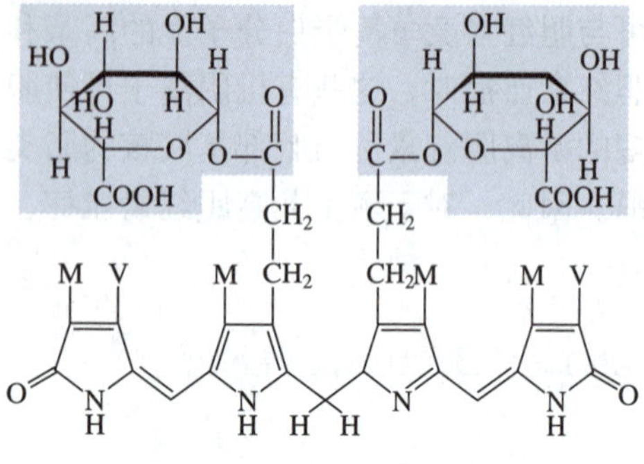

M: —CH_3,　V: —CH═CH_2

胆红素经上述结合反应后生成的产物称为结合胆红素（conjugated bilirubin）；未与葡萄糖醛酸结合的胆红素则称为游离胆红素或未结合胆红素（unconjugated bilirubin）。

结合胆红素可直接与重氮试剂迅速反应显紫红色，故又称直接胆红素（direct reacting bilirubin）；未结合胆红素与重氮试剂反应缓慢，需加入酒精或尿素后才能产生明显的颜色，故称为间接胆红素（indirect reacting bilirubin）。直接胆红素的水溶性增加，有利于从胆汁排出且不易透过细胞膜，因此毒性也随之降低。直接胆红素与血浆清蛋白的亲和力小，故血液中的直接胆红素可通过肾脏随尿排出；但一般情况下，肝细胞可以有效地将直接胆红素排出到毛细胆管，经胆囊进入肠道，随粪便排出体外。从肝细胞到毛细胆管的过程是一个主动转运过程，需要运输体系并消耗能量，该过程可能是胆红素代谢的限速步骤。如果排泄过程发生障碍，则结合胆红素可返流入血，使血中结合胆红素的水平增高。直接胆红素与间接胆红素的区别见表 21-3。胆红素在肝中的代谢见 Fig. 21-6。

表 21-3　直接胆红素与间接胆红素的区别

	间接胆红素（游离胆红素）	直接胆红素（结合胆红素）
是否与葡萄糖醛酸结合	未结合	结合
水溶性	小	大
细胞毒性	大	小
通过肾随尿排出	不能	能
和重氮试剂反应	慢或间接反应	快、直接反应

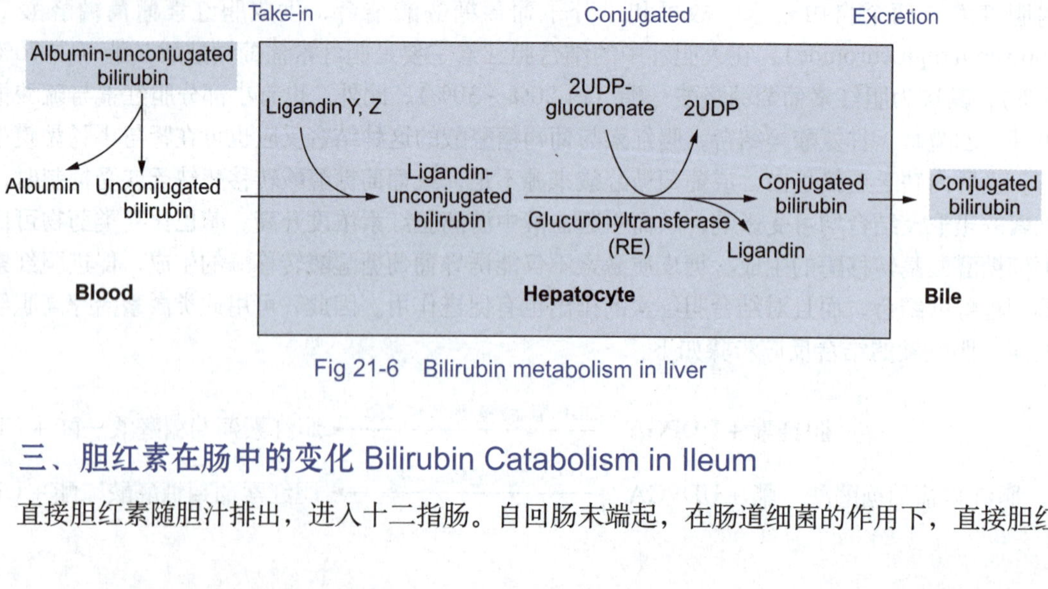

Fig 21-6　Bilirubin metabolism in liver

三、胆红素在肠中的变化 Bilirubin Catabolism in Ileum

直接胆红素随胆汁排出，进入十二指肠。自回肠末端起，在肠道细菌的作用下，直接胆红素由β-葡萄糖醛酸酶催化水解脱去葡萄糖醛基生成游离胆红素，然后再逐步还原生成无色的中胆素原（mesobilirubinogen），并进一步转变生成胆素原（bilinogen）。在生理情况下，大部分胆素原随粪便排出体外，称为粪胆素原（stercobilinogen）；粪胆素原在肠道下段经细菌作用或接触空气后被氧化成黄褐色的粪胆素（stercobilin），此为粪便颜色的主要来源。正常成人每天排出粪胆素原 50 ~ 250mg，当胆道完全梗阻时直接胆红素进入肠道受阻，因而不能形成粪胆素原和粪胆素，粪便呈灰白色。新生儿由于肠道细菌不健全，胆红素未被肠道细菌代谢而直接出现在粪便中，因而使粪便呈现橘黄色。胆素原与胆素的生成步骤如下：

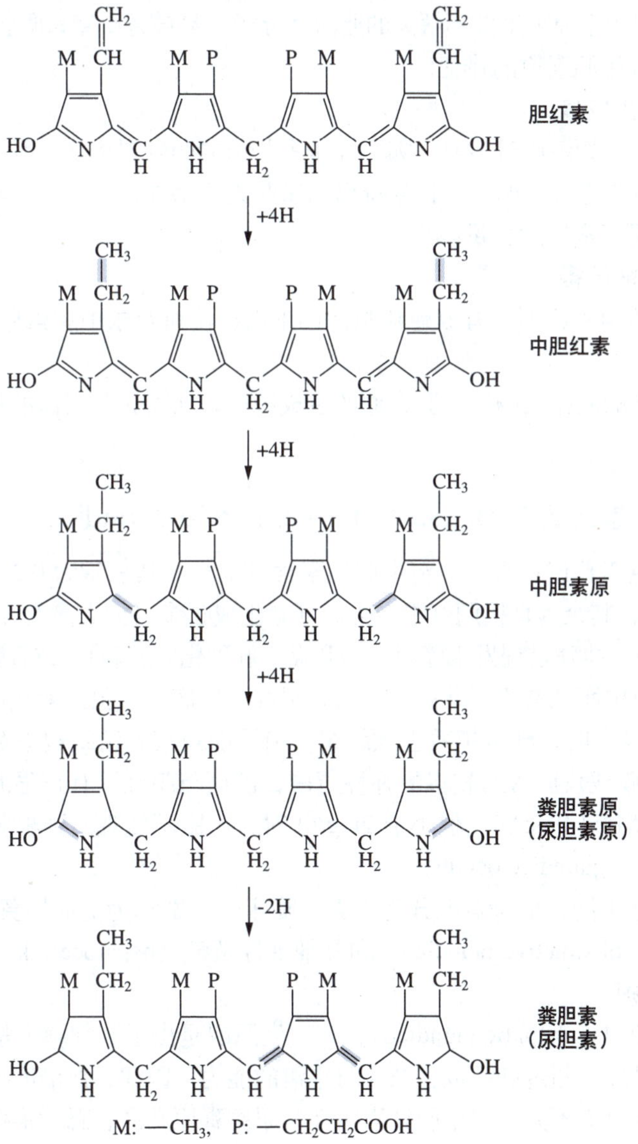

在生理情况下，约有 10% ~ 20% 的胆素原可被肠黏膜细胞重吸收，经门静脉进入肝内。重吸收的胆素原大部分（约 90%）由肝细胞摄取，不经任何转变即重新分泌进入胆汁，随胆汁

排入肠腔。此过程称为胆素原的肠肝循环（bilinogen entero-hepatic cycle）。少量（10%）重吸收的胆素原可进入体循环，通过肾小球滤出至尿液，随尿排出，即为尿胆素原（d-urobilinogen）。正常成人每日从尿中排出的尿胆素原约有 0.5 ~ 4.0mg。尿胆素原与空气接触后被氧化成尿胆素（urobilin），它是尿中主要的色素。尿胆素原、尿胆素、尿胆红素临床上称尿三胆。

四、影响尿胆素原排泄的因素 Factors Affecting Urobilinogen Excretion

尿胆素原的排出量与下列因素有关。

（一）尿的 pH

在酸性尿中，尿胆素原可生成不解离的脂溶性分子，易被肾小管重吸收，尿中排出量减少；反之，碱性尿可促进尿胆素原的排泄。

（二）胆红素的生成量

胆红素来源增加，如溶血过多时，随胆汁排入肠道的胆红素增加，肠道中形成的胆素原也随之增加，故重吸收并进入体循环、自尿排出的尿胆素原增加；反之，胆红素形成减少，如再生障碍性贫血时，尿胆素原的含量减少。

（三）肝细胞功能损害

从肠道重吸收的胆素原不能有效地随胆汁再排出，使血及尿中胆素原浓度增加。

（四）胆道阻塞

直接胆红素不能顺利排入肠道，胆素原的生成减少，从而尿胆素原的量可明显降低，甚至完全消失。

五、血清胆红素与黄疸 Bilirubin in Plasma and Jaundice

正常人由于胆色素代谢正常，血清中胆红素含量很少，其总量为 0.2 ~ 1.0mg/dl。其中，间接胆红素约占 4/5，其余为直接胆红素。当胆红素生成过多（如大量红细胞破坏），或肝细胞对胆红素摄取、结合、排泄过程发生障碍（如肝炎、肝硬化等肝病），或者胆红素去路不畅（如胆道阻塞）时，血液中胆红素浓度升高，称为高胆红素血症。当胆红素在血清中的含量过高，一般高于 2.0mg/dl 以上时，则可扩散进入组织，肉眼能观察到组织被染黄，临床上称为黄疸（jaundice）。由于巩膜或皮肤含有较多的弹性蛋白，因而与胆红素有较强的亲和力，更易被染黄。当胆红素浓度超过 1.0mg/dl，但小于 2mg/dl 时，肉眼不能观察到巩膜或皮肤黄染，称为隐性或亚临床性黄疸（jaundice occult）。

根据其发病机理不同，可将黄疸分为三类，临床上分别称为溶血性黄疸（hemolytic jaundice）、阻塞性黄疸（obstructive jaundice）和肝细胞性黄疸（hepatocellular jaundice）。

（一）溶血性黄疸

又称肝前性黄疸（prehepatic jaundice）。其产生原因是由于红细胞大量破坏，在单核吞噬细胞内生成胆红素过多，超过肝摄取、结合与排泄的能力，因此，血清间接胆红素浓度异常增高，直接胆红素浓度改变不大，尿中胆红素阴性，尿胆素原升高。恶性疟疾、某些药物及输血不当等各种引起大量溶血的原因都可造成溶血性黄疸。

（二）阻塞性黄疸

又称肝后性黄疸（posthepatic jaundice）。其产生原因是由于胆汁排泄通道受阻，使胆管或毛细胆管内压力增高而破裂，导致胆汁中的直接胆红素逆流入血。因此阻塞性黄疸患者血中间接胆红素变化不大，直接胆红素浓度增高。由于直接胆红素易溶于水故可从肾排出，出现尿中胆红素阳性。尿胆素原降低，血中碱性磷酸酶及胆固醇浓度增高，有陶土色粪，还可有脂肪泻与出血倾向。阻塞性黄疸可因先天性胆道闭锁引起，也可由于胆道结石、胆管炎症、肿瘤及原发性胆汁性肝硬化等原因引发。

（三）肝细胞性黄疸

又称肝性黄疸（hepatic jaundice）。肝细胞受损害时，代谢与排泄胆红素的能力降低。一方面肝摄取间接胆红素障碍或不能将间接胆红素全部转变为直接胆红素，使血中间接胆红素堆积；另一方面也可能因肝细胞肿胀，使毛细胆管堵塞或毛细胆管与肝血窦直接相通，引起直接胆红素返流入血，使血中直接胆红素浓度增加。因此肝细胞性黄疸时，血中直接胆红素和间接胆红素的浓度均升高，但通常以直接胆红素浓度增高为主。尿中胆红素呈阳性，尿胆素原升高或正常，粪胆素原正常或减少，血清转氨酶增高。肝炎、肝硬化等肝病引起的黄疸就属于这一类。

各种类型黄疸的血、尿、粪的改变情况汇集如表21-4。

表21-4 各种黄疸时血、尿、粪的改变

指 标	正常	溶血性黄疸	肝细胞性黄疸	阻塞性黄疸
血清胆红素总量	<1mg/dl	>1mg/dl	>1mg/dl	>1mg/dl
结合胆红素	0 ~ 0.8mg/dl	–	↑↑	↑↑
游离胆红素	<1mg/dl	↑↑	↑	–
尿三胆				
尿胆红素	–	–	++	++
尿胆素原	少量	↑	升高或正常	↓
尿胆素	少量	↑	升高或正常	↓
粪便颜色	正常	深	变浅或正常	完全阻塞时陶土色

SUMMARY

The liver performs many diverse and complex tasks that can be categorized as metabolism, detoxification, excretion or secretion, and storage functions. Liver is the central organ in human metabolism, which is extensively involved in the metabolism of carbohydrate, fat and protein. Special functions of the liver include the catabolism of blood pigment heme, the detoxification of foreign compounds by the cytochrome P-450 system and synthesis of a broad range of proteins. Liver is also an organ which provides constant supply of glucose through glycogenolysis and gluconeogenesis.

Enzymatic conversions of lipophilic foreign substances and endogenous metabolic waste products (pharmaceutical products, plant-derived chemicals incorporated into substances that are ingested or absorbed, environmental pollutants, pesticides, and herbicides) in the liver and other tissues are known as biotransformational reactions. These reactions convert lipophilic (non-polar) compounds into polar (water soluble and more easily excretable) compounds, which can lead to considerable changes in the biological activity of xenobiotics, normally leading to less biologically active. Two series of reactions participate in biotransformation: Phase Ⅰ reactions comprise monooxygenation, dehydrogenation, reduction, and oxidation. Many phase Ⅰ reactions involve the participation of a family of endoplasmic reticulum integral membrane monooxygenases called cytochromes P-450. Phase Ⅱ reactions consist mostly of conjugation reactions with, for example, glucuronic acid, sulfate, or glutathione.

All bile acids are synthesized within the liver from cholesterol but can be modified by bacterial enzymes in the intestinal lumen. Primary bile acids synthesized by the liver are cholic and chenodeoxycholic acid. The secondary bile acids are derived from the primary bile acids by bacterial dehydroxylation, resulting in deoxycholate and lithocholate, respectively. Within the liver, bile acids are linked to either glycine or taurine via an isopeptide bond. These derivatives are called glyco- and tauro-conjugates, respectively. The principal rate-limiting reaction in biosynthesis of bile acids is the 7α-hydroxylase reaction. Most of bile acids are reabsorbed in the intestine, returning to the liver then recycled between intestine and liver, which is known as the entero-hepatic circulation.

Bilirubin metabolism is the activity most often associated with the liver. The liver is the only organ with the capacity to rid the body of heme waste products. Most of bilirubin comes from the degradation of hemoglobin. The heme is converted into biliverdin by heme oxygenase, and the biliverdin is almost immediately converted into bilirubin.The indirect bilirubin is attached to albumin and circulates through the blood, eventually arriving at the liver. In the microsomes of liver, bilirubin is conjugated with UDPGA and become direct bilirubin. The conjugated bilirubin is excreted into the hepatic duct and then expelled through the common bile duct into the duodenum. There, bacterial action reduces the bilirubin to one of a group of colorless chromogens called urobilinogen.

The most common sign of the liver and biliary system disease is jaundice. It is most frequently caused by an increased concentration of the bilirubins in the circulation. Jaundice is generally classified into three categories: prehepatic, hepatic, or posthepatic. Prehepatic jaundice is caused by an increased production of bilirubin by the body, in which the increase in bilirubin is the most obvious abnormality, being primarily of the unconjugated type. Posthepatic jaundice, which is also known as obstructive jaundice, is caused by a blockage of the flow of bile from the liver. In posthepatic jaundice, the increase in bilirubin is almost entirely of the conjugated type. Jaundice of the hepatic type is caused by a defect in the transport of bilirubin into the hepatocyte, or hepatic cell is damaged or defective or the excretion of products from the hepatocyte is impaired. In hepatic jaundice, both of conjugated and unconjugated bilirubin concentration are increased.

复 习 题

1. 试述肝在人体物质代谢中的作用，并分析肝病患者出现厌油腻、浮肿、肝性昏迷、夜盲症、蜘蛛痣等症状的生化机理。

2. 试述生物转化作用的概念、反应类型、生理意义及影响因素。
3. 试述胆汁酸合成的原料、关键酶及胆汁酸肠肝循环的概念、生理意义。
4. 比较直接胆红素与间接胆红素的区别。
5. 解释黄疸概念并说明三种不同类型黄疸的形成原因及生化特点。

主要参考书和文献

1. 张迺蘅主编. 生物化学. 第 2 版. 北京: 北京大学医学出版社, 1999
2. 周爱儒主编. 生物化学. 第 6 版. 北京: 人民卫生出版社, 2004
3. David L. Nelson, Michael M. Cox. Lehninger Principles of Biochemistry. 4th ed. New York: W. H. Freeman and Company, 2005
4. Jeremy M. Berg, John L. Tymoczko, Lubert Stryer. Biochemistry. 5th ed. New York: W. H. Freeman and Company, 2002
5. Rorbert K. Murray, Daryl K. Granner, Peter A. Mayes, et al. Harper's Biochemistry. 26th ed. New York: McGraw Hill Company, 2003
6. Shauna C. Anderson, Susan Cockayne. Clinical Chemistry: Concepts and Applications. London: W. B. Saunders Company, 1993
7. John Baynes, Marek H. Dominiczak. Medical Biochemistry. New York: Mosby, 1999
8. Brian Gillham, Despo K. Papachristodoulou, J. Hywel Thomas. Will's Biochemical Basis of Medeicine. 3rd ed. Oxford: Reed Educational and Professional Publishing Ltd., 1997
9. Thomas M. Devlin. Textbook of Biochemistry with Clinical Correlations. New York: Wiley-Liss, Inc. , 1997

（刘新文）

第二十二章　结缔组织、骨、牙的化学

CHAPTER22　CHEMISTRY OF CONNECTIVE TISSUE, BONE AND DENS

PRINCIPAL POINTS

The collagens are the most abundant protein in the body. They all consist of three polypeptides that form a characteristic triple helix, but their supermolecular structures differ. A typical collagen such as type Ⅰ collagen has a very unusual amino acid composition. Glycine accounts for not less than 33% of the amino acid residues, and proline contributes another 10%. Most remarkably, collagen contains 3- and 4-hydroxyproline and 5-hydroxylysine, which are synthesized posttranslationally from prolyl and lysyl residues in the polypeptide. The helix in tropocollagen is called polyproline type Ⅱ helix, that is quite unlike the familiar α helix.

Major components of the ground substance are the glycosaminoglycans(GAGs), unbranched acidic polysaccharides that consist of repeating disaccharide units. One of their building blocks always is an acetylated or, less commonly, a sulfated amino sugar; the second component usually, but not always, is a uronic acid.

Hyaluronic acid is a GAG that consists of repeating disaccharide units of glucuronic acid and N-acetylglucosamine in β-1,3 and β-1,4 glycosidic linkage.

The core protein with its covalently attached GAGs is called a proteoglycan.

Cholecalciferol (Vitamin D_3) formed from 7-dehydrocholesterol in the skin is transported in tight noncovalent binding to a vitmin D-binding plasma protein. Cholecalciferol is converted to 1,25-dihydroxycholecalciferol (calcitriol) by successive hydroxylations in liver and kidney. Calcitriol is the major physiologically active form of vitmin D. Calcitriol is a hormonelike substance. Its receptor is a ligand-regulated transcription factor that belongs to nuclear family. Calcitriol upregulates the plasma calcium concentration, an effect that it shares with PTH.

胶原纤维是结缔组织的最主要成分。如果说骨、牙主要成分是矿物质的话，那么脱矿物质后的骨、牙有机质则主要是胶原（86% ～ 90%）。因此，本书将结缔组织和骨、牙并为一章讨论。

第一节　结缔组织概述

Section 1　INTRODUCTION TO CONNECTIVE TISSUE

结缔组织（connective tissue）分布广泛，组成各种器官的包膜及组织间隙。它具有一定的硬度和韧性，在体内既有粘合、连接、支持和负重作用，又有防御、保护、营养以及维持细胞的（生存、发育、迁移、增殖、修复等）行为、形态和功能等多种作用。所有结缔组织都是由特殊细胞（成纤维细胞、网状细胞等）和细胞外基质（extracellular matrix, ECM）组成的；细胞外基质则是由各种纤维（主要为胶原纤维和弹性纤维）和无定形的水合糖蛋白、蛋白聚糖组成。结缔组织种类很多，组成成分各有差别。除了细胞组成种类的差别外，不同的结缔组织中细胞外基质的纤维、蛋白质的组成性质、比例相差甚大。结缔组织的硬性和力学特性就是细胞外基质决定的；细胞外基质特性与细胞骨架蛋白又共同决定了组织、器官的力学特性。例如，肌腱与韧带等致密结缔组织中含纤维较多，皮下及器官的疏松结缔组织中纤维含量较少。本章主要介绍结缔组织中细胞外基质的主要化学组成及其功能。

一、结缔组织的分类 Classification of Connective Tissue

由于结缔组织分布广泛，在体内各种软组织（如肝、脑等）、皮肤、肌腱、骨、软骨、基底膜、血液等以多种形态存在，形态、结构多样，至今尚无统一的组织学分类法。按形态、功能不同，结缔组织可分为固有结缔组织（如疏松结缔组织、致密结缔组织、网状结缔组织等纤维性结缔组织）、特殊结缔组织（如软骨组织、骨组织、脂肪组织以及血液、滑液等液态结缔组织）等。

二、结缔组织细胞家族 Cell Family in Connective Tissue

通常，我们将起源、特性密切相关的一类细胞划为一个细胞家族，同一细胞家族成员不仅起源、性质相关，且可在一定条件下（诱导）相互转变。组成结缔组织的细胞多为成纤维细胞及其转化细胞。在某些特殊类型的结缔组织中，例如软骨组织和骨组织中，转化的成纤维细胞有特殊的名字——成软骨细胞、成骨细胞。结缔组织细胞家族成员包括成纤维细胞、成软骨细胞、成骨细胞，还包括脂肪细胞和平滑肌细胞；所有细胞均可分泌胶原性细胞外基质，并相互结合、形成机体构架。结缔组织细胞家族成员在几乎所有组织、器官的支持和修复中都起到非常重要的作用，分化适应性是它们对多种类型损伤进行应答的主要特征。

（一）结缔组织成纤维细胞

成纤维细胞（fibroblast）是结缔组织细胞家族中特化程度最低的细胞，在全身结缔组织中广泛存在，并分泌非坚硬性的细胞外基质，这些基质富含Ⅰ型和Ⅲ型胶原。当组织损伤时，周围的成纤维细胞增殖，并迁移进入损伤部位，产生大量胶原基质，隔离并协助修复损伤的组织。它们的旺盛生长力、不依赖密度的独特生长方式，使得成纤维细胞成为细胞生物学研究中最常用的一种细胞。

成纤维细胞也是结缔组织中的多能干细胞，具有分化成为家族其他成员的能力。未成熟的成纤维细胞称间充质细胞（mesenchymal cell），可发育成各种成熟的细胞类型；成熟的成纤维细胞转化能力大大减低。

（二）骨髓基质细胞

可在骨髓基质中分离得到并可进行体外扩增培养。大的前体克隆群根据培养条件不同，该克隆的成员可以继续扩增成为同一类型的细胞，或者分化成为脂肪细胞、软骨细胞或骨细胞。因为它们的自我更新能力和多潜能性质，所以也将它们称作间充质干细胞。

（三）皮肤成纤维细胞

与上述成纤维细胞不同，在同样培养条件下显示不同的可塑性。例如，在愈合的伤口中，肌动蛋白的基因表达改变而使其具有某些平滑肌样的牵拉能力，牵拉伤口边缘使之愈合。这种细胞称为成肌细胞（myoblast）。如果将骨基质溶解，然后将皮肤的真皮层移植到这种培养环境中，某些细胞或形成纤维细胞，或转化成软骨细胞；稍后，其他细胞则转化为骨细胞，进一步产生骨性细胞小团，说明细胞外基质的某些成分可影响结缔组织的分化。

在骨折自然愈合过程中有与此相似的细胞转化。事实上，骨基质包含了高浓度的信号蛋白，可影响结缔组织的细胞行为。TGFβ 家族成员，包括骨形态形成蛋白（Bone morphogenetic protein, BMP）和转化生长因子（TGFβ）都是结缔组织细胞生长、分化和基质合成的强力因子，可在体内不同部位分别诱导软骨、骨和纤维性基质的形成。TGFβ 在伤口愈合中尤为重要，它刺激成纤维细胞转化为成肌细胞，促进富含胶原的瘢组织形成，加强创伤的愈合。

（四）脂肪细胞

也是由成纤维细胞分化而来。在肌萎缩过程中，肌细胞死亡后可逐渐被脂性结缔组织代替，就是由局部成纤维细胞转化的。脂肪细胞分化，不论是正常的、还是病理性的，都是开始于两类调节蛋白基因家族——CAAT盒/增强子结合蛋白（CCAAT/enhancer binding protein，C/EBP）家族和过氧化体增殖激活受体（Peroxisome proliferator-activated receptor, PPAR）家族的活化，尤其是 PPAR 家族。

三、结缔组织基质 Matrix of Connective Tissue

结缔组织的细胞外基质（extracellular matrix）是结缔组织重要组成，成分复杂。基质满布于纤维与细胞之间，为无定形胶状物质。因为不断与细胞、血浆进行物质交换，所以基质有不少化学成分与血浆相似，如蛋白质、电解质、糖以及乳酸、尿素等各种代谢产物。重要的差别在于结缔组织基质中含有丰富的蛋白聚糖（由核心蛋白与糖胺聚糖组成）和纤维蛋白，从而使结缔组织基质具有许多重要的生理功能。这里仅介绍结缔组织的一般功能。

（一）调节细胞外液的化学组成

结缔组织中糖胺聚糖对水的亲和力较强，对保持疏松结缔组织中的水分有重要意义。这种多糖分子含有较多的酸性基团，对细胞外液中 Ca^{2+}、Mg^{2+}、K^{+}、Na^{+} 等阳离子有较大的亲和力，因此也能调节这些阳离子在组织中的分布。

由于糖胺聚糖的高度亲水作用，可减少一些血浆蛋白质在其中的溶解度，从而延缓了蛋白质的转运，甚至有促使蛋白质析出的作用，特别对分子较大的蛋白质更为显著，如抗原-抗体复合物就较易析出。各种脂蛋白，特别是 LDL 或 VLDL，能与硫酸皮肤素等糖胺聚糖结合而在动脉管壁上沉着；结缔组织中大量的糖胺聚糖也能降低它们的溶解度，使之易于析出。

（二）促进创伤愈合

在皮肤创伤后形成肉芽的过程中，通常都先有糖胺聚糖增生的现象，此种增生能促进基质中纤维的增生，其机理虽不清楚，然而糖胺聚糖确有促进创伤愈合的作用。与此类似，糖胺聚糖也有促进纤维化的作用，例如肝硬化时，常有糖胺聚糖增生的现象。

（三）润滑作用

糖胺聚糖具有较大的粘滞性，附着于组织表面，能缓冲组织之间的机械摩擦，因而具有润滑、保护作用。例如关节液中的糖胺聚糖（主要为透明质酸），附着于关节面，对关节面具有润滑作用。患类风湿性关节炎时，关节液中透明质酸等糖胺聚糖减少，分子质量下降，影响其润滑作用，这可能是病变时关节面易受损伤而退化的重要因素之一。

（四）支持、保护作用

结缔组织基质中的糖胺聚糖对于维持组织形态、阻止病菌或毒素侵入细胞等也具有一定作用。结缔组织这一功能与基质中糖胺聚糖种类、含量密切相关。例如，胚胎或新生的结缔组织含水较多，老化时含水较少，这与基质中糖胺聚糖成分及含量的变化相关。

四、结缔组织纤维 Fibers of Connective Tissue

纤维是结缔组织细胞外基质的重要成分，尤其在各种致密结缔组织中，纤维占其中固体物质的绝大部分。各种结缔组织特殊的形态、功能往往决定于其中纤维的种类与含量。通常根据染色后的形态观察，将结缔组织纤维分为三种。

（一）胶原纤维

肌腱、皮肤、巩膜、角膜等富含胶原纤维。胶原纤维主要由胶原蛋白（collagen）组成。由于胶原蛋白的结构特点，形成了胶原纤维很强的韧性，1mm 粗细的胶原纤维能耐受10～40kg的张力，保证了这些结缔组织的功能。此外，胶原蛋白还分布在其他结缔组织中，如骨、软骨中含量也很多，对维持骨与软骨的韧性有重要作用。

（二）弹性纤维

韧带及大动脉管壁等组织富有弹性，与弹性纤维的含量丰富有关。弹性纤维的外层为微纤维部分，由糖蛋白组成，称为结构糖蛋白，可以维持纤维形态；其间充满了弹性蛋白（elastin）。弹性蛋白在接受张力时伸展，去除张力时又回复原状，表现出明显的弹性作用，但韧性远不及胶原。

（三）网状纤维

结缔组织中含有相互连接成网的网状纤维，具有嗜银染特性，通常认为由网状蛋白组成，实质上其纤维结构中除了糖蛋白及脂肪酸外，即为胶原，故网状纤维可视为特殊类型的胶原纤维。

第二节　结缔组织的纤维蛋白质

Section 2　FIBROUS PROTEINS OF THE CONNECTIVE TISSUE

在细胞外基质的纤维蛋白中，含量最多的是胶原、弹性蛋白，它们有特殊组成，在纤维中有特殊的排列、连接方式，属硬蛋白。此外，基质纤维蛋白质还有纤维粘连蛋白、层粘连蛋白，具有构架和粘附功能。另外还有一些与基质功能密切相关的分子如细胞间粘附分子。

一、胶原蛋白 Collagen

胶原蛋白（collagen）是结缔组织和腱中的主要纤维蛋白，也是生物体内含量最多的蛋白质。在成人体内，胶原蛋白占总蛋白量的 25% 左右，儿童占 15%～20%。胶原在软间充质含量较少，在强而硬的结缔组织，如骨、牙、软骨和皮肤含量极多（表22-1）。胶原由成纤维细胞产生，个别血管内皮细胞和平滑肌细胞也可产生。

（一）胶原的三螺旋结构

在胶原纤维中，胶原分子的结构单位称为原胶原（tropocollagen），它们定向整齐排列，分子之间通过共价键交联，形成稳定的胶原微纤维，再聚集成胶原纤维。在新生的胶原纤维中，原胶原之间尚未进行共价交联时，可用中性盐溶液或稀醋酸溶液将其溶解而提取出来，故又称为可溶性胶原。各种原胶原分子都是由 3 条 α 肽链互相盘绕、形成紧密的三维螺旋分子结构

(Fig.22-1)，称为多聚脯氨酸Ⅱ型螺旋（polyproline type Ⅱ helix），分子质量约 30 万左右，长达 300nm，而直径仅 1.5nm。与通常肽链的 α 螺旋不同，原胶原的每股多肽链按左手螺旋方式盘旋，每圈 3 个氨基酸残基，螺距为 0.30nm。组成原胶原的每股链也称作 α 链 [通常表示为 αn（X）]。3 股 α 链按右手螺旋盘绕、形成超螺旋结构。原胶原分子中每隔 64 ~ 70nm 距离即有易于染色的极性部位存在，而在胶原微纤维中又呈阶梯式定向排列，故在染色的胶原纤维上可看到横纹。

胶原蛋白含有特殊的氨基酸组成——富含脯氨酸和甘氨酸，这对三螺旋结构的形成非常重要（见后）。胶原仅对胶原酶敏感，不易被普通蛋白酶水解，胶原可以直接或间接参与细胞的附着和分化。

表 22-1 不同组织中胶原含量

组 织	胶原含量（% 干组织）
脱矿物质骨质	90
脱矿物质齿质	85 ~ 90
肌腱	80 ~ 90
皮肤	50 ~ 70
软骨	50 ~ 70
角膜	68
关节	10 ~ 25
主动脉	12 ~ 24
韧带	17
肺	10
肝	4

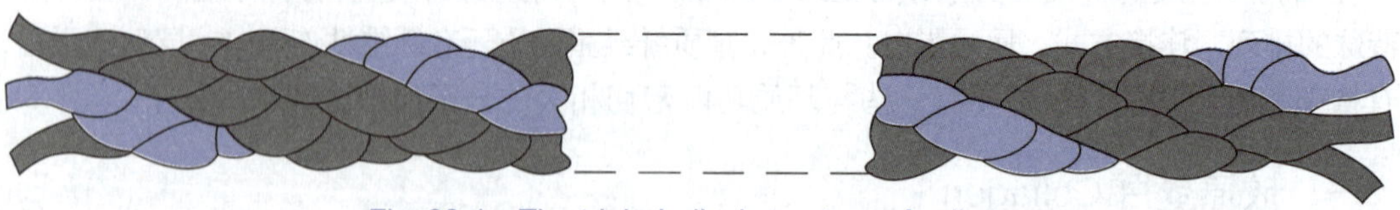

Fig. 22-1 The triple-helical structure of collagen

（二）胶原的类型

胶原蛋白是由近 20 个成员组成的一个大家族（表 22-2），每个成员均为三螺旋结构，但超分子结构不同。只有Ⅰ、Ⅱ、Ⅲ、Ⅴ、Ⅵ和Ⅺ型可形成纤维，Ⅳ型胶原作为基底膜的主要成分，是一种重要的非纤维胶原。Ⅰ、Ⅱ和Ⅲ型在体内的含量约占胶原总量的 80%～90% 左右，因为具有典型的三螺旋结构，所以又称为经典的成纤维胶原。Ⅴ、Ⅵ型胶原与Ⅰ、Ⅱ、Ⅲ型胶原结构相似，也视为纤维胶原。Ⅰ型胶原是皮肤和骨组织中的主要胶原，也是最为普遍的胶原。

表 22-2　不同组织中胶原类型

类型	组成	结构特性	组织分布
Ⅰ	[α1(Ⅰ)]$_2$α2(Ⅰ)	67-nm-集束纤维	大多数结缔组织，如真皮、肌腱、骨、齿等
Ⅱ	[α1(Ⅱ)]$_3$	67-nm-集束纤维	软骨、眼玻璃液
Ⅲ	[α1(Ⅲ)]$_3$	67-nm-集束纤维	胚胎组织、皮肤、血管、肺、子宫、胃肠、牙
Ⅳ	[α1(Ⅳ)]$_2$α2(Ⅳ)*	环状 C 末端结构域、分支网状	所有基底膜
Ⅴ	[α1(Ⅴ)]$_2$α2(Ⅴ)**	67-nm-集束纤维	多数组织、少数成分与Ⅰ型胶原结合
Ⅵ	α1(Ⅵ)，α2(Ⅵ)，α3(Ⅵ)	环状 C 和 N 末端结构域、形成典型纤维	
Ⅶ	[α1(Ⅶ)]$_2$	二聚体	基底膜下的锚式纤维
Ⅷ	[α1(Ⅷ)]$_2$α2(Ⅷ)	短螺旋、封闭末端	内皮细胞合成、基底膜
Ⅸ	α1(Ⅸ)，α2(Ⅸ)，α3(Ⅸ)	结合硫酸皮肤素	在软骨Ⅱ胶原纤维表面
Ⅹ	[α1(Ⅹ)]$_3$	与Ⅷ型类似	钙化软骨
Ⅺ	α1(Ⅺ)，α2(Ⅺ)，α3(Ⅺ)	67-nm-集束纤维	软骨
Ⅻ	[α1(Ⅻ)]$_3$	有很多环状结构域	Ⅰ型胶原结合
XIII	[α1(XIII)]$_3$?	有跨膜结构域	皮肤、小肠小胶原
XIV	[α1(XIV)]$_3$?	非纤维	同Ⅻ型胶原
XV	[α1(XV)]$_3$?	非纤维	多种组织
XVI	[α1(XVI)]$_3$?	非纤维	胶原纤维表面
XVII	[α1(XVII)]$_3$?	有跨膜结构域	皮肤半胞桥小体
XVIII	[α1(XVIII)]$_3$?	非纤维	肝、肾、骨骼肌
XIX	[α1(XIX)]$_3$?	非纤维	胶原纤维表面横纹肌肉瘤

*　也可出现组织特异性 α3（Ⅳ）、α4（Ⅳ）、α5（Ⅳ）、α6（Ⅳ）链

**　经常出现少量 α3（Ⅴ）链

纤维相关胶原，例如Ⅸ、Ⅻ型胶原与成纤维胶原不同，表现如下：①三螺旋结构被一个或两个短的非螺旋结构域打断，使分子比纤维胶原更具有柔韧性。②分泌后并不进行剪切，仍然保持它们的前体肽长度。③分子之间并不在细胞外相互聚合形成纤维。相反，它们以周期性方式结合在纤维胶原形成的纤维表面。Ⅸ型胶原结合到含有Ⅱ型胶原的软骨、角膜和玻璃体上，而Ⅻ型胶原结合到含有Ⅰ型胶原的韧带和各种其他组织的纤维上。纤维相关胶原被认为参与介导胶原纤维与其他基质大分子之间的相互作用。因此，它们具有决定基质中的纤维排列的功能。

Ⅳ、Ⅶ型胶原是网状结构形成胶原。Ⅳ型胶原组装成毡片状或网络状结构，构成成熟组织基底膜的主要成分，而Ⅶ型胶原则以二聚体形成称为锚式原纤维的特异性结构。锚式原纤维协助复层上皮细胞基底膜对结缔

组织的粘附，所以在皮肤中含量尤为丰富。

XVII 型胶原存在一个穿膜区域，并且存在于半桥粒中；XVIII型胶原则位于血管的基底膜上。XVIII 型胶原的 C 端产生一个内皮抑素（endostatin）的肽，能抑制血管形成，有潜在的抗癌作用。

因为胶原纤维的形成过程涉及许多酶促反应，可能会有很多人类的遗传性疾病是由纤维形成缺陷所引起的。I 型胶原基因突变会导致骨形成不良，容易发生骨折。II 型胶原基因突变会引起软骨发育不良，导致骨关节畸形。III 型胶原突变会导致爱勒–丹乐斯综合征（Ehlers-Danlos syndrome），表现为皮肤和血管的脆弱及关节的过度活动。

（三）各型原胶原的组成和结构特点

所有原胶原都有以下两个主要特点。

1. α 肽链的氨基酸排列顺序中，每隔两个其他氨基酸残基，即有一个甘氨酸，故肽链结构基本上可用 $(Gly\text{-}X\text{-}Y)_n$ 来表示（式中 X、Y 分别代表其他氨基酸）。目前已阐明大鼠及小牛皮肤中 α_1（I）型肽链由 1 052 个氨基酸残基组成，除了两端外，中间 1 011 个氨基酸残基呈典型的（Gly-X-Y）$_{337}$ 结构。此种有规则的结构是三条 α 肽链形成三股螺旋的结构基础。肽链的两端没有此种规则构型，而呈肽链的伸展部分，称尾肽。

2. 原胶原中含有很多在其他蛋白质中很少见的羟脯氨酸、羟赖氨酸残基，脯氨酸及赖氨酸残基的含量也较多。羟脯氨酸残基可与邻近 α 肽链的甘氨酸之间形成氢键，使 α 肽链相互结合；赖氨酸、羟脯氨酸残基不仅与 α 肽链之间或原胶原分子之间形成共价交联有关，使胶原韧性增强（见后），而且还可在羟赖氨酸残基上结合半乳糖－葡糖苷。因此，基底膜的 IV 型胶原中含有羟赖氨酸残基较多，含糖也较多，这可能与基底膜的滤过功能有关。

（四）胶原的生物合成

编码胶原 α 链的基因很大（44kb 左右），大约有 50 个外显子。大多数外显子为 n × 54 个核苷酸长，即这些胶原由含 54 个核苷酸的原始基因的多重复子产生，这个古老基因编码（Gly-X-Y）$_6$ 的重复序列。由于胶原基因含有 50 个以上的内含子，因而转录后的拼接十分复杂。到目前为止，已经发现约 25 种 α 链，每一个均由独立的基因编码；在不同组织中有不同的表达组合。理论上，这 25 种 α 链可组合成 10 000 种以上的三螺旋胶原分子，但目前在结缔组织中只发现 20 种左右的胶原分子分布。

胶原主要由成纤维细胞或与其来源类似的细胞如成骨细胞、成软骨细胞等合成。其全过程可分两个阶段。

1. 前胶原合成阶段　胶原多肽链前体，也称前 α 肽链，在成纤维细胞的粗面内质网上，通过相应的 mRNA 作为模板，所合成的肽链比原胶原中 α 肽链长 30% ～ 40%，称为前 α 肽链，即在 α 肽链的 N 端及 C 端存在着附加肽段。C 端附加肽段含有半胱氨酸残基，有利于前 α 肽链之间形成二硫键连接，最终产生三股螺旋前胶原。

前 α 肽链形成过程中，由膜结合型核糖体合成后进入内质网腔，在内质网腔完成下述翻译后加工过程。

（1）对齐排列：3条前 α 链 C 端肽借二硫键形成链间交联，使3 条链形成“对齐”排列，然后从 C 端向 N 端形成三股螺旋结构。前肽部分形成非螺旋卷曲。带有前肽的三螺旋胶原分子称为前胶原（procollagen）。

（2）羟化反应：在内质网腔内，部分脯氨酸、赖氨酸经内质网中的脯氨酰羟化酶、赖氨酰羟化酶催化，形成羟脯氨酰或羟赖氨酰残基。

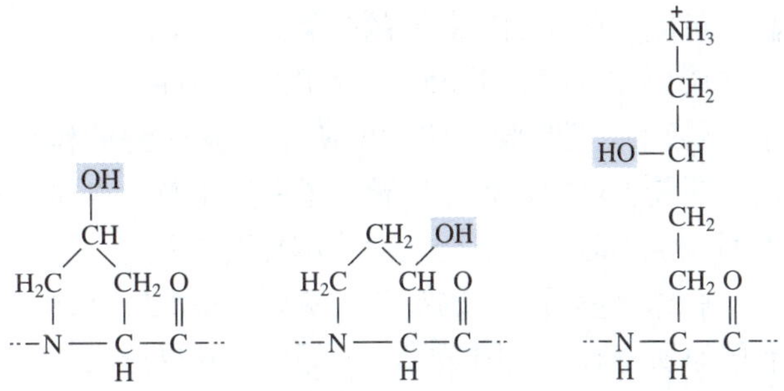

4-hydroxyproline 3-hydroxyproline 5-hydroxylysine

此羟化过程需氧，缺氧条件下会影响酶活性，妨碍胶原生成。伤口或溃疡在缺氧条件下愈合延迟可能与此有关。维生素C是酶的必需辅助因子，有激活此类羟化酶的作用，缺乏抗坏血酸（Vit C）会影响胶原合成。长期Vit C缺乏导致脯氨酸不能羟化，前 α 肽链合成障碍，不能形成稳定的三螺旋结构，原胶原立即在细胞内降解。随着正常基质中的胶原纤维被逐渐消耗，血管变得非常脆弱，牙齿也会松动；在这些组织中，胶原的降解和置换非常迅速。患矽肺的患者肺中此酶活性增强，胶原合成也增强。

（3）部分糖基化修饰：在内质网中的半乳糖基转移酶、葡萄糖基转移酶催化下，形成的羟赖氨酰残基有一部分被带上了糖基。故在前 α 肽链上常带有半乳糖或半乳糖 – 葡糖苷。

（4）信号肽的剪切：前胶原蛋白在内质网中合成后可经高尔基复合体分泌出细胞。

2. 胶原纤维形成阶段　细胞外液中存在的内肽酶能使成纤维细胞分泌出来的前胶原水解，去除C、N端的附加肽段，生成原胶原。前胶原水解时释放出的肽段可反馈抑制成纤维细胞中前胶原的合成。因此当前胶原的水解受到抑制时，成纤维细胞内前胶原合成反而加强。去掉附加肽段的原胶原在细胞外液中能自行聚合成胶原纤维，但不稳定，韧性也差。

细胞外液中存在有赖氨酰氧化酶（lysyl oxidase），属于单胺氧化酶（monoamine oxidase, MAO）类，能催化原胶原分子两端伸展部分的赖氨酰、羟赖氨酰残基，使其ε-氨基氧化脱氨、变为醛基。此种醛基可与分子内另一条 α 肽链的类似醛基自动进行醛醇缩合，使两条肽链之间形成共价交联而趋于稳定；此种醛基也能与另一分子原胶原的赖氨酰-ε-氨基或邻近的组氨酸残基作用，进行醛胺缩合，这样就使原胶原分子间形成稳定的共价交联，使胶原微纤维韧性加强，能耐受更大的张力（Fig. 22-2）。这种共价交联只存在于胶原和弹性蛋白（elastin）中。

由此可见，胶原纤维的稳定性受赖氨酰氧化酶活性的影响。此酶含 Cu^{2+}，如体内缺铜，或长期服用排铜药物（如青霉胺）会降低该酶活性，影响胶原纤维的共价交联，以至结缔组织中纤维的韧性减弱。

（五）胶原的分解代谢

胶原纤维结构稳定，不易直接被一般蛋白酶水解，故体内很多成年组织中胶原的更新较为缓慢。例如，骨中胶原分子可存在10年以上（多数细胞蛋白质的半寿期仅有数天或数小时）。但是有些组织如分娩后的子宫、不断重建的骨组织、愈合的创口等处，都含有丰富的胶原酶，对胶原的分解起着关键性的作用。

原胶原在胶原酶作用下，于距离N端3/4处断裂成两段。断裂后的碎片可自动变性，在细胞外被非特异性蛋白酶及肽酶水解；有时胶原纤维片段可被细胞吞噬，并在溶酶体中由组织蛋白酶等水解，形成小分子寡肽或游离氨基酸。

Ca^{2+} 是胶原酶的激活剂，血清中 α_2-巨球蛋白可与胶原酶结合而抑制其活性，从而调节胶原的分解。胶原酶对温度特别敏感，36℃ 时的酶活性比 30℃ 时大10倍，炎症组织局部温度升高，可能因此而加速胶原的分解。

胶原在温度大于 55℃ ~ 60℃ 的条件下会发生变性而形成明胶，此时即使不经胶原酶的作用，明胶也可被各种非特异性蛋白酶水解。人体大面积烧伤时，胶原变性而分解显著加强。

胶原分解后形成的寡肽或游离氨基酸中都含有胶原所特有的羟脯氨酸，一部分可随尿排出。因此体内胶原分解加强时，尿中羟脯氨酸含量也见增多。测定尿中羟脯氨酸可作为体内胶原分解的指标。但是新合成的原胶原较易分解，处于生长阶段的儿童尿中也常排出较多的羟脯氨酸。

二、弹性蛋白 Elastin

弹性纤维的主要成分为弹性蛋白（elastin）。只有脊椎动物中才有弹性蛋白的表达。

（一）弹性蛋白生理及病生理意义

弹性纤维（elastic fiber）的抗延展力与相同横截面积的橡胶比较，至少为橡胶的 5 倍。长的无弹性的胶原纤维与弹性胶原纤维相交织能够限制拉伸程度，防止过度拉伸后造成的组织撕裂。弹性回缩（elastic recoil）是动脉、心、肺、皮肤和韧带等执行功能的重要基础。弹性蛋白是主动脉血管壁的主要细胞外基质，占大动脉管壁干重的 50% 左右。在人和小鼠中，弹性蛋白基因突变引起血管平滑肌代偿型增生，导致大动脉或其他动脉管壁狭窄；动脉的正常弹性限制平滑肌细胞增生。

除弹性蛋白，尚有其他蛋白参与弹性纤维构成。弹性蛋白核心覆盖有一层微纤维，每根纤维直径约为 10nm 左右。微纤维由很多糖蛋白组成，如纤维糖蛋白、结合弹性蛋白等都是完整弹性蛋白的组成部分。纤维蛋白的基因突变导致马方综合征（Mafan syndrome）（一种常见的遗传性疾病，主要影响富含弹性纤维的结缔组织，病变严重者大动脉易破裂）。微纤维对弹性纤维的组装至关重要。在组织发育中，微纤维的出现早于弹性蛋白，可能形成支架、使弹性蛋白分子能沉积下来。一旦弹性蛋白沉积，微纤维就会被生长

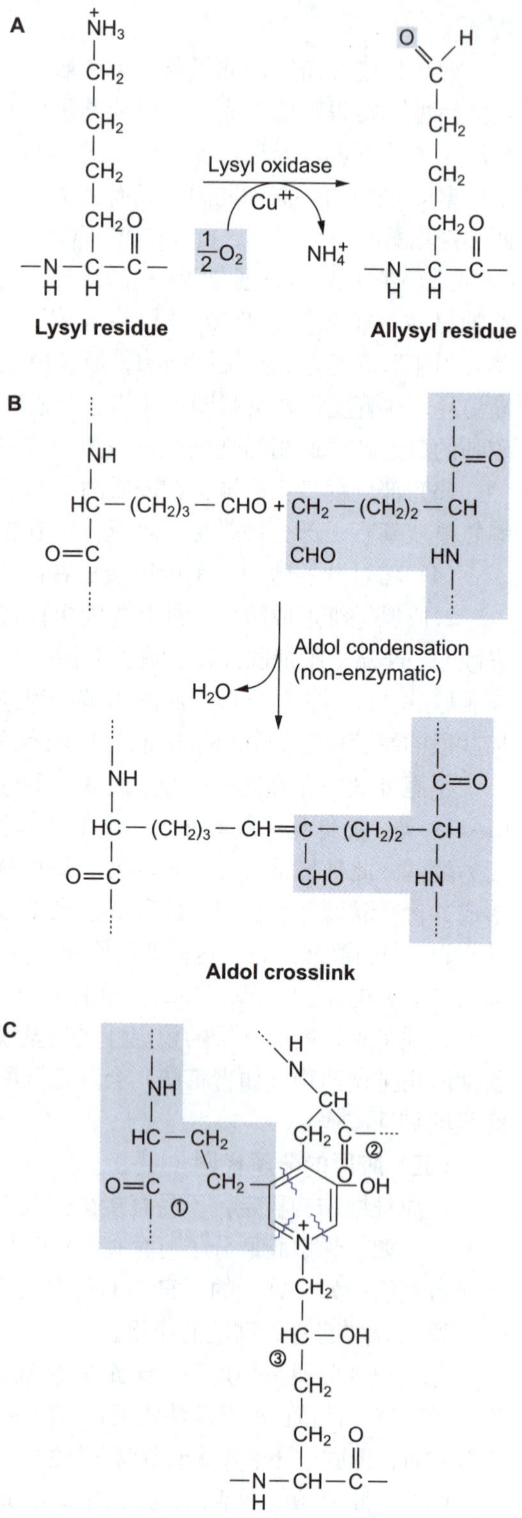

Fig. 22-2 Covalent cross-linking of collagen

的纤维所替换。

（二）弹性蛋白的结构

弹性蛋白为极难溶解的硬蛋白，且包埋在弹性纤维内部，较难提取纯制，目前仍未能了解其结构的全貌。分析人皮肤、牛项韧带及主动脉提取的弹性蛋白，发现其氨基酸组成中约近 95% 属于非极性氨基酸，如甘氨酸（31%）、丙氨酸（22%）、脯氨酸（11%）及缬氨酸等。虽然与胶原类似，弹性蛋白也富含有甘氨酸、赖氨酸及脯氨酸，但羟脯氨酸只有1%并无羟赖氨酸，赖氨酸也无糖基化修饰。从缺铜动物体内提取而得到的可溶性原弹性蛋白（tropoelastin）是组成弹性蛋白的单体，含约750个氨基酸残基，分子质量为 68 000 ~ 70 000，其中含有较多赖氨酸和脯氨酸。弹性蛋白中原弹性蛋白之间的共价交联比胶原多，结构也较复杂，是通过赖氨酸氧化后使几条肽链连接形成的。因此，弹性蛋白的生物合成也需要赖氨酰氧化酶。常见的共价交联类型见 Fig. 22-3。

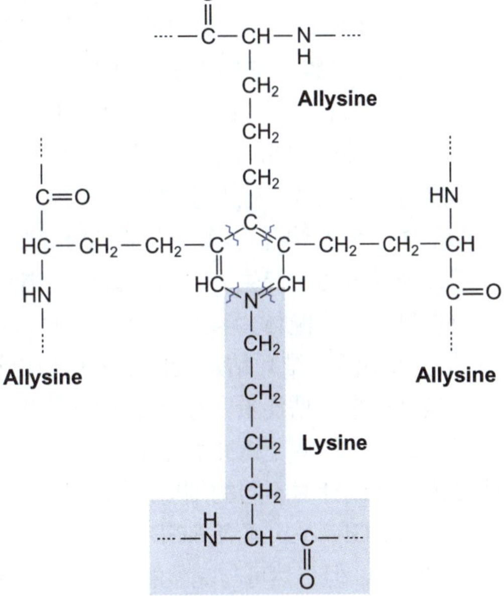

Fig. 22-3 Covalent cross-linking of elastin

由于弹性蛋白中富含此种共价交联，使各个原弹性蛋白分子之间的相对位置较为稳固，给予外力时虽可暂时变动，一旦去除张力，又回复原来构型，成为弹性蛋白具有弹性的结构基础，这是一种对产生弹性的解释；还有一种解释是，弹性蛋白主要由两种类型的片段——疏水性的片段和α螺旋片段——沿多肽链交替组成，前者赋予分子弹性，后者富含丙氨酸和赖氨酸，主要与周围的分子交联。一种观点认为，弹性蛋白多肽链就像普通橡胶的聚合链一样，采取了一种松散的“自由盘绕”构象，这种自由盘绕的结构允许弹性蛋白网络像橡胶一样伸展卷曲。

（三）弹性蛋白的合成与分解

弹性蛋白在成纤维细胞或其他结缔组织细胞中的合成情况尚不清楚。在细胞外，从细胞膜分化出来的糖蛋白（称结构糖蛋白）先聚合形成弹性微纤维，其中富含二羧基氨基酸残基（如天冬氨酸及谷氨酸残基），带有负电荷，可与细胞中分泌出来的原弹性蛋白的赖氨酸残基（带正电荷）结合，不仅使原弹性蛋白在弹性微纤维内定向排列，而且便于其共价交联，形成弹性蛋白，填充在微纤维之中。

已形成的弹性蛋白代谢很慢，一般哺乳动物体内的蛋白酶难于直接使其分解，但嗜中性粒细胞或巨噬细胞能吞噬弹性纤维，其溶酶体中含有弹性蛋白酶（elastase）则有分解弹性蛋白的作用。肺中弹性蛋白的破坏可能是肺气肿形成的重要机理，α_1-抗胰蛋白酶能抑制弹性蛋白酶而保护弹性蛋白，故先天性缺乏 α_1-抗胰蛋白酶者易出现肺气肿。

三、纤（维）粘连蛋白 Fibronectin

细胞外基质包括很多非胶原性蛋白质，它们含有典型的多功能域，每一个功能域都是其他基质大分子、细胞表面受体的特异性结合位点。因此，这些蛋白质既参与基质的组成，对细胞粘附也有协助作用。其中，最典型的就是纤（维）粘连蛋白，它是一种大分子糖蛋白，由成纤维细胞、血管内皮细胞、巨噬细胞等合成和分泌。不同细胞来源的纤（维）粘连蛋白结构略有差异，由 mRNA 水平上不同的剪接方式造成。

（一）纤（维）粘连蛋白的结构

纤（维）粘连蛋白（fibronectin, FN）由 α、β 两条多肽链构成，通过 C 端二硫键形成二聚体。不同种属的 FN 具有高度同源性，分子中均含有三类同源重复序列，每类重复序列有特定的肽链折叠方式。这些重复序列常由一个独立的外显子所编码。所有形式的纤（维）粘连蛋白都是由一个大约含有 50 个近似大小的外显子的单一基因编码。经转录产生一个大的 mRNA 分子，经过剪切、产生多种形式的纤（维）粘连蛋白。组件的主要类型称为Ⅲ型纤（维）粘连蛋白重复单位，配体为整合素分子，大约有 90 个氨基酸长，在每一个亚单位中大约重复出现 15 次。Ⅲ型纤（维）粘连蛋白重复单位是脊椎动物中最普遍的结构功能域。

当纤（维）粘连蛋白被低浓度的蛋白水解酶水解时，多肽链在功能域之间被切割，而功能域保持完整。然后分析究竟是哪个功能域结合胶原分子，哪个结合肝素分子或细胞表面的特异性受体。合成针对不同的细胞结合域的肽片段，已鉴定出存在于Ⅲ型重复序列中的特异性三肽序列（Arg-Gly-Asp 或者 RGD），这种序列是结合位点的一个主要特征。尽管包含 RGD 序列的肽非常短，但仍然可与完整的纤（维）粘连蛋白竞争细胞结合位点，抑制细胞与含有纤（维）粘连蛋白的细胞外基质的粘附。如果将这些肽片段偶联到固相支持面上，即可粘附细胞。

RGD 序列不仅存在于纤（维）粘连蛋白，在许多细胞外基质蛋白上，如凝血因子——纤维蛋白原均有存在。含有 RGD 序列的纤维蛋白原分子对抗凝药物的开发极有意义。很多蛇毒属抗凝蛋白，结构中含有 RGD 序列。

RGD 序列可被整合素家族的少数成员（基质分子在细胞表面的受体）识别。每种整合素能够特异地识别一套基质分子，提示紧密结合不仅仅需要 RGD 序列。

（二）纤（维）粘连蛋白存在形式

纤（维）粘连蛋白有多种异构体，分别以可溶性、纤维原两种形式存在。有一种纤（维）粘连蛋白称作浆液性纤（维）粘连蛋白，以可溶性形式存在于血液循环中，具有促进凝血、促进创伤愈合和促进细胞吞噬的作用。而其他形式则在细胞表面组装，为高度不溶性纤（维）粘连蛋白，沉积在细胞外基质中。纤（维）粘连蛋白二聚体通过二硫键与另外的纤（维）粘连蛋白分子交联。

纤维胶原分子可在试管中自我组装形成纤维，而纤（维）粘连蛋白分子只能在细胞表面组装而成，这是因为纤（维）粘连蛋白纤维形成过程中还需要其他的蛋白，尤其是与纤（维）粘连蛋白结合的整合素分子。在成纤维细胞，纤（维）粘连蛋白通过“纤维粘附位点”与整合素发生联系。细胞表面的纤（维）粘连蛋白纤维在应力的作用下被高度拉伸，这种拉伸是由细胞所施加，对纤维形成是必需的。某些分泌性蛋白可阻止纤（维）粘连蛋白在异常位置的组装。例如，Uteroglobin 能结合纤（维）粘连蛋白，阻止在肾形成纤维。Uteroglobin 基因突变小鼠的肾有不溶性纤（维）粘连蛋白聚集。纤（维）粘连蛋白在动物发育中具有重要意义，纤（维）粘连蛋白的突变鼠因该蛋白缺陷，内皮细胞不能形成正常的血管，死于胚胎发生早期。

（三）纤（维）粘连蛋白的功能

纤（维）粘连蛋白不仅在细胞粘附过程中起作用，它对脊椎动物胚胎中的细胞迁移也有指引作用。

1. 粘附作用　例如，固生蛋白（tenascin）和凝血酶应答蛋白（thrombospondin）有许多短氨基酸序列重复出现，并形成特殊功能域，依据不同的细胞类型来发挥促进或抑制细胞粘附功能。事实上，抗粘附作用和粘附作用在指导细胞迁移过程中同样重要。

2. 指引细胞迁移　很多基质蛋白在细胞发育过程中具有指导细胞运动的功能。尽管所有的早期胚胎细胞都可以粘附到纤（维）粘连蛋白上，但只有那些迁移细胞能够在纤（维）粘连蛋白上扩展和迁移。在两栖动物发育胚胎中注射纤（维）粘连蛋白的各种配体，阻断细胞对纤（维）粘连蛋白的结合，迁移即被抑制。

四、粘附分子 Adhesion Molecules

粘附分子（adhesion molecules）是指存在于细胞外基质或细胞表面，介导细胞之间或细胞与基质间相互接触和结合的一类分子，与细胞信号传导、细胞伸展和移动、细胞生长及分化、炎症、血栓形成、肿瘤转移、创伤愈合等过程密切相关。粘附分子大多为糖蛋白，少数为糖脂。根据分子结构的不同，粘附分子可分为整合素家族、免疫球蛋白家族、选择素家族、钙依赖性粘附家族以及其他未归类的粘附分子（详见《细胞生物学》）。

第三节　结缔组织的无定形基质物

Section 3　AMORPHOUS GROUND SUBSTANCE OF THE CONNECTIVE TISSUE

胶原纤维、弹力纤维等纤维组分沉积在结缔组织的无定形基质中。无定形基质物主要由一大类巨型分子——蛋白聚糖（proteoglycan）组成，此外还有少量糖蛋白。这些无定形的基质物形成高度水化、凝胶状的基质，虽无弹力伸展作用，但能抵抗压力，对维持组织形变和形状必不可少；多聚糖胶允许营养物质、代谢物质、激素在血流和组织之间迅速扩散；此外，无定形的基质物通过结合纤维、细胞表面，参与组织粘连。本节专门介绍蛋白聚糖。

一、蛋白聚糖组成 Components of Proteoglycans

蛋白聚糖由糖胺聚糖与核心蛋白共价相连形成。蛋白聚糖和糖蛋白虽都属糖肽复合物，但二者糖含量、组成及组织化学染色不同。蛋白聚糖的特点是，糖含量甚高，达 95% 以上，故其化学性质更类似糖，而非蛋白质；糖链较长，链中二糖单位重复具有明显规律，主要糖基为己糖醛酸和己糖胺，而己糖很少；蛋白聚糖为聚阴离子，可与阳离子染料，如甲苯胺蓝等反应而具有特殊光谱变化，即异染性。

（一）核心蛋白

核心蛋白（core protein）种类繁多，且互不相关，所以很难将其划为单一的超基因家族。

核心蛋白在分泌性核糖体合成，然后进入内质网腔。多聚糖链在高尔基器与核心蛋白组装。首先一个四糖体连接于核心蛋白的丝氨酸残基上，然后在四糖体引物的基础上，在糖基化转移酶的作用下，一次加上一个糖单位，如此多聚糖链得以不断延长。同时，在高尔基体中，很多聚合糖分子还会发生一系列修饰反应，比如，每个碳原子周围成分的立体异构改变，硫酸化反应还使得负电荷性增加。

（二）糖胺聚糖

糖胺聚糖（glycosaminoglycans, GAGs）是非分支性的多聚糖。多聚糖链由两类单糖单位重复构成，并且有一种糖总是氨基糖（N-乙酰氨基葡糖或N-乙酰氨基半乳糖），另外一种糖多为糖醛酸。因为在这两种单糖分子上有硫酸基、磺基或羧基基团，所以 GAGs 带有大量负电荷。根据 GAGs 分子中糖基、糖基之间的化学键、硫酸基团数目和位置的不同，可将 GAGs 分为如下主要类型：透明质酸（hyaluronic acid, HA）、4-硫酸软骨素（chondroitin sulfate, CS）、6-硫酸软骨素、硫酸皮肤素（dermatin sulfate, DS）、肝素（heparin）、硫酸（乙酰）肝素（heparan sulfate, HS）及硫酸角质素（keratan sulfate, KS）等。它们在基质中与蛋白质（核心蛋白）结合而存在。因为在此种分子中，常有几十条氨基聚糖链接在一分子的蛋白质肽链上，以致分子中糖的成分大于蛋白质成分，所以称其为蛋白聚糖。现将重要的糖胺聚糖汇于 Fig. 22-4。

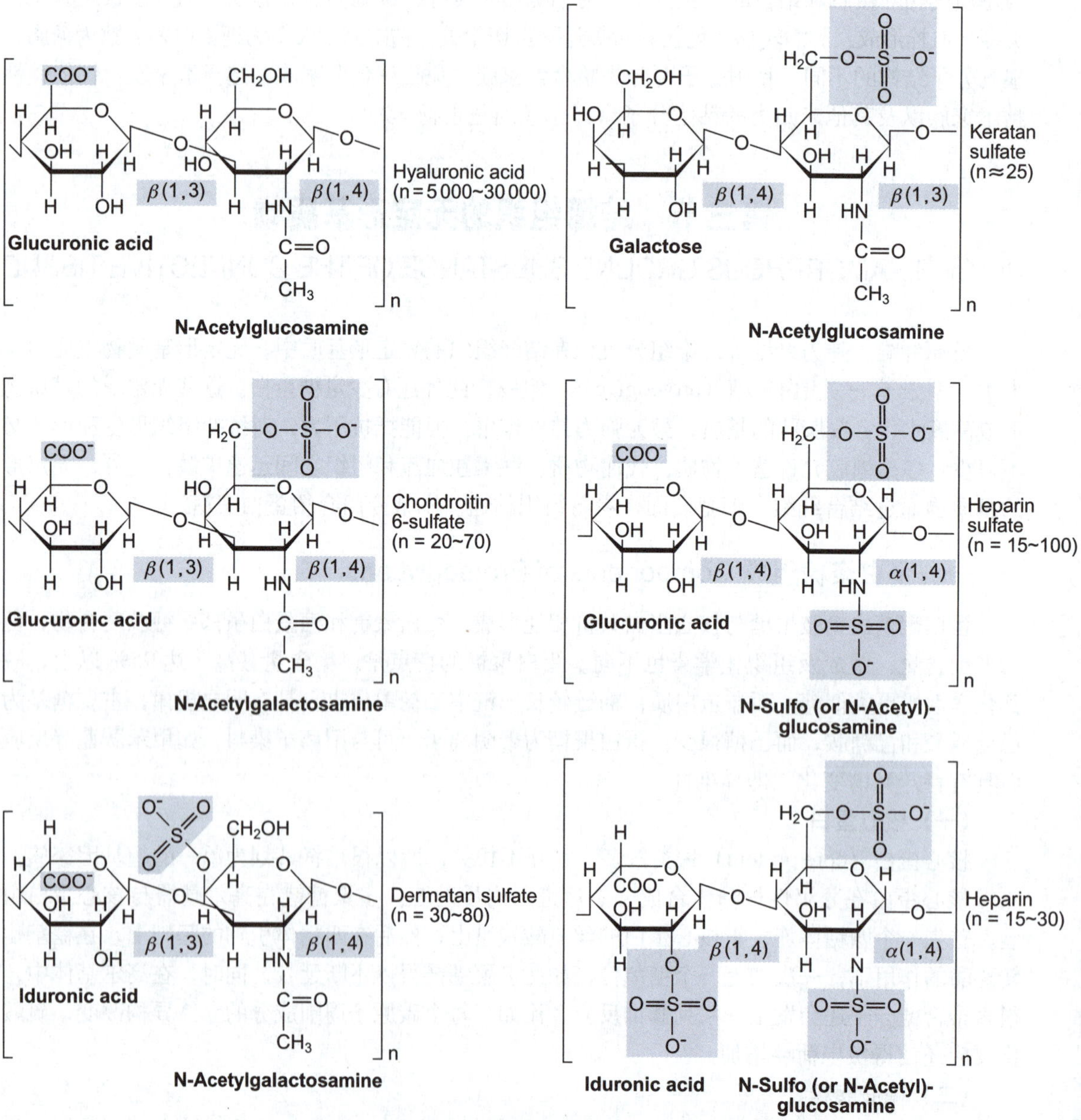

Fig. 22-4 The most important glycosaminoglycans

二、糖胺聚糖的结构 Structure of Glycosaminoglycans

糖胺聚糖属于直链杂多糖，大多由氨基己糖与糖醛酸（硫酸角质素为氨基己糖与半乳糖）组成二糖单位，再重复连接成长链。不同糖胺聚糖的二糖单位中，不仅氨基己糖或糖醛酸可以不同，糖分子残基上的取代基团也有差别（表22-3）。由于富含糖醛酸及硫酸基团，故糖胺聚糖呈酸性。大多数糖胺聚糖都是由几种不同的二糖单位组成的杂合体，且含有少量木糖、甘露糖、岩藻糖和唾液酸等。除硫酸角质素，所有糖胺聚糖均含有羧基；除透明质酸，其他均含有硫酸基或磺基。

表 22-3　人体中常见的糖胺聚糖

名称	二糖基本结构单位	主要存在部位
透明质酸	葡萄糖醛酸-β(1, 3)-N-乙酰葡糖胺	关节液、软骨、结缔组织基质、皮肤、脐带、玻璃体液
4- 硫酸软骨素 (硫酸软骨素 A)	葡萄糖醛酸-β(1, 3)-4-硫酸-N-乙酰半乳糖胺	骨、软骨、角膜、皮肤、血管
6- 硫酸软骨素 (硫酸软骨素 C)	葡萄糖醛酸-β(1, 3)-6-硫酸-N-乙酰半乳糖胺	软骨、肌腱、脐带、椎间盘
硫酸皮肤素 (硫酸软骨素 B)	艾杜糖醛酸-β(1, 3)-4-硫酸-N-乙酰半乳糖胺	皮肤、韧带、动脉、心瓣膜
硫酸角质素	半乳糖-β(1, 4)-6-硫酸-N-乙酰葡糖胺	角膜、软骨、髓核
硫酸类肝素	葡萄糖醛酸-β(1, 4)-6-硫酸-N-磺基 (或 N- 乙酰) 葡糖胺	大动脉、肝、肺、各种细胞膜面
肝素	2-硫酸艾杜糖醛酸-β(1, 4)-6-硫酸-N-磺基 (或乙酰) 葡糖胺	肺、皮肤、肝、肠等肥大细胞及嗜碱性粒细胞内

各种糖胺聚糖链的长短差别很大，结构也不完全一致。硫酸软骨素中有些二糖单位可以不带硫酸基团；有时硫酸皮肤素中仍带葡萄糖醛酸基团，因此，一条糖胺聚糖链中可同时存在着硫酸软骨素及硫酸皮肤素的二糖单位结构，形成共聚体。

大多数糖胺聚糖末端的糖醛酸再与两分子半乳糖及一分子木糖依次连接，最后借木糖残基联结于核心蛋白多肽链的丝氨酸残基（O-糖苷键）或天冬酰胺（N-糖苷键）上。几种不同的糖胺聚糖链可同时存在于一条核心蛋白肽链上，还可进一步聚合成更大的分子，即糖胺聚糖聚集物，其结构十分复杂（Fig. 22-5）。

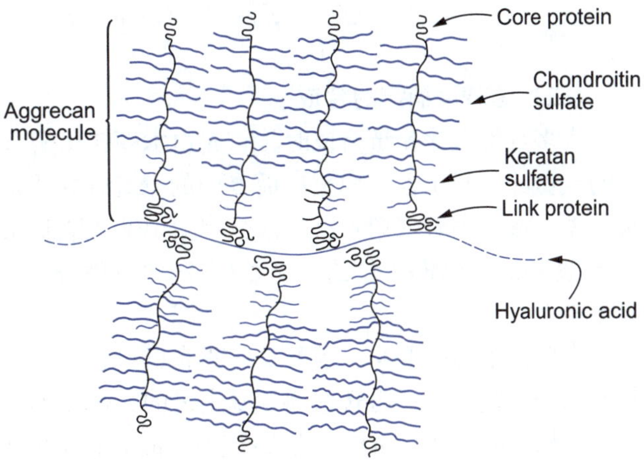

Fig. 22-5　Structure of the proteoglycan aggregate in cartilage

三、糖胺聚糖的生物合成 Synthesis of Glycosaminoglycans

糖胺聚糖的合成是在细胞内质网中逐步完成的。粗面内质网中新合成的蛋白质肽链在内质网内移行的过程中，在许多专一性糖基转移酶的作用下，由各种单糖的核苷酸衍生物按一定顺序将其糖基转移到肽链的一定部位或糖链的末端，从而合成糖胺聚糖。因此，各种单糖核苷酸衍生物可视为活化单糖，是合成糖胺聚糖的前体。

（一）单糖核苷酸衍生物的生成

葡萄糖是生成各种单糖核苷酸衍生物的主要原料，氨基由谷氨酰胺供应，乙酰基则来自乙酰辅酶 A。其生成情况概括如 Fig. 22-6。

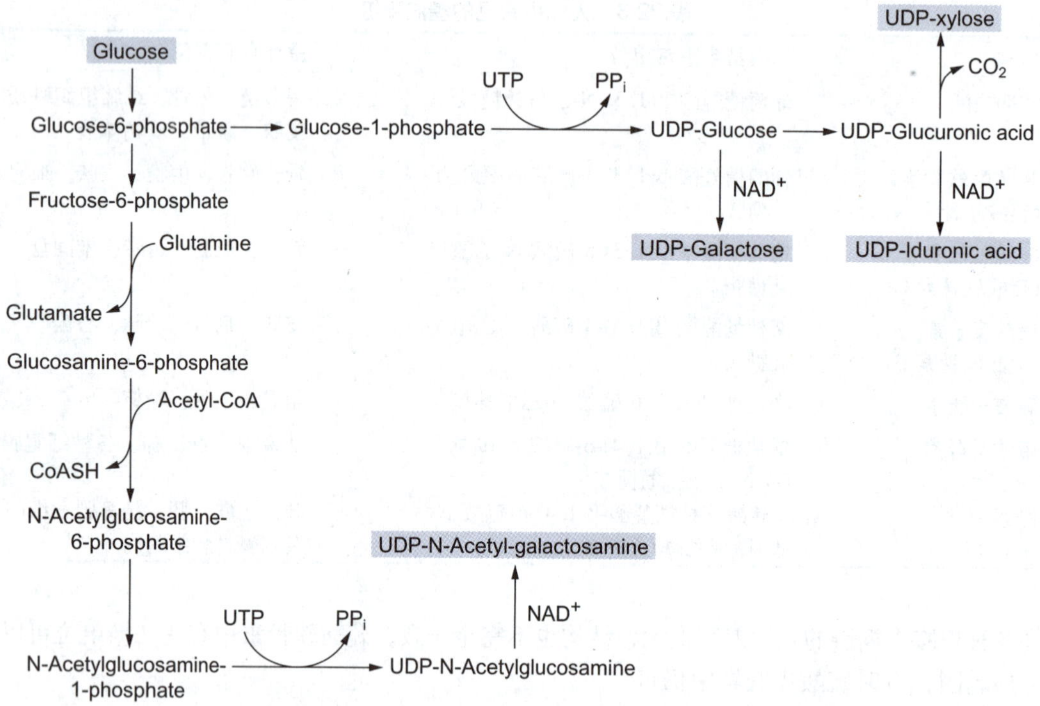

Fig. 22-6 Synthesis of monosaccharide-nucleotide derivatives

（二）糖胺聚糖链的合成

大多数糖胺聚糖链合成时，首先由木糖转移酶将 UDP-木糖中的木糖残基转移到蛋白质肽链的丝氨酸残基上，再由相应而专一的糖基转移酶依次转移半乳糖、葡萄糖醛酸或 N-乙酰氨基已糖，形成糖胺聚糖长链。糖胺聚糖中的硫酸基团由 ATP 激活硫酸后形成的 3′-磷酸腺苷-5′-磷酸硫酸（PAPS）供给，借各种专一的硫酸转移酶催化，将硫酸基团转移到新合成的糖胺聚糖链上。

在肥大细胞瘤肝素、硫酸类肝素合成过程中发现，氨基葡糖上的硫酸是在脱去 N-乙酰氨基葡糖的乙酰基后，再转移到氨基上去的，从而形成 N-硫酸；而葡萄糖醛酸可在糖链中转变为艾杜糖醛酸，然后再结合上 O-硫酸。故肝素虽偶可含有少数 N-乙酰基葡萄糖，却主要含有 N-硫酸氨基葡糖，所含硫酸基团也较硫酸类肝素为多，因此有人认为硫酸类肝素可能是肝素合成的前身。

四、糖胺聚糖的分解代谢 Catabolism of Glycosaminoglycans

基质中的糖胺聚糖与结缔组织中的纤维不同，更新相当迅速，如皮肤中透明质酸的半寿期仅有 5 天，有时更短；硫酸皮肤素也只有二周左右。目前认为基质中的蛋白聚糖主要经细胞释放出来的组织蛋白酶 D 等将其部分肽链水解，产生的附有糖胺聚糖的片段可被细胞内吞，然后在溶酶体中进一步彻底分解，因此溶酶体是分解糖胺聚糖的主要场所。

（一）透明质酸酶的作用

动物体内透明质酸酶分布广泛，各组织中酶的作用也基本类似，属内切糖苷酶，能催化透明质酸、4-硫酸软骨素及 6-硫酸软骨素中的 β-N-乙酰氨基己糖苷键水解，产物主要为 4 糖或 6 糖等偶数寡糖。通过此酶的作用，透明质酸等糖胺聚糖的粘滞性可显著降低。

精子富含透明质酸酶，可作用于卵子表面之透明质酸，利于受精；蜂螯、蛇毒，以及一些细菌中也含有透明质酸酶，作用于皮肤等组织时，可使毒素易于扩散。临床上应用透明质酸酶促进药物在皮下扩散，也可用于减少组织粘连。

（二）外切糖苷酶的作用

溶酶体中含有多种外切糖苷酶，可从糖胺聚糖末端逐步水解糖苷键，使糖胺聚糖完全水解。经透明质酸酶作用后产生的偶数寡糖，可依次经 β-葡萄糖醛酸酶、β-N-乙酰氨基葡萄糖苷酶等外切糖苷酶的催化，水解成各种单糖残基。

硫酸皮肤素、硫酸类肝素、肝素乃至硫酸角质素，也都是依照各种外切糖苷酶逐步从末端开始水解的，只是所需的外切糖苷酶有所区别而已。

（三）硫酸酯酶的作用

大多数糖胺聚糖都含有硫酸基团。溶酶体也存在着多种硫酸酯酶，其中有些在糖胺聚糖的糖链未分解前即可发挥催化作用，使其中一些硫酸基团水解出来。如硫酸软骨素硫酸酯酶、硫酸皮肤素硫酸酯酶等；有些仅能催化分解末端糖基上的硫酸酯，如艾杜糖醛酸硫酸酯酶；也有的酶仅能分解寡糖中硫酸酯键，可见硫酸酯酶的种类很多。

任何一种糖苷酶或硫酸酯酶的先天性缺乏，都可能影响某种糖胺聚糖的分解，使其在溶酶体内聚集或尿中排出增多。此种情况总称为糖胺聚糖症，随缺酶种类的不同，可有多种类型。如缺乏艾杜糖醛酸硫酸酯酶或 α-艾杜糖醛酸酶者，可使含有艾杜糖醛酸及其硫酸酯的硫酸皮肤素或硫酸类肝素在体内积聚；缺乏 β-葡萄糖醛酸酶者可使尿中排出的硫酸软骨素、硫酸皮肤素增多。

五、蛋白聚糖的作用 Roles of Proteoglycans

（一）筛网作用

糖胺聚糖链可形成孔径大小不一、负载电荷不一的溶胶，作为选择性的筛网调节细胞或分子的运动。例如，存在于肾小球基底膜上的串珠聚糖（perlecan），具有过滤血液中的分子进入尿液的功能。

（二）细胞信息转导作用

蛋白聚糖与分泌性蛋白质分子结合，可抑制或激活结合的分子。例如，蛋白聚糖的硫酸乙酰肝素化侧链与 FGF 结合，使该分子寡聚化，使后者结合、并活化细胞表面相应的受体，发挥跨膜酪氨酸激酶样的作用。

在大多数情况下，信号分子结合到蛋白聚糖的GAG链上，但某些TGFβ家族成员也可结合核心蛋白，例如与一种称为装潢蛋白的核心蛋白结合，发挥抑制生长的活性。

（三）对其他活性蛋白的调节作用

蛋白聚糖对其他类型的分泌性蛋白质分子，如蛋白水解酶、蛋白酶抑制剂等具有调节作用。调节机制包括：①使蛋白质稳定于产生部位周围，限制它的活动空间；②通过空间封阻作用影响蛋白质的活性；③为蛋白质缓慢释放提供储存池；④保护蛋白质不被蛋白酶降解，延长半衰期；⑤改变蛋白构型或聚集蛋白，为细胞表面受体提供有效的呈递。

（四）炎症反应

蛋白聚糖能够较长时间地使趋化因子稳定于炎症部位的血管内皮细胞表面，刺激白细胞离开血流进入到炎症组织中。

（五）GAGs与其他蛋白聚糖或胶原的作用

糖胺聚糖和核心蛋白一起形成细胞外基质中的大分子聚合物。例如，软骨中主要的蛋白聚糖凝聚糖（aggrecan）与透明质酸一起组装成菌体般大小的聚合物分子。GAGs与胶原蛋白或基底膜相互作用，产生巨大的复合体结构。装潢蛋白与胶原纤维结合是胶原纤维形成的关键。不能产生修饰蛋白的小鼠皮肤韧性较差，延展性降低。

（六）辅助受体的作用

蛋白聚糖还可作为完整细胞膜的一部分，即它们的核心蛋白直接插入到脂质双分子层内、或者粘附到脂质双分子层的锚式蛋白的糖基磷脂酰肌醇（glycosylphosphatidylinositol, GPI）上。这些膜蛋白聚糖可为传统的细胞膜表面受体起辅助作用，也称为辅受体，在细胞与细胞外基质相互作用、启动细胞对基质的反应中起作用。另外，某些传统受体具有GAG链，受体本身也是蛋白聚糖分子。

第四节 软骨、骨和牙基质的化学

Section 4 CHEMISTRY OF MATRIX IN CARTILAGE, BONE AND DENTIN

前已述及，软骨和脱矿物质的骨质、牙质是体内含胶原最多的组织（表22-2）。此外，骨和牙的胶原基质中还含有大量磷酸钙盐。本节将简介这两类组成成分及钙磷代谢。

一、软骨组织的细胞外基质 Extracellular Matrix in Cartilage

软骨（cartilage）结构简单，只有一种细胞类型的软骨细胞镶嵌于基质中，是一种特殊的纤维性结缔组织。当软骨细胞分裂时，可分泌更多的基质，使软骨组织生长。软骨形成胚胎的暂时骨，使大部分骨骼借此发育成长，所以是生长骨的组织；在成体也有此类软骨存在。在软骨的纤维性结缔组织中，主要是Ⅰ和Ⅱ型胶原，大约占软骨干重的三分之二，其余大部分是称为凝聚糖（aggrecan）的巨蛋白聚糖。凝聚糖核心蛋白由2 316个氨基酸残基组成，分为不同的结构域和功能域（Fig. 22-5），N端部分形成两个球形结构域，不含GAGs，直接结合透明质酸。球形结构域之后为含硫酸角质素和含硫酸软骨素的结构域；C末端为无功能的球形结构域。

凝聚糖形似试管刷，从核心蛋白周围各方向伸出大约100个硫酸软骨素分子；像透明质酸一样，凝聚糖的硫酸糖胺聚糖向四处伸展，水合的聚糖链占有大量体积。整个分子体积总长

400nm，分子质量达 2×10^6。

凝聚糖可进一步形成蛋白聚糖聚集体（proteoglycan aggregates）分子。在聚集体中，核心蛋白无 GAG 的 N 端结构域与透明质酸非共价结合；此种结合被一种小分子连接蛋白加强（Fig. 22-5）。一条透明质酸分子可结合数百个凝聚糖，分子巨大，质量达 $1 \times 10^8 \sim 5 \times 10^8$，长度达数微米，比细菌还要大。

富含蛋白聚糖聚集体是软骨组织具有弹性、可复性和胶样特性的基础，胶原分布在蛋白聚糖基质中间，可防止组织在遇拉力、撕裂力作用时被损伤。

二、骨的概述 Introduction to Bone

（一）化学组成

骨含 10% 水分、20% 有机质和 70% 的无机盐。骨的有机质包括胶原和非胶原化合物。胶原约占 90% 以上，主要为 I 型胶原纤维，也有少量其他型胶原和非胶原蛋白。非胶原蛋白中含量较多的是骨钙素（osteocalcin）和骨连接素（osteonectin）。骨钙素为一种依赖维生素 K 的小分子酸性蛋白质，分子质量约 6 000，其谷氨酸残基在 γ 位羧化为 γ-羧基谷氨酸，与羟磷灰石、Ca^{2+} 有很高亲和力。骨连接素是附着于胶原的一种糖蛋白，易与羟磷灰石结合，可能作为骨盐沉积的核心。骨的无机质主要为磷酸钙衍生物——羟基磷灰石（hydroxyapatite crystal），即 $3Ca_3(PO_4)_2 \cdot Ca(OH)_2$ 结晶，占骨盐的 60%；其余 40% 为无定形的 $CaHPO_4$。此外，还含有Mg^{2+}、Na^+、CO_3^{2-}、氟化物和柠檬酸；还可能有其他金属离子，如 Sr^{2+} 替代结晶格中的 Ca^{2+}。羟基磷灰石具有较强的抗积压能力。胶原和磷酸盐的体积相近。成年骨中的胶原纤维排列成规律的三合板样结构，纤维在每一层上都平行，但相邻各层互成直角。

（二）骨的生长发育

与软组织从内部扩展的生长方式不同，骨只能并列生长，也就是在骨的游离表面沉积新的基质和细胞。在发育阶段，这一生长方式确保骨的生长过程与其他组织生长协调，使身体骨架在不断扩大的过程中保持各部分比例、形状基本不变。对于骨骼的大部分，尤其是长骨和躯干骨，这种协同性的生长有一套复杂的程序。骨的“缩微模型”最初以软骨形式出现，当新的软骨形成时，旧的软骨便被骨代替。软骨被置换为骨的过程依赖破骨细胞的活动。软骨成熟，消耗周围基质，细胞体积变大，而基质则矿化，骨中沉积磷酸钙。肿胀的软骨细胞死亡，留下大的腔隙，破骨细胞和血管侵入到腔隙中去，侵蚀残余的软骨基质，成骨细胞随后开始沉积骨基质。在关节处，残留的存活基质（在成年人的长骨中）在骨表面形成光滑的薄层。

在长骨发育过程中，如果软骨生长缺陷，如编码成纤维细胞生长因子（fibroblast growth factor, FGF）受体的基因（FGR3）突变，可导致最常见的侏儒症（achondroplasia）。相反，如果成软骨细胞在个体发育中缺陷，例如 CBFA 编码基因纯合子缺失的小鼠骨骼全部由软骨组成，出生后不久很快死亡。这是因为成软骨细胞分化所必需的调节蛋白 Runx2（以前又称 Cbfa1）缺失，导致个体成软骨细胞缺如所致。

（三）骨的重建

尽管骨性质坚硬，但也在不断更新。骨的细胞外基质中的空腔全部由活细胞填充。这些活细胞约占细胞干重的 15%，参与不间断的骨重建过程。一类细胞是破骨细胞和相关功能的巨噬细胞，负责破坏旧的基质；另一类细胞是成骨细胞和相关的成纤维细胞，参与新的骨基质的沉积过程。这种机制维持骨内部基质不断更新。成骨细胞位于基质表面，骨基质由成骨细胞分泌，新的基质层沉积于骨面。在基质表面的某些成骨细胞是自由的，其他细胞则被成骨细胞分泌的基质包围。这种新生成的基质主要为 I 型胶原，称为骨样质（osteoid），通过磷酸钙的沉积，它很快的转变成为坚硬的骨基质。一旦被骨基质所限制，原始的成骨细胞就不再分裂，但仍能分泌少量基质。成骨细胞就像软骨细胞一样，占据基质中的小空腔，有小的管道从腔隙向外放射，与周围的成骨细胞形成间隙连接。尽管成骨细胞网络不能自己分泌或破坏相应的基质，但它们在控制细胞的活动方面或许起部分作用。

如同巨噬细胞一样，破骨细胞多数起源于骨髓基质的多能干细胞。前体细胞以单个核细胞形式释放入血流，而后在骨吸收部位聚集、融合成多核的破骨细胞，粘附于骨基质的表面，并将其分解消化。破骨细胞能进入基质、形成隧道，随后其他细胞入侵，形成腔隙；毛细血管在这类隧道的中心部位生长。隧道的壁与成骨细胞层相连，属于密质骨，形成胶合板样的骨结构。这些成骨细胞在新的基质旁排列成同心圆状，逐渐充斥腔隙，只留下狭窄的管道围绕于新生血管的周围。在同一时间，某些管腔被骨充填，另外一些则被破骨细胞破坏。持续重构的结果表现为骨密质呈片层状排列。

通过重建，骨能够适应长期负重反应。这种适应行为提示，基质的沉积和破坏在某种程度上是由一些局部的机械应力控制的，机制不明。骨细胞分泌信号蛋白被基质捕获；似乎只有当基质破坏，或者受到适宜的刺激时，信号蛋白才会释放出来。这些蛋白大多为 TGFβ 家族中的 BMP 亚家族的成员。重建也会带来一定的危险，如骨质疏松。

（四）骨的修复

在骨周围的结缔组织中，某些细胞能够持续形成新的软骨。如果发生骨折，邻近部位的细胞就会通过一种原始的胚胎重演过程，参与修复过程——软骨首先沉积、连接缝隙，然后再被骨代替。

三、骨、牙的胶原矿化 Mineralized Collagen in Bone and Dentin

骨、牙皆来源于中胚层，二者化学组成相似，只是后者比前者更致密。牙主质称齿质（dentin），围绕牙髓腔，齿冠上覆有釉质（enamel），齿根覆有齿垩质（cement）。齿垩质属真正的骨。骨质和齿质均可看作是矿（钙）化的胶原，因为它们的主要有机成分都是胶原。软骨也来源于中胚层组织，钙化后也含有胶原，但与骨、牙不同的是，它含有丰富的硫酸软骨素。

骨、牙的胶原由特殊的成纤维细胞——成骨细胞、成牙质细胞（odontoblast）和成牙垩质细胞（cementoblast）分泌，胶原性有机质在组织边缘沉积为纤维。最初的胶原纤维是没有钙化的，即新沉积的成骨样组织或前牙质，不仅在位置上与旧的钙化骨或沉积牙质不同，成分也不一样，新组织没有结晶。很快，在胶原纤维的原胶原分子端－端之间的裂隙形成不溶性的 $CaHPO_4 \cdot 2H_2O$、$Ca_3(PO_4)_2 \cdot 3H_2O$，即开始矿化（mineralization）；这是一种无定型的磷灰石沉淀，比骨盐溶解性强；以后随钙盐沉积，逐渐改组成羟磷灰石结晶。骨化作用完成后，仍有少量无定形的骨盐与羟磷灰石松散结合，可与细胞外液钙交换，对体液钙浓度变化产生缓冲作用，因而骨盐可被看作是钙的储存库。矿化过程受血浆和细胞外液钙磷浓度调节——当血液和细胞外液，即纤维局部 $[Ca] \times [P] > 40$ 时，磷酸钙盐才在胶原纤维表面沉积；相同条件下，软组织不发生矿化，这是因为有焦磷酸盐可防止羟磷灰石结晶生长。成骨细胞沉积骨样质，镶嵌于矿化的骨质中，变为骨细胞，然后经过细胞加工相互连接在一起。在牙质中，成牙质细胞从牙釉质连接处离开，在齿质齿龈连接处形成持续的一排细胞，留下穿透牙质的一长串细胞。

伴随骨盐沉积，分布于成骨细胞内及骨有机基质中的碱性磷酸酶（alkaline phosphatase）活力增加，它可作用于磷酸酯及焦磷酸盐，使其水解成无机磷酸盐，局部磷酸盐浓度升高，使 $[Ca] \times [P] > 40$（见后），有利于骨化作用的进行。血清碱性磷酸酶活性可作为骨化作用或成骨细胞活动的指标。幼儿期骨化作用活跃，血清碱性磷酸酶活性较成人为高。

四、骨、牙的钙磷代谢 Metabolism of Calcium and Phosphate in Bone and Dentin

骨是体内钙磷含量最丰富的组织，骨盐代谢对全身钙磷代谢影响最大。因此，本章将机体钙磷代谢与骨盐代谢一并讨论。

（一）体内钙磷分布及生理功能

钙、磷是人体内含量最丰富的元素。在正常成人，钙约占体重1.5%～2.2%，总量约为700～1400g。磷占体重0.8% ～ 1.2%，总量约400 ～ 800g 。人体内99% 以上的钙和86% 左右的磷以羟磷灰石 $[3Ca_3(PO_4)_2 \cdot Ca(OH)_2]$ 的形式构成骨盐，参与骨骼的组成，也是体内钙磷的储存库。牙齿质含钙磷与骨类似，但总量少，对全身钙磷代谢调节也无明显影响。其余钙磷分布于血液、其他体液及软组织中，以溶解状态存在（表22-4）。

表22-4　人体内钙的存在形式

分布	存在形式
骨盐	羟磷灰石结晶 无定形磷酸钙沉淀
体液钙	
可扩散钙	游离 Ca^{2+} 难解离化合物 乳酸钙、柠檬酸钙等
不扩散钙	蛋白质结合钙

钙磷在体内执行多种生理功能。

1. 钙的生理功能

（1）骨化作用：钙是构成骨和牙齿的主要成分，起支持和保护作用。骨形成过程中的胶原纤维矿（钙）化与血浆中钙、磷浓度关系密切。在以mg/dl表示时，通常二者的乘积 $[Ca] \times [P]$ 为30 ～ 40。当 $[Ca] \times [P] > 40$，则钙和磷以骨盐形式沉积于骨组织；若 $[Ca] \times [P] < 35$ 则妨碍骨的矿（钙）化，甚至可使骨盐溶解，影响成骨作用（osteogenesis）。

（2）第二信使作用：细胞内的 Ca^{2+} 是一种重要的第二信使物质（见第十八章）。

（3）启动骨骼肌和心肌细胞的收缩。

（4）降低神经肌肉兴奋性。

（5）其他生理功能：如参与突触传递、血液凝固等。

2. 磷的生理功能　除以无机磷酸盐形式参与成骨作用、构成缓冲体系等，还以有机磷酸酯形式发挥多种重要生理功能。例如是核酸、磷脂、高能磷酸化合物及某些辅酶的组成成分。体内很多代谢均有磷酸参与，特别是糖代谢的中间产物大多是磷酸酯。很多酶的共价修饰调节——磷酸化也需要磷酸参与。

3. 生理需要量　成人每天供应600mg钙即可维持钙平衡，青春期儿童生长发育快，每天需钙约 1 000mg，孕妇及乳母需钙量则更大，为 1 500 ～ 2 000mg。

磷的生理需要量为 12mg/kg · d。以谷类为主的膳食含磷较高，当膳食中钙磷比在 2:(1 ～ 1.2）时最宜于钙磷的吸收。

（二）钙磷的吸收和排泄

1. 钙、磷的吸收

（1）钙的吸收：钙的吸收主要在小肠上段，成人每天从食物吸收的钙约为 300～400mg。与食入的钙含量比较，总的说钙的吸收率较低。食物钙的吸收率儿童为 40% 左右，成人低些，老年人则更低。多种因素可影响肠道中钙的吸收。

①食物中钙的解离状态：食物中的钙多与有机酸等形成络合物。通常只有解离状态的钙才能被吸收。肠道的酸碱性对钙的解离状态有明显影响，肠道的 pH 值越低，钙的解离度越大，吸收率越高。肠道中的氨基酸、乳酸等可促进钙的吸收。动物性食物中的钙较易吸收正是因为其所含蛋白质较多，水解成氨基酸促进了钙的解离。蔬菜、谷物中的草酸、植酸可与钙结合成不溶性盐，妨碍钙的吸收。

② 1, 25-$(OH)_2D_3$ 促进小肠对钙的吸收：1, 25-$(OH)_2D_3$ 可诱导肠黏膜细胞合成一种载体蛋白——钙结合蛋白，后者可促进肠道钙的吸收。

③肠道状态：任何营养物的吸收均与肠道状态有关。肠道蠕动过快（如腹泻），食糜通过过快，营养物质（包括钙）吸收差；若脂类吸收障碍，大量脂肪酸可与 Ca^{2+} 结合，阻碍 Ca^{2+} 的吸收。

（2）磷的吸收：磷普遍存在于动植物细胞中，主要以磷脂、磷蛋白、核酸等形式存在。它们经消化、水解成无机磷酸盐后才能被吸收。吸收部位在空肠，吸收率为 70% ～ 90% 。影响磷吸收的因素与钙相同。

2. 钙、磷的排泄

（1）钙的排泄：每天自体内排出的钙约 600mg，其中 80% 自粪便排出，20% 自尿液排出，尚有少量自汗液排出。粪便钙包括食物中未被吸收的钙、小肠黏膜上皮脱落的钙以及消化液分泌排出的钙。人体肾小球每天滤出的钙约 10g，其中大部分被肾小管重吸收，只有 1% 的过滤钙从尿中排出。

通常情况下，汗液只排出少量钙；出汗增多（高温、剧烈运动）时，钙在汗液中的浓度增多，损失钙可达 10g/L。

（2）磷的排泄：磷有 60% 自尿液排出，其余从粪便排出。尿液排磷量受甲状旁腺素（PTH）的调节。PTH 可抑制肾小管对磷的重吸收，增加尿磷的排出。

（三）骨盐代谢对全身钙磷代谢的影响

骨是一种特殊的结缔组织，不仅作为人体的支架组织，而且是人体中钙、磷的最大储库。通过成骨与溶骨作用，不断与细胞外液进行钙磷交换，对维持血钙和血磷稳定有重要作用。骨也是体内 Mg^{2+} 含量最多的组织，含 Mg^{2+} 总量占机体 Mg^{2+} 总量的 50%；骨中 Na^+ 含量也很高，占体内总量的 35%，这些 Na^+ 大部分易于交换。所以，骨不仅是身体的支持组织，也是大量钙、磷、钠、镁的储存器官，对维持体液电解质浓度的稳定具有重要作用。此外，骨盐中的 Ca^{2+} 还可与体液中的 H^+ 交换，当体液中 $[H^+]$ 增多（酸中毒）时，由于 Ca^{2+}-H^+ 交换，可致骨盐溶解。所以，骨盐代谢与体内无机盐代谢是相互影响的。

1. 成骨作用与钙化　骨的生长、修复或重建过程，称为成骨作用（osteogenesis）。成骨过程中，成骨细胞先合成胶原和蛋白聚糖等细胞间质成分，形成骨样质（osteoid），继后骨盐沉积于骨样质中，此过程称为钙化（calcification），即矿化。

关于钙化机理目前尚不完全清楚。在骨盐沉积过程中，电镜下可见成骨细胞表面突起、形成很多囊泡。囊泡膜富含类脂，有很高的碱性磷酸酶活性，可水解基质中多种磷酸酯，使无机磷浓度升高。囊泡中富含丝氨酸磷脂，能与 Ca^{2+} 紧密结合，故能有效摄取周围基质中 Ca^{2+}。此外，成骨细胞具有钙泵作用，可从周围间隙中浓集钙。这些因素共同作用，使骨组织钙化，局部 Ca^{2+} 和 HPO_4^{2-} 升高，[Ca] × [P]值升高，有利于钙盐的沉积。正常血中存在钙化抑制物，如焦磷酸盐（pyrophosphate），而成骨细胞囊泡中的磷酸酶可水解焦磷酸盐生成磷酸二氢盐，解除焦磷酸盐的抑制作用，同时为骨盐沉积提供充分的无机磷原料。

2. 溶骨作用与脱钙　骨在不断的新旧更替之中，原有旧骨的溶解和消失称为骨的吸收，或溶骨作用（osteolysis）。溶骨作用包括基质水解和骨盐溶解，后者又称为脱钙（decalcification）。溶骨作用与成骨作用一样，是通过骨组织细胞的代谢活动完成的。溶骨作用主要由破骨细胞引起，可分为细胞外相和细胞内相两相完成。

破骨作用起始于细胞外。破骨细胞通过接触骨面的刷状缘，溶酶体释放出多种水解酶类，如胶原酶可水解胶原纤维，糖苷酶水解糖胺聚糖。同时，破骨细胞通过糖原分解代谢产生大量乳酸、丙酮酸等酸性物质扩散到溶骨区，使局部酸性增加，促使羟磷灰石从解聚的胶原中释出。破骨细胞产生柠檬酸可与 Ca^{2+} 结合、形成不解离的柠檬酸钙，降低局部 Ca^{2+} 浓度，从而促进磷酸钙的溶解。继后，多肽、羟磷灰石等经胞饮作用进入破骨细胞，并与溶酶体融合、形成次级溶酶体。在此，多肽水解为氨基酸、羟磷灰石，转变为可溶性钙盐。最后，氨基酸、磷及 Ca^{2+} 从破骨细胞释放入细胞外液，入血参与血磷、血钙的组成。因骨的有机质主要为胶原，溶骨作用增强时，血、尿中羟脯氨酸增高，因此可将血及尿中羟脯氨酸的量作为溶骨程度的参考指标。

正常成人，成骨与溶骨作用维持动态平衡，每年骨的更新率约 1%。骨骼发育生长时期，成骨作用大于溶骨作用。而老年人则骨的吸收明显大于骨的生成，骨质减少而易发生骨质疏松症（osteoporosis）。骨盐在骨中沉积或释放，直接影响血钙、血磷水平，平时骨中约有 1% 的骨盐与血中的钙经常进行交换维持平衡，因此血钙浓度与骨代谢密切相关。

（四）血钙、血磷及钙磷代谢的调节

1. 血钙和血磷　血液钙不超过人体总钙量的 0.1%。正常人血浆或血清钙浓度比较恒定，平均为 0.09 ~ 0.11 g/L（9 ~ 11 mg/dl），其中约一半为游离状态的钙，另一半为血浆蛋白结合钙。结合状态的钙主要是与清蛋白结合，小部分与球蛋白结合，还有极少部分与有机酸结合成难解离状态的盐。发挥生理作用的钙主要是游离的 Ca^{2+}。游离钙与蛋白结合钙在血中呈平衡状态，血液的酸碱度可影响这种平衡状态。当血液偏酸时，蛋白结合钙解离，游离 Ca^{2+} 浓度增高；当血液偏碱时，蛋白结合钙增多。癔病性换气过度，CO_2 大量丢失，血液偏碱，游离钙浓度降低，使神经肌肉兴奋性增加，引起手足搐搦。

正常人血浆无机磷的含量为 0.034 ~ 0.040 g/L（3.4 ~ 4.0 mg/dl）。

血中钙、磷浓度相当恒定，以 mg/dl 表示时，[Ca] × [P] = 35 ~40。此浓度积相当恒定，体内有激素调节机制维持其动态平衡。

2. 激素对钙磷代谢的调节

(1) 1, 25-$(OH)_2D_3$的调节：1,25-$(OH)_2D_3$由胆固醇在皮肤、肝、肾经一系列酶促反应生成(Fig. 22-7)，然后经血液运输至靶器官、组织（小肠、肾、骨）发挥生理作用；其合成受产物的负反馈调节。

1, 25-$(OH)_2D_3$的受体存在于体内很多组织细胞中。除小肠和骨外，肾远曲小管细胞、胰岛

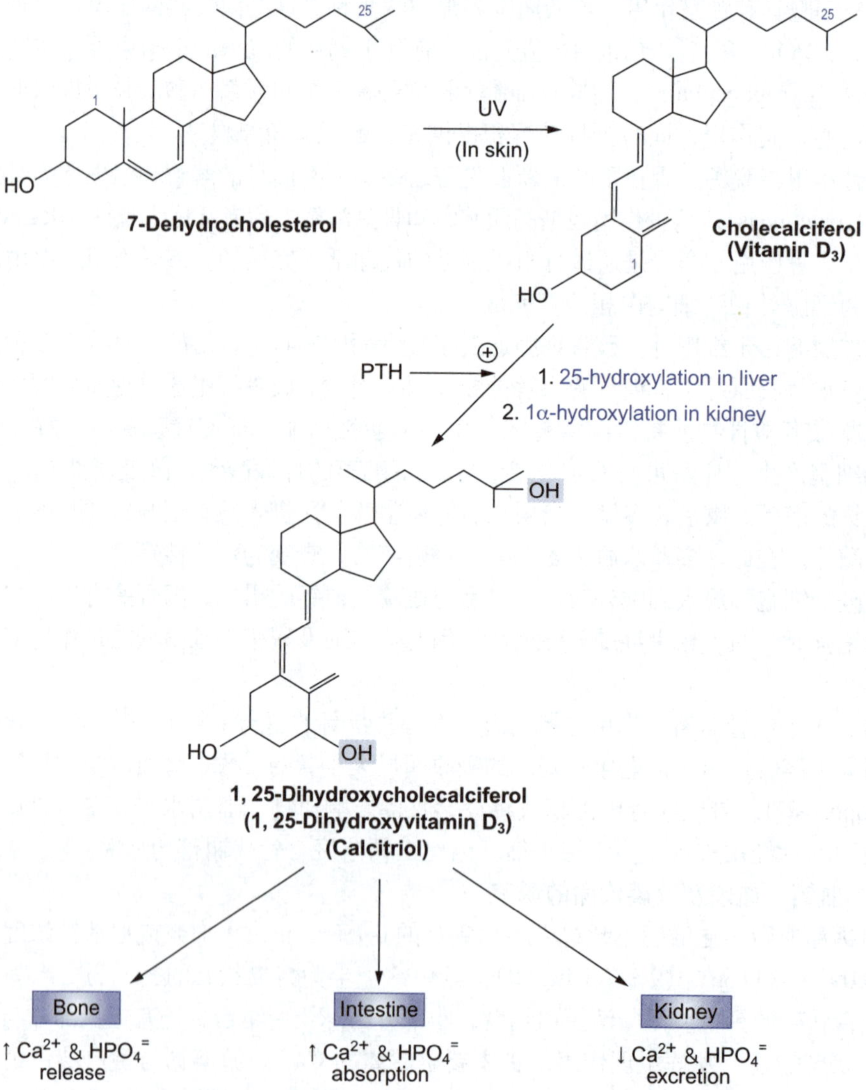

Fig. 22-7 Synthesis of calcitriol from 7-dehydrocholesterol

细胞、某些脑细胞、垂体、子宫、胎盘、胸腺等组织细胞中也有其受体分布。与钙、磷代谢有关的靶器官主要是小肠和骨。

①促进小肠对钙磷的吸收：1, 25-$(OH)_2D_3$与小肠黏膜细胞内的特异胞浆受体结合后，进入细胞核内，激活靶基因——钙结合蛋白基因转录。钙结合蛋白与Ca^{2+}有高度亲和力，它作为

载体蛋白促进肠道内钙通过肠黏膜细胞被吸收入血液，使血钙水平升高。

1, 25-$(OH)_2D_3$促进小肠吸收钙的同时，磷的吸收也增加。

②成骨和溶骨作用：1, 25-$(OH)_2D_3$有成骨和溶骨双重作用。生理剂量的1,25-$(OH)_2D_3$可促进骨盐沉积；缺乏维生素D使骨盐沉积不能正常进行，主要原因可能是因为肠道吸收钙、磷减少，使骨组织中[Ca]×[P]<40所致。另外，1,25-$(OH)_2D_3$还可刺激成骨细胞分泌胶原蛋白等，促进骨有机基质的成熟，有利于成骨。但若剂量过大，则以促进骨盐溶解为主，使血钙水平升高。

（2）甲状旁腺素（PTH）的调节

① PTH的合成与降解：PTH是含84个氨基酸残基的多肽类激素，分子质量为9 500，其N端1～34氨基酸肽段可表现PTH的全部生物学活性。PTH由甲状旁腺主细胞合成，首先合成的是含115个氨基酸残基组成的前体，后经剪切、加工改造成为成熟的PTH。合成的PTH可储存在囊泡内，也可分泌进入外周血，而绝大多数很快被降解。PTH的降解主要是被水解成PTH_{1-36}和PTH_{37-84}两个片段，PTH_{1-36}可继续水解。降解部位可在甲状旁腺内，也可在肝枯否氏细胞内。降解产物经肾排出体外。PTH及其前体的合成不受外周血钙浓度的影响，因此外周血PTH水平主要通过调节降解速度而被调节。血中Ca^{2+}水平与PTH呈负相关。当血中Ca^{2+}水平下降时，体内PTH降解速度减慢，血中PTH水平因而增高；反之亦然。

②PTH的生理作用：PTH作用的靶器官是骨和肾。PTH通过与靶器官细胞膜表面的特异受体结合，使细胞内cAMP水平升高而发挥作用，增加细胞外液钙含量。

（a）促进溶骨和成骨：这主要是通过刺激破骨细胞的活化，刺激骨细胞分泌胰岛素样生长因子Ⅰ（IGF-Ⅰ）而实现的。破骨细胞可分泌各种蛋白水解酶，并使细胞产生的乳酸、柠檬酸增加，使骨基质溶解，骨盐溶解，释放出钙、磷至细胞外液，使血钙升高。PTH的分泌可促进骨胶原及基质的合成，从而有利于成骨作用。

（b）促进钙的重吸收、抑制磷的重吸收：PTH可促进肾小管重吸收钙，抑制重吸收磷，使尿磷增加。

（c）PTH在肾脏可刺激1, 25-$(OH)_2D_3$的生成，间接促进小肠对钙、磷的吸收率。

（3）降钙素（CT）的调节：CT是由甲状腺C细胞合成的、含32个氨基酸残基的多肽，其分泌与血中钙离子水平有关。当血中Ca^{2+}水平增高时，CT分泌增加，低血钙则抑制其分泌。CT总的作用是使血钙、磷水平降低。

CT在体内的作用与PTH相反，作用的靶组织器官也是骨和肾。CT抑制破骨细胞活性，同时活化成骨细胞，从而抑制骨盐溶解，促进成骨作用，降低细胞外液钙、磷浓度；在肾中，CT抑制肾小管对钙、磷的重吸收，还可通过抑制1, 25-$(OH)_2D_3$的生成间接抑制肠道对钙、磷的吸收率，使细胞外液钙、磷水平降低。

SUMMARY

The extracellular matrix of connective tissue consists of an amorphous ground substance and fibers. The most abundant fiber type is formed from collagen, a long, ropelike molecule consisting of three intertwined polypeptides. There are many types of collagen; they differ in structure, properties, and tissue distribution. Collagen is synthesized from a large precursor called procollagen, which is processed in the organelles of the secretory pathway and extracellularly.

The amorphous ground substance consists of proteoglycans, hyaluronic acid, and multiadhesive glycoproteins. Hyaluronic acid and the sulfated glycosaminoglycan chains of the proteoglycans are higly hydrated, with a mucilaginous or gel-like consistency. Multiadhesive glycoproteins such as laminin and fibronectin bind both to cell surfaces and to fibrous matrix proteins and thereby glue these components together. Through cell surface receptors in the plasma membrane of connective tissue cells, laminin and fibronectin establish a connection between the extracellular matrix and the cytoskeleton and regulate the growth and behavior of the cells.

Bone, cartilage, dentin and enamel (enameloid) are mineralized tissues that represent specialized forms of connective tissue. All they are produced by cells that derive from mesenchyme (mesoderm). Bone is a special form of connective tissue made of a collagenous matrix (mostly collagen type Ⅰ) that has been impregnated with mineral salts, especially phosphates of calcium in the form of hydroxyapatite crystals. Thus bone plays an important role in calcium/phosphate homeostasis. Three types of cells, osteoblasts, osteocytes and osteoclasts, are involved in the formation/resorption of bone. Osteoblasts are the bone-forming cells that secrete type Ⅰ collagen. Osteoblasts form matrix around themselves which later calcifies. Once they are surrounded by matrix, these cells are called osteocytes. Cartilage is similar in many respects to bone, but differs in that hydroxyapatite crystals are absent.

Dentin is formed by two simultaneous processes, the formation of collagenous matrix (predentin) and the formation of mineral crystals on this matrix. Odontoblasts synthesize dentin matrix during their entire lifetime. During the phase of collagen aggregation, the odontoblasts regulate the order of collagen fibers and modify the composition of the extracellular matrix. The mineralization process of the extracellular matrix is controlled by the function of various inductive and reductive non-collagenous proteins, which initiate and control the formation and the growth of hydroxyapatite crystals.

In bone, and in similar tissues such as dentin, the mineral crystals are carbonated hydroxyapatite and the organic matrix consists principally of typeⅠ collagen with lesser amounts of non-collagenous proteins. Deposition and mobilization of calcium in bone occur in conjunction with phosphorus. Multicellular organisms have evolved a complex system of controls to insure calcium constancy or calcium/phosphate homeostasis. The control at the organismic level is primarily endocrine in nature, with vitamin D, parathyroid hormone (PTH) and calcitonin (CT) being of paramount importance.

PTH functions to raise plasma calcium primarily via its action to stimulate bone resorption and secondarily by enhancing renal calcium reabsorption. Finally, PTH stimulates the metabolism in the kidney of vitamin D to its active hormonal form, 1, 25-dihydroxyvitamin D_3 (1, 25-$(OH)_2D_3$) or 1,25-dihydroxycholecalciferol. This last effect of PTH shifts calcium recovery from the skeletal reserve and the kidney in acute situation to intestinal absorption is mediated by 1,25-$(OH)_2$ D_3 in the chronic situation, thereby sparing mineralized bone. PTH also serves as a regulator of phosphate metabolism, by inhibiting renal reabsorption of phosphate.

CT reverses the action of PTH on bone resorption to cause a fall in blood calcium levels. CT secretion by the C-cells of the thyroid gland is enhanced by high calcium levels in the blood. Vitamin D acts to maintain plasma calcium levels at 0.11g/L (normal) by promoting calcium absorption from the gut, reabsorption from the kidney, and calcium mobilization from bone via resorption. The active form of vitamin D, namely 1, 25-$(OH)_2$ D_3 , carries out this action. In addition to stimulating intestinal calcium absorption, renal calcium conservation and bone calcium resorption (hypercalcemic actions), vitamin D stimulates phosphate absorption and renal phosphate reabsorption (hyperphosphatemic actions).

复 习 题

1. 叙述结缔组织纤维类型和结构特性。
2. 简要叙述结缔组织各种纤维蛋白质组成和结构特点。
3. 简要叙述结缔组织的无定形基质中的蛋白聚糖的组成和结构。
4. 描述激素对钙磷代谢的调节作用。

主要参考书和文献

1. 张昌颖主编. 生物化学. 第 2 版. 北京: 人民卫生出版社, 1979
2. 张迺蘅主编. 生物化学. 第 2 版. 北京: 北京大学医学出版社, 1999
3. Gerhard Meisenber, William H. Simmons. Principles of Medical Biochemistry. St. Louis, Missouri Mosby Inc., 1998
4. Shun-ichi Harada, Gideon A. Rodan. Control of Osteoblast Function and regulation of bone mass. *Nature*. 2003, 423:349-355
5. Henry M. Kronenberg. Developmental regulation of the growth plate. *Naturre*. 2003, 423:332-336

（李淑艳　段新华　贾弘禔）

第二十三章　感觉系统的分子基础

CHAPTER 23　THE MOLECULAR BASIS FOR SENSORY SYSTEMS

PRINCIPAL POINTS

The photoreceptor in rods is called rhodopsin, a highly specialized G -protein-coupled receptor (GPCR) that is a complex of the protein opsin and the chromophore 11-*cis*-retinal. Absorption of light by 11-*cis*-retinal causes a photochemical change; 11-*cis*-retinal is converted to all-*trans*-retinal, setting in motion a signal transduction pathway that leads to the cGMP breakdown, membrane hyperpolarization, and a subsequent nerve impulse. Color vision is mediated by three distinct 7TM photoreceptors that employ 11-*cis*-retinal as a chromophore and absorb light in the blue, green, and red parts of the spectrum.

The ligand (odour molecule)-receptor activates a G protein (an olfactory-specific subtype, G_{olf}), which in turn activates an adenylyl cyclase (ACⅢ). The cyclase converts ATP into camp. In the case of OSNs the cAMP binds to the intracellular face of an ion channel (a cyclic nucleotide-gated channel, CNG channel), enabling it to conduct cations such as Na^+ and Ca^{2+}. When the CNG channel open, the influx of Na^+ and Ca^{2+} ions causes the inside of the cell to become less negative. The action potential is then propagated along the axon.

The receptors in the apical surface of taste receptor cells provide the molecular specificity for the taste response. A plethora of proteins, including ion channels, ligand-gated channels, enzymes and GPCRs, serve as receptors for sensory qualities such as salty, sour, sweet, umami, and bitter taste, and trigger the downstream signal transduction events within taste cells. Included among these events is the firing of action potentials, which taste cells, like neurons, are able to generate by means of voltage-gated Na^+, K^+ and Ca^{2+} channels. A local increase in Ca^{2+} concentration is needed for synaptic activation (and hence nerve excitation) in taste cells responding to bitter and sweet agents, while amino acids trigger either increase or decrease of the Ca^{2+} signal.

丧失感觉虽然不像丧失生命那样可怕，但会严重影响生活质量。近十多年，科学家们主要以动物，如线虫、小鼠等为研究模型，已经鉴定出几种涉及不同感觉系统传导机制的分子，丰富了对人类和哺乳类动物感觉系统作用机制的认识。本章简要介绍主要感觉器官或系统，包括嗅觉、味觉、视觉、听觉和触觉系统的生物化学及分子生物学基础。

第一节　感觉系统概述

Section 1　INTRODUCTION TO SENSORY SYSTEMS

感觉过程的第一步、或关键的一步就是传递气味、味道、光线、声音、压力等相关刺激到特异的感受细胞，引起细胞发生反应。这些细胞就是初级感觉系统的特殊感觉神经元，它们是外环境与生物体神经系统的“交界面”。每种感觉均涉及传导机制，通过这种机制调节，生物体可精细、高速、敏感地辨别或区分不同的刺激，感受环境变化，调整行为，适应环境。

一、感觉系统功能活动的基本过程 Sensory Process

各种感觉系统都是由感觉神经联系感觉器官与脑和/或脊髓组成的。由各种可以辨别多种刺激的感受器细胞及其附属结构组成感觉器官。感觉器官包括眼、耳、鼻、舌和皮肤等，能接受特定的刺激，并将刺激转化为神经冲动，通过特殊传导通路传至大脑皮质的特定功能区，经分析综合而产生感觉，启动行为变化。归纳各种感觉系统活动包括以下过程（详见生理学）。

（一）接收

每种感受器细胞都能接收某些特定的环境刺激，这个过程为接收（reception）。

（二）换能

感受器细胞是一种换能器，可将环境信号转变为大脑可以理解的形式——神经冲动，即换能（transduction）。

（三）传送

感觉神经元可将信号从感受器细胞传送（transmission）到大脑。

（四）感觉

大脑对信号分析、加工和综合，产生知觉（perception）。

二、感受器（细胞）的分类 Classification of Sensory Receptors

不同的感觉系统都是通过特异的感受器细胞感受不同性质的刺激，但不同的感觉系统在感受不同性质的刺激时也存在共性，这就是感觉系统的普遍性和特异性。感受器细胞分类如下：

（一）按分布分类

感受器细胞按分布可分为三种基本类型：

1. 内部感受器（细胞） 位于身体内部，检测内部环境的感受器细胞为内部感受器（细胞）（interoreceptors）。

2. 外部感受器（细胞） 位于身体外部表面，检测外部环境的感受器细胞为外部感受器（细胞）（exteroreceptors）。

3. 本体刺激感受器（细胞） 本体刺激感受器（细胞）（proprioceptors）是一类躯体感受器细胞（body sensory cell），检测身体的位置和移动状况。

（二）按功能分类

根据功能不同可将感受器细胞分为以下五类：

1. 机械感受器细胞 某些身体变形和各种机械能量如压力、触摸、拉伸、运动、声音等都可刺激这类机械感受器（细胞）（mechanoreceptors）。例如触觉小体（Meissner’s corpuscles）位于皮肤表面下，Merkel 盘（Merkel's disks）位于舌及口腔黏膜下层，感受轻度的接触；肌梭位于横纹肌，属于牵张感受器；位于内耳的有毛细胞（hair cells）可以检测液体的流动。

2. 化学感受器细胞 这类细胞对环境中的化学物质敏感故名化学感受器细胞（chemoreceptors）。刺激分子与感受器细胞膜上的特异感受蛋白结合并引起膜电位的改变。例如：嗅觉毛发细胞（olfactory hair cells）感受嗅觉，味蕾感受器细胞（taste bud sensory cells）感受味觉。

3. 温度感受器细胞 温度感受器（细胞）（thermoreceptors）对温度（冷或热）有响应，但不能感受烫伤痛（heat pain）。可能是依赖化学反应速率的变化来检测温度的变化。

4. 痛觉（伤害性）感受器细胞 对可引起损伤的刺激产生反应的一类细胞称痛觉（伤害性）感受器细胞（nociceptors）。

5. 光感受器细胞 有些动物具有检测某一波段电磁波的感受器细胞。例如光感受器细胞（photoreceptors）能检测可见光波。

三、信息转导通路的一致性和多样性
The Generality and Diversity of the Sensory Signaling Pathway

从复杂的信息转导网络调节分析，感觉系统体现了一致性和多样性，也体现了物种进化、发育过程中的保守性、一致性和多样性。

（一）一致性

不同感觉系统从接收、换能、传送到感（知）觉的过程均涉及信号传导。不同感觉系统信号转导机制不同，涉及的转导机制分子不同；但是也存在一些共性。例如，自 10 多年前发现第一个气味受体，后来发现各种气味受体均属于 G 蛋白偶联受体超家族。这些受体信号通过细胞内信号级联反应可逐级放大——这不仅是气味觉，也是其他几种感觉系统，包括视觉、味觉共同具有的模式机制。再如，7 次跨膜受体（seven-transmembrane receptors，7TM）在嗅觉、味觉和视觉中起作用。同样，变性素/ 内皮细胞钠通道（degenerins/epithelial sodium channels, DEGs/ENaCs）家族成员参与从线虫触觉到哺乳类动物的矿物质味觉转导通路。这些分子及功能的发现体现了感觉系统功能机制（信息转导通路）的一致性。

（二）多样性

人和动物的感觉系统必须能从浩瀚多样的复杂信号中编辑、区分不同的信号。因此，进化论提出了两个离子通道家族来赋予这种功能的多样性。一个是在果蝇发现的瞬时受体电势（transient receptor potential, TRP）通道，传递光和触觉信号。另一个是在哺乳类动物检查有害热中起直接作用的 VR1 家族（vanilloid receptor）成员。

前面我们已经学习过细胞对化学信号的识别和反应途径，如受体与生长因子/激素的结合等，为认识感觉系统的信息转导途径提供了理论基础（概念）和工具。以前，有关感觉系统的刺激–应答特征的术语和概念主要来自有机化学和精神心理学领域。近年来，因为分子生物学成为了该领域研究的主要动力，所以理想的术语体系应是分子生物学家所熟悉的。例如，以前根据味觉刺激（taste stimulation）与 G 蛋白偶联的细胞受体相互作用，将刺激命名为味觉原（gustagens）；现在认为这类刺激是一种特殊的离子或分子，故将其定义为味觉素（gustatope）。这种变化可准确反映感觉系统的分子生物学研究进展。

第二节 视觉系统
Section 2 THE VISUAL SYSTEM

人类和大部分生物藉视觉系统的功能认识、感知自然界的各种物体。视觉是控制肢体运动的基本要素，一旦失去则会危及生存。眼的光受体细胞（photoreceptor cells）吸收光是产生视觉的基础，即光是形成视觉系统的基本因素。光受体细胞只能感知 300～850nm 之间的光波，即可见光。眼底有两种光受体细胞，一种是视杆细胞（rods），另一种是视锥细胞（cones）。前者在暗视野发挥功能，感弱光、但不感知颜色；后者在亮视野发挥功能，感知颜色视觉（详见《生理学》）。这里主要介绍感光系统的信息转导途径（information transmission of photosensory system）和换能通道（transduction channel）的生物化学基础。

一、感光系统的分子基础 Molecular Basis for the Photosensory System

（一）视杆细胞感光的化学基础

细长的视杆细胞的外节是由约 1 000 个膜盘（密集填充了光受体分子的膜包液囊）堆积的柱状延伸结构。感光分子称为视色素（visual pigment）；视杆细胞中的视色素是视紫红质（rhodopsin），这是一种结合蛋白质，由视蛋白与辅基 11-顺-视黄醛（11-*cis*-retinal）组成。视紫红质对可见光波长中段吸收效率最大，在 500nm 的消光系数为 40 000 $M^{-1}cm^{-1}$。视蛋白属 7TM 受体家族，其基因是该家族中第一个被克隆的，视蛋白也是第一个被确定三维结构的。视紫红质的颜色和光反应能力与 11-顺-视黄醛有关。后者结构中含有多聚烯侧链，单、双键变化产生着色特性。11-顺-视黄醛的醛基可与视蛋白的 Lys296（位于 7 个跨膜螺旋中央）的 ε-氨基形成席弗碱（Schiff base），席弗碱的正电荷被位于 α2 螺旋的 Glu113 中和。席弗碱发生质子化，最大吸收峰为 440nm；与视蛋白结合后（视紫红质）最大光吸收红移（500nm）。当吸收光时，席弗碱氮原子发生异构变化，即光子能转变为原子运动能。原子的位置变化就像配体结合 7TM 受体一样，产生离子通道关闭和神经信号。

视黄醛的席弗碱异构变化发生极快（10^{-12}秒计算），启动产物称为向视紫红质（bathrhodopsin），辅基变为全反式视黄醛（all-*trans*-retinal）（Fig. 23-1）；向视紫红质在 1 毫秒内经历几个中间产物、转变为间视紫红质 Ⅱ（metarhodopsin Ⅱ）。在间视紫红质 Ⅱ 中的席弗碱呈去质子化状态，视蛋白也发生重新组合。间视紫红质 Ⅱ 与 7TM 受体配体复合物类似，可激活转导蛋白——G 蛋白（G protein），G 蛋白的 α 亚基结合 GTP，β 和 γ 亚基释放，活化的 α 亚基再激活可水解cGMP

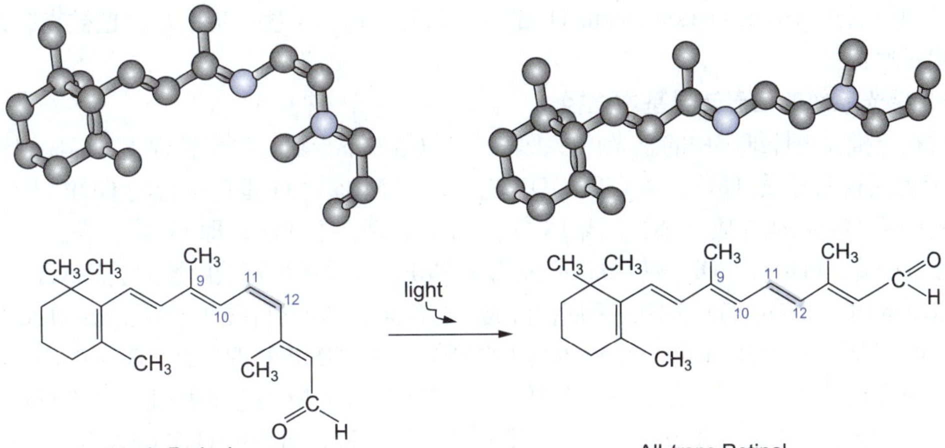

11-*cis*-Retinal　　　All-*trans*-Retinal

Fig. 23-1　Light-induced isomerization of 11-*cis*-retinal to all-*trans*-retinal

的磷酸二酯酶（PDE），从而使得胞浆内大量的cGMP被水解为GMP。细胞内cGMP浓度减少引起cGMP-门控离子通道关闭，发生超级化型电位变化，并以电紧张形式扩播到细胞的终足处而影响其递质的释放，从而产生神经信号。上述过程每一步反应都会使始动信号——单光子被逐步放大。

（二）视锥细胞感知色觉的化学基础

与视杆细胞一样，视锥细胞也含有视色素——光受体蛋白。在人类的视锥细胞有 3 种光受体蛋白，即蓝受体、绿受体和红受体。它们与视紫红质一样，同属于 7TM 受体超家族，3 种结合蛋白质均以 11-顺-视黄醛为嗜色辅基。绿受体与红受体的蛋白质氨基酸序列有 90% 以上的同源性（364 个氨基酸残基中只有 15 个是不同的），4 种蛋白质之间有 40% 的同源性。蓝受体、绿受体和红受体蛋白的最大光吸收波长分别为 426nm、530nm 和 500nm，各自与光色谱的蓝区、绿区和红区对应；这些光吸收特性与视紫红质（500nm）不同。

目前，在动物世界发现有 6 种嗜色蛋白（受体），人类有 4 种；哺乳类动物，如狗、小鼠只有蓝受体、绿受体和视紫红质 3 种；鸟类最全，除人类所有的 4 种外，还有紫受体和松果状视觉（受体）蛋白——pinopsin，所以鸟类具有高度精确的感色能力。绿受体、红受体的蛋白质肽链 180、277 和 285 位点的 3 个特异氨基酸残基与鉴别绿、红色调有关。绿受体的 3 个特异氨基酸残基是 Ala180、Phe277 和 Ala285；红受体 是 Ser180、Tyr277 和 Thr285，这些氨基酸的羟基可与光激活状态的视黄醛结合，降低视黄醛能量，向低能量的红色光谱区移动。

绿、红受体的基因相邻，同位于X染色体上，二者核苷酸序列包括内含子、非翻译序列及蛋白质编码在内有 98% 以上同源性，因此极易发生同源重组（homologous recombination）。重组可发生在转录区内，也可发生在转录区之间；后一情况发生的重组会引起基因丢失。在人群中，X 染色体含一个视色素基因的占 2%，X 染色体有 2 个基因的占 20%，3 个的为 50%，4 个的为 20%，5 个以上的占 5%。如果 X 染色体缺乏绿受体基因，则难以区分绿色与红色，这是最常见的色盲，大约占男性的 5%。如果重组发生在转录区内，则会产生红-绿杂合受体，也不能正确区分红色与绿色，辨色能力减弱。

二、感光系统的信息转导途径Signaling Pathway of the Photosensory System

感光系统的信息转导途径主要来自果蝇和一些脊椎动物的研究结果。在无脊椎动物和脊椎动物中，换能通道（transduction channel）都具有核心作用。一些通道的基因已被克隆，是一类新型离子通道。

（一）感光系统的信息转导基本途径

发生在脊椎类视杆细胞中的感光传导级联反应包括如下步骤。①光异构化，即向视紫红质（R）转变为间视紫红质（M）。② GTP/GDP 交换，即 M 催化 G 蛋白结合的 GDP 被 GTP 置换，活化的 GTP-G_α 从异质（杂）三聚体 G 蛋白中解离。③激活，即 G_α 结合并激活效应物——磷酸二酯酶（PDE）；PDE 水解 cGMP 成为 5-GMP，导致环核苷酸门控通道（cyclic nucleotide-gated channel，CNG通道）关闭。④底物合成，在脊椎动物由鸟苷酸环化酶（guanylate cyclase, GC）和 GC 激活蛋白（GC-activating protein, GCAP）催化 cGMP 的再合成。GCAP 受钙离子抑制。⑤间视紫红质失活，这一步由视紫红质激酶（RK）催化 M 发生磷酸化；在脊椎动物 RK 也受钙离子抑制。⑥G 蛋白和效应物失活，即在效应物酶和 G 蛋白的 GTPase 作用下重新形成异质（杂）三聚体 G 蛋白。

在果蝇（Drosophila）等大多数无脊椎动物中，视紫红质激活另一种G蛋白——G_q。G_q 则激活一种磷脂酶C（PLCβ4，由 norpA 基因编码）而不是 PDE，从而打开两类 Ca^{2+}- 渗透性光敏感通道——瞬时受体电势（transient receptor potential, TRP）通道和 TRP 样通道（TRPL）。已发现，脊椎动物的光感受器细胞也表达 PLCβ4 的同形分子（isoform），但功能尚不清楚。也有人报道，视杆细胞中存在光诱导的磷脂酰肌醇（phosphatidylinositol）代谢和 PIP_2 抑制的环核苷酸门控通道，这种代谢途径和通道可激活 PDE。

对任何一条信息转导途径来讲，每种成分的有效失活也是非常重要的。如果上述途径中的某些成分不能失活（例如特殊的突变体），可导致长时间响应和暂时失去分辨能力。受体通过与遏制蛋白（arrestin）结合而失活是G蛋白介导的信息转导途径共有的失活机制。在脊椎动物视杆细胞中，①遏制蛋白的结合是间（变）视紫红质失活所必需的。②G 蛋白的 GTP 酶活性能够终止 G 蛋白和效应酶的活性。但 GTP 酶的固有活性太低以致不能完成快速应答终止过程。现在认为与效应酶本身结合是加速 GTP 水解所必需的。③最后的失活步骤是通过合成 cGMP 而再次打开通道。微粒鸟苷酸环化酶（particulate guanylate cyclase）催化 cGMP 的合成。一种小的 Ca^{2+} 结合蛋白——鸟苷酸环化酶激活蛋白（guanylate cyclase activating protein, GCAP）可调节此酶的活性。

（二）脊椎动物的环核苷酸门控通道

脊椎动物视杆细胞的传递通道由 cGMP 调控，故名环核苷酸门控通道（cyclic nucleotide-gated channel），或 CNG 通道。CNG 通道的 α 亚基被确定为电压门控离子通道超家族中的一个新家族，具有 6 个跨膜结构域和一个 cGMP 结合位点。天然视杆细胞通道是一种含有 β 亚基的异质（杂）多聚体，显著特点是胞浆尾部有一富含谷氨酸的蛋白序列（GARP）和一个钙调蛋白结合区域，在光明适应时，此区域负责调节通道与 cGMP 的亲和力。

CNG 通道的最重要功能可能是高 Ca^{2+} 通透性。视杆细胞和视锥细胞中的 Ca^{2+} 水平受动态调控，即经 CNG 通道进入的 Ca^{2+} 量与经 $Na^+/Ca^{2+}/K^+$ exchanger 排出的 Ca^{2+} 量保持平衡。

（三）果蝇的瞬时电势通道

果蝇光感受器细胞表达至少两种不同的通道（由 3 个基因编码）。*trp* 基因为介导光敏感电导的主要成分（具有高度 Ca^{2+} 选择性）所必需的。第二种电导由一种非选择性阳离子通道介导。此通道由同源基因 *trpl* 编码，可能与最近发现的同系物 *trp-γ* 组成异多聚体。*trp*、*trpl* 和 *trp-γ* 的预测序列具有 6 跨膜 α 螺旋结构，代表多聚体通道的假定亚基。这些通道与 CNG 通道同属于一个超家族。

瞬时电势（transient receptor potential，TRP）通道是一种钙离子高渗透性通道。经此通道流入的 Ca^{2+} 通过多条反馈线路介导扩大、快速响应终止和光适应。最近发现，流入的 Ca^{2+} 可通过抑制 PLC 活性和促进 PIP_2 再生参与调节 PIP_2 代谢过程。TRP 和类 TRP（TRP-like，TRPL）分别具有一个和两个钙调蛋白结合位点。

随着果蝇基因组计划的完成和功能基因组学的发展，再加上视网膜独特的实验易操作性，在未来几年，人们一定会在感光换能机制以及钙信号转导（calcium signaling）、脂质信使（lipid messengers）和神经元退化（neuronal degeneration）的细胞生物学方面获得许多令人兴奋的发现。

第三节　味觉系统

Section 3　THE TASTE SYSTEM

当进食时或舔食时，味觉（taste）系统检查和辨认溶解于水或唾液中的食物味道。味觉与嗅觉联系紧密，相互依靠，但又有区别。嗅觉主要是嗅闻挥发性物质的气味。许多食物和饮料的“味道”实际上是靠嗅觉来感知的。假如没有嗅觉的作用，茶、咖啡、奎宁等溶液的味道便没有什么区别。视觉也可影响嗅觉，如将几滴绿色食物加入到一杯牛奶中使其变为绿色，即使牛奶的味道并未改变，但人们仍会认为其味道变差了。

在视、听、嗅、触、味等感觉中，味觉一直有些神秘莫测。近年来，通过应用分子生物学技术鉴别出苦味和甜味的关键受体以及咸味、酸味、鲜味的受体。

一、味觉分子与味觉 Tastant Molecules Sensed by Taste

一般认为，有 5 种基本味觉——甜（sweet）、咸（salty）、鲜（umami）、苦（bitter）和酸（sour）。实验证明，将食盐、白糖、草酸和奎宁四种物质按不同比例配合，可得到不同的味道。最简单的味觉物——H^+被感知（觉）为“酸”味。“鲜”味通常由谷氨酸产生，umami是从日文“美味”（umai）音演绎而来，指的就是谷氨酸的味道。最早起源于日本的“味之素”（味精）就是谷氨酸一钠。很多“苦”味的化合物属于碱类、或植物（生物）碱类，没有共同的化学结构。大多数植物碱是有毒的，有些生物碱小剂量可以作药。碳水化合物，如葡萄糖、蔗糖被感觉为“甜”味；有些化合物如天冬氨酸、简单的多肽衍生物，甚至某些蛋白质都可使人产生甜觉。

产生 5 种特异的味觉主要因 5 种味觉产生所经历的生物化学机制不同，但感觉味道的器官是同一个舌。舌尖和两侧有些突起，即所谓味乳头。味乳头由味蕾组成，味蕾检查味觉。人舌的不同部位对各种味的敏感性是不同的。舌尖可以感受咸、甜、苦，尤其对甜味最敏感，舌面侧缘部对酸味最敏感，舌根部对苦最敏感（Fig. 23-2）。

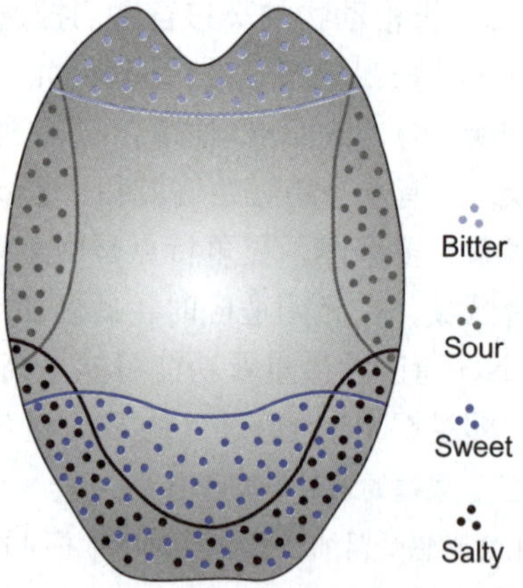

Fig. 23-2 Taste-sensitive areas of the tongue

二、味蕾和味觉细胞 Taste Bud and Taste Cell

味蕾（taste bud）通常存在于脊椎动物的口腔上皮（主要是舌、上腭、咽头）处。舌上的味蕾尤其丰富，通常位于特殊的褶（痕）和乳头处。每个味蕾含有 1 个或多个味觉细胞。人的味乳头主要分布在舌尖和两侧，组成味蕾的细胞也较其他动物多，有的味蕾包括感觉神经元在内最多的由 150 个细胞组成。味蕾有一个孔（开口朝向舌表面），使进入口腔的分子和离子能够到达里面的味觉细胞。人舌上的各个味蕾间的差异是非常小的。目前人们已经认识到位于舌前和舌后的味蕾在形态和功能上存在差异。

脊椎动物的味觉细胞（taste cell）是一种双极细胞（bipolar cell）——顶端具有纤毛，称为味毛（microvilli），从味蕾表面的味孔伸出；底部与味神经形成化学性突触（synapses）。味蕾的结构如Fig. 23- 3所示。

三、受体和换能 Receptors and Transduction

味觉细胞纤毛部的细胞膜上分布有味觉受体蛋白（taste receptor proteins）。味觉受体蛋白是第一个与味觉分子（tastants）相接触的分子。其可作为“分子天线”监听周围的化学状况。每种味觉细胞上都具有几种味觉受体，但通常只有一种受体活性最强，至今尚未发现一种既含

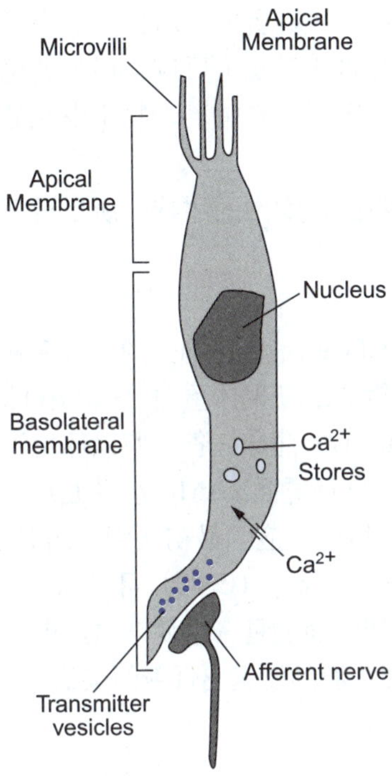

Fig. 23-3 Structure of taste bud

苦味又含甜味受体的味觉细胞。与味觉分子结合后，味觉受体可引起换能级联反应（transduction cascades），激活突触并产生神经冲动。感觉神经末梢将味觉细胞的兴奋传入中枢。味觉细胞兴奋的转导途径不完全相同：高等哺乳动物的舌前2/3神经冲动是经面神经到达脑干的，舌后1/3是经舌咽神经进入脑干的。多种蛋白质包括离子门控通道（ion-gated channels）、配体－门控通道（ligand-gated channels）、酶或G蛋白偶联受体（Gprotein-coupled receptors，GPCRs）等均可作为感觉甜、咸、鲜、苦、酸味的受体。在进行换能之前，味觉细胞像神经元一样能利用电压－门控（voltage-gated）依赖的 Na^+、K^+、Ca^{2+} 等离子通道形成动作电位（action potential）。局部钙离子浓度的增加是产生神经兴奋所必需的，通过荧光图像，人们已观察到在味觉细胞对苦味剂和甜味剂产生应答时，胞浆中的钙离子浓度瞬时增加。而氨基酸则既可引起钙离子浓度增加也可引起降低。

人们在味蕾中发现了许多递质（transmitters），但至今还不能确定它们是否由味觉细胞的突触分泌的。去甲肾上腺素（norepinephrine）和乙酰胆碱（acetylcholine）可能是由神经纤维分泌的，它们对味觉细胞具有调节作用。谷氨酸（glutamate）很可能是由味觉细胞突触分泌的重要递质。

四、甜味 Sweet Taste

甜味（sweet taste）是对口腔中足够的处于溶解状态的碳水化合物所产生的一种应答反应。许多非碳水化合物也是甜的。在自然界中，苦味的植物大多有毒，而甜味植物则通常含有较多的碳水化合物，营养价值高。因此，对甜味的辨别能力在人类进化史上起着重要的作用。

（一）甜味受体

甜味受体（sweet-taste receptors）相关的基因的发现不仅有助于研究、发现甜味受体，加深人们对味觉产生机制的认识，而且有助于开发新型甜味剂。近年来，通过运用遗传学和分子生物学的实验技术，在寻找甜味受体方面取得了一些进展。首次获得成功是从果蝇体内克隆了一个漏芦糖（trehalose）受体候选基因（*Tasr*），编码一个具有短氨基末端结构域（NTD）的GPCR。哺乳类甜味受体分别由 Charles Zuker 和 Nicholas Ryba 两个课题组发现，他们从千百个在味觉细胞内表达的基因当中筛选出一个基因，编码蛋白质被命名为味觉1受体（T1R）。其主要分布在舌尖附近，即甜味敏感区的味觉细胞中。利用 T1R 的 DNA 序列，通过查找基因组数据库，发现了另一种相似基因，命名为味觉2受体（T2R），其主要分布在舌后对苦味敏感的区域。

小鼠的甜味受体基因位于4号染色体上。稍早，曾经认为4号染色体存在的两个基因座——*Dpa* 基因座（*Dpa* locus）和 *Sac* 基因座（*Sac* locus）与甜味相关。后来有4个实验室通过新的基因组数据库搜索，在*Sac*基因座附近同时发现了甜味受体 T1R3。与以前发现的 T1R1 和 T1R2 相似，T1R3 也具有一个大的 NTD。因为表达 TR3 的味觉细胞也表达 TR2，所以人们认为这两种受体蛋白可能以异二聚体（heterodimer）形式存在，执行同一功能。Zuker等人将T1R3基因单独转移到卵母细胞表达，结果发现 T1R3 不能对甜味剂发生反应；但当卵母细胞同时表达 T1R3 和 T1R2 时，则可对甜味剂发生应答。这说明第一个在哺乳动物中发现的有功能的甜味受体是一个二聚体。

T1R3 基因也位于人的第 4 号染色体上。由于人可以探测不同食物中的甜味，所以科学家估计，人拥有多种甜味受体。

（二）甜味换能途径

大多数甜味和苦味化合物的换能是通过 G 蛋白偶联受体（GPCRs）传递下去的。TR3 就是一种 GPCR。G 蛋白（G protein）是一类由 α、β、γ 三个亚基组成的三聚体蛋白，因其在味觉换能过程中起作用，故称为味觉转导蛋白或味觉转导素（gustducin）。甜味应答细胞以环化腺苷酸和 IP_3 作为第二信使。糖类甜味剂激活环化腺苷酸级联反应，从而导致 cAMP 水平上升、膜去极化和 Ca^{2+} 的摄入；而非糖类甜味剂则激活同一细胞内的 IP_3 级联反应。最初认为关闭 K^+ 通道需要PKA的参与，但目前认为味觉细胞内的一种环化核苷酸–门控通道（CNG）可能当 cAMP 水平升高时，促进了去极化和 Ca^{2+}内流（Fig. 23-4）。总之，甜味的换能是一个复杂的过程，目前对此过程还知之甚少。今后一定会对换能过程中位于甜味受体下游的要素出现新的认识。

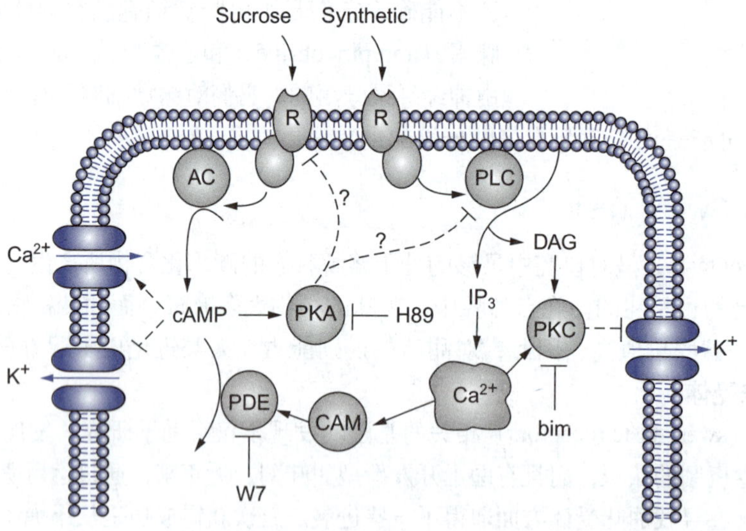

Fig. 23-4 Molecules involved in the transduction of sweet taste

甜味反应味觉细胞受激素的修饰调节。如瘦素（leptin）是一种由 *ob* 基因编码的多肽类激素，主要由脂肪细胞（adipocyte）分泌，主要作用是调节身体重量。瘦素受体—— ob-Rb 广泛分布于包括胰腺 β 细胞和一些味觉细胞等的各种组织细胞上。瘦素通过打开 K^+ 通道，使细胞膜超极化来抑制味觉细胞的功能。据此可以推测，瘦素可通过钝化传递甜味的神经信号来降低食物对动物的吸引力。去除瘦素对甜味应答细胞的抑制作用可增强甜味的灵敏度，使得甜味食物更具吸引力。瘦素的这种对味觉系统的调节作用说明其在调节营养、体重和能量平衡等方面起重要作用。

五、苦味 Bitter Taste

苦味是一种令人不愉快的味道，可侦测有毒的物质。但不少有强烈苦味的生物碱，如奎宁(quinine)、麻黄素、阿托品等被作为药物，正所谓“良药苦口”。

（一）苦味受体

通过扫描基因组数据库，在小鼠的第 6 号染色体上发现了一组新的 GPCRs —— T2R 家族。这一家族具有 40 ～ 80 个成员，在味觉细胞特异表达。它们的结构特点是具有短的氨基末端结构域（NTD)；其中 3 种受体对苦味剂有响应，即苦味受体（bitter receptors)。人类的 T2R 家族包含至少 24 种 GPCRs，编码基因分布在 3 个染色体上。但目前尚不能确定所有 24 种成员均与苦味反应相关。

不仅 GPCRs 可作为苦味受体，一些具有两性游离特性（amphiphilic properties）的苦味肽能绕过受体，直接与 G 蛋白相互作用，使后者激活，引起苦味反应。在这过程中，不妨将 G 蛋白直接看作苦味“受体”。这可能是因为这类肽的结构与受体的 G 蛋白结合位点相似。奎宁也是一种两性电解质，能渗透到细胞膜并直接激活 G 蛋白。

（二）苦味换能途径

T2R 家族成员与味觉转导蛋白（gustducin）的 α 亚基协同表达。缺乏 α-gustducin 的基因敲除小鼠对苦味剂如奎宁和甜味剂如蔗糖、糖精的敏感度下降。当苦味剂与受体结合后，α-gustducin 激活一种味觉特异的磷酸二酯酶（taste-specific phosphodiesterase)，从而导致细胞内环化核苷酸的浓度下降。cAMP 浓度的下降可引起 K^+ 通道的关闭，使细胞去极化。Gustducin 的 β 亚基—— $G_{\beta3}$ 和 γ 亚基—— $G_{\gamma13}$ 可激活磷脂酶 Cβ2（PLCβ2)，从而生成第二信使—— IP_3 和 DAG。IP_3 与内质网上的 IP_3 受体结合，导致细胞内储存的 Ca^{2+} 被释放到胞浆中，膜电位随之被调整。另外，GPCRs 还可激活其他 G 蛋白如 G_q 和 G_i。

总之，GPCR 介导的苦味信号可导致 cAMP 和 cGMP 水平的瞬时下降，同时伴随着 IP_3 水平的瞬时升高。目前尚不清楚为什么苦味换能过程需要这种双重信号传递途径。在其他感觉细胞中不存在这种机制。

六、咸味 Salt Taste

咸味觉和酸味觉可检测口腔中的离子。虽然一些中性的无机盐都具有咸味，但人类使用的主要咸味剂是食盐（氯化钠)。氯和钠是人体必需的无机盐。

Na^+ 选择性通道被称为内皮细胞钠通道（epithelial sodium channels，ENaCs)。ENaCs 是一种由三个亚基组成的寡聚体。倘若口腔中存有足够的 Na^+，此通道可作为 Na^+ 进入感觉细胞的特异途径。人们一直推测 Na^+ 通道起咸味受体作用。最好的证据是采用一种 Na^+ 通道阻断剂—— amiloride（一种胺盐）能阻止 NaCl 激活味觉细胞，并阻断对咸味剂的感觉。Na^+ 经 ENaCs 进入味觉细胞后，引起细胞膜去极化；去极化引起 K^+ 通道开放使 K^+ 外流，同时使 Ca^{2+} 通道开放和 Ca^{2+} 内流，Ca^{2+} 引起神经递质从囊泡释放，递质作用于与味觉细胞联系的神经突触，产生向大脑的传入信号。

类固醇激素醛固酮可以诱导 ENaCs 的合成，从而增加咸味受体的数量。这样动物在需要 Na^+ 时，可通过诱导 ENaCs 的合成来提高对 Na^+ 的敏感度，使体内的 Na^+ 维持在正常水平。

七、酸味 Sour Taste

酸味觉是针对H^+的反应。食物中的酸味都来自有机酸，有机酸能解离出氢离子。主要的有机酸有醋酸、苹果酸、柠檬酸、乳酸、酒石酸等。酸味觉可检测果实是否成熟和食物是否腐败。

哺乳动物的酸味受体可分为两组：第一组由引导质子内流的通道组成，第二组由H^+-门控通道组成，包括 ENaCs/Deg 家族的 MDEG1、非特异 H^+- 门控阳离子通道、HCN 和超极化激活环化核苷酸－门控阳离子通道等。目前发现了多种酸味换能机制，这更突出了味觉换能机制的复杂性。

H^+能封闭 K^+通道，进而导致去极化、Ca^{2+}内流和神经递质的释放。

八、鲜味 Umami Taste

鲜味（umami）英文一词源于日语umai，意思是“美味”，首先由东京帝国大学的 Kikunae Ikeda 于 1909 年提出，是对含有*L*-谷氨酸的食物如鸡汤、肉提取物等味觉描述。这样，非常普通的氨基酸——*L*-谷氨酸在动物摄取蛋白质和多肽方面起重要作用。5′-嘌呤核苷酸如 IMP、GMP 具有增强鲜味的作用。

目前认为 *L*-谷氨酸受体是 mGluR4（一种中枢神经系统中含量丰富的 GPCR）的截短形式。虽然脑部的 mGluR4 具有相当大的 NTD，而味觉系统的变异体则具有截短的 NTD，这可能与食物中的高谷氨酸浓度相适应。当谷氨酸与其受体结合后，激活一种 G 蛋白，随后引起细胞内 Ca^{2+}浓度的增加。除这类受体外，在味觉细胞中还发现了其他的谷氨酸及其他氨基酸的受体。

鲜味的换能过程很复杂。目前对其知之甚少。

第四节　嗅觉系统

Section 4　THE OLFACTORY SYSTEM

人的嗅觉系统包括鼻腔嗅觉区的嗅细胞、嗅神经和大脑的嗅觉中枢几部分。当具有气味的微粒物质（大多数为低分子质量的有机化合物，通常被称作嗅素（odours）随着吸入气流进入鼻腔，到达鼻腔深部上方的嗅觉区时，便溶于嗅觉区的分泌液中，进而刺激嗅细胞，产生神经冲动。神经冲动经嗅神经传至大脑皮层的嗅觉中枢，产生嗅觉。嗅觉系统的任何部位发生病变都会影响嗅觉功能，如萎缩性鼻炎、过敏性鼻炎、病毒感染等。但是，嗅觉系统正常者也会出现嗅觉障碍。这是由于嗅素受到某种因素的干扰如鼻孔闭锁、鼻甲肥大等，不能到达嗅觉区所致。

所有的细胞（不论其基本功能如何）都对环境中的重要分子进行感觉和响应。但在嗅觉系统中，分子感觉（molecular sensing）是首要功能并获得高度的发展。在过去十年，人们对嗅觉系统的看法发生了重大改变，不再把其看成是一个特殊的感觉系统，而是看成一个用于分子检测模式系统。

一、脊椎和哺乳动物的嗅觉受体 Odour Receptors in Vertebrates and Mammals

嗅觉受体（odour receptors, ORs）位于嗅觉感觉神经元，也属于 G 蛋白偶联受体（G-protein-coupled receptors, GPCRs）超家族。哺乳动物基因组中编码 ORs 的基因有 1 000 种之多。

这使得嗅觉受体成为最大的 GPCRs 家族，而且可能是整个基因组中最大的基因家族。在人类基因组中，60% 的 OR 基因似乎是假基因（pseudogenes）。

脊椎动物的嗅觉受体具有其他 GPCRs 的许多特征：如编码区缺乏内含子，7 个跨膜 α-螺旋结构域由长度不定的细胞内、外环（loop）所连接，以及含有大量保守的短序列等。当然，嗅觉受体也具有一些独特的特征：如第二个细胞外环非常长并含有一对额外的保守半胱氨酸。在嗅觉受体家族内部，各成员间存在着一定程度的同源性（一致性从小于 40% 到超过 90%）；在第三、第四和第五跨膜区域处存在一个超变区。从 GPCRs 的三维结构模型中可以看出：这 3 个 α-螺旋彼此面对面排列并形成一个口袋，可能是配体的结合位点。这个发现为弄清楚为什么嗅觉能检测和区分具有不同气味的物质提供了分子基础。

转染细胞中表达的 OR 蛋白似乎位于内质网、高尔基体和包涵体中，而很少或根本不存在于细胞膜上。造成这一结果的原因尚不清楚。一个解决方案是将受体基因重组到腺病毒中，然后感染大鼠嗅觉上皮组织的嗅觉感觉神经细胞（OSN）。被感染的 OSN 表达 OR 后，使得此上皮组织只对一种类型的气味分子产生了较强的生理应答反应。按照此方法，首次确定了某单一 OR 的配体家族。

二、信息转导 Signal Transduction

嗅觉受体与气味分子结合后，经信息转导过程将化学能转变为神经信号，即 OSN 的膜电位变化。信号转导途径大致如下。

配体与受体结合后，激活一种嗅觉特异性G蛋白亚型——G_{olf}，后者激活腺苷酸环化酶（ACⅢ），ACⅢ催化细胞内丰富的 ATP 转化为 cAMP，使细胞内 cAMP 浓度升高。对 OSN 来讲，cAMP与CNG（一种与视觉通路中的环核苷酸门控通道类似的）通道的细胞内表面结合，CNG 通道开放、并将阳离子如 Na^+、Ca^{2+} 等引入细胞内，产生去极化电位。通常，OSN 的跨膜静息电压为−65 mV；当阳离子内流发生去极化后膜电压变为 −45 mV 以上，产生动作电位，沿嗅神经元轴突向中枢传递，产生嗅觉。经实验证明：cAMP 信息转导途径存在于所有 OSN 中；其他第二信使的调节作用有待确定性证据。

第五节　触觉系统

Section 5　THE TOUCH SYSTEM

触觉是指身体、被毛及皮肤感知触、压等机械刺激所引起的感觉。多数动物的触觉感受器遍布全身，但并不是平均分布于身体各个部分，如手指和舌头可能是 100个/cm^2，而手背则少于 10 个 /cm^2。对人来说，除了视觉以外，触觉接受外界的信息量最多。

将机械刺激转变为神经冲动的过程称为机械感觉或机械转导，对触觉、听觉和平衡感都是至关重要的。

一、机械换能的一般特征 General Features of the Mechanotransduction

与其他感觉系统一样，机械感觉细胞也是通过打开或关闭特定的离子通道来放大机械力的信号。另外，机械力还可直接通过细胞表面和细胞骨架影响细胞内基因的转录。

机械感觉换能系统的通用模型如 Fig. 23-5所示。其关键特征在于换能通道（transduction channel），它被细胞内和细胞外的锚形体（intracellular and extracellular anchors）固定在细胞骨架和一种细胞外结构上。换能通道是用来检测外部结构相对内部结构，如细胞内骨架的偏转（deflection）。这种偏转可以是皮肤的变形、果蝇硬毛（bristle）的颤动等。偏转改变了系统中所有成分的张力。这种通用机制也可来解释其他特征如适应性。在对持续的刺激产生适应期间，作用于换能通道的张力通过一种重新调整机制而减弱。适应可通过外部偶联结构的变形、外部或内部支撑物变长、内部支持物相对细胞骨架的滑动或者通道内部的变化而得以产生。

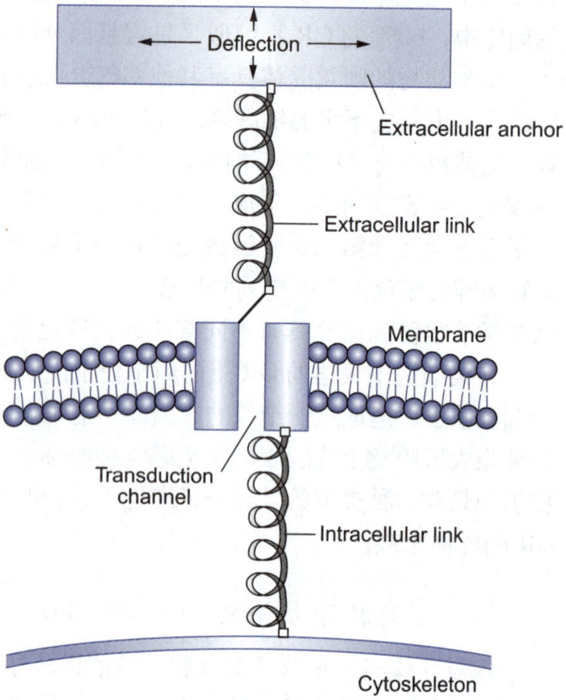

Fig. 23-5 General features of the mechanosensory transduction

二、触觉换能机制
Touch Mechanotransduction

两个最佳的无脊椎动物模型是金银线虫（*C. elegans*）和黑胃果蝇（*Drosophila melanogaster*）。人们已经鉴定了它们的候选换能通道和附属分子。在其他生物领域也存在着机械受体，如人们已克隆和重新构建了 *E. coli* 的对膜张力起响应的 MscL 通道。MscL 通道的发现，说明机械换能是生物古老的本能，并在所有细胞中起至关重要的作用。

人们已经从线虫筛选出一些机械感觉缺陷突变体（*mec* mutants），从中确定了一些与机械感觉相关的基因。其中，有些基因产物参与6种触觉神经元的生长发育，但大多数基因产物似乎是参与构建一种换能机制。通过对克隆的突变体基因的特性及相互作用进行研究，证明：一种机械受体复合物与一种对机械力敏感的离子通道（其与细胞内骨架成分和细胞外基质蛋白相连接）共同组成换能装置。这种装置与 Fig. 23 -4 的通用模型是一致的。人们已经确定了几种 *mec* 基因编码细胞骨架、细胞外基质或连接成分，*mec-7* 和 *mec-12* 基因编码β-和 α-微管蛋白（tubulin），构成触觉神经元的感觉树突中的 15-原细丝微管（15-protofilament microtubules）。MEC-2 蛋白在触觉受体神经元中特异表达，可能作为微管与换能通道间的连接体，其与 stomatin（一种与细胞骨架相连并参与维持细胞内离子环境稳定的整合膜蛋白）同源。

从 *mec* 突变体中筛选出的最令人感兴趣的基因是一组变性素（degenerins，DEGs）基因。其编码产物是离子通道，与钠吸收有关。DEGs与脊椎动物内皮细胞 Na^+ 通道（ENaCs）属于同一家族。DEGs 中的 *mec-4* 和 *mec-10* 突变后使得线虫对轻微触觉不敏感，*unc-8* 和 *deg-1* 突变后引起触觉神经元退化。因此可以认为，DEGs在机械换能过程中很可能充当机械感觉换能通道（mechanosensory transduction channel）或亚单位。

在哺乳动物方面，由于对微小神经末梢研究比较困难，所以目前在分子水平深入了解触觉尚不可能。科学家们一直推测在将机械触觉刺激转变为神经冲动时，需要打开一些离子通道。离子通道的开放，使得 Na^+ 进入神经细胞中启动神经冲动。于是科学家们将注意力集中在 Na^+ 通道蛋白——脑钠通道 1（brain sodium channel 1，BNC1）上。BNC1 在蛔虫、线虫等体内参与快速−适应轻微触觉（rapidly-adapting light touch）。将小鼠 *bnc1* 基因敲除（knock-out）后，采用一种微型计算机控制探针检测正常和基因敲除鼠的每一块皮肤，结果显示基因敲除小鼠的触觉灵敏度显著降低。这说明，BNC1 是机械受体复合物的一种组成成分。

第六节　听觉系统

Section 6　THE AUDITORY SYSTEM

与触觉一样，听觉也是检查机械刺激。该系统的感觉蛋白尚未确定，对其认识主要是基于解剖学、生理学和生物物理学研究提供的一些线索。人类听觉能分辨的频率是 200 ~ 20 000Hz，对应的时间是 5 ~ 0.05ms；我们还可以判别声音的来源。产生听觉功能最重要的因素之一是要能检测、分辨一个声音到达一个耳朵和另一只耳朵之间的滞留时间；根据双耳距离和声速，我们能够感知的时间差是 0.7ms。实际上，人类判别声源时的空间延迟时间可短至 0.2ms。如此高的时间容量意味着听觉依靠直接传导机制，而非第二信使。

果蝇有感觉硬毛，可检测微小气流，这与耳蜗内特化的神经元毛细胞感觉波的机械力变化很相似。耳蜗内毛细胞硬毛方向变换可产生持续的膜电流。从果蝇突变株分离的转导通道编码基因编码一种称为 NompC 的通道蛋白，缺乏机械受体功能。该蛋白含 1 619 个氨基酸残基，C端 469 个氨基酸残基组装成为一种离子通道蛋白，称为瞬时受体电势（transient receptor potential, TRP）通道，这段序列包括 6 个推定的跨膜螺旋，第五和第六螺旋之间有一个孔样区域。N 端 1 150 个氨基酸残基组成几乎是封闭的 29 个钩状重复序列。钩状重复序列由 33 个氨基酸折叠成发卡、后随一个螺旋 − 转角 − 螺旋结构。该结构在其他蛋白质中介导蛋白质 − 蛋白质相互作用，因此推测钩状重复序列可能与其他蛋白质相互作用，偶联机械运动，产生通道构象变化。线虫机械感觉神经元也有类似蛋白表达。因此，可利用同源序列分离人类听觉相关的候选基因。

第七节　痛　觉

Section 7　THE NOCICEPTION SYSTEM

痛觉是有机体对具有伤害性刺激的反应，具有保护性。痛觉实际上是一种能使机体避免危险处境、防止受到更大伤害和促进愈合过程的机制。目前已经取得的进展除确定了负责处理疼痛信息的地点——皮层集中地外，更重要的是在了解疼痛的分子机制方面确定了初级感觉神经元负责检测产生疼痛的刺激。痛觉的研究对象主要是哺乳动物的感觉系统，无脊椎动物不能感觉疼痛，但它们具有检测并使其躲避环境中潜在伤害刺激的换能机制。无脊椎动物的这种信号转导通路被认为是脊椎动物痛觉的进化前身。

一、伤害性感受器 Nociceptors

与检测疼痛有关的感受器被称为伤害（疼痛）感受器（nociceptors），实际上是一种初级感觉神经元。初级感觉神经元能被具有伤害性的热、强压或刺激性化学物质所兴奋，而无害刺激如温暖、轻微接触等不能使其兴奋。因此，只有强烈疼痛引起的痛觉才被看作类似于视觉、嗅觉的感觉类型。

在视觉和嗅觉中，初级感觉神经元只需检测一种类型的刺激——光和化学气味分子（chemical odorants），并使用过多和会聚性的生化机制来达到目的。在这方面，痛觉与它们不同，因为传导疼痛途径中的初级感觉神经元都具有检测大范围刺激形式的非凡能力。与其他感觉系统中的感觉神经元相比，痛觉感受器不局限于特定的解剖部位，而是遍布全身。

初级传入伤害性感受器（primary afferent nociceptors）很独特——其感觉敏感度是可调节的。因此，伤害性感受器不仅能感受强烈的疼痛还能感受持久和病理性疼痛状况，这就是所谓变（别）痛觉（allodynia）。一般通过两种不同的途径产生变痛觉：①增加脊髓“痛觉”传递神经元的敏感度，即中枢致敏；②降低伤害性感受器的激活阈，即外周致敏。在中枢致敏中，可通过激活非痛觉初级感觉神经纤维而产生疼痛。在外周致敏中，疼痛是当伤害性感受器末端接触到组织损伤和发炎时释放的各种化学物质，即炎性混合物（inflammatory soup）而产生的。这些化学物质包括细胞外质子、花生四烯酸（arachidonic acid）、脂质代谢物（lipid metabolites）、5-羟色胺、舒缓激肽（bradykinin）、核苷类（nucleotides）和神经生长因子（NGF）等。由于伤害性感受器在被伤害性刺激激活时能释放出肽和神经递质，如 P 物质（substance P）、降钙素基因相关肽（calcitonin-gene-related peptide）和ATP等，因此伤害性感受器能促进炎性混合物的合成，这种现象被称为神经损害性炎症（neurogenic inflammation）。

通过生物化学、电生理学、药理学和遗传学等学科的联合研究，人们在探究痛觉信号传递的分子基础方面取得了重大进展。下面仅介绍目前在某些肽和生长因子调节痛觉的生化基础方面所取得的进展。

二、肽和生长因子对痛觉的调节作用 Peptides and Growth Factors Modulate Nociception

组织损伤可促进损伤部位的非神经细胞合成和释放生物活性肽（bioactive peptides）。其中最重要的是舒缓激肽。舒缓激肽与初级感觉神经元或原代（培养的）感觉神经元的 G 蛋白偶联的（BK2）受体结合而激活 G 蛋白，后者进而激活磷脂酶 C（PLC）。随后 PLC 水解 PIP_2，生成第二信使 IP_3 和 DAG。在 IP_3 作用下，Ca^{2+} 从胞内钙库中释放出来，并与 DAG一起激活蛋白激酶 C（PKC）。舒缓激肽可提高培养背根神经节神经元的热引发电流。这种效应可能是通过PKCε 直接或间接修饰香草酸样受体（vanilloid receptor，VR1）而引起的，因为在 PKCε 敲除小鼠发现其热和机械高敏感性减弱，VR1 的磷酸化和一个或多个磷酸化位点的突变能终止通道调节能力。另外，舒缓激肽还可能通过另一条不需要 PKC 的途径来增强 VR1 的敏感性。在这条途径中，PLC 水解 PIP_2后，解除了由 PIP_2介导的对 VR1 的抑制作用。最近，在脊椎动物和无脊椎动物中都证实 PIP_2的水解在调节 TRP 通道活性方面具有重要作用；还通过实验证明了：加入脂类物质如大麻素 anandamide、花生四烯酸盐或 DAG 可激活 VR1 或其他 TRP 通道，这很可能是由于这些疏水性激动剂取代了 PIP_2。

神经生长因子（NGF）是胚胎神经元的生存因子（survival factor）和所有初级感觉伤害感受器发育所必需的因子。但在成人体内，由损伤和发炎部位的肥大细胞、成纤维细胞及其他类型的细胞所释放的 NGF 却作用于初级感觉神经末梢，促进温度超敏感。NGF 与肽能感觉神经元上的酪氨酸激酶受体 A（tyrosine kinase receptors A，TrkA）结合，随后激活有丝分裂原激活蛋白激酶（mitogen-activated protein kinase，MAPK）和 PLC 信息转导途径。MAPK 途径在调控基因表达方面的重要性已被人们认识（第十八章），但对 PLC 激活神经营养因子的生理意义还不清楚。

SUMMARY

Senses are based on cellular reception of various external stimuli, such as radiant energy and various chemicals and allow us to interpret the outside world.

Rhodopsin (Rho) is a highly specialized G protein-coupled receptor (GPCR) that detects photons in the rod photoreceptor cell. Bovine Rho was the first GPCR to be cloned, and the first to have its crystal structure solved. In the case of the vertebrate visual system, G protein activation leads to the activation of a cGMP phosphodiesterase (cGMP PDE) and the closing of cGMP-gated cation channels in the plasma membrane of the rod cell. So the cell's potential suddenly becomes even lower relative to the external environment. This is known as hyperpolarization. The large potential difference travels as an electrical impulse down the rod cell to the synaptic terminal, and is then transferred to an adjoining nerve cell. The nerve cell carries this impulse all the way to the brain. The brain then determines where the nerve impulse is originated, and interprets the image. In *Drosophila*, rhodopsin activates a distinct G-protein isoform, G_q, which activates a phospholipase C isoform (PLCβ4). This leads to opening of two classes of Ca^{2+}-permeable light-sensitive channels: transient receptor potential (TRP) and TRP-like (TRPL) channels.

Taste is an essential mechanism to determine the nutritional value of the food before it is ingested. It has long been known that there are 5 major senses of taste: sweet, bitter, salty, sour and umami. Identification and functional analysis of taste G-protein-coupled receptors found on the surface of taste receptor cells have led to a better understanding of how we perceive bitter and sweet. Sour is sensed through differences in intracellular pH and changes in intracellular Ca^{2+} ion concentrations, although the mode of action depends upon the strength of the acid. Levels of salt are sensed through depolarization across membranes through an amiloride-sensitive Na^+ channel. Umami is a dominant taste of food containing *L*-glutamate. A taste receptor for *L*-glutamate might possibly be a truncated form of brain mGluR4.

Smell depends on sensory receptors that respond to airborne chemicals. In humans, these chemoreceptors are located in the olfactory sensory neurons (OSNs). Olfactory receptors (ORs) represent one family of many types of G-protein-coupled receptors (GPCRs). The mammalian genome contains a family of about 1000 related but separate genes encoding for different odor receptors. (But only 60% of these are functional in humans, which may help to explain why dogs are better in detecting odors than we are.)

Binding of the odorant activates a G protein coupled to the receptor on its cytoplasmic side. G protein in turn activates adenylyl cyclase (ACⅢ). The cyclase catalyzes the conversion of ATP to the "second messenger" cyclic AMP (cAMP) in the cytosol. cAMP opens up CNG channel for the facilitated diffusion of Na^+ and Ca^{2+} into the cell. The influx of Na^+ and Ca^{2+} reduces the potential across the plasma membrane. If this depolarization reaches its threshold, it generates an action potential. The action potential is conducted back along the olfactory nerve to the brain.

Touch receptors are not distributed evenly over the body. The fingertips and tongue may have as many as 100 per cm^2; the back of the hand may only have fewer than 10 per cm^2. As with most sensory systems, mechanosensory cells place a premium on speed and sensitivity. A common theme is for mechanical forces to be directed to specific ion channels. The scientists concentrated their studies on the sodium ion channel protein BNC1 because it was a mammalian member of a sodium channel family that had been implicated in touch sensing in the roundworm, C. elegans. They found that BNC1 contributed to one form of touch, called rapidly-adapting light touch.

Nociception is the term commonly used to refer to the perception of pain. Pain-producing stimuli are detected by specialized primary afferent neurons called nociceptors. nociceptors are not localized to a particular anatomical structure, but are instead dispersed over the body, innervating skin, muscle, joints and internal organs. Primary afferent nociceptors are also unique in the extent to which their receptive properties can be modulated. Bradykinin activates G-protein-coupled (BK2) receptors on primary sensory neurons to stimulate PLC-catalysed hydrolysis of Ptd-Ins-(4,5)-P_2, consequently releasing Ca^{2+} from intracellular stores and activating protein kinase C (PKC). In the adult, NGF serves a very different function, being released by mast cells, fibroblasts and other cell types at sites of injury and inflammation, where it acts on primary sensory nerve terminals to promote thermal hypersensitivity. NGF binds to TrkA tyrosine kinase receptors on peptidergic sensory neurons to activate mitogen-activated protein (MAP) kinase and PLC-signaling pathways.

复习题

1. 简述视觉系统感光、辨色的生化机理。
2. 简述苦味的换能机制。
3. 简述线虫的触觉换能机制。
4. 简述嗅觉的信息转导过程。

主要参考书和文献

1. Jeremy M. Berg, John L. Tymoczko, Lubert Stryer. Biochemistry. 5th ed. New York:W.H. Freeman and Company, 2002
2. Hoon MA, Adler E, Lindemeier J, et al. Putative mammalian taste receptors: a class of taste-specific GPCRs with distinct topographic selectivity. *Cell*. 1999, 96: 541-551
3. Lindemann B. Receptors and transduction in taste. *Nature*. 2001, 413: 219-225
4. Price MP, Lewin GR, Mcilwrath SL, et al. The mammalian sodium channel BNC1 is required for normal touch sensation. *Nature*. 2000, 407: 1007 - 1011
5. Gillespie PG, Walker RG. Molecular basis of mechanosensory transduction. *Nature*. 2001, 413: 194-202
6. Julius D, Basbaum AI. Molecular mechanisms of nociception. *Nature*. 2001, 413: 203-210
7. Firestein S. How the olfactory system makes sense of scents. *Nature*. 2001, 413: 211-218
8. Hardie RC, Raghu P. Visual transduction in Drosophila. *Nature*. 2001, 413:186-193

（冀朝辉　贾弘禔）

第二十四章 神经组织的化学

CHAPTER 24 CHEMISTRY OF NERVOUS SYSTEM

PRINCIPAL POINTS

The goal of neural science is to understand the mind-how we perceive, move, think, and remember. In this chapter, we will focus on chemical components and metabolism properties of neural tissue, how neurons communicate by different neurotransmitter of synaptic transmission and how neurotransmitters are synthesized and degraded in body. What structures neurotransmitters and their receptors have, and how they perform signal transport function. Molecular biology has probed the pathogenesis of many diseases that affect neural function, including Huntington disease, and certain forms of Alzheimer's disease.

神经系统由各种神经元（neurons）、神经胶质细胞（neuroglial cells）、感觉细胞（sensory cells）以及与效应器细胞的连接组成。神经元具有接受刺激、传递和整合信息的机能；神经胶质细胞比神经元多 10 倍，共有 5 类，它们主要起支持、营养和保护神经元的作用。

神经系统主要是神经元构成的网络，这种结构在人脑中达到最发达的程度。无脊椎动物脑中神经元的数目仅有 $10^4 \sim 10^5$ 个，而人脑是其几百万倍，约为 $10^{11} \sim 10^{13}$ 个神经元。每个神经元通过突触与上百、甚至数千个神经元相联系。尽管不同类型神经元的大小、形态各异，但有共同的结构特征：细胞体向外伸出许多细长的突起（树突和轴突），其较长的突起（主要是轴突）构成神经纤维。神经纤维具有高度的兴奋传导性能。神经元之间，以及神经元与肌细胞、腺体细胞等之间在结构上虽然没有细胞质的直接连续，但是一个神经元的轴突末端与另一神经元的树突或胞体之间，有约 10～50nm 的间隙。此联系部位称为突触（synapse）（Fig. 24-1）。

神经元的基本功能是兴奋传导。神经纤维借电突触进行电传导，利用化学突触完成化学传导（详见《生理学》）。化学传导是通过释放神经递质（neurotransmitter），使上一神经元的信息传给下一神经元或效应器，其效应不仅限于下一个神经元或效应器的电效应，而且可直接影响它们的代谢和基因表达。本章主要介绍神经组织的化学组成及代谢特点；化学传导中的神经递质及其受体的结构与功能。

第一节 神经组织的化学组成

Section 1 CHEMICAL COMPONENTS OF NEURAL TISSUE

与其他组织一样，神经组织含有糖类、脂类、蛋白质、核酸、水和无机盐等。人脑的含水量约 78%，灰质（神经细胞胞体为主）的含水量多于白质（神经纤维为主），脊髓的含水量约75%。作为固体成分，胎儿脑发育早期在尚无髓鞘形成时，脑的各类化学组成与其他组

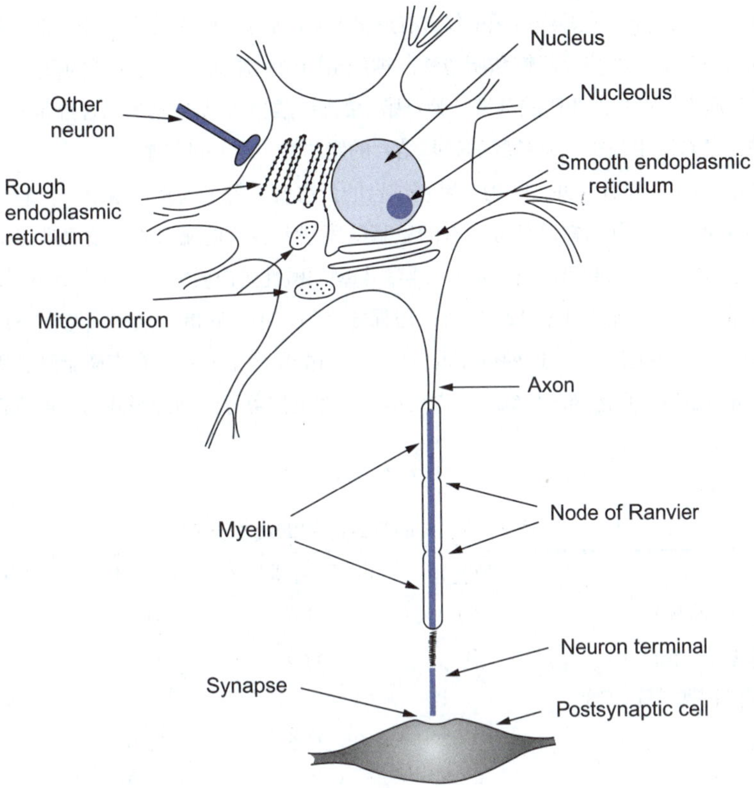

Fig. 24-1 A typical neuron structure

织并无多大差别。成人脑中的固体成分主要是蛋白质和脂类。蛋白质包括各种球蛋白、核蛋白及神经角蛋白（neurokeratin）等。大脑中蛋白质的转化率较身体其他部位的蛋白转化率要快。神经组织中脂类占总固体的一半以上。在脂类的构成中，中性脂肪很少，磷脂为主，尚有较多的脑苷脂和胆固醇。神经节苷脂作为神经元的特殊组成成分，在突触小体中含量极为丰富。正常情况下神经组织主要依靠葡萄糖供给能量，但神经组织的糖原储存量甚少，如大脑的糖原含量仅 0.1%。神经组织中还含有磷酸盐、钾、氯及钠等无机盐。

神经系统不同部位的化学组成是有差异的。一般讲，越是功能复杂的部位其水分和蛋白质、核糖、核酸的含量越高。脂类作为细胞的膜性结构和髓鞘的成分，在脑髓鞘、脑白质和周围神经组织中均较多（表 24-1）。

髓鞘中的脂类及蛋白质

髓鞘含有大量脂类，在神经纤维汇集的部位脂类含量特别丰富且复杂。大脑白质含脂类占其干重的一半以上，其中三分之二属于髓鞘。与脂肪细胞不同，神经组织的脂类基本上属于类脂，包括甘油磷脂、神经磷脂、糖脂、胆固醇等。在髓鞘中，甘油磷脂以磷脂酰乙醇胺（脑磷脂）为主，糖脂以脑苷脂为主。成年髓鞘的胆固醇以非酯化型（自由型）形成存在，幼龄期含有胆固醇酯及脱氢胆固醇（胆固醇生物合成中的一种胆固醇前身物），随着髓鞘发育成熟，胆固醇酯及脱氢胆固醇逐渐减少。神经磷脂在脑的髓鞘中含量较少，在末梢神经的髓鞘中较多。缩醛磷脂主要为缩醛磷脂酰乙醇胺，在髓鞘中占甘油磷脂总量的四分之一左右。磷脂酰肌醇在髓鞘中与 Ca^{2+} 和碱性蛋白质结合，且转换甚速，推测它在髓鞘结构中是很重要的。

脂肪酸的组成特点如下：在神经组织中仅含有痕量的游离脂肪酸。甘油磷脂中的脂肪酸因磷脂种类而异，但均含大量的油酸及较少量的多元不饱和脂肪酸。神经磷脂中的脂肪酸含有较长的碳链（$C_{18} \sim C_{26}$），而且髓鞘的神经磷脂比灰质者有更长的脂肪酸碳链。脑苷脂中的脂肪酸包括无羟基的和含羟基的、饱和的及不饱和的长链脂肪酸。神经节苷脂中与神经氨基醇的碱基结合的脂肪酸主要是硬脂酸。

组成髓鞘的蛋白质主要有两种：一为与髓鞘结合的蛋白质，另一为碱性蛋白质。脂类与蛋白质的复合物称为蛋白脂（proteolipid），其蛋白质部分含有的氨基酸残基大多数是疏水的，故很难溶于水。其分子质量为12 500～35 000，占中枢神经髓鞘蛋白质总量的一半。髓鞘的碱性蛋白质的等电点为10.6，分子质量为18 000，单链含170个氨基酸残基，在114～122中含一段保守序列，牛、豚鼠、猴和人均含一共同的8肽：苯丙－丝－色－甘－丙－甘－谷胺－精。这种碱性蛋白质与三磷酸肌醇酯结合；在有磷脂酰肌醇或磷脂酰丝氨酸存在时，可溶于氯仿与甲醇混合溶剂。抗碱性蛋白质的特异性抗体可导致神经脱髓鞘，可见它在髓鞘的形成过程中起重要作用。

表 24-1　人的神经组织的脂类分布

	脑髓鞘	脑白质	脑灰质	末梢神经髓鞘
水分（占湿重的 %）	40	71.6	81.9	
脂类总量（占干重的 %）	70	54.9	32.7	69.5
（以下为占脂类总量的 %）				
胆固醇	27.7	27.5	22.0	26.6
糖　脂	27.5	26.4	7.3	24.5
脑苷脂	22.7	19.8	5.4	
硫　脂	3.8	5.4	1.7	
甘油磷脂	43.1	45.9	69.5	48.9
磷脂酰乙醇胺	15.6	14.9	22.7	17.5
磷脂酰胆碱	11.2	12.8	26.7	6.6
磷脂酰丝氨酸	4.8	7.9	8.7	
磷脂酰肌醇	0.6	0.9	2.7	10.1
未鉴定部分	1.1	1.7	1.8	
缩醛磷脂	12.3	11.2	8.8	12.4
神经磷脂	7.9	7.7	6.9	14.1

第二节　中枢神经组织的新陈代谢特点

Section 2　METABOLISM PROPERTIES OF CENTRAL NERVOUS SYSTEM

一、脑的能量代谢和糖代谢

Energy Metabolism and Glucose Metabolism in Brain

脑的功能复杂，活动频繁，能量消耗也特别多。占体重2.4%的人脑，静止状态时大约耗用全身耗氧总量的20%。放射性惰性气体 ^{133}Xe（氙）示踪测量估计，人体在清醒时经脑的血流量为每克组织（0.52±0.12）ml/min，再根据经脑的动脉与静脉血流间的氧差，推算出脑的耗氧率为每克组织（1.47±0.18）μmol/min，明显高于其他组织。

正常情况下脑的呼吸商为 1，提示脑的能量需要是由糖提供的。人脑每天大约消耗 120g 葡萄糖，脑中糖原的储备量很少（约0.1%），而经脑动、静脉血流中葡萄糖浓度差别很大，足以说明脑组织依靠血液葡萄糖作为主要能源。以 1.41 kg 重的脑组织为例，对葡萄糖的利用率为每克脑组织 30μmol/min 。^{14}C 标记葡萄糖的掺入试验表明，脑中 90% 以上的葡萄糖是通过酵解和三羧酸循环分解代谢。与其他组织相比，脑组织的己糖激酶活性特别高，其中有一种特别的己糖激酶同工酶，其 K_m 比肝和肌肉中的要低，而 V_{max} 则较高，这有利于大脑对葡萄糖的利用。脑的磷酸果糖激酶在调节葡萄糖的利用上起主要作用，此酶活性的变化足以满足多变的脑细胞能量消耗的需要。正常情况下，脑中葡萄糖的利用以有氧氧化为主，无氧酵解途径仅为5% ~ 15%。酵解酶体系不仅位于细胞体，也存在于轴突末端，参与轴突前末端的能量代谢。

脑中存在氧化酮体的酶体系。饥饿时经脑血流中酮体水平升高，有相当一部分酮体代替葡萄糖供能。但是,酮体不能取代葡萄糖的全部功能。

大脑所消耗的能量主要用于维持细胞浆膜内、外的离子梯度，实现各种物质的储存和转运过程，各种神经递质及细胞内其他化合物的合成等。高能磷酸化合物是组织功能活动的直接能源。大鼠脑皮质中磷酸肌酸、ATP、ADP 及 AMP 的含量分别为 5.3、0.3 及 0.03μmol/g 组织，比大动物和人的脑中 ATP 的浓度和腺苷酸池要小一些。脑内 ATP 的转换率很快，3 秒钟内可转换一半。值得注意的是，脑的代谢率随着功能状态(兴奋或抑制)和环境因素(如低温、高温、药物作用等)而显示很大幅度的变化。但在这样大范围的代谢率变化时，脑组织的 ATP 含量和腺苷酸池大小仍能维持不变。这说明脑的能量代谢机制具有有效的代偿能力。

脑组织能以改变其代谢方式来适应环境因素的变化。例如，在缺氧的情况下，脑中 NADH 与 NAD^+ 的比值增大，则三羧酸循环中间产物草酰乙酸与苹果酸的比值显著下降，使酵解途径加强。此时，酵解产物乳酸增加、丙酮酸亦堆积，丙氨酸随之增加，γ-氨基丁酸由于通过琥珀酸半醛氧化途径受阻而在脑中的水平升高；严重时脑组织出现不可逆损伤。又如，低血糖对脑组织耗氧有很大影响。正常动脉血中葡萄糖浓度约为 0.8g/L 时，每 100g 脑组织消耗约 3.4ml O_2/min；用胰岛素使血糖降至 0.08g/L 时，O_2的消耗降到每 100g 组织 1.9ml O_2/min。这种 O_2 的消耗水平已无法使依靠氧化磷酸化提供足够ATP的脑进行正常功能的活动，于是出现昏迷，继而造成脑的不可逆损伤。

胰岛素不能越过血脑屏障，因此胰岛素只能通过对血糖浓度的影响来改变脑中糖代谢。但末梢神经的葡萄糖代谢可直接受血浆胰岛素影响。

脑中磷酸戊糖途径提供合成核糖核酸所需的磷酸核糖及合成脂类所需的 NADPH。焦磷酸硫胺素作为转酮醇酶的辅酶参与磷酸戊糖途径，故当维生素 B_1 缺乏时，髓鞘的完整性就不能很好维持。

二、脑中氨基酸和蛋白质的代谢 Amino Acid and Protein Metabolism of the Brain

脑中氨基酸有血液供应及糖代谢转变两个来源。脑血流中的氨基酸能与脑组织迅速交换，但氨基酸浓集于脑组织中的量却相当有限。例如，当放射性谷氨酸加于血流中其所带放射性迅速地与脑内平衡，但提高血浆谷氨酸浓度并不能提高脑内谷氨酸的水平，这说明脑有维持氨基酸稳态平衡的机制。多数氨基酸是通过载体系统进入脑细胞的。脑组织可利用葡萄糖合成一部分氨基酸。将 ^{14}C 葡萄糖给予动物，脑内天冬氨酸，N-乙酰天冬氨酸、谷氨酸、谷氨酰胺和γ-氨基丁酸组分富集放射性，说明脑组织中合成非必需氨基酸是颇为活跃的。

脑中大约 75% 的游离氨基酸是天冬氨酸、谷氨酸、谷氨酰胺、N-乙酰天冬氨酸及γ-氨基丁酸。其中谷氨酸的含量最多，其浓度为 10mmol/L。

进入脑中的氨基酸可迅速被利用合成蛋白质。蛋白质的合成主要在细胞体进行，如大量的神经肽只能在细胞体合成，但轴突中也可合成。轴突中的微管与物质转运有密切关系。微管的结构蛋白质——微管蛋白（tubulin）的半寿期约为 4 天，这种蛋白质需要不断的合成更新。除参与蛋白质、肽类合成，脑内氨基酸还参与重要神经递质的演变（见下节）。

脑中氨的产生是通过腺苷酸脱氨酶的作用、经嘌呤核苷酸循环来实现的（第九章）。

三、脑中脂类代谢 Lipids Metabolism of the Brain

在早期发育阶段大脑脂类含量不多，早期胎儿脑的化学组成与其他组织并没有多大差别。随着发育的进程出现神经髓鞘。神经髓鞘形成后，神经组织中脂类愈加丰富。脑中大多数脂类，包括胆固醇、脑苷脂、磷脂酰乙醇胺和神经磷脂，在脑中代谢缓慢。但是磷脂酰胆碱与磷脂酰肌醇转换速度较快。脑中甘油磷脂的合成途径与其他组织相同。脂肪酸、甘油和肌醇来自糖代谢；脑接受血浆来的乙醇胺用于合成磷脂。

生长期的幼小动物脑组织可以合成胆固醇。随年龄增长，脑中羟甲基戊二酸单酰辅酶A (HMG-CoA)还原酶活性迅速下降，脑合成胆固醇的能力也越来越小。合成的胆固醇大量聚集为髓鞘成分。成年脑中的胆固醇大部分是非酯化的；在髓鞘化的活跃期，该部位有较高浓度的胆固醇酯。

神经鞘脂类（sphingolipids）也是髓鞘的重要成分。脑中可分别进行神经氨基醇（sphingosine）、神经酰胺（ceramide）、脑苷脂（cerebroside）和鞘糖脂（glycosphingolipid）的合成和分解。在髓鞘化过程中的脑苷脂，尤其是硫酸脑苷脂的合成代谢最为活跃。神经节苷脂(ganglioside）是一类鞘糖脂，它含有一个或多个N-乙酰神经氨酸，是神经元的特异组成成分，在突触小体中含量最为丰富。自出生到成年，脑中神经节苷脂浓度增大两倍。体内神经鞘脂类分解代谢酶的缺陷是多种类型先天性脂类累积症的原因。

四、脑中核酸代谢 Metabolism of Nucleic Acids in Brain

与体内其他组织相比，脑中 RNA 的含量特别高。脑中 RNA 的代谢速度随神经的功能活动程度而变化：在短期的强烈刺激之后 RNA 含量升高，但长期刺激后却趋于降低。由于脑的功能活动因特定的细胞和区域而异，故脑中 RNA 含量的变化并非均匀一致。但全脑的抽提物含有比其他任何组织均较多的 mRNA，足以表明脑中代谢的活跃程度。

因为脑缺乏氨基甲酰磷酸合成酶，所以脑不能从 CO_2、氨和谷氨酰胺合成嘧啶碱。但脑组织能将尿苷转变为 UMP，然后转变为 UTP 和 CTP，进而合成核酸以及参加脂类和黏多糖的代谢。尽管从头合成嘌呤的酶在脑中是完备的，但嘌呤核苷酸的补救合成途径在脑中仍十分重要。

脑和其他组织一样，储存核酸及传递遗传信息，并将这些信息翻译成蛋白质。已证明神经细胞受到刺激时，细胞体内酪氨酸羟化酶合成增多，此酶催化酪氨酸转变为神经递质——儿茶酚胺。环境中各种物理化学的刺激，如光、声音等可刺激局部神经元增加RNA及蛋白质的合成速度。在大鼠逃避黑暗的机制研究中，自其脑组织提出一种15肽（丝－天－天胺－天－谷胺－谷胺－甘－赖－丝－丙－谷胺－谷胺－甘－甘－酪－NH_2），将此15肽注入未训练过的大鼠体内可产生类似的避暗反应。许多实验表明，哺乳类动物的学习和记忆活动常以测定长时程增强（long-termpotentiation, LTP）为主要指标，N-甲基-*D*-天冬氨酸（N-methyl-*D*-aspartate, NMDA）受体通路的抑制会破坏动物的LTP，间接证明了学习与记忆的过程需要NMDA的参与。用小鼠同源基因敲除的方法，也证明有多个不同基因的缺乏会影响小鼠的学习和记忆状态，相关的研究有待于深入，但学习与记忆的生理活动是由多种蛋白质大分子的共同协调作用来完成的。

第三节　神经递质及其受体

Section 3　NEUROTRANSMITTERS AND THEIR RECEPTORS

神经元之间，以及神经元与肌肉或腺细胞之间的兴奋传递不是靠电传导，而是靠化学传导实现的。当神经冲动传递到突触前神经元的突触时，突触前膜释放特异的化学物质，后者通过突触间隙，作用于突触后神经元的胞体或树突，改变突触后神经元的机能状态，完成信息传递的功能；或者化学物质作用于肌肉、腺细胞等，引起肌肉收缩、腺体分泌等生理效应。这类化学物质统称为神经递质（neurotransmitters）。

神经递质具有下列特点：①存在于释放该物质的神经末梢；②在受刺激时该物质自突触前膜（末梢）释入相邻近的细胞外液（突触间隙）；③将此物质人为地直接注入突触后神经元的胞体或树突，可模拟出与刺激突触前区时所出现的相同的生物效应；④某些药物可以阻断神经递质与其受体相互作用的效应；⑤突触后区存在破坏该神经递质的有效机制，使其作用迅速终止，从而保证突触传递的高度灵活性。

神经递质按其化学结构又有非肽类递质和肽类递质两种。大部分非肽类递质是氨基酸及氨基酸的衍生物或其他中间代谢物。目前发现的大部分神经递质均为兴奋型，仅有甘氨酸、γ-氨基丁酸和牛磺酸为抑制型递质，下面将部分神经递质列于表24-2。

非肽类递质几乎在神经元的任何部位均可以合成。通常神经递质合成后储存在突触前末梢的大小不同的囊泡里（vesicle），末梢中以小囊泡为主（直径30～60nm），囊泡有两种存在形式，游离状态及与细胞骨架蛋白结合的形式（与肌动蛋白结合为主）。小囊泡中含小分子类型的递质，而大囊泡（直径100nm）还含有神经肽及多种催化多巴合成去甲肾上腺素的酶类。嵌入在囊泡中的许多蛋白质已被克隆，它们参与递质的转运、胞吐、囊泡与突触膜的对接等生物活动。下面将部分蛋白质列于表24-3。

神经递质的释放是指神经冲动到达突触前末梢时,导致神经递质自囊泡中大量释出。递质释放的过程涉及囊泡对膜的附着和囊泡内含物经胞吐作用使递质进入突触间隙。

神经递质可经代谢、再吸收以及扩散到不同的细胞中去而被终止其传导作用，使其失去活性。这些递质主要是乙酰胆碱、儿茶酚胺、5-羟色胺、γ-氨基丁酸。

表 24-2 神经递质及具有神经递质性质的物质

名 称		化学结构
非肽类递质		
乙酰胆碱 (acetylcholine,Ach)		$CH_3COOCH_2CH_2\overset{+}{N}(CH_3)_3$
去甲肾上腺素 (norepinephrine)		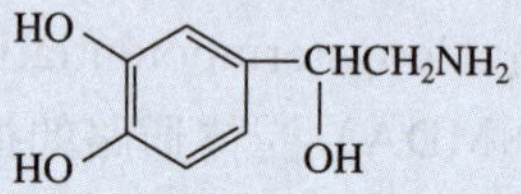
多巴胺 (dopamine)		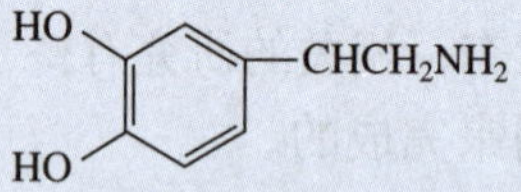
5-羟色胺 (serotonin)		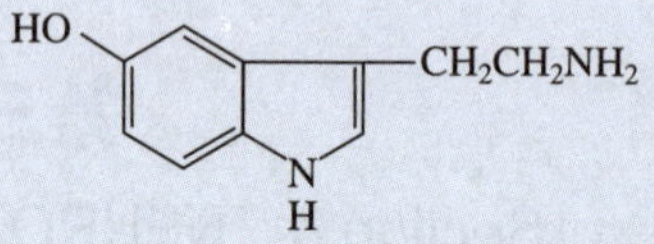
组胺 (histamine)		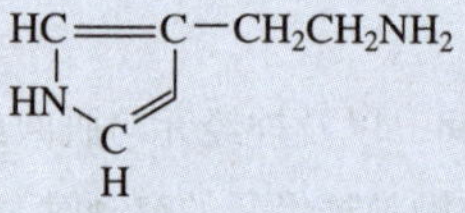
ATP		略
天冬氨酸		略
谷氨酸		略
甘氨酸		略
γ-氨基丁酸 (γ-aminobutyrate, GABA)		$HOOCCH_2CH_2CH_2NH_2$
牛磺酸 (taurine)		$H_2C-SO_3^-$ $H_2C-\overset{+}{N}H_3$
肽类递质		
脑啡肽 (enkephalins)	met-脑啡肽 leu-脑啡肽	YGGFM YGGFL
内啡肽 (endorphins)	β-内啡肽	YGGFMTSE KSQTPLV TLFKNAIIKNAYKKGE
P 物质 (substance P)		RPKPEEFFGLM-NH_2
神经降压素 (neurotensin)		P-ELYENKPRRPYIL

表 24-3 突触囊泡蛋白

突触素（synapsin）	Ⅰa Ⅰb Ⅱa Ⅱb
突触（小）泡蛋白	(synaptophysin)
突触结合蛋白	(synaptotagmin)
突触融合蛋白	
小突触（小）泡蛋白	(synaptobrevin/VAMP)

一、乙酰胆碱 Acetylcholine

（一）乙酰胆碱的合成、储存及功能

乙酰胆碱在胆碱能神经末梢由胆碱和乙酰辅酶A合成，催化此反应的酶是胆碱乙酰转移酶(choline acetyltransferase)。胆碱自细胞外摄入，主要来自食物的转换，有些来自突触的重吸收或其他的代谢中间产物，乙酰辅酶 A 源于线粒体内的丙酮酸氧化代谢。乙酰胆碱在胞液中合成后浓集于突触的囊泡中。

$$\underset{\text{乙酰辅酶A}}{CH_3CO{-}SCoA} + \underset{\text{胆碱}}{HOCH_2CH_2\overset{+}{N}(CH_3)_3} \xrightarrow[\text{(胞液)}]{\text{胆碱乙酰转移酶}} \underset{\text{乙酰胆碱}}{CH_3COOCH_2CH_2\overset{+}{N}(CH_3)_3} + \underset{\text{辅酶A}}{CoASH}$$

对乙酰胆碱的研究最初是从运动神经末梢递质开始的。神经肌肉接点处释放乙酰胆碱，乙酰胆碱结合在接点后膜上可改变后膜对离子的通透性，从而出现膜电位效应，使肌纤维兴奋，引起肌肉收缩。在中枢，胆碱能神经元的分布很广，乙酰胆碱的作用有兴奋和抑制两类，但以兴奋作用为主。乙酰胆碱对摄食、饮水、体温、血压等调节中枢都有特定的作用。

临床上用阿托品作为胃肠道解痉药，因为支配胃运动的迷走神经通过释放乙酰胆碱发挥作用，阿托品与乙酰胆碱竞争受体（毒蕈碱样受体），从而阻断乙酰胆碱的作用，缓解胃肠道痉挛。筒箭毒则与乙酰胆碱竞争烟碱样受体，阻断神经横纹肌之间的兴奋传递，使肌肉松弛。

（二）乙酰胆碱的释放和对效应器的作用

当接受神经冲动后，囊泡移近突触膜并与之融合，同时释放乙酰胆碱到突触间隙，乙酰胆碱与突触后膜上的受体结合而启动了下一个细胞的生理及代谢过程。

两类胆碱能受体显示不同的生理功能，烟碱样乙酰胆碱受体（nicotinic acetylcholine receptor, nAChR）分布于植物神经节和骨骼肌，毒蕈样乙酰胆碱受体（muscarinic acetylcholine receptor, mAChR ）分布于大脑皮层和平滑肌（Fig. 24-2）。

烟碱样受体是由 4 种不同的亚单位组成的 5 聚体糖蛋白（$\alpha_2\beta\gamma\delta$），它构成了 Na^+、Ca^{2+} 和 K^+ 离子通道。α 及其他亚基的 N 端位于细胞膜外侧，每个亚基 C 端所含的四个疏水结构域($M_1 \sim M_4$）形成跨膜的离子通道。位于离子通道的 5 个 M_2 片段两侧的阴离子有助于阳离子的渗透。2个乙酰胆碱分子与受体α亚基结合，导致受体构象改变，引发通道的开启与关闭（Fig. 24-3）。PKC 使烟碱样受体磷酸化而打开通道，酪氨酸激酶则使受体脱敏而关闭。毒蕈碱受体与烟碱受体类似。

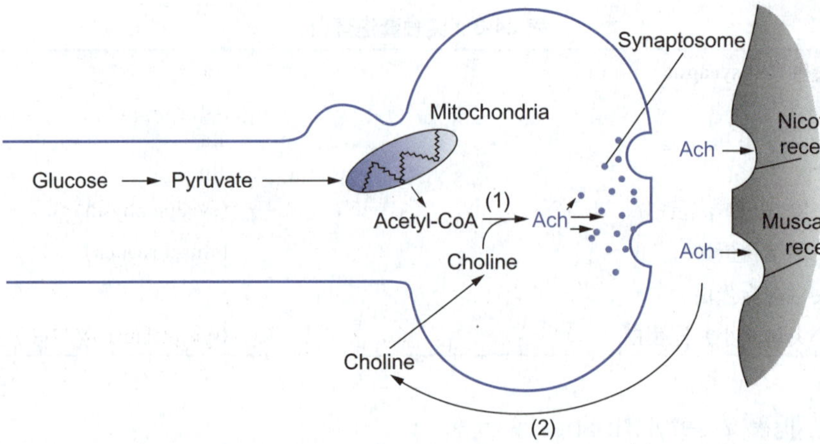

Fig. 24-2 Neuromuscular junction: a cholinergic synapse

Ach: Acetyl-choline, (1) Choline acetyltransferase, (2) Choline esterase

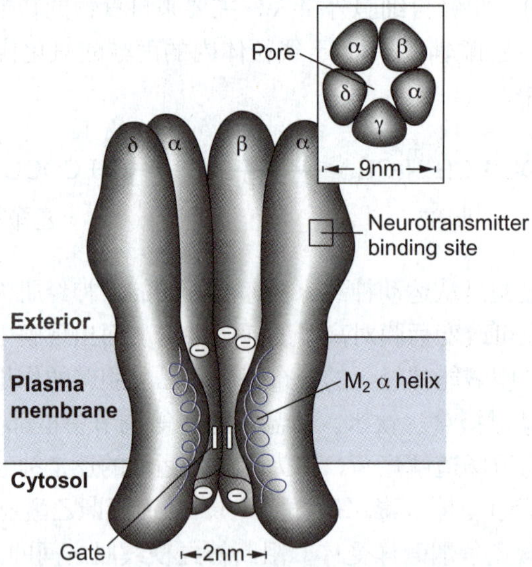

Fig. 24-3 Structure of nicotinic acetylcholine receptor

（三）乙酰胆碱的分解（失活）

乙酰胆碱与受体的结合是可逆的。自末梢释出的乙酰胆碱迅速（以微秒计算）被胆碱酯酶（choline esterase）水解，水解反应过程如下：

$$\underset{\text{乙酰胆碱}}{CH_3COOCH_2CH_2\overset{+}{N}(CH_3)_3} + H_2O \xrightarrow{\text{胆碱酯酶}} \underset{\text{乙酸}}{CH_3COOH} + \underset{\text{胆碱}}{HOCH_2CH_2\overset{+}{N}(CH_3)_3}$$

在神经组织中胆碱酯酶的活性分布于质膜和内质网的膜结构中，特别在神经末梢的膜上较多。除了神经组织之外，胆碱酯酶活性还有广泛的分布，而且有些非特异性酯酶也能水解乙酰胆碱，因此逸出突触的乙酰胆碱会很快被分解灭活。

胆碱酯酶的催化活性与丝氨酸蛋白酶相似（活性中心含有丝氨酸残基），含一个可与季铵氮相结合的负离子位点，以及一个含有丝氨酸羟基的催化酯水解位点。后一位点可与有机磷毒物结合。如敌百虫等农药，可抑制丝氨酸蛋白酶，对胆碱酯酶也有抑制作用（第四章）。

二、儿茶酚胺类 Catecholamines

儿茶酚胺类（catecholamines）包括多巴胺（dopamine）、去甲肾上腺素（norepinephrine）及肾上腺素（epinephrine），它们都是酪氨酸的代谢物（第九章）。酪氨酸的羟化由酪氨酸羟化酶催化，是儿茶酚胺合成反应的限速步骤，并受终末产物抑制。反应的第二步由多巴脱羧酶催化。多巴胺在侧链上羟化生成去甲肾上腺素，催化此反应的酶是多巴胺羟化酶。

合成的去甲肾上腺素储存于肾上腺能神经末梢的囊泡中，与 ATP、嗜铬颗粒蛋白疏松结合，不易扩散至胞浆，因而避免受单胺氧化酶灭活。当神经冲动到达末梢时，突触前膜处的囊泡与前膜融合，释出去甲肾上腺素。释出的去甲肾上腺素与突触后膜上的去甲肾上腺素受体结合，产生生理效应。消除去甲肾上腺素的机制与乙酰胆碱不同。约有四分之三的去甲肾上腺素可被突触前膜迅速重吸收，并重新储存于囊泡中（Fig. 24-4），这是一个耗能的过程，药物利

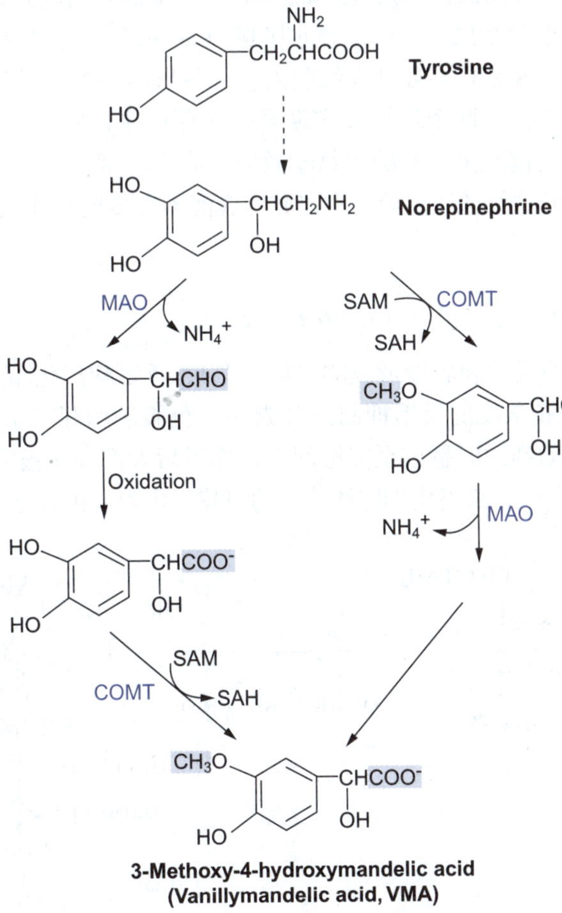

Fig. 24-4 Inactivation of catecholamine

MAO: Monoamine oxidase,
COMT: Catechol *O*-methyltransferase,
SAM: S-Adenosylmethionine,
SAH: S-Adenosylhomecysteine

血平可特异地抑制此过程。其余部分的去甲肾上腺素则在突触后膜、突触间隙以及在逸入血浆之后被分解灭活。

儿茶酚胺类的分解代谢是由两种酶催化的。一种是单胺氧化酶（monoamine oxidase，MAO），它催化单胺氧化经过中间产物醛而成羧酸。此酶存在于神经元的线粒体中，也存在于所有体细胞中。另一种是儿茶酚-*O*-甲基移换酶（catechol-*O*-methyltransferase，COMT），其作用是使苯羟基甲基化，它是血液中的儿茶酚胺类灭活的主要手段。

肾上腺能突触后受体有两类，即 α 受体和 β 受体。α 受体常激起兴奋反应，但对小肠平滑肌则是起抑制效应。对于 α 受体，肾上腺素常比去甲肾上腺素效应弱。β 受体引起肌肉松弛，但激起心肌收缩，去甲肾上腺素的效应常比肾上腺素小。

儿茶酚胺类受体均属于 G 蛋白偶联受体，不同的受体可通过与不同种G蛋白的相互作用，进一步影响细胞内不同的第二信使。例如，兴奋的信号与神经细胞的β-肾上腺素能受体结合，使 G_s 蛋白被激活，使细胞内 cAMP 合成增加，进而影响不同种类蛋白质的活性。在非神经细胞上的β-肾上腺素能受体作用机制与此完全相同。这类受体结构的共同特点是，①受体由一条肽链组成，分为胞外区（N 端区）、跨膜区和胞内区（C 端区）。在胞外区的保守序列中含有糖基结合的区域。②含 7 个疏水区，每一个疏水区域由 20～25 个氨基酸残基组成，并形成 7 个 α 螺旋穿越细胞膜。③ N 端和 C 端分别在细胞内、外各形成三个环状结构，每个环由 10 ～ 30 氨基酸组成，胞内的第二、三两个环与 C 末端同时含有 G 蛋白的结合位点。受体与 G 蛋白结合后使其构象发生改变，诱发进一步的生物学效应（第十八章）。

多巴胺是一种独立的神经递质。储存多巴胺的囊泡不含多巴胺 β-羟化酶，故不能将多巴胺代谢成为去甲肾上腺素。

三、5-羟色胺 5-Hydroxytryptamine, 5-HT

5-羟色胺是由色氨酸羟化和脱羧形成的（第九章）。色氨酸羟化酶是 5-羟色胺合成过程的限速酶，受脑内 5-羟色胺浓度的反馈抑制。合成 5-羟色胺的酶存在于胞液，5-羟色胺合成后储存于囊泡中，神经冲动到达时释放至突触间隙，作用后大部分又被突触前膜重吸收。

神经细胞内的 5-羟色胺，最终由细胞线粒体的单胺氧化酶催化氧化，产物为 5-羟吲哚乙酸。

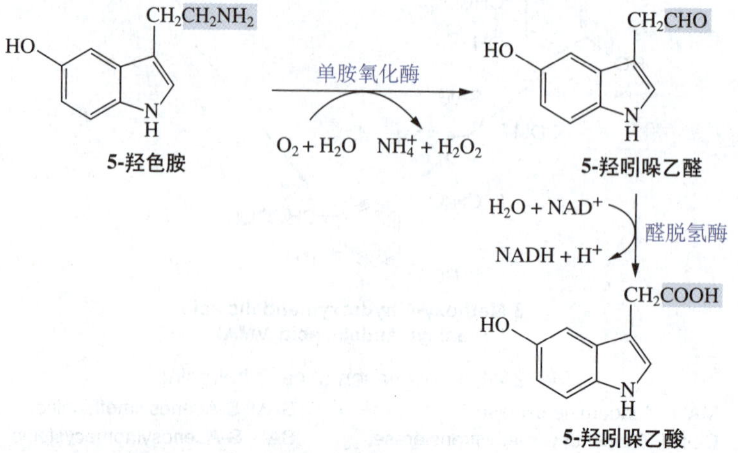

5-羟色胺可使大多数交感节前神经元兴奋，使副交感节前神经元抑制。脑中的5-羟色胺递质与睡眠、镇痛、体温调节等有关。5-羟色胺受体属于G蛋白偶联受体，当5-羟色胺与受体结合后，可通过不同类型G蛋白的偶联作用，使细胞内第二信号系统活化，并参与K^+通道的敏化。

四、氨基酸类 Amino Acids

（一）γ-氨基丁酸

γ-氨基丁酸（GABA）是抑制性神经递质，它的合成与降解通过GABA穿梭实现。在脑组织，GABA与另一个兴奋性神经递质谷氨酸，在星形胶质细胞内具有相同的代谢途径（Fig. 24-5）。星形胶质细胞可以重吸收GABA及谷氨酸，并将其转变为谷氨酰胺，而后再转运回突触前神经元。在兴奋型神经元，谷氨酰胺转变为谷氨酸，并再包装进入突触小泡。在抑制型神经元，谷氨酰胺转变为谷氨酸，进而脱CO_2成为GABA，GABA被再包装到突触小泡里。近年研究表明，一些癫痫患者脑内GABA的水平较低，用2-丙基戊酸可以升高脑内GABA的水平，但作用机制尚不清楚。

γ-氨基丁酸受体属离子通道型，受体结构与烟碱类受体相似，但γ-氨基丁酸受体是氯离子通道，因而，受体胞外区及胞内区含带正电荷的氨基酸，这些氨基酸与氯离子的通透密切相关。γ-氨基丁酸受体的主要功能是在脑内抑制突触的传递。

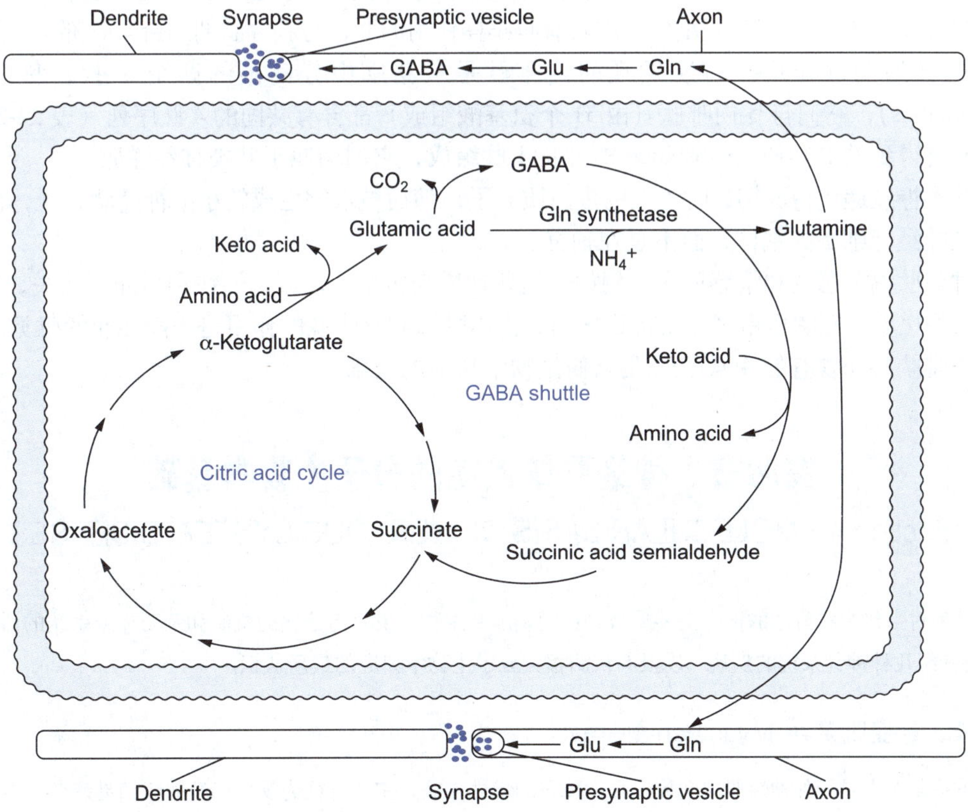

Fig. 24-5 Metabolism of γ-aminobutyric acid

γ-氨基丁酸对中枢神经有普遍的抑制效应，它不仅在释放后能抑制下一个神经元（突触后抑制），并且也能作用于突触前神经末梢，减少兴奋性递质的释放（突触前抑制）。

甘氨酸是另一个抑制型神经递质，它的受体也是氯离子通道，它的作用是在脊髓中抑制突触的传递。

（二）其他氨基酸

谷氨酸和天冬氨酸是两个兴奋性神经递质。近年研究证明，学习记忆行为有谷氨酸递质的参与。

谷氨酸受体分为两类，一类是离子型通道受体，另一类是代谢型G蛋白偶联受体。离子通道受体又因对特异激动剂感受性不同，分为NMDA（N-methyl-D-aspartate）受体、AMPA（α-amino-3-hydroxy-5-methyl-4-isoxazole propionic acid）受体和海人酸（kainate）受体3种。谷氨酸受体分子特性的研究不如烟碱受体那样清楚，但是基本性质与烟碱受体相似。非NMDA受体的主要作用是在中枢神经系统刺激突触的传递；在海马区，NMDA受体参与长时程增强作用的诱导，因而人们认为它与记忆的形成有关。

五、肽类递质 Peptide Transmitter

一些小分子肽也显示在神经系统的高级中枢中起递质功能。有些已鉴定为下丘脑的特异调节激素，并在脑及脊髓的其他部位发现。例如，促甲状腺激素释放激素（焦谷－组－脯－NH_2三肽）有加强乙酰胆碱对某些大脑皮层神经元的作用和拮抗巴比妥类药物的效应。

内啡肽（endorphins）是脑内一组具有吗啡样作用的肽，与鸦片制剂结合同一部位，从而模拟吗啡样的药理作用。首次发现的内啡肽是从猪脑中分离出的两个5肽，称脑啡肽(enkephalins)，它们与β-内啡肽（由31个氨基酸组成）都含有共同的4肽序列（表24-2）。自马脑制备得到的P物质（substance P）由11肽组成，它们均属于肽类神经递质。

肽类神经递质合成初始时为大的蛋白质分子，随后被水解生成较小的神经肽分子，合成的部位在神经元细胞的胞体，而不是在轴突。

神经肽调节感觉和情感反应，例如，这些递质与饥饿、口渴、愉快和疼痛等相关。P物质是兴奋型递质，它的作用之一是传递疼痛，而内啡肽和脑啡肽的作用是消除疼痛的感觉。脑啡肽和内啡肽共同含有的4肽序列,是它们生物学功能的基础。

第四节　神经系统疾病的分子生物学基础

Section 4　MOLECULAR BASIS OF NERVOUS SYSTEM DISEASES

目前对当代生物科学的两个主要挑战是：明确涉及生物体发育与分化的机制和阐明神经系统的活动。本节简要介绍几种神经系统的疾病，以及与疾病相关分子生物学研究的最新认识。

一、重症肌无力 Myasthenia Gravis

重症肌无力是一种神经肌肉间传递功能障碍的慢性疾病，主要特征为受累横纹肌收缩易疲劳，经休息后可有恢复。目前对其真正的病因仍不清楚。大量的研究表明，90%以上的重症肌无力病人的血清中含有乙酰胆碱受体的抗体，抗体与 AChR 结合使乙酰胆碱与其受体的结合数量减少，甚至抑制了受体的功能。在一种自身免疫性疾病的重症肌无力病人中发现，病人的乙酰胆碱受体大量减少（见 Fig. 24-6）。

对重症肌无力的治疗措施目前是从几个方面着手：吡啶斯的明（pyridostigmine）和新斯的明（neostigmine）是有效的长效激活剂，它们被广泛用于治疗。另外使用胆碱酯酶的抑制剂，使乙酰胆碱灭活减少，从而增加其浓度来改善运动终板的反应性。使用皮质类固醇激素以抑制不正常的免疫反应等。

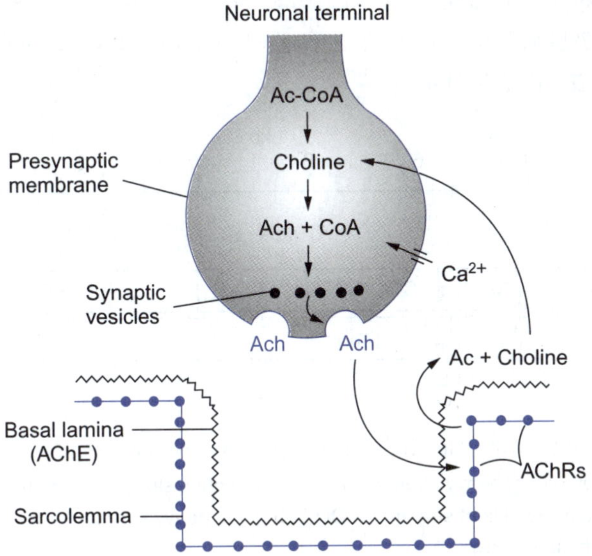

Fig. 24-6 Structure of neuromuscular junction

二、亨廷顿病 Huntington's Disease（HD）

亨廷顿病是一种神经系统的退行性病变，多数患者于中年后发病，表现为运动失常，常出现不自主的舞蹈动作，并伴有智能衰退和精神症状。

1983 年由 Gusella 等人将与亨廷顿病相关的基因定位于 4 号染色体，经过对一个大家系近 5 000 名个体的研究分析，将致病基因定位于染色体 4p16.3 靠近端区。1991 年发现，在涉及 HD 的基因片段中，有一个三核苷酸（CAG）重复片段延长的突变，正常人在基因的 5′末端含 11 ～ 24 个 CAG 的重复片段，而亨廷顿病患者则含 42 ～ 86 个 CAG 重复序列，目前 CAG 重复片段延长突变与亨廷顿发病之间的关系仍不清楚。另外，还发现与亨廷顿病相关的基因编码一个 348 000 的蛋白——Huntington。但是它的生物学功能尚不清楚，Huntington 对疾病的诊断，以及在发病中的机制都在研究之中。

三、线粒体肌病 Mitochondrial Myopathy

人的线粒体是小环状双链 DNA 分子，它大约占细胞总 DNA 量的 1%。因为在受精卵形成时线粒体由卵母细胞提供，与精子无关，因此，线粒体突变导致的疾病，由受累的母亲将疾病遗传给所有的孩子，而仅有女儿会传递疾病给下一代。在卵子发生时期出现的线粒体缺失，并不是由母亲遗传给后代的。

哺乳类动物的遗传系统至少由两部分构成：核 DNA 和线粒体 DNA（mtDNA），mtDNA 有自己的基因组，长度为 16.6kb，基因排列紧密，没有内含子仅有单个启动子，见 Fig. 24-7。1981 年，人的 mtDNA 核苷酸序列已研究清楚。它编码 rRNA，22 个 tRNA 及线粒体呼吸链和氧化磷酸化系统中 67 个亚基中的 13 个亚基：NADH 脱氢酶复合体中的 7 个亚基（ND_1、ND_2、ND_3、ND_4、ND_4L、ND_5、ND_6）；细胞色素氧化酶中的 3个亚基（CO_1、CO_2、CO_3）；细胞色素 b（CYT B）和 ATP 合酶的亚基 6 与 8。其余亚基由核 DNA 编码，然后经复杂的步骤进入线粒体。因此，呼吸链和氧化磷酸化系统的复杂性在于它们的亚基是由两个基因系统编码。

目前已证明，许多疾病是由于线粒体突变引起，线粒体肌病是其中的一种，病变侵犯眼外肌，在中枢神经系统则称“线粒体脑肌病”。它表现为受累骨骼肌中线粒体的大小和形状发生改变，用 Gomori 三色（Gomori trichrome）染色，可见病变肌细胞内有破碎红纤维（ragged red fibers，RRF），提示有线粒体堆积。有关线粒体突变所致肌病的名称与表现详见表 24-4。

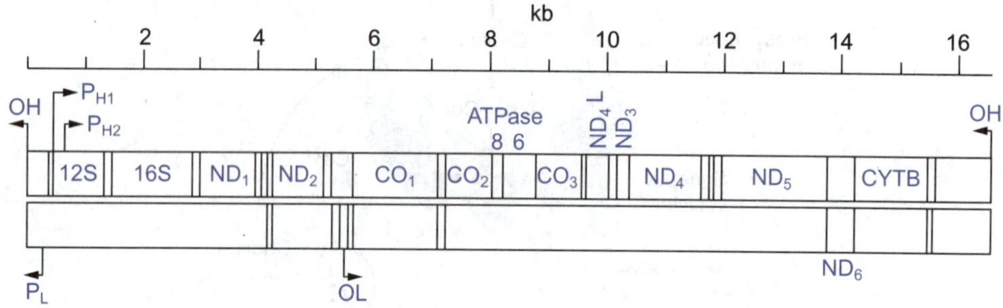

Fig. 24-7 Human genomic map of Mitochondrial DNA

P_{H1}、P_{H2}：Promoter of heavy strand　PL：Transcription site of light strand
OL：Replication site of light strand　OH：Origin of heavy strand
12S, 16S：Ribosomal RNA

表 24-4 线粒体肌病与线粒体基因突变导致的疾病

疾病名称	RRF（破碎红纤维）	突变	临床表现
眼肌病	+	缺失	进行性眼外肌麻痹（在儿童中）
Keam-Sayer syndrome (KSS)	+	缺失，重复	进行性眼外肌麻痹 视网膜病 心脏传导不全（在儿童中）
肌阵挛癫痫（myoclonus epilepsy with RRF）	+	赖氨酸 tRNA 点突变	肌阵挛，癫痫，共济失调
MELAS（mitochondrial encephalomyopathy with lactic acidosis and stroke）	+	亮氨酸 tRNA 点突变	间歇性呕吐，运动肢体无力
Leber 遗传性视神经病（LHON）	−	NADH-辅酶 Q 还原酶突变	急性或亚急性视力减退（青年男性）
RP 母系视网膜炎（maternal Retinitis pigmentosa-RP）	−	H^+-ATPase 亚基 6 上的点突变	共济失调，急性发作，出现于一个痴呆家系中

有些 mtDNA 突变影响结构基因，有的影响 tRNA 基因。患者体内是正常与异常 mtDNA 的混合物，疾病的发展程度取决于异常的 mtDNA 含量。另外，线粒体中所需要的多肽主要由核 DNA 编码，而核 DNA 中基因的突变也会影响线粒体的结构和功能。为什么因线粒体突变会导致特异组织产生效应的原因还在研究中。

四、帕金森病 Parkinson's Disease

帕金森病是因中枢神经锥体外系统器质性疾病引发的病变，罹患者多为 50 岁以上老人。临床上以震颤、全身强硬和运动减退为特征。致病原因至今不明，近年发现，某些帕金森病患者黑质中氧化呼吸链电子传递复合体 Ⅰ 的活性缺乏，它可能与此病的发生密切相关。

帕金森病关键的病理学特征是黑质色素细胞退化，使正常多巴胺的合成与利用出现异常，而利用多巴胺作为神经递质的神经元分布于大多数脑区，其中包括黑质、中皮质、结节垂体系统等。多巴胺的生成与代谢在前节中已叙及。退化过程使多巴胺的合成显著减少，并导致多巴胺在黑质和层状体的水平下降。通常在黑质细胞内多巴胺与乙酰胆碱的含量有一定的比例，由于多巴胺的减少打破了两者之间的平衡关系，导致帕金森病中所见到的各种运动的失调。

黑质的多巴胺生成细胞为何首先受损的原因并不清楚，但这些细胞的损伤可以反映人衰老的过程，自 25 岁以后，每十年黑质的细胞要丢失 13%，当黑质系统多巴胺的水平降低 80% 时，帕金森病的信号即出现。

自 60 年代以来，对于帕金森病的治疗主要采取三种策略：①抗胆碱治疗。②多巴胺前体治疗。因多巴胺本身不能通过血脑屏障，因而不能直接用于治疗，而左旋多巴（*L*-3,4-二羟苯丙氨酸，*L*-3,4-dihydroxy-phenylalanine）则能穿过血脑屏障，在多巴脱羧酶的催化下转变为多巴胺。③多巴胺受体兴奋剂，它们主要是刺激多巴胺自身的效应。

五、老年性痴呆（阿尔茨海默病）Alzheimer's Disease（AD）

AD 是一种难愈的神经心理学疾病，它的认知功能发生渐进性损伤，通常伴有情感和行为的紊乱。AD 分为家族遗传型和散发型，遗传型仅占 AD 的一小部分。它的病理学特征是大脑皮质与颞叶区域神经元细胞丢失，神经细胞外周出现淀粉样斑块，细胞内含神经纤维缠结，脑血管壁的淀粉样变性。AD 的发病年龄在 65 岁以上，最早的发病迹象是记忆力减退。

1985年，美国 G. Glemeu 等人自 AD 病人脑血管斑块中分离出 β-淀粉样蛋白（β-amyloid protein, β-AP）分子质量约 4 000，含 40 ~ 43 个氨基酸，以 β 折叠形成片层结构。研究发现，β 淀粉样蛋白的序列存在于其前体蛋白 APP（amyloid precursor protein）中。它的基因定位于 21 号染色体，与唐氏综合征受损染色体定位相邻。淀粉样级联反应假说认为，由 770 个氨基酸组成的 APP 经溶酶体蛋白酶切割，产生含完整 β-AP 序列的 C末端片段，这些片段在细胞间沉积，进而导致神经纤维缠结及其他的 AD 病理学改变；另外，含 β-AP 的片段有直接或间接的神经毒作用。由于 β-AP 能使细胞内 Ca^{2+} 的浓度增高,使部分胞内蛋白激酶活性增强，促使 Tau 蛋白（微管相关蛋白）过磷酸化，两条螺旋丝配对为双股结构形成神经纤维缠结。

AD 的遗传学研究表明，不同的 AD 家系类型有各自相关连锁基因的变异，目前已鉴定出的相关基因见表 24-5。

表 24-5 AD 家系遗传相关基因

基因	AD 类型	染色体定位	蛋白质（基因产物）
APP	淀粉样前体蛋白突变家系	21	APP（膜蛋白）
SP1（presenilin 1）	早期型 AD	14	整合膜蛋白
SP2（presenilin 1）	早期型 AD	1	整合膜蛋白
$apoE_4$	成年型晚期 AD	19	$apoE_4$ 蛋白

研究表明，AD是个多基因、多因素引起的疾病，除以上列举的基因外，散发型AD基因定位仍在研究中。与AD发病相关的其他因素还包括病毒感染和炎症反应，以及金属铝等，在某些AD的老年斑块中铝的含量明显增加。从AD死亡的病人脑组织分析表明，胆碱乙酰转移酶和乙酰胆碱均明显减少，同时其他的神经递质也常常减少，这主要是病变使神经元细胞受到损伤后引发的结果。

SUMMARY

Nervous system is a main regular system in the vertebrate. The neuron is a basic function unit for nervous system. The lipid is over a half of all solid material in nervous tissue. The one of important lipid components is the phospholipids that are major component for myelin sheath, the myelin sheath acting as effective insulator on the electric conduction of axon. The lipid in the brain contains lower concentration neutral fats, but there are higher concentration cerebroside and cholesterol except phospholipids.

Glucose is virtually the sole fuel for the human brain, except during prolonged starvation. The brain lacks fuel stores and hence requires a continuous supply of glucose. In starvation, ketone bodies replace glucose as fuel for the brain.

Metabolism of amino acids is an activation in the brain. It is specially to convert glutamic acid, aspartic acid, glutamine, γ-aminobutyric acid (GABA) and so on.

Acetycholine is referred to as a cholinergic neurotransmitter because it is derived from choline. The arrival of a nerve impulse lead to synchronous export of synaptic vesicles, and each synaptic vesicles contain about 10^4 acetycholine molecules. Acetycholine binds to the receptor on the postsynaptic membrane and changes its ionic permeabilities. Acetycholine is disrupted quickly by choline esterase after it finishes chemical reaction. The other neurotransmitters play as signal molecules to regulate different physiological function. The neurotransmitters are divided into two types: an active neurotransmitters such as dopamine, 5-hydroxytryptamine, and an inhibitory neurotransmitters such as γ-aminobutyric acid, glycin.

复 习 题

1. 脑组织与其他组织相比，在化学组成及代谢上有什么特点？
2. 何谓神经递质？作为神经递质应具备哪些特点？以乙酰胆碱为例说明递质如何传递神经信息？
3. 列举各种重要的神经递质的合成与降解过程。

主要参考书和文献

1. 张迺蘅主编. 生物化学. 第 2 版. 北京：北京大学医学出版社，1999
2. Rorbert K. Murray, Daryl K. Granner, Peter A. Mayes et al. Harper's Biochemistry. 26th ed. New York: McGrow Hill Company, 2003

（马康涛）

附录　第二十五章　生物信息学导论

CHAPTER 25　INTRODUCTION TO BIOINFORMATICS

第一节　引　言

Section 1　INTRODUCTION

一、什么是生物信息学？ What is Bioinformatics?

生物信息学（Bioinformatics）是20世纪80年代末新兴起的一门建立在生物学及计算机信息等科学基础上的边缘学科。由于它的快速发展演变以及与多学科的交叉，人们对生物信息学的确切定义仍然有争议，至今尚无一个定义能排除它与其他学科的某些重叠，不同学科和领域的人也可能对其持有不同的解释。比如，生物信息学往往不能清楚地与计算生物学（Computational biology）相区分开来，因为这两门学科都是根植于生命科学以及计算机和信息科学技术，而且都从诸如数学、物理学、计算机科学与工程、生物学及行为科学中汲取了多学科的研究方法，并借着与生命科学之间的紧密联系来达到各自的发展潜力。两者的区别在于，生物信息学是将信息科学技术的原理应用于生命科学所产生的大量复杂及多样的数据上，使其得到充分理解并得到更好地利用，而计算生物学是用数学与计算的方法来解决生物学中的理论与实验问题。尽管两学科相互独立，两者在分界上却有着明显的重叠。

根据2000年美国国立卫生研究院（NIH）的生物医学信息科学和技术协定（BISTI）所给的临时定义，生物信息学是研究、开发或将其用于开拓生物医学、行为卫生科学数据所应用的计算工具和方法，其中包括对这些数据的获取、储存、组织、存档、分析或图示等；而计算生物学是指对数据分析的理论方法、数学模型以及计算模拟技术的研究与开发，并将其应用于生物学、行为学及社会系统的研究。

另据Springer Verlag的分子药理学百科全书中的定义，生物信息学是指如何从生物数据的计算分析中衍生知识。这些数据包括遗传密码中所含的信息，也包括各种来源的实验结果，病人的统计数据，以及科学文献等资料。生物信息学的研究包括对这些数据资料的储存，获取，以及分析方法的建立。总之，生物信息学是一门快速发展的生物学分支学科，并且是交叉于信息学，统计学，数学，化学，生物化学，物理，以及语言学等交叉学科，它在生物医学的许多领域中具有广泛和实际的应用价值。

二、生物信息学的发展简史 Brief History of Bioinformatics

生物学中应用计算分析的历史要追溯到20世纪20年代，当时科学家就想完全通过归纳手段从数据分析中建立生物学定律（如A. J. Lotka, Elements of Physical Biology, 1925），然而直到强有力的计算机的使用以及人们对适合于计算的实验数据（如核酸和蛋白质序列以及蛋白质的三维结构）的掌握，生物信息学作为一门新兴的学科才成为可能。生物信息学的诞生很大程度上是基于基因测序所产生的大量序列数据（Fig. 25-1），以及对用于序列分析的计算方法的需求。因此，生物信息学与分子生物学的发展紧密相连。以下简要列举过去半个世纪中促使生物信息学诞生的一些重要发展事件（计算机技术未列其中，但其发展是本学科发展的必备条件）。

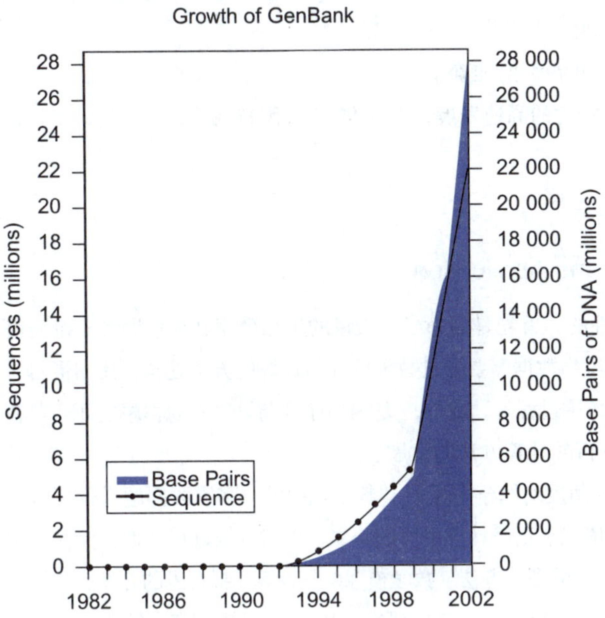

Fig. 25-1 GenBank is the NIH genetic sequence database, an annotated collection of all publicly available DNA sequences. There are approximately 28 507 990 166 bases in 22 318 883 sequence records as of January 2003. A new release is made every two months. Genbank has doubled every 14 months. GenBank is part of the International Nucleotide Sequence Database Collaboration, which comprises the DNA DataBank of Japan (DDBJ), the European Molecular Biology Laboratory (EMBL), and GenBank at NCBI. These three organizations exchange data on a daily basis.

1953 年，Watson 和 Crick 根据 DNA X 射线衍射数据提出 DNA 双螺旋模型结构理论。

1972 年，Paul Berg 和他的小组制备了第一个重组 DNA 分子，开创了基因操作遗传物质的新纪元。

1977 年，Brookhaven 的蛋白质数据库 PDB（Protein Data Bank）发表了完整的有关 PDB 的描述。同年，Maxam 与 Gilbert 以及 Frederick Sanger 报道了 DNA 测序方法。

1965 ~ 1978 年间，位于乔治敦大学医学中心的国家生物医学研究基金会（National Biomedical Research Foundation, NBRF）的 Margaret Dayhoff 发表并编辑了第一个大分子序列和结构的系列集《蛋白质序列和结构图册》，成为蛋白序列数据库 PSD（Protein Sequence Database）的前身。

1980 年，第一个生物的完整基因组序列（噬菌体 ϕX174，5 386 碱基对，编码 9 个基因）被测定。

1981 年，Smith-Waterman 的序列相似性比较算法发表。

1982 年，公共基因序列储存库 GenBank 数据库成立。

1984 年，NBRF 的蛋白质信息资源（Protein Information Resource, PIR）建立，主要提供PSD 蛋白序列数据库。

1985 年，Kary Mullins 等公开了基因扩增的 PCR 技术。此外用于序列分析的 FASTP 算法于同年发表。

1986 年，Thomas Roderick 首次用“基因组学”（Genomics）一词描述基因绘图、测序及分析这一新的科学领域。同年，Swiss-Prot 蛋白质数据库由日内瓦医学生化系及欧洲分子生物学实验室组建成立。

1988 年，人类基因组动议在美国提出。在美国国立卫生研究院成立了国家生物技术信息中心（NCBI）。同年 Pearson 和 Lipman 发表了用于序列比较的 FASTA 算法。

1990 年，人类基因组计划（human genome project）正式启动。同年，Altschul 等提出了用于序列比较的 BLAST 算法。

1996 年到 1998 年间，Archaea、啤酒酵母菌、大肠杆菌及 *C.elegans* 的全基因组序列完成。

2000 年，人类基因组序列草图完成，涵盖了人类基因组 30 亿碱基对的 90% 以上。

2002 年，国际上三家主要蛋白序列数据库 Swiss-Prot、TrEMBL 和 PIR-PSD 联合起来组建通用蛋白数据库（Universal Protein Database, UniProt）的计划启动。

2003 年，人类基因组全部序列完成，并达到 99.99% 的准确率。

在过去的 20 多年中，由于计算机速度和储存能力的高速发展，以及 90 年代因特网的普及应用，生物信息学得到快速地发展。

三、生物信息学的研究和应用概况
Overview of Bioinformatics Research and Application

生物学与计算机科学之间的联系是有其必然性的。首先是因为当今大量的生物数据必须借助计算机而得到有效的储存、分析以及便捷的获取。其次，很多生物数据需要通过数理统计与计算的方法处理，比如蛋白质的结构和组织细胞内多基因表达在时间和空间上的协调过程等。此外，基因的序列与计算机的程序之间还存在着“编码”的类似性，这一特征有助于基因序列分析的计算方法的发展。

生物信息学的重要特点之一是它可从多学科的角度对医学卫生科学各领域中的许多重要问题进行探讨。建立在计算机和信息科学基础上的生物信息学高度依赖于正确计算手段的建立，以对数据进行获取、储存、组织、存档、分析及图示。生物信息学也包含对数据分析的理论方法、数学模型以及计算模拟技术的开发。此外，生物信息学被广泛地应用于医学信息的处理、家谱基因分析和人口的研究。10 多种正在演变中的所谓“– 组学”（“-omics”），如功能和结构基因组学、药理基因组学、蛋白质组学等，都受益于生物信息学的发展。此外，这门学科必须有化学、生物化学、生物学、遗传学和分子生物学作为其坚实的基础，才能对生物数据作出有意义的解释。

随着基因序列和结构信息量的快速增长，尤其是因特网的普及使用，生物信息学对基础生物医学问题的研究发挥越来越大的作用，应用范围也越来越广泛。当然所面临的挑战也很巨大，包括如何进行新基因的发现、分子模型的设计模拟以及基因的定点突变等实验，以揭示过去未知的基因和蛋白质的结构与功能的关系。由于人类基因组计划和其他系统性序列测定工作所产生的巨量数据，这一挑战变得尤为艰巨。

生物信息学对生物学研究已经产生了很大的影响。没有生物信息学的方法，人类基因组计划将会变得毫无意义。基因测序工作的目的是先获得基因序列的初步数据以便用于进一步的计算分析，在其基础上提出假设并进行检验。这种计算机进行的“实验”可用来回答传统方法所不能解决的问题。目前已有很多致力于生物信息学研究的课题组建立，同时计算机与因特网也已成为普通生物学实验室至关重要的研究工具。由于生物信息学的巨大潜力，它已开始改变基础科学研究的根本方法，比如协助实验室如何进行有效的实验设计。

生物信息学的分析通常着重在三方面的数据：基因组序列，大分子结构以及功能基因组学实验（如基因表达和酵母双杂交筛选的数据）。除此之外，生物信息学分析也适用于其他各类数据，如种属分类树，生化代谢通路的关系，科学文献的文字内容，病人的统计数据等。所用技术路线广泛，包括多序列的排列分析，蛋白质三维结构的比较分析，序列的系统发生树的建立，蛋白质结构的预测和分类，RNA 结构的预测，蛋白质功能的预测，基因表达数据的聚类等。算法的研究也是生物信息学的重要组成部分，很多生物数据的分析需有专门的技术及算法（如用于序列排列分析的动态程序）。本章将就生物数据库及相关工具、基因和蛋白序列分析、基因组和蛋白组学、蛋白质序列和结构的分类、蛋白结构预测及功能分析等问题做一些简要介绍。但由于篇幅的限制，很多其他内容如文献内数据开采等问题难以概括在内。

第二节 生物数据库和检索工具

Section 2 BIOLOGICAL DATABASES AND SEARCH/RETRIEVAL TOOLS

一、数据库的种类 Database Type

数据库是一种将各种数据集中起来按一定的方式进行组织并能通过计算机对其内容进行查询、管理以及修改的系统。一个生物数据库通常储存着经过不同程度整辑（curate）的初始数据，其中包含有注释、进一步的分析以及与其他数据库的交叉连接。虽然不同数据库功能不同，它们的基本构造却很相似。每个数据库都由三层软件组成（Fig. 25-2），Fig. 25-2的底部（第一层）显示的是数据库管理系统（DBMS），数据有组织地储存于这一系统中。图上部显示网页浏览器（第三层），它将用户对数据的要求经第二层传给数据库，并将得到的结果以网页的形式传回用户。介于数据库管理系统和浏览器之间的软件层（第二层），则是将对数据的要求转换成数据库的查询（query），转交于数据库管理系统，再将其对查询的回应转换成超文本标示语言（HTML）送交浏览器。

根据数据组织方法的不同，可将数据库管理系统大致分为三类，即平面文件（flat file）数据库，关联（relational）数据库及物体导向（object-oriented）数据库管理系统。很多较早建起的数据库，如GenBank、PSD、Swiss-Prot、PDB等，都是平面文件数据库，数据可以几种不同的格式存入单个或多个文件。如Fig. 25-3显示了人细胞色素c的cDNA（Fig. 25-3A）和蛋白质序列（Fig. 25-3B）分别以平面文件形式存于GenBank和PIR的数据库中。这种数据库的建立和管理虽较简便，但随着文件的不断加大，检索效率便会降低。目前最广泛使用的数据库是关联数据库管理系统（relational database management system），它是将数据组织成多个表格，每个表格中的排和行之间以及不同表格之间可通过数学的方法相互关联起来以给出所需求的信息。而物体导向（object oriented）数据库管理系统是近年新发展起来的，开始越来越多的被应用。这种数据库以独自“物体”的形式储存数据，这种物体可被组织成多层等级，形成树状结构，每一层次物体可以继承其上一层物体的特性。

数据库的数据来源有多种，主要包括基因组测序工程提供的大量基因和蛋白质的序列。此外还有大量其他类型的实验数据如基因表达结果、蛋白质结构与功能数据以及临床病理数据等。利用计算机辅助而自动衍生的大量数据也是一个重要的数据来源，如从基因翻译成的蛋白质序列和蛋白质自动聚集（clustering）分类等。虽然基因组测序及计算机自动产生的数据为用户提供了大量可利用的信息资源，但其数据的准确性和对信息来源的可追踪性已成为数据库整辑工作的一个重要议题和挑战。另外

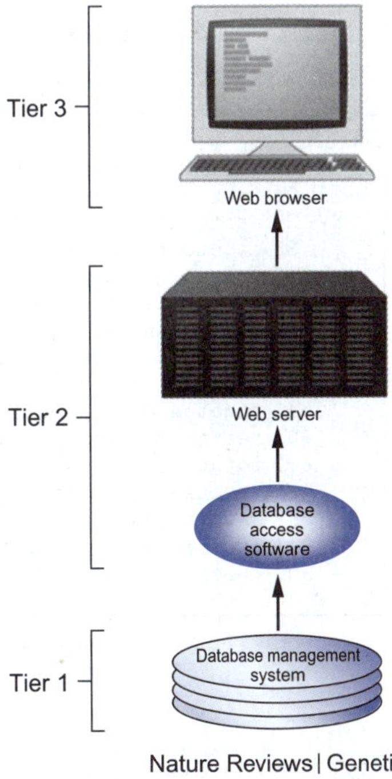

Fig. 25-2 Biological database architecture. Most biological databases use a three-tier architecture that consists of a database management system, a middleware layer and a web interface.

```
LOCUS       HUMCYCA                  956 bp    mRNA    linear   PRI 17-FEB-1998
DEFINITION  Homo sapiens mRNA for cytochrome c, partial cds.
ACCESSION   D00265
VERSION     D00265.1  GI:2897691
KEYWORDS    cytochrome c.
SOURCE      Homo sapiens (human)
  ORGANISM  Homo sapiens
            Eukaryota; Metazoa; Chordata; Craniata; Vertebrata; Euteleostomi;
            Mammalia; Eutheria; Primates; Catarrhini; Hominidae; Homo.
REFERENCE   1  (bases 1 to 956)
  AUTHORS   Tanaka,Y., Ashikari,T., Shibano,Y., Amachi,T., Yoshizumi,H. and
            Matsubara,H.
  TITLE     Construction of a human cytochrome c gene and its functional
            expression in Saccharomyces cerevisiae
  JOURNAL   J. Biochem. 103 (6), 954-961 (1988)
  MEDLINE   89008207
   PUBMED   2844747
COMMENT     On Feb 20, 1998 this sequence version replaced gi:219556.
            The nucleotide sequences of a partial cDNA and three pseudogenes
of
            human cytochrome c were determined in [1].
FEATURES             Location/Qualifiers
     source          1..956
                     /organism="Homo sapiens"
                     /mol_type="mRNA"
                     /db_xref="taxon:9606"
                     /clone="pHCC71"
                     /tissue_type="embryo"
                     /note="11 bp upstream of Sau3AI site"
     CDS             <1..87
                     /codon_start=1
                     /product="cytochrome c"
                     /protein_id="BAA00187.1"
                     /db_xref="GI:219557"
                     /translation="GTKMIFVGIKKKEERADLIAYLKKATNE"
     polyA_site      956
                     /note="18 a nucleotides"
BASE COUNT      326 a    139 c    160 g    331 t
ORIGIN
        1 ggaacaaaaa tgatctttgt cggcattaag aagaaggaag aaagggcaga cttaatagct
       61 tatctcaaaa aagctactaa tgagtaataa ttggccactg ccttatttat tacaaaacag
      121 aaatgtctca tgactttttt atgtgttacc atcctttaat agatctcata caccagaatt
      181 cagatcatga atgactgaca gaatattttg ttgggcagtc ctgatttaaa actaagactg
      241 gcttgtggtt aaatgaatat gttcagtttt tgaattttaa tagtaactcc aattcagtaa
      301 atggtatcac tcgtttaccc cttttaaaga tatgattaga cttcgttagt aatgttcaac
      361 ttttcacaaa gatggtgagt gccatcttaa aacttactgg agattggttt tatatttaga
      421 tttatataac tggttatgtg aatatattta aatactgggg aaattgcttc actgtcttag
      481 aaccaagcaa gattcacctg tgttttgtgt tcatgttcat ttgcctctta aaggcaaggg
      541 ttgaagataa ataaggtagc aatgtctata gttttggcct taactatgcc aatctaatta
      601 taattccctg tatttaaaat ggtttctttt acttattgaa aggcatttta gtgtggttta
      661 tgtgtaatat taaagattat tcaacacctc tcacatctta cagatctata aggtcacatg
      721 cttttaaaat agtagcaagt taaacttcac tcttgaattc tttacaatct aagtcaaact
      781 aagcttataa tttaggattg tctttaaaca ggattcagaa acaaaactgt agaactgtgt
      841 atttgattgg gaatggtgct tttgccaact taaaaggatt aaagctaacg gagatataca
      901 caaattttaa aattatgtgt gatcacaaga ctaaagataa ttaaaaagaa aaccac
//
```

Fig. 25-3A GenBank DNA sequence entry of human Cytochrome c

还有一种是经过专业人员阅读文献而直接整辑出的数据，主要有蛋白质功能性数据库，如生化代谢及生物信号传递通路等。

目前有数百种生物数据库可从因特网上直接使用。美国的NCBI是当今世界上最大的综合性生物信息学资源，提供几十种类型的数据库以及大量分析研究工具及综合服务。英国《核酸研究杂志》每年发表一本数

```
ENTRY           CCHU  #type complete
TITLE           cytochrome c [validated] - human
ORGANISM         #formal_name Homo sapiens #common_name man
   #cross-references taxon:9606
DATE            24-Apr-1984 #sequence_revision 30-Sep-1991 #text_change
               28-Jul-2000
ACCESSIONS       A31764; A05676; I55192; A00001
REFERENCE        A31764
   #authors      Evans, M.J.; Scarpulla, R.C.
   #journal      Proc. Natl. Acad. Sci. U.S.A. (1988) 85:9625-9629
   #title        The human somatic cytochrome c gene: two classes of
               processed pseudogenes demarcate a period of rapid
               molecular evolution.
   #cross-references MUID:89071748; PMID:2849112
   #accession    A31764
      ##molecule_type DNA
      ##residues 1-105 ##label EVA
      ##cross-references GB:M22877; NID:g181241; PIDN:AAA35732.1;
               PID:g181242

... more REFERENCES

GENETICS
   #introns    .57/1
CLASSIFICATION  SF000001
   #superfamily cytochrome c; cytochrome c homology
KEYWORDS         acetylated amino end; chromoprotein; electron transfer;
               heme; iron; metalloprotein; mitochondrion; oxidative
               phosphorylation; polymorphism; respiratory chain
FEATURE
   2-105               #product cytochrome c #status experimental #label
                     MAT\
   5-99                #domain cytochrome c homology #label CYC\
   2                   #modified_site acetylated amino end (Gly) (in
                     mature form) #status experimental\
   15,18               #binding_site heme (Cys) (covalent) #status
                     experimental\
   19,81               #binding_site heme iron (His, Met) (axial
                     ligands) #status predicted
SUMMARY         #length 105 #molecular_weight 11749

SEQUENCE
              5         10        15        20        25        30
    1 M G D V E K G K K I F I M K C S Q C H T V E K G G K H K T G
   31 P N L H G L F G R K T G Q A P G Y S Y T A A N K N K G I I W
   61 G E D T L M E Y L E N P K K Y I P G T K M I F V G I K K K E
   91 E R A D L I A Y L K K A T N E
```

Fig. 25-3B　PIR protein sequence entry of human Cytochrome c

据库的专集，并专门发表一篇分子生物学数据库汇集的文章，介绍每年数据库的发展状况。2003 年初发表的汇集中收录了 386 个数据库，共 18 类。尽管这些数据库按类别分开，每种数据库所具有的功能并不局限于单一类别。各数据库所储存的数据内容及其功能不同。按功能和数据种类，这些生物数据库可进一步概括成以下类别。

（一）主要基因序列储存库，如 GenBank, DDBJ, EMBL 。

（二）基因组及比较基因组数据库，如 FlyBase, COG 等。

（三）基因鉴定及基因结构数据库，如 AllGenes, EBP 等。

（四）遗传及基因酶谱数据库，如 GDB, GenAtlas 等。

（五）基因表达数据库，如 GXD, BodyMap 等。

（六）RNA 序列及结构数据库，如 Ribosomal Database, Small RNA 等。

（七）蛋白质序列及分类数据库，如 Swiss-Prot, PSD, Pfam 等。

（八）蛋白质结构和功能数据库，如 PDB, KEGG 等。

（九）蛋白组资源库，如 GELBANK, PEP 等。

（十）转基因，突变和疾病数据库，如 Cre Transgenic, OMIM, TGDBs 等。

（十一）其他类如文献，分类学数据库，如 PubMed, NCBI Taxonomy 等。

二、数据库的信息检索及搜寻 Information Retrieval and Database Search

有效和准确的数据库信息检索是数据库管理系统的一个至关重要的环节，每个提供数据库的信息资源通常有一套自身的检索系统。但随着数据量以及不同种类数据库数量的快速增长，跨越多种数据库的综合性检索系统将非常有利于对数据的综合分析及对实验设计的指导，如通过同一个检索系统可完成诸如从文献查询到基因序列，再到蛋白质序列、结构、功能及分类等分析。下面介绍两种用户最常用的综合性信息检索系统，即 NCBI 的 Entrez 和 EBI 的 SRS 系统。

（一）Entrez 检索系统

Entrez 是 NCBI 为其主要数据库所提供的一种综合性检索和搜寻系统。这些数据库包括核酸和蛋白质序列，蛋白质结构及建模，基因组全序列及基因物理图谱，基因表达，生物医学文献 (PubMed))，种属分类等 (Fig. 25-4)，其中 PubMed 含有 1 300 百万以上的生物医学、卫生行为等科学的参考文献，以及与 3 000 以上的可通过网上相连接的杂志。这些独立的数据库在Entrez检索系统下紧密的相互联成一体（Fig. 25-4 above）。Entrez 之所以能做到这一点是因为这些数据库内的数据间存在着内在的逻辑关系。比如 PubMed 中的一篇文章描述一个已经存在基因库中的基因序列，而此核酸序列所编码的蛋白质又已储存在某个蛋白质数据库中。如果这个蛋白质的三维空间结构已被测定，其结构数据可能已经存入了蛋白质结构数据库。最后，这个基因可能已被定位到某条染色体的某个位点，而这些又已存入了基因图谱数据库。这种从生物学角度上的自然联系使我们有可能对所有有关生物信息仅通过单一系统进行检索和搜寻，而不是按次序分别检索不同数据库获取信息（Fig. 25-4 below）。

Entrez 提供用 Boolean（布尔）输入法对数据库进行词语搜寻（text search），包括从序列、文献到结构和基因表达的数据库，并提供大量相关的信息连接。这些连接可以是直接的交叉参考资料，如在序列中引用报道此序列的文摘；或直接连到相应的DNA或相应的蛋白结构等。Entrez 中另一种连接是根据所搜寻的结果与其“邻近”序列或文摘间的相似性，提供一组相关文件的连接以便用户对相关资料进行快速浏览，如检索结果网页中的“连出”（LinkOut）便是这种将一个文件扩展到多个外部相关资源的例子。Entrez 检索得到的结果可以多种不同的格式显示，并能单个或成批下载。

（二）SRS 系统

SRS（Sequence Retrieval System）是另一个常用的数据库检索系统，通常用于平面文件数据库管理系统，在生物学研究领域被广泛使用。SRS 由 EBI 专门为分子生物学数据库的使用而开发，目的是将许多相关的数据库联成网络系统，如 ENZYME、PDB、EMBL、Swiss-Prot、PROSITE 及 OMIM 等数据库，从而提供综合性的检索服务。SRS 有一强大的索引系统（indexing system）用来建立文件索引，还有一个文字解析软件（parser）用来解析不同数据库中不同的数据格式。一旦索引建成，便可通过 SRS 专门输入语言对数据库进行检索与搜寻。这种检索可以通过因特网直接使用（Fig. 25-5），也可通过安装在局部计算机操作系统上的 SRS 系统，用指令行（command line）输入法进行检索。SRS 的查询语言（query language）可表达多种检索指令、逻辑运

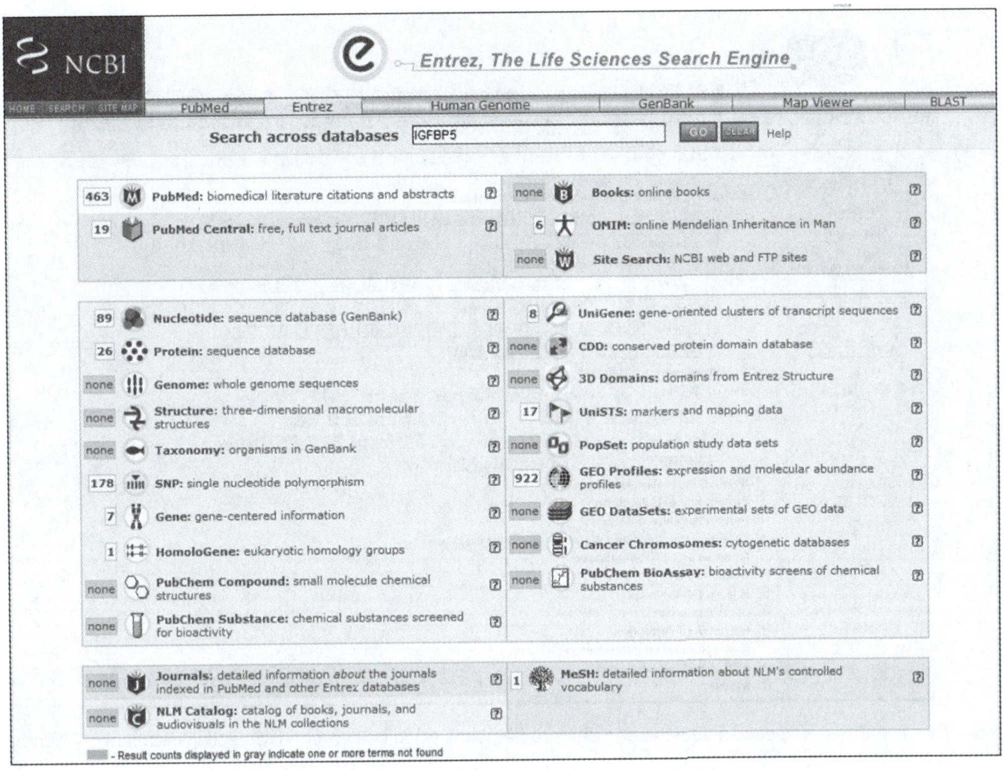

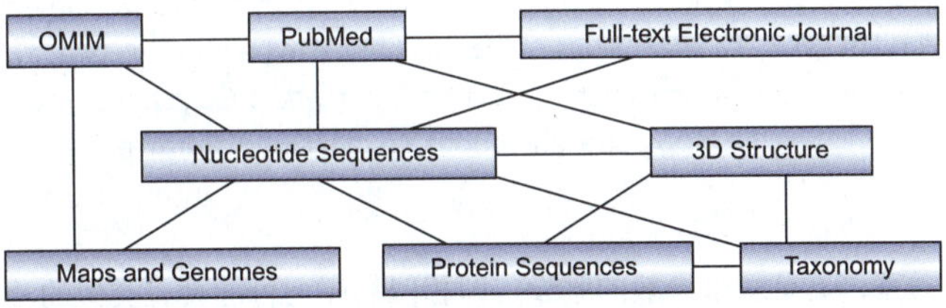

Fig. 25-4 Entrez integrated information retrieval system. Above is the home page for the NCBI Entrez search and retrieval system, which displays the search results from multiple databases using IGFBP5 as an example. Below is the overview of the relationships in the Entrez system. Each square represents one of the elements that can be accessed through Entrez, and the lines represent how each element connects to the other elements. Entrez is under continuous evolution, with both new components being added and the interrelationships between the elements change dynamically.

算以及各数据库间的关系，并包括这些表达的相互组合。详细用法可参考专门的 SRS 文件（EMBL）。

第三节 核酸和蛋白质的序列分析

Section 3 SEQUENCE ANALYSIS OF NUCLEIC ACIDS AND PROTEINS

比较分析是促使生物学新发现的一个传统研究方法。达尔文通过对鸟类及其他动物的形态比较，最终提出自然选择的理论。今天我们实际上在更深的层次，即基因和蛋白质序列的水平上作类似的比较分析。基因或蛋白质序列间的相似性或差别可在单个碱基对或氨基酸的水平上进行比较，它可揭示序列之间在结构、功

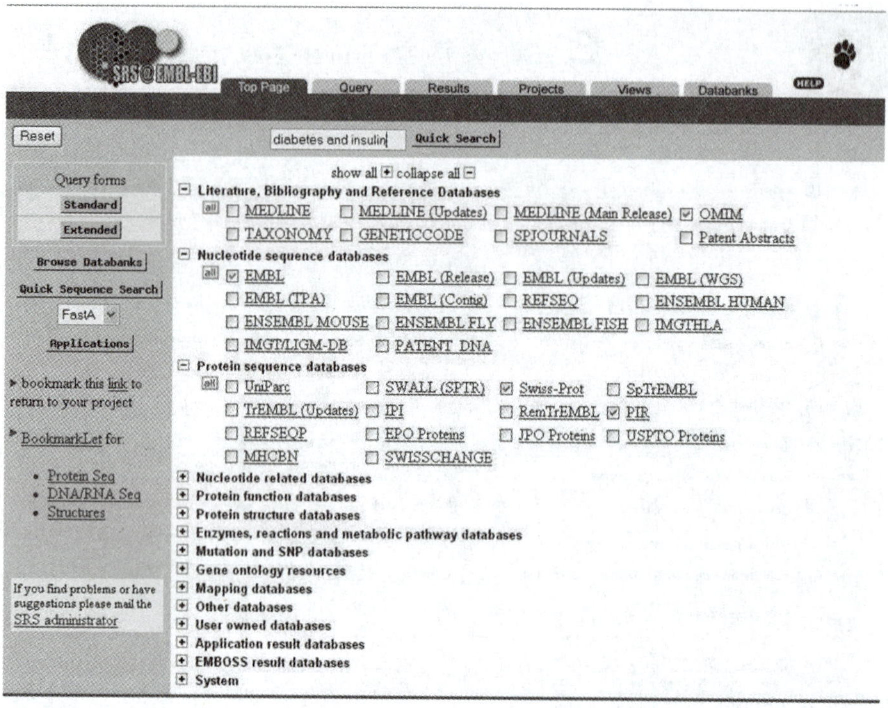

Fig. 25-5 The 'Top Page' is used to select the one or more databank (s) to be searched. Selecting databank (s) can be done by clicking the check boxes. In all cases, the databank names are linked to an information page ('Information about ...' page). It provides some information about the indices of the respective databank. In the 'Top Page' all available databanks are collected in groups defined by SRS. The data fields of the databank can be browsed directly. The 'Reset' button can be used to deselect all selections done so far. Each databank can individually be deselected by clicking again their checkboxes. Clicking the 'Continue' button finishes the 'Top page' and brings up the 'Query Form' page.

能及进化发生上的潜在关系，这是基于一般的假设，即相似的序列可能具有类似的功能和结构，因而具有类似的进化历史。最常用于这种比较分析方法就是序列的排列分析（sequence alignment），它是生物信息学的基础之一，包括双序列比较（pairwise comparison）和多序列排列分析（multiple alignment）。人们常用相似性（similarity）或同源性（homology）来表示序列间的关系或相似程度。但值得注意的是序列间的相似性与同源性是相互联系却又不同的两个概念。相似性是一种可以观察到的定量测定，如序列之间有百分之多少残基一致（identity）；而同源性却是指从序列的分析及利用其他手段所得出的基因或蛋白质在进化上同源的结论。

一、两序列间相似性分析 Sequence Pairwise Comparison

序列间的排列分析是指将一个序列中的每个残基（即单字母碱基或氨基酸）依次对应于另一个序列中的残基，可以是配对（match）或误配（mismatch），也可以对应一个空隙（gap），以找出两序列间最佳的排列方式，而序列中的残基顺序则没有任何改变。按照这种方法，两序列间有大量可能的排列方式，但其中只有一种最合适的方式代表它们之间的相似性，即最大相似性（Maximun similarity）（Fig. 25-6）。然而根据基因或蛋白质序列的平均长度，要确定所有可能数量的排列方式在计算上几乎不实际，因此，Needelman 和 Wunsch 于 20 世纪 70 年代首次引入动态程序算法（dynamic programming algorithm），又称 Needelman-Wunsch 算法，用于序列全长的排列分析，可有效地进行两序列间相似性分析并得到两序列的最佳排列。

两序列在进行比较时，其排列结果是随机的还是有意义的、或是能代表两序列间的相似性，通常用评分矩阵（scoring matrix）的积分来评估。假设把两序列间所有残基对的相似性排成一个矩阵，两序列的相似性则是残基对相似性的总和，配对的残基越多，矩阵的积分也越高。评分矩阵是描述序列排列中出现某两个残基相配几率的一个表格，表中的数值是下述两种几率之间比值的对数值（Fig. 25-7）。

第一个是每个残基在序列排列中随机出现的几率，其数值是每个氨基酸独自出现的频率的乘积。另一个则是在序列排列中出现一对有意义残基相配的几率，这是从已知的有效序列排列样品中衍生而来。与核酸序列比较分析（ACGT 4 种碱基）有所不同，在蛋白序列排列中还考虑到相似氨基酸的替代性，如 Arg 替代 Lys 或 Asp 替代 Glu 等。为了对排列分析进行评分，分析程序必须确定某个残基对的出现可能是随机的还是进化上有意义的结果。如果上述两个几率比值的对数值即计分为正值，就表明此排列有意义的几率更大，如色氨酸（W）对色氨酸的计分高达 15，表示两个色氨酸随机地配在一起是不太可能的。反之，则表明随机排列的几率更大，如异亮氨酸（I）对天冬氨酸的计分是 −4。如果将序列中每个残基对的这个计分相加起来，就得到一个总评分。因而各种可能的排列中积分越高或越正的，表示这一排列结果越有意义。此外在排列分析中常需引入空隙以提高排列的效果，但对引入的空隙会给予惩罚性的扣分，即每引进一个空隙计上一定的负分，而对空隙的延伸也记上较小的负分。常用的有两种评分方法，即 BLOSUM 或 PAM 矩阵。两个评分方法后面跟有

```
Smith-Waterman score: 380;  31.290% identity in 310 aa overlap

            10       20       30       40       50
Seq 1  MSRRVATITLNPAYDLVGFCPEI-ERGEVNLVKTTGLHAAGKGINVAKVLKDLGIDVTVG
         :. :.:: :. : . . :.:  .:.. .  . .. .: ::::::... :: ..:.
Seq 2   MVRIYTLTLAPSLDSATITPQIYPEGKLRCTAPV-FEPGGGGINVARAIAHLGGSATAI
             10       20       30       40       50

     60       70      80       90       100     110
Seq 1  GFLGKDNQDGFQQLFSELGIANRFQVVQGRTRINVKL-TEKDGEVTDFNFSGFEVTPADW
         :  . . . .:... ..     ..  :: :... .: .::  : . : ..  :
Seq 2  FPAGGATGEHLVSLLADENVPVATVEAKDWTRQNLHVHVEASGEQYRFVMPGAALNE-DE
      60       70      80       90      100     110

     120      130      140     150      160       170
Seq 1  ERFVTDSLSWLGQFDMVCVSGSLPSGVSPEAFTDWMTRLRSQ-CPCIIFDSSREALVAGL
       : . ...  . .  .. .::::: ::. : .:. ..  ..:  ::. ::: ::: :.:
Seq 2  FRQLEEQVLEIESGAILVISGSLPPGVKLEKLTQLISAAQKQGIRCIV-DSSGEALSAAL
      120      130     140      150      160       170

      180      190      200      210       220      230
Seq 1  KAAPW-LVKPNRRELEIWAGRKLPEMKDVIEAAHALREQGIAH-VVISLGAEGALWVNAS
        .    :::::..:: ..:.: .  :: .::. . ..: :. ::.::: .::: :..
Seq 2  AIGNIELVKPNQKELSALVNRELTQPDDVRKAAQEIVNSGKAKRVVVSLGPQGALGVDSE
       180      190     200      210      220      230

        240     250      260      270      280      290
Seq 1  GEWIAKPPSVDVVSTVGAGDSMVGGLIYGLLMRESSEHTLRLATAVAALAVSQSNVGIT-
       .   . :: :   :::::::::::..  :   : :. .:...:... :. .... .
Seq 2  NCIQVVPPPVKSQSTVGAGDSMVGAMTLKLAENASLEEMVRFGVAAGSAATLNQGTRLCS
       240      250     260      270      280      290

          300      310
Seq 1  --DRPQLAAMMARVDLQPFN
         :  .. :...:
Seq 2  HDDTQKIYAYLSR
       300
```

Fig. 25-6 Pairwise sequence comparison of *E. coli* 1-phosphofructokinase (EC 2.7.1.56)(Seq 1) and 6-phosphofructokinase (EC 2.7.1.11)(Seq 2).

G	7																			
P	-2	9																		
D	-1	-1	7																	
E	-2	0	2	6																
N	0	-2	2	0	6															
H	-2	-2	0	0	1	10														
Q	-2	-1	0	2	0	1	6													
K	-2	-1	0	1	0	-1	1	5												
R	-2	-2	-1	0	0	0	1	3	7											
S	0	-1	0	0	1	-1	0	-1	-1	4										
T	-2	-1	-1	-1	0	-2	-1	-1	-1	2	5									
A	0	-1	-2	-1	-1	-2	-1	-1	-2	1	0	5								
M	-2	-2	-3	-2	-2	0	0	-1	-1	-2	-1	-1	6							
V	-3	-3	-3	-3	-3	-3	-3	-2	-2	-1	0	0	1	5						
I	-4	-2	-4	-3	-2	-3	-2	-3	-3	-2	-1	-1	2	3	5					
L	-3	-3	-3	-2	-3	-2	-2	-3	-2	-3	-1	-1	2	1	2	5				
F	-3	-3	-4	-3	-2	-2	-4	-3	-2	-2	-1	-2	0	0	0	1	8			
Y	-3	-3	-2	-2	-2	2	-1	-1	-1	-2	-1	-2	0	-1	0	0	3	8		
W	-2	-3	-4	-3	-4	-3	-2	-2	-2	-4	-3	-2	-2	-3	-2	-2	1	3	15	
C	-3	-4	-3	-3	-2	-3	-3	-3	-3	-1	-1	-1	-2	-1	-3	-2	-2	-3	-5	12
	G	P	D	E	N	H	Q	K	R	S	T	A	M	V	I	L	F	Y	W	C

Fig. 25-7 The BLOSUM45 Scoring Matrix. It is a popular substitution matrix for amino acids and is calculated from comparisons of sequences with no less than 45% divergence. Identities are assigned the most positive scores. Frequently observed substitutions also receive positive scores and seldom observed substitutions are given negative scores.

数字，用来表示用于产生评分矩阵的序列之间的相差程度，如 BLOSUM30 到 90 和 PAM30 到 250。在作序列分析时，这两种评分矩阵可按需要加以选择使用。BLOSUM 后的数字越大（如 BLOSUM90）或 PAM 后的数字越小（如 PAM30）是用于紧密关联序列的比较，反之小数字的 BLOSUM（30）或大数字的 PAM（250）是用来对较疏远的序列进行比较。

两序列间的排列分析可分为全长排列和局部排列两种方法（Fig. 25-8），前者强调两序列比较时尽量找出从一端到另一端全长的相似性，而后者则强调尽量找出在局部序列间的相似性。因为根据全长进行两序列的排列分析有时并没有意义，比如将两段含有某基因的基因组大片段进行全段分析，显然不如用局部排列方法找出在基因组局部区域内相似的基因序列更有意义。上述的 Needelman-Wunsch 算法属于全长排列法。后来 Smith 和 Waterman 将动态程序算法修改后用于序列的局部排列分析，即 Smith-Waterman 算法。在全长排列分析中，序列比较尽量延伸到全长直到序列末段，以找出尽可能多的氨基酸配对。有时尽管在局部有明显的序列相似性（如此处的 GKG 及上游常见的残基 A 和 T 的替代），全长排列分析中有时可能会遗漏它。相反，局部排列分析会给寻找局部相似区域以更高的优先，因而排列会停留在局部序列相同或相似区域的两侧而不再向外延伸。这种局部分析法适用于寻找 DNA 或蛋白质序列中保守的核苷酸或氨基酸序列模式（patterns）（见序列分类）。

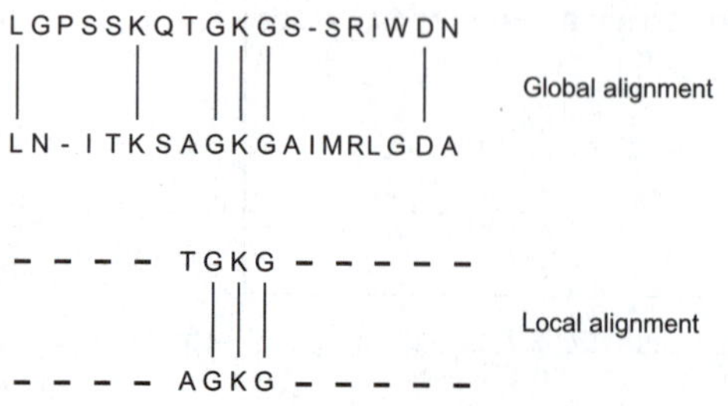

Fig. 25-8 Distinction between global and local alignments of two hypothetical sequences. The global alignment is stretched over the entire sequence length as many matching amino acids as possible up to and including the sequence ends. In a local alignment, the alignment stops at the ends of regions of identity, or strong similarity, and a much higher priority is given to finding these local regions. Vertical bars between the sequences indicate the presence of identical amino acids. Dashes indicate sequence not included in the alignment.

二、数据库中的序列搜寻 Database Sequence Searches

序列数据库中的序列搜寻也是通过两序列间的排列分析而进行的。但当用查询序列对数据库中成千上万的序列进行搜寻时，上述的动态程序算法则由于速度太慢而不能满足对数据库的序列进行快速搜寻的需求，当在因特网上搜寻时这一不足尤为突出。因此，在动态程序算法提出之后，Pearson 和 Altschul 先后发展了 FASTA（Fast Alignment）和 BLAST（Basic Local Alignment Search Tool）两种算法用于序列数据库中蛋白质和核酸序列的快速搜寻。FASTA 和 BLAST 两种算法均应用诱导法（Heuristic）进行序列比较，以找出最接近的序列配对，数据库序列的搜寻速度也因此大大提高。

FASTA 方法不是对两序列中的每一个残基进行比较，而是去寻找相配的“短词”(k-tuples, 如 k = 2 用于蛋白、k = 6 用于 DNA)，然后从短词的配对中建立局部排列。BLAST 方法也是用类似的短词（如 k = 3 用于蛋白、k = 11 用于 DNA）去寻找序列的局部相似性，目的是能从数据库中找到最多数量的相似序列的配对，而非去找最佳的排列，从而提高序列的搜寻速度。最初的 BLAST 分析不包含空隙的引入，这有利于排列分析的速度和统计模型的建立，但理论上却降低了搜寻的灵敏度。FASTA 的灵敏度相对较高，因为所用短词比 BLAST 短，但在速度上却低于 BLAST，更适合于 DNA 的排列分析。目前 BLAST 是最常用的序列数据库搜寻工具，通常对一个新的序列最先做的分析便是 BLAST，它已在因特网上广泛使用。BLAST经过不断修改，现已包括了空隙配对的 BLAST（gapped-BLAST），搜寻灵敏度也进一步提高。BLAST 通常有以下几种形式。

* BLASTP：以蛋白质序列来搜寻蛋白质数据库。

* BLASTN：以核酸序列来搜寻核酸数据库。

* TBLASTN：以蛋白质序列搜寻核酸数据库，首先需将数据库中的核酸序列翻译成 6 种可能的阅读框架。

* BLASTX：以核酸序列搜寻蛋白质数据库，其中先将查询的核酸序列翻译成 6 种可能的阅读框架。

* TBLASTX：以核酸序列搜寻核酸数据库，但却是在翻译的阅读框架上进行比较。

* PHI-BLAST：PHI（Pattern hit initiative）BLAST 是利用诸如 Prosite 等数据库中已知的蛋白质 motifs 来提高发现有生物学意义的相似性序列。

* PSI-BLAST：PSI（Position specific iterative）BLAST 是利用反复排列的步骤来建立一个位点特异性评分矩阵，以增加检测较弱配对序列区域的机会。

通常 BLAST 的搜寻会给出几十成百的排列结果（Fig. 25-9）。如何确定其中哪些是真正有意义的相似序列，哪些是毫不相关序列间的随机排列呢？BLAST 局部排列分析有三个相关的指标用来评估和解释其结果，它们是粗积分（raw score）、bit 积分（bit score）及 E 值（E-value）或期望值。粗积分是指构成某序列排列的局部高评分段排列的积分总和。由于评分矩阵上的差异，粗积分不总是可以直接相比较。bit 积分是将一排列的粗积分从产生此排列评分矩阵的对数底转化成以 2 为底的对数值。这一调整使得 bit 积分可在不同排列之间进行比较。E 值可对某个序列排列在统计上的可能性大小提供信息，一个排列的 E 值是指假设以相等或高于此排列所得到的积分，对数据库中随机序列进行搜寻所期望能得到的排列数量。如 E 值为 10^{-5} 表明这相当于从一个随机数据库中得到相等或高于此排列积分的几率是 10 万个序列中有 1 个，因此这个排列在统计学上有高度意义。反之如果 E 值大于 1，则表示用与此序列相同的积分可与随机序列库中任何随机序列进行排列，因此在统计学上没有意义。这三个值中 E 值是文献中最为常用的排列判断指标，通常用 0.1 或 0.05 的 E 值作为数据库搜寻的阈值。另外当一般长度的序列间相似性低于 25% 以下时，它对了解两序列间进化上相关性的作用便难以确定，这时则要借助序列高级结构的分析来发现两序列间可能的同源关系。

```
                                                           Score     E
Sequences producing significant alignments:                      (bits)  Value

Sequences producing significant alignments:                      (bits)  Value

gi|16128464|ref|NP_415013.1|  UDP-sugar hydrolase (5'-nucleo...  1088    0.0
gi|26246495|ref|NP_752534.1|  Protein ushA precursor; UDP-su...  1087    0.0
gi|757842|emb|CAA27532.1|  UDP-sugar hydrolase [Escherichia ...  1085    0.0
.
.
gi|15923013|ref|NP_370547.1|  hypothetical protein [Staphylo...   158   2e-37
gi|15925728|ref|NP_373261.1|  hypothetical protein, similar ...   158   3e-37
gi|29374718|ref|NP_813870.1|  5'-nucleotidase family protein...   154   3e-36
.
.

>gi|15923013|ref|NP_370547.1|  hypothetical protein [Staphylococcus aureus
subsp. aureus Mu50]
 gi|14245790|dbj|BAB56185.1|  hypothetical protein [Staphylococcus aureus
subsp. aureus Mu50]
       Length = 750

 Score =  158 bits (400), Expect = 2e-37
 Identities = 153/551 (27%), Positives = 238/551 (43%), Gaps = 88/551 (15%)

Query: 28  QDKTYKITVLHTNDHHGHFWRNEYGEYGLAAQKTLVDGIRKEVAAEGGSVLLLSGGDINT 87
           Q  T+KI  LHTND HG     +    G+A  KT+ +  + +        L+L  GD
Sbjct: 145 QTTTHKI--LHTNDIHGRLAEEKGRVIGMAKLKTIKEQEKPD--------LMLDAGDAFQ 194

Query: 88  GVPESDLQDAEPDFRGMNLVGYDAMAIGNHEFDNPLTVLRQQEKWAKFPLLSANIYQKST 147
           G+P S+    E   + MN VGYDAMA+GNHEFD     L++ E    FP+LS N+Y+
Sbjct: 195 GLPLSNQSKGEEMAKAMNAVGYDAMAVGNHEFDFGYDQLKKLEGMLDFPMLSTNVYKD-- 252

Query: 148 GERLFKPWALFKRQDLKIAVIGLTTDDTAKIGNPEYFTDIEFRKPADEAKLVIQELQQTE 207
           G+R FKP  +  +  ++  +IG+TT +T     PE    +EFR P      V  E+ +
Sbjct: 253 GKRAFKPSTIVTKNSIRYGIIGVTTPETKTKTRPEGIKGVEFRDPLQS---VTAEMMRIY 309

Query: 208 KP-DIIIAATHMGHYDNGEHGSNAPGDVEMARALPAGSLAMIVGGHSQDPVCMAAENKKQ 266
           K  D  +  +H+G           P   E  R         +V   SQ+P     + KK+
Sbjct: 310 KDVDTFVVISHLG---------IDPSTQETWRG------DYLVKQLSQNP-----QLKKR 349

Query: 267 VDYVPGTPCKPDQQNGIW----IVQAHEWGKYVGRADFEFRNGEMKMVNYQLIPVNLKKK 322
           +  + G      Q   I+    + Q       +G+  F +RNGE+  +   LI V   +
Sbjct: 350 ITVIDGHSHTVLQNGQIYNNDALAQTGTALANIGKVTFNYRNGEVSNIKPSLINVKDVEN 409

Query: 323 VTWEDGKSERVLYTPEIAENQQMISLLSPFQNKGKAQLEVKIGETNGRLEGDRDKVRFVQ 382
           VT     +E++    +    Q                 EV I       +G+RD VR  +
Sbjct: 410 VTPNKALAEQINQADQTFRAQTA---------------EVIIPNNTIDFKGERDDVRTRE 454

Query: 383 TNMGRLILAAQMDRTG-------ADFAVMSGGGIRDSIEAGDISYKNVLKVQPFGNVVVY 435
           TN+G  I A  M+  G        DFAV +GGGIR SI  G ++  +++ V PFGN +
Sbjct: 455 TNLGNAI-ADAMEAYGVKNFSKKTDFAVTNGGGIRASIAKGKVTRYDLISVLPFGNTIAQ 513

Query: 436 ADMTGKEV---IDYLTAVAQMKPD-------SGAYPQFANVSFVAKD------GKLNDLK 479
            D+ G +V    ++       + D       +G     ++   V  D       ++N ++
Sbjct: 514 IDVKGSDVWTAFEHSLGAPTTQKDGKTVLTANGGLLHISDSIRVYYDMNKPSGKRINAIQ 573

Query: 480 I------KGEPVDPAKTYRMATLNFNATGGDGYPRLDNKPGYVNTGFIDAEVLKAYIQKS 533
           I      K E +D  + Y +   +F A+GGDGY       G    G    +VL +Y++ +
Sbjct: 574 ILNKETGKFENIDLKRVYHVTMNDFTASGGDGYSMFG---GPREEGISLDQVLASYLKTA 630

Query: 534 SPLDVSVYEPK 544
           +       EP+
Sbjct: 631 NIAKYDTTEPQ 641
```

Fig. 25-9 Partial display of an example of BLAST search results (total 108 hits) using BLASTP against all non-redundant (NR) GenBank CDS translations + PDB + Swiss-Prot + PIR + PRF of 1 502 194 sequences (Query= UDP-sugar diphosphatase - E.coli, 550 aa). Sequence hits are displayed based on their ranking(score and E value) and their corresponding alignments are shown below.

三、多序列的排列及系统发生上的同源性分析
Multiple Sequence Alignment and Phylogenetic Analysis

分子生物学对生物系统发生或进化分析的最重要贡献之一就是发现不同生物体的 DNA 序列之间常常具有关联性。常常在相差甚大的种属间仍然有类似的基因保留下来，并保持类似甚至完全一样的功能，而有些基因则由于自然选择经过突变或重组后发挥不同的功能。很多存在于不同生物体内具有保守序列的基因，可通过多序列排列分析从中发现它们的序列模式（sequence pattern）以帮助推断它们在进化上的关系。一个理想的多序列排列结果可以表明这些序列在进化发生和结构上所具有的相似性，并且功能上也可能有其类似性。上面介绍的两序列间的排列分析方法显然不能有效地用于进行从多个序列中寻找序列模式的分析。多序列的排列分析是将两个以上的序列以最佳的方式排列起来，以使尽量多的相似残基能排在同一纵列上。多序列排列比较更多地用于蛋白质的序列分析。

多序列的排列分析与系统发生上的同源性分析有着密切的关系。一旦得到多序列的排列结果，排列中的残基变化数量及种类就可用于系统发生的同源分析。序列排列仅仅是对残基如何配对的一种推测，根据排列中的每一纵列可预测某个位点在此家族序列的进化中是如何突变的。如（Fig. 25-10）所示，每个纵列中列出了此序列家族中最初的残基以及进化上出现较晚衍变的残基。有时某位点对功能至关重要，因而在进化中未有改变，而正是这些保守的位点对多序排列极为有用。有些位点则没那么重要，因而进化中常被取代。多序排列中的某些区域也常有丢失或插入发生。因此，从多序排列入手可望能对各序列在进化中出现的顺序加以剖析。

多序排列分析的困难在于难以确定所谓最佳排列，更不可能制定一个正确的多序排列标准。理论上多序列间只有一种进化发生的过程，且只能产生一个进化上正确的排列。然而序列间的差异常常很大，以至于没有一种排列算法能给出一个明确单一的多序排列，况且从多序排列中获得的大多数信息是来自对相似的区域而非差异大的区域的分析。上述的动态程序算法从理论上虽可用于任何数量的序列之间的比较，但因它对时间和计算机内储存的需求随着序列数量的增加而成指数增长，因而对多序列排列没有实际意义。下面简单介绍一些专门用于多序排列的算法，类似于双序列排列，多序列排列的分析也分为全长法和局部法两种。

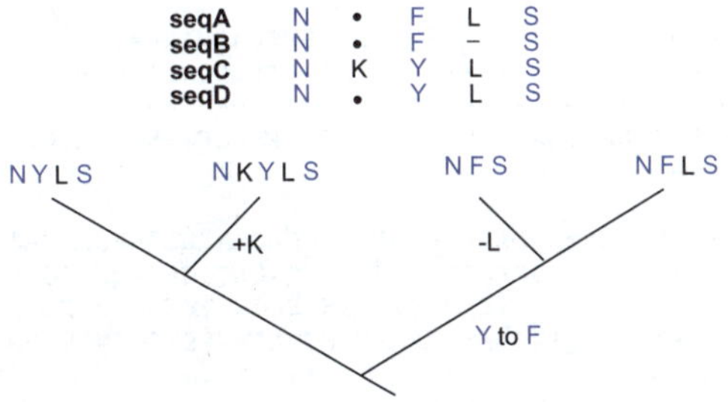

Fig. 25-10 The close relationship between multiple sequence alignment (msa) and evolutionary tree construction. Shown is a short section of one msa of four protein sequences including conserved and substituted positions, an insertion (of K) and a deletion (of L). Below is a hypothetical evolutionary tree that could have generated these sequence changes. Each outer "branch" in the tree represents one of the sequences. The outer branches are also referred to as "leaves." The deepest, oldest branch is that of sequence D, followed by A, then by B and C. The optimal alignment of several sequences can thereby be thought of as minimizing the number of mutational steps in an evolutionary tree for which the sequences are the outer branches or leaves. However, such an approach depends on knowing the evolutionary tree to perform an alignment, and often this is not the case. Usually, pair-wise alignments are generated first and then used to predict the tree. In this example, the alignment could be explained by several different trees, including the one shown, following one of several types of analyses. The sequences then become the outer leaves of the tree, and the inner branches are constructed by this analysis.

（一）全长多序排列

1. 累进法（Progressive method） 这种方法是对成对的序列进行累进性排列，即从一对序列的排列开始，然后将下面的序列一次一次的先后排到前面已排好的序列上。这样整个的多序排列问题变成了多个双序排列的一系列步骤。累进法也是一种诱导性算法，因而也不能保证找到最好的排列，但在实际应用中已能有效地给出具有生物学意义的排列。常用的有两种用于多序排列的程序，即 ClustalW 和 PILEUP。它们基本的分析步骤很相似，首先是将所有的序列按对进行双序排列，然后根据双序排列的评分使用遗传间距（Genetic distance）的方法建立进化发生树（见下）。再以此树提供的可能进化关系为指导，将多个序列按一定的顺序一个个先后排列起来。这样，相互进化关系最接近的序列会先排在一起，然后其他的一个或一组序列以现有的排列为指导再被逐次加到排列中。这里起初的双序排列可用 FASTA 或 Needelman-Wunsch 动态程序法，并使用标准的评分矩阵以及空隙引入和延伸的惩罚分。但这两程序在利用进化发生树指导多序排列时有所不同，ClustalW 用称量法（weighting）按序列在推测的进化发生树上的关系对它们进行称量，而 PILEUP 则用数学平均值而不使用这种称量，因而 ClustalW 目前更为广泛使用（Fig. 25-11）。累进法也有其缺点，就是最终的多序排列结果取决于最初对双序排列的选择适当与否。如果第一对排列起来的序列是进化发生树上最近的，那么在多序排列中第一步发生的错误就少。如果第一对序列的关系越远，则第一步的双序排列出错机会越多，这样最终的多序排列也会越不准确。累进法的另一个问题是不容易选择合适的评分矩阵及空隙惩罚分。因此 ClustalW 更适合用于彼此接近的多序列间的排列分析。

2. 重复法（Iterative method） 针对累进法的问题，重复法试图先把多个序列分成数个小组，再对小组进行多次重复的序列排列，最后将各小组的排列合并成为全长排列。这样做可以提高总的排列积分。小组划分可以是随机的或按累进法产生的进化发生树上的序列顺序进行。重复法多序排列的程序有 MultiAlin、PRRP、DIALIGN 等。MultiAlin 程序在累进法的基础上重新计算序列配对的积分，并由此重新建立进化发生树，再以此树进一步提高多序排列的积分。这一过程可重复进行直到排列的积分不再提高（如PRRP）。DIALIGN 程序利用稍微不同的重复法进行排列分析，即在序列对的排列中不引入含空隙的区域。

```
A56280        ---------------------MTKLTFGALVALAMT----------------------AA
B40638        ----------------------MRLTTILAGALALG----------------------AA
CCHU          ------------------------------------------------------------
A41331        MDSFELNKILGAVLGTCLILLVTSFTANALFSPKMPEKPGFEIAVKEDAGHGKEGGAAAA

A56280        ASTAMSSKAMAQDAAAGKTSFN-KCLACHAIGEGAKNKVGPELNGLNGRKSG-TAPDYSY
B40638        QAAFAE-----GDPAAGEKAFR-KCQACHQIGAEAQNKTGPVLTGVIGRPAA-SIEGFSY
CCHU          ----MG------DVEKGKKIFIMKCSQCHTVEKGGKHKTGPNLHGLFGRKTG-QAPGYSY
A41331        ASEPIEKLLQTASVEKGAAAAK-KCGACHTFEKGGPNRVGPNLYGVVGEARGEGRNGFNF
                          .   *      **  ** .   . ::.** * *: *.  .    .:.:

A56280        SDANKNS---GITWDEATFKEYIKDPKAKIPGTKMAFAGIKNETEINNLWTFVSQFDKDG
B40638        SKTLTEAAADGLVWDHAALETFLANPRKAMPGTKMAFPGIKKPQELADILAYLDTFS-DG
CCHU          TAANKNK---GIIWGEDTLMEYLENPKKYIPGTKMIFVGIKKKEERADLIAYLKKAT---
A41331        SAAMKGK---GGTWTFDDLNKFIANPKGFIPGTAMGFAGIPKDSERADVIAYLNSLS---
              : : .     *  *    :  :: :*:  :*** * * ** :  *  :: :::.

A56280        KIKQ------------
B40638        ETREAEETPAAAPAEG
CCHU          --NE------------
A41331        --EHPKPLPTASK---
                ..
```

Fig. 25-11 Multiple sequence alignment using ClustalW. '*' , conserved residues; ':' or '.' , less conserved residues; "---", gap regions.

另外近年新出现的一种算法，称遗传算法（Genetic algorithm），虽与生物遗传无关，它却是通过模拟基因复制过程中空隙的插入及重组等事件，将序列进行重新组合，犹如在进化中所发生的那样，以产生多个不同的多序列排列，借此可达到最高的排列积分。尽管此法尚未被大量使用鉴定，但它可能代表一种试图模拟进化过程中序列变化的一系列多序排列分析方法的开端。另有一种称为 HMM 的多序排列法，是通过对所有可能的残基配对，误配及空隙的组合来建立统计模型，以产生多个序列的排列，既可用于全长又可用于局部的多序分析（见下）。其他一些全长多序排列方法，此处不一一赘述。

（二）局部多序排列

局部多序排列指多个序列在排列分析时以寻求局部而非全长序列的保守区域为目的，它常用于发现区域性保守序列模式，包括有 profile，block 和 motif 等。在全长多序排列中显示更高程度的局部保守序列时，此区域可被单独提出当成一个小型的多序列排列，然后对此区域产生一个评分矩阵，即称 profile，它由一系列的纵列组成，可含有配对的残基、误配、插入及丢失等。Profile 利用其中的积分来对每个位点的可能性加以估计，并可用它来搜寻与其相配的靶序列。序列 block 与 profile 的不同之处是前者在序列排列的纵列中只包括配对和误配而不含插入或空隙，因而同一block在多个序列中的长度均相等，block 中相同的残基区与不同残基区间隔出现。与序列 block 相似， motif 也是序列的局部保守区域，通常是较短的一段序列，可从数个到几十个残基不等，但 motif 的存在往往提示它将赋予蛋白质序列某种生化功能或结构特征如酶活性中心、金属结合位点等，如 eMOTIF 程序法可用于序列 motif 分析。序列 motif 也可从如PROSITE 的数据库中搜寻得到（见后）。这几种局部多序排列中，profile 是以评分矩阵对序列进行定性或定量地表示，而 block 和 motif 是以序列规则表达式（regular expression）来表示的，如 C-x-H-x- [LIVMFY] -C-x (2) -C-[LIVMYA](Zinc finger RING-type motif）等。

根据序列的 block 或 motif 建立起来的一种评分矩阵，称位点特异性评分矩阵（Position-specific scoring matrix, PSSM），简单说它是一种经过对数转化的评分矩阵，其中含有 motif 的每个氨基酸在 motif 中出现的频率。如果在一定范围内用于鉴定此 motif 的序列数量及其差异性较大，以此建立的 PSSM 就有合理的统计学样品，并能较好地代表其他所有含此 motif 的序列。PSSM 常常用于蛋白质家族中 motif 的鉴定，以及对 DNA 的序列模式如启动子中的调节序列或位点，以及内含子和外显子连接处序列等。

（三）HMM

HMM，或隐匿马科夫模型（Hidden Markov Models），是一种统计学模型，最初成功地用于声音识别。HMM 是一种动态的建模过程，在计算机学中被称为限定态机器（finite state machine）。HMM 应用于产生多序列的 profile 时称 profile HMM。HMM 在进行多序列排列时考虑到残基的配对、误配及空隙等所有可能的组合。它先为一个序列家族建立初步模型，并以预先已知的信息如氨基酸成分和 BLOSUM 积分等对模型进行初始化，然后用 20 到 100 或更多的序列作为对此模型进行训练的数据，受训后的模型可再被用来产生最可能的多序排列并成为建模后的信息。此外 HMM 模型也可以用来搜寻序列数据库以鉴别 HMM 建模序列以外序列家族中的额外成员，并可在此基础上进一步建立模型。不同批的序列将产生不同的 HMM 模型。用 HMM 进行多序排列至少可获得与其他方法相媲美的结果，但与其他方法相比它另有几个优点：首先它建立在很深的概率理论基础上，而且无需按特别顺序进行序列排列分析，也不需对残基插入和丢失引入惩罚分，另外实验中衍化的信息可被用于建模。HMM 的缺点是它需要至少 20 或甚至远超过此数的序列进行建模，这样才可与序列的进化发生史相适应。HMM 模型常用来鉴定序列的 domain 或 motif，这已成为对新序列的鉴定以及蛋白质序列分类中的一个极为重要的工具。常用的这类程序有 HMMER 和 SAM。HMMER 是一套软件包，可免费从因特网上下载，其中含有数个软件可用来进行多序排列，模型建立，模型校正，格式转化等功能。HMMER通常从 ClustalW 得到的多序排列开始建立 HMM 模型。

（四）系统发生上的同源性分析

系统发生上的同源性分析（phylogenetic analysis），简称同源性分析或进化发生分析，是指对一个家族的核酸或蛋白质序列进行分析以确定它们在进化过程中的相互关系。上述多序列排列分析是同源性分析的重要基础，即序列越相近越可能来自同一个祖先序列（Fig. 25-12）。序列同源性分析是核酸和蛋白质序列分析中的一个重要领域，应用很广。比如借着同源性分析可对某个基因家族中的来自不同生物体的基因之间关系进行分析，以此帮助推定哪些基因具有同等的或相似的功能，并可通过遗传学实验进行验证。同源性分析的另一应用是跟踪快速变化的种属如病毒的突变，比如对人群中某病毒类型变化的分析可显示检测中的病毒基因是否受到进化选择的压力，这对流行病学的研究很有价值。

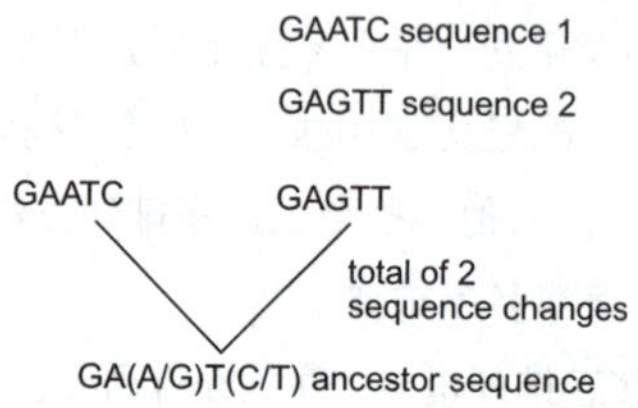

Fig. 25-12 Origin of similar sequences. Sequences 1 and 2 are each assumed to be derived from a common ancestor sequence. Some of the ancestor sequence can be inferred from conserved positions in the two sequences. For positions that vary, there are two possible choices at these sites in the ancestor.

1. 进化发生树（evolutionary tree） 多序列间的进化发生关系可以用一种树状结构来表示，即把序列当作外加的树枝按一定的次序加到树上。这样树内各树枝之间的关系可看作不同序列间相互关联的程度。很相似的两序列会成为相邻的两树枝并连接到下面共同主枝上。序列同源性分析的目的是发现进化发生树中所有树枝间的关系及树枝的长度，这里的树枝假设总是双叉枝，树枝的长度也可定量测量以反映进化上的远近程度。

在建立进化发生树时，对两序列间的相似性不难确定，但要找到整个进化发生树的一个共同祖先序列或第一代子序列并非易事。有些分析程序会先假设一个祖先序列为进化发生树的根，这样建起的树称有根进化发生树；而大部分程序只是产生一个没有根的进化发生树，称无根进化发生树（Fig. 25-13）。对一组序列进行同源性分析所产生的可能的进化发生树数量随着序列数量的增加而成指数增长，如4个序列间可能产生的有根进化发生树为15个，无根进化发生树为3个；当序列为7个时，将分别有10395或954个可能的进化发生树。由于每种基因或蛋白质的进化速度并非一致，序列的进化发生树并不完全代表整体生物的进化发生树。

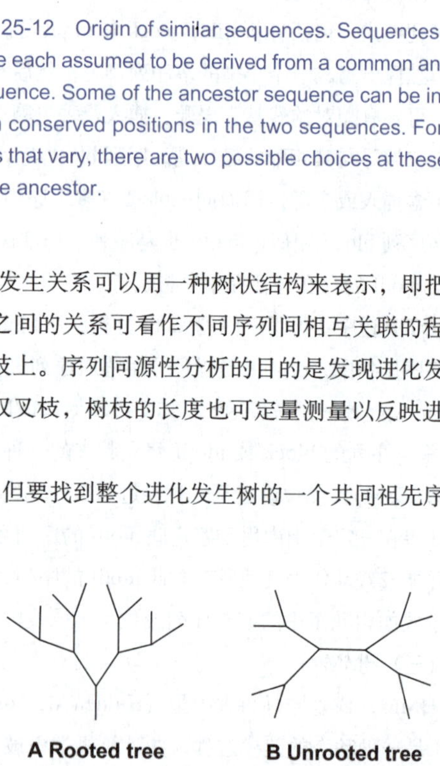

Fig. 25-13 Structure of phylogenetic trees

2. 同源性分析的方法 有多种同源性分析方法用来产生序列进化发生树，常用的有间距矩阵法（Distance matrix）、最大节省法（Maximum parsimony）和最大可能法（Maximum likelihood）等。

（1）间距矩阵法 这种方法是利用一组序列中成对的两序列间残基变化数量来产生进化发生树。序列间残基变化数量最少的一对序列将成为进化发生树中的邻枝。此法是要尽可能正确地将邻枝连到树上，且枝长将尽可能地反映原始的序列关系。找到最近的邻枝实际上也是多序排列分析中最初的步骤，如ClustalW程序就是应用称为邻枝交接（Neighbor-joining）的间距矩阵法指导多序排列的。

（2）最大节省法 这种方法是通过计算出所有可能的进化发生树，然后从中找到能解释序列间差异所需残基替代数量最少的树，这也可看作是以最少量的进化步骤以得到所观察到的序列中残基的替代。此法适于序列较为接近、数目较少的一组序列的分析，而且它可保证从多个树中找到最佳的进化发生树。但此法耗时较多，因此不适于数量多、差别大的序列组的分析。

（3）最大可能法　这种方法是通过概率的计算来找到最能解释一组序列间差异的进化发生树。此法与最大节省法相似之处是两者均要考虑所有可能的树，进而从中选出最佳的树。但最大可能法利用了其他的进化模型，可对序列差别更大的序列间的关系进行分析，而最大节省法则难以做到。显而易见，此法需要大量的计算时间，但随着计算能力的不断加大，最大可能法将会越来越广泛地被应用，包括用到更复杂的进化模型的分析上。

目前最常用的同源性分析程序是 PHYLIP，它也是一种软件包，可免费从因特网上下载，其中包括多个序列分析软件，并含有上述几种不同的算法用于系统发生上的同源性分析。

第四节　基因组、蛋白质组及其他“组”学分析

Section 4　GENOMICS, PROTEOMICS AND OTHER "-OMICS" ANALYSIS

生物信息学的主要应用之一是基因组的分析。由于全序列基因组的测定可提供一个生物体内的所有基因的信息，因而对大规模鉴定和系统性研究影响代谢、细胞分化发育以及疾病等相关的基因具有极为重要的意义。根据基因组序列大规模进行推测并鉴定具有生物学功能的基因是一个很大的挑战，它不仅取决于如何利用不同生物的基因模型来预测基因和蛋白，也取决于如何用利用功能已知的蛋白质对预测的蛋白质作比较性分析，比如不同生物间基因组的比较。

人类基因组测序工作结束后，基因组研究的重点开始转向对基因组中所有编码的蛋白质结构与功能的分析（Fig. 25-14）。蛋白质结构动议（Protein Structure Initia-tive, PSI）由此提出，并以确定所有蛋白质的三维空间结构为结构基因组学（Structural genomics）的最终目标。而在基因组的规模上所进行的基因和蛋白质功能的研究就是人们通常分别所指的功能基因组学（Functional genomics）和功能蛋白组学（Functional proteomics），有时这两名称互用，但一般情况下功能基因组学是指转录水平上的大规模基因表达的分析（如Microarray），而功能蛋白组学是指大规模的对蛋白质表达（如用二维胶、质谱等分析）及功能的分析（如对代谢及调节通路的分析）。

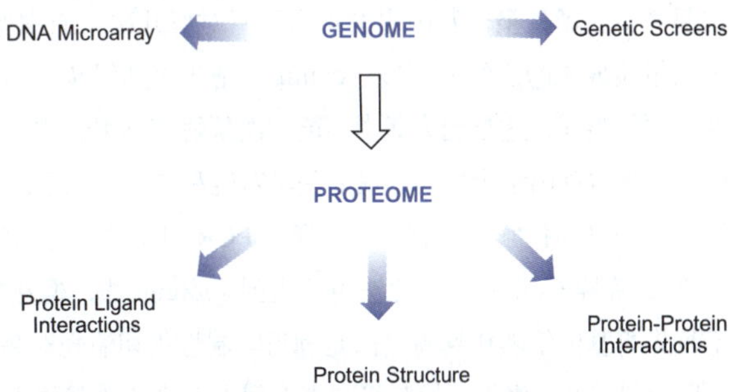

Fig. 25-14　Post-Genome Era Analysis: functional genomics, proteomics, structural genomics, etc.

在后基因组时代有多种“组学”（“-omics”）应运而生。比如，除上述的基因组和蛋白质组外，细胞内全部的 RNA 分子被称为转录组（Transcriptome），细胞内全部的生化代谢物被称为代谢组（Metab-olome），细胞内所有相互作用的蛋白质被称为作用组（Interactome），某一生物的所有表现型被称为表型组（Phenome）等，对它们相应的研究则被称“某组学”（表25-1）。无论是哪种“组学”，它们都是以全套的基因或蛋白质等为基础，或以某种整体功能单位（如代谢）为基础进行大规模或高通量（High throughput）的研究分析。下面简单介绍一下基因组测序的原理及各种类型的基因组分析。

表 25-1 主要“组学”的特点及差异

分析水平	定义	分析对象	分析方法
基因组	生物体或细胞器内全套的基因	独立于细胞、组织或器官的功能状况	系统性 DNA 测序
转录组	细胞、组织或器官内全套的信使 RNA	依赖于细胞功能状况，随生理、发育、病理状况而改变	微点阵、SAGE、高通量 Northern 分析
蛋白质组	细胞、组织或器官内全套的蛋白质分子	依赖于细胞功能状况	二维胶电泳、多肽质谱指纹、双杂交分析
代谢组	细胞、组织或器官内全套的代谢物（含低分子量的中间产物）	依赖于细胞功能状况	红外谱、质谱、核磁共振谱

一、基因组测序及分析 Genome Sequencing and Analysis

（一）基因组测序方法

基因组全长序列的测定（长度达 10^9 bp）采取了与单个基因测序很不相同的策略，常用的有两种测定方法，即 shotgun 法和克隆 contig 法，但两种方法常相互结合使用。

1. Shotgun 法　这种方法是将全基因组或一段基因组 DNA，以机械的方法（如超声波）随机切成很多大约在 2 000Kb 的片段（因而有大量重叠片段），然后把片段克隆到质粒中进行扩增，并用自动测序仪对克隆进行测序。如果有足够量的基因组 DNA 用以产生这样的随机片段，那么得到的所有克隆就应足够包括基因组中的每个碱基对，并会重复出现于多个相互重叠的克隆中。这样如果从每个克隆片段的一端或有时从两端一次各测定约 400 ~ 500bp 的序列，而且从克隆库中挑出足够数量的克隆对其进行末端测序，那样被测定的序列累积起来将会涵盖整个基因组的每个碱基对好几次（通常要重复 6 ~ 10 次的序列阅读）。接下便是从测定的短序列组装成长的连续序列段（contig，见 3.序列组装），它是由短克隆序列组装成的不含重叠克隆序列的连续性基因组序列，这是因为通常不能一次从短序列组装成一条完整的基因组全序列，而常常要经过很多的连续序列段来获得基因组全序列。最后便是对这种连续序列段之间的空缺进行填补以得到完整的基因组序列。这些空缺区可通过寻找额外的克隆，或通过 PCR 对空缺区进行序列扩增来填充。

2. 克隆 Contig 法　此法也要用到 shotgun 法，但在规模上相对较小。与 shotgun 法不同，克隆 contig 法不是先将基因组随机切断，而是利用限制性内切酶先对基因组 DNA 进行不完全限制性内切酶酶切以产生重叠的限制性 DNA 片段，然后将其克隆到人工染色体载体上（如 BAC 或 YAC）并进行扩增。之后对每个克隆的限制性片段以 shotgun 方法进行测序。一旦所有限制性片段序列经 shotgun 法测定，下一步是将这些限制性片段组装成全基因组，这是通过染色体步移（Chromosome walking）的方式进行组装。这时，基因组的物理图对限制性片段组装成全基因组起到关键性作用。

无论是哪种基因组测序法都要涉及上百万的 DNA 样品及它们的序列，这些大量实验样品及数据的管理对基因组测序的成功至关重要。人们为此专门设计了一套处理高通量实验数据的系统，称实验室信息管理系统（LIMS）。这种系统也用于其他高通量实验如 Microarray 等的处理。

3. 序列组装（sequence assembly）　是指将从 DNA 测序仪得到的短序列片段按一定的顺序进行排列而得到一个完整的连续序列段的过程。上面提到shotgun法测到的成千上万个500bp左右的序列，由于它们之间的部分重叠，每一序列片段都可找到一个与其相邻的上游或下游重叠序列，相邻的序列又可以找到与其相邻的其他重叠序列等等，这样下去直到两端无法找到重叠序列为止，这些连接起来的序列片段就被组装成连续序列段（Fig. 25-15）。

由于基因组中 DNA 的 GC 含量各处不一，以及大量重复序列的存在，因而实际测序过程中，可能有很多片段不能被克隆到载体上，或序列不能被测定，这些空缺区使序列的自动组装在实践中并非那样简单。序列组装过程必需借助多种计算机软件来完成，常用的公共免费序列组装软件有 Phrap, FAKII, CAP3, TIGR Assembler, GAP4 等，商业用的有 Sequencher 和 DNASTAR 等。

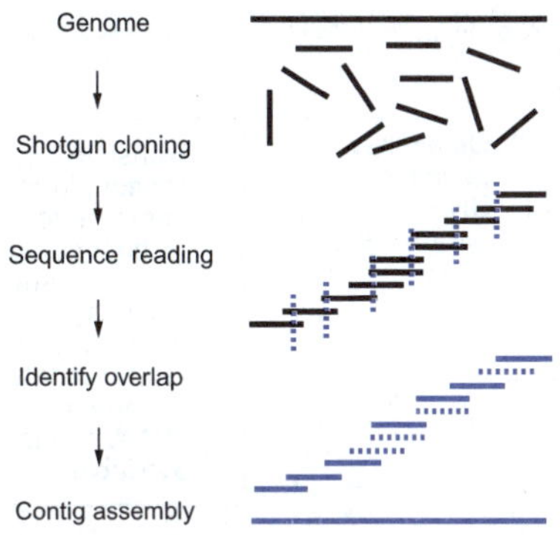

Fig. 25-15 Contig assembly from sequence readings.

目前完成的各种基因组均可在因特网上对其基因组图谱、序列连续片段、基因组间的比较及基因产物进行浏览、搜寻和分析，如 NCBI，TIGR，EnsEMBL 等提供的大量基因组资源（参见数据库汇集）。

（二）基因组的基因鉴定和注释

基因组测序完成后的基因预测通常包括两方面，一是对蛋白编码区即开放阅读框架（ORF）的预测以及非编码的 RNA 基因的预测，二是对基因调节区即启动子（promoter）区域的预测。

1. ORF 及启动子区域的预测　原核基因组 ORF 的预测比较直接，因其结构相对简单，不含有内含子。对真核基因组，通常先用专门的软件来识别外显子和内含子的交接处，再将外显子的编码序列自动推测成氨基酸编码（常按 6 个 ORF 推测）。然后将编码的氨基酸序列进行基因序列库的同源性搜寻，看是否有相似的基因存在。这两个步骤常常为基因组提供大量可信的数据。但如序列数据库中没有类似序列的存在，另一方法就是利用表达序列符 EST 的序列来协助基因的推测。后面将会提到，EST 是基因组外显子表达的 cDNA 产物片段，如将预测的 ORF 序列与 EST 序列作比较则可大大增加可鉴定基因的范围。ORF 的鉴定受到计算方法的限制，同时也受到细胞内复杂的基因表达机制的影响，如 mRNA 的选择性切割，RNA 自身编辑，以及某些生物的氨基酸密码与标准密码有时稍有不同等，因而很多蛋白质产物并不能直接由 ORF推测而来，且 ORF 的编码序列也不总是直接等同于蛋白质序列。

原核基因启动子调节机制相对比较简单，通常可以用从已知启动子区的序列排列分析所得到的模式对基因组序列进行搜寻，如用 FINDPATTERNS 的方法。真核基因启动子调节区域，尤其是 RNA pol Ⅱ 的启动子甚为复杂，多种数据库专门收集了启动子区域的序列，并提供不同工具对基因序列的启动子及转录因子结合位点（transcription factor binding sites）进行预测，如 EPD 真核细胞启动子数据库以及用于转录因子结合点分析的 FastM 等。

常用于原核基因组基因鉴定的方法有 GeneMark, HMM 和 IMM，常用于真核基因组鉴定的方法有神经网络法（neural networks），如Grail Ⅱ, GeneParser，以及模式区分法（pattern discrimination）如 MZEF，GeneScan 等。但没有单一的基因预测方法可适用于所有基因组的基因预测，因为不同的算法适合于不同 GC 含量以及不同长度的基因序列，选择哪种方法取决于所分析的基因类型以及基因组序列的长度。如 MZEF 适合于对尚未完成的较短连续序列段，因其含有单个外显子的机会较大，而 GeneScan 则适合于接近完成的连续序列段，因其通常含有多个外显子与内含子。

2. 基因组注释　基因组注释（genome annotation）是指对基因组所包含的可能基因及其功能进行预测并加以解释，如某基因的染色体位点，基因结构（内含子外显子的组成交接点），翻译成的氨基酸序列以及相应的已知蛋白质序列或部分序列即其可能的功能等。注释所用的方法包括：与序列数据库中某生物体已有的信息作比较，或与发表的文献内容作比较，以及利用各种计算方法进行的 ORF 预测，还可根据序列比较和生物进化的关系将注释从其他基因组传播过来。下面的流程图显示基因组注释的大致过程。

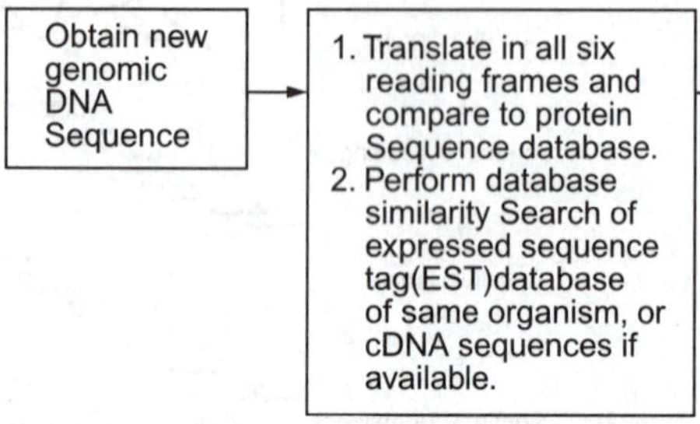

基因组注释的最终目的是要建立一个信息全面的基因组数据库，并为某个生物体基因组中的每个基因提供丰富的生物学信息。由于基因组测序产生的大量信息，利用软件程序自动注释成为基因组注释的一个重要手段，但由于基因预测方法尚未统一以及预测过程中技术上的问题，基因组注释过程中难免会引入不少错误，如注以不正确的基因名称或不正确的功能（Fig. 25-16），并可能在不同数据库中传播开来。这是基因组注释中亟待解决的问题，因此专业人员对数据库数据的注解及校对工作必不可少，而且注释中应尽量包括实验证据及其文献索引，以提高数据库中数据的可信度。

H70468	SF001258	051440	phosphoribosyl-AMP cyclohydrolase (EC 3.5.4.19) / phosphoribosyl-ATP pyrophosphatase (EC 3.6.1.31) [similarity]	Aquifex aeolicus	Prok/other	594.3	4.8e-26	205	39.086	197
S76963	SF001258	039935	phosphoribosyl-AMP cyclohydrolase (EC 3.5.4.19) / phosphoribosyl-ATP pyrophosphatase (EC 3.6.1.31) [similarity]	Synechocystis sp.	Prok/gram-	557.0	5.7e-24	230	39.175	194
T35073	SF029243	005738	probable phosphoribosyl-AMP cyclohydrolase	Streptomyces coelicolor	Prok/gram+	399.3	3.5e-15	128	42.157	102
S53349	SF001257	001188	phosphoribosyl-AMP cyclohydrolase (EC 3.5.4.19) / phosphoribosyl-ATP pyrophosphatase (EC 3.6.1.31) / histidinol dehydrogenase (EC 1.1.1.23)	Saccharomyces cerevisiae	Euk/fungi	384.1	2.5e-14	799	31.863	204
E69493	SF029243	005738	phosphoribosyl-AMP cyclohydrolase (EC 3.5.4.19) [similarity]	Archaeoglobus fulgidus	Archae	396.8	4.8e-15	108	47.778	90
G64337	SF006833	030827	phosphoribosyl-ATP pyrophosphatase (EC 3.6.1.31) [similarity]	Methanococcus jannaschii	Archae	246.9	1.1e-06	95	36.842	95
D81178	SF006833	101491	phosphoribosyl-ATP pyrophosphatase (EC 3.6.1.31) NMB0603 [similarity]	Neisseria meningitidis	Prok/gram-	239.9	2.6e-06	107	35.227	88
G81925	SF006833	101491	phosphoribosyl-ATP pyrophosphatase (EC 3.6.1.31) NMA0807 [similarity]	Neisseria meningitidis	Prok/gram-	245.2	1.4e-06	107	35.227	88
S51513	SF001257	001188	phosphoribosyl-AMP cyclohydrolase (EC 3.5.4.19) / phosphoribosyl-ATP pyrophosphatase (EC 3.6.1.31) / histidinol dehydrogenase (EC 1.1.1.23)	Pichia pastoris	Euk/fungi	225.6	1.7e-05	842	29.670	182

ID	Assigned	Correction	Superfamily
E69493	3.5.4.19/3.6.1.31	3.5.4.19	SF029243
H70468	3.6.1.31	3.5.4.19/3.6.1.31	SF001258
G64337	3.5.4.19	3.6.1.31	SF006833

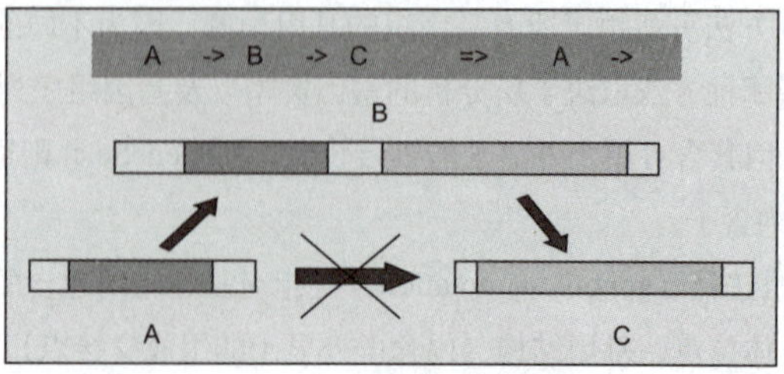

Fig. 25-16 Genome era challenges: transitive catastrophe, error propagation: e.g., IMP dehydrogenase misnomers propagated to other databases such as KEGG & WIT.

二、比较基因组学 Comparative Genomics

进化发生上具有共同种属来源的基因或蛋白质序列统称为同源体（homolog），它们在序列或结构上以及生化功能上如酶活性中心、结合位点等常有明显的保守性。根据推测中的基因演化过程同源体可分为同源同体（Paralog）和同源异体（Ortholog）。同源同体是指某个基因在演化过程中经过复制后产生新的拷贝，然后不同拷贝的基因逐渐分别演变成序列不同但仍相似的基因（Fig. 25-17 中 A1 和 A2）。同源异体则是在种属进化过程中，某一基因在一个种属演变成不同种属后变成序列不同但保持相似结构与功能的一个以上的基因（如图中 A1x 和 A1y）。

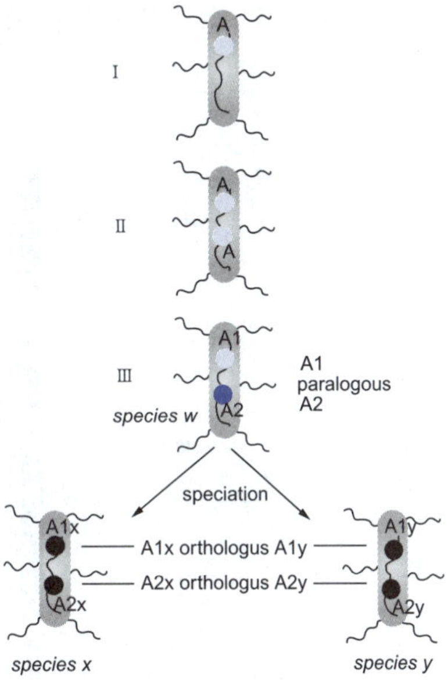

Fig. 25-17 Generation of homologs. Paralogous genes A1 and A2 are evolved from duplication of gene A within one specie; orthologous genes are evolved from speciation (species x, y from species w) of common ancestor genes (A1x and A1y from A1; A2x and A2y from A2).

由于大量基因组序列的完成，不同生物全基因组的比较成为一个强有力的基因分析方法。过去对功能性基因在进化发生上相近的种属间常保留其相似性的观察，现在通过基因组水平上的大规模序列比较得到了证实。这种序列保守性虽可出现于基因的调节区域，但在蛋白编码区尤为明显。根据最初一批测定的基因组序列估计，基因组中至少有三分之一的基因是未知的，而对基因组中其他已知基因的功能也只是粗略的了解，即使是对大肠杆菌 *E.coli K12* 这样详细研究过的生物，也是如此。因此，全基因组的比较分析不仅为以前的观察结果提供证据，更重要的是对进化上相关种属的很多未知基因进行预测，并成为指导实验设计的有效和可靠的工具，比如从其他种属基因组中寻找人基因的 Ortholog 是人类基因组分析必不可少的一部分。

目前有多种用于基因组比较分析的专门数据库及工具，如 VISTA, PipMaker, Map Viewer, Genome Browser 和 Ensembl 等，可对序列库里的基因组进行分析比较与图示，还可以进行全基因组的浏览，并可对用户提供的基因组作比较分析。有些数据库如 COG（Cluster of Orthologous Group）将多个全序列基因组（现有 40 多种原核基因组及真核基因组）的基因序列按同源异体进行归类，互属同源异体的归聚为一组称为同源异体组（orthologous group）。利用这种聚集的基因分类组可以很容易地将未知基因根据序列的同源关系归为某同源异体组，并对其功能作出初步判断。此外有根据同源异体的原理建立的代谢功能数据库如 WIT，其目标是对所有已知的全基因组进行生化代谢通路的重组，以期鉴定更多的代谢通路中尚未发现的酶及调节蛋白。

下面可从人与小鼠的基因组的比较中看出基因组对比分析的重要性。人与小鼠两基因组之间有着惊人的相似性。人基因组全序列的 40% 可以在碱基水平上与小鼠基因组相对应上（Fig. 25-18）。二者有超过 100 万个序列长度大于 100bp、序列相似性超过 70% 的 DNA 的独立保守 DNA 片段。已知的人基因有 90% 在小鼠中有其同源异体的存在。这样上述 100 多万的保守片段中一部分便是外显子。这里做一个估算，人基因组约有 3 万个基因，假设每个基因平均有 8 个外显子（每个外显子平均 250bp 长），这样全基因组大约有 24 万个外显子。假设只有少量的外显子在人鼠间没有明显的相似性（ 20 万相似的外显子），这样也仅有 20%（200

000 /1 000 000）的人鼠保守序列是外显子。那么剩下的 80 万个外显子大小的人鼠保守片段大部分为非编码区，揭示其功能及生物学意义是当前基因组学研究所面临的一大挑战。这些大量的保守区域是一套重要的数据，进一步从计算分析的角度对它们进行深入探讨将有重要意义。人鼠保守序列的发现也为确立人基因组的基因研究优先次序提供了依据。比如，根据人鼠基因组的比较，人们发现了过去已知的人阿朴脂蛋白基因簇 APOA1/C3/A4 中的一个新成员 APOA5，它有明显降低血浆甘油三酯浓度的功能。用同样的方法，从人白介素 -4 和白介素 -13 基因之间 15kb 的基因组区域内发现了一个新的非编码保守序列称CNS1，它对白介素 -4, -5 及 -13 在炎症过程中的基因表达起重要的调节作用。

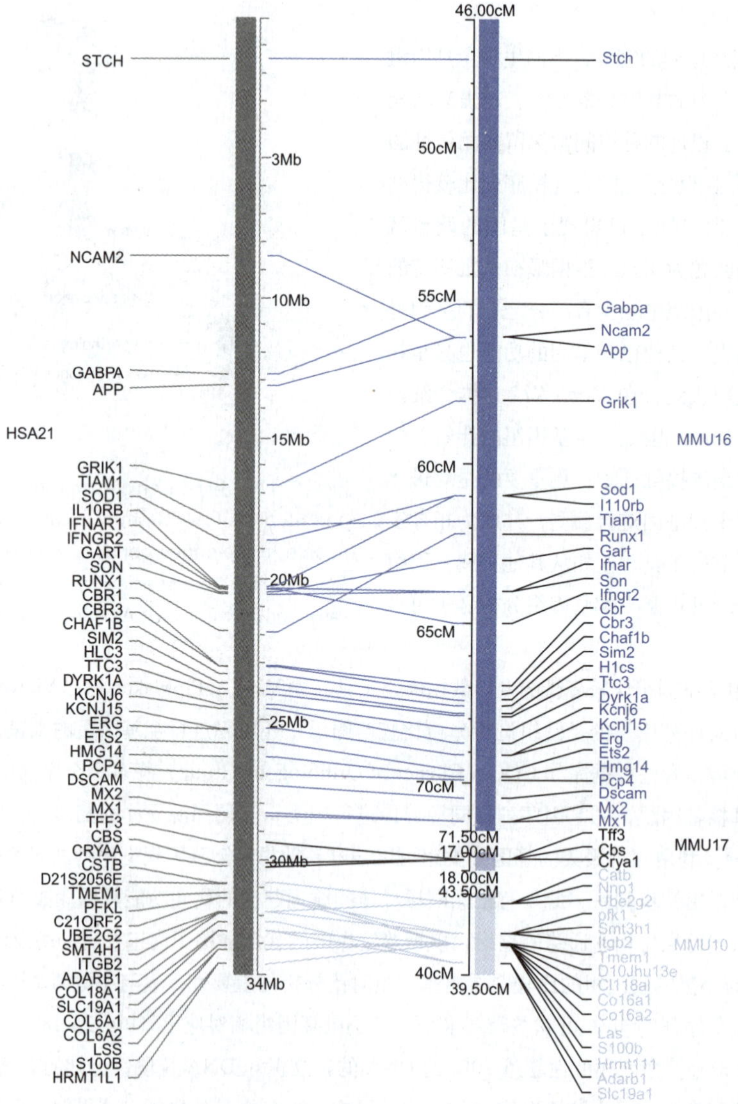

Fig. 25-18 Mouse and human comparison. Schematic view of the syntenic regions between human chromosome 21 (HSA21) and mouse chromosomes 16 (MMU16), 17 (MMU17) and 10 (MMU10). Human chromosome21 is on the left, equivalent mouse chromosome regions on the right. Syntenic markers are joined with a line.

二、结构基因组学 Structural Genomics

随着人类基因组测序的完成，人们对生物系统认识的下一个重要目标便是要确定所有基因产物的结构与功能，蛋白质结构动议（Protein Structure Initiative, PSI）因此提出，其目的是要确立所有蛋白质的三维空间结构。然而各种生命中所存在的蛋白质种类可能在百万以上，而且蛋白质结构的测定在技术上费时费力。目前最主要的公共PDB数据库中仅含两万多个蛋白质的三维结构，大约只代表三到四千个不同的结构家族。尽管如此，人们相信自然中上百万种蛋白质从结构上应该归属于数量上相对较少的结构家族。因此如果选择性地对结构家族中的一两个成员进行结构测定，则能较快的达到PSI的目标。因而一项国际性动议称结构基因组工程于2002年提出，其目的是要采取高通量的方法在目前现有的被测蛋白结构基础上再测定大约一万种蛋白质的空间结构，约十年完成。结构基因组工程是通过下列4个步骤达到PSI的目标。第一，将所有蛋白质序列组织成蛋白质序列家族；第二，从每个家族选择代表性序列；第三，利用X线或核磁共振方法确立代表性序列的三维结构；第四，利用序列的同源性对家族中其他蛋白质三维空间结构建立模型。目前大量的基因组测序及基因组的比较分析已为这一结构测定工程提供了大量有关蛋白质家族及其鉴定方法的信息。结构基因组工程所要测定的蛋白质结构将要包括来自不同生物及具有不同功能如从生化代谢到疾病相关的蛋白质。

结构基因组工程的成功将很大程度上取决于高通量结构测定方法的建立，包括自动化的cDNA克隆、表达、蛋白纯化及蛋白结晶技术。同时它还依赖于有效的计算方法，包括蛋白序列比较分析，蛋白折叠结构（Fold）的识别和二级、三级结构的推测和模拟，以及蛋白质结构数据库及其提供的有效搜寻工具等等（见下几节）。从当前及预期的技术发展来看，结构基因组这项计划是可行的，它对确立蛋白质结构，以及结构与生物学功能间的关系有着重大意义。

三、功能基因组学 Functional Genomics

功能基因组学所要研究的就是大规模地对某一生物功能涉及的所有基因同时进行分析，因而可从整体上获取有关细胞或组织功能变化和调节的大量数据。最常用的分析方法是对mRNA水平上基因表达状况的检测，以此确定各种基因表达与否及其表达水平的高低。随着多种基因组序列的完成，大规模的功能性基因组分析得到快速发展。下面简单介绍一下大规模的cDNA测序和高通量基因表达检测这两种方法。蛋白质水平上的高通量表达测定将在蛋白质组分析中稍作介绍。

（一）表达序列符（Expressed Sequence Tags, ESTs）

将组织或细胞内mRNA的5′或3′端反转录成cDNA，并克隆和测定其序列，所测得的cDNA序列代表了某mRNA末端的部分序列（通常～400bp）而非全长序列，因此它不能提供足够的蛋白编码信息，但却可代表某基因在组织细胞内表达的状况，这种部分末端mRNA序列称为表达序列符，或EST。NCBI的dbEST数据库收集了源于几千个EST克隆库的序列，所含EST总数超过了460万，约占GenBank中序列的62%，其中大量为人的EST，也包括超过250种其他生物的EST。NCBI将这些EST序列进行自动归类聚集（clustering），并将源于同一基因的EST与相关的mRNA以及基因组的编码区域组合起来形成一个基因cluster，然后通过UniGene的界面显示出来（Fig. 25-19）。与UniGene的cluster不同，TIGR的基因索引（Gene Indices）则是将EST及其他源于同一基因的序列组装成单一连续的mRNA序列，而来自同一基因选择性切割（alternative splicing）的mRNA因序列的不同会被分在不同的组内。EST已成为基因组研究的一个重要工具，它可用于寻找新基因及从基因组进行基因的预测，可协助建立基因组物理图，同时也可用于细胞内的基因表达水平的粗略估计。因EST序列的错误率较高（如替代、删除或插入），以及EST克隆库的定量性较差等缺点，使得EST的应用受到一定的限制。

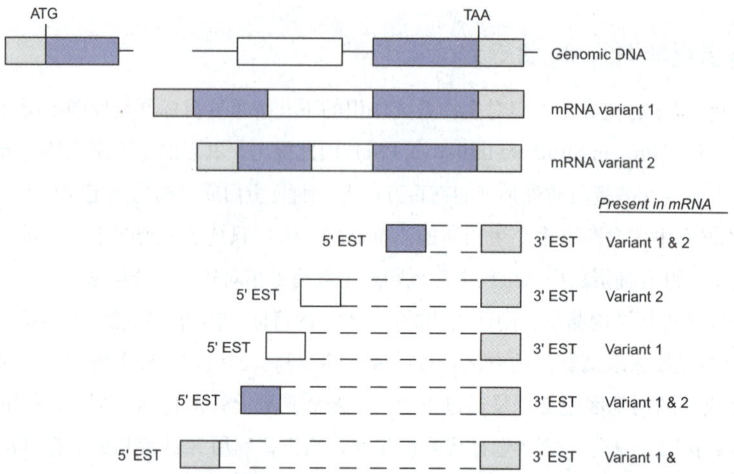

Fig. 25-19 Sequences in a UniGene cluster. This cluster contains a genomic DNA sequence with an annotated coding sequence (CDS), two alternatively-spliced mRNA sequences, and 10 ESTs from five clones that derive from the mRNA sequences.

（二）基因表达建谱（Expression Profiling）

目前越来越多地用于大规模基因组分析的方法是基因表达建档，简称表达建档。这是一种高通量、快速的基因表达测定分析方法，可用于分析任何生物学状况下组织细胞内成千上万 mRNA 的调节变化，实验所得到的 mRNA 表达结果可被称为表达谱（expression profile）。目前常用于表达建档的方法有测定原理各不相同的 Microarray 和 SAGE 两种技术，各有其优缺点。

1. Microarray　是将大量寡聚核苷酸或 cDNA 作为探针密集地固定到小块玻璃载片或其他载体如尼龙膜上而形成基因芯片（gene chip）或微芯片（microchip），然后将基因芯片与从实验样品mRNA反转录并标记上荧光的cDNA样品进行杂交，杂交后基因片上的探针所带荧光信号的强弱就代表了样品中各 mRNA 表达水平的高低，因而基因芯片的杂交结果可一次提供有关细胞内成千上万个基因表达状况的信息（Fig. 25-20）。

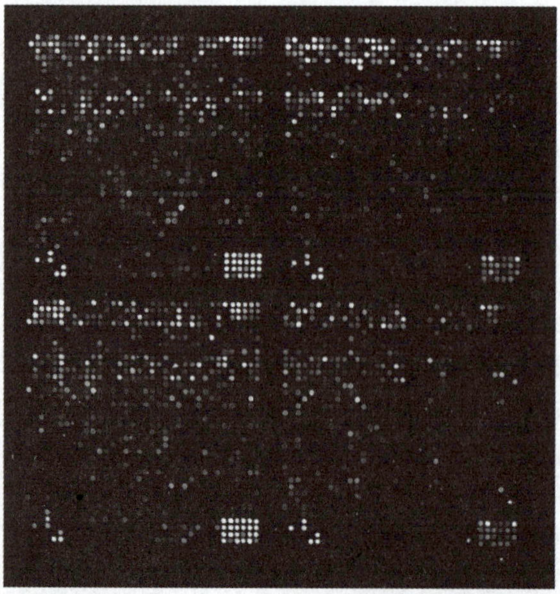

Fig. 25-20 A sample image from scanning a hybridized rat microarray containing over 5000 genes. Each spot features a pool of identical single stranded DNA molecules representing a single gene. The brightness of the spot is proportional to the amount of fluorescent mRNA hybridized to the DNA of the spot. Automated image analysis software should identify these fluorescence spots, determine their boundaries, and the fluorescence intensity from each spot should be measured and compared to the background fluorescence. Moreover, the image should be compared to a similar image obtained from the control measurements and the ratio of background-subtracted intensities calculated. In this way images are transformed into a gene expression matrix, which can be analyzed further by numerical methods.

与传统核酸杂交技术相比，Microarray 的成功涉及几个关键步骤，首先是如何根据具体实验合理设计探针（即基因芯片的设计），然后是如何对杂交信号进行正确地加工与定量，以及如何按杂交信号的强弱对基因进行聚集，最后是如何对结果进行分析、判断和解释，所有这些都必须借助于合适的计算方法、数据的储存和搜寻，以及适当的分析工具才能完成。比如 Microarray 的信号处理过程中，基因芯片上的杂交信号图像要被转换成一个二维基因表达矩阵（expression matrix），其横排代表不同基因，其纵列代表不同样品或不同实验条件，矩阵中每个点的数字代表杂交信号的强弱，即反映了某基因在不同条件下表达的水平。在此基础上，再对表达水平类似的基因进行聚集，即将表达矩阵中所有的基因表达点按量的大小进行聚集，有指导性或非指导性聚集两种方法（Fig. 25-21）。

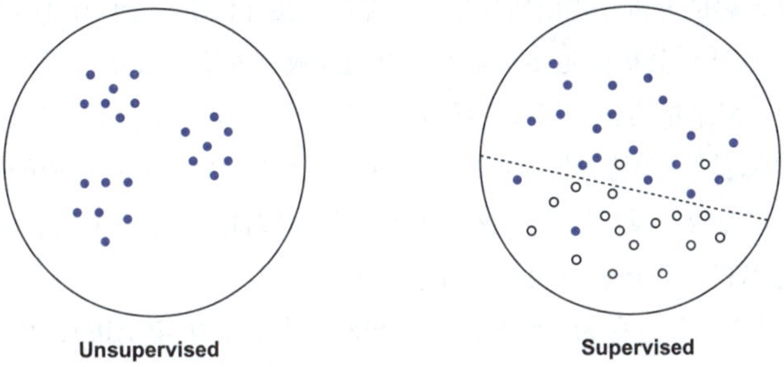

Fig. 25-21 Supervised and unsupervised data analysis. In the unsupervised case (left) we are given data points in n-dimensional space (n=2 in the example) and we are trying to find ways how to groups together points with similar features. For instance, there are three natural clusters in the example, each consisting of data points close to each other in a sense of Euclidean distance. A clustering algorithm should identify these clusters. In the supervised case (right) , the objects are labeled (e.g. we have filled and unfilled points in the example) , and the task is to find a set of classification rules allowing us to discriminate between these points as precisely as possible. For instance, the dotted line in the drawing discriminates most of the points correctly, allowing us to predict their `labels' - filled or un-filled - by their position above or below the dotted line.

最后一步分析是从聚集后的基因簇（cluster）中获取知识，即分析同实验条件相关的不同基因功能类别，如肿瘤细胞中涉及某个信号传递通路的一些基因被激活等。另外也可利用基因簇中功能已知的基因对共同表达的功能未知的基因进行功能的预测。由于 Microarray 这一技术涉及的因素较多，包括实验条件、各个步骤中算法的差异，使得实验数据难以在不同平台间进行重复核实，从而影响了实验室间数据的相互交流。建立 Microarray 技术的标准化因此成为大规模基因组分析的一项重要工作。国际上为此制定了一个 Microarray 实验必备信息指南，也称 MIAME（Minimum Information About a Microarray Experiment），这是 Microarray 迈向实验标准化的第一步。目前已有一些公共 Microarray 数据库，用以大量的基因表达数据的存储、搜寻及分析，如 NCBI 的 GEO 和斯坦福大学的 SMD 数据库。

2. 基因表达系列分析（serial analysis of gene expression, SAGE） 是另一类大规模基因表达分析的方法。这种方法先把样品的 mRNA 反转录成 cDNA，再用限制性内切酶将其切成大量的短片段（约十几个碱基对），称 SAGE 序列符（tag），然后将这些来自不同基因（mRNA）的序列符首尾连接起来，形成连续的 DNA 大片段并克隆到载体中，最后测定载体中含有所有序列符的 DNA 序列，并根据序列符的拷贝数对某基因的表达水平进行定量。由于 SAGE 涉及大量的测序工作，因而不适用于一次性大量样品的分析。但它的优点是不需事先知道样品中基因表达的情况（因不需要专门设计探针），因而同一方法可用于任何类型样品 mRNA 的分析。现有公共 SAGE 数据库如 NCBI 的 SAGEmap，NCI 提供的 SAGE 数据储存、搜寻及分析工具。

四、蛋白质组分析 Proteomic Analysis

蛋白质组是指细胞内或生物体内一整套表达的蛋白质总和。蛋白组是一个动态的整体，在蛋白组水平上的分析可使人们更细致、更全面地了解细胞活动的机制及其功能调节。然而由于蛋白组的构成及其功能上的复杂性，大规模高通量蛋白组水平的分析在技术上仍处于发展初期，更多的大规模功能性分析仍然限于前述的基因表达的建档分析。尽管如此，目前已发展有多种蛋白组的分析方法，从长远来看，蛋白组的分析将会成为细胞功能分析、疾病诊断、新药寻找和设计的一个极为重要的手段。

（一）蛋白质组分析方法

蛋白质组分析方法的种类包括生物样品中（组织或体液）蛋白质表达的建档分析，蛋白质与蛋白质的相互作用，信号传递及调节通路的分析，蛋白质与小分子配基的相互作用，蛋白质抑制物的寻找以及蛋白质翻译后的修饰分析等。用于蛋白质组分析的主要技术有二维电泳胶、质谱仪及蛋白质微芯片等。与基因组分析相比，前两种是蛋白质组分析特有的方法，而蛋白质微芯片是类似于基因微芯片的一种测定方法，即通过固定在特殊载体上已知的蛋白“探针”，如特异性抗体，来大规模地测定生物样品中相应的蛋白质的表达及其含量。由于蛋白质与蛋白质间的“杂交”反应要比核酸杂交复杂且条件难以控制，而且抗体制备相对昂贵且难以标准化，因此目前蛋白质微芯片的应用还较有限，尚待进一步发展。

1. 二维电泳胶　二维电泳胶全称为二维聚丙烯酰胺凝胶电泳（2D-PAGE），是一个具有很高分辨率的凝胶电泳技术，早已应用于蛋白质的生化分析鉴定。它是一种利用蛋白质不同的等电点（pI）及不同的分子质量（MW）将含有大量蛋白成分的混合样品分别经过两个方向在平面胶上分成单个蛋白成分的电泳技术。随着大规模蛋白质组分析的需要，这一技术近年来得到很大的发展，如标准化固定梯度胶的建立以及微型胶和超薄型胶的发展，使蛋白质得到高密度和精确的分离，进而可利用自动图像分析进行蛋白定量以及数据的比较。二维电泳胶上蛋白质的精密分离使得用质谱分析对每个蛋白泳点的化学本质的测定及定量成为可能。类似于Microarray 技术，二维电泳胶上蛋白泳点的图像处理及相应的pI及分子质量的鉴定也可自动化处理。胶上的蛋白泳点还可进一步利用微量多肽测序和质谱仪等进行定性定量分析。目前有一些二维电泳胶数据库，存有大量的来自不同种属及组织的二维电泳胶图像，如GELBANK, SWISS-2DPAGE 等，为各种蛋白组分析提供参考性二维胶数据（Fig. 25-22）。二维电泳胶可帮助鉴定和比较不同实验条件或疾病状态下发生变化的蛋白质。

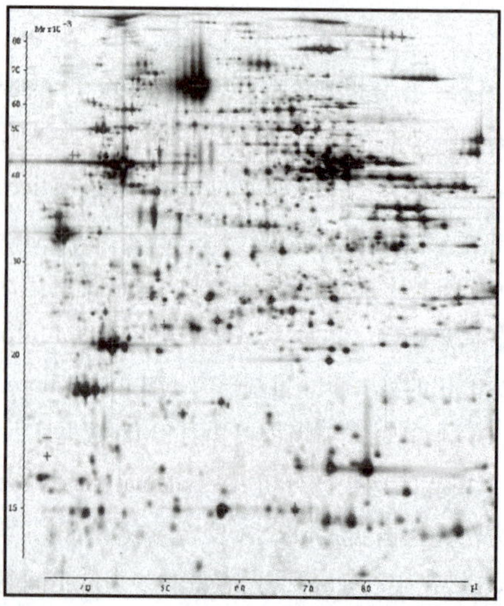

Fig. 25-22　2D-gel reference map from human ventricle. Horizontal axis shows how pI separates proteins, while vertical axis shows proteins separated by MW. The identity of the protein spots are clickable that link to information pages of corresponding proteins.

2. 质谱分析（Mass spectrometry, MS）　质谱分析是利用激光或电离方法对样品中单个分子的质量进行测定的一种技术，主要有 MALDI-MS 和 ESI-MS 两种。如上所述，大量的蛋白通过二维电泳胶分离后，质谱技术对鉴别个别蛋白泳点的真实身份起着很重要的作用。最常用的质谱蛋白识别技术是多肽质谱指纹鉴定法（peptide mass fingerprint）（Fig. 25-23）。

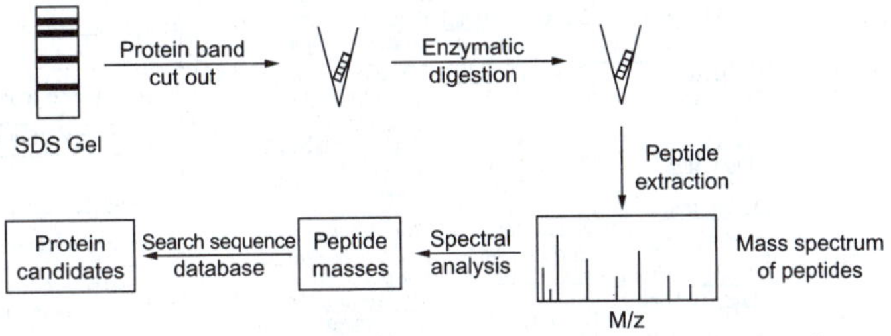

Fig. 25-23　Flowchart showing the procedure for mass spectrometric protein identification

它首先将从二维电泳胶中分离的微量蛋白样品经过具特异性氨基酸识别位点的蛋白酶如胰蛋白酶的切割，产生的多肽片段再通过质谱测定而得到每个多肽片段的分子质量。每种蛋白质被这种酶切后都形成特征性多肽片段的组合，这种组合便形成每个蛋白质特征性的多肽指纹（fingerprint）。同时一些蛋白质数据库预先储存有虚拟性蛋白酶酶切后的多肽 fingerprint，这是通过将序列库中所有的蛋白序列经过计算机上的虚拟性蛋白酶切割，然后对切割产生的多肽分子质量进行理论计算，从而得到一个蛋白质特征性的多肽 fingerprint。最后以质谱测定的多肽 fingerprint 去搜寻数据库中相匹配的虚拟 fingerprint，从得到的一系列匹配的蛋白质中缩小范围，最终得到一个具有鉴别性的蛋白质。类似于前述的核酸和蛋白序列搜寻与分析过程，多肽 fingerprint的数据库搜寻与鉴别过程也涉及专门的计算算法，这里不多赘述。

（二）蛋白质组分析工具及数据库

除上述的蛋白质组实验分析方法外，还有一些公共资源提供的计算工具用于蛋白质组的分析，包括二维电泳胶图像分析程序，多种对蛋白质生化特性进行理论计算的工具，如蛋白质的氨基酸成分、pI、分子质量、质量 fingerprint 的理论值、糖基化等翻译后修饰的质量变化等等。ExPASy 是综合性蛋白质组分析资源之一，它提供了大量用于这类分析的工具，如 AACompIdent, PeptIdent, PeptideMass 等，可从 http://www.expasy.ch/tools 查询。蛋白质组的分析也包括生化代谢通路、蛋白相互作用及信号转导等功能性分析，这将在蛋白质功能分析一节再做讨论。

此外，人们也可利用从已知全基因组序列所预测的蛋白质组进行 *in silico* 分析，意即计算机上的蛋白组分析。如 EBI 的蛋白组分析数据库为上百个真核、原核及 Archaea 的预测蛋白质组提供了多种统计数据和比较分析。尽管预测的蛋白质组不能完全代表真正的全蛋白组（转录后及翻译后调节的原因），但这个数据库为预测蛋白质组提供了大量有价值的统计分析数据（Fig. 25-24），比如它可列出某蛋白质组最常见的前 30 个 InterPro 蛋白家族/domain/活性位点的条目。另外它还提供对任意两种或多种蛋白组之间进行的比较分析。它也给出蛋白功能的分类及其在蛋白组中所占的百分比，如代谢（26.5%）或基因转录调节（4.2%）蛋白在人蛋白质组中所占的比例等。其他还有按不同的染色体来浏览蛋白质的分布以及与疾病相关的蛋白。因此，这一蛋白组数据库已成为重要的蛋白质组计算分析工具之一。

第五节　蛋白质序列的分类

Section 5　PROTEIN SEQUENCE CLASSIFICATION

蛋白质序列的分类最初由 Margaret Dayhoff 开创，她与同事最早整理编辑了第一个蛋白质序列集，后来演变成为首个蛋白质序列数据库，即蛋白质信息资源（Protein Information Resource, PIR），并于 1974 年引入

InterPro [help]	CluSTr [help]	Structure [help]	InterPro comparative analysis [help]	Chromosome tables [help]
General statistics (proteins with InterPro hits) Top 30 hits Top 200 hits 15 most common families 15 most common domains 15 most common repeats Top 30 proteins with the highest occurrence of different InterPro hits	General statistics List of singletons 30 biggest clusters Clusters without InterPro links Clusters without HSSP links	Protein length distribution *Primary* Amino acid composition *Secondary* Proteins with HSSP links *Tertiary* Proteins with PDB links	*Proteome comparisons* *vs. A thaliana, C. elegans, D melanogaster and S. cerevisae* *vs. M. musculus* *Top 30 hils* *vs. A. thaliana, C. elegans, D melanogaster and S. cerevisiae* *vs M. musculus* *Top 200 hits* *vs. A. thaliane, C. elegans, D. melanogaster and S. cerevisiae* *vs. M. musculus* *15 most common families* *vs. A. thaliana, C. elegans, D. melanogaster and S. cerevisiae* *vs. M. musculus*	Gene search (case insensitive) Please enter. Gene name Retrieve Clear * denotes a search for partial matches text* will scan GN, DE, KW, DR lines of relevant SPTr entries (exact match for DR lines) List of SPTr kevwords Static HTML pages Full view: Chr.1 Chr.2 Chr.3 Chr.4 Chr.5 Chr.6 Chr.7 Chr.8 Chr.9 Chr.10 Chr.11 Chr.12 Gene-disease view: Chr.1 Chr.2 Chr.3 Chr.4 Chr.5 Chr.6 Chr.7 Chr.8 Chr.9 Chr.10 Chr.11 Chr.12

Fig. 25-24　Part of the top level proteome analysis page for *Homo sapiens*

蛋白质超家族（protein superfamily）的概念。根据序列间的相似性，他们将蛋白质归类成不同的家族（family）与超家族（superfamily），以此反映蛋白质间的进化发生关系。序列超家族由进化发生上相距较远，但仍有一定程度的序列相似性的多个序列家族组成，它们被认为在进化发生上具有类似的起源。早期的蛋白分类主要应用全长序列分类的方法，如 PIR 的相同构造超家族（homeomorphic superfamily）（见下），但 随着序列数量以及对结构功能分析要求的增长，蛋白序列分类的方法逐渐增多，现有多种蛋白序列分类数据库先后建立，所用的方法各有差别，有些主要为手工整辑，有些则是自动分类。根据分类是基于蛋白的局部序列还是全长序列，可将蛋白质序列分类的方法大致分为区域性分类和全序列分类两大类，下面分别予以介绍。

一、区域性分类法 Domain/Motif Based Sequence Classification

从蛋白质的全长序列中有时很难检测到明显的相似性，而它们间的关系却可以通过寻找局部的序列保守区或相似区而建立起来。根据局部保守区的产生方法及其表达方式的不同，蛋白序列区域性分类又有几种不同的类型，这些局部保守区包括序列模式、motif、fingerprints 以及 domain，也包括它们的任意组合。

（一）PROSITE

PROSITE 是一个最初由专业人员手工整辑而建立的有关蛋白序列模式的数据库，这些序列模式是从大量的实验原文以及文献综述中总结而来。序列模式有时被称为 motif, 这时它指局部小区域中高度保守的氨基酸序列，常具有某种类型的生物学活性如酶活性中心、金属离子结合位点等。序列模式或 motif 常以一种类似于公式的表达方式称规则表达式（regular expression）来表示它们中的保守性序列，如二氢叶酸还原酶的标志性序列（signature）可以表示为 [LVAGC]-[LIF]-G-x(4)-[LIVMF]-P-W-x(4,5)-[DE]-x(3)-[FYIV]-x(3)-[STIQ]（PROSITE 编号 PS00075）。这里的中括号显示残基的替换性，即其中任何一个氨基酸均可。X 代表任何一种残基，其后小括号中的数字代表 X 出现的次数，逗号隔开的数字表示 X出现次数可以变化。这个序列模式出现在二氢叶酸还原酶的氨基端部分，其中含有高度保守的脯氨酸－色氨酸二肽（P-W），其中的色氨酸已知参与酶底物的结合（Fig. 25-25）。除细菌质粒编码的 Ⅱ 型酶外，其他二氢叶酸还原酶均含有此序列模式。

然而序列模式的应用有其局限性，对于序列差别较大的蛋白质家族以及其他类型的局部序列或结构保守区域如 domain，常不能以序列模式来表达，比如信号转导蛋白间结合所需的 SH2 和 SH3 domain（约 50 ~ 100 残基），它们虽在功能上极为重要，但氨基酸序列上的保守性相对较弱，不足以用序列模式来检测。为增加保守序列检测的灵敏度，1994 年开始，PROSITE 在序列模式的基础上引入了从多序列排列分析所得到的 profile。两者的区别除了 profile 要用评分矩阵之外，X 序列模式通常局限于很短的序列保守区内，而 profile 往往倾向用于测定较长的一段序列区域如 domain, 有时甚至涉及到整段的序列，如单个 domain 蛋白质。目前 PROSITE 数据库中约有 1 600 多个序列模式及 profile，已被广泛用于功能未知蛋白序列的功能推测以及蛋白序列家族的分类。PROSITE 数据库除了可在因特网上使用外，也可免费提供给科研部门个别安装使用。

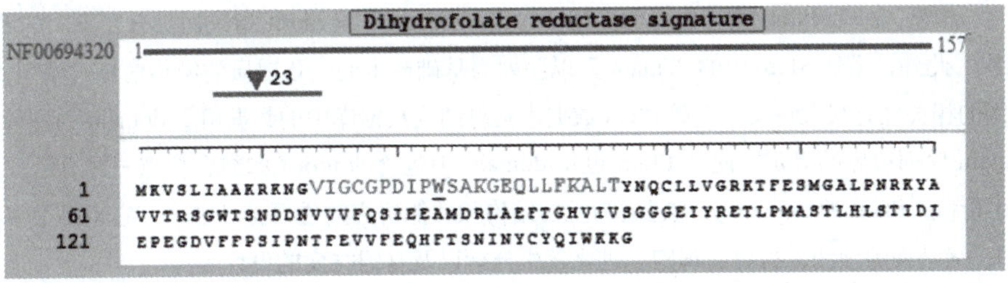

Fig. 25-25 The PROSITE motif present in the *E.coli.* DHFR type Ib (PIR NREF database entry NF00694320). The DHFR signature motif is shown as a short bar at the N-terminal portion, and is highlighted in the DHFR sequence below, in which the substrate binding amino acid W23 is underlined.

（二）BLOCKS

BLOCKS 是一个自动建立起来的局部保守序列 block 数据库，它根据序列 block 来划分蛋白质家族。BLOCKS 最初是利用 PROSITE 数据库提供的蛋白质家族进行自动分类，后来又引入了 PRINTS 数据库提供的蛋白质家族（见下）。如序列分析一节所述，序列 block 是从多序列无空隙排列而得到的局部保守序列，它也可像 motif 一样用规则表达式表示，但从序列 block 得到的位点特异性评分矩阵（PSSM）则可用于检测序列较疏远的蛋白质。此外，两序列间比较分析中常用的评分矩阵 BLOSUM 就是根据 BLOCKS 数据库建立起来的。比如 BLOSUM 中所用的氨基酸替代评分是通过将 BLOCKS 数据库中蛋白质序列进行聚集后，按蛋白质序列簇（cluster）间的相似程度演算而来，如根据 62% 以上相似的序列簇便可得到氨基酸替代评分 BLOSUM62。如将相似程度降为 45% 以上，则得到 BLOSUM45 等等（如 Fig. 24–7）。

（三）PRINTS

PRINTS 是一个由专家手工整编的以蛋白序列的“指纹”（fingerprints）特征进行序列分类的数据库。蛋白序列指纹是由一个以上或一组 motif 或 block 组成，这是它与 PROSITE 和 BLOCKS 数据库的不同之处。序列指纹中的 motif 或 block 以不同间距分散开来，通常互不重叠，但从三维结构上它们可成为比邻区域，它也可包含蛋白的折叠结构（fold）。因此序列指纹比单纯的 motif 或 block 能更深一步地对蛋白序列进行分类，比如利用序列指纹对 G 蛋白偶联大家族所进行的多层次等级分类。PRINTS 目前大约有 1 800 个共含 11 000 个 motif 的序列指纹，数量虽然不大，但其细致的人工整辑和附加文档使它对蛋白序列家族的鉴别具有很大的价值。

（四）PFAM

第三节中曾提到应用序列的 profile 和 HMM 模型可更灵敏地搜寻较疏远的相似性序列。Pfam 正是根据 profile HMM 建立起来的首个 domain 数据库，它由蛋白家族的多序列排列及其 HMM 模型组成，其中的蛋白质 domain 家族总数现已超过 6 000，主要分为 PfamA 和 PfamB 两部分。PfamA 占主要部分（74%），经手工整辑而成。PfamB 是 PfamA 整辑后剩下的序列通过自动分类所得。Pfam 为每个 domain 提供三方面重要数据，一是手工产生的“种子”序列的多序排列（平均 22 个种子），这些“种子”是被挑选的家族中已知有生物学意义的代表性序列，二是从种子的多序排列建立的 profile HMM，三是以此 HMM 模型所检测出的 Swiss-Prot 蛋白库中所有家族成员的全序列排列。与 motif 不同，domain 的长度可从几十到几百个氨基酸。一个蛋白肽链中所含 domain 数量也可不等，有的蛋白质的全长或接近全长的区域是由一个 domain组成，即单 domain 蛋白，有的蛋白则可含有数个 domain（Fig. 25-26），因而一个蛋白可属于多个 Pfam 的 domain 家族。

大部分 Pfam 蛋白家族与 PROSITE 或 PRINTS 的家族相互对应。但在很多情况下，它们所定义的蛋白家族并不一样，因此 PROSITE 和 PRINTS 根据高度保守的短序列所定义的家族在 Pfam 可能被分成几个不同的 domain 家族。相反，一个 Pfam 家族也可能因为所含不同的 motif 或 motif 指纹而被分在不同的 PROSITE 或 PRINTS 家族。此外，虽然 Pfam 中的 domain 是以序列为基础产生的，蛋白质的结构信息对序列 domain 和结构 domain 间的相关性有很大意义。因此 Pfam 数据库常将结构数据库中的数据用于 domain 的注释，同时也用来改进 domain 序列边界的界定。此外 Pfam 也将 domain 中包含的 motif 如结合位点一并显示，因而提高了 Pfam 的使用价值。Pfam 的 domain 分类已成为蛋白结构和功能研究的重要工具之一，它也是很多蛋白质分析的基础，如二级结构的预测、折叠的识别、进化发生分析以及基因突变的设计等。

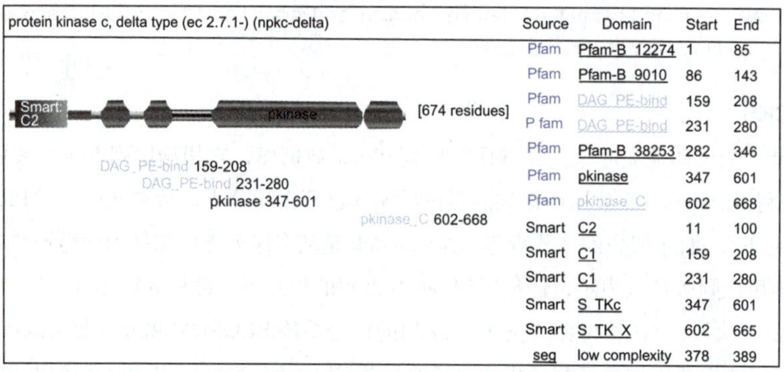

Fig. 25-26 Domains found in protein kinase C delta subtype. Seven Pfam domains are listed and shown on the right. Similar SMART domains are also shown here.

（五）InterPro

除上面提到的几种序列分类数据库之外，还有一些类似但各有不同侧重的序列分类数据库如 SMART, ProDom, TIGRFAM 等。比如 SMART 是类似于 Pfam 的 domain 家族数据库，但其着重点是对 domain 进行详细地注释，尤其是对真核生物游动性 domain（mobile domain）的注释，包括其功能、亚细胞分布、种属分布及高级结构，还包括遗传病相关 domain 中的位点突变等。目前有十多种以蛋白质局部序列特征来鉴定蛋白质序列，以及将序列归类的数据库，信息资源分散且有不少重复。为此 EBI 及其合作伙伴形成了一个 InterPro 联盟（Consortium），将PROSITE、Pfam、PRINTS、ProDom、SMART 及 TIGRFAM 等吸收为 InterPro 成员，并将这些数据库中含有家族、domain 及结合位点等特征序列通过专业人员手工整合成单一的蛋白序列家族数据库，即 InterPro 数据库。结合起来的蛋白质家族涵盖了 Swiss-Prot 蛋白序列库中 12 万条序列的 91% 和 TrEMBL 蛋白序列库中 90 多万条序列的 79%。每一 InterPro 条目含有一个或多个不同类型的特征序列，分别代表生物学上具有一定意义的蛋白家族，可以是domain、重复序列、序列motif或翻译后修饰如磷酸化位点等等（Fig. 25-27）。

InterPro 数据库条目中的特征序列之间可有两种关系，即母子关系（parent/child）和包含与被包含（contain/

found）关系，前者用于表明不同InterPro特征序列之间具有共同的序列祖先，后者则指两特征序列可同时存在于同一蛋白序列上，而且一个包含着另外一个，以此可推测遗传上游动性 domain 的存在。整合后的 InterPro 序列家族不断得到新的注释，如基因标准词语（Gene Ontology，见后），同时 InterPro 还不断引入其他类型分类数据库作为新的成员，如近期的PIR全序列分类数据库，并开始引入蛋白结构家族的分类如结构分类数据库 SCOP。这一综合性分类手段大大提高了蛋白分析的能力、促进了全基因组的注释，成为蛋白质序列分析及功能鉴定的一个重要工具。

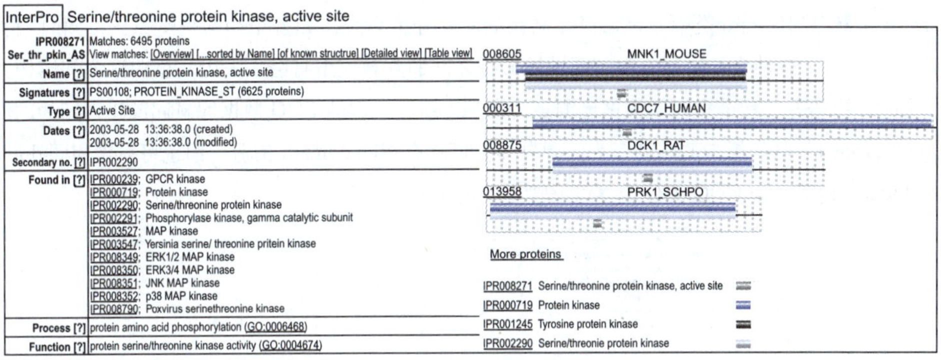

Fig. 25-27 Eukaryotic protein kinases are enzymes that belong to a very extensive family of proteins which share a conserved catalytic core common with both serine/threonine and tyrosine protein kinases. There are a number of conserved regions in the catalytic domain of protein kinases. In the N-terminal extremity of the catalytic domain there is a glycine-rich stretch of residues in the vicinity of a lysine residue, which has been shown to be involved in ATP binding. In the central part of the catalytic domain there is a conserved aspartic acid residue, which is important for the catalytic activity of the enzyme. This signature contains the active site of aspartate residue. Listed on the left are signature type, relationship with other InterPro signatures and GO terms. Shown on the right are examples of proteins with different InterPro signatures including this serine/threonine active site.

二、全长序列分类法 Full Length Based Sequence Classification

从上面区域性分类法中可看见，蛋白质与序列家族的关系是一对多个的关系，即一个蛋白可属于一个（单 domain 蛋白）或同属多个序列家族（多 domain 蛋白，如 PKC），而一种 domain 可存在于多个不同的蛋白质中。如蛋白激酶 domain（Pfam PF00069）存在于结构功能均不相同的各种蛋白激酶中，如蛋白激酶 A、C 及许多其他类型的激酶（Fig. 25-28）。

如上所述，这种分类方法对鉴别新蛋白及预测蛋白结构与功能起了很大作用，同时也有利于对蛋白 domain 在进化发生上的来源予以深层追踪。但它有其局限性，其中一个明显的不足之处就是容易造成根据 domain 家族关系进行基因组注释时的错误传播（见 Fig. 25-16）。全长序列分类则是根据蛋白的全长对蛋白质进行的归类，它的要求是同一家族内的蛋白必须具有从N 端到 C 端的全长相似性，并且它们具有相同的 domain 构造，如蛋白 A-B-C（A、B、C为不同 domain）与 B-A-C 或 A-C-B 或与 A-B 或 B-C 分属不同序列家族。这样，所有蛋白家族具有独特的 domain 构造（domain architecture），而且所有归于这个家族的蛋白序列只会出现在一个家族中，因而蛋白质与序列家族的关系变为一对一的关系。所以，一般情况下， domain 序列家族对应于一个或多个按全长分类的序列家族，而同一全序列家族也可对应于一个或多个domain 序列家族，因此这两者是多对多的关系。这样 Fig. 25-16 例中的蛋白 A、B、C 将不会出现于同一全序列家族中，因而自动序列注释过程中就可避免这种错误的发生。所以全序列分类能有效的检测蛋白注释的错误并防止其传播。PIR 的蛋白序列分类主要是应用这一方法将序列用计算机自动分为相同构造家族（homeomorphic family）(Fig. 25-29)。

PIR 的家族分类按照一定的评分域值，将全长具有 50% 以上相似性并有相同 domain 构造的序列归为家族（family），将具有 25% 以上全长相似性以及相同 domain 构造的序列归为超家族（superfamily）。因此一个序列超家族中可包括一个或多个序列家族。这种分类方法有助于序列的注释工作，尤其是对于用根据全序列家族中的序列建立起的规则进行的自动序列注释，并有利于更好地认识蛋白质序列、功能及结构三者间的关系。但由于 domain 在进化发生上的游串性（domain shuffling），如果一个蛋白含有数个 domain，各 domain 可能有着不同的进化历史。因此对蛋白进化发生的推测往往需要升到单个 domain 水平的超家族中。PIR 目前正开始将 domain 家族整合到序列分类中，以形成多层次的序列分类系统，如多个相同构造家族可同时归类于一个 domain 的超家族中。这种全长序列分类与区域性分类之间的互补应用将会大大提高蛋白序列的结构、功能及进化发生上的分析研究。前节提到的根据已测定的全基因组建立起的 COG 数据库将同源序列归为同源异体组（Orthologous group），同一组内的序列互为同源异体，可具有相同 domain 构造，但也可只含相同 domain 而不具备相同 domain 构造，但 COG 的分类尽量反映蛋白进化上的关系。

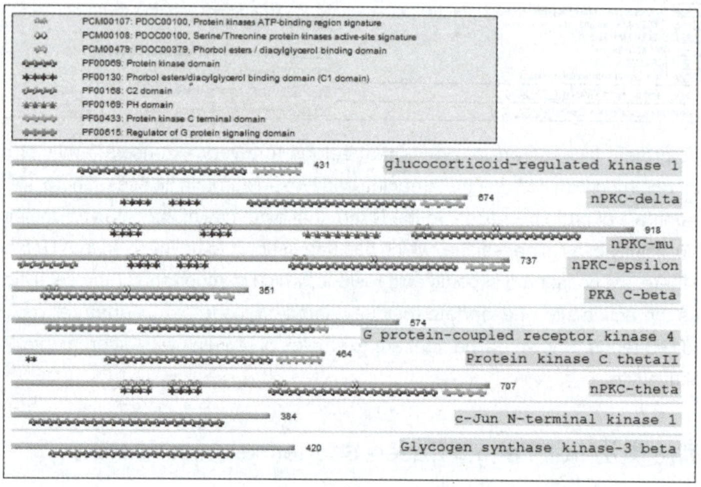

Fig. 25-28 Multi-domain proteins share common domains but with different domains structure, they may belong to the same domain based family, but will belong to different global sequence based protein family, e.g. PIR family classification.

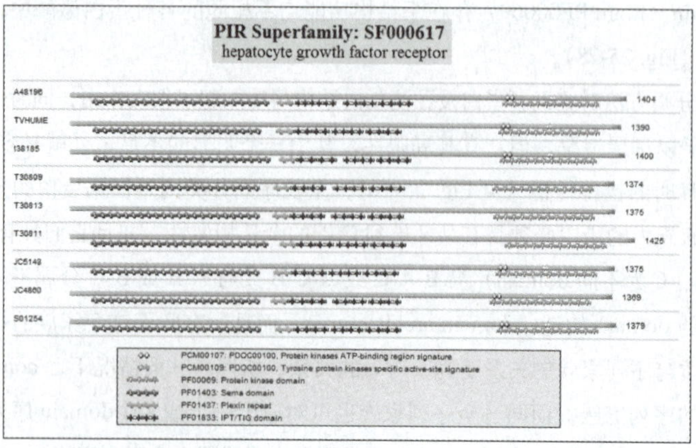

Fig. 25-29 PIR family classification: hepatocyte growth factor receptor, all members share the same domain architecture and have overall sequence similarity.

第六节 蛋白质的结构分类与结构预测

Section 6 PROTEIN STRUCTURE CLASSIFICATION AND PREDICTION

生物信息学的目标之一是理解氨基酸的序列与蛋白质三维结构之间的关系，从而能可靠地从氨基酸序列推测蛋白质的高级结构。蛋白数据库（protein data bank, PDB）是最主要的蛋白空间结构数据库，目前已存入两万多个三维空间结构已被测定的蛋白质。PDB 储存的结构主要包含蛋白质中每个氨基酸内的原子空间位置数据，结构被测定的蛋白有全长蛋白、蛋白片段，以及蛋白与配基、底物或抑制物结合的复合物。根据目前已知的结构信息估计，蛋白质所利用的空间折叠方式远远少于蛋白质序列家族的数量。因此，将蛋白质按其结构特征进行结构分类，将有助于对结构家族中蛋白序列与结构关系作细致的分析，并有利于蛋白高级结构的预测。本节就蛋白结构的分类及其预测作一简单介绍。

一、蛋白质结构的分类 Structural Classification of Proteins

蛋白质的结构分类是指通过蛋白质的二级结构和高级空间结构的比较与排列分析所进行的分类。1976 年 Levit 和 Chothia 按蛋白质二级结构的类别及其空间位置提出了 4 大基本类型的蛋白结构（α, β, α/β 和 α+β），后来又有几种其他结构类型被提出并用于 SCOP 数据库（见下）的蛋白结构分类（Fig. 25-30）。

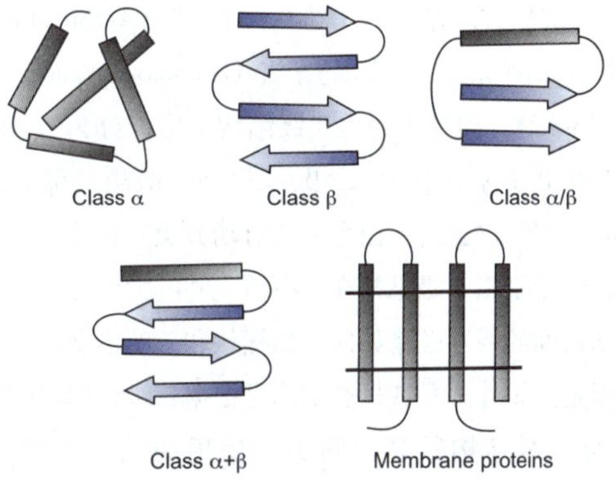

Fig. 25-30 Structural classes of proteins

（一）基本结构类型（class）

1. α 类结构是一种由弧圈（loop）连接 α 螺旋（αhelix）所形成的索带状结构。

2. β 类结构是由弧圈连接的反平行 β 片层（antiparallel β-sheet）结构组成。两片层间通常紧密接触而形成三明治结构。有时片层之间可沿纵轴相互折叠，导致第一个和最后一个片层结构相接触而形成桶状（barrel）结构。

3. α/β 类结构主要是指平行 β 片层（parallel β-sheet）结构中穿插有 α 螺旋结构。但也可以是两种结构混合存在。其中的 β 片层也可形成桶状结构，而 α 螺旋位于其外围。

4. α+β 类结构主要是指同时具有 α 螺旋与反平行 β 片层结构但相互分隔于不同的区域。

5. 多类混合型（α 和 β）结构是指含有上述 4 种基本结构类型中一种以上的蛋白质。

6. 膜蛋白、细胞表面蛋白或多肽。

（二）结构分类数据库

结构分类数据库按蛋白质结构上的“形态”将蛋白质分成多个层次的家族并存于其中。但在实际分类过程中，蛋白质序列也被用于结构分类中某些层次的归类中。主要的结构分类数据库有 SCOP，CATH 及 FSSP 等。

1. SCOP（Structure classification of proteins）。SCOP 数据库以 domain 为蛋白质分类的基本单元，因 domain 是一个进化单位，既可独立存在也可共同存在于同一蛋白质中。基于这点，SCOP 使用大量人工整辑从蛋白质的结构和进化关系的角度进行蛋白质的结构分类。SCOP 将所有结构已知的蛋白质（来自 PDB）分成四个层次进行归类，分别为类型（class）、折叠（fold）、超家族（superfamily）和家族（family）（Fig. 25-31）。

结构类型的决定主要依据二级结构的基本组成成分（如 α 螺旋和 β 片层等）。折叠是指某类型结构中各二级结构成分间相对的空间位置、顺序及拓扑关系。超家族是指享有共同的折叠结构，但包括序列上相似性可以很高也可以很低的一组蛋白质。它们在结构上的相似性提示超家族内的蛋白可能具有共同的进化发生历史。超家族内可进一步区分为多个蛋白家族，同一家族的蛋白不但享有共同的折叠结构，而且具有较高的序列相似性（通常大于30%）。因此，同一 SCOP 家族中的蛋白常常享有很高的结构与功能上的相似性，以及序列上高度的相似性。SCOP 数据库中的主要蛋白结构类型除了上述的 6 个基本类型外，还包括长度较短的蛋白、coiled-coil 蛋白及一些肽链。

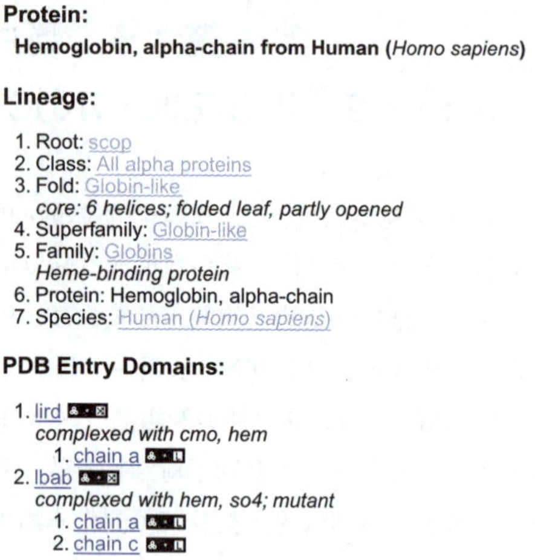
Protein:
Hemoglobin, alpha-chain from Human (*Homo sapiens*)

Lineage:

1. Root: scop
2. Class: All alpha proteins
3. Fold: Globin-like
   core: 6 helices; folded leaf, partly opened
4. Superfamily: Globin-like
5. Family: Globins
   Heme-binding protein
6. Protein: Hemoglobin, alpha-chain
7. Species: Human (*Homo sapiens*)

PDB Entry Domains:

1. lird
   complexed with cmo, hem
   1. chain a
2. lbab
   complexed with hem, so4; mutant
   1. chain a
   2. chain c

Fig. 25-31　Structural classification of proteins in SCOP databases.

2. CATH 是类似于 SCOP 的一种多层次结构分类数据库，但具体分层情形稍有不同。CATH 将蛋白 domain 结构按4个层次分类，即类型（Class）、构造（Architecture）、拓扑关系（Topology）和同源超家族（Homologous superfamily）（Fig. 25-32）。类型由蛋白二级结构决定，分为 α 螺旋、β 片层、α-β（含 α/β 和 α+β），以及二级结构稀少的蛋白 domain，90% 以上的蛋白可通过自动分类归到这一层次的类型中。构造是指二级结构在蛋白质空间的大至方位，但不管二级结构间的相互关系如何，如桶状和三明治结构，本层由人工指定。拓扑关系或折叠结构是根据二级结构之间的连接关系及二级结构数量来归类，使用的结构比较算法为 SSAP，这层中蛋白质至少有 70 分的 SSAP 评分，最小的蛋白质至少与最大的蛋白有 60% 以上的结构重叠。同源超家族是将结构和功能高度相似的蛋白类聚一起。其中拓扑家族和同源超家族根据序列和结构二个方面对蛋白进行比较和归类的。在这4层之下的最底层，CATH又将序列相似性在 35% 以上的蛋白归聚在一起形成 S 层。目前 CATH 数据库中共有 34 287 个 domain 结构，包括 5 个 C 层、38 个 A 层、775 个 T 层、1 386 个 H 层和 3 285 个 S 层。

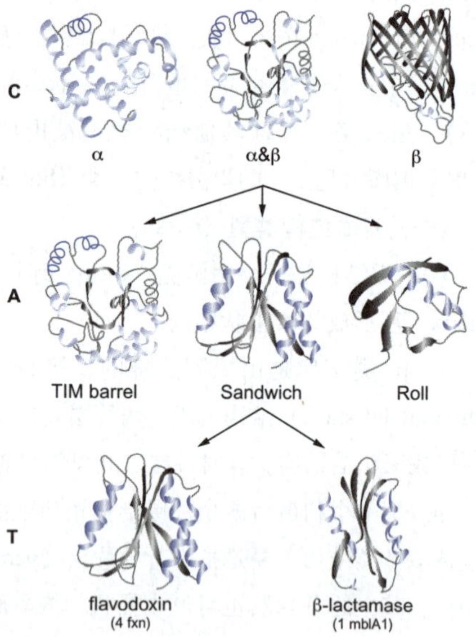

Fig. 25-32　Diagram depicting the hierarchical nature of CATH protein structure classification

3. 另有一种自动建立的数据库 FSSP（Fold classification based on Structure-Structure alignment of proteins），也是常用的蛋白结构分类库。它根据 PDB 中所有大于 30 个残基的蛋白进行所有对所有（all-against-all）的结构两两比较而产生的蛋白折叠分类库，使用称为 DALI 的结构排列程序。1997 年的一个研究显示，从 8 320 个 PDB 蛋白结构中，仅有 947 个代表性蛋白结构，其余为它们的序列同源体。在这些代表性结构中，有 1 484 种 domain，但仅 540 种结构独特的折叠种类，即这些 domain 中二级结构构型的种类。可见蛋白质所利用的空间折叠种类要比蛋白序列组合排列的方式少得多。FSSP 数据库允许对被搜寻蛋白的邻近蛋白的结构或序列进行浏览，并提供一个以上空间结构的叠加显示。

此外 PDBsum 是一个综合性蛋白数据库，主要是对 PDB 中所有的蛋白结构提供多方面信息，从 PDB 的简要结构到结构显图、结构邻居、蛋白质化学键数据、二级结构在序列中的位置，以及与多个其他蛋白数据库的连接。以上每个结构数据库都有显图程序用以显示蛋白空间结构，常用于蛋白结构浏览的程序有 RasMol, Cn3D, Chime, Swiss 3D viewer 等。

二、蛋白质结构的预测 Prediction of Protein Structures

由于蛋白质的空间结构远比蛋白序列对了解蛋白质的功能更有价值，因此测定及预测蛋白质的空间结构是一个非常活跃的研究领域，也是结构基因组学的一个重要研究内容。蛋白质结构的测定技术相对昂贵且费时，而且有些蛋白质的结构以现有的方法几乎无法测定，因此最理想的方法是直接从蛋白质的序列推测其空间结构，并最终能预测其相应的功能。然而目前对蛋白质序列及其空间结构关系的认识还十分有限，因而目前能较好地预测蛋白质结构的方法，仍然是对结构已知蛋白的同源性蛋白所作的结构预测，称同源体建模（homology modeling, 见下）。下面的流程图扼要显示从已知的蛋白序列到鉴定蛋白结构所经过的分析步骤。蛋白质结构的预测通常包括三个方面即蛋白结构的基本特征如疏水性及跨膜螺旋，二级结构如 α 螺旋及 β片层，以及三维空间结构如折叠。

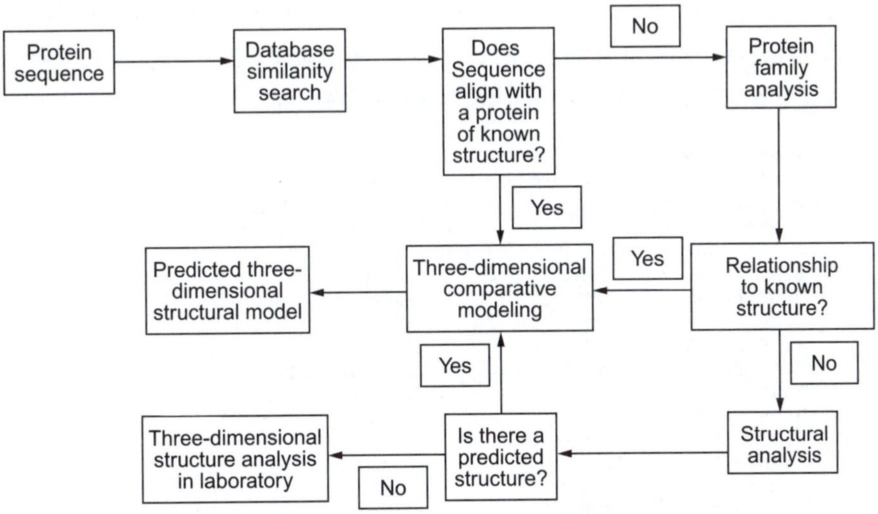

（一）基本结构特征

某些蛋白质的基本结构特征很容易根据序列鉴别出来，如前述的 PROSITE 数据库中收集的一些 motif 如 leucine zipper 和 zinc finger 等。其他一些特征如疏水区和跨膜区、信号肽区以及coiled-coil 等也可较准确地从氨基酸序列中推测出。

1. 跨膜区的预测。膜蛋白占细胞总蛋白的很大一部分，有人估计酵母菌有 35～40% 的基因编码膜蛋白。然而由于膜蛋白的晶体很难生长，被测定的具有高分辨率三维结构的膜蛋白很少。因而预测蛋白质的跨膜区域，从其序列中获取尽量多的结构信息显得非常重要。膜蛋白的跨膜区一般是由具有疏水性侧链的 20～30 个氨基酸残基组成的 α 螺旋结构。跨膜 α 螺旋结构需要同其他非跨膜蛋白中的 α 螺旋相区分开来。非膜蛋白表面的 α 螺旋结构中的疏水性侧链一般面向蛋白内侧，而亲水性残基面向外侧。但跨膜 α 螺旋与埋在蛋白中心内部的 α 螺旋则较相似，后者也有高比例的疏水性侧链。用于跨膜 α 螺旋结构预测的方法有基于神经网络（neural network）的机器学习（machine learning）算法，此法用来对一批空间结构已知的跨膜蛋白进行预测，

从中得到形成跨膜 α 螺旋结构的几率并用于预测，如 PHDhtm 程序。另一种方法是 TMHMM 程序，它是基于 HMM 模型。Fig. 25-33 显示用 TMHMM 程序预测的 G 蛋白偶联的七个跨膜区（人 β-1 肾上腺素能受体）。

2. 信号肽的预测。原核和真核蛋白氨基端的信号肽也可利用计算方法进行预测，如 SignalP 程序应用神经网络及 HHM 算法预测信号肽及其切割位点，它主要是用于分泌型蛋白质信号肽的预测（Fig. 25-34）。

3. Coiled-coil 结构是由 2 到 3 个 α 螺旋相互缠绕形成的左旋超螺旋，它的 α 螺旋中每 7 个氨基酸围绕螺旋两整圈，其中的第1和第4个残基一般为疏水性氨基酸，其他均为亲水性氨基酸，这一结构特点很符合暴露较多的纤维性蛋白的特性，这种结构通常存在于纤维性蛋白如纤维蛋白原中。存在于很多蛋白中的 leucine zipper 也被认为有这种 coiled-coil 结构的存在，因其中的亮氨酸是每7个残基出现一次。Coiled-coil 结构的预测就是根据这种周期性出现 7 个氨基酸的特点，如果有 5 ~ 10 次的 7 氨基酸周期的存在，并有相吻合的疏水或亲水性氨基酸，预测则较为准确。有专门的程序如 COILS2 用于 coiled-coil 的预测，比单纯地搜寻周期性7个氨基酸的序列模式要更为准确。

（二）二级结构

二级结构的预测通常基于二级结构与其氨基酸序列密切相关的假设。因此人们一直试图通过结构已被测定的蛋白质寻找二级结构与序列之间的关系。预测的方法通常将一段短序列（约 13 ~ 17 残基）作为一个单元，但是远距离的氨基酸也可以影响到局部二级结构的形成。神经网络算法和 HMM 模型常用于二级结构的预测。神经网络算法不是一种简单地按程序来执行指令的方法，而是试图模拟人学习的一种机器“学习”的计算过程。神经网络通常有一个输入端和输出端，输入端为受测蛋白序列，输出端是某序列能否形

```
# B1AR_HUMAN Length: 477
# B1AR_HUMAN Number of predicted TMHs:  7
# B1AR_HUMAN Exp number of AAs in TMHs: 151.63207
# B1AR_HUMAN Exp number, first 60 AAs:  0.60702
# B1AR_HUMAN Total prob of N-in:        0.00955
B1AR_HUMAN      TMHMM2.0        outside      1    60
B1AR_HUMAN      TMHMM2.0        TMhelix     61    83
B1AR_HUMAN      TMHMM2.0        inside      84    94
B1AR_HUMAN      TMHMM2.0        TMhelix     95   117
B1AR_HUMAN      TMHMM2.0        outside    118   131
B1AR_HUMAN      TMHMM2.0        TMhelix    132   154
B1AR_HUMAN      TMHMM2.0        inside     155   174
B1AR_HUMAN      TMHMM2.0        TMhelix    175   197
B1AR_HUMAN      TMHMM2.0        outside    198   225
B1AR_HUMAN      TMHMM2.0        TMhelix    226   248
B1AR_HUMAN      TMHMM2.0        inside     249   325
B1AR_HUMAN      TMHMM2.0        TMhelix    326   343
B1AR_HUMAN      TMHMM2.0        outside    344   357
B1AR_HUMAN      TMHMM2.0        TMhelix    358   377
B1AR_HUMAN      TMHMM2.0        inside     378   477
```

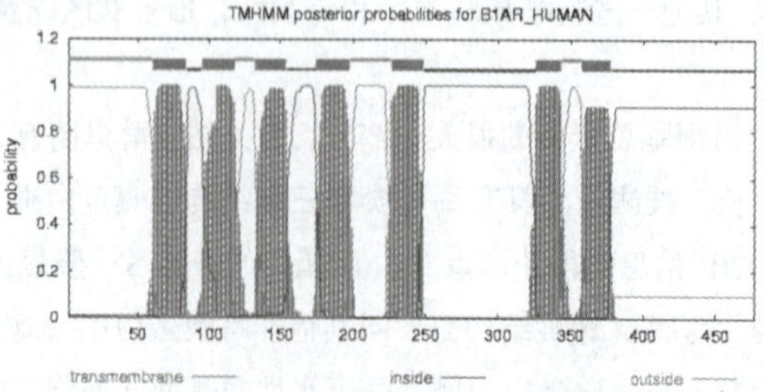

Fig. 25-33 TMHMM prediction of seven transmembrane domain of human beta-1 adrenergic receptor. Seven transmembrane helices (TM helix) are predicted with positions of each helices as well as inside and outside loops indicated (above). Graphic display of probabilities of sequence regions favoring the TM helices is shown below.

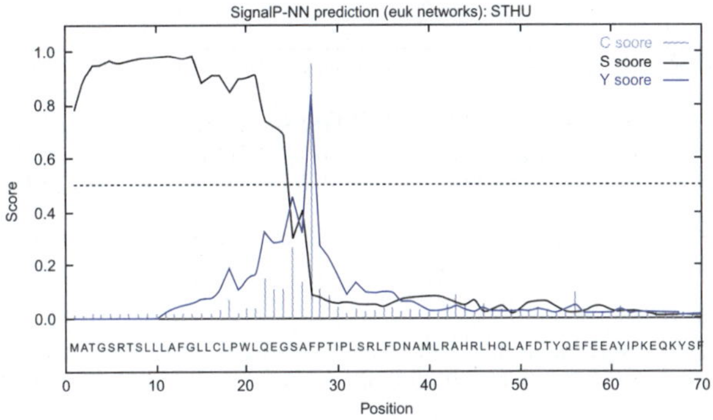


```
>STHU                   length = 70
# Measure  Position  Value  Cutoff  signal peptide?
  max. C    27       0.948  0.33    YES
  max. Y    27       0.836  0.32    YES
  max. S    14       0.985  0.82    YES
  mean S     1-26     0.863  0.47    YES
# Most likely cleavage site between pos. 26 and 27: GSA-FP
```

Fig. 25-34 Signal peptide of human growth hormone predicted by SignalP program

成一定的二级结构的几率。两端之间是一层或多层的机器学习暗层。用于机器学习的材料是用于训练的数据，通常是已知空间结构的蛋白质序列。二级结构预测的程序有多种，预测准确率较高的程序有PredictProtein 服务器提供的 PHD 及 JPred、PSIPRED、PREDATOR 等。下面以 PHD 为例介绍一下二级结构预测的方法。

PHD 是 PredictProtein（PP）服务器提供的一个软件包，其中包括预测跨膜螺旋的 PHDhtm 和预测二级结构的 PHDsec 程序。在结构预测之前，PP 先用 PSI-BLAST 的方法，从 Swiss-Prot 序列库中搜寻与被测序列相似序列，并从它们的多序列排列中建立 profile，并以此 profile 从序列库中搜寻更多的相似序列，以此再得到新的多序排列，此过程可以重复数次。然后 PHDsec 程序再以此多序排列作为神经网络的输入数据，输出端不仅提供每个残基相对应的二级结构，而且给出每个位置预测的统计学数据以显示预测的可靠程度。PHDsec 平均准确率为 72% 以上，最高可达 90%。Fig. 25-35 显示用 PHDsec 程序对色氨酸合成酶二级结构的预测，包括螺旋（helix）、片层（sheet）及弧圈（loop）。

```
>TRPA_SALTY, S. typhimurium tryptophan synthase 268 aa.

            ....,....1....,....2....,....3....,....4....,....5....,....6
       AA
|MERYENLFAQLNDRREGAFVPFVTLGDPGIEQSLKIIDTLIDAGADALELGVPFSDPLAD|
       PHD |  HHHHHHHHHHHH   EEEEEEE     HHHHHHHHHHHHH    EEEEE        |
       Rel
|923899999998735761599732389975689999999999638945896145778647 8|
 detail:
       prH-|046899999998752110000011000017788999999999731010000001111232 1
       prE-|000000000000000015688754310000000000000000000278975211000000
       prL-|953100000001137874200123689982210000000002689620024667887678
 subset: SUB
|L..HHHHHHHHH.LLL.EEEE...LLLLHHHHHHHHHHHHH.LL.EEEE..LLLLL.LL|

            ....,....7....,....8....,....9....,....10...,....11...,....1
       AA
|GPTIQNANLRAFAAGVTPAQCFEMLALIREKHPTIPIGLLMYANLVFNNGIDAFYARCEQ|
       PHD | HHHHHHHHHHHH    HHHHHHHHHHHHHH     EEEEEE  HHHH  HHHHHHHHHH|
       Rel
```

(续)

```
|7278999999998399839999999999999627998189987353465425499999997|
 detail:
        prH-|15889999999998300068999999999997510000000000013676642699999998
        prE-|00000000000000000000000000000000001489988510000000000000000000
        prL-|84110000000001699830000000000002489985000113653222573000000001
 subset: SUB
|L.HHHHHHHHHH.LLL.HHHHHHHHHHHH.LLLL.EEEEE.L..HH..L.HHHHHHHHH|

            2...,....13...,....14...,....15...,....16...,....17...,....1
        AA
|VGVDSVLVADVPVEESAPFRQAALRHNIAPIFICPPNADDDLLRQVASYGRGYTYLLSRS|
        PHD |    EEEEE   HHHHHHHHHHHHH   EEEEEE    HHHHHHHHHH   EEEEEEE |
        Rel
|169617982799565899999999871981899955999579999999998398299998 51|
 detail:
        prH-|42000000000077789999999998840000000000000289999999998300000000 01
        prE-|0001578851000000000000000000001589996200000000000000000158999874
        prL-|5797410048992221000000011598410002699971000000000158840000124
 subset: SUB
|.LLL.EEE.LLLHHHHHHHHHHHHH.LL.EEEEELLLLHHHHHHHHHH.LL.EEEEEE.|

            8...,....19...,....20...,....21...,....22...,....23...,....2
        AA
|GVTGAENRGALPLHHLIEKLKEYHAAPALQGFGISSPEQVSAAVRAGAAGAISGSAIVKI|
        PHD |         HHHHHHHHHHHHH     EEEE     HHHHHHHHHH     EEE HHHHHH|
        Rel
|6665665651679999999999817997487425595899999999952896276148999 9|
 detail:
        prH-|1111221225789999999999841000000000000289999999997400001126899 99
        prE-|1111001000000000000000000016876322000000000000000001577310000 0
        prL-|7776777764210000000000158998301357696000000000025897311320000 0
 subset: SUB
|LLLLLLLL.HHHHHHHHHHHH.LLLL.EE..LLLLHHHHHHHHHH.LLL.EE..HHHHH|

            4...,....25...,....26...,....27...,....28...,....29...,....3
        AA  |IEKNLASPKQMLAELRSFVSAMKAASRA|
        PHD |HHHH  HHHHHHHHHHHHHHHHHHH  |
        Rel |9982467799999999999999997189
 detail:
        prH-|9985321799999999999999998400
        prE-|0000000000000000000000000000
        prL-|0014677200000000000000001489
 subset: SUB |HHH..LLHHHHHHHHHHHHHHHHHH.LL|


secondary structure : H=helix, E=extended (sheet), blank=rest (loop)
              AA:  amino acid sequence
              PHD: Profile network prediction HeiDelberg
              Rel: Reliability index of prediction (0-9)
detail:
              prH: 'probability' for assigning helix
              prE: 'probability' for assigning strand
              prL: 'probability' for assigning loop
             note: the 'probabilites' are scaled to the interval 0-9,
                  i.e. prH=5 means, that the signal at the first
                  output node is 0.5-0.6.

subset:
              SUB: a subset of the prediction, for all residues with
                  an expected accuracy > 82% (see  tables in header)
             note: for this subset the following symbols are used:
               L: is loop (for which above " " is used)
              ".": means that no prediction is made for this residue,
                  as the reliability is Rel < 5
```

Fig. 25-35　Secondary structure prediction of Salmonella typhimurium tryptophan synthase by PHDsec of the PredictProtein server.

（三）三级结构

与二级结构的预测相比较，三级结构的预测更为复杂、技术上要求更高。通常可采取下列三种方法中的一种。

1. 同源体建模（homology modeling） 这是利用结构已知的蛋白质作为结构模板对同源性序列蛋白建立全原子的空间模型的过程。这种建模方法的大致步骤是，首先用被测序列或称靶序列去搜寻结构已知的同源性蛋白，如利用 BLAST 搜寻 PDB 结构数据库中蛋白的序列。序列最为相似的蛋白将被用作模板序列，然后与靶序列一起进行最佳排列分析。根据这一排列结果，用已知的结构作为模板先建立靶序列的骨架结构，在此基础上再引入 loop 和侧链，并对它们进行不断优化。最后根据能量最小原理或其他相关知识进一步优化结构模型。如果模板与靶序列具有 50% 以上序列的相似性，利用此法进行的自动性结构建模可得到较好的结果；低于 25% 时，应用同源体建模则不适合。决定同源体建模结果好坏的一个关键因素是如何得到一个合适的靶序列和模板序列的排列，手工协助的排列有时很有必要。一旦有了最佳的排列，使用不同的结构预测程序都可得到相似的结构模型。最常用的同源体建模程序有 MODELLER 和 SWISS-MODEL，前者为独立的软件程序，可供非营利性学术机构免费下载，后者为网上服务器，可提供自动结构建模的服务。Fig.25-36 显示 SWISS-MODEL 建立的甾体羟化酶结构模型。

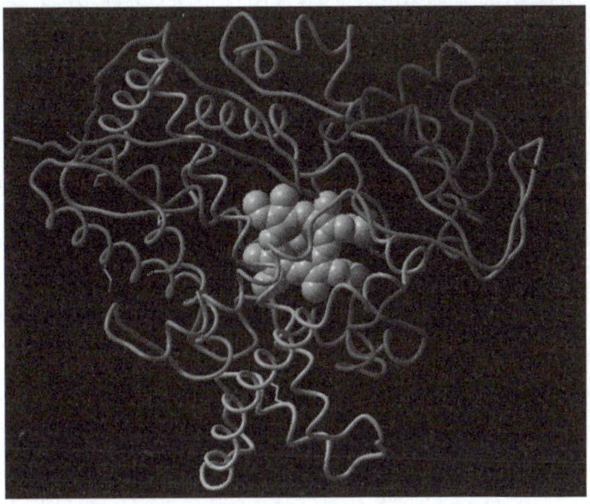

Fig. 25-36 Homologous modeling of rat steroid 17-alpha-hydroxylase/17,20 lyase (P450-C17)

2. Threading 也称折叠识别（fold recognition），通常用于预测尚无已知的结构同源体的蛋白质结构。此方法是将被测蛋白的序列与数据库中已知的蛋白折叠结构作一一比较，判断靶序列中是否有区域性序列具有适合维持某种结构所需的局部氨基酸环境因素，如疏水性、氨基酸间的空隙、局部的二级结构等，并以此判断靶序列能否形成与已知结构相类似的折叠。由于被测蛋白折叠结构的预测可能是来自不同的蛋白，因而根据这些来自不同蛋白的折叠建立的结构模型并不一定能代表完整靶序列真正的空间结构。

3. 起始性预测（Ab-initiation prediction） 是在没有任何结构信息的基础上完全从蛋白序列起始来进行结构预测的一种方法。这种方法仍然处于初步发展状况，预测结果尚不理想，主要原因之一是序列与结构的关系尚不清楚且很复杂，如序列很不相同的蛋白可以形成相同的空间结构。因此同源体建模和 Threading 仍为目前比较有效的三级结构预测方法。

第七节 蛋白质功能的分析

Section 7 ANALYSIS OF PROTEIN FUNCTIONS

生物信息学起始于人们对大量核酸和蛋白质序列的储存及分析的需求，它的快速发展在一定程度上也得益于基因和蛋白质序列中所包含的相对容易通过计算方法进行分析处理的“线性”编码规则，即碱基或氨基酸顺序，如本章前述的大部分内容都是有关核酸蛋白质序列的储存、搜寻及各种分析。然而从基因的遗传密码到细胞的生物学表现型的过程中，比核酸蛋白分子序列的“线性”编码要复杂得多的是蛋白质参与的多种蛋白间的相互作用，以及它们所组成的生化代谢通路、生物信号转导及其调节活动等高度复杂、精密而且处于动态变化的细胞功能性网络结构。这种以蛋白质参与为主的功能性网络信息不仅是加强基因或蛋白质数据库的功能性注释所必需，这一功能网络结构的复杂性也使得适当计算方法的应用成为蛋白质功能分析、尤其是大规模蛋白质组分析的一个必要前提。借助适当的计算算法，人们通过利用数据库内已有的蛋白质功能网络信息，可以从大量实验数据中快速地获得用普通方法所不容易得到的新知识或隐藏的信息。此外借助于诸如图论（graph theory）等算法对细胞内功能网络所进行的模拟及图示，如代谢和信号传递通路，极大地提高了利用计算工具对复杂的细胞功能分析的可用性。下面就计算方法在主要的细胞功能网络分析中的应用作一简单介绍。另外，基因标准术语（Gene Ontology，GO）是近年来新发展的一种描述基因或蛋白质功能活动及亚细胞定位的一套标准术语，非常有助于高通量实验的快速功能分析以及信息的整合分析。信息整合分析是指利用多种计算工具对大量数据进行综合性分析，并从中获取尽可能多的新知识或新发现，这已经成为生物信息学的发展趋势之一，本节也将对其作一简介。必须提到的是，由于计算能力和算法的发展极为迅速，通过计算机及因特网上对蛋白质功能综合性分析的能力也在快速增强和不断更新。

一、酶功能及生化代谢通路 Enzyme Functions and Metabolic Pathways

（一）酶的命名及酶的功能

根据国际生化和分子生物学联合会命名委员会（NC-IUBMB）的酶学命名标准，各种生化酶给予 EC（Enzyme Commission, EC）编码（EC code 或 number）作为酶的标准编码以及酶的分类。这种酶学命名方法按等级层次将酶分成以数字代表的四个主要层次或类别，第一层代表酶的化学作用，如氧化还原酶、裂解酶、水解酶、转移酶、异构酶或连接酶。第二层按酶作用的底物类别（化学基团）划分，如羟基或甲基等。第三层根据酶反应中其他参与的物质划分，第四层为最底层，进一步缩小特异性酶蛋白的范围。这种EC编码方法可直接从 NC-IUBMB 的网上查询，非常有助于酶命名的标准化以及各种数据库中酶学数据的交换。基因组中酶相关的基因和蛋白质的功能性注释也常常以此命名为基础。

BRENDA 是目前最主要的以生化代谢酶为中心的综合性酶数据库，它包含了所有按照 EC编码分类的酶。按 2003 年初的统计，BRENDA 包括了来自约九千个不同种属的约四万个酶蛋白分子，由 4 087 个 EC 编码所代表，数据资料来自五万六千多篇文献报道。BRENDA 应用关联性数据库，其中含有 52 个表格，储存了以功能性数据为主的详细的酶学数据，包括酶学命名（如 EC 编码、反应类型），酶结构（如分子量、亚基），酶与配基作用（如底物、产物、辅因子），功能指标（如 *Km* 值、最适 pH 和温度），分子特征（如对酸碱、温度、有机溶剂和氧化等的稳定性），种属相关信息（如种属、组织来源及细胞内分布），以及文献索引（Fig. 25-37）。BRENDA 提供多种类型酶资料的搜寻，如根据 EC 编码、酶名称或别名搜寻，或根据含有某类酶反应的种属来搜寻，甚至可搜寻某个种属的某个组织中所含有的某一特异性酶，关联性数据库的应用使各种类型的数据搜寻变得更为便捷。BRENDA 是以单个生化酶的综合性数据为主，本身尚未包括酶参与的生化代谢通路信息，但从它可直接连接到诸如 KEGG 等生化代谢通路数据库（见下）。

（二）生化代谢通路

数据库及其他计算工具的应用不仅仅是用于酶结构、功能以及酶促反应等信息的储存，更重要的是根据已有的知识对代谢通路所进行的动态显示、代谢模型的建立以及对个别种属的代谢所进行的模拟等。下面就一些常用的这类资源如 KEGG、WIT 及 MetaCyc 等给予简单介绍，虽然它们都含有其他的细胞调节通路，但均以代谢通路为主。它们包含的生物种属、代谢通路的资料来源、图解方式以及搜寻功能等方面也有所不同，各具特色。

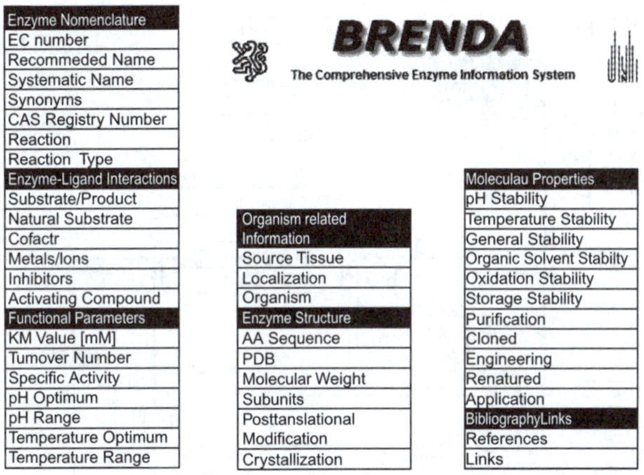

Fig. 25-37 Categories of functional information in BRENDA enzyme database

KEGG 全称为京都基因和基因组百科全书（Kyoto Encyclopedia of Genes and Genomes），是一个提供高层次综合性的有关细胞内生物过程及分子作用的知识库，含有数个不同类型的数据库以及相关的软件工具。KEGG 包含 3 个主要数据库，PATHWAY 数据库，储存分子相互作用网络的电子化知识；GENES 数据库，储存着从基因组工程产生的基因和蛋白质序列等信息；LIGAND 数据库，储存化合物、酶及相关的酶反应步骤。此外，KEGG 不断地增添新的数据库，如新近增加的有关基因表达和同源体基因或蛋白数据库，其目的是为了不断增强 KEGG 的综合分析能力，如对相似的基因或蛋白进行代谢调节通路的预测等等。KEGG 的 PATHWAY 数据库中包含有生化代谢、基因表达加工及信号传递等多种生物过程及通路，其总数目现已超过一万条，但其中最主要的功能网络是生化代谢通路。代谢通路是以图谱形式进行动态显示，通路中的生化酶以 EC 编码代表，每个酶同时可与相应的基因信息直接链接（Fig. 25-38）。此外，相关、交叉或邻近的代谢通路也在图上直接标出并相链接。代谢通路可以通过酶蛋白序列、关键词及化合物等进行搜寻，比如输入两个化合物的编号，便可以找出连接两化合物分子的所有代谢通路。

WIT 是另一个重要的提供生化代谢通路的数据库。它目前含有 39 个全基因组的重建代谢通路。WIT 数据库的特点是根据预先设定的功能性规则，试图对已完成的全基因组进行生化代谢通路的重建或代谢模型的建立，以期能准确地对特异的种属进行代谢通路的模拟。WIT 提供代谢及其他通路的功能综述，并可按层次对它们进行浏览，如从最外层的碳水化合物代谢到糖原代谢再到糖原合成等，也可根据序列、酶名称或编码进行搜寻。WIT 也提供图形表示的代谢通路。

MetaCyc 数据库，含有来自 160 多个种属的代谢通路及相应酶蛋白、底物和酶反应的信息。MetaCyc 的特点是其资料均来自文献中实验报道，因此所指明的某种属的代谢通路，表示在此种属中已证明有这一通路的存在，而非经推测或重建而来。代谢通路的条文中常常有详细的注解及大量文献索引。MetaCyc 也提供分层次的通路浏览及多种搜寻功能，同时还提供选择性的通路显示方法，如选择是否以文字或以化学结构的形式来显示反应通路，其中的酶及底物等均可链接到相应的信息网页（Fig. 25-39）。另外，PathDB 数据库也提供类似的用于代谢通路浏览及搜寻的计算工具。

二、生物信号转导 Signal Transduction

细胞内生物信号的转导系统是生化代谢通路之外的一个极为重要的细胞功能性网络系统，它通常是指从

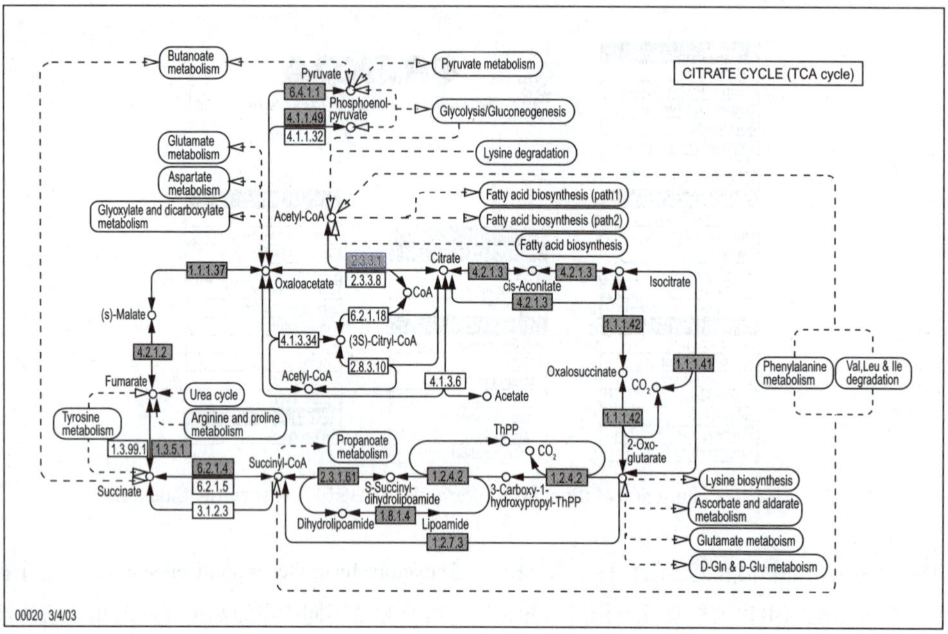

Fig. 25-38 Citrate cycle of *S. cerevisiaeis* is represented by KEGG PATHWAY database. Citrate synthase (EC 2.3.3.1) is highlighted in red box.

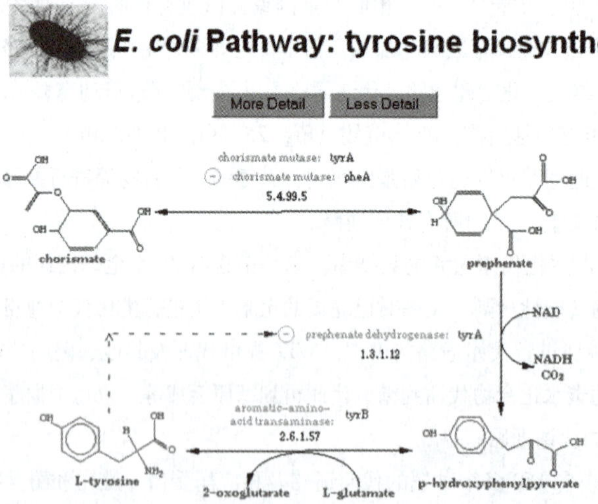

Fig. 25-39 Tyrosine biosynthesis pathway in *E. coli.* shown from MetaCyc database. Pathway can be displayed in more detail or less detail by clicking on the corresponding button.

细胞外的各种刺激、信号或环境变化开始到细胞内对这些信号作出相应的反应之间所有的细胞内分子过程。当前，不断新发现的生物信号转导种类，它们所涉及的蛋白质和基因的数量，以及信号转导之间的相互交叉、融合或分离等错综复杂的关系，已远远超出任何个人所能全面掌握的限度，而且单纯依赖于阅读文献来获取信号转导的知识已远不能满足当今科研的需求，因此人们急需将生物信号转导通路的大量信息进行适当地组织并存入数据库，最终为各科专业人员提供方便和简易使用的综合性生物信号转导的信息和知识。上述提及的生化代谢通路资源也都在代谢的基础上不同程度地引入了信号转导等调节通路的信息，但另有一些资源专门集中在信号转导的功能网络上，如 TRANSPATH 和 BioCarta 数据库资源。

TRANSPATH 是一个有关信号转导的基因调节网络数据库系统，目前用的商业版主要包含从细胞外的配基如激素到细胞核内受此激素调节的基因转录全过程中所参与的分子及分子间反应的信息，而且更着重于那些影响到基因转录因子进而导致细胞内基因表达档案改变的信号转导通路。按 2003 年 8 月统计数字，TRANSPATH 数据库中含有选自 6 150 篇文献的 15 346 个信号转导的分子间作用，涉及 12 262 个蛋白质和 2 604 个基因。与 TRANSPATH 数据库相伴随的另有几个不同类型的数据库，如转录因子及 DNA 结合位点、人基因启动子、细胞组织器官与发育阶段等类型的数据，它们与 TRANSPATH 有机地结合在一起，以尽可能地提供全面、完整的信号转导过程。TRANSPATH 还提供专门软件对通路中的任一环节进行搜寻与显示。另外还有软件用于鉴别不同信号转导通路中共同的关键分子，这一功能对寻找药物靶点尤其重要。TRANSPATH 的目标是要在扩大信号转导通路数据量的同时，提供全面多功能的数据分析功能，如与高通量基因表达实验相结合，并建立信号转导行为的计算模拟，以协助药物的开发。

BioCarta 目前是一个公共使用的以人和小鼠为主的生物信号转导系统的数据库，全部信息是由专业人员从文献阅读中产生而来，现含有三百多种信号转导通路，大部分是人鼠共享或稍有差别的通路，少部分则为人特异性的通路。BioCarta 数据库提供了可按信号转导所属的细胞过程进行浏览的功能，如细胞粘附、细胞周期、细胞凋亡、免疫、造血等，也可根据具体通路或基因的名称进行搜寻。BioCarta 提供了一个非常形象易读的图示界面，信号转导通路中所标示的蛋白质均与相应的基因和蛋白质信息网页直接链接，如 Fig. 25-40 所显示的生长激素激活的一系列通路及靶基因。另一个专门储存人类细胞信号转导通路的数据库是 CSNDB（Cell Signaling Networks Data base），在此不作赘述。

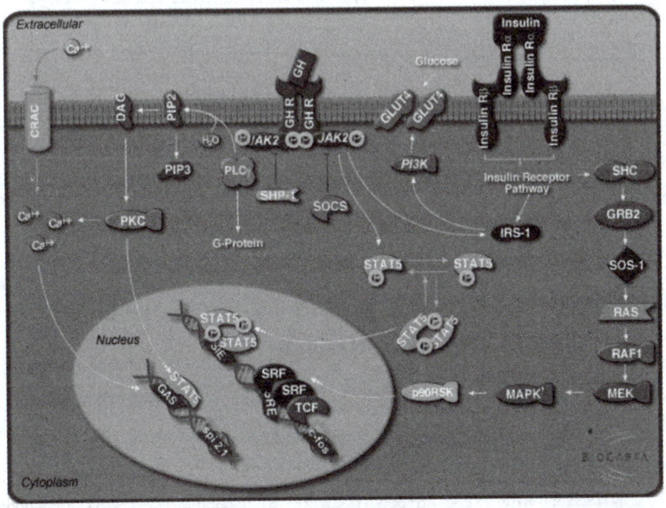

Fig. 25-40 Growth hormone (GH) plays a major role in regulating growth during childhood and adolescence and also regulates metabolism. Defects in growth hormone signaling can result in dwarfism and decreases in growth hormone levels with age have been suggested to play a role in the reduced function of some physiological systems. Growth hormone signals a response in cells through the growth hormone receptor, a member of the cytokine receptor gene family. Growth hormone causes the receptor to dimerize, activating the JAK2 protein kinase. The activity of JAK2 mediates many of the downstream responses to growth hormone through phosphorylation of STAT transcription factors, MAP kinases, other kinase cascades and molecules involved in metabolism like IRS-1. Factors like SOCS and SHP-1 appear to play a role in the down regulation of signaling by growth hormone and cytokines.

三、蛋白质相互作用 Protein-Protein Interactions

细胞内功能性网络的基础是分子间的相互作用，包括蛋白与蛋白、蛋白与小分子及蛋白与DNA/RNA的相互作用，其中最主要的是蛋白间的相互作用。由于基因组和蛋白质组的高通量实验如酵母双杂交法等技术大大加快了对相互作用的蛋白质的鉴定，若将这些大量蛋白质相互作用的信息适当地组织到数据库中，这将成为科研人员极好的信息参考源，并可为细胞功能性网络的研究提供非常有价值的数据。目前有两个常用的这类数据库，称DIP（Database of Interacting Proteins）和BIND（Biomolecular Interaction Network Database）。信号转导通路是人们从实验数据中总结或重组的一个有方向性的通路，而蛋白相互作用数据库却暂不考虑蛋白间相互作用的方向性，因此相互作用的一批分子之间只有相互连接关系而没有像信号转导中的上游和下游之分。

DIP数据库主要储存实验证实的蛋白与蛋白相互作用的数据，其中大量来自酵母双杂交法测定的蛋白质相互作用。DIP现收有近一万九千个蛋白间作用，包含7千多种蛋白质，来自以酵母、幽门螺旋菌、人、大肠杆菌为主的104个种属。DIP是一个关联数据库，由四个相互关联的表格组成。第一是蛋白信息表，储存DIP中有相互作用的蛋白质的一般信息；第二是反应表，储存蛋白质两两间相互作用的信息，包括相互作用的序列部位或所需的蛋白domain等；第三是实验方法表，存有确定某蛋白相互作用所用的方法，如大规模酵母双杂交法或免疫沉淀法；第四是参考文献表，含有所有有关蛋白相互作用的文献来源。如Fig. 25-41所示的是不同形式的蛋白相互作用以及所用测定方法。DIP提供JDIP工具对蛋白质相互作用以图解方法显示，每个图示以某蛋白为中心、再以放射扩散的形式显示与其相作用的其他蛋白质，而任一蛋白又可直接连到以它为中心的蛋白相互作用图示。

BIND是另一个主要提供蛋白质相互作用及分子复合体的数据库，目前含有一万五千多相互作用种类以及一千三百多的分子复合体的数据。BIND中的相互作用的分子类型包括蛋白、DNA、RNA、配基或分子复合

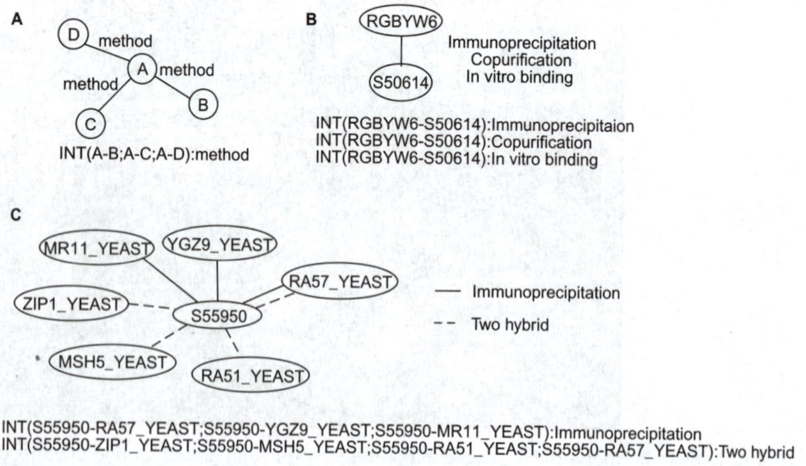

Fig. 25-41 Three illustrations of protein interactions and their descriptions by machine readable text of the sort that would automate database entry. (A) A set of four proteins (A, B, C and D) have been studied and shown to interact by a given method. The condensed text is shown below. (B) Example of the SWI6-SWI4 interactions using immunoprecipitation, copurification and in vitro binding. In this case the protein PIR codes are used RGBYW6 for SWI6p and S50614 for SWI4p. (C) Example of the Zip3 interactions demonstrated by two-hybrid screen and immunoprecipitation. In this case S55950 (Zip3p) can be immunoprecipitated with RA57p (RA57_YEAST), MR11p (MR11_YEAST) and Zip2p (YGZ9_YEAST). Two-hybrid screen was performed and showed interactions of Zip3p with ZIP1p, MSH5p, RAD57p and RAD51p

物，蛋白相互作用的信息包括相互作用发生的亚细胞定位、确定此作用的实验条件、此作用所需的保守的序列及其发生的分子位点、参与作用的化学反应、动力学与热动力学等等。BIND 中的分子复合体是指两个以上的相互作用在局部共同形成的多分子复合体。BIND 除用图示蛋白相互作用之外，还提供了一个称为 FAST 的工具，用于通过对某蛋白及与其相互作用的其他蛋白的 domain 结构的分析与比较，来协助实验设计、帮助发现尚未证实的同源性蛋白可能具有的类似的蛋白间相互作用。如人和小鼠蛋白酪氨酸激酶 *Fyn*，已知有六个相类似的相互作用的蛋白质，但小鼠 *Fyn* 已知还与另一种酪氨酸激酶 *Vav* 相作用，但在人却未证实。利用 FAST 则很容易鉴定出与酪氨酸激酶 *Fyn* 相互作用所需的 domain 如 SH2、SH3 等，如此可比较容易地预测潜在性相互作用的蛋白质（Fig. 25-42）。

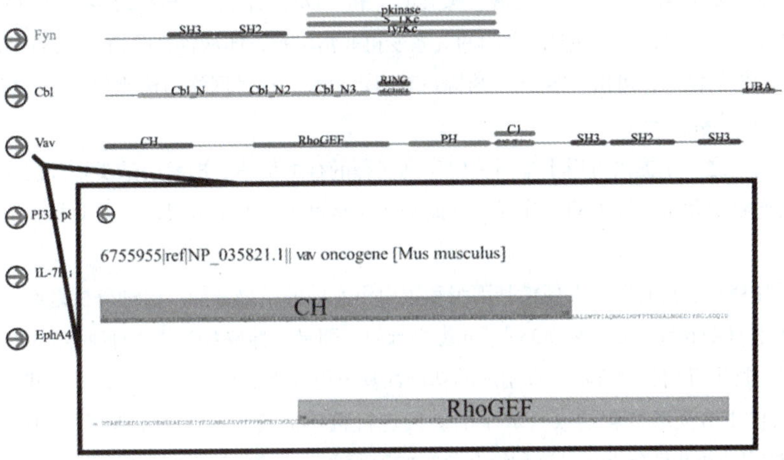

Fig. 25-42 Functional Alignment Search Tool (FAST). Domain composition for a set of proteins that interact with mouse *Fyn* is shown as uniquely colored horizontal bars above a line representing the sequence. Expanded view of Vav, linked to via right-pointing red arrows, where domains are shown correctly situated on the amino acid sequence of each protein. For brevity, this figure does not show all *Fyn*-interacting proteins in BIND, nor does it show all of the domains in *Vav* in the expanded view.

四、基因标准词语与信息的整合分析 Gene Ontology and Information Integration

随着生物学数据所呈现的指数增长，特别是日益增多的各类数据库，人们对描述生物学功能等方面相关的分子信息的统一词汇有着越来越多的需求。起始于 1998 年的基因标准词语联盟 [Gene Ontology（GO）Consortium] 的目的就是要建立一套资源共享的适用于对各种生物种属的分子特征进行注释的有组织的词汇系统。应用统一的词汇系统有两个最主要的实用价值，一是便于人们之间的信息交流，二是改善跨系统间的功能操作（也可看作机器间的交流）。生物学的词汇系统是一个极广的领域，基因标准词语或 GO 的计划是建立三类最基本的标准词语，即分子功能（Molecular function）、生物过程（Biological process）和细胞成分（Cellular component），它们不仅适用于所有的生命系统，也是数据库中基因和基因产物的注释所需的最基本信息。按 2003 年 4 月的统计，已正式定义的这三类 GO 标准词语的数目分别是 5 369、7 037、1 256，其数目将不断增加。

GO 的分子功能是指基因产物在分子水平上发挥的作用或活性，但并不涉及这一作用发生的时间或部位，如“酶”、“转运蛋白”或“腺苷酸环化酶”。必须强调的是这些词汇的意思不是指基因产物本身，而是指它们所代表的蛋白质功能。这种混淆常常是由于用分子功能给基因产物命名或以其作为名称的一部分所造成，特别是生化酶类。为此，GO 联盟决定 2003 年 3 月开始将涉及蛋白名称的 GO 分子功能之后加上“活性”一词，如“ATP 酶活性”，以与基因产物相区分。GO 的生物过程是指基因产物所参与的或有所贡献的某种生物学的目标，如“信号传递”、“细胞生长和维持”或“cAMP 生物合成”等。一个生物过程是由一个或多个分子功能有顺序地组织而成。注意 GO 的生物过程与前述的各种通路也不等同，通路中往往涉及到分子间的动态过程与依赖关系，这已超出 GO 标准词语所涉及的范围。GO 的细胞成分是指基因产物被发现、存在或发挥作用的细胞部位，包括亚细胞结构或成分，以及大分子复合体，如“核膜”、“高尔基器”、“核蛋白体”等，这些词语反映出对细胞结构的一般性认识。每一个 GO 词语都给予一个定义，并有一个不重复的编号，如 GO: 0004691 代表“ cAMP 依赖性蛋白激酶活性”。GO 词语的组织方式是一种称为定向非循环曲线图（directed acyclic graphs）的网络结构，它与母子关系的等级结构（hierarchy）不同之处是一个“子”可有多个“母”，如“DNA 螺旋酶”上有两个词语“螺旋酶”和“DNA 结合”（Fig. 25-43）。GO 词语的这种网络组织方式使得寻找有关生物分子各种概念之间的关系变得非常容易，如从较普通的激酶活性到较特异的 cAMP 依赖性蛋白激酶活性的概念，可用 “树状”结构将其图示出来。这种网络结构比单纯的等级结构能更丰富地表达生物概念之间的关系。

GO 计划的目的之一是提供可用于基因蛋白序列注释的标准词语，即将合适类别及层次的 GO 词语恰当地与基因或基因产物相联系，称为 GO 注释。借助 GO 注释可快速地了解很多有关此基因或蛋白的生物信息（Fig. 25-44）。

因此，GO 注释将非常有助于大规模基因组和蛋白组实验的结果分析。这种分析是通过对所测基因或蛋白的 GO 词语建谱（GO profiling）或 GO 词语分类进行的，即是一种按 GO 词语的种类及 GO 的网络结构将大批的基因或基因产物进行归类的方法。在前述的功能性基因组分析如microarray中，一旦建立了基因表达谱，如何对某实验条件下有显著变化的成百成千的基因进行整体上的分析是一个很重要的课题。GO 注释对 microarray 表达档案的功能性分类便是这种综合分析的手段之一。比如最近有人根据一篇发表的有关衰老和热卡的限制对猴的骨骼肌基因表达谱的影响，将原文报道的基因表达谱收集后进行 GO 词语功能分类，然后与

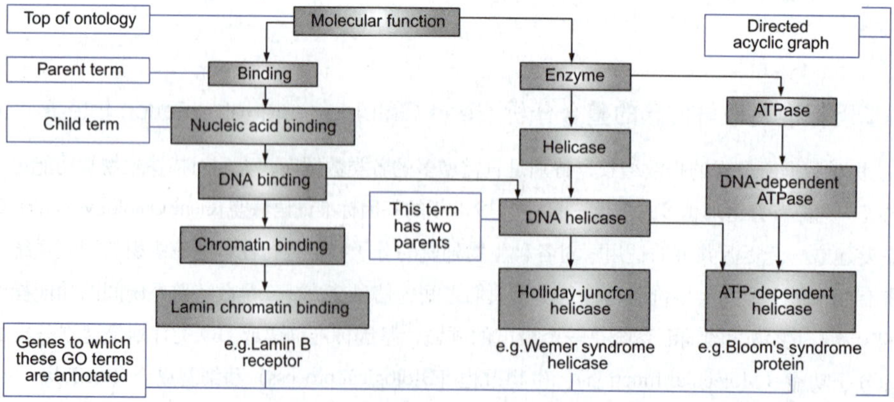

Fig. 25-43 GO terms are organized in structures called directed acyclic graphs (DAGs), which differ from hierarchies in that a 'child' (more specialized term) can have many 'parents' (less specialized terms). For example, the biological process term hexose biosynthesis has two parents, hexose metabolism and monosaccharide biosynthesis. This is because biosynthesis is an instance of metabolism, and a hexose is a type of monosaccharide. When any gene involved in hexose biosynthesis is annotated to this term, it is automatically annotated to both hexose metabolism and monosaccharide biosynthesis, because every GO term must obey the 'true path rule': if the child term describes the gene product, then all its parent terms must also apply to that gene product.

Protein Name and ID	Database	ID	Protein Name
	PIR-PSD	OKHU2C	protein kinase (EC 2.7.1.37), cAMP-dependent, alpha catalytic chain
	SwissProt	KAPA_HUMAN	cAMP-dependent protein kinase, alpha-catalytic subunit (EC 2.7.1.37) (PKA C-alpha)
Ontology	*Molecular Function* GO:0005524: ATP binding activity [INTERPRO; evidence:IEA] [SPKW; evidence:IEA] GO:0016740: transferase activity [SPKW; evidence:IEA] GO:0004672: protein kinase activity [INTERPRO; evidence:IEA] GO:0004691: cAMP-dependent protein kinase activity [SPEC; evidence:IEA] [PMID:2843813; evidence:NAS] GO:0004682: protein kinase CK2 activity [SPEC; evidence:IEA] GO:0004674: protein serine/threonine kinase activity [INTERPRO; evidence:IEA] [SPEC; evidence:IEA] [SPKW; evidence:IEA] GO:0004713: protein tyrosine kinase activity [INTERPRO; evidence:IEA] *Biological Process* GO:0006468: protein amino acid phosphorylation [INTERPRO; evidence:IEA] [PMID:2843813; evidence:NAS] *Cellular Component* GO:0005952: cAMP-dependent protein kinase complex [PMID:2843813; evidence:NAS]		

Fig. 25-44 GO annotation of cAMP-dependent protein kinase, alpha catalytic subunit. Three types of GO terms are annotated for this protein kinase. Shown in brackets are GO annotation source (e.g. INTERPROT) and evidence attribution (e.g. IEA, inferred from electronic annotation).

原文中基因谱手工分析的结果相比较，他们发现所得到的实验条件下改变的主要功能类别与报道的相差无几(Fig. 25-45)，而花费的时间却只有手工分析的八百分之一，这足以可见 GO 注释的应用价值。

GO 注释与 GO 的功能分类以及相伴随的其他功能性分析方法，如前述的代谢和信号传递通路的分析结合起来成为一种被称为信息整合分析的综合性手段，是目前极具活力的一个研究领域，具有广阔的前景。信息的整合分析是一个试图将从实验数据中加工提取得到的信息归纳上升到知识，并可能导致新发现的一个过程（Fig. 25-45），全过程将完全依赖于合适的算法与计算工具。Fig. 25-46 的上部显示了 microarray 数据综合分析所经过的步骤，从图像处理到数据处理、基因归类等分析，然后对所得到的基因表达档案进行综合性功能分析，以求获得生物学上对实验的解释。图下部的左边是用 KEGG 代谢通路来显示表达有显著变化的某代谢通路中的酶（以颜色加深显示）；下部的右上方有 GO 词语的分类，如细胞凋亡是此次实验中涉及的最多的一种细胞过程，右下方是信号转导通路，显示在此实验条件下表达改变的基因所参与的信号转导通路（如 MAPK 通路）。人们正致力于对这种综合性分析方法实行流水线化，这也成为信息整合分析发展的必然趋势。

	Total time for analysis	Themes of genes downregulated with caloric restriction	Themes of genes upregulated with caloric restriction	Themes of genes downregulated with aging	Themes of genes upregulated with aging
Manual Analysis by Kayo et al.(1)	~200 hours	Energy metabolism,Mitochondrial bioenergetics	Structural proteins, Cytoskeletal proteins	Energy metabolism, Mitochondrial electron transport, Oxidative phosphorylation	Inflamation/ Immune function,Oxidative stress
EASE	~15 minutes	Mitochondrion, Electron transport, Mitochondrial membrane, Inner membrane, Primary active transporter, Mitochond.electron trans.chain, Oxidoreductase, Hydrogen ion transporter, Mitochondrial inner membrane, Monoval.inorg.cation transporter, Energy pathways, Carrier, ion transporter, Cytoplasm	Extracellular matrix, Calmodulin binding, Morphogenesis, Structural molecule, Development, Microfibril, Cytoskeleton	Inner membrane, Hydrogen ion transporter, Intracellular, Monoval.inorg.cation transpoter, Metabolism, Mitochondrial membrane, Mitochondrial inner membrane, Primary active transporter, Energy pathways, Mitochondrion, Ion transporter, Carrier, Cation transporter	Gas transport, Oxygen transport

Fig. 25-45 EASE identifies themes similar to manually determined themes in a fraction of the time. The four gene lists analyzed by Kayo *et al.* along with the total time needed for initial analysis are shown for the manual and EASE analyses. For each list, the major biological themes as determined by the authors are shown, as well as all significant ($p < 0.05$) gene categories as determined by EASE score corrected for multiplicity with the bootstrap function using 10,000 random trials. The time shown for EASE represents initial analysis before running the bootstrap analysis. Themes in common between the authors' themes and the EASE results are highlighted.

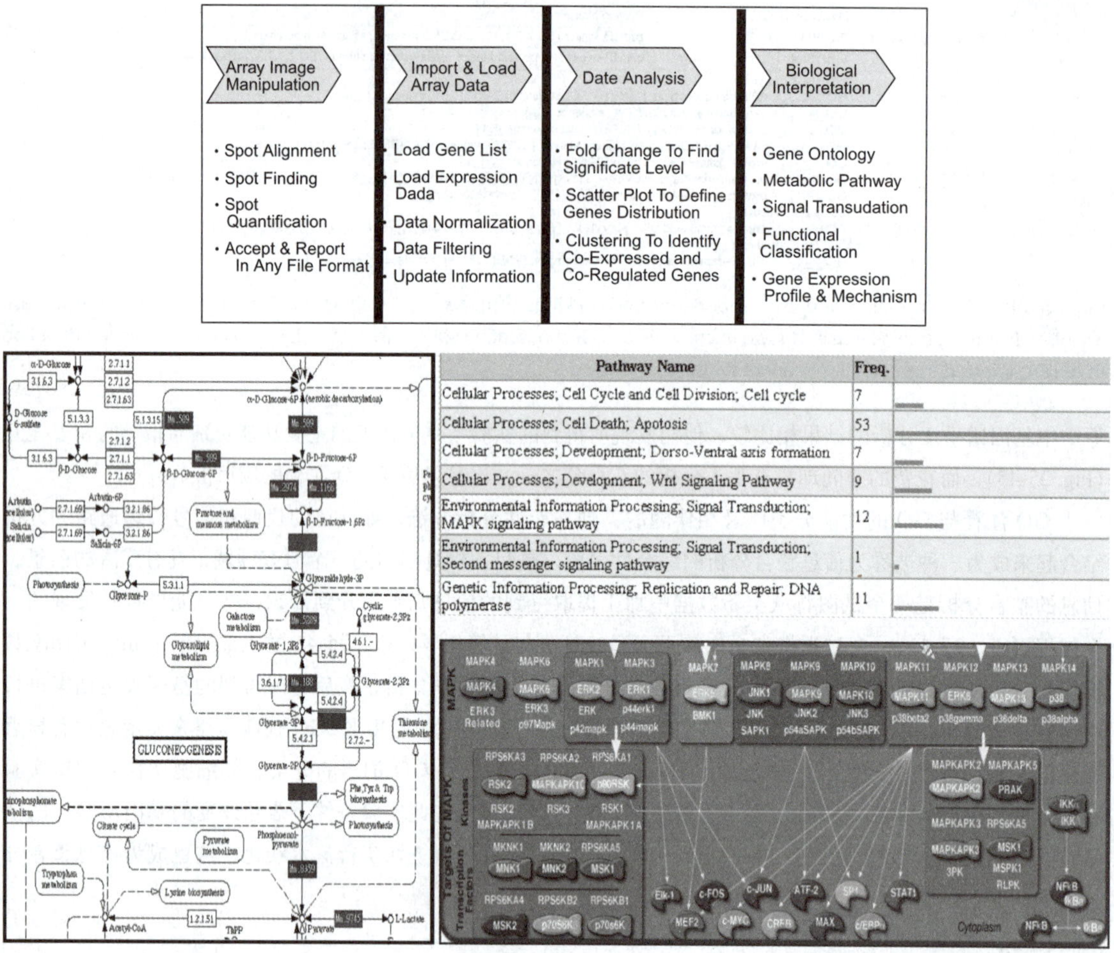

Fig. 25-46 Integrated analysis of array data: Data => Information => Knowledge=>Discovery

主要参考书和文献

1. Cynthia Gibas, Per Jambeck. Developing bioinformatics computer skills. Sebastopol: OfReilly & Associates Inc., 2001, 159-214
2. David W. Mount. Bioinformatics: Sequence and Genome Analysis. New York: Cold Spring Harbor Laboratory Press, 2001
3. Sharmila Banerjee-Basu, Andreas D. Baxevanis. Predictive methods using protein sequences, In: Andreas D. Baxevanis, B. F. Francis Ouellette, eds. Bioinformatics: A Practical Guide to the Analysis of Genes and Proteins. 2nd ed. New York: John Wiley & Sons Inc. 2001, 253-282
4. Tyra G. Wolfsberg, David Landsman. Expressed sequence tags (ESTs), In: Andreas D. Baxevanis, B. F. Francis Ouellette, eds. Bioinformatics: A Practical Guide to the Analysis of Genes and Proteins. 2nd ed. New York: John Wiley & Sons Inc. 2001, 283-302
5. Douglas A. Hosack, Glynn Dennis Jr, Brad T. Sherman,et al. Identifying Biological Themes within Lists of Genes with EASE. *Genome Biology*. 2003, 4(6):4
6. Dennis G. Jr, Sherman BT, Hosack DA, et al. Database for Annotation, Visualization, and Integrated Discovery. *Genome*

Biology. 2003, 4(5):3

7. Pruess M, Fleischmann W, Kanapin A, et al. The Proteome Analysis database: a tool for the in silico analysis of whole proteomes. *Nucleic Acids Res.* 2003, 31(1):414-417
8. Cathy H. Wu, Lai-Su L. Yeh, Hongzhan Huang,et al. The Protein Information Resource. *Nucleic Acids Res.* 2003, 31: 345-347
9. Pennacchio LA, Rubin EM. Comparative genomic tools and databases: providing insights into the human genome. *J Clin Invest.* 2003, 111(8):1099-1106
10. Berman HM, Westbrook J, Feng Z, et al. The Protein Data Bank. *Nucleic Acids Res.* 2000, 28(1):235-242
11. Falquet L, Pagni M, Bucher P, et al. The PROSITE database, its status in 2002. *Nucleic Acids Res.* 2002, 30(1):235-238
12. Bateman A, Birney E, Cerruti L,et al. The Pfam protein families database. *Nucleic Acids Res.* 2002, 30(1):276-280
13. Attwood TK, Bradley P, Flower DR, et al. PRINTS and its automatic supplement, prePRINTS. *Nucleic Acids Res.* 2003, 31 (1):400-402
14. Letunic I, Goodstadt L, Dickens NJ, et al. Recent improvements to the SMART domain-based sequence annotation resource. *Nucleic Acids Res.* 2002, 30(1):242-244
15. Bader GD, Betel D, Hogue CW. BIND: the Biomolecular interaction network database. *Nucleic Acids Res.* 2003, 31(1):248-250
16. Krull M, Voss N, Choi C,et al. TRANSPATH: an integrated database on signal transduction and a tool for array analysis. *Nucleic Acids Res.* 2003,31(1):97-100
17. Schomburg I, Chang A, Hofmann O,et al. BRENDA: a resource for enzyme data and metabolic information. *Trends Biochem Sci.* 2002, 27(1):54-56
18. Wheeler DL, Church DM, Federhen S, et al. Database resources of the National Center for Biotechnology. *Nucleic Acids Res.* 2003, 31(1):28-33
19. Baxevanis AD. The Molecular Biology Database Collection: 2003 update. *Nucleic Acids Res.* 2003, 31(1):1-12
20. Wu CH, Huang H, Yeh LS, et al. Protein family classification and functional annotation. *Computational Biology and Chemistry.* 2003, 27: 37-47

（胡章志　朱卫国）

汉英索引

E

H

J

K

L

M

N

O

P

Q

T

Y

英汉索引

A

B

C

D

E

F

G

H

M

N

O

P

Q

R

S

T

U

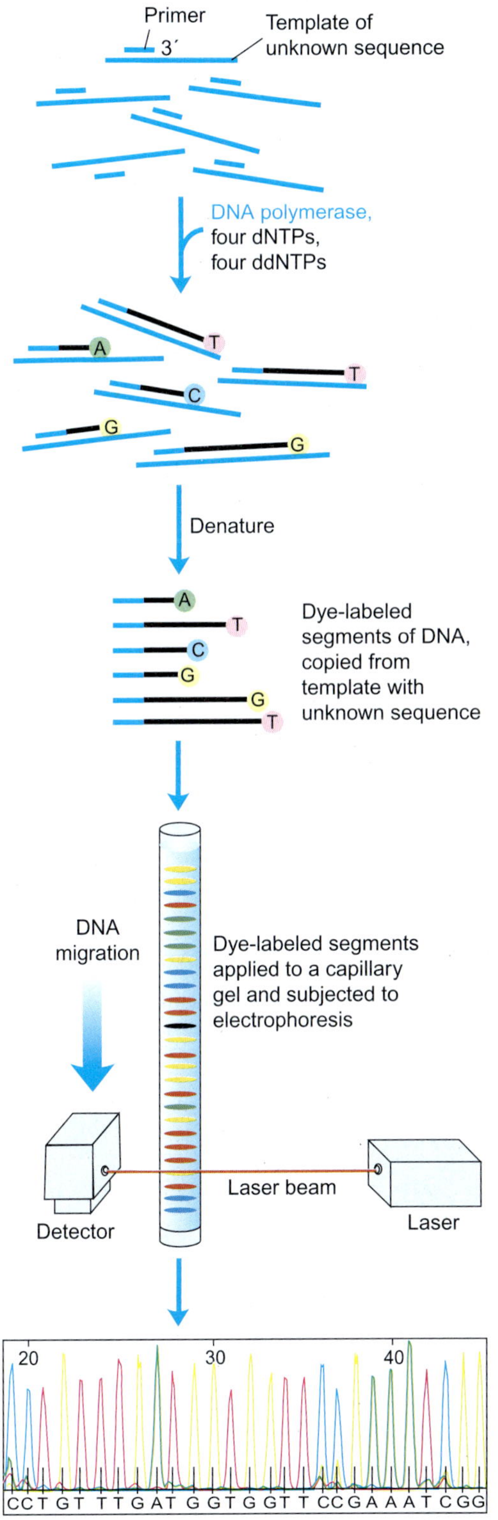

Fig. 3-26 Strategy for automating DNA sequencing reactions

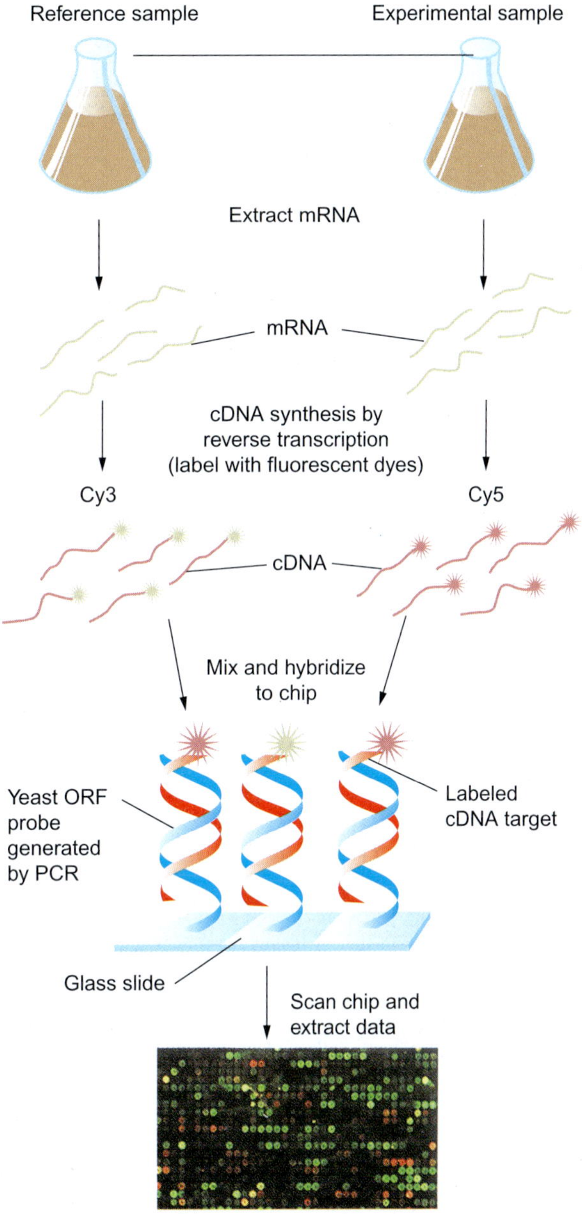

Fig. 17-5 Global gene expression analysis of yeast sporulationusing a DNA microarray

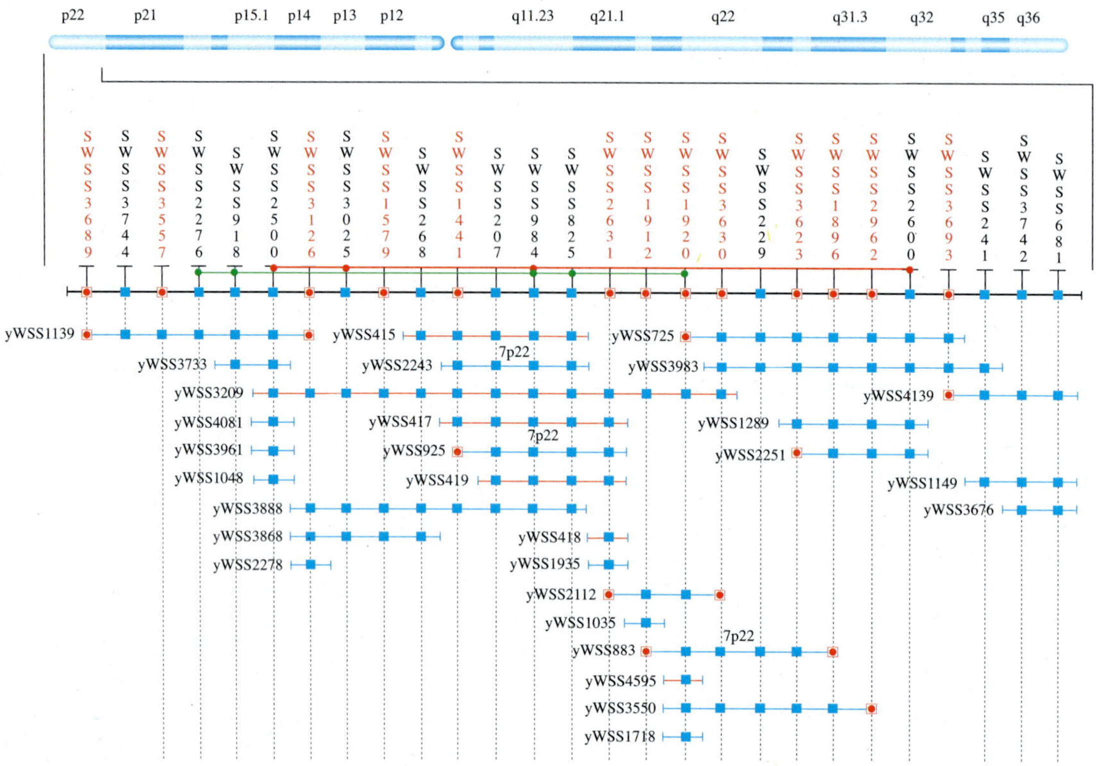

Fig. 17-3 A representative YAC contig map assembled by STS mapping (ibid, P.232, Fig. 9.9)

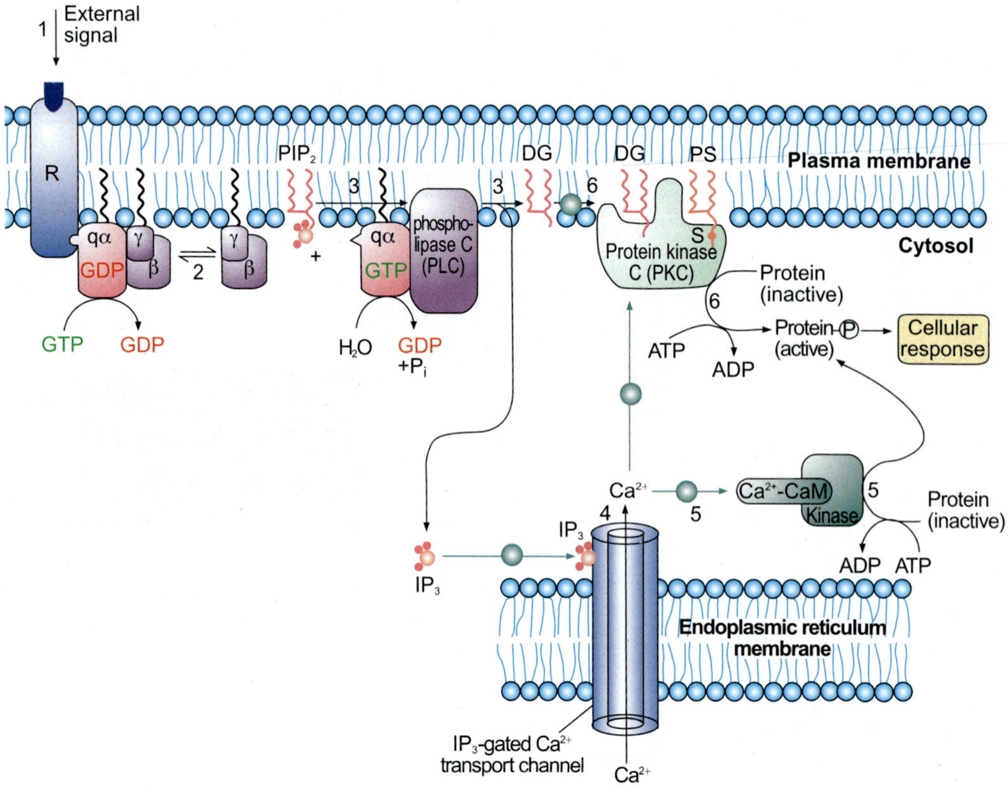

Fig. 18-10 Signaling pathway of phosphotidylinositols